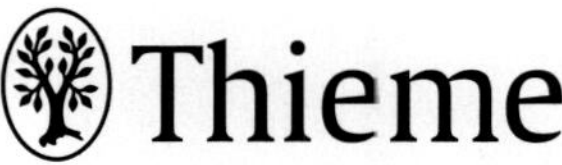
Thieme

Kurzgefasste Handchirurgie

Klinik und Praxis

Jürgen Rudigier, Reinhard Meier

6., vollständig überarbeitete und erweiterte Auflage

895 Abbildungen

Georg Thieme Verlag
Stuttgart • New York

Anschriften

Prof. Dr. med. Jürgen **Rudigier**
Im Hubfeld 43
77797 Ohlsbach

Priv.-Doz. Dr. med. Reinhard **Meier**
Ortenau Klinikum Offenburg-Gengenbach
Chefarzt der Klinik für Unfall-, Hand- und Wiederherstellende Chirurgie
Ebertplatz 12
77654 Offenburg

Wichtiger Hinweis: Wie jede Wissenschaft ist die Medizin ständigen Entwicklungen unterworfen. Forschung und klinische Erfahrung erweitern unsere Erkenntnisse, insbesondere was Behandlung und medikamentöse Therapie anbelangt. Soweit in diesem Werk eine Dosierung oder eine Applikation erwähnt wird, darf der Leser zwar darauf vertrauen, dass Autoren, Herausgeber und Verlag große Sorgfalt darauf verwandt haben, dass diese Angabe **dem Wissensstand bei Fertigstellung des Werkes** entspricht.
Für Angaben über Dosierungsanweisungen und Applikationsformen kann vom Verlag jedoch keine Gewähr übernommen werden. **Jeder Benutzer ist angehalten**, durch sorgfältige Prüfung der Beipackzettel der verwendeten Präparate und gegebenenfalls nach Konsultation eines Spezialisten festzustellen, ob die dort gegebene Empfehlung für Dosierungen oder die Beachtung von Kontraindikationen gegenüber der Angabe in diesem Buch abweicht. Eine solche Prüfung ist besonders wichtig bei selten verwendeten Präparaten oder solchen, die neu auf den Markt gebracht worden sind. **Jede Dosierung oder Applikation erfolgt auf eigene Gefahr des Benutzers.** Autoren und Verlag appellieren an jeden Benutzer, ihm etwa auffallende Ungenauigkeiten dem Verlag mitzuteilen.

Impressum

Bibliografische Information der Deutschen Nationalbibliothek
Die Deutsche Nationalbibliothek verzeichnet diese Publikation in der Deutschen Nationalbibliografie; detaillierte bibliografische Daten sind im Internet über http://dnb.d-nb.de abrufbar.

Die 1.–4. Auflage sind erschienen im Hippokrates Verlag GmbH, Stuttgart
1. Auflage 1985
2. Auflage 1987
3. Auflage 1990
4. Auflage 1997
5. Auflage 2006

Rüdigerstr. 14
70469 Stuttgart
Deutschland
www.thieme.de

Printed in Germany

Satz: L42 Media Solutions, Berlin
Druck: Grafisches Centrum Cuno, Calbe
Zeichnungen: Christiane und Dr. Michael von Solodkoff, Neckargemünd
Umschlaggestaltung: Thieme Verlagsgruppe
Redaktion: Ilona Kutschki, Mönchengladbach

ISBN 978-3-13-126426-8 1 2 3 4 5 6

Auch erhältlich als E-Book:
eISBN (PDF) 978-3-13-158376-5
eISBN (epub) 978-3-13-198256-8

Vorwort zur 6. Auflage

Die Kurzgefasste Handchirurgie erschien erstmals 1985. Sie war damals als preiswertes und aufgrund einer straffen Gliederung dennoch umfassendes Buch für Assistenten aller mit Handchirurgie befassten operativen Fachgebiete sowie für niedergelassene Orthopäden und Chirurgen zur raschen und sachkundigen Information konzipiert. Dies galt vor allem für die operativen Möglichkeiten bei Verletzungen, bei Erkrankungen und bei Fehlbildungen der Hand.

Die Verleihung der Georg-Friedrich-Louis-Stromeyer-Medaille für die 5. Auflage an den Erstautor durch den Präsidenten der deutschen Gesellschaft für Unfallchirurgie 2007 war sichtbarer Ausdruck, dass dies über alle bis dahin erschienen Auflagen hinweg gelungen war. (Aus der Rede des Präsidenten: „Der Verfasser hat das Ziel, nicht nur ein Handbuch für den angehenden Handchirurgen, sondern auch einen Ratgeber für den Unfallchirurgen, den handchirurgisch interessierten Orthopäden, den plastischen Chirurgen sowie für den Allgemeinchirurgen in der Praxis zu schreiben, *in idealer und unübertrefflicher Weise* erfüllt.")

Auch die vorliegende Aktualisierung hat wie alle vorangehenden Auflagen dieses Konzept der schnell erfassbaren und dennoch ausführlichen Information umgesetzt.

Der Inhalt wurde aktuellen Themen angepasst, neue Vorgehensweisen, z.B. minimalinvasive Techniken, wurden berücksichtigt und, soweit sie sich auch aus eigener Erfahrung bewährt haben, trotz aller Kürze mit allen wesentlichen Details dargestellt. Altbewährtes blieb dabei möglichst erhalten, um Alternativen, auf die in Sonderfällen zurückgegriffen werden kann, weiterhin zur Verfügung zu haben. Auch zeigte sich in der fast 30-jährigen Geschichte dieses Buches, dass manche dieser Alternativen plötzlich eine Renaissance erlebt haben.

Dass die Arbeiten zu dieser Neuauflage mit dem Ende der Chefarzttätigkeit des Erstautors zusammenfielen, führte zu einer besonderen Sorgfalt in der Bewertung und Auswahl der in über 3 Jahrzehnte wichtigen Themen und Operationsmethoden.

Auch war es bei dieser 6. Auflage sinnvoll, einen zweiten und jüngeren, auch zukünftig handchirurgisch tätigen Mitautor einzubinden, dessen handchirurgische Ausbildung geprägt ist durch Prof. Ulrich Lanz, dem die Handchirurgie in Deutschland sehr viel zu verdanken hat, und der vom Erstautor in seiner aufrichtigen, konsequenten und kritischen Art stets sehr geschätzt wurde.

Etliche gute Anregungen von Dr. Reinhard Meier haben diese Neuauflage zusätzlich bereichert.

Alle Zeichnungen sind für diese Auflage neu angefertigt worden. Dabei achteten die Autoren sorgfältig darauf, keinerlei Informationsverlust entstehen zu lassen.

Unser besonderer Dank gilt dem Lektorat des Thieme Verlages für die angenehme und konstruktive Zusammenarbeit, und hier insbesondere der Projektmanagerin Frau Dr. Daria Wojciukiewicz und der Herstellerin Frau Elke Plach, die auch in dieser Auflage in bestens bewährter Weise die Produktion begleitet hat.

Offenburg, im Sommer 2014
Jürgen Rudigier
Reinhard Meier

Aus dem Vorwort zur 1. Auflage

Die Chirurgie der Hand hat in den letzten 15 Jahren durch Einführung neuer und Weiterentwicklung bereits bekannter Verfahren eine umfangreiche Erweiterung ihrer operativen Möglichkeiten erfahren. So haben unter anderem spezielle Nahttechniken und neue Überlegungen in der Nachbehandlung bei Beugesehnenverletzungen jahrzehntelang bestehende feste Regeln grundlegend verändert. Ein weiteres Beispiel sind die Verbesserungen, die sich in der Diagnostik und Behandlung traumatischer Veränderungen der Handwurzel ergeben haben. Den größten Fortschritt bedeutet zweifellos die Verbreitung der Mikrochirurgie mit all ihren Möglichkeiten sowohl bei der Primärversorgung schwerstverletzter Hände als auch im Rahmen sekundär wiederherstellender Eingriffe.

Teilweise haben derartige Neuerungen die älteren Behandlungsmethoden ersetzt oder die Notwendigkeit ihrer Durchführung seltener werden lassen. Hierdurch ist bei Orthopäden, Allgemeinchirurgen, Unfallchirurgen und plastischen Chirurgen, sofern sie sich nicht schwerpunktmäßig mit handchirurgischen Problemen und den jeweiligen Neuerungen befasst haben, eine gewisse Unsicherheit entstanden, inwieweit ältere Methoden noch ihre Berechtigung besitzen, was die neuen Verfahren überhaupt leisten können und wo sie ihre Grenzen erreichen. Diese Problematik stellt sich nicht nur für ältere Fachärzte, sondern auch für die in der Ausbildung befindlichen Assistenten; sie kennen zwar teilweise die modernen Verfahren, haben aber mit der Einordnung und Wertigkeit jahrzehntelang bewährter Operationen häufig Schwierigkeiten. Für diese jungen Kollegen wird die Übersicht über den gesamten handchirurgischen Bereich zusätzlich dadurch erschwert, dass im Allgemeinen jede der obengenannten vier operativen Disziplinen Wert auf handchirurgische Tätigkeit legt, allerdings mit unterschiedlichen fachspezifischen Schwerpunkten. Dennoch können sich in der Sprechstunde und im klinischen Alltag immer wieder Fragestellungen aus dem gesamten handchirurgischen Bereich ergeben.

Bei der Planung und Ausführung dieses Buches war es meine vorrangige Absicht, in Erinnerung an die eigene Ausbildungs- und Assistentenzeit dem jungen Kollegen in Orthopädie, Allgemeinchirurgie, Unfallchirurgie und plastischer Chirurgie für den persönlichen Gebrauch ein preiswertes, alle Bereiche der Handchirurgie in angemessener Weise berücksichtigendes Buch zur Verfügung zu stellen. Es soll ihm ermöglichen, rasch die erforderlichen Maßnahmen im akuten Verletzungsfall nachzulesen und bisher getroffene oder geplante Maßnahmen zu überprüfen. Darüber hinaus soll es ihm bei sonstigen Erkrankungen der Hand helfen, sich über diagnostische und operative Möglichkeiten des jeweils in Frage kommenden Krankheitsbildes zu informieren. Wird er nicht selbst handchirurgisch tätig, so kann ihm die angebotene Information das Verständnis für Maßnahmen der weiterbehandelnden Kollegen erleichtern. Ähnliches gilt bei nicht akut traumatisch bedingten Handerkrankungen auch für den niedergelassenen Chirurgen und Orthopäden, der mangels eigener Operationsmöglichkeiten den Patienten zur operativen Behandlung einweist.

Auf Grund eigener Erfahrungen bei der Ausbildung von Studenten und Assistenten ist mir weiterhin sehr daran gelegen, dem jungen Arzt die gedankliche Vorbereitung von handchirurgischen Eingriffen, an denen er teilnimmt, zu erleichtern.

Um den hier geäußerten Absichten möglichst weitgehend gerecht zu werden, wurden die Ausführungen bei allgemeingültigen chirurgischen Grundsätzen auf das unbedingt Notwendige beschränkt zugunsten einer sorgfältig ausgearbeiteten Darstellung der Krankheitsbilder und Verletzungsarten in den einzelnen Sachkapiteln. Allerdings ließen sich auch hierbei Kompromisse nicht ganz vermeiden. In einigen Kapiteln war es notwendig, aus zahlreichen Behandlungsmöglichkeiten diejenigen herauszustellen, welche nach eigener Erfahrung am besten zu handhaben sind. Um die hierdurch entstehende Subjektivität einer solchen Monographie auszugleichen, wurden gleichwertige oder verwandte Behandlungsverfahren (ohne Anspruch auf Vollständigkeit) erwähnt oder zitiert.

Inhaltsverzeichnis

9 Strecksehnenverletzungen 212

19 Nervenkompressionssyndrome 362

20 Erkrankungen von Gelenken und Sehnengleitgewebe 388

21 Tumoren

Kapitel 1

Allgemeine Maßnahmen und Grundsätze

1

1 Allgemeine Maßnahmen und Grundsätze

1.1 Diagnostik

1.1.1 Anamnese

Eine das Wesentliche erfassende Krankengeschichte ist bei nicht verletzungsbedingten Erkrankungen der Hand häufig der wichtigste Beitrag zur Diagnosestellung. Der durch die Anamnese entstandene diagnostische Verdacht muss lediglich noch durch weitere Untersuchungen bestätigt werden. Beispiele sind die typischen Anamnesen bei Nervenkompressionssyndromen (Kap. 19) oder bei Tendovaginitis stenosans de Quervain (Kap. 20.4.1).

Die Kenntnis vorausgegangener Operationen, der allgemeinen Vorgeschichte wie Diabetes mellitus, Hyperurikämie, generalisierte Gefäßerkrankungen und der Wertigkeit der Hand im alltäglichen Gebrauch – rechts-/linkshändig, spezielle Erfordernisse im Erwerbsleben (Frage nach Beruf!) usw. – beeinflusst vielfältig die Indikationsstellung und das operative Vorgehen.

Bei einer Reihe weiterer Erkrankungen ergeben sich therapeutische Konsequenzen und prognostische Hinweise aus der Kenntnis der Zeitdauer, seit der die Krankheitssymptome bestehen (z. B. Dupuytren-Kontraktur, chronische Polyarthritis, Erkrankungen und Verletzungen von Nerven und Sehnen).

Bei *Handverletzungen* ist es wichtig, den Unfallzeitpunkt, den Unfallhergang (z. B. Sturz, glatter Schnitt, Ausriss, Quetschung usw.) und die Gegenstände, die eine offene Verletzung hervorgerufen haben (z. B. Ätzmittel oder Glassplitter), zu kennen, um die notwendigen Voruntersuchungen zu veranlassen (spezielle Röntgenbilder, eventuell CT, MRT, Ultraschalluntersuchung, Prüfung motorischer und sensibler Ausfälle usw.) und um das richtige operationstaktische Vorgehen festlegen zu können (z. B. Fahnden nach Splittern oder teildurchtrennten Sehnen).

Die Entscheidung, ob eine *antibiotische Prophylaxe* intra- oder postoperativ erfolgen soll, wird außer vom Lokalbefund auch von der Kenntnis der Unfallbedingungen beeinflusst (Bissverletzungen, Metzgerverletzungen).

Die Kenntnis des Zeitfaktors (S. 274) ist wichtig bei der Durchführung von Replantationen und bei der Versorgung offener Verletzungen. Unerlässlich ist hierbei auch die Frage nach einer ausreichenden *Tetanusimmunisierung*. Bei Tierbissen muss gelegentlich auch über die Notwendigkeit einer *Tollwutimpfung* aufgrund einer genauen Klärung aller Begleitumstände entschieden werden.

Besonders bei speziellen Verletzungen wie Verätzungen (Kap. 4.4), Verbrennungen (Kap. 4.1, Kap. 4.2), Strahlenschäden (Kap. 4.5), Erfrierungen (Kap. 4.3) und Hochdruckeinspritzungen mit Spritzpistolen (Kap. 15.4), bei denen häufig eine Diskrepanz zwischen klinischem Befund und Ernsthaftigkeit der Verletzung herrscht, kann nur eine ausreichend erhobene Anamnese vor therapeutischem Fehlverhalten schützen.

Sind *frische Handverletzungen* mit zusätzlichen Schädigungen anderer Körperbereiche kombiniert, so müssen diese vor der Versorgung der Handverletzung ausreichend diagnostiziert sein und je nach Dringlichkeit oder vitaler Gefährdung des Patienten vorrangig behandelt werden (z. B. Milzruptur, Thoraxtrauma, Augenverletzungen usw.).

1.1.2 Präoperative Untersuchung

Offene Verletzungen erfordern eine streng aseptische Verhaltensweise während der klinischen Inspektion, Untersuchung und Röntgendiagnostik (z. B. Lagerung der verletzten Hand auf sterilen Tüchern, Öffnen des Verbands mit sterilen Handschuhen usw.).

Bei *Handerkrankungen* ist eine systematische Vorgehensweise z. B. in folgender Reihenfolge ratsam:

1. Inspektion der betroffenen Hand im Seitenvergleich mit der gesunden Gegenhand,
2. Palpation (Turgor, Temperatur, Konsistenz, Hautoberfläche, Schmerzpunkte),
3. Prüfung der Durchblutungsverhältnisse, z. B. Kapillardurchblutung im Bereich des Nagelbetts oder mithilfe des Allen-Testes (▶ Abb. 1.1),
4. Funktionsprüfungen von Sehnen, Muskeln (Kraft), Nerven (Sensibilität) und Gelenken, ergänzt durch Messung der Gelenkbeweglichkeit und Umfangsbestimmungen im gesamten Hand-Arm-Bereich,
5. allgemeine Röntgendiagnostik, ergänzt durch spezielle Röntgeneinstellungen,
6. spezielle bildgebende Verfahren in Abhängigkeit von bisher erhobenen Befunden wie Angiografien (z. B. bei Tumoren), Szintigrafie, Computertomografie, Kernspintomografie (z. B. bei knö-

chernen und ligamentären Prozessen, evtl. auch bei Erkrankungen von Sehnen und Nerven),

7. elektroneurografische Untersuchungen bei Schmerzsyndromen und neurologischer Symptomatik,
8. invasiv-diagnostische Verfahren (wie die Handgelenkarthroskopie und -arthrografie bei unklarer Symptomatik im Handgelenkbereich.

Inspektion

Bei der Inspektion sind zu erfassen:

- Form und Spontanhaltung der Hand im Seitenvergleich zur gesunden Gegenhand. So fallen z. B. auf: Achsenfehlstellungen bei Frakturen und Luxationen; spontane Streckhaltung eines Fingers bei Beugesehnenverletzungen; Krallen- oder Fallhand bei Nervenläsionen; Schwellungen bei Tumoren, Frakturen, Entzündungen oder chronischer Polyarthritis, Muskelatrophien bei länger bestehenden Ausfällen der Innervation; Kontrakturen verschiedenster Ursachen.
- Hautfarbe: rosig oder blass, gerötet oder livide je nach Durchblutungsverhältnissen, gelbliche Verfärbung einzelner Fingerkuppen bei starken Rauchern.
- Verlauf und Zustand alter Narben nach vorangegangenen Verletzungen oder Operationen.
- Aussehen der Handbeugeseite hinsichtlich Beschwielung (wie stark wird die Hand eingesetzt?), Zustand der beugeseitigen Hautleisten (atrophisch flach bei länger bestehenden Nervenausfällen) und die Fähigkeit zur Schweißbildung: trockene schuppende Hautareale zeigen den Ausfall eines Hand- und Fingernervs an, besonders, wenn eine klare Grenze zu einem normal schwitzenden Nachbarareal zu erkennen ist.
- Beschaffenheit der Fingernägel (mykotische Veränderungen, Verkrümmungen, charakteristische Veränderungen bei verschiedenen Allgemeinerkrankungen und Intoxikationen).

Bei *offenen Verletzungen* lassen Ausdehnung und Art der Lokalisation einer Wunde häufig bereits präoperativ Rückschlüsse zu auf eine mögliche Mitbeteiligung tiefer gelegener Strukturen. Ein entsprechender Verdacht wird im Verlauf der weiteren speziellen Untersuchungsgänge ausgeschlossen oder erhärtet.

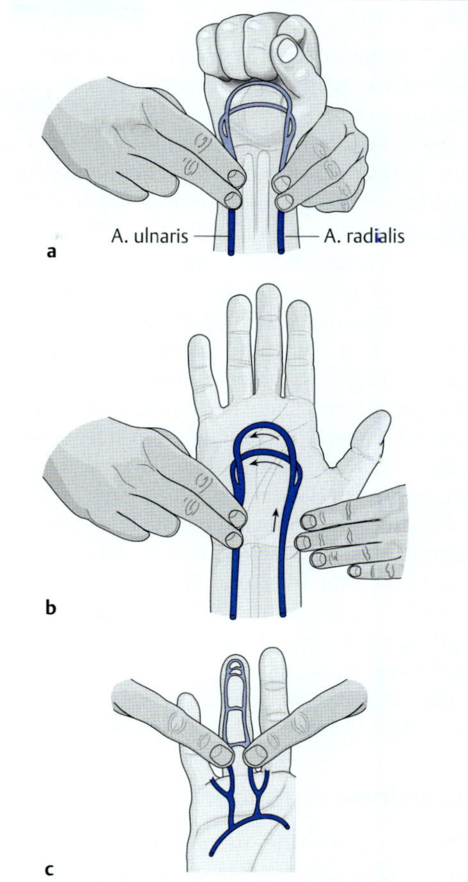

Abb. 1.1 Allen-Test zur Prüfung der Durchblutungsverhältnisse an der Hand. a u. b Prüfung der Handgelenkarterien und des Hohlhandbogens. c Prüfung der Fingerarterien und ihrer gegenseitigen Anastomosen.

a Abdrücken von A. radialis und ulnaris; danach schließt der Patient fest die Faust, wodurch sich die Hand entleert.

b Die Handfläche ist bei geöffneter Hand zunächst blass und füllt sich bei Freigabe jeweils einer der beiden komprimierten Hauptarterien sehr rasch wieder, sofern keine Unterbrechung, keine Gefäßanomale und keine Unterbrechung der Hohlhandbögen vorliegen. Beide Arterien sind nacheinander zu prüfen. Bei einer Unterbrechung des Blutstroms bleibt die Hand nach alleiniger Freigabe der betroffenen Arterie weiter blass, bei einer Unterbrechung des Hohlhandbogens füllt sie sich nur halbseitig.

c Entsprechende Prüfung im Fingerbereich. Hier erfolgt die Entleerung des Fingers ebenfalls durch maximales Beugen oder rasches Beugen und Strecken mehrmals hintereinander, während der Untersucher die Fingerarterien abdrückt. Auch hier erhält man nach einseitigem Freigeben des Blutstroms Informationen über die Arterie selbst, aber auch über die Anastomosen zwischen den Fingerarterien.

Palpation

Der Tastsinn ergänzt die optische Wahrnehmung des Untersuchers, wobei Palpation und Inspektion häufig gleichzeitig erfolgen.

Die zu erhaltenden Informationen betreffen Turgor, Temperatur (erhöht bei Entzündungen, erniedrigt bei Mangeldurchblutungen), Oberflächenbeschaffenheit der Haut (glatt, rau, fehlende Hautleisten, trocken, feucht) sowie Verschieblichkeit, Konsistenz und Schmerzempfindlichkeit vorhandener tumoröser, knotiger oder ödematöser Schwellungen. Punctum maximum und Ausdehnung eines Druckschmerzes informieren z. B. über den Umfang entzündlicher Prozesse (Kap. 16.1.1). Gleichzeitig wird dabei die Berührungssensibilität (taubes Gefühl, Parästhesien, Hyperästhesie) in den palpierten Handbereichen getestet.

Palpatorische Maßnahmen, die ebenfalls bereits Funktionsprüfungen darstellen, sind das Beklopfen von Nervenstämmen und Nervenendigungen im Bereich von Amputationsstümpfen oder Narben zum Auslösen elektrisierender Missempfindungen (Hoffmann-Tinel-Zeichen, s. Kap. 10.4.6 und ▶ Abb. 19.4). Sie weisen auf Nervenläsionen, Nerveneinschnürungen und Neurome (Kap. 10.7) hin.

Funktionsprüfungen

Eine erste gute Orientierung über Funktionsstörungen lässt sich erzielen durch die *Prüfung verschiedener Greifformen* [7], des Faustschlusses, der gemeinsamen Streckung aller Finger, der seitlichen Fingerspreizung und Fingeradduktion und der Fähigkeit, mit der Daumenkuppe die übrigen Fingerspitzen bis zum Kleinfinger hin berühren zu können (Opponierbarkeit). Je nach Art der bei diesen globalen Funktionsuntersuchungen festgestellten Ausfälle und Störungen schließen sich weitere gezielte Untersuchungsgänge an.

So lässt sich z. B. bei einer Fingerkontraktur durch weitere aktive und passive Prüfung der Gelenkbeweglichkeit bei unterschiedlicher Haltung der Nachbargelenke differenzieren, ob diese durch eine Kapselschrumpfung, einen ischämischen Muskelschaden, eine Muskelspastik, Verwachsungen der Beugesehnen oder durch kutane bzw. subkutane Narbenzüge verursacht werden (▶ Tab. 17.1).

Die *Prüfung der Schutzsensibilität* kann durch spitze Gegenstände erfolgen (Kap. Sensibilitätsprüfung), die *Prüfung einer 2-Punkte-Unterscheidungsfähigkeit* am einfachsten mithilfe einer aufgebogenen Büroklammer. Zur klinischen *Prüfung der Durchblutung* kann klinisch sehr gut der in ▶ Abb. 1.1 dargestellte *Allen-Test* dienen, sowohl vor plastischen Eingriffen (Kap. 3.3), als auch nach Verletzungen und zur Begutachtung.

Bezüglich weiterer spezieller Untersuchungsgänge wird auf die jeweiligen Kapitel, Abschnitt Diagnostik, verwiesen (Kap. 5 Frakturen, Kap. 6 Luxationen, Kap. 8 Beugesehnen, Kap. 9 Strecksehnen, Kap. 17 Kontrakturen, Kap. 19 Nervenkompressionssyndrome, Kap. 10 Nerven, siehe hier außerdem die Unterkapitel Kap. 10.4.6 Verlaufskontrolle und Kap. 10.5 Beurteilung des Endergebnisses).

Bei Begutachtungen eines Behandlungsergebnisses oder von Folgezuständen nach länger zurückliegenden Traumen können zusätzlich vergleichende Kraftmessungen (beide Hände), Messungen der Umfänge von Mittelhand, Unter- und Oberarm sowie der Bewegungsumfänge in den einzelnen Hand- und Fingergelenken sinnvoll sein. Sie dienen jedoch einer Bestandsaufnahme bei bekannter vorangegangener Schädigung und weniger der Diagnostik.

Röntgenuntersuchungen

Die Anfertigung von *Standardröntgenaufnahmen* ist indiziert bei allen Verletzungen, bei denen eine knöcherne Beteiligung oder eine Fremdkörpereinsprengung vorliegen kann, und bei Handerkrankungen, die von Skelett- oder Gelenkveränderungen ausgehen oder unterhalten werden. Hier sei u. a. erinnert an rezidivierende Gelenkganglien bei Arthrosen, an Karpaltunnelsyndrome bei arthrotischen oder traumatischen Veränderungen der Handwurzel sowie an schmerzhafte Knochentumoren wie z. B. das Osteoidosteom oder bei Verdacht auf ein Sudeck-Syndrom.

Um einen *ersten Überblick* zu erlangen, sollte zuerst eine Übersicht der ganzen Hand im *dorsopalmaren Strahlengang* und eine *Handschrägaufnahme* abgebildet werden. Streng seitliche Projektionen der Gesamthand sind für eine orientierende Untersuchung wegen der Überlagerung der Finger- und Mittelhandknochen weniger geeignet und speziellen Fragestellungen vor allem im Bereich von Fingergelenken vorbehalten.

Auch bei schwerst verletzten Händen (nach Explosionen, Quetschtraumen mit Trümmerfrakturen und subtotalen Amputationen) sind möglichst vollständige Röntgenübersichten zur Erkennung des Gesamtschadens wichtig, wobei die eingestellten Röntgenprojektionen hier von untergeordneter Bedeutung sind.

Besteht bereits bei der klinischen Untersuchung ein bestimmter Verdacht oder reichen die Standardröntgenaufnahmen zur eindeutigen Abklärung nicht aus, so können Zielaufnahmen einzelner Handteile sinnvoll werden. Häufig sind auch spezielle Röntgeneinstellungen indiziert wie z. B. *Seitaufnahmen einzelner Finger, gestaffelte Aufnahmen* des Handgelenks, Belastungsaufnahmen des Handgelenks oder *Tangentialaufnahmen* des Karpaltunnels. Überwiegend der Dokumentation dienen *gehaltene Röntgenaufnahmen* bei Bandverletzungen, da hier die Diagnose bereits aufgrund der klinischen Prüfung der Gelenkstabilität erfolgt (Kap. 6.2) und die Standardröntgenaufnahmen einen knöchernen Bandausriss erkennen oder ausschließen lassen.

Bei Bandverletzungen im Bereich der Handwurzel (speziell SL-Band-Verletzungen) sind neben Belastungsaufnahmen auch kinematografische Röntgendarstellungen zur Diagnostik und Operationsplanung äußerst hilfreich und aussagekräftiger als MRT-Bilder.

Zu den weiteren speziellen radiologisch-diagnostischen Maßnahmen gehört die Angiografie, die der Vorbereitung rekonstruktiver Eingriffe dient und auch bei bestimmten Tumoren wie AV-Fisteln und Hämangiomen sinnvoll ist. Röntgenschichtuntersuchung zum Abklären von Zysten, Knochentumoren und Pseudarthrosen sind weitgehend durch die Computertomografie ersetzt worden.

Die Szintigrafie hat ihren Stellenwert bei Verdacht auf bestimmte Tumoren (z. B. Osteoidosteom, Ewing-Sarkom) oder bei entzündlichen Prozessen unverändert behalten und ist weniger kostenintensiv als die bei diesen Indikationen ebenfalls infrage kommende Kernspintomografie.

Weitere spezielle radiologisch-diagnostische Maßnahmen

Die *Handgelenkarthrografie*, die der Abklärung von Diskusverletzungen im distalen Ulnoradiokarpalgelenk oder von Rupturen einzelner Bandverbindungen zwischen Handwurzelknochen dienen kann, ist heute durch Kernspintomografie und Handgelenkarthroskopie verdrängt worden. Sie wird aber im Rahmen einer Handgelenkarthroskopie zu Beginn oder am Ende der Untersuchung ergänzend unter Röntgenbildwandlerkontrolle noch durchgeführt (Kap. Handgelenkarthroskopie und ▶ Abb. 1.3).

Computertomografische Untersuchungen dienen

- der Abklärung komplexer Frakturen, deren genauer Verlauf und Ausmaß auf Röntgenaufnahmen nicht ausreichend erkennbar ist, sowie deren Verlaufskontrolle (z. B. Kahnbeinfrakturen oder Pseudarthrosen),
- der Diagnostik bei fortbestehendem Frakturverdacht, wenn das Standardröntgenbild keine Fraktur zeigt,
- der Klärung angeborener oder erworbener anatomischer Besonderheiten am voll ausgebildeten Handskelett,
- der Beurteilung von Drehfehlstellungen an Unterarmen bzw. dem distalen Radioulnargelenk sowie bei Luxationen oder Subluxationen dieses Gelenks.

Grundsätzlich wichtig ist bei den unter 3. und 4. angegebenen Indikationen der Seitenvergleich mit der anderen Hand.

Kernspintomografie (Magnetresonanztomografie: MRT)

Diese Untersuchung hat ihre Indikationen im Rahmen der Abklärung und Stadieneinteilung von *aseptischen Knochennekrosen* (wie z. B. bei der Mondbeinnekrose), der Abklärung tumoröser Veränderungen und im traumatologischen Bereich zur Darstellung von Knorpel- und Bandschäden am Handgelenk bzw. der Handwurzel. Als Beispiel sei hier die skapholunäre Dissoziation genannt (Kap. 6.6), besondere Bedeutung hat hier die zusätzliche Kontrastmittelgabe.

Auch bei pathologischen Sehnenrupturen und nervalen Veränderungen (tumorös oder traumatisch) kann ein Kernspintomogramm gelegentlich hilfreich sein. Allerdings lassen sich Fehlinterpretationen häufig nur bei genauer Kenntnis der klinischen Symptomatik vermeiden.

Gelegentlich kann eine weitere Abklärung durch eine Handgelenkarthroskopie sinnvoll sein (Kap. Handgelenkarthroskopie) [2].

Sonografie

Sonografieverfahren können bei der Abklärung tumoröser Veränderungen bisweilen wertvolle Hinweise für die weitere Diagnostik oder Vorgehensweise liefern (z. B. flüssigkeitsgefüllte Zyste oder solide Tumorstruktur). Durch die weitere Verbesserung des

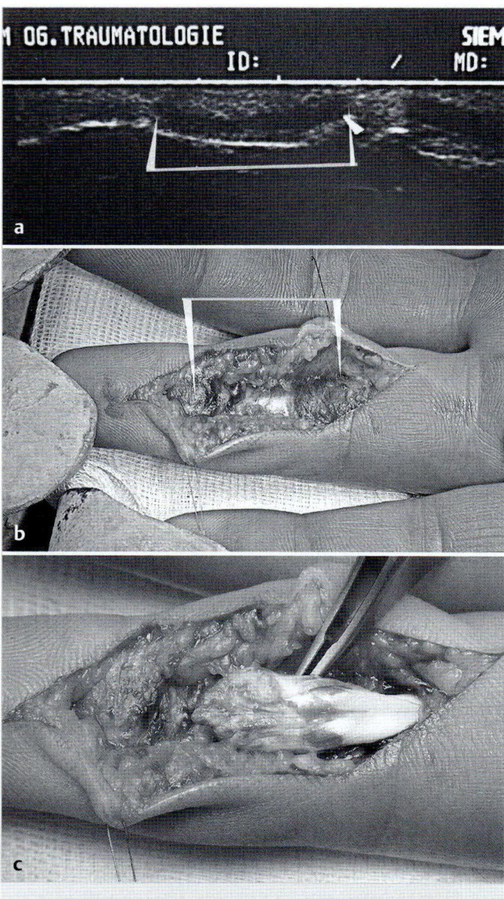

Abb. 1.2 Sonografie einer subkutanen Beugesehnenruptur.
a Sonogramm mit leerer Sehnenscheide über dem Mittelglied und Hämatom über dem Mittelgelenk.
b Intraoperative Bestätigung der leeren Sehnenscheide.
c Am Endglied abgerissene Sehne nach Herausziehen aus der Sehnenscheide über dem Grundglied.

Auflösungsvermögens (kleinere Schallköpfe, 7,5 – 10 MHz) gelingen zunehmend auch die Darstellung von Synovitiden der Beugesehnen und die Lokalisation spontaner Sehnenrupturen (▶ Abb. 1.2).

Handgelenkarthroskopie

Die *Handgelenkarthroskopie* hat seit ca. 1985 mit der Entwicklung kleiner leistungsstarker Arthroskope und verbesserter Videoeinheiten mit hohem Auflösungsvermögen zunehmend einen festen Platz bei der Abklärung schmerzhafter Zustände des Handgelenks, der Handwurzel und des distalen Radioulnargelenks bekommen.

Chirurgische Eingriffe wie das Entfernen freier Gelenkkörper, Abtragen einer lokalen Synovitis oder aufgefaserter Rupturenden zerrissener Band- und Kapselstrukturen, Diskusrefixierungen sowie Teilresektionen am Ulnakopf sind ebenfalls arthroskopisch möglich. Bei Frakturen können unter arthroskopischer Kontrolle die Gelenkfragmente reponiert werden.

Da es sich hier um ein invasiv-diagnostisches bzw. operatives Verfahren handelt, das in Regionalanästhesie oder Allgemeinnarkose vom Chirurgen durchgeführt wird, ist es sinnvoll, im Nachfolgenden die Indikationsstellung und Durchführung darzustellen.

Indikation

Der *diagnostischen Arthroskopie* können heute im Wesentlichen 3 Indikationsbereiche zugeordnet werden:

- Einmal dient sie der Abklärung unklarer Beschwerden des Handgelenks, die durch andere nicht invasive, diagnostische Maßnahmen nicht zu klären sind (gilt sowohl für das Radiokarpalgelenk als auch für das Mediokarpalgelenk; siehe auch ▶ Tab. 1.1).
- Eine weitere Indikationsgruppe sind frisch verletzte Handgelenke, vor allem wenn ein Schwellungszustand besteht, ohne dass radiologisch die Situation eindeutig zu klären ist. Hierbei ist vor allem an frische Rupturen der interkarpalen Bänder gedacht, deren frühzeitige Entdeckung erhebliche therapeutische Konsequenzen haben kann.
- Als Drittes ist die diagnostische Abklärung vor notwendigen offenen Eingriffen zu nennen, bei denen die Arthroskopie eine Hilfestellung für die Festlegung des operativen Vorgehens sein kann; liegen beispielsweise bei einer Bandzerreißung zwischen Mond- und Kahnbein zusätzliche karpale Schäden größeren Ausmaßes vor, so sind bei veralteten Zuständen Bandplastiken wenig sinnvoll und man sollte dem Patienten eher Arthrodesen (komplette oder Teilarthrodese) im Handgelenkbereich vorschlagen. Ähnlich kann die Situation bei einer länger bestehenden Kahnbeinpseudarthrose sein, wenn man nicht sicher ist, ob eine Spanplastik nach Matti-Rousse oder ähnliche rekonstruktive Verfahren (Kap. 5.5.1) überhaupt sinnvoll sind. Auch der Grad einer interkarpalen Bandschädigung, die unter Umständen bereits im Kernspintomogramm oder bei Stressaufnahmen grundsätzlich festgestellt wurde, ist mithilfe der Arthroskopie am besten zu erkennen.

Tab. 1.1 Reihenfolge der diagnostischen Abklärung unklarer Schmerzzustände im Handgelenkbereich vor Durchführung einer operativen Arthroskopie.

Untersuchungsmethode	verpflichtend vor Arthroskopie
1. Klinischer Ausschluss von Weichteilprozessen, z. B. Ganglien (Kap. 21.4.1), Tendovaginitis stenosans (Kap. 20.4.1) durch Palpation und Funktionstests	ja
2. Standardröntgenaufnahmen	ja
3. **Spezialröntgenaufnahmen** je nach Verdacht: gestaffelte Aufnahmen in zusätzlichen Ebenen oder sog. Stressaufnahmen (maximale Ulnar- und Radialabduktion), Aufnahmen in maximaler Pro- und Supination	ja
4. Szintigrafie	nein
5. Computertomografie	nein
6. Kernspintomografie	nein
7. Handgelenkarthroskopie	

Die Punkte 4, 5 und 6 müssen nicht unbedingt der Arthroskopie vorangehen, wenn beispielsweise aufgrund eindeutiger Befunde in den Untersuchungsgängen 1 – 3 eine Indikation zur operativen Arthroskopie gestellt wurde.

Für die *operative Arthroskopie* kommen infrage:

Die Entfernung freier Gelenkkörper, evtl. über 1 – 2 zusätzliche, dem Fremdkörper anzupassende Zugänge, eine Teilsynovektomie des Handgelenks mit einem Minishaver, mit dem sich auch gut Knorpelglättungen bei Knorpelschäden im Stadium III durchführen lassen und Operationen im Diskusbereich, wobei Auffaserungen und Einrisse geglättet oder der Diskus mehr oder weniger vollständig abgetragen werden können.

Auch Abtragungen des Radiusstyloids bei entsprechenden arthrotischen Veränderungen oder das als *Wafer Procedure* (S. 133) bezeichnete Abtragen der gelenknahen Teile des Ulnakopfs unter dem Diskus bei einem Impingement sind als arthroskopischer Eingriff möglich [1], [4].

Eine Kombination von Arthroskopie und halb geschlossenem Eingriff stellt die Naht eines frischen Diskusrisses dar sowie die Versorgung von Gelenkfrakturen der Radiusgelenkflächen mit Schrauben oder Kirschner-Drähten unter arthroskopischer Kontrolle. Hierzu kann man auch spezielle Formen partieller Handwurzelarthrodesen rechnen. Allerdings sind, was diesen Indikationsbereich betrifft, einerseits die Diskussion, andererseits auch die weiteren Entwicklungsmöglichkeiten noch nicht abgeschlossen.

Schließlich ist auch die Arthroskopie bei infizierten Handgelenken sinnvoll mit ihrer Möglichkeit einer Infektsynovektomie und arthroskopisch kontrolliertem Einlegen von Spül-Saug-Drainagen.

Voraussetzungen

Zur apparativen Ausstattung gehören ca. 3 – 5 cm lange Arthroskope mit einer Winkeloptik zwischen 25° und 30° sowie einem Standarddurchmesser von ca. 2,5 mm. Für kleinere Handgelenke bei zartem Handskelett oder Kindern ist sogar ein Durchmesser von lediglich 1,9 mm sinnvoll. Auf eine optimale Lichtquelle, einen gut auflösenden Monitor und Videoeinheiten sind solche schmalen Arthroskope besonders angewiesen. Notwendig für die arthroskopische Untersuchung sind unbedingt kleine stumpfe Tasthaken (Hakengröße bis 2 mm) sowie je 2 entsprechend große Fass- und Hohlmeißelzangen, die durch einen Minishaver ergänzt werden sollten. Angeboten werden auch kleine, mehr oder weniger abgewinkelte Skalpelle für die Diskusresektion [1], [4].

Neben apparativen Voraussetzungen sind detaillierte anatomische Grundkenntnisse notwendig, dies betrifft sowohl die knöchernen und ligamentären Strukturen als auch die Sehnentopografie. Auch sollte der Arthroskopeur solide Kenntnisse über mögliche pathologische Veränderungen des Handgelenks aufweisen und über die Variationen des Discus ulnaris in Abhängigkeit vom Lebensalter Bescheid wissen.

Zugänge

Für die Arthroskopie des *Radiokarpalgelenks* und des distaler gelegenen Mediokarpalgelenks haben sich 2 Standardzugänge bewährt (▶ Abb. 1.3). Sie orientieren sich am Verlauf der Strecksehnenfächer. Der wichtigste Standardzugang für das Ra-

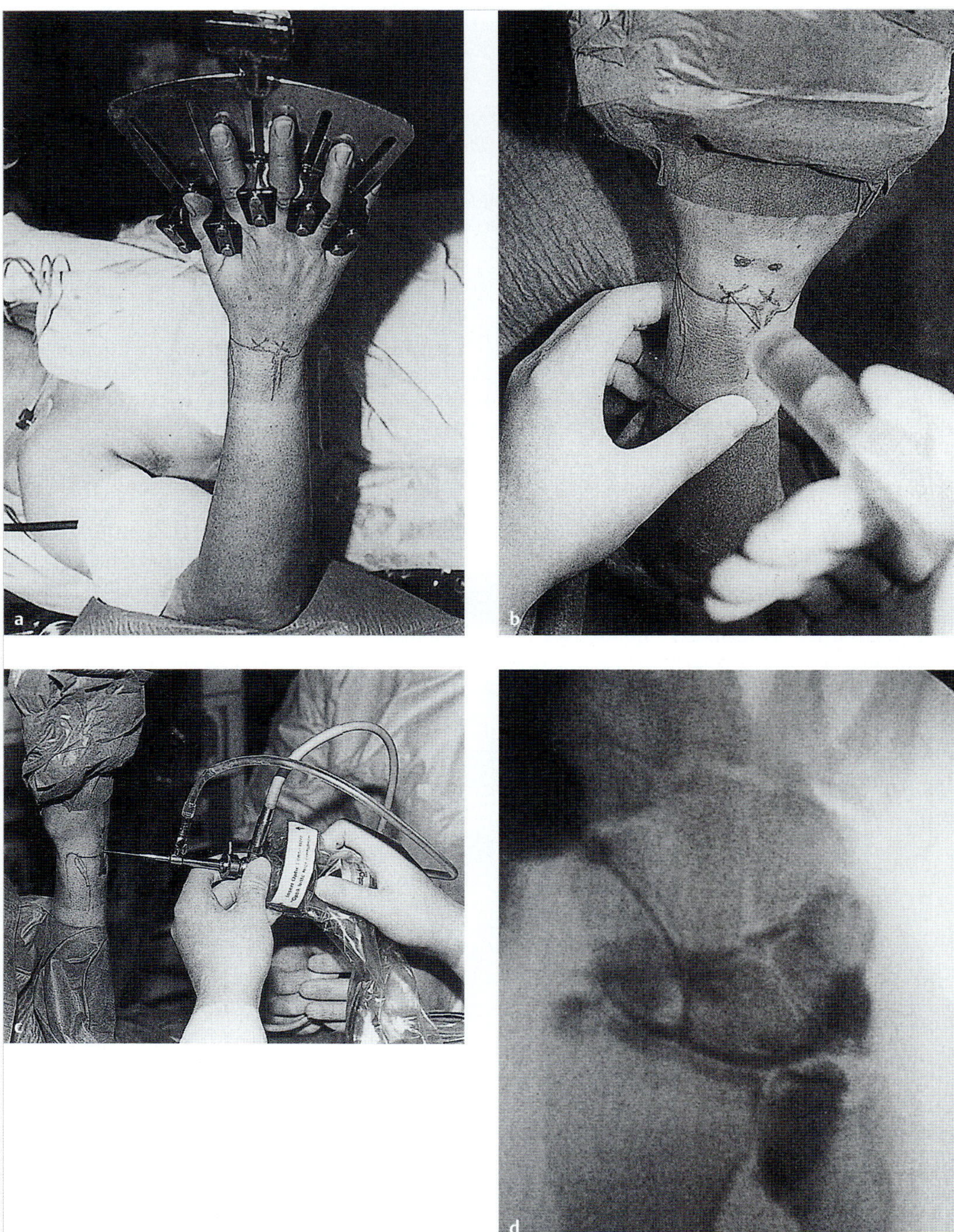

Abb. 1.3 Durchführung einer Arthroskopie.
a Lagerung und Einzeichnen der Zugänge.
b Auffüllen des Gelenks.
c Einführen des Arthroskops.
d Arthrografie zu Beginn oder am Ende der Untersuchung.

dioulnokarpalgelenk liegt zwischen dem 3. und 4. Sehnenfach (Fächer der Sehne des M. extensor pollicis longus und der Extensor-digitorum-communis-Sehnen). Eine Landmarke stellt das meist gut tastbare Tuberculum dorsale radii (Lister) dar, von dem man die richtige Stelle im Gelenkspalt ca. 1 cm distal findet. Von diesem Zugang aus sind meist gut das gesamte Radiokarpalgelenk einschließlich der Gelenkflächen des Processus styloideus radii, des Kahn- und Mondbein sowie die skapholunären Bandstrukturen und auch die Bandstrukturen der palmaren Gelenkkapsel einzusehen und zu beurteilen. Wird das Arthroskop weiter nach ulnar vorgeschoben, gilt dies auch für das Os triquetrum und die Bandverbindungen zwischen ihm und dem Mondbein sowie für den Discus ulnaris. Nur in Ausnahmefällen ist ein Umsetzen zum dorsoulnaren Zugang notwendig zwischen dem 4. und 5. Sehnenfach (Sehnen des M. extensor digitorum communis und des M. extensor digiti minimi). Dieser Zugang dient vor allem als Arbeitskanal.

Ist bei der Inspektion des Radiokarpalgelenks keine Ursache für die Schmerzsymptomatik, die die Indikation zur Arthroskopie war, zu finden, so wird ergänzend das *Mediokarpalgelenk* arthroskopiert. Auch bei karpalen Instabilitäten kann man vom Mediokarpalgelenk aus den Zustand der Bandverbindungen zwischen den Handwurzelknochen der proximalen Reihe (Os scaphoideum, Os lunatum und Os triquetrum) beurteilen und ggf. vorhandene Einrisse abklären. Auch die Beurteilung der Gelenkflächen in diesem Gelenk kann bei der Entscheidung, ob Bandplastiken, Teilarthrodesen oder eine komplette Arthrodese durchgeführt werden sollen, von Bedeutung sein.

Der Standardzugang für das Mediokarpalgelenk (MCR) liegt 1 cm distal des dorsoradialen Zugangs (▶ Abb. 1.3b), der bereits für das Radiokarpalgelenk benutzt wurde, und auf gleicher Linie. Von hier aus können weitgehend alle Gelenkflächen und die meisten pathologischen Zustände ausreichend erkannt werden. Der ulnare Zugang (MCU) zwischen 4. und 5. Strecksehnenfach, ebenfalls 1 cm distal des ulnaren Zugangs zum Radiokarpalgelenk, dient auch hier überwiegend als Arbeitskanal für die Tastsonde und wird nur in besonderen Fällen bei stark veränderter Anatomie zur Inspektion verwendet. Für die richtige arthroskopische Beurteilung des Gelenkknorpels und der Bandverbindungen ist eine Tastsonde unerlässlich. Neben den beiden ulnaren Zugängen können für den Bereich des Radiokarpalgelenks auch Arbeitszugänge zwischen den Strecksehnenfächern 1 und 2 (Sehne des M. extensor pollicis brevis mit der des M. abductor pollicis longus einerseits und die Sehnen der Mm. extensor carpi radialis brevis und longus andererseits) sowie bds. der Extensor-carpi-ulnaris-Sehne (5. Sehnenfach) notwendig sein. Es ist hier jedoch mit besonderer Sorgfalt vorzugehen, um nicht versehentlich sensible Radialisendäste oder auf der Ulnarseite den sensiblen dorsalen Ulnarisast zu verletzen.

Technische Durchführung

Um das Einführen des Arthroskops zu erleichtern, erfolgt zunächst in Rückenlage des Patienten die Aufhängung des seitlich um ca. 45° abduzierten Armes an einer speziellen Aufhängevorrichtung im Fingerbereich (▶ Abb. 1.4); der Arm ist hierbei im Ellenbogengelenk um 90° gebeugt. Um den nunmehr waagrecht liegenden Oberarm wird neben der pneumatischen Manschette für die Blutsperre eine 2. breite Manschette gelegt, an welche 2–3 kg Gewicht zur Extension des Handgelenks ange-

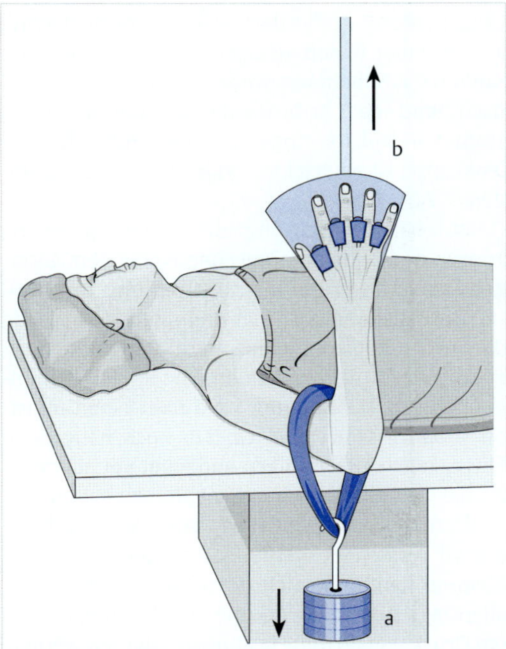

Abb. 1.4 Lagerung und Extension zur Arthroskopie. Die Extension wird entweder über ein Gewicht an einer Oberarmmanschette (a) oder über einen Bügel nach oben (b) erreicht. (Hier nicht eingezeichnet: Der Oberarm liegt bei Extension nach oben auf dem Handtisch).

hängt werden kann (▶ Abb. 1.4) oder es wird über einen kranartigen Bügel nach oben extendiert und der Arm wie in ▶ Abb. 1.3a bei gebeugtem Ellenbogen auf dem Handtisch ausgelagert. Sind nach der Desinfektion von Hand- und Unterarm die Haltevorrichtung und der proximale Unterarm steril abgedeckt, wird zunächst der Gelenkspalt und das Tuberculum dorsale radii palpiert und die Gelenkflächen von Radius und Ulna eingezeichnet. Nach Palpation der Sehnenfächer erfolgt dann das Einzeichnen auch der möglichen Zugangsstellen (▶ Abb. 1.3b). Über dem vorgesehenen Zugang wird der Gelenkspalt mit einer Kanüle punktiert und der Handgelenkspalt mit 5–10 ml Ringer-Lösung oder einer sonstigen für arthroskopische Zwecke geeigneten Spüllösung aufgefüllt (▶ Abb. 1.3b). Die korrekte Punktion des Handgelenkspaltes ist zum einen an der Art des Widerstandes beim Injizieren und zum anderen nach Abziehen der Spritze von der Kanüle am Herausspritzen der Flüssigkeit aus der Kanüle zu erkennen. Hilfreich kann zur Punktion auch eine leichte Beugestellung des Handgelenks nach palmar sein. An das Auffüllen des Handgelenks schließt sich dann die ca. 2–3 mm große Stichinzision, die in Längsrichtung in die dorsale Haut angelegt wird, an. Mit einer feinen gebogenen Klemme wird daraufhin das Subkutangewebe stumpf gespreizt. Danach wird das Arthroskopierohr mithilfe eines stumpfen Trokars eingeführt. Auf Höhe der Gelenkkapsel ist ein leichter Widerstand zu überwinden (▶ Abb. 1.3c).

Ein scharfer Trokar birgt die Gefahr von Verletzungen des Gelenkknorpels und ist bei dem geringen Durchmesser des Instrumentariums nicht nötig. Anschließend wird der stumpfe Trokar gegen die Arthroskopieoptik mit steril abgedeckter Videokamera ausgetauscht und eine Spüleinheit angeschlossen. Die Spülung kann über einen Infusionsschlauch von einem ca. 2 m hoch hängenden Flüssigkeitsbeutel erfolgen und dient vor allem dazu, das Gelenk ausreichend entfaltet zu halten.

Alternativ zur Flüssigkeit kann auch Kohlendioxyd verwendet werden, wobei das gasförmige Medium häufig die Sicht erleichtert. Hierzu muss allerdings über eine entsprechende Pumpeinheit ein Druck von 60 mm Hg aufrechterhalten werden. In der Fraktursituation besteht jedoch die Gefahr von Luftembolien. Bei Verwendung von Fräse oder Shaver muss auf Spülmedium gewechselt werden.

Nach der Platzierung des Arthroskops erfolgt nun die eingehende Inspektion des Radiokarpalgelenks von radial nach ulnar unter Tastkontrolle durch einen über den ulnaren Zugangsweg eingeführten stumpfen Tasthaken. Hier können auch feine Fass- oder Hohlmeißelzangen bzw. ein Minishaver für operative Maßnahmen wie Teilsynovektomie und Abtragungen von ausgefransten verletzten Bändern unter arthroskopischer Sicht eingeführt werden. Ein Wechseln der Arbeitskanäle ist im Allgemeinen nur in Ausnahmefällen nötig. Die Inspektion des weiter distal gelegenen Mediokarpalgelenks schließt sich an, besonders, wenn im Radiokarpalgelenk kein pathologischer Befund zu erheben war.

Komplikationen

Verletzungen der Strecksehnen im 3., 4. und 5. Sehnenfach sind möglich, wobei zunächst nur eine Teildurchtrennung vorliegen kann, so dass es erst später zu einem vollständigen Ausfall der betroffenen Sehne kommt. Auf die Möglichkeit einer versehentlichen Verletzung sensibler Radialis- oder Ulnarisendäste wurde bereits hingewiesen.

Nachbehandlung

Nachdem die Stichinzisionen verschlossen sind, wird ein leichter, das Handgelenk etwas stützender Verband mit Watte und einer locker angewickelten elastischen Binde angelegt. Die weitere Nachbehandlung richtet sich nach dem jeweiligen Befund: Bei einer rein diagnostischen Arthroskopie ist die Hand bereits am nächsten, spätestens übernächsten Tag wieder wie vor dem Eingriff einsetzbar.

1.2 Vorbereitung handchirurgischer Operationen

1.2.1 Aufklärung

Das präoperative Gespräch zwischen Operateur und Patient, auf welches man nur bei bewusstlosen, dringlich zu versorgenden Patienten verzichten darf, verfolgt bei handchirurgischen Eingriffen mehrere Absichten.

- Hauptziel muss sein, dem Patienten die notwendige Einsicht in die Situation seiner verletzten oder erkrankten Hand zu vermitteln. Dabei liegt es im Interesse einer optimalen Mitarbeit, das Verständnis für funktionelle Abläufe und anatomische Gegebenheiten mithilfe von Skizzen oder entsprechenden Abbildungen bei geeigneten Patienten zu wecken.

- Gibt es mehrere Möglichkeiten der Behandlung (konservativ/operativ, verschiedene Operationsverfahren), sollte man diese unter Darlegung der jeweiligen Vor- und Nachteile mit dem Patienten besprechen, dabei auch erklären, welches Verfahren nach eigener Meinung der jeweiligen beruflichen und persönlichen Situation am ehesten gerecht wird und dann dem Patienten die eigentliche Entscheidung überlassen. Bei größeren nicht dringlichen Eingriffen ist eine mehrtägige Bedenkzeit einzuräumen, in der sich der Patient auch anderweitig erkundigen und die endgültige Entscheidung erst in einem zweiten Gespräch treffen kann.
- Der Patient sollte am Ende des Gesprächs eine sachliche emotionsfreie Vorstellung über mögliche Komplikationen, ihre Auswirkungen und Behandlungsmöglichkeiten sowie über das zu erwartende Ergebnis und die adäquate Nachbehandlung erlangt haben. Auf Folgen, die sich aus dem Unterlassen des vorgeschlagenen Eingriffs ergeben könnten, muss ebenfalls hingewiesen werden.

Wichtig zur juristischen Absicherung für den Operateur ist eine *ausreichende schriftliche Dokumentation über Art und Umfang* der vorgenommenen Aufklärung mit Unterschrift des Patienten. Diese Dokumentation muss entsprechend der aktuell gültigen Gesetzgebung gegen Unterschrift an den Patienten ausgehändigt werden. Das Verfahren wird bei Standardoperationen erleichtert durch Verwenden entsprechender Vordrucke, die allerdings mit Rücksicht auf die jeweilige Situation schriftlich ergänzt werden müssen.

1.2.2 Lokale Vorbereitung des Operationsgebiets

Zur Vermeidung septischer Komplikationen ist vor allem bei Wahleingriffen eine adäquate Vorbereitung der zu operierenden Hand unerlässlich.

Bereits vor dem Einschleusen in die Operationsräume sollten Unterarm und Hand einer allgemeinen Reinigung unterworfen werden, wobei insbesondere auf ausreichend gekürzte, saubere Fingernägel und das *Entfernen von Nagellack* zu achten ist.

Handbäder mit milden desinfizierenden Lösungen (bereits am Vortage) kommen z. B. bei Dupuytren-Kontrakturen mit tiefen, schwer pflegbaren Falten infrage. Bei frischen offenen Verletzungen entfallen allerdings derartige vorbereitende Maßnahmen (Kap. Präoperatives Verhalten).

Muss bei einer starken Behaarung rasiert werden, so hat dies erst kurz vor der Operation und möglichst ohne Hautverletzungen zu erfolgen und sich auf das vorgesehene Operationsgebiet zu beschränken.

Nach Betäubung, Anlegen einer Blutsperremanschette und entsprechender Lagerung auf dem Handtisch wird die gesamte Hand von den Fingerspitzen bis über den Ellenbogen desinfiziert. Gefärbte Desinfektionsmittel lassen ein versehentlich ausgespartes Hautareal besser erkennen, beeinträchtigen dafür die Beurteilung der natürlichen Hautfarbe.

Bei der anschließenden sterilen Abdeckung ist es bei vielen Eingriffen sinnvoll, Hand und Unterarm freizulassen zur sicheren topografischen Orientierung, um jederzeit Funktionsprüfungen vornehmen zu können sowie zur eventuellen Entnahme von kleineren Vollhauttransplantaten (Kap. 3.2.4, ► Abb. 3.4) und Nerventransplantaten (Kap. Technik der Transplantatentnahme, ► Abb. 10.9) vom proximalen Unterarm oder spongiösem Knochenmaterial aus dem distalen Radius oder dem Olekranon.

1.2.3 Lagerung

Bei handchirurgischen Operationen wird der Arm des möglichst bequem auf dem Operationstisch liegenden Patienten auf einem separaten Handtisch ausgelagert. Dieser wird an einer Schiene des Operationstischs befestigt und durch einen zusätzlichen Fuß abgestützt. Er soll in der Höhe verstellbar und durchlässig für Röntgenstrahlen sein sowie eine ausreichende Auflagefläche für Unterarme und Hände des Operateurs und seines ihm gegenübersitzenden Assistenten aufweisen (eine wichtige Voraussetzung für ruhiges und präzises Operieren). Eine zusätzliche Erleichterung für den Operateur stellt die Fixierung der Hand mithilfe einer durch Kompressen oder Tücher abgepolsterten Bleihand, vor allem bei beugeseitigen Operationen, dar.

1.2.4 Blutleere – Blutsperre

Ein blutleeres Operationsfeld ermöglicht eine rasche und atraumatische Präparation der vom Eingriff betroffenen anatomischen Gebilde und die zuverlässige Schonung unmittelbar benachbarter Strukturen.

Die beste *blutfreie Übersicht* gewährleistet eine vollständige Blutleere, bei welcher der Arm mit einer Esmarch-Binde von den Fingerspitzen bis proximal des Ellenbogens ausgewickelt wird (▶ Abb. 2.7), bevor man die bereits am Oberarm angelegte, gut unterpolsterte, pneumatische Druckmanschette (Breite abhängig vom Armumfang, mindestens 8 cm!) mit Überdruck füllt, der 70 – 100 mmHg über dem systolischen Blutdruck des Patienten liegen soll (maximal 300 mm Hg). Die verwendete Apparatur sollte kontinuierlich und zuverlässig den gewählten Überdruck anzeigen und aufrechterhalten. Die Druckhöhe ist vom Operateur zu kontrollieren.

Eine *Kontraindikation* für das Auswickeln des Armes besteht bei septischen Eingriffen wegen der Gefahr einer Keimverschleppung nach zentral. Daher begnügt man sich in solchen Fällen mit einer einfachen Blutsperre, wobei die in gleicher Weise angelegte Blutdruckmanschette erst nach 1 – 2-minütigem Hochhalten des Armes aufgepumpt wird. Hierdurch kommt es zu einer meist ebenfalls ausreichenden Blutleere. Die Zeitdauer für das gefahrlose Aufrechterhalten einer Blutleere oder Blutsperre beträgt bis zu 2 Stunden.

Fingerblutsperre/-leere

Nicht ganz unproblematisch ist die häufig geübte Fingerblutsperre über dem Grundgelenk mit kleinen Gummizügeln oder Gummischläuchen, da hier eine objektive Druckkontrolle fehlt. Um ernsthafte Schäden an den Nerven-Gefäß-Bündeln zu vermeiden, sollten nur weiche, relativ breite Gummischläuche mit möglichst geringem Druck angewendet werden.

Günstiger ist es, eine Fingerblutleere mit einem abgeschnittenen Fingerteil eines Gummihandschuhs herzustellen (▶ Abb. 1.5) Bei richtigem Abrollen über dem zu operierenden Finger bleiben die Drucke in vertretbaren Grenzen [2] und man erzielt gleichzeitig eine der Übersicht dienliche Blutleere (nicht nur eine Blutsperre). Die Zeitdauer dieses Verfahrens ist auf bis zu 60 Minuten zu beschränken.

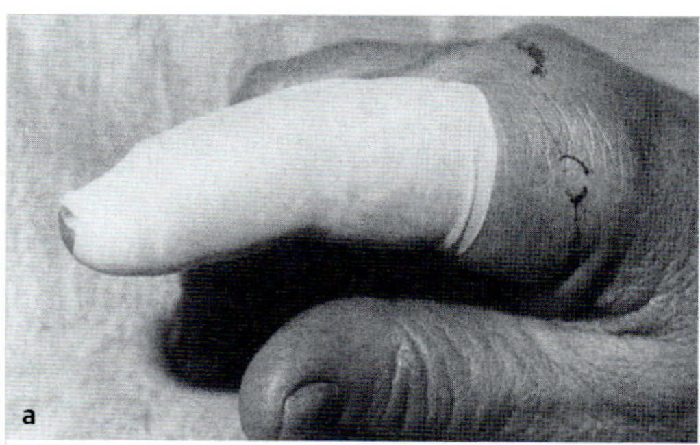

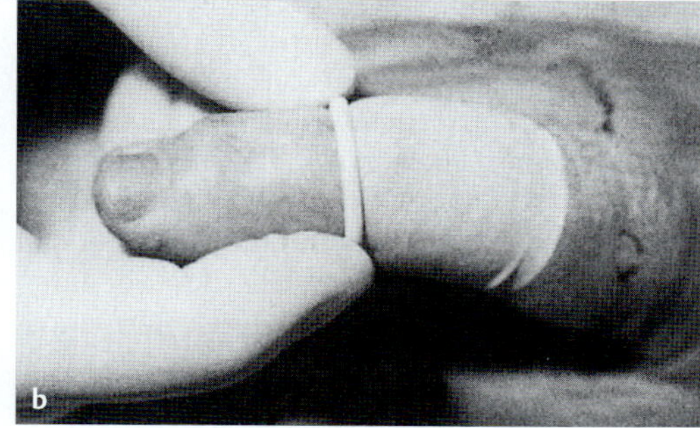

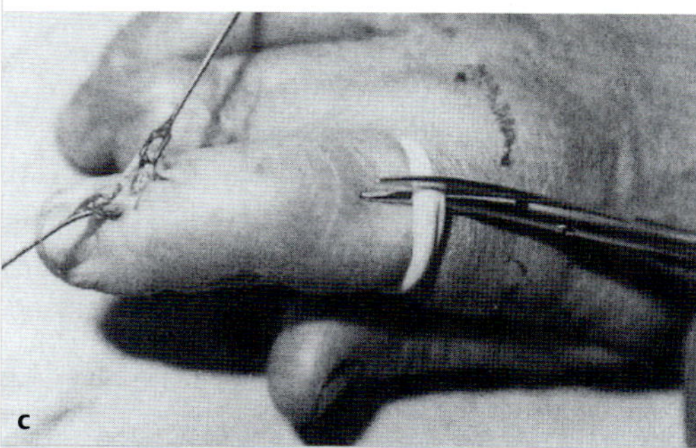

Abb. 1.5 Durchführen einer Fingerblutleere.
a Ein abgeschnittener Handschuhfinger ist über den zu operierenden Finger gestülpt, die Spitze ist abgeschnitten.
b Durch Aufrollen der Fingerspitze nach zentral wird eine Blutleere erreicht.
c Aufheben der Blutleere durch einfaches Durchschneiden des aufgerollten Gummifingers am Ende der Operation.

1.2.5 Instrumente, Apparate, Materialien

Um eine optimale Durchführung des notwendigen Eingriffs zu ermöglichen, gehört mit zur Operationsvorbereitung das Bereitstellen geeigneter Naht- und Osteosynthesematerialien sowie feiner, handchirurgischer Instrumente, welche der Forderung nach atraumatischer Operationstechnik gerecht werden.

Benötigt werden für unkomplizierte Standardoperationen z. B. folgende Grundinstrumente:

- verschiedene Skalpelle mit feinen, runden oder spitzen Klingen (auswechselbar oder als Einmalskalpell),
- 2 feine chirurgische Pinzetten mit breitem Handgriff (z. B n. Adson),
- wahlweise 1 – 2 anatomische Pinzetten oder Gefäßpinzetten,
- 2 – 3 Präparierscheren mit spitzen (z. B. n. Jameson) und breiten Branchen (z. B. n. Kilner),
- je 1 Paar feiner zweizahniger Hauthäkchen, Lidhaken und Platthaken (n. Langenbeck), Sehnenscheidenhaken,
- mehrere feine Klemmen (z. B. gerade scharfe Mikro-Halsted),
- gebogene stumpfe Präparierklemmen (Mikro-Halsted oder Baby-Mosquito),
- mit Gummi gepolsterte Fadenklemmen,
- 2 feine Nadelhalter, 1 Hohlmeißelzange (z. B. n. Mayfield oder Luer),
- 1 selbsthaltender Wundspreizer,
- eine Gefäßkoagulation erfolgt am schonendsten für das umgebende Gewebe mithilfe bipolarer elektrischer Spezialpinzetten.

Alle Instrumente sollen gut in der Hand des Operateurs liegen; deswegen müssen sie trotz der notwendigen Feinheit an der Spitze im Griffteil ausreichend groß sein!

Das relativ einfache Grundinstrumentarium ist entsprechend der Art des geplanten Eingriffs zu ergänzen durch spezielle Sehneninstrumente (z. B. Durchflechtungsklemmen, Sehnenstripper), durch Mikroinstrumente (z. B. feine Juwelierpinzetten, Mikroschere mit Wellenschliff, Mikronadelhalter), durch Meißel verschiedener Größen, durch Bohrmaschinen mit entsprechendem Aufsatz für Sägen und Fräsen, durch Osteosynthesematerialien mit dazugehörendem Instrumentarium (Schraubenzieher, Gewindeschneider, Kirschner-Drähte, Platten, Schrauben verschiedener dem Handskelett angepasster Größe) und durch optische Hilfsmittel wie Lupenbrille (3 – 4fache Vergrößerung) oder Operationsmikroskop (bis 25fache Vergrößerung).

Als *Nahtmaterial* hat sich vor allem der atraumatische monofile Nylonfaden in den Stärken 4 – 0 (ca. 85 µ Durchmesser) bis 11 – 0 (ca. 15 µ Durchmesser) sowohl für Sehnen-, feine Gefäß- und Nervennähte als auch für die Hautnaht bewährt. Synthetisches resorbierbares Nahtmaterial kommt in Betracht für feine Band- und Kapselnähte. Draht findet noch in Form transossärer Ausziehnähte oder im Bereich verletzter Strecksehnen (▸ Abb. 8.10) Verwendung.

1.2.6 Grundsätze der Schnittführung

Vor allem bei Eingriffen im Bereich von Beuge- und Strecksehnen haben sich bestimmte Schnittführungen (▸ Abb. 8.7 und ▸ Abb. 9.3) bewährt, die grundsätzlich auch bei Operationen anderer Strukturen infrage kommen, z. B. bei der Freilegung von Frakturen oder von sonstigen subkutanen Veränderungen oder bei der operativen Behandlung von Infektionen. Ihre Beachtung ist eine wesentliche Voraussetzung für eine einwandfreie Abheilung und eine unauffällige Narbenbildung. Dabei wird vermieden, um keine Kontraktur zu provozieren, Beugefalten senkrecht zu überqueren. Ähnliches gilt für die Spaltlinien der Haut. Hier werden die Narben umso feiner, je paralleler sie zur Richtung der Spaltlinien angelegt werden.

Schnitte zur Erweiterung vorgegebener Verletzungen befolgen die gleichen Grundsätze (▸ Abb. 3.1 u. ▸ Abb. 3.1b).

Spezieller Überlegungen bedürfen die Schnittführungen bei den Dupuytren-Kontrakturen, bei Kontrakturen anderer Genese sowie bei angeborenen Fehlbildungen (▸ Abb. 3.4; ▸ Abb. 18.3; ▸ Abb. 18.4; ▸ Abb. 22.1; ▸ Abb. 22.2).

Die weiteren Einzelheiten sind in den jeweiligen Kapiteln angegeben (Kap. 3.1.3, Kap. 3.3.1, Kap. Schnittführung, Kap. 18.4.4, Kap. 22.2.1, Kap. 22.2.2). Allgemeingültige Grundsätze der Hautnahttechnik sind in Kap. 3.1.4 aufgeführt.

1.3 Grundlagen postoperativer Verhaltensweisen

1.3.1 Verbandstechnik und Lagerung

Der postoperative Verband hat nicht nur die Aufgabe, den Wundbereich steril abzudecken, sondern von Eingriff zu Eingriff unterschiedliche zusätzliche Funktionen. Vielfach ist eine milde Kompression zur Vermeidung einer Hämatombildung im Operationsgebiet sinnvoll, besonders wichtig im Bereich der Hohlhand (Kap. 18.4.7) oder nach freien Hauttransplantationen (▸ Abb. 3.3). Dabei darf jedoch keine Stauung oder Schwellung peripherer Hand- oder Fingerbereiche auftreten.

Die gleiche Verbandsanordnung wäre hingegen verhängnisvoll bei lokalen Verschiebelappenplastiken und mikrochirurgischen Eingriffen mit Gefäßnähten, insbesondere nach Replantationen oder erfolgter Versorgung schwerer Quetsch- und Explosionsverletzungen. Hier darf unter keinen Umständen der venöse Abfluss behindert werden. Solche Verbände müssen locker, saugfähig und gegenüber äußeren mechanischen Einflüssen gut gepolstert sein.

Zur besseren Sekretableitung dienen in einigen Fällen neben Redon-Saugdrainagen separat aus der Haut herausgeleitete kleine Wundwinkeldrainagen, die in das saugfähige Verbandsmaterial ableiten und bereits am nächsten Tag bei dem wegen der eintretenden Verkrustung notwendigen Verbandwechsel entfernt werden. Es hat sich bewährt, die Wunde mit Salbentüll und danach mit Kompressen, von denen ein Teil zusätzlich locker in die Interdigitalfalten eingelegt wird, abzudecken und zur besseren Kontrollierbarkeit der Durchblutungsverhältnisse die Fingerendglieder möglichst frei zu lassen. Eine zusätzliche dünne Wattepolsterung und eine abschließende Mull- oder elastische Binde sorgen für die äußere Festigkeit des Verbands.

Von der Operation nicht betroffene Finger sollen durch die Verbandsanordnung in ihrer Beweglichkeit möglichst nicht behindert werden. Jede operierte Hand wird nach dem Eingriff erhöht (wenigstens Herzhöhe) auf weichen Unterlagen (z. B. Schaumstoffkissen oder Armbänkchen) gelagert. Ein Hochhängen an einem Bettgalgen nach entsprechender Lagerung auf einer Schiene in einem Handsack ist nur in besonderen Fällen mit extremer Schwellneigung notwendig. Steht der Patient auf, so muss er angewiesen werden, den betroffenen Arm bewusst hoch zu halten, ihn hin und wieder bis über die Kopfhöhe hinaus auszustrecken und in dieser Position aktiv die nichtbetroffenen Finger zu bewegen (Förderung des venösen Rückstroms und des Lymphabflusses). Ganz besonders wichtig ist die diesbezügliche postoperative Patientenaufklärung oder Ermahnung bei ambulant durchgeführten Eingriffen, bevor der Patient das Krankenhaus oder die Praxis verlässt.

1.3.2 Ruhigstellung

Ist zusätzlich zur Festigkeit des postoperativen Verbands für einige Tage eine weitergehende Ruhigstellung notwendig, kommen hierfür vor allem gut gepolsterte dorsale oder palmare Unterarmgipsschienen und im Fingerbereich flexible Aluminiumschienen mit aufgeklebtem Schaumgummi infrage. Letztere können auch in eine Unterarmgipsschiene eingearbeitet werden. In speziellen Situationen, wie der Sehnenchirurgie, können Kunststoffschienen beispielsweise thermoplastisch angefertigt werden. Anordnung, Länge und Ausführung der Schiene unterscheiden sich von Eingriff zu Eingriff (siehe spezielle Kapitel).

Es gelten folgende Grundsätze:

- Eine Immobilisierung soll, um eine Einsteifung zu vermeiden, nicht länger als unbedingt nötig aufrechterhalten bleiben.
- Auf eine Gelenkstellung, aus der heraus später möglichst rasch eine normale Beweglichkeit zu erzielen ist, muss geachtet werden (▸ Abb. 1.6). Dies gilt vor allem für die Grundgelenke der Fin-

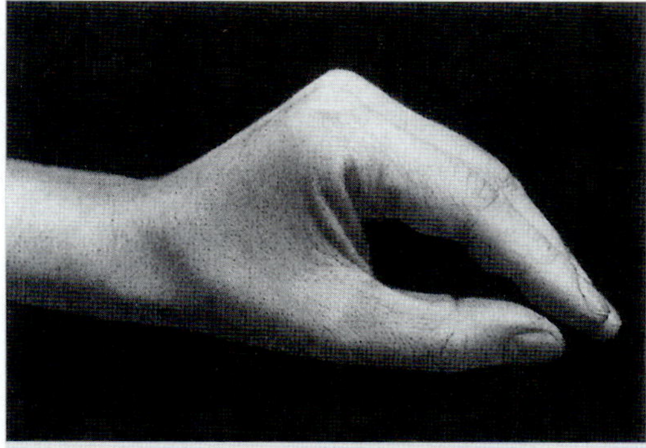

Abb. 1.6 Intrinsic-plus-Haltung. Als Stellung mit den geringsten Mobilisierungsproblemen wird im Allgemeinen die hier abgebildete "Intrinsic-plus-Haltung" der Finger II–V, z. B. auf einer Gipsschiene, angesehen.

ger II–V (siehe z. B. Gipse bei Finger- und Mittelhandfrakturen, ▶ Abb. 5.2).

- Nicht betroffene Finger oder Gelenke sollen aktiv bewegt werden können.
- Korrekter Sitz und Weite eines ruhig stellenden Verbands jeglicher Art ist kurzfristig zu kontrollieren. Schmerzen des Patienten sind unbedingt zu beachten und ggf. durch entsprechende Korrekturen zu beseitigen.

1.3.3 Nachbehandlung

Bei vielen Erkrankungen und Verletzungen der Hand stellt die Operation lediglich den ersten, wenn auch zunächst entscheidenden Schritt der Gesamtbehandlung dar. Vielfach ist ein optimales Behandlungsergebnis jedoch nur durch eine sich anschließende krankengymnastische Übungsbehandlung, die konsequent und richtig dosiert durchgeführt wird und die Mitarbeit des Patienten voraussetzt, zu erreichen. Diese kann unterstützt werden durch zusätzliche physikalische Maßnahmen und eine spezielle Übungs- und Handtherapie (Ergotherapie) [6], [7]. Alle diese Maßnahmen müssen unter Anleitung geschulter Therapeuten in Absprache mit dem Operateur erfolgen. Geeignete Übungen soll der Patient jedoch auch zwischen den Behandlungsterminen selbsttätig durchführen.

Aktive Bewegungsübungen

Der aktiven Übungsbehandlung kommt die größte Bedeutung zu. Sie dient entweder der möglichst vollständigen Wiedererlangung einer normalen Handfunktion, wenn diese infolge längerer Ruhigstellung oder aufgrund der Verletzung gestört ist, oder sie soll das Entstehen sudeckähnlicher Krankheitsbilder (Kap. 23) verhindern.

Spezielle Indikationen und Erfordernisse bestehen vor und nach motorischen Ersatzoperationen (Kap. 11.1.3).

Ein frühzeitiger Beginn 1 – 2 Tage nach der Operation ist wichtig, wenn Sehnen und Gelenke operativ mobilisiert wurden (Arthrolysen, Kapsulektomien, Tendolysen, Narbenkorrekturen) und bei nicht von der Operation betroffenen Nachbarfingern.

Vorzüge der aktiven Mobilisierung sind vor allem die achsengerechte Gelenkbelastung, das Einhalten der Schmerzgrenze, wodurch einer Überlastung des betroffenen Gewebes in gewissem Umfang vorgebeugt wird, und die verbesserte Blutzirkulation. Geübt werden gezielte und isolierte Bewegungen einzelner Gelenke und Finger abwechselnd mit komplexeren, die gesamte Hand betreffenden Bewegungsabläufen wie Faustschluss und verschiedene Greifübungen (2 – 3-mal täglich für 10 – 20 Minuten). Eine zusätzliche Unterstützung dieser Bewegungstherapie kann durch eine Fixierung benachbarter Gelenke durch den Physiotherapeuten und durch beidhändiges Ausführen der Bewegungen erfolgen.

In Abhängigkeit von der Belastbarkeit operierter oder verletzter Sehnen und Gelenke und nach Wiedererlangung einer strukturellen Festigkeit (bei Sehnennähten z. B. nicht vor Ende der 7. Woche!) können Widerstandsübungen zusätzlich zur Kräftigung der durch verminderte Belastung oder Ruhigstellung oder längere Denervierung geschädigten Muskelgruppen beitragen. Dies kann manuell gegen den Widerstand der Hand des Therapeuten erfolgen oder indem elastische Gegenstände wie z. B. ein Gummiball oder ein Schwamm zusammengedrückt werden sowie mithilfe dynamischer Schienen [5], [9].

Passive Übungen

Vorsichtige passive Dehnungen können zur Ergänzung aktiver Maßnahmen notwendig sein. Es darf jedoch nicht zu Reizzuständen (Schwellung, Rötung, Überwärmung) kommen, die Schmerzgrenze soll nicht überschritten und die normalen Bewegungsachsen der Gelenke berücksichtigt werden.

Die passiven Übungen können meist in späteren Stadien der Nachbehandlung durch das Tragen von Extensionsschienen oder Flexionshandschuhen [5], [7], [9] ergänzt werden, wobei auch hier die Gefahr einer übermäßigen Gewebebelastung zu vermeiden ist.

Gelegentliche 1-tägige Therapiepausen können zur Erholung und zur Vermeidung zu starker Ödembildungen in bestimmten Heilungsstadien notwendig sein. Auch können zur Vorbereitung passiver Übungen Lymphdrainagen an Unter- und Oberarm vor allem bei diffuser Schwellneigung indiziert sein.

Sensibilitätstraining

Ein derartiges Training kommt nach Nervenverletzungen (Nervennähten oder Transplantationen) und nach Nervenkompressionssyndromen infrage.

Nachdem die Nervenregeneration einen gewissen Grad (Schutzsensibilität) erreicht hat, soll der Patient lernen, mit den gegenüber früher veränderten Innervationsverhältnissen wieder Gegenstände und Strukturen zu erkennen [9]. Dabei muss man davon ausgehen, dass beim Erwachsenen auch nach einer gelungenen Nervennaht die Dichte der Nervenfasern vermindert, das Verteilungsmuster geändert und die Nervenleitgeschwindigkeit (sensibel und motorisch) verlängert ist. Dies bedeutet, dass der Patient zunächst abnorme Gefühlswahrnehmungen mit normalen, früher festgelegten Engrammen im ZNS in Einklang bringen muss.

Der Beginn der Therapie ist angezeigt, sobald die ersten Berührungswahrnehmungen im Bereich der Fingerbeeren wiedererlangt sind. Zunächst soll der Patient versuchen, lediglich durch Abtasten verschieden geformte Gegenstände zu identifizieren. Bei Fehlern wird die Sichtkontrolle ermöglicht. Hierdurch wird ein neues taktil-visuelles Bild entwickelt.

Werden Form und Gewicht der Prüfkörper erkannt, so folgt das Training des Erkennens von Oberflächenbeschaffenheiten. Hierbei wird zunächst in ähnlicher Weise versucht, das Erkennen grober Unterschiede zu erlernen, z. B. zwischen Sandpapier und Seide. Mit zunehmender Treffsicherheit werden feinere Unterschiede geübt.

An diese Übungen schließt sich das Erkennungstraining von Gegenständen des täglichen Lebens an.

Ist die Fähigkeit zur Lokalisation gestört, so kann man diese z. B. dadurch trainieren, dass man den Handbezirk ohne Sichtkontrolle des Patienten berührt und ihn danach auffordert, den Berührungspunkt zu nennen oder mit dem Zeigefinger der anderen Hand zu identifizieren. Bei Fehlern wird anschließend wieder der Sichtkontakt hergestellt.

Physikalische Maßnahmen

Eine lokale *Eisbehandlung* erleichtert bisweilen die Durchführung einer aktiv-passiven Übungsbehandlung. Dabei wird die Schmerzempfindung bei gleichzeitiger Abnahme der Hautdurchblutung herabgesetzt. Die durch den Kältereiz ausgelöste Durchblutungsverbesserung in tiefer gelegenen Gewebeabschnitten beeinflusst außerdem die Elastizitäts- und Spannungsverhältnisse der Muskulatur günstig.

Bewegungsübungen in warmen *Handbädern* sind in ihrem Wert wegen der Gefahr trophischer Störungen umstritten, fördern jedoch bisweilen die Motivation des Patienten, der im Wasser häufig einen größeren aktiven Bewegungsumfang erzielt.

Die Anwendung einer vorsichtigen *Ultraschallbehandlung* kann nach eigenen Erfahrungen zur Auflockerung chronisch indurierter Gewebe beitragen, ebenso wie eine vorsichtig durchgeführte Narbenmassage.

Zusätzlich sind bei spezieller Indikation folgende Maßnahmen Bestandteil einer physikalischen Therapie: Iontophorese, diadynamische Strombehandlung, Reizstromtherapie (Elektrotherapie) [5].

Die bei ödematösen Schwellungen sehr wirksamen Lymphdrainagen können die Effektivität einer aktiv-passiven Übungsbehandlung ebenfalls steigern, vor allem wenn sie zuvor durchgeführt werden.

Ergotherapie

Aufgabe der Ergotherapie ist es, vor allem nach schweren Handverletzungen, die mit krankengymnastischen Maßnahmen wiedererlangten Funktionen umzusetzen in eine für Alltag und Beruf notwendige und nützliche Einsatzfähigkeit der Hand. (Dabei verwischen häufig die Grenzen zwischen Krankengymnastik und Ergotherapie, so dass man aus beiden Berufsgruppen den mit entsprechenden Fortbildungskursen zu erlangenden „Handtherapeuten" eingeführt hat.)

Wichtige Maßnahmen dieser Behandlungsformen sind u. a.:

- Anpassen und Erlernen des alltäglichen Gebrauchs orthopädischer Hilfsmittel, z. B. Opponensschienen bei Medianusausfall, Radialis- und Ulnarisschienen bei Ausfall dieser beiden Unterarmnerven [5], [9],
- das Training komplexer Bewegungsabläufe, wobei der Patient häufig zu manuellen Tätigkeiten angehalten wird, die ihm die Gebrauchsfähigkeit der Hand beweisen sowie ihre Kraft und Geschicklichkeit verbessern sollen. Hierunter fallen Beschäftigungen wie Korbflechten, Sticken, Weben, Lederarbeiten usw.,
- die Abhärtungstherapie von Amputationsstümpfen und überempfindlichen Narbenbezirken (Kap. 13.2.4).
- Spezielle Behandlungsformen zur (Wieder-) Integration der erkrankten oder verletzten Hand in das Körpergefüge (z. B. Spiegeltherapie).

Wichtig für die Effektivität der Ergotherapie sind eine gute informative Rückmeldung zwischen Therapeuten und Operateur, eine Bestandsaufnahme vorhandener Fertigkeiten der betroffenen Hand mithilfe geeigneter Funktionstests zu Behandlungsbeginn und eine gute Abstimmung der jeweiligen Übungen auf die aktuellen Möglichkeiten der Hand, da Misserfolge den Patienten deprimieren und ihm das Interesse an weiteren Behandlungen nehmen können. Hinsichtlich detaillierter Einzelheiten sei auf die spezielle Literatur verwiesen [7], [9], [10].

1.4 Handchirurgie bei Kindern

Hinsichtlich des operativen Vorgehens bestehen selbst bei Kleinkindern und Säuglingen keine prinzipiellen Unterschiede gegenüber ausgewachsenen Patienten, sofern die Feinheit der Strukturen bei der Auswahl des Naht- und Osteosynthesematerials berücksichtigt wird. Hinzu kommt, dass die Chirurgie angeborener Fehlbildungen der Hand ohnehin die Kinder betrifft, da im Allgemeinen für die Durchführung von Korrekturoperationen nicht mehr das Ende der Wachstumsphase abgewartet wird (Kap. 22.1). Lediglich bei der Schnittführung ist zu berücksichtigen, dass Narben im Wachstum zurückbleiben können (Gefahr von Fingerverkrümmungen auch bei längs verlaufenden Seitenschnitten, wie sie sonst bei Erwachsenen erlaubt sind).

Schwierigkeiten können im Gegensatz zur Behandlung Erwachsener aufgrund der Unfähigkeit zu einsichtigem Mitarbeiten im Rahmen der Diagnosestellung und bei einer notwendigen postoperativen Ruhigstellung entstehen.

Die Anamnese lässt sich häufig nur unvollständig erheben. Funktionsprüfungen sind oftmals nur möglich nach geduldigem Überreden und wenn es gelingt, das Interesse des Kindes für die verlangte Bewegung zu wecken (z. B. Greifen nach einem Spielzeug).

Schwierig kann u. a. auch die Beurteilung frischer Nervenverletzungen sein, da brauchbare Angaben zur Sensibilität meist nicht zu erhalten sind. Hier muss man versuchen, das Kind abzulenken, um unbeobachtet einen leichten Schmerzreiz auszulösen oder das Kind zur Prüfung der Schweißsekretion mit einem Ninhydrin-Test (S. 245) zu überreden, sofern sich nicht bereits bei der Inspektion und Palpation Unterschiede der Trophik und Schweißbildung feststellen lassen.

Beim Anlegen postoperativer Verbände und Gipsschienen ist zu berücksichtigen, dass Kinder ihre operierten oder verletzten Hände oftmals wenige Stunden nach dem Eingriff wieder einsetzen und dabei die stets gut zu polsternden Verbände oder Unterarmgipsschienen bisweilen erstaunlich rasch entfernen. Verhindern lässt sich dies im Bedarfsfall (vor allem bei lebhaften Kleinkindern) nur durch Anlegen einer den Ellenbogen rechtwinklig beugenden Oberarmgipsschiene.

Trotz dieser Schwierigkeiten verläuft die postoperative und posttraumatische Abheilung rascher und trotz der eingeschränkten Kooperationsfähigkeit im Allgemeinen auch vollständiger infolge der Regenerationsfreudigkeit kindlichen Gewebes. Am deutlichsten sind diese Tatsachen nach Nerven- und Sehnennähten sowie nach Replantationen abgetrennter Handteile zu beobachten. Hinzu kommt die Fähigkeit des kindlichen Knochens, während des weiteren Wachstums Fehlstellungen in gewissem Umfang auszugleichen.

Literatur

[1] Bittar ES. Arthroscopic Surgery of the Wrist. In: Parisien JS, ed. Techniques in therapeutic arthroscopy. New York: Raven Press; 1993

[2] Meier R, Schmitt R, Krommer H. Handgelenksläsionen in der direkten MR-Angiografie im Vergleich zur Arthroskopie des Handgelenks. Handchir Mikrochir Plast Chir 2005; 37: 85–9

[3] Hixson EP, Shaftroff BB, Werner EW, Palmer AK. Digital tourniquets: A pressure study with clinical relevante. J Hand Surg. 1986; 11 A: 865

[4] Hempfling H, ed. Die Arthroskopie am Handgelenk. Stuttgart: Wissenschaftliche Verlagsgesellschaft mbH; 1992

[5] Hohmann D, Uhlig R, Mannerfelt L, Riedemann L. Orthopädische Technik. 7. Aufl. Stuttgart: Enke Verlag; 1982

[6] Hunter JM, Schneider LH, Mackin EJ, Callahan AD, eds. Rehabilitation of the Hand. St. Louis: Mosby; 1984

[7] Nigst H. Ergo-, Physio- und Physikotherapie. In: Nigst H, Buck-Gramcko D, Millesi H, eds. Handchirurgie. Ed. 1. Stuttgart: Thieme; 1981

[8] Scharizer E. Klinische Untersuchung. In: Nigst H, Buck-Gramcko D, Millesi H, eds. Handchirurgie. Bd. 1. Stuttgart: Thieme; 1981

[9] Waldner-Nilsson B. Handrehabilitation. Berlin: Springer; 2013

[10] Wynn Parry CB. Rehabilitation of the Hand. London: Butterworths; 1973

Kapitel 2

Anästhesieverfahren

2 Anästhesieverfahren

2.1 Verfahrenswahl und Indikationsstellung

Für die Schmerzausschaltung bei handchirurgischen Operationen bieten sich neben Allgemeinnarkosen die Verfahren der Lokalanästhesie an:
- Infiltrationsanästhesie,
- Leitungsblockaden in verschiedenen Abschnitten der Hauptnervenstränge,
- intravenöse Regionalanästhesie.

Ihre Vorzüge sind bei sachgerechter Anwendung der geringere allgemeine Aufwand und die geringere Belastung für Risikopatienten (hohes Alter, kardiopulmonale Erkrankungen usw.) und ihre Risikoarmut bei dringlich zu versorgenden und daher unvorbereiteten Patienten.

Die Verfahren der Lokalanästhesie sind allerdings nicht für jeden Eingriff gleich gut geeignet.

Zum Beispiel hat bei größeren Eingriffen die Anästhesie folgenden Ansprüchen zu genügen:
- Bei vollständiger Betäubung des Operationsgebiets muss eine Druckmanschette am Oberarm für wenigstens 1,5 Stunden schmerzfrei ertragen werden, um in Blutsperre oder Blutleere operieren zu können.
- Auch nach Öffnen der Blutsperre muss eine weitere Schmerzfreiheit gewährleistet sein, um eine sorgfältige Blutstillung und einen schmerzfreien Wundverschluss anschließen zu können.

Diese Bedürfnisse erfüllen nur *Allgemeinnarkosen* und *proximale Leitungsblockaden* (axilläre und supraklavikuläre Blockaden des Armplexus).

Kann bei kleineren Eingriffen oder bei einer geschlossenen Frakturreposition auf eine Blutsperre verzichtet werden, dann kommen auch periphere Nervenblockaden wie die Leitungsanästhesie der Finger nach Oberst, Blockaden der Mittelhandnerven, der Nervenbahnen am Handgelenk und im Bereich des Ellenbogens infrage. Eingriffe am Finger können distal der Interdigitalfalten jedoch auch bei diesen Anästhesieformen in Fingerblutleere erfolgen (Kap. 1.2.4, ▶ Abb. 1.5).

Auch wird für 20 Minuten eine Blutsperre am Oberarm auch ohne dessen Betäubung von den meisten Patienten toleriert, so dass bei kurz dauernden Operationen, die eine exakte Darstellung verletzter oder zu schonender Strukturen benötigen, auch die Kombination einer peripheren Leitungsanästhesie mit einer Blutsperre möglich ist.

Nach neueren Studien ist bei sonst gesunden Patienten auch die Anwendung von adrenalinhaltigen Lokalanästhetika (z. B. Xylonest 1 % mit Adrenalin 1:200 000) bei kleineren Handeingriffen im Gegensatz zu früheren Meinungen sehr gut geeignet, den Eingriff in ausreichender Blutfreiheit und gefahrlos durchzuführen [5].

Mit diesen Verfahren ist auch die Schmerzausschaltung bei inkompletten Plexusblockaden zu vervollständigen, unter Berücksichtigung der Maximaldosis der verwendeten Lokalanästhetika (▶ Tab. 1.2).

Die *intravenöse Regionalanästhesie*, deren Vorzug ihre sichere Wirksamkeit darstellt, ist anwendbar bei kleineren Operationen, die keine Blutstillung, sondern nur eine Blutleere zur sicheren Präparation erfordern (z. B. Entfernung kleiner Tumoren oder Ringbandspaltung bei schnellendem Finger). Sie ist weniger geeignet bei frischen Verletzungen und kontraindiziert bei infektiösen Prozessen und Störungen des kardialen Erregungsablaufs.

Die *einfache Infiltration* eignet sich nur zum Verschluss oberflächlicher Wunden, zur Entnahme von Hauttransplantaten, zu kleineren plastischen Eingriffen im Handbereich und zum Entfernen subkutan endender Kirschner-Drähte, da das Aufquellen des infiltrierten Gewebes eine anatomisch exakte Präparation tieferer Strukturen behindert.

Kontraindiziert [7] sind Plexusanästhesien bei neurologischen Erkrankungen und Blutgerinnungsstörungen einschließlich Marcumarbehandlung mit Quick-Werten unter 45% (Acetylsalicylsäureeinnahmen oder eine Heparintherapie sind hingegen keine Kontraindikation). Die Injektion eines Lokalanästhetikums in der Nähe eines infizierten Bezirks sollte ebenfalls unterbleiben (Keimverschleppung, verminderte Wirksamkeit).

Allgemeinnarkosen sind vorzuziehen bei Kindern bis zu 6 Jahren [4], sehr ängstlichen, wenig kooperativen Erwachsenen, bei Operationen an beiden Händen und bei einer zusätzlichen Gewebeentnahme in einer anderen Körperregion (Beckenkammspan, Fernlappenplastiken, Nerven- und Hauttransplantationen usw.).

Tab. 1.2 Richtwerte gebräuchlicher Lokalanästhetika.

Lokalanästhetikum (ohne Adrenalinzusatz)	Maximaldosis je 70 kg KG	Wirkungseintritt (bei axillärer Plexusblockade) in Minuten	Wirkungsdauer (bei axillärer Plexusblockade) in Stunden
Prilocain 0,5% Xylonest 1% Xylonest 2%	400 mg (80 ml) (40 ml) (20 ml) (5,7 mg/kg KG)	ca. 20	ca. 3,5 – 4
Mepivacain 0,5% (Meaverin 1%, Scandicain 2%, Mecain)	300 mg (60 ml) (30 ml) (15 ml) (4 mg/kg KG)	ca. 20 – 45	ca. 2 – 2,5
Bupivacain 0,25% (Carbostesin) 0,5%	150 mg (60 ml) (30 ml) (2 mg/kg KG)	ca. 20	ca. 8 – 10
Etidocain 1% (Dur-Anest)	300 mg (30 ml) (4,2 mg/kg KG)	ca. 3 – 10	ca. 7 – 10
Ropivacain Naropin	300 mg (40 ml)	ca. 10 – 25	ca. 6 – 10

Wirkungseintritt und Wirkungsdauer sind von Faktoren wie der Nähe des Lokalanästhetikums zum Nerv, von seiner Menge und Konzentration, von lokalen Durchblutungsfaktoren, dem pH-Wert des Gewebes und anderen individuellen Faktoren abhängig.

2.2 Auswahl der Lokalanästhetika

Lokalanästhetika weisen chemisch entweder eine *Esterstruktur* (z. B. Novocain) auf oder gehören zur Gruppe der *Säureamide* (z. B. Scandicain, Xylonest, Carbostesin, Dur-Anest, Naropin). Ein Nachteil der zur Estergruppe gehörenden Lokalanästhetika ist die erheblich größere Gefahr des Auftretens allergischer Reaktionen, so dass im klinischen Alltag die Substanzen der Amidgruppe im Allgemeinen bevorzugt werden [1], [3], [10]. Im Übrigen richtet sich die Auswahl des jeweiligen Lokalanästhetikums nach Gesichtspunkten wie Penetrations-, Resorptions- sowie Abbauverhalten und damit zusammenhängend nach der applizierbaren Maximaldosis und der gewünschten Anästhesiedauer.

Länger wirksame Lokalanästhetika können angewandt werden, um postoperativ für einige Stunden Schmerzfreiheit zu gewährleisten oder um die Vasodilatation, wie sie durch Leitungsblockaden erzielt wird, als durchblutungsfördernden Faktor, z. B. nach Replantationen, noch länger aufrechtzuerhalten.

In ▸ Tab. 1.2 sind die Richtwerte einiger gebräuchlicher Lokalanästhetika zusammengestellt.

Die *Verwendung eines Adrenalinzusatzes*, der über eine lokale Vasokonstriktion den Abtransport und Abbau verzögert und damit die Wirkungsdauer verlängert bzw. eine Dosissteigerung zulässt, ist bei den in ▸ Tab. 1.2 angeführten Lokalanästhetika im Allgemeinen nicht erforderlich. Andererseits erlaubt das Adrenalin bei Infiltrationsanästhesien in der Nähe des Operationsgebiets aufgrund seiner vasokonstriktorischen Wirkung den Verzicht auf eine Blutsperre!

Bedenken hinsichtlich anhaltender lokaler Gefäßspasmen (Fingerverlust bei Leitungsanästhesie nach Oberst) sind nach neueren Literaturangaben nicht gerechtfertigt [5] und beruhen eher auf historischen Irrtümern! So kann man mit gutem Komfort für Patient und Operateur ein dorsales Handgelenksganglion (Kap. 21.4.1), eine Tendovaginitis stenosans de Quervain (Kap. 20.4.1) oder Ringbandstenosen (Kap. 20.4.2) unter Verwendung eines adrenalinhaltigen Infiltrationsanästhetikums (z. B. Xylonest 1 % mit Adrenalin 1:200 000) blutarm und mit guter Übersicht operieren. Der Eintritt der Anästhesie ist bei Adrenalinzusatz jedoch etwas verzögert.

Kardiale Reaktionen (Tachykardie, Blutdruckanstieg, Arrhythmie, Blutdruckabfall) sind bei korrektem Vorgehen selten, jedoch bei versehentlicher intravasaler Applikation nicht auszuschließen.

2.3 Komplikationen

2.3.1 Allergische Reaktionen

Sie werden vorzugsweise bei den noch selten verwendeten Lokalanästhetika der Estergruppe beobachtet, wofür vor allem die beim Abbau dieser Lokalanästhetika frei werdende Paraaminobenzoesäure verantwortlich ist [3]. Deswegen wird den Säureamiden im alltäglichen Gebrauch der Vorzug gegeben.

Die *Symptome* reichen vom urtikariellen Exanthem über Laryngospasmus und Bronchospasmus bis hin zum voll ausgebildeten anaphylaktischen Schock [1], [3], [10].

Die *Behandlung* besteht bei schweren Verlaufsformen in der intravenösen Applikation von Adrenalin und Kortikosteroiden, einer Volumenauffüllung und in einer sofortigen Sauerstoffbeatmung ggf. nach Intubation [1].

2.3.2 Intoxikationen

Sie betreffen beide Gruppen und sind bei korrekter Dosierung und Applikationstechnik selten. Sie entstehen durch zu hohe Blutspiegel als Folge versehentlicher intravasaler Injektionen, zu rascher Resorption oder einer versehentlichen Überschreitung der Maximaldosis.

Zentralnervöse Vergiftungssymptomatik

Leichtere Fälle zeigen eine motorische Unruhe, einen Tremor, Störungen der Sinneswahrnehmungen und der Sprache sowie Wesensveränderungen. In schweren Fällen kommt es zu Krampfanfällen und einer Atemlähmung. Ursache für die zentralnervösen Erscheinungen ist die Ausschaltung hemmender Neurone [1], [3].

Kardiovaskuläre Reaktionen

Sie sind auf eine Hemmung der Erregungsleitung im Herzen zurückzuführen und manifestieren sich als Blässe, Hypotonie, Bradykardie und AV-Block bis hin zum Herzstillstand [1], [3].

Die zerebrale und kardiale Symptomatik kann nacheinander oder gleichzeitig auftreten [1], [3].

Therapie

Sie besteht
- im Falle von *leichteren Zeichen einer zentralnervösen Intoxikation* in Sauerstoffzufuhr, Krampfprophylaxe mit Diazepam 2,5 – 10 mg i. v.),
- bei *generalisiertem Krampf* in Krampfunterbrechung mit Diazepam (2,5 – 10 mg i. v.) und Sauerstoffbeatmung,
- bei *Bradykardie* in Sauerstoffbeatmung und Injektion von Atropin (0,5 – 1 mg i. v.),
- bei *Herzstillstand* in kardiopulmonaler Reanimation, Sauerstoffbeatmung, Suprarenin (initial 0,5 – 1,0 mg i. v.) und Azidoseausgleich nach 10 min.

2.4 Vorbereitende Maßnahmen

Um den im vorangehenden Kapitel beschriebenen Komplikationen rechtzeitig begegnen zu können, sollte bei einer intravenösen Regionalanästhesie (Kap. 2.7) und bei allen Leitungsanästhesien mit Verwendung größerer Mengen Lokalanästhetikum zuvor am Gegenarm ein intravenöser Zugang gelegt werden. Das Anschließen eines EKG-Monitors stellt einen zusätzlichen Sicherheitsfaktor dar, da hiermit bei einem Zwischenfall zentralnervöse von kardialen Symptomen unterschieden werden können. Als Prämedikation hat sich die Applikation von Diazepam oder Midazolam (z. B. Valium 5 – 10 mg, Dormicum 3,75 – 7,5 mg) oder verwandten Substanzen i. v. unmittelbar vor der Anwendung der Lokalanästhesie bewährt.

Griffbereit sollten jederzeit verfügbar sein:
- Intubationsbesteck,
- Beatmungsmöglichkeit,
- Sauerstoffzufuhr

und an Medikamenten: Atropin, Sedativa (z. B. Dormicum), Succinylcholin, Analgetika (z. B. Propofol), Vasokonstriktoren (z. B. Akrinor), Sympathomimetika (z. B. Adrenalin) und kristalloide Infusionslösungen.

2.5 Infiltrationsanästhesie

Indikationen und Kontraindikationen sind in Kap. 2.1 aufgeführt.

Komplikationen sind bei sorgfältigem Vorgehen (richtige Lage der Injektionskanüle, Einhalten der Dosierungsvorschriften) nicht zu erwarten [10].

Meist kommen im Handbereich 0,5 – 1%ige Lösungen mit oder ohne Adrenalinzusatz zur An-

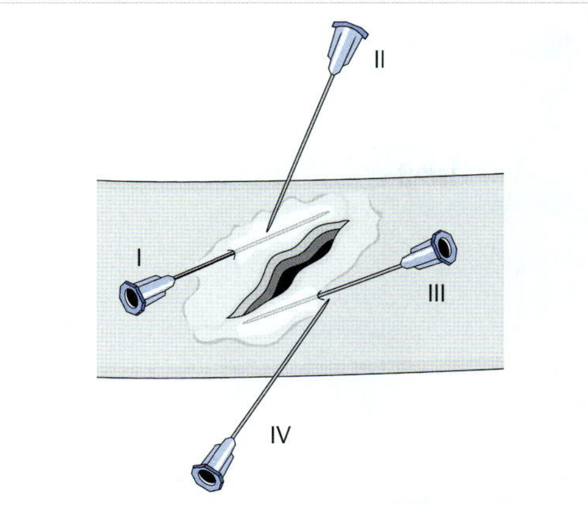

Abb. 2.1 Technik der lokalen Wundrandinjektion. Subkutanes Unterspritzen der Wundränder (I, III). Nach Zurückziehen der Injektionskanüle bis zur Einstichstelle wird in gleicher Weise die Gegenrichtung infiltriert (II, IV).

wendung. Nach einer Vordesinfektion am Injektionsort werden zu versorgende Wunden mit einer ihrer Größe entsprechend ausgewählten Kanüle in geringer Entfernung vom Wundrand subkutan oder epifaszial umspritzt (▶ Abb. 2.1). Für eine Tumorexzision oder Hautentnahme kann ebenfalls eine subkutane oder epifasziale Umspritzung oder eine flächenhafte Infiltration des betreffenden Hautareals erfolgen.

Vor jeder Injektion muss 2-mal aspiriert werden, insbesondere in gefäßreichen Gebieten. Die 2. Aspiration erfolgt nach Drehung der Kanüle um 180°, um eine intravasale Lage der Injektionskanüle sicher auszuschließen, da durch einen Ventilmechanismus das schräg geschliffene Kanülenende bei ungünstiger Lage während der 1. Aspiration von der Gefäßwand verlegt sein kann. Nur bei negativer Aspirationsprobe darf die Injektion erfolgen.

2.6 Leitungsblockaden

Um eine annehmbare Erfolgsrate bei Leitungsblockaden zu erzielen, sind neben bestimmten technischen Voraussetzungen vor allem genaue anatomische Kenntnisse über Lage, Verlauf und Versorgungsgebiet des zu betäubenden Nervs, ein gutes räumliches Vorstellungsvermögen und manuelle Geschicklichkeit wichtig. Die Einhaltung strengster Asepsis muss als selbstverständlich gelten (sterile Einmalkanülen, steriles Aufziehen des Medikaments, Desinfektion der Injektionsstelle).

2.6.1 Leitungsanästhesie nach Oberst

Dieses für Eingriffe im mittleren und peripheren Fingerbereich geeignete Betäubungsverfahren [7] weist als Vorzüge eine relativ einfache Handhabung, eine zuverlässig eintretende Wirkung und eine weitgehende Ungefährlichkeit bei Beachtung der gültigen Regeln auf.

Hierzu gehören

1. Injektion kleiner Flüssigkeitsvolumina (am Finger maximal 5 – 6 ml),
2. Vermeiden von Lokalanästhetika des Estertyps,
3. 2-fache Aspiration vor der Injektion (Kap. 2.5).

Die Punkte 2 und 3 sind zu beachten, um allergisch-toxische Reaktionen zu vermeiden.

Kontraindikationen

Kontraindikationen bestehen bei ausgedehnten entzündlichen Fingerprozessen (verminderte Wirksamkeit, Gefahr der Keimverschleppung) und bei bekannten, arteriellen Gefäßveränderungen.

Durchführung

Um die wegen der guten sensiblen Versorgung bestehende Schmerzhaftigkeit bei der Injektion zu mildern, ist die Verwendung möglichst dünner Kanülen angebracht. Nach Durchstechen der dorsalen, seitlichen Haut auf der Höhe der Zwischenfingerfalte und nach vorheriger Aspiration wird das hier lockere Subkutangewebe quer über dem Fingerrücken zur Blockade der feinen dorsalen Nervenäste infiltriert (1 – 1,5 ml eines 1%igen Lokalanästhetikums). Anschließend wird die Kanüle wieder bis in die Nähe der Einstichstelle zurückgezogen und von dort seitlich am Grundglied vorbei subkutan in Richtung auf das gleichseitige, palmare Nerven-Gefäß-Bündel vorgeschoben.

Injiziert man während des langsamen Vorschiebens gleichmäßig eine kleine Menge des Lokalanästhetikums, weichen kleinere Venen der Kanülenspitze aus.

Ist die Gegend des Nerven-Gefäß-Bündels erreicht, so genügt nach nochmaligem Aspirationstest die Injektion von 1 – 1,5 ml Lokalanästhetikum. Auf der Fingergegenseite wird in gleicher Weise vorgegangen, wobei der dorsale Einstich im bereits anfangs infiltrierten Gebiet erfolgt und daher weniger schmerzhaft ist. Dieses Vorgehen erlaubt das schmerzfreie Ertragen einer Fingerblutleere bis

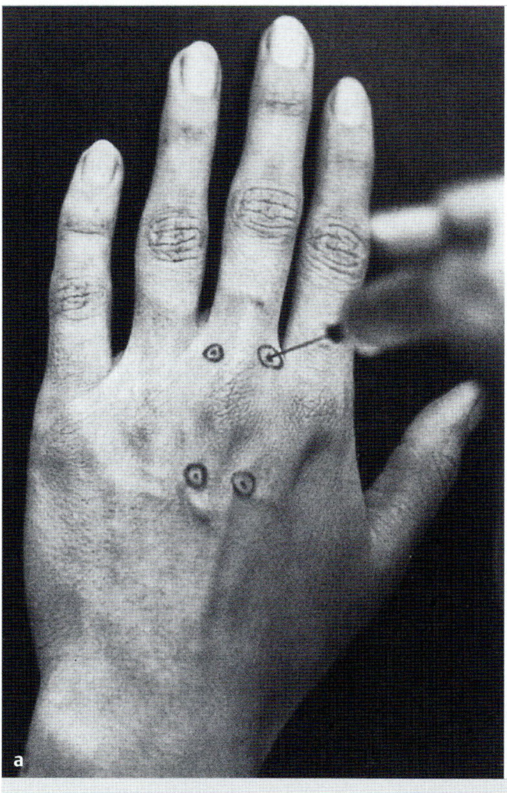

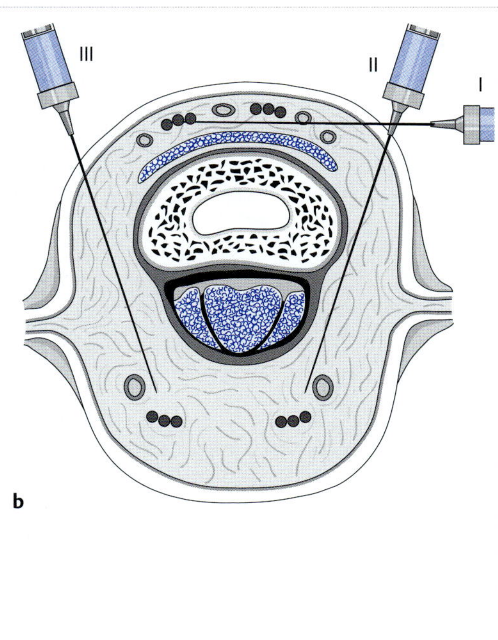

Abb. 2.2 Leitungsanästhesie nach Oberst und Mittelhandanästhesie.
a Die Injektionsstellen zur Leitungsanästhesie nach Oberst sind am Fingergrundglied und für die Mittelhandanästhesie über der Mittelhand markiert.
b Schematische Darstellung der Reihenfolge der Infiltration (I–III) am Fingergrundglied.

zur Mitte des Grundglieds (Kap. 1.2.4). Zur Leitungsanästhesie nach Oberst und Mittelhandanästhesie siehe auch ▶ Abb. 2.2.

2.6.2 Mittelhandanästhesie

Sollen die Grundgliedbasen oder das Grundgelenk mit betäubt werden, so kann in der Mitte des Handrückens beidseits des zum betreffenden Fingerstrahl gehörenden Mittelhandknochens eine Betäubung der palmaren Mittelhandnervenstränge durchgeführt werden (▶ Abb. 2.2) unter Beachtung der gleichen Grundsätze wie bei der Leitungsanästhesie nach Oberst. Auch hier wird nach Infiltration der dorsalen Subkutis die Kanüle unter gleichmäßig kontinuierlicher Injektion auf den jeweiligen Mittelhandnerven vorgeschoben: 6 – 8 ml einer 1%igen Lokalanästhetikumlösung reichen im Allgemeinen aus. Die erzielte Betäubung erstreckt sich entsprechend dem Versorgungsgebiet der Mittelhandnerven auch auf die Hälfte der Nachbarfinger.

Sehr gut geeignet ist diese Anästhesieform auch zur Ringbandspaltung bei schnellenden Fingern. Ein Adrenalinzusatz kann vorteilhaft sein.

2.6.3 Periphere Blockaden größerer Armnerven

Hier sind vor allem die handgelenknahen Nervenblockaden [1], [3], [10] von Bedeutung (Indikation siehe Kap. 2.1).

N. ulnaris im Sulcus nervi ulnaris

Dieser Nerv wird außer im Handgelenkbereich auch an seiner Eintrittsstelle in den *Sulcus nervi ulnaris* blockiert [1], [10]. Die Blockade erfolgt nach Setzen einer kleinen Hautquaddel knapp proximal des am medialen Condylus humeri gut zu tastenden Sulcus mit einer feinen Injektionskanüle. Sobald in den Kleinfinger ausstrahlende Parästhesien angegeben werden und nach negativem Aspirationstest werden 2 – 3 ml Lokalanästhetikum injiziert. Die Wirkung tritt im Allgemeinen nach wenigen Minuten ein.

Kontraindiziert ist dieses Verfahren bei Verdacht auf Kompression oder Irritation des N. ulnaris im Bereich dieser Knochenrinne (bekannte Parästhesien, motorische oder sensible Ausfälle im Versorgungsgebiet dieses Nervs).

N. ulnaris am Handgelenk

Hier werden unmittelbar radial der Sehne des M. flexor carpi ulnaris in 1 – 2 cm Tiefe mit einer feinen Injektionsnadel in den Kleinfinger ausstrahlende Parästhesien ausgelöst und nach negativem Aspirationstest 2 – 3 ml Lokalanästhetikum injiziert (▶ Abb. 2.3). Sollte an dieser Stelle die Nervenblockade nicht gelingen, so kann man nochmals 2 – 3 ml medial des gut tastbaren Os pisiforme in den Anfangsteil der Loge de Guyon nachinjizieren.

Der zur Streckseite ziehende dorsale Ast des N. ulnaris geht meist bereits proximal dieser Injektionsstelle ab und muss bei Bedarf separat betäubt werden, indem man 2 – 3 ml subkutan um das Ellenköpfchen herum nach dorsal infiltriert.

N. medianus

Dieser Nerv lässt sich sowohl in der Ellenbeuge als auch am Handgelenk ausschalten. Die *Blockade im Ellenbogenbereich* verfolgt meist diagnostische Absichten (Kap. 17.2.2). Für operative Zwecke ist eine *handgelenknahe Blockade* einfacher. Allerdings ist sie nicht ideal für Eingriffe unmittelbar im palmaren Handgelenkbereich, da die anatomische Übersicht wegen einer injektionsbedingten Auftreibung des peritendinösen Gewebes gestört sein kann.

Die Einstichstelle liegt zwischen der Sehne des M. palmaris longus und der Sehne des M. flexor carpi radialis unmittelbar am Rand der erstgenannten Sehne (▶ Abb. 2.3).

Wegen der oberflächlichen Lage des Nervs (direkt unter der Fascia antebrachii) ist nur eine geringe Injektionstiefe (0,5 – 1 cm) notwendig. Meist reicht nach Auslösen von Parästhesien und negativem Aspirationstest eine Injektion von 2 – 3 ml adrenalinfreiem Lokalanästhetikum aus.

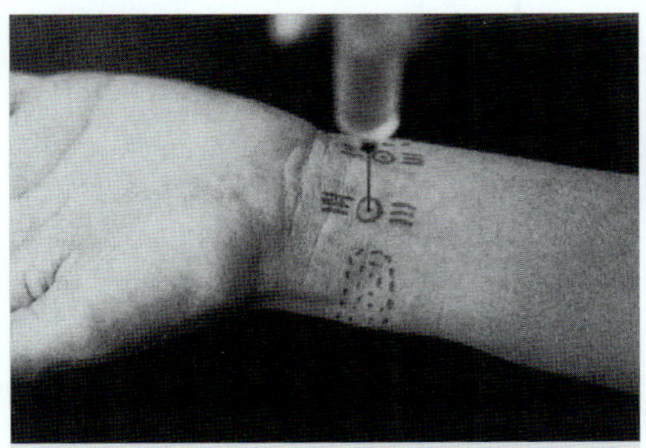

Abb. 2.3 Blockade des N. ulnaris, N. medianus (Kanülenspitze) und N. radialis (gepunktetes Areal über dem Processus styloideus radii).

N. radialis

Dieser Unterarmnerv kann ebenfalls in der Ellenbeuge am medialen Rand des M. brachioradialis motorisch und sensibel betäubt werden. Für operative Belange im Handbereich genügt jedoch die Ausschaltung seines sensiblen Endasts (R. dorsalis superficialis nervi radialis) am Handgelenk. Dies erreicht man am einfachsten durch queres subkutanes Infiltrieren von 3 – 4 ml Lokalanästhetikum über der Radialseite des Processus styloideus radii (▶ Abb. 2.3).

2.6.4 Plexusblockaden (axillar und supraklavikular)

Die Indikationen für Plexusblockaden finden sich in Kap. 2.1.

Anatomische Verhältnisse

Der aus den ventralen Wurzeln der spinalen Nerven C5 – Th1 gebildete Plexus brachialis zieht durch die Skalenuslücke in das seitliche Halsdreieck nach lateral und in Richtung Unterarm. Zwischen 1. Rippe und Klavikula tritt er in die Achselhöhle ein. Oberhalb der Klavikula bilden die Spinalnerven 3 große Primärstränge (Truncus superior, medius, inferior), die sich um die großen Armgefäße (A. und V. axillaris) herum zu 3 Sekundärsträngen (Fasciculus posterior, lateralis, medialis) umgruppieren, aus denen in der Achselhöhle die langen Armnerven hervorgehen (▶ Abb. 2.4). Von praktischer Bedeutung ist die Einhüllung des Armplexus und der großen Armgefäße in eine Art Bindegewebescheide [12].

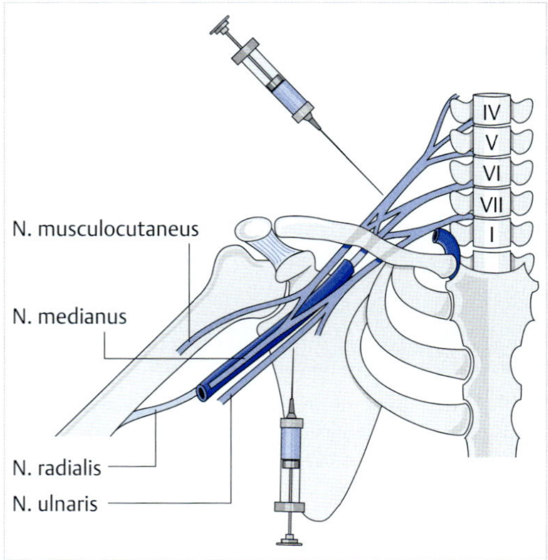

Abb. 2.4 Schematische Darstellung des Armplexus und der axillaren und supraklavikularen Injektionsstellen.

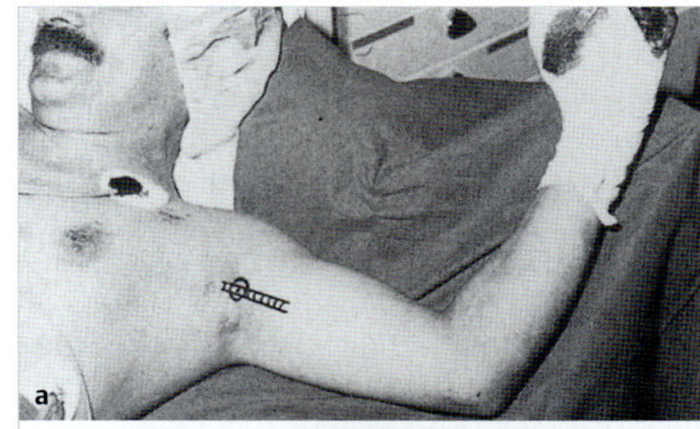

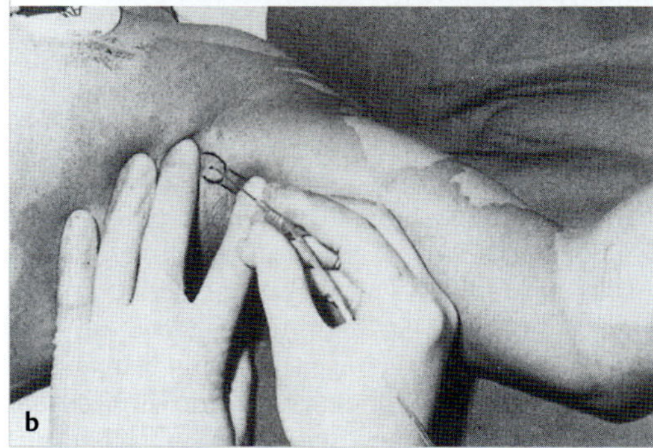

Abb. 2.5 Axillare Leitungsblockade.
a Lagerung des Armes.
b Injektionsstelle.

Wahl der Injektionsstelle

Für handchirurgische Belange ergibt sich die Möglichkeit einer Plexusblockade sowohl im axillaren Bereich [1], [8], [12] als auch supraklavikular im seitlichen Halsdreieck [6], [12] oder seltener in der Skalenuslücke (interskalenar) [11], [12]. Für den Chirurgen ist wegen höherer Treffsicherheit und geringerer Komplikationsträchtigkeit die axillare Blockade zu bevorzugen.

Im Gegensatz zu peripheren Leitungsblockaden ist hier zur Wirkungsverlängerung und Dosiserhöhung das Zusetzen von Adrenalin oder anderer Vasokonstriktoren in entsprechender Dosierung möglich, jedoch bei Anwendung länger wirkender Substanzen (Carbostesin, Dur-Anest, Naropin) oder einer speziellen Kathetertechnik nicht erforderlich [1], [10]. Die korrekte Injektionsstelle kann mit der Sonografie identifiziert und die Injektionskanüle sonografisch kontrolliert werden (wichtig vor allem bei interskalenärer oder supraklavikulärer Applikation).

Axillare Blockade

Der auf dem Rücken liegende Patient hält den Oberarm 90 – 100° in der Schulter abduziert und maximal nach außen gedreht (▸ Abb. 2.5a). Der Einstich erfolgt über der tastbaren A. axillaris möglichst proximal in der Achselhöhle. Beim Durchstechen der bindegewebigen Nerven-Gefäß-Hülle wird meist ein charakteristischer Widerstand bemerkt.

Ventral und dorsal der Arterie, deren Pulsation ständig zwischen Zeige- und Mittelfinger getastet wird, können beim Einführen der Kanüle Parästhesien ausgelöst werden (▸ Abb. 2.5b). Verwendet man eine Kanüle, die an einem elektrischen Nervenstimulator angeschlossen ist, so kann der Erfahrene an der Reaktion der vom betreffenden Armnerv innervierten Muskulatur die korrekte Lage der Kanülenspitze vor der Injektion unabhängig von den Angaben des Patienten erkennen. Diese Kanülen sind stumpf, so dass keine Gefahr einer Verletzung einzelner Nervenfaszikel besteht. Die Erfolgsrate liegt bei 80 – 90% [9].

Hat man sich durch die 2fache Aspirationsprobe (Kap. 2.5) von der extravasalen Lage der Nadel überzeugt, kann das Auffüllen der Nerven-Gefäß-Scheide mit bis zu 60 ml eines entsprechenden Lokalanästhetikums erfolgen [12], wobei der Injektionswiderstand dem einer intravenösen Injektion entsprechen soll, oder man injiziert medial, lateral und dorsal der Arterie am Ort der durch die Injektionskanüle ausgelösten Parästhesien gezielt jeweils 5 – 10 ml. Dabei sollte man zusätzlich ver-

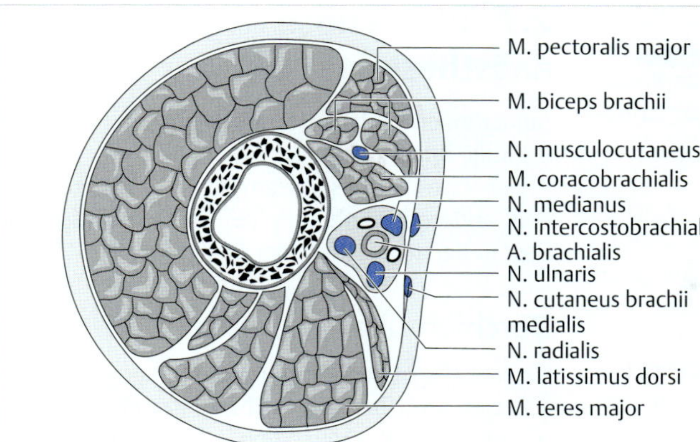

Abb. 2.6 Anatomie der Axilla im Querschnitt.

suchen, auch den weiter zentral aus dem Armplexus abgehenden N. musculocutaneus, der hinter dem M. biceps brachii verläuft, durch ein schräges Weiterführen der Injektionskanüle zur Vorderseite des Humerus hin nach vorheriger Lokalisation durch Parästhesien oder Elektrostimulation zu blockieren (► Abb. 2.6).

Damit das Lokalanästhetikum in der Nerven-Gefäß-Scheide nicht nach distal abfließen kann, sondern eher in zentralere Bereiche des Armplexus aufsteigt, ist die Kompression der Nerven-Gefäß-Scheide distal der Injektionsstelle sinnvoll (digital oder durch eine Staubinde). Damit eine Oberarmdruckmanschette für die Blutsperre ertragen wird, müssen durch eine quere subkutane Infiltration zwischen vorderer und hinterer Achselfalte die epifaszial verlaufenden Fasern des N. intercostobrachialis und N. cutaneus brachii medialis (► Abb. 2.6) zusätzlich ausgeschaltet werden.

Die Verwendung von sog. *Plexuskathetern* (feinen Kunststoffkathetern) ermöglicht eine anhaltende kontinuierliche axillare Blockade [1], [9]. Dabei wird die Nerven-Gefäß-Scheide von distal nach proximal unter einem schrägen Winkel von 30–40° mit einem an einem Nervenstimulator angeschlossenen Mandrin, umgeben von einem feinen Plastikkatheter, anpunktiert. Nach Entfernen des Metallmandrins wird über das Lumen der zuvor vorsichtig weitergeschobenen Plastikkanüle ein feiner Kunststoffkatheter in die Nerven-Gefäß-Scheide eingeführt und die Kanüle wieder entfernt. Über diesen Katheter kann bei lang dauernden Eingriffen jederzeit Lokalanästhetikum nachinjiziert werden.

Ein gut liegender Plexuskatheter ist auch geeignet, im Rahmen einer postoperativen Übungsbehandlung (z. B. nach Tendolysen) oder bei bestimmten Formen der Therapie eines „komplexen regionalen Schmerzsyndroms" (Kap. 23) über mehrere Tage die Schmerzausschaltung aufrecht zu erhalten.

Supraklavikulare Blockade

Durchführung

Der auf dem Rücken liegende Patient dreht den flach gelagerten Kopf zur Gegenseite, sein Arm liegt dem Körper an. Lateral der V. jugularis externa erfolgt über der Klavikula die Palpation der A. subclavia. Unmittelbar oberhalb und seitlich neben dieser Stelle wird nach Setzen einer kleinen Hautquaddel die Injektionskanüle langsam in Richtung auf die 1. Rippe vorgeschoben [1], [6]. Dabei versucht man, in dem hier die 1. Rippe überquerenden Plexus brachialis Parästhesien auszulösen bzw. mithilfe der Elektrostimulation die korrekte Lage zu erkennen [9].

Nach negativem Aspirationstest werden mehrere Milliliter Lokalanästhetikum injiziert. Dieses Vorgehen wiederholt sich mehrfach nach Zurückziehen und bei Richtungsänderung der Nadel nach kranial zur sicheren Blockade der oberen Nerventrunci.

Spezielle Nebenwirkungen harmloser und temporärer Art sind: ein Horner-Syndrom und Paresen des N. phrenicus und des N. recurrens (dies gilt nicht bei chronisch-obstruktiven Lungenerkrankungen!).

Komplikationen

Komplikationen, die ernst zu nehmende Nachteile dieses Verfahrens darstellen, sind Pneumothorax (daher keine beidseitige supraklavikulare Plexusanästhesie!) oder Hämatothorax sowie länger anhaltende Parästhesien nach Abklingen der Betäubung durch kleine Plexusläsionen oder Hämatombildungen.

Interskalenare Blockade

Da bei dieser Art der Plexusblockade die Analgesie im Ausbreitungsgebiet der kaudal abgehenden Armnerven (N. ulnaris und N. medianus) meist unvollständig bleibt, sei hier auf diese Möglichkeit nur als Alternativverfahren bei besonderen Verhältnissen (Adipositas, Lungenemphysem, Einsteifung im Schulterbereich usw.) hingewiesen, ohne dass dieses Verfahren näher ausgeführt wird. Als relativ sichere Analgesiemöglichkeit kommt es vor allem bei Eingriffen im Schulterbereich und an der Oberarmaußenseite infrage [1], [11], [12].

2.7 Intravenöse Regionalanästhesie

Indikationen und Kontraindikationen sind in Kap. 2.1 aufgeführt.

Der Vorteil dieses Verfahrens [1], [2] gegenüber den anderen Methoden der Regionalanästhesie liegt in der zuverlässigeren Analgesie.

Durchführung

Nach Anlegen von 2 getrennten Blutsperremanschetten am Oberarm wird in ausreichender Entfernung vom OP-Gebiet eine Verweilkanüle in eine kräftige Unterarmvene eingeführt und fixiert. Danach folgen das Auswickeln des Armes mit einer Esmarch-Binde und das Aufblasen der proximalen Manschette bis zu einem Druck, der um 100 mm Hg den systolischen Blutdruck des Patienten übersteigt (bei muskulösem oder adipösem Arm bis maximal 350 mm Hg) (► Abb. 2.7).

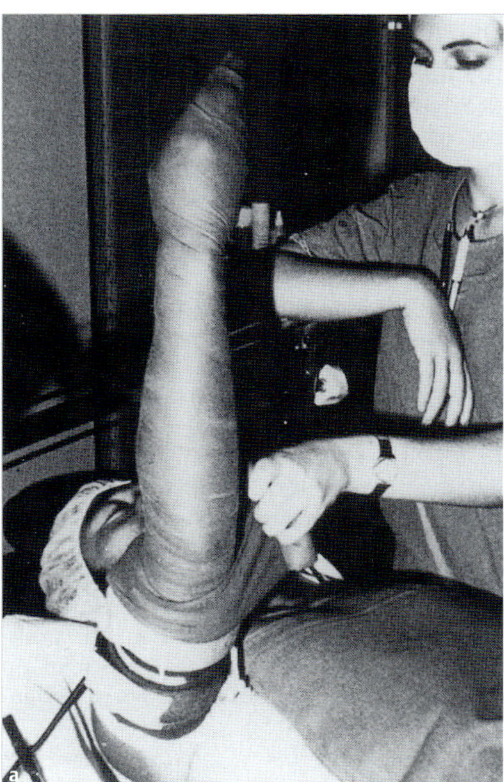

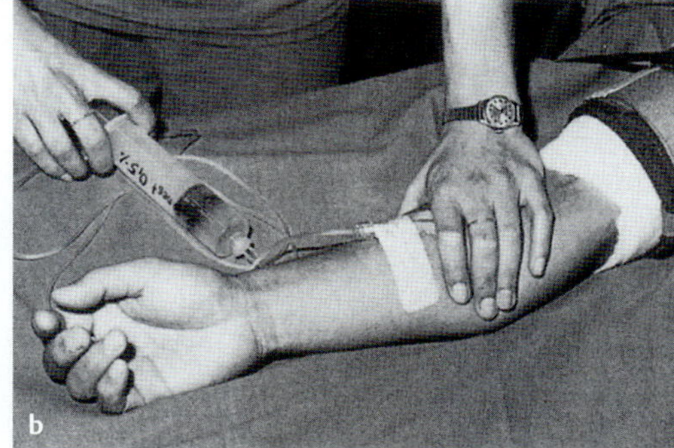

Abb. 2.7 Intravenöse Regionalanästhesie.
a Mit einer Esmarch-Gummibinde ausgewickelter Arm.
b Injektion des Lokalanästhetikums in den blutleeren Arm bei aufgeblasener proximaler Manschette.

Hat man sich überzeugt, dass die Blutleere nach Entfernen der Esmarch-Binde erhalten bleibt und es nicht zu einer venösen Stauung kommt (zu niedriger Manschettendruck, unkorrekter Sitz der Manschette usw.), werden 40 ml des entsprechend verdünnten Lokalanästhetikums über die noch liegende Venenkanüle in den Unterarm injiziert und diese daraufhin entfernt (▶ Abb. 2.7b).

Durch Diffusionsvorgänge tritt nach 10 – 15 Minuten eine vollständige Analgesie ein, die ein schmerzfreies Operieren bis zu einer Stunde zulässt. Sobald der Patient die proximale Manschette als schmerzhaft empfindet, wird die im anästhesierten Bereich liegende distale Manschette mit dem notwendigen Druck aufgeblasen und in der proximalen der Druck abgelassen. Nach dem Eingriff, jedoch frühestens 30 Minuten nach der Injektion, wird der Manschettendruck abgelassen. In dieser Phase ist eine sorgfältige Beobachtung des Patienten für 5 – 10 Minuten angezeigt.

Komplikationen

Bei einer venösen Stauung durch Manschettenprobleme (zu niedriger Druck, defekte Manschette usw.) sind häufig „petechiale Blutungen" zu beobachten.

Komplikationen können in Form toxischer Reaktionen vorkommen bei unsachgemäßem Vorgehen, bei Verwendung defekter Manschetten für die Blutsperre und bei der Applikation langwirksamer Lokalanästhetika, welche nur langsam abgebaut werden. Als am wenigsten toxisch und daher besonders geeignet für diese Form der Anästhesie gilt das Prilocain (Xylonest 0,5%, 40 ml).

Literatur

[1] Astra Chemicals GmbH, ed. Regionalanästhesie. 2. Aufl. Stuttgart: Gustav Fischer; 1985

[2] Atkinson DL. The mode of action of intravenous regional anesthetics. Acta anaesth scand. 1969; 36 (Suppl.): 131

[3] Hoffmann H, Gerber H. Anästhesie. In: Nigst H, Buck-Gramcko D, Millesi H, eds. Handchirurgie. Bd. I. Stuttgart: Thieme; 1981

[4] Jöhr M. Kinderanästhesie. 6. Aufl. Stuttgart: Gustav Fischer; 2004

[5] Koegst HH, Wölfe O, Thoele K, Sauerbier M. The „Wide-Awake Approach" in Hand Surgery – A Comfortable Anaesthesia Method without a Torniquet. Handchir Mikrochir Plast Chir 2011; 43: 175

[6] Kulenkampff D. Die Anästhesierung des Plexus brachialis. Beitr Klin Chir. 1912; 79: 550

[7] Niesel HC, Van Aken H. Lokalanästhesie, Regionalanästhesie, Regionale Schmerztherapie. Stuttgart: Thieme; 2003

[8] Oberst AM. Die Anwendung der lokalen Anästhesie in der ärztlichen Praxis. Z ärztl Fortbild. 1913; 10: 513

[9] Postel J, März P. Plexusanästhesie: Elektrische Nervenlokalisation und Kathetertechnik. Regional-Anästhesie. 1984; 7: 104

[10] Wilhelm A. Die Schmerzverhütung bei Eingriffen an der Hand. In: Wachsmuth W, Wilhelm A, eds. Allgemeine und spezielle chirurgische Operationslehre – Die Operationen an der Hand. Berlin: Springer; 1972

[11] Winnie AP. Interscalene brachial plexus block. Anesth Analg. 1970; 49: 455

[12] Winnie AP. Plexus anesthesia. Vol. I. Perivascular Techniques of Brachial Plexus Block. Edinburgh: Churchill Livingstone; 1984

Kapitel 3

Hautverletzungen

3 Hautverletzungen

3.1 Allgemeines

3.1.1 Besonderheiten des Hautmantels an der Hand

Im Vergleich zu anderen Körperregionen weist der Hautmantel im Handbereich einen besonders differenzierten Aufbau auf [21], [39]. Zu der Schutzfunktion gegen äußere Einflüsse kommen die speziellen Erfordernisse des Tastsinnes mit differenzierten sensiblen Qualitäten sowie besondere Anforderungen hinsichtlich Elastizität und mechanischer Beanspruchung. Je nach Handabschnitt ist die Haut durchsetzt von einer regional unterschiedlichen Anzahl und Anordnung verschiedener Nervenendorgane sowie Anhangsgebilden wie Schweißdrüsen und Haarbälgen.

Grundsätzliche Unterschiede bestehen vor allem zwischen dem beugeseitigen Hautmantel, der vorwiegend auf Druck beansprucht wird, und der dorsalen Haut, die eine gute Verschiebbarkeit aufweisen muss. Beugeseitig fehlen Haare und Talgdrüsen. Dafür sind zahlreiche Schweißdrüsen vorhanden. Die Haut ist hier außerdem durch Papillarleisten und Beugefalten gekennzeichnet. Im Bereich dieser Beugefalten ist die Haut entweder an die darunter liegende Palmaraponeurose oder an Sehnenscheiden durch relativ feste Bindegewebezüge fixiert.

Der Aufbau des beugeseitigen Subkutangewebes weist eine kammerartige Unterteilung des Fettgewebes mit senkrecht angeordneten Bindegewebefasern auf. Die mit sog. „Baufett" gefüllten Kammern sorgen durch die Art ihrer Anordnung bei punktförmiger Belastung für eine gleichmäßige Druckverteilung auf eine größere Gesamtoberfläche, wodurch die Strapazierfähigkeit entsprechend erhöht wird. Durch diesen Aufbau ist die Verschiebbarkeit der beugeseitigen Haut relativ gering.

Zum Handrücken hin wird die Haut dünner und elastischer. Die Subkutis ist meist fettarm und durch ein lockeres Faserwerk mit dem Sehnengleitgewebe verbunden, wodurch eine gute Hautverschiebbarkeit gewährleistet wird.

Die Kenntnis und das Wissen um die funktionellen Besonderheiten der Haut in einzelnen Handabschnitten sind vor allem bei der operativen Planung und Auswahl von plastisch-rekonstruktiven Eingriffen am Hautmantel (Kap. 3.3) wichtig. Dies betrifft sowohl die primäre Versorgung als auch sekundäre Lappenplastiken zur Korrektur von Kontrakturen oder zur Resensibilisierung besonders beanspruchter Hand- oder Fingerabschnitte.

3.1.2 Wundversorgung an der Hand

Präoperatives Verhalten

Ein steriler Verband als Erstversorgung bis zur endgültigen operativen Behandlung (bei stärkeren Blutungen auch als Kompressionsverband) muss ebenso wie die Durchführung einer ausreichenden Tetanusprophylaxe als selbstverständlich vorausgesetzt werden.

Das Ausmaß der Zusatzverletzungen (Nerven, Sehnen, Knochen, Gefäße) sollte bereits präoperativ bei noch steril verbundener Wunde durch eine genaue klinische Untersuchung mithilfe der Unfallanamnese und fallweise auch mithilfe einer Röntgenuntersuchung (bei Frakturverdacht oder Fremdkörpereinsprengung) möglichst weitgehend erfasst werden, damit nicht versehentlich eine Knochenbeteiligung, eine Sehnendurchtrennung oder eine Nervenverletzung übersehen wird. Vor allem die beiden zuletzt genannten Strukturen ziehen sich oft aus dem Wundgrund nach zentral und peripher zurück, wodurch das Erkennen solcher Verletzungen bei der intraoperativen Wundinspektion erheblich erschwert sein kann.

Bezüglich der Untersuchungstechniken bei Sehnen- und Nervenverletzungen wird auf die entsprechenden Kapitel (Kap. 8.3 u. Kap. 10.3) verwiesen. Um Missverständnissen und späteren Vorwürfen zu begegnen, sollte man neben dem intraoperativen Befund auch die durchgeführten Funktionsprüfungen aktenkundig festhalten. Hilfreich ist zudem eine Fotodokumentation. Die direkte Untersuchung einer Hautwunde hat in jedem Fall unter aseptischen Bedingungen mit Verwendung steriler Handschuhe zu erfolgen.

Besteht die Möglichkeit einer Zusatzverletzung, so ist das Anlegen einer Blutsperre notwendig, um bei der intraoperativen Wundinspektion einen exakten Befund erheben zu können.

Vor Beginn der Wundversorgung wird die betroffene Hand bei stärkerer Verschmutzung mit milden seifigen Desinfektionsmitteln gereinigt und anschließend die Umgebung der Wunde großzügig je nach Verletzungsausmaß bis zum Ellenbogengelenk hin desinfiziert. Diese Maßnahmen sollten jedoch erst nach ausreichender Schmerzausschaltung im Verletzungsgebiet erfolgen (Kap. 2).

Intraoperative Maßnahmen

Folgende Punkte sind besonders zu beachten:

- Durch *aseptisches Verhalten* ist jede zusätzliche Infektionsgefährdung offener Wunden zu vermeiden.
- Eine *intraoperative Inspektion* ist ergänzend zur präoperativ durchgeführten Funktionsprüfung bei Wunden über Sehnen, Nerven oder Arterien mit Darstellung der betreffenden Gebilde unerlässlich. Entsprechende Erweiterungsschnitte unter Beachtung der Kriterien handchirurgischer Schnittführungen sind nicht selten zur sicheren Beurteilung erforderlich. Nur so sind Teildurchtrennungen von Sehnen oder Nerven, arterielle Gefäßwandkontusionen mit thrombotischem Verschluss und radiologisch nichtdarstellbare Fremdkörper zu erkennen.
- Der *Wundverschluss* hat möglichst rasch zu erfolgen, jedoch ohne Zwang; die betroffene Haut darf bei der Naht nicht unter Spannung geraten. In jedem Fall sollen folgende Strukturen bedeckt werden: Sehnen, Sehnenscheiden, Knochen mit oder ohne Osteosynthesematerial sowie Nerven und Gefäße. Gegebenenfalls sind hierzu bereits bei der Erstversorgung plastische Maßnahmen notwendig.
- Eine ausreichende *Hämatom- und Sekretableitung* muss nach erfolgtem Wundverschluss gewährleistet sein, insbesondere bei Wunden mit Ödemneigung (Quetschung, Explosion). Um diese Bedingung zu erfüllen, empfiehlt sich das Einlegen von dünnen Redon-Saug- oder Wundwinkeldrainagen, die kleinere Sekretmengen in das saugfähige Verbandsmaterial ableiten.

Verschmutzte Wunden

Sie bedürfen einer sorgfältigen Wundreinigung mit Exzision festsitzender Schmutzpartikel im subkutanen Wundgrund. Dabei ist in einem vertretbaren Maß das betroffene Fettgewebe mitzuresezieren. Diese Maßnahmen werden kombiniert mit einer großzügigen Wundspülung, wodurch bereits ein Großteil der Schmutzpartikel entfernt wird.

Wunden mit hohem Infektionsrisiko

Hierbei handelt es sich z. B. um Metzgerverletzungen oder Bisswunden jeder Art. Sie bedürfen außer einer ausgiebigen Spülung einer zusätzlichen Wundrandexzision. Als Spülflüssigkeit stehen neben Ringerlösung verschiedene Antiseptika zur Verfügung. In jedem Fall und vor allem bei Verwendung von Antiseptika muss eine Spülung unter Druck, z. B. mittels Spülkanülen vermieden werden. Im eigenen Krankengut hat sich die Verwendung einer verdünnten Polyvinylpyrrolidon-Jod-Lösung bewährt. Weichen die Wundränder nach einer sorgfältigen chirurgischen Reinigung nicht oder nur wenig auseinander, so ist auf eine Primärnaht zu verzichten. Müssen jedoch Sehnen, Knochen oder Nerven bedeckt werden oder klafft eine solche Wunde nach der sorgfältig durchgeführten Wundreinigung, dann ist ein Verschluss mit locker adaptierenden Hautnähten vertretbar, wenn die Wunde täglich kontrolliert werden kann. Eine prophylaktische Antibiotikagabe ist in solchen Fällen dringend zu empfehlen.

Eingedrungene Fremdkörper

Sie sind im Handbereich möglichst zu entfernen, da andernfalls wegen der funktionellen Beanspruchung, der großen Beweglichkeit der Hautstruktur und der zahlreichen Nerven mit Behinderungen zu rechnen ist. Hinzu kommt die erhöhte Infektionsgefährdung von Verletzungswunden mit Fremdkörpereinsprengung. Bei röntgendichten Materialien kann intraoperativ eine Durchleuchtungskontrolle hilfreich sein.

Das Belassen eines Fremdkörpers ist zu erwägen, falls aufgrund seiner Materialeigenschaften keine ernsthafte Gewebereaktion und aufgrund seiner Lokalisation keine große Mobilität zu befürchten sind und dieser nur mit größerem operativen Aufwand oder bei Gefährdung wichtiger Nachbarstrukturen entfernt werden könnte.

3.1.3 Erweiterungsschnitte

Sind bei einer Wundrevision Sehnen, Nerven-Gefäß-Bündel oder Knochen mitzuversorgen oder ungünstig gelegene Wundtaschen zu inspizieren, dann ist eine Erweiterung durch Hilfsschnitte unumgänglich. Derartige Hilfsschnitte sollen den Regeln entsprechen, die für geplante Schnittführungen in der Handchirurgie gelten (▶ Abb. 3.1,

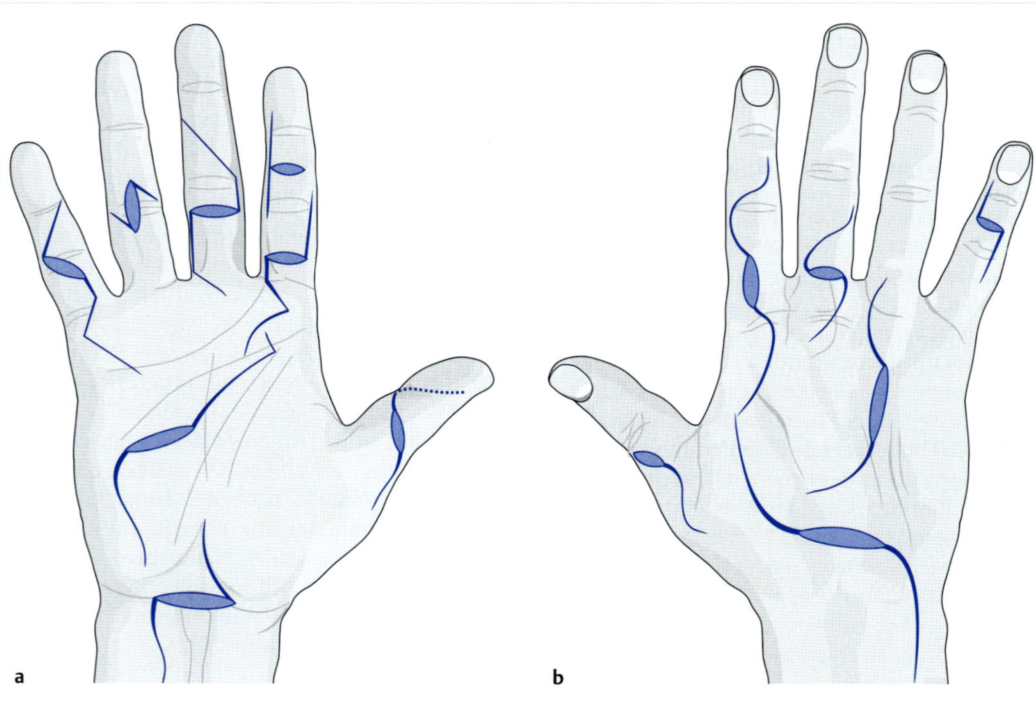

Abb. 3.1 Mögliche Erweiterungsschnitte bei offenen Handverletzungen.
a Palmar.
b Dorsal.

▸ Abb. 3.1b). Ein vorheriges Anzeichnen mit einem sterilen Stift ist empfehlenswert.

Keinesfalls dürfen Beugefalten senkrecht überkreuzt werden. Angebracht sind vor allem *W-förmige Schnittführungen* [4] im beugeseitigen Hautbereich von Hohlhand und Finger, wie sie für die Beugesehnenchirurgie angegeben werden (▸ Abb. 8.7). Längsverlaufende Wunden, die Beugefalten überqueren, sollten durch entsprechende Zusatzschnitte im Sinne einer Z-Plastik (▸ Abb. 3.6) zickzackförmig umgewandelt werden.

Streckseitige Erweiterungsschnitte können hingegen die Gelenkmitte senkrecht überkreuzen, da streckseitig die Kontrakturgefahr nicht allzu groß ist. Allerdings werden vielfach auch hier nach wie vor bogen- oder W-förmig um die Gelenke herumführende Schnitte bevorzugt [38] (▸ Abb. 3.1b u. ▸ Abb. 9.3).

Besonders im Wachstumsalter sind längs verlaufende, gerade Schnittführungen und Wunden über Gelenken zu vermeiden oder fallweise in Z-Plastiken umzuwandeln.

3.1.4 Nahttechniken

Geeignet ist jede Nahttechnik, bei welcher Einschnürungen, eine zu starke Spannung oder eine Verwerfung der Wundränder vermieden wird. Infrage kommen:

- Einfache Einzelknopfnähte (vor allem auf der Beugeseite),
- Rückstichnähte,
- fortlaufende Nähte,
- intrakutane Nahttechniken.

Mit jedem dieser Nahtverfahren kann bei exakter Führung der Nadel (die beiden gegenüberliegenden Wundränder müssen jeweils im gleichen Abstand zur Wunde und in der gleichen Tiefe gefasst werden) eine genaue Wundrandadaptation erreicht werden.

Beim Knüpfen der Nähte, welches im Allgemeinen instrumentell mit dem Nadelhalter erfolgt, ist jedes stramme Zusammenziehen zu vermeiden. Der Abstand zwischen den Nähten sollte 3–4 mm nur ausnahmsweise unterschreiten, um die Wundranddurchblutung nicht zu gefährden.

Auf *Subkutannähte* wird im Handbereich gerne verzichtet, da Fadengranulome, die sich um resorbierbares Nahtmaterial bilden, bei der hohen Mobilität der Hand und ihrem engen Innervationsmuster Missempfindungen hervorrufen können.

Als *Nahtmaterial* werden beschichtete oder monofile gewebefreundliche Kunststofffäden bevorzugt (z. B. Nylon der Stärke 4–0 oder 5–0). Bei Kleinkindern hingegen erspart schnell resorbierbares feines Nahtmaterial auch für die Haut das Trauma der Fadenentfernung.

3.2 Freie Hauttransplantation

3.2.1 Indikationen und Voraussetzungen

Die Deckung von Hautdefekten im Handbereich erfolgt am einfachsten mit freien Hauttransplantaten. Zu deckende Defekte können als Folge von Verletzungen, nach der Resektion eines Hauttumors, nach der Exzision kontrakter Narben oder Keloiden oder als Hebedefekt bei der Verlagerung gestielter Hautlappen entstanden sein.

Voraussetzung ist die gute Durchblutung des Empfängerlagers.

Als Untergrund geeignet sind:

- Gesundes subkutanes Fettgewebe,
- unverletztes Sehnengleitgewebe,
- saubere Granulationen nach primär offen oder mit künstlichem Hautersatz vorbehandelten Wunden.

Nicht geeignet sind:

- Defekte über eröffneten Gelenken,
- Defekte über freiliegendem und von Periost entblößtem Knochen,
- Defekte über Sehnen, deren Sehnenscheide oder Gleitgewebe zerstört ist.

3.2.2 Transplantatdicke

Freie Hautransplantate können in Schichtdicke und Zusammensetzung hinsichtlich der Hautschichten variieren (▶ Abb. 3.2). Zweckmäßig ist eine Unterscheidung zwischen *dünner Spalthaut* [45], *dicker Spalthaut* [3] und *ausgedünnter Vollhaut* [20], [50].

Die einzelnen Transplantate weisen verschiedene Vor- und Nachteile auf, sowohl an der Entnah-

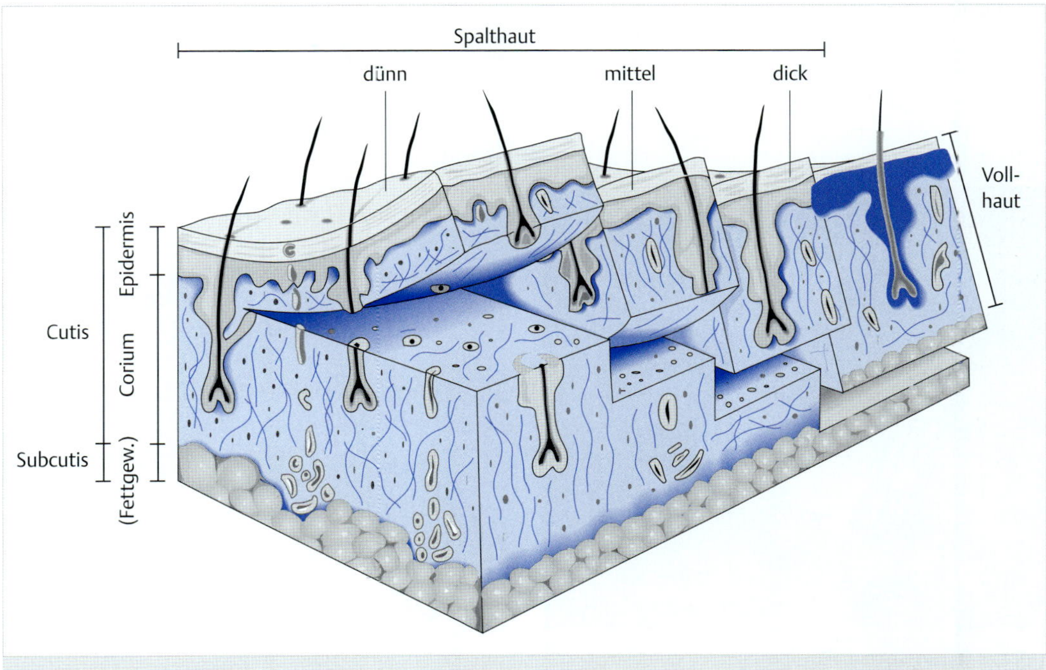

Abb. 3.2 Spalthaut – Vollhaut.

mestelle als auch in ihrem Verhalten im Empfängerort.

Spalthaut wird mit einem Dermatom (▸ Abb. 3.3) entnommen; der Hebedefekt epithelialisiert normalerweise spontan innerhalb von 1–2 Wochen. Bei vielen Patienten führt die Entnahme dicker Spalthaut jedoch zu einer Keloidbildung.

Zur *Vollhautentnahme* wird der angezeichnete Hautbezirk mit dem Skalpell umschnitten und der Hautlappen scharf mit dem Skalpell an der Grenze zwischen Kutis und subkutanem Fettgewebe abgetrennt. Der Hebedefekt wird unter Zusammenziehen der Wundränder primär vernäht. Bei ausgedehnteren Hautentnahmen müssen diese zuvor mobilisiert werden.

Im Empfängergebiet heilen freie Hauttransplantate umso sicherer ein, je dünner sie sind. Dieser Eigenschaft steht jedoch die bessere Anpassungsfähigkeit und Belastbarkeit dickerer Lappen gegenüber. Spalthauttransplantate weisen zudem eine Schrumpfungstendenz von bis zu 30% auf und damit eine Kontrakturgefahr. Diese fehlt weitgehend bei Vollhautlappen, die eine größere Zahl elastischer Faserelemente besitzen und sich oftmals kosmetisch und funktionell sehr gut an die Bedürfnisse des Empfängergebiets anpassen (▸ Abb. 3.30c). Aus diesem Grund sind Vollhauttransplantate im Handbereich bei zuverlässigem Transplantatlager zu bevorzugen.

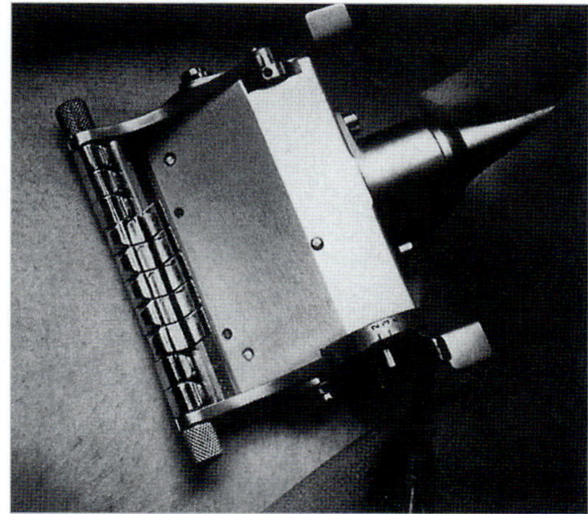

Abb. 3.3 Zur tangentialen Spalthautentnahme angesetztes, elektrisch betriebenes Dermatom.

3.2.3 Transplantatgröße

Das vor der Entnahme aufgezeichnete Transplantat soll der Größe des Defekts entsprechen. Nach seiner Hebung zieht es sich infolge Eigenelastizität zusammen und erscheint kleiner. Durch das Einnähen in den Defekt erhält es wieder seine alte Größe und damit auch die richtige Vorspannung. Sie ist wichtig, damit die für die primäre Ernährung des Transplantats verantwortlichen Gewebespalten geöffnet sind. Dies gilt besonders für freie Vollhauttransplantate.

3.2.4 Entnahmestellen

Spalthaut wird im Allgemeinen an Körpergegenden entnommen, die gut von der Kleidung bedeckt sind (proximaler Oberschenkel, Gesäß, Unterbauch).

Für *Vollhauttransplantate* sind unbehaarte Hautareale an der Beugeseite von Gelenken bevorzugte Entnahmestellen (Ellenbeuge, Beugeseite des Handgelenks, Leiste) (▸ Abb. 3.4). Die Haut ist hier

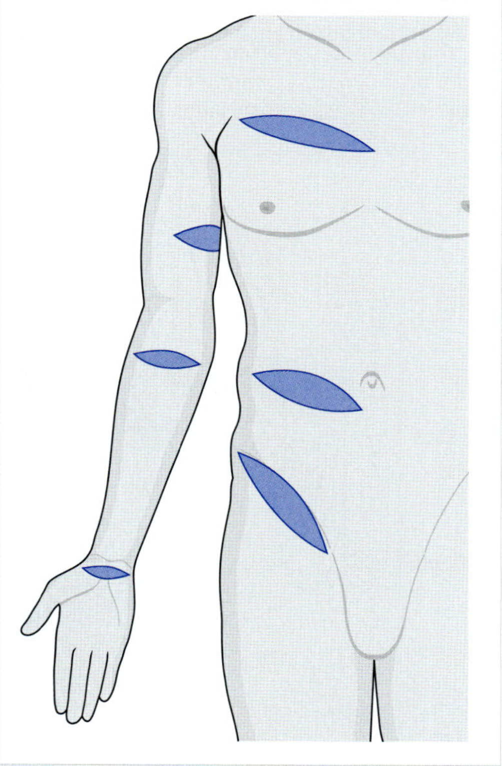

Abb. 3.4 Entnahmestellen von Vollhauttransplantaten.

besonders elastisch und bei querer Entnahme fällt die beim primären Verschluss des Hebedefekts entstehende Narbe im Idealfall wenig störend mit der Beugefalte zusammen.

3.2.5 Technik des Einnähens

Über nach außen gewölbten Defekten (z. B. am Handrücken oder an der dorsalen Fingerseite) liegt ein unter ausreichender Vorspannung eingenähtes Hauttransplantat bereits relativ fest dem Transplantatlager an. Ein milder Druckverband über einer dem Transplantat aufliegenden Fettgaze ist als Schutz für das Transplantat ausreichend. Auf eine Skarifizierung des Hautlappens zur Sekret- oder Hämatomableitung kann verzichtet werden, wenn bei gut vaskularisiertem Transplantatlager vor dem Aufnähen auf eine ausreichende Blutstillung geachtet wurde.

Weist das Transplantatlager eine nach innen gerichtete Wölbung auf (z. B. in der Hohlhand oder an Interdigitalfalten), dann muss, damit der notwendige Kontakt zum Wundgrund gewährleistet ist, das Transplantat für 6 Tage fest gegen die Wölbung angedrückt werden. Am sichersten geschieht dies, indem über dem mit einer Fettgaze bedeckten Transplantat ein oder mehrere eingepasste Tupfer oder zurechtgeschnittene Schaumgummikissen an lang gelassenen Haltefäden eingeknüpft werden (▶ Abb. 3.5) (29, 38). Bei normal verlaufender Heilung ist das Transplantat nach 6 – 8 Tagen ausreichend fest angewachsen, so dass mit einer fallweise notwendigen Übungsbehandlung begonnen werden kann. Der 1. Verbandswechsel erfolgt nach 5 – 6 Tagen. Ab dem 10. Tag ist bei komplikationsfreier Einheilung kein Verband mehr erforderlich.

3.3 Nahlappenplastiken (ohne Fingerendglieder)

3.3.1 Z-Plastiken

Z-Plastiken stellen eine Art *Verschiebelappenplastik* dar. 2 einander gegenüberliegende zipfelige Hautlappen werden mobilisiert. Durch ihre Verlagerung entsprechend der ▶ Abb. 3.6 erreicht man eine Zugentlastung in der Längsachse [25], [29]. Dies gelingt jedoch nur auf Kosten der Hautbreite, so dass eine ausreichende, seitliche Gewebereserve vorhanden sein muss. Anwendungsbeispiele für Z-Plastiken sind Narbenkontrakturen jeder Art. Sie werden auch zur Vertiefung von Zwischenfingerfalten (Kap. 14.3.1), als multiple Z-Plastik bei der operativen Behandlung der Dupuytren-Kontraktur (Kap. 18.4.5) und bei Fehlbildungen wie z. B. Schnürringen (Kap. 22.2.2) verwendet.

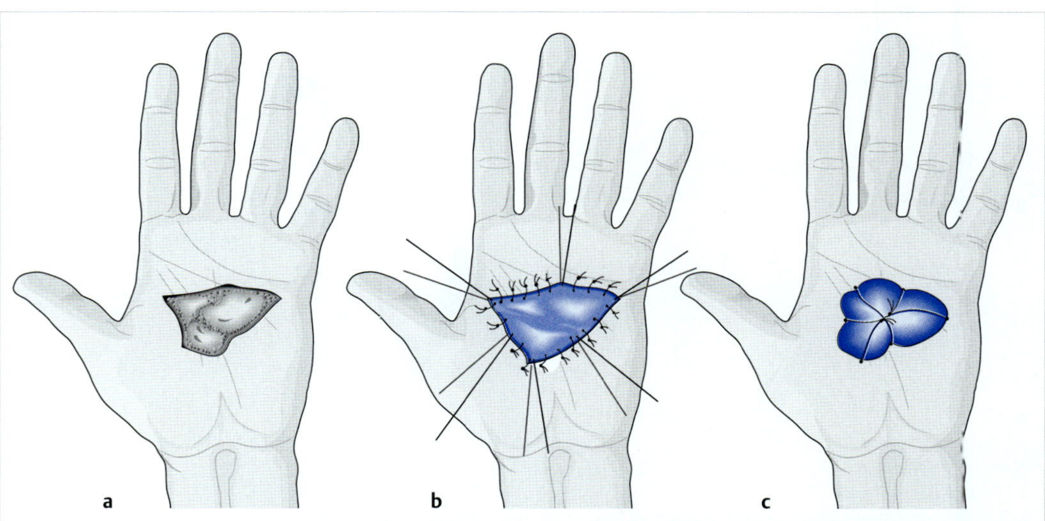

Abb. 3.5 Technik der Vollhauttransplantation.
a Defekt.
b Eingenähtes Vollhauttransplantat mit lang bleibenden Fäden zum Festknüpfen von Tupfern.
c Aufgeknüpfter Tupfer.

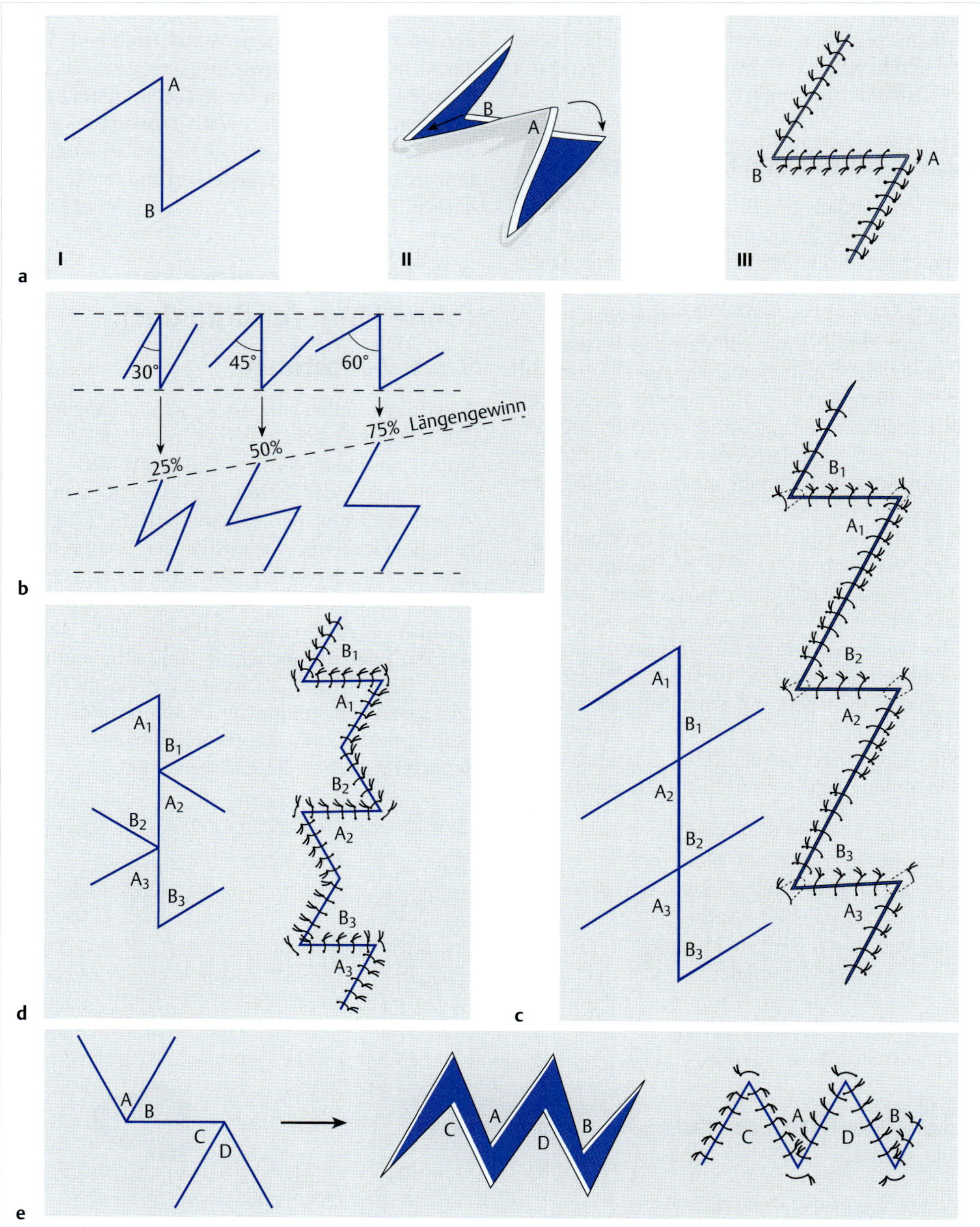

Abb. 3.6 Z-Plastiken.
a Prinzip der Z-Plastik.
b Unterschiedlicher Längengewinn je nach Wahl des Winkels zwischen Längsinzision und seitlichen Hilfsschnitten.
c Multiple Z-Plastik (herkömmliche, parallele Anordnung).
d Gegenläufige Anordnung der multiplen Z-Plastik.
e 4-Lappen-Z-Plastik.

Vorgehen

In der Hautrichtung, in der eine Verlängerung erzielt werden soll, wird eine Längsinzision angelegt bzw. eine kontrakte Narbe exzidiert. Bei einer einfachen Z-Plastik erfolgen in einem Winkel von 60° je eine am peripheren und zentralen Ende der Längsinzision nach rechts bzw. links gerichtete Inzision, wobei diese beiden Schnitte die gleiche Länge aufweisen müssen. Hierdurch entsteht die den Namen gebende Z-Figur (▶ Abb. 3.6a). Die beiden umschnittenen, dreieckförmigen Hautlappen werden zusammen mit ausreichend durchblutetem Subkutangewebe gehoben und derart gegeneinander verlagert, dass statt der alten Z-Figur eine neue zickzackförmige Narbe entsteht. Bei exakter Einhaltung des 60°-Winkels wird eine Verlängerung von ca. 75% erreicht (▶ Abb. 3.6b). Beugeseitig erfolgt die Hebung möglichst mit etwas subkutanem Fettgewebe auf der Palmaraponeurose, dorsalseitig bis zum Sehnengleitgewebe, wobei im OP-Gebiet verlaufende Nervenäste sorgfältig zu schonen sind.

Ist ein größerer Längengewinn notwendig oder reicht die vorhandene Elastizität des Gewebes in den seitlichen Hautpartien für eine einzige Z-Plastik nicht aus, dann können mehrere kleine Z-Inzisionen aneinander gereiht werden (▶ Abb. 3.6c). Man spricht dann von einer multiplen Z-Plastik. Hierdurch verteilt sich der die Breite betreffende Substanzverlust auf eine größere Fläche.

Komplikationen sind vor allem *Lappenspitzennekrosen* bei Läppchen mit zu spitzen Winkeln und bei quer zur Lappenbasis verlaufenden alten Narbenzügen, die evtl. die Durchblutung beeinträchtigen. Daher sollte man bei der Wahl der Schnittführung solche Narben ebenso beachten wie die Hauptnarbe, die zur Kontraktur geführt hat und deren Korrektur man anstrebt.

3.3.2 Modifizierte multiple Z-Plastiken

Die zuvor dargestellte *parallele Anordnung* der Z-Schenkel bei der multiplen Z-Plastik ist am gebräuchlichsten und erlaubt eine gleichmäßig breite Lappenbasis, wodurch die Gefahr der Lappenspitzennekrose gering ist.

Bei der bisweilen empfohlenen *gegenläufigen Anordnung* der aneinander gereihten Z (▶ Abb. 3.6d) kann wegen des zum Teil ungünstigen Verhältnisses zwischen Lappenbasis und Lappenspitze die Gefahr einer Lappenspitzennekrose größer sein, insbesondere wenn derbe Vernarbungen vorliegen. Dennoch kann gerade in Fällen mit zusätzlichen seitlichen Narben oder bei Kontrakturen im Bereich von Fingerzwischenfalten eine solche Anordnung notwendig und sinnvoll sein. Eine lediglich aus 2 Z bestehende Ausführung dieser gegenläufigen Z-Plastik wird auch als *Schmetterlingsplastik* bezeichnet [4].

4-Lappen-Z-Plastik

Diese Modifikation einer multiplen Z-Plastik wird vor allem bei narbigen Kontrakturen in der 1. Zwischenfingerfalte angewandt. Die beiden äußeren Schenkel weisen einen Winkel von 120° zum zentralen, in der Kontrakturrichtung verlaufenden Schenkel auf, wobei dieser Winkel durch die beiden inneren Schenkel halbiert wird, so dass 4 dreieckförmige Läppchen entstehen, die alle die gleiche Seitenlänge und in der Lappenspitze einen Winkel von 60° aufweisen (▶ Abb. 3.6e). Nach der Mobilisierung mit Lösen aller subkutanen Kontrakturstränge kommt es beim Längszug in Richtung der Kontraktur meist zu einer zwanglosen Verzahnung der 4 Läppchen, wobei die beiden inneren Dreiecke eine größere Drehung als die beiden äußeren erfahren.

3.3.3 Lokale Schwenk- oder Verschiebelappen

Indikation

Schwenk- oder Verschiebelappen finden Anwendung, um freiliegende Knochen, Gelenke oder Sehnen, deren Gleitgewebe zerstört ist, primär zu decken, wenn ein Substanzverlust der Originalhaut (z. B. im Rahmen von Abschleifverletzungen) entstanden ist. Darüber hinaus können sie indiziert sein, um notwendige rekonstruktive Eingriffe an Sehnen oder Nerven, die nur unter einem einwandfreien Weichteilmantel durchgeführt werden können, zu ermöglichen.

Operative Durchführung

Nach der Rekonstruktion tiefer liegender Strukturen (Knochen, Sehnen, Nerven) wird z. B. seitlich eines zu deckenden Defekts der geplante Lappen aufgezeichnet, wobei im Allgemeinen die Länge des Läppchens höchstens das Dreifache der Lappenbasis betragen soll, um die Durchblutung in

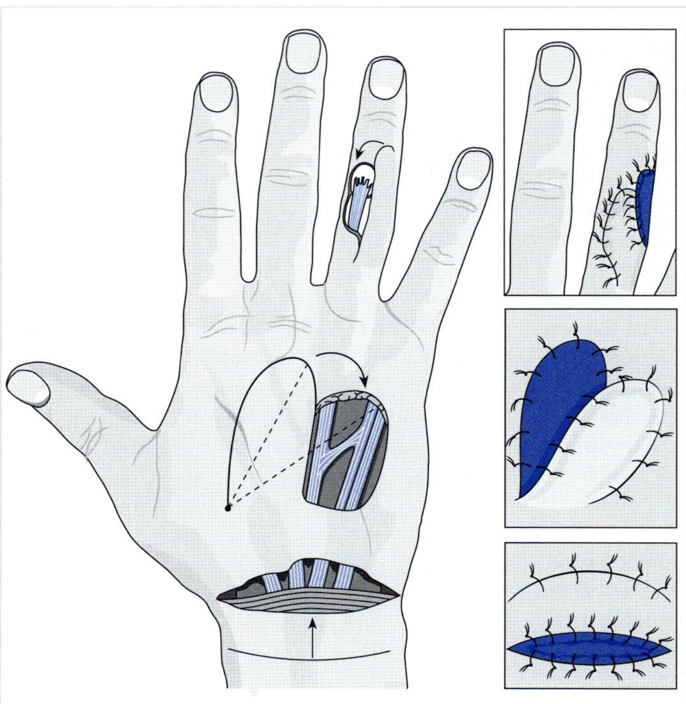

Abb. 3.7 Darstellung von Schwenklappenplastiken über dem Handrücken und dem dorsalen Fingermittelgelenk sowie eines Visierlappens über dem Handgelenk.

der Lappenspitze nicht zu gefährden [24]. Länger dürfen solche Lappen nur dann gewählt werden, wenn längsverlaufende Arterien die Durchblutung gewährleisten wie z. B. bei der *Lappenplastik nach Hilgenfeldt* [31], [38] (Kap. Hilgenfeldt-Lappen, Foucher-Lappen (S. 75)). Bei der Lappenhebung müssen Sehnengleitgewebe, Sehnenscheiden und die Nerven-Gefäß-Bündel geschont werden. Nach dem Einnähen des verlagerten Lappens wird der Hebedefekt mit einem freien Hauttransplantat verschlossen (▸ Abb. 3.7 u. ▸ Abb. 3.8).

Speziell zu erwähnen ist der sensible ulnare Handrückenlappen [37]. Dieser Lappen wird sensibel versorgt durch Endäste des N. ulnaris. Er findet Verwendung bei Defekten der ulnaren Hohlhand, die nicht mit frei transplantierbarer Vollhaut versorgt werden können. Die operative Präparation und Verlagerung entspricht dem dorsoradialen Lappen nach Hilgenfeldt (Kap. Hilgenfeldt-Lappen, Foucher-Lappen (S. 75)).

Vorteilhaft bei solchen lokalen Lappenverschiebungen ist, dass Haut mit einem handtypischen Gewebeaufbau und damit den richtigen Elastizitäts- und Dickenverhältnissen auf den Defekt verlagert wird und dass die Läppchen eine weitgehend normale Sensibilität aufweisen.

3.3.4 Cross-Finger-Lappenplastik

Beim *gekreuzten Fingerlappen (Cross-Finger Flap)* [45] werden Fingerdefekte mit der Haut des Nachbarfingers gedeckt (▸ Abb. 3.9). Das Prinzip mit Durchtrennung des Lappenstiels nach erfolgter Einheilung ist das gleiche wie bei Fernlappenplastiken (Kap. 3.7).

Indikation

Vor allem beugeseitige Defekte mit freiliegenden Sehnen oder freiliegenden Knochen (▸ Abb. 3.8, ▸ Abb. 3.9 und ▸ Abb. 3.32) lassen sich im gesamten Fingerbereich mit diesem Verfahren zufrieden stellend versorgen. Die Defekte müssen nicht allein nach einer Verletzung entstanden sein, sie können auch Folge notwendiger Weichteilresektionen bei Tumoren, bei Dupuytren-Rezidivkontrakturen oder bei Narbenkontrakturen nach Verbrennungen sein. Sind bei Amputationsverletzungen mit teilweiser Skelettierung des Amputationsstumpfs andere Deckungsverfahren nicht möglich, dann kann bei Verwendung distal gestielter Cross-Fingerlappen eine gute Stumpfdeckung ohne Nachamputation erfolgen.

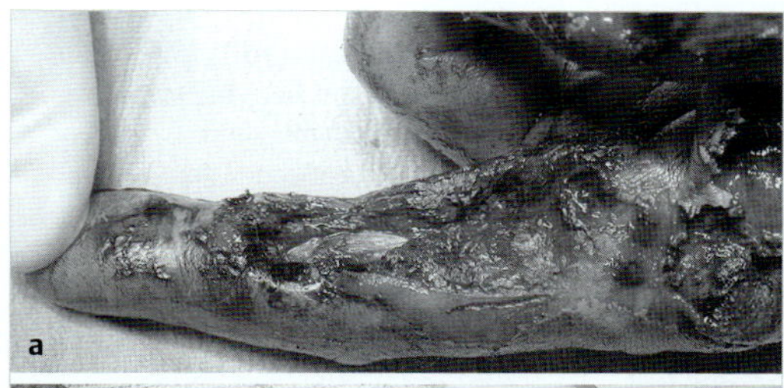

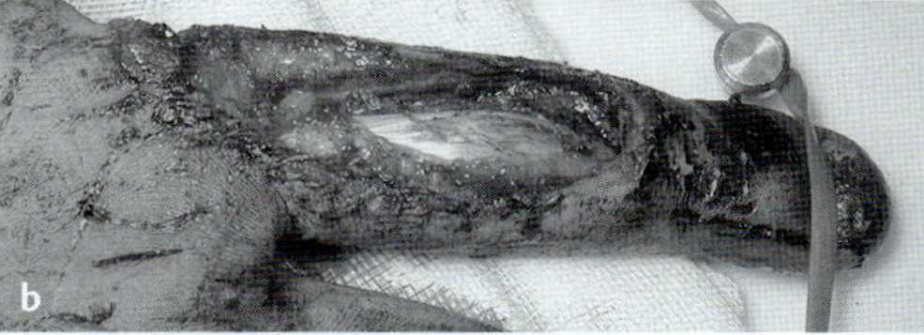

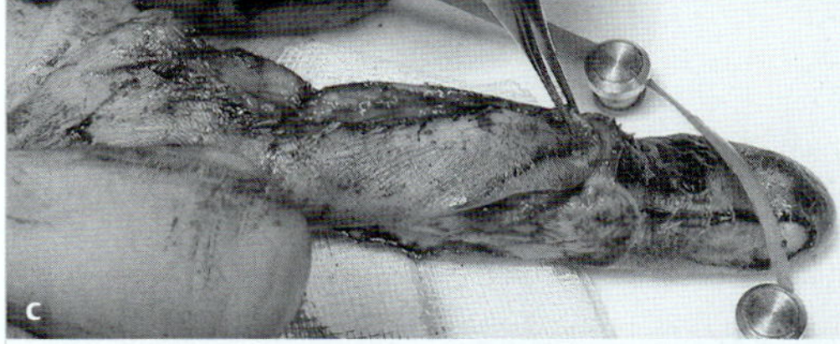

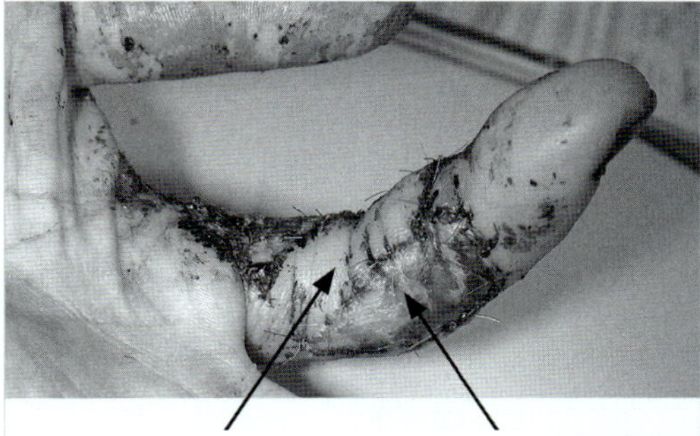

Abb. 3.8 Beispiel für eine seitliche Schwenklappenplastik bei großem Defekt über den Beugesehnen nach Schleifverletzung.

- **a** Hautdefekt nach Verletzung.
- **b** Hautdefekt nach Débridement.
- **c** In den Defekt hinein geschwenkter seitlicher Lappen.
- **d** Eingeheilter Schwenklappen, eingeheiltes Vollhauttransplantat.

Als nachteilig kann die primär fehlende Sensibilität vor allem bei Defektdeckungen im Fingerbeerenbereich empfunden werden. Allerdings ist mit der Wiederkehr einer gewissen Schutzsensibilität nach einigen Monaten zu rechnen. Ein weiterer, jedoch erträglicher Nachteil ist die Immobilisierung der betroffenen Finger bis zur Einheilung des Läppchens.

Durchführung

Der zuvor sorgfältig angezeichnete Lappen wird dorsal am Nachbarfinger unter Schonung des paratendinösen Gleitgewebes bis zu seinem meist lateralen Stiel gehoben und in den beugeseitigen Defekt eingenäht. In den Hebedefekt wird auf das gut durchblutete Gleitgewebe der Strecksehnen ein freies Vollhaut- oder Spalthauttransplantat eingenäht. Da die beiden betroffenen Finger einer gewissen Zwangshaltung ausgesetzt sind, empfiehlt sich die Ruhigstellung z. B. mit einer Schiene oder einem Minifixateur externe bis zur Stieldurchtrennung nach 10 – 14 Tagen. Ist dies erfolgt, wird die durchtrennte Basis eingenäht und man kann mit einer fallweise notwendigen Übungsbehandlung beginnen.

Weitere Beispiele für gestielte Nahlappenplastiken werden im Kap. 3.6 dargestellt.

Bei größeren Hautdefekten (z. B. bei Skelettierung) kommen Fernlappenplastiken wie Bauchlappen, Leistenlappen oder Lappen vom gegenseitigen Arm infrage, sofern man nicht auf einen gefäßgestielten Unterarmlappen oder mikrochirurgisch transplantierbare Lappen zurückgreifen will oder kann.

3.4 Gefäßgestielte Lappen (ohne Fingerendglieder)

3.4.1 Gefäßgestielte Mittelhandlappen

Charakteristik und Indikation

Diese Lappen (▸ Abb. 3.10, ▸ Abb. 3.11) mit optimaler Hautqualität bleiben an einer distal von der Beugeseite kommenden Arterie mit ihren Begleitvenen gestielt (Perforansgefäß, fast schon im Bereich der Schwimmhaut, ▸ Abb. 3.10) und sind hervorragend für eine Defektdeckung im Grundglied-, evtl. sogar noch im Mittelgliedbereich oder über dem DIP-Gelenk, geeignet.

Die gute Weichteilqualität ermöglicht auch das Ausheilen von Infektionen und aufwendige Skelettrekonstruktionen (▸ Abb. 3.11).

Zur sicheren Identifikation der Stielgefäße empfiehlt sich eine präoperative Doppler-Untersuchung mit Markierung der Eintrittsstellen in den geplanten Lappen.

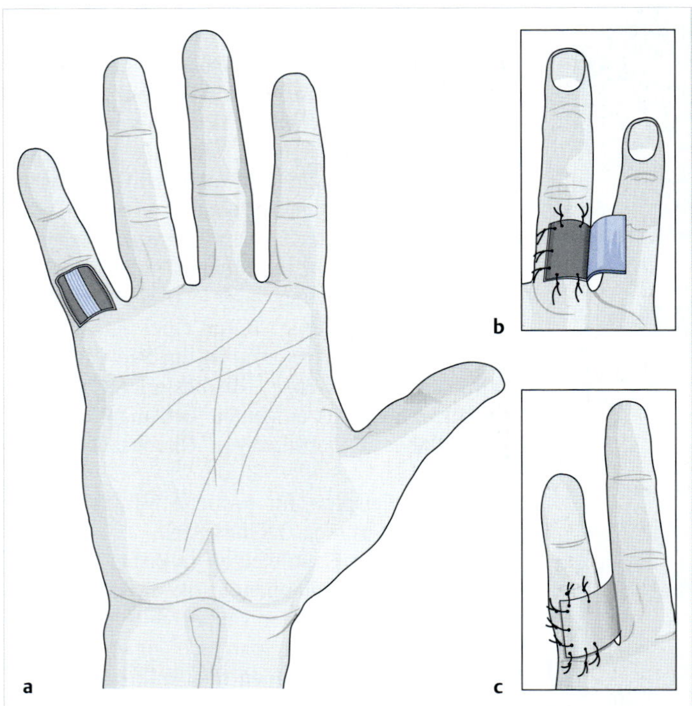

Abb. 3.9 Cross-Fingerläppchen.
- **a** Defekt an der Beugeseite des Kleinfingergrundglieds.
- **b** Dorsal am benachbarten Ringfinger gehobener Lappen. In den Hebedefekt ist ein Vollhauttransplantat eingenäht.
- **c** In den Kleinfingerdefekt eingenähtes Cross-Fingerläppchen.

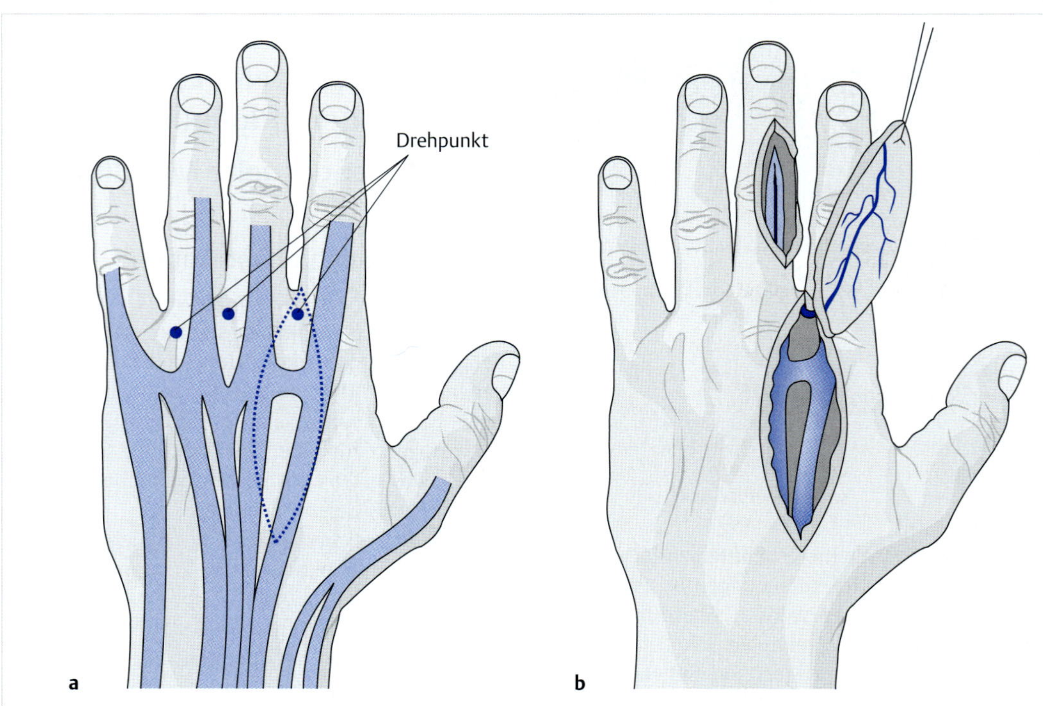

Abb. 3.10 Gefäßgestielter Mittelhandlappen.
- **a** Eingezeichnetes Lappenareal mit Drehpunkt (= Gefäßast zur Beugeseite).
- **b** Gehobener und gedrehter Lappen vor dem Einnähen.

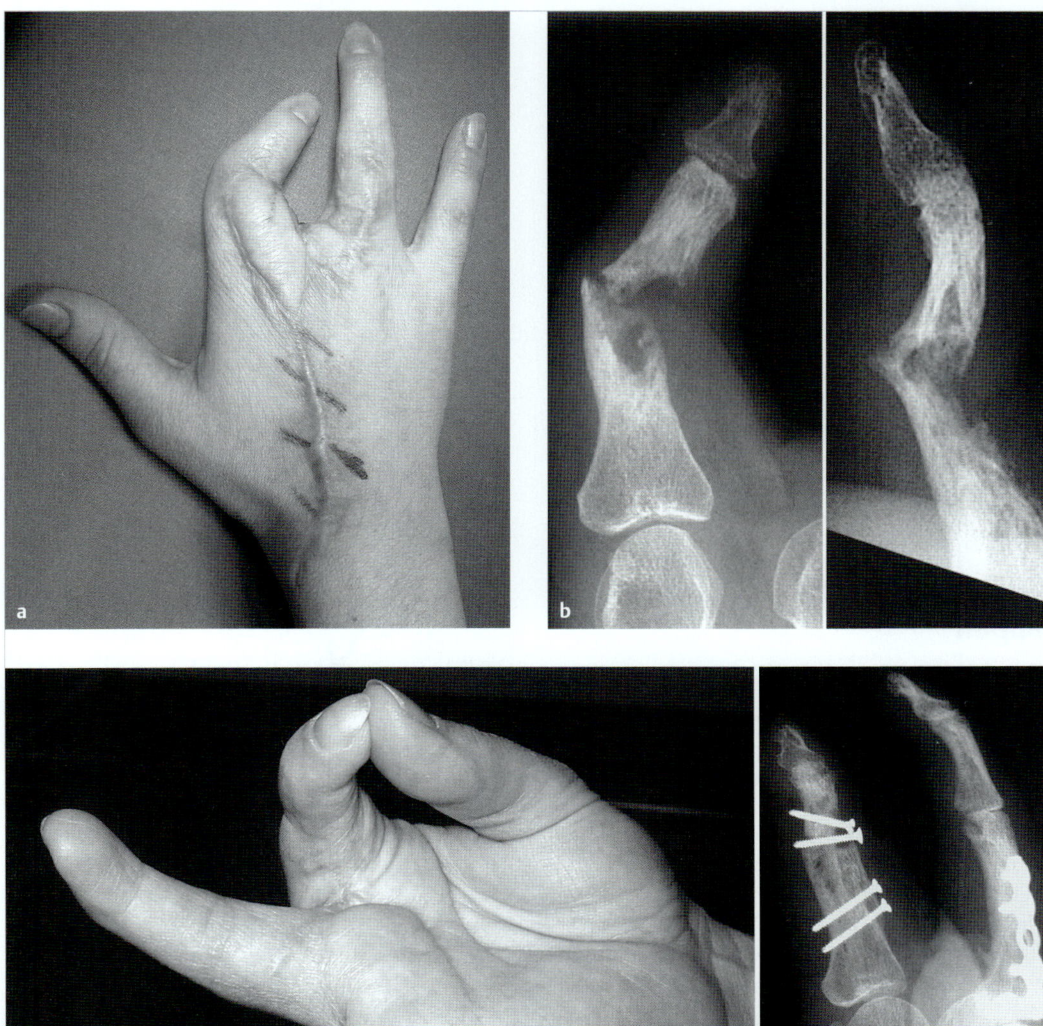

Abb. 3.11 Beispiel für eine Skelettrekonstruktion nach Weichteilsanierung mit einem gefäßgestielten Mittelhandlappen.
a Mit dem Lappen sanierter Weichteildefekt, vorbereitete Narbenkorrektur der Narbe des Hebedefekts.
b Skelettbefund vor Knochenaufbau mit Beckenkammspan.
c Gutes funktionelles Endergebnis.
d Gutes radiologisches Endergebnis.

Durchführung

Beschrieben sind 2 mögliche Ausführungen [48]:

- Die Hebung des Lappens an der dorsalen Mittelhandarterie und ihren Begleitvenen bis zu einer distalen Gefäßverbindung zur Beugeseite, über die Gefäßstiel und Lappen retrograd ernährt werden. Die relativ aufwendige Präparation erfordert wegen der tiefen Lage die Durchtrennung der queren Verbindungen zwischen den Strecksehnen (Junctura tendinum) und das Mitheben der Muskelfaszie der Mm. interossei.

- Bei der 2. einfacheren Variante (▶ Abb. 3.10) erfolgt nach Anzeichnen des vorgesehenen Läppchens (leicht größer als der Hebedefekt) zwischen 2 Mittelhandknochen und seinem vorsichtigen Umschneiden die Hebung von proximal nach distal lediglich subkutan bis in den Bereich des Gefäßstiels, der unter Lupenvergrößerung vorsichtig identifiziert und etwas mobilisiert wird, so dass eine Drehung von etwa 180° möglich wird.

Bei der Verlagerung und dem anschließenden Einnähen in den Defekt ist bei beiden Varianten jede Kompression auf den Gefäßstiel zu vermeiden. Der Hebedefekt lässt sich bei der guten Verschiebbarkeit und Elastizität der Haut am Handrücken primär verschließen.

Am konstantesten sind die anatomischen Verhältnisse zwischen 2. und 3. Mittelhandknochen.

3.4.2 Gefäßgestielte Unterarmlappen

Charakteristik und Indikation

Bei dem aus China bekannt gewordenen Radialislappen [33], der sich für komplexe größere Rekonstruktionen im Handbereich nach Defektverletzungen eignet, bildet die A. radialis mit ihren Begleitvenen den Gefäßstiel, bisweilen ergänzt durch die mitpräparierte V. cephalica.

Ein *sensibler Anschluss* ist durch mikrochirurgische Nervennähte zwischen den im Lappen verlaufenden sensiblen Hautnerven (N. cutaneus antebrachii ulnaris oder radialis) und Mittelhand- oder Fingernerven möglich (▶ Abb. 3.12).

Die Verwendung dieses Lappens setzt intakte Hohlhandbögen voraus (präoperative Angiografie oder zumindest eine Prüfung durch den Allen-Test (Kap. Funktionsprüfungen, ▶ Abb. 1.1), da die Durchblutung des gehobenen Lappens von retrograd über diese Gefäßarkaden stattfindet.

Durchführung

Zunächst wird der Lappen über der A. radialis in der Größe des an der Hand zu versorgenden Defekts am proximalen Unterarm angezeichnet. Seine Hebung erfolgt mit allen Hautschichten einschließlich der Unterarmfaszie, der A. radialis und ihren Begleitvenen im Bereich zwischen M. flexor carpi radialis und M. brachioradialis. Zurück bleibt die freiliegende Unterarmmuskulatur. Bei der Präparation des Gefäßstiels soll nicht zu viel dargestellt werden, damit die Begleitvenen sicher erhalten bleiben.

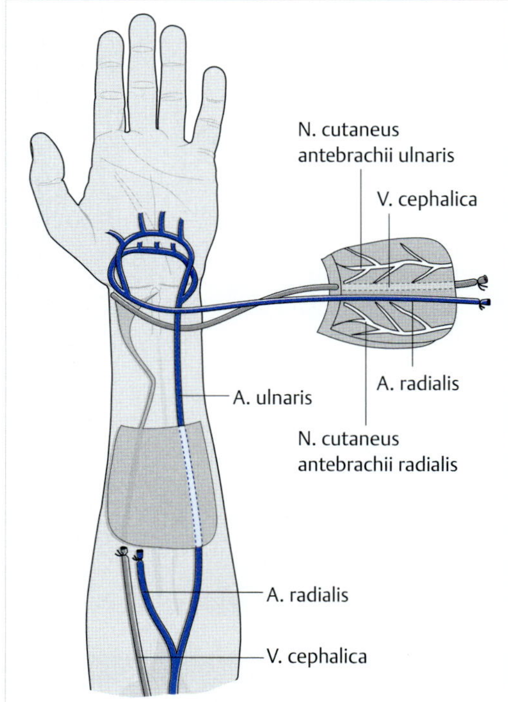

Abb. 3.12 Unterarmlappen. Der gehobene und von peripher an der A. radialis und der V. cephalica gestielte Lappen kann zur Deckung beliebiger Defekte an Handrücken, Daumen oder distaler Hohlhand verwendet werden, sofern die Hohlhandbögen intakt sind.

Auf Höhe des Handgelenks wird der Stiel schlingenförmig umgebogen. Dabei ist ein Abknicken zu vermeiden. Durch einen subkutanen Tunnel oder offen über eine Hautinzision erfolgt dann die Verlagerung des Lappens samt Stiel in den Defektbereich. Wird ein längerer Stiel benötigt, kann die Präparation bis zum tiefen Ast der A. radialis in der 1. Interdigitalfalte weitergeführt werden [28]. Hierbei müssen allerdings die in der Tabatière verlaufenden Radialisäste und die Extensor-pollicis-Sehnen so mobilisiert werden, dass der Lappen samt Stiel hierunter durchgeführt werden kann. Die Blutstromumkehr wird im Allgemeinen nicht nur arteriell, sondern auch venös toleriert. Gegebenenfalls kann zusätzlich ein venöser mikrovaskulärer Anschluss an Hautvenen des Empfängergebiets erfolgen.

Der Hebedefekt wird mit ausgedünnter Vollhaut (z. B. aus der Leiste) gedeckt, da diese kosmetisch besser einheilt als Spalthaut, deren Aussehen an der exponierten Unterarmvorderseite problematisch sein kann. Der Lappen wurde in besonderen Fällen auch zusammen mit einem Knochenstück aus dem Radius als sog. „osteokutaner Lappen" zum gleichzeitigen Aufbau von Skelett- und Weichteildefekten im Handbereich verwendet [44].

Als *Nachteil* kann angesehen werden, dass die Blutzufuhr für die Hand über die A. radialis ausfällt, sofern man die Arterie nicht durch ein Veneninterponat (gewonnen von der V. saphena magna) ersetzt. Hinzu kommt, dass der mit Spalt- oder Vollhaut gedeckte Hebedefekt asensibel bleibt.

Dieser Lappen ist auch als freies, mikrovaskulär anzuschließendes Transplantat bei Defekten am Fuß oder an der Gegenhand verwendbar.

Ein weiteres, vom Prinzip her gleichartiges, Beispiel stellt *ein an der A. interossea dorsalis gestielter dorsaler Lappen* dar, der sehr gut für eine Defektdeckung im Handrückenbereich geeignet ist. Er vermeidet die o. g. Nachteile des Radialislappens. Hier ist allerdings die Präparation des Nerven-Gefäß-Stieles im Septum intermusculare zwischen M. extensor digiti minimi und M. extensor carpi ulnaris bei variablem Gefäßverlauf etwas aufwendiger [28].

3.5 Fingernagelverletzungen

Der Fingernagel besitzt außer seiner kosmetischen Bedeutung eine stabilisierende Funktion für die Weichteile der Fingerbeere [19]. Da dies beim Betasten, Aufsammeln und Halten von Gegenständen wichtig ist, können Verletzungen der Fingernägel, vor allem, wenn sie mit einem Substanzverlust einhergehen, entsprechend unangenehme Folgen haben. Um dies zu vermeiden, ist eine sorgfältige Behandlung von Nagelverletzungen angebracht.

3.5.1 Subunguales Hämatom

Beim Einklemmen eines Fingers in Türen oder unter schweren Gegenständen entsteht durch Gefäßzerreißungen in der Nagelmatrix häufig ein subunguales Hämatom. Die Blutung breitet sich flächenhaft unter dem gesamten Fingernagel aus und ruft heftige, durch Klopfen und Pulsieren gekennzeichnete Schmerzen hervor. Nicht selten liegt zusätzlich eine Fraktur der Endphalanx vor (Röntgen!) (Kap. 5.2.1). Die Behandlung besteht in frühzeitiger Druckentlastung, die am einfachsten durch die Perforation des betroffenen Nagels mit einer glühenden Büroklammer erfolgt (▸ Abb. 3.13). Durch die Hitze des Metallendes schmilzt die Hornschicht des Nagels und das entstehende Loch ermöglicht ein Abfließen des Hämatoms. Eine strenge Asepsis ist dabei zu beachten (Fingerdesinfektion!). Die Perforation soll peripher der als Lunula sichtbaren Nagelmatrix durchgeführt werden, um spätere Wachstumsstörungen zu vermeiden.

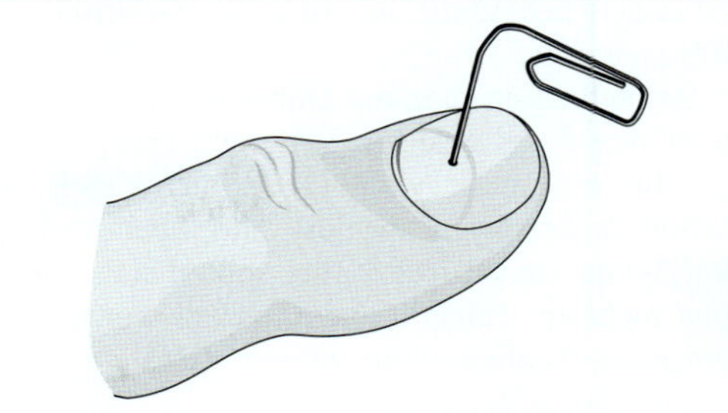

Abb. 3.13 Fingernageltrepanation bei subungualem Hämatom.

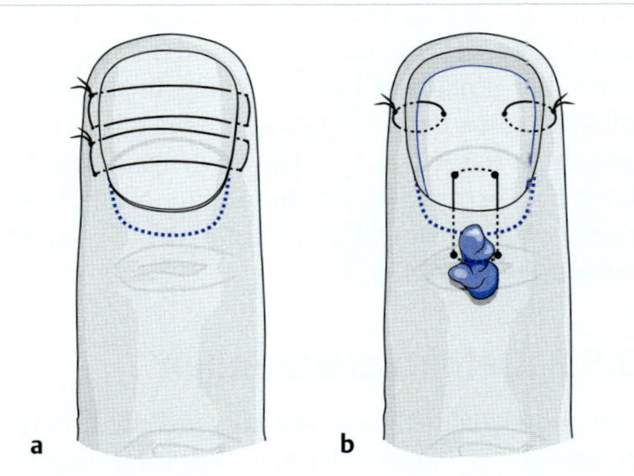

Abb. 3.14 Behandlung vollständig abgelöster Fingernägel.
a Replantation des kompletten Nagels und Refixierung durch übergreifende U-Nähte.
b Alternatives Einsetzen eines Ersatznagels (Nagelprothese, zugeschnittenes Großzehennageltransplantat).

Ein zum Teil abgelöster Nagel sollte nach Ablassen des Hämatoms durch einige Nähte am Rand des Nagelbetts refixiert werden.

Bei vollständiger Nagellösung wird er gereinigt, ggf. neu zugeschnitten und in die Nagelwurzel replantiert (▸ Abb. 3.14), um das Nagelbett für den nachwachsenden Nagel zu schienen. Hierdurch wird eine Epithelialisierung des Nagelbetts vermieden, die das Haften des nachwachsenden, neuen Nagels behindern und zu seiner Deformierung führen würde.

Das Refixieren kann mit Einzelknopfnähten oder über den Nagel gelegten U-Nähten erfolgen. Das gleiche gilt auch, wenn Teile des Nagels bei Schnittverletzungen abgelöst sind, aber noch zu Verfügung stehen. Die Nähte sollten nur seitlich und nicht zur Fingerkuppe hingelegt werden, um ein axiales Fehlwachstum zu vermeiden.

3.5.2 Schnitt-Riss-Verletzungen

Erstrecken sich Schnitt- oder Risswunden bis in die Nagelmatrix hinein, dann ist mit einem Fehlwachstum des nachwachsenden Nagels zu rechnen. Dieses kann je nach Ausmaß der Schädigung von einer einfachen Längsfältelung in der Hornschicht bis zu breit gespaltenen oder hässlich gewulsteten Nägeln reichen. Um derartige Komplikationen zu vermeiden, ist eine exakte Naht im Bereich von Nagelwurzel und Nagelmatrix besonders wichtig (▶ Abb. 3.15).

3.5.3 Defektverletzungen

Führen Nagelverletzungen zu ausgedehnten Zerstörungen des Nagelbetts, ist eine Defektdeckung mit einem vom Epithel befreiten Vollhauttransplantat sinnvoll. Mithilfe eines aufgenähten freien Nageltransplantats (z. B. entnommen von einer Großzehe) wird das Nagelbett für den von der Matrix aus wieder vorwachsenden Fingernagel vorbereitet (▶ Abb. 3.14b). Infrage kommen hierfür auch konservierte homologe Nageltransplantate [35].

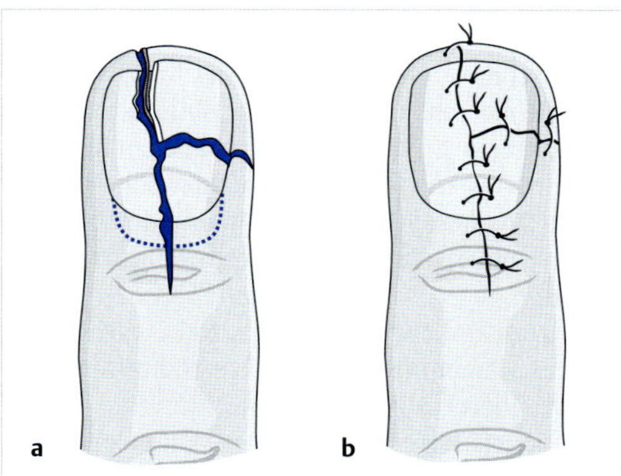

Abb. 3.15 Transunguale Schnitt-Riss-Wunde mit Beteiligung der Nagelwurzel.
a Verletzung.
b Versorgung.

Defekte, die die Nagelmatrix mitbetreffen und bei denen der Knochen freiliegt, bedürfen bisweilen einer Deckung durch einen Thenarlappen (Finger II–V) (▶ Abb. 3.36) oder Lappen vom Nachbarfinger (Daumen), da freie Hauttransplantate zwar anheilen, jedoch bei rein knöchernem Untergrund eine zu geringe Festigkeit aufweisen.

3.5.4 Fehlwachstum und Fehlen des Fingernagels

Nach Verletzungen der Nagelwurzel und des Nagelbetts können als Endzustand gespaltene oder nur teilweise korrekt vorwachsende Fingernägel mit Problemen bei der Pflege zurückbleiben. Gründe können in Vernarbungen des Nagelbetts und der Nagelwurzel bzw. nach Frakturen auch im Vorstehen kleiner Knochenfragmente in das Nagelbett zu suchen sein. Hierdurch entstehen Probleme im Aussehen, bei der Pflege und auch funktionelle Probleme, wenn z. B. der betroffene Finger in einem Handschuh hängen bleibt. Dann sind diese *Spaltnägel* Indikationen für eine chirurgische Korrektur (▶ Abb. 3.16, ▶ Abb. 3.17).

Eine weitere Nagelbettdeformierung liegt bei dem sog. *Klauennagel* (Claw Nail) vor, der dann entsteht, wenn das Nagelbett bei einer Defektverletzung der Fingerkuppe über den knöchernen Stumpf auf die Beugeseite gezogen wurde. Im Extremfall kann der Nagel dann um die Fingerkuppe herumwachsen und dort den Einsatz der verbliebenen Fingerbeere behindern. Hinzu kommt das unschöne Aussehen. Auch in solchen Fällen ist eine chirurgische Korrektur sinnvoll (▶ Abb. 3.18, ▶ Abb. 3.19).

Fehlt der Nagel nach Unfällen, Verbrennungen oder Infektionen vollständig, so sind es meist kosmetische, gelegentlich auch funktionelle Überlegungen, die den Wunsch nach einer plastisch-chirurgischen Wiederherstellung mit weitgehend normalem Aussehen wecken (▶ Abb. 3.20).

Liegen als Spätzustand nur kleine störende Nagelreste vor, dann kann bisweilen die Ausrottung des Nagelrestes sinnvoll sein.

Hierzu wird der Nagelfalz von 2 kleinen, längs verlaufenden seitlichen Hilfsschnitten aus nach dorsal aufgeklappt und die darunter liegende Matrix exzidiert. Danach kommt es rasch zu einer Verhornung des Nagelbetts.

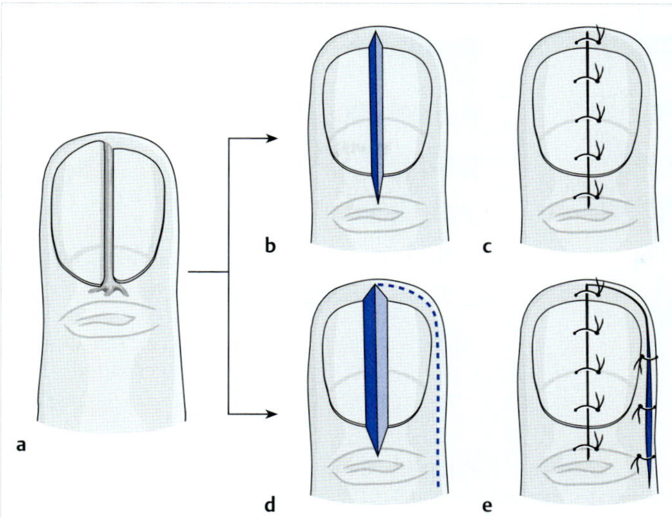

Abb. 3.16 Korrektur gespaltener Fingernägel.

a Der Nagel wächst in voller Länge gespalten, die Nagelwurzel ist mitgeschädigt.

b Der geschädigte Bezirk ist in voller Länge V-förmig exzidiert.

c Z. n. direkter Naht (möglich bei relativ schmaler Exzision).

d Exzidierter Bereich mit eingezeichneten Rotationslappen [27].

e Der verlagerte Lappen ist eingenäht, die laterale Spenderseite mit lockeren Hautnähten spannungsfrei adaptiert.

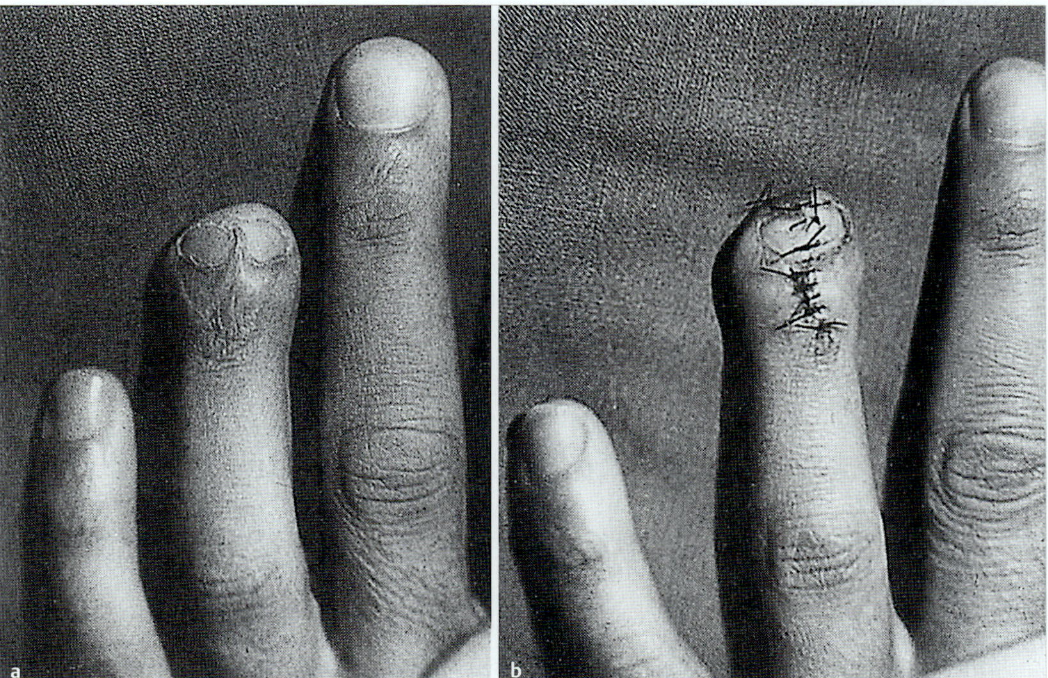

Abb. 3.17 Beispiel für die Korrektur eines Spaltnagels entsprechend ▶ Abb. 3.16a., ▶ Abb. 3.16b, ▶ Abb. 3.16c.

a Gespaltener Nagel vor der Korrektur.

b Nagel nach Korrektur mit direkter Naht.

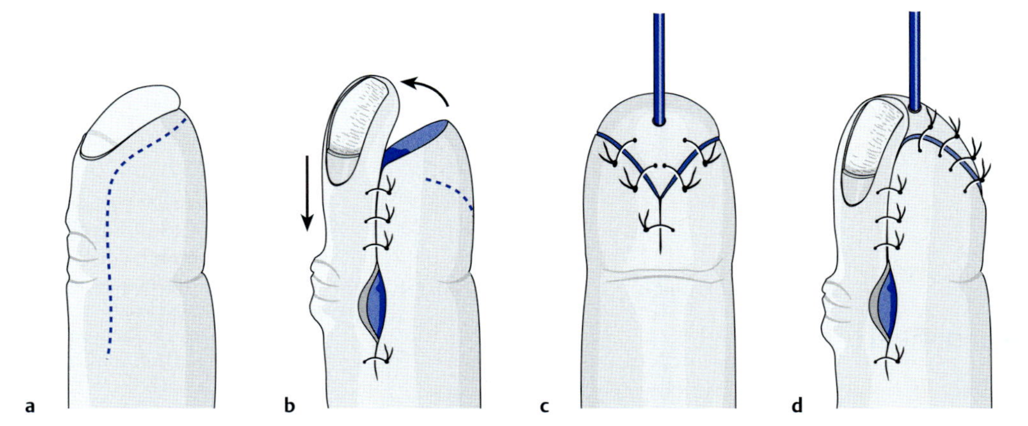

Abb. 3.18 Korrektur eines „Klauennagels" durch Verlagerung der Nagelstruktur nach proximal.
a Eingezeichnete Hautinzision (symmetrisch bds. bis zum distalen Drittel des Mittelglieds).
b Der Lappen ist unter leichter Faltung seiner Basis ca. 4 mm nach proximal verlagert; der Nagel ist bis auf die proximalen Anteile des Nagelbetts (auf Höhe der Lunula) entfernt. Der VY-Lappen wird vorbereitet.
c Nach Durchführen der VY-Plastik (Kap. 3.6.1).
d Seitliche Ansicht mit einem axial durch das V-Läppchen perkutan zur Stabilisierung der Weichteile eingebrachten K-Draht.

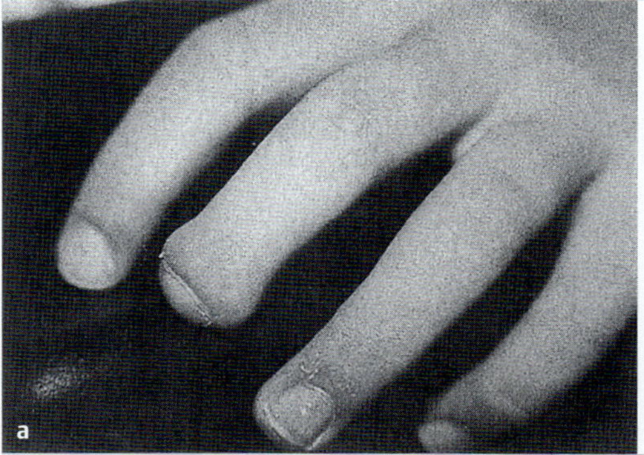

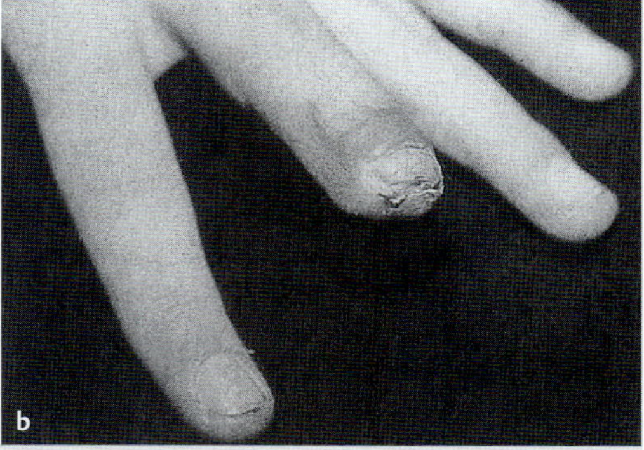

Abb. 3.19 Beispiel für eine Klauennagelkorrektur.
a Um die Fingerkuppe nach Endgliedteilamputation bis auf die Greifseite herum gewachsener Fingernagel.
b Monate nach der entsprechend ▶ Abb. 3.18 durchgeführten Korrektur.

Gespaltene Fingernägel

Die Ursachen hierfür wurden im vorangehenden Abschnitt genannt.

Wächst der Nagel proximal zunächst normal und kommt es erst distal zur Spaltung, so ist die Ursache im Nagelbett und nicht in der Nagelwurzel zu suchen. In diesen Fällen kann man durch eine Fensterung des Nagels und die vorsichtige lokale Exzision, gefolgt von feinen, gesunde Nagelbettanteile adaptierenden Nähten, das Nagelwachstum normalisieren [27].

Ein evtl. in das Nagelbett ragender Knochensplitter, der auf einer streng seitlichen Röntgenaufnahme objektiviert worden war, kann nach Fensterung des Nagels und vorsichtigem Abschieben des Nagelbetts mit einer feinen Luer-Zange abgetragen und darüber das Nagelbett wieder genäht werden.

Geht die Spaltbildung von einer Verletzung des Stratum germinativum der Nagelwurzel aus oder betrifft sie den gesamten Nagelbereich, so ist eine rinnenförmige Längsexzision des betroffenen Bereichs über die gesamte Nagellänge notwendig (▶ Abb. 3.16, ▶ Abb. 3.17). Ist der exzidierte Bereich nicht allzu breit, so gelingt meist die direkte Naht der Exzisionsränder.

Ist dies nicht oder nur unter großer Spannung möglich, so wird beispielsweise eine gestielte Nagelhautlappenplastik [27] erforderlich (▶ Abb. 3.16d, ▶ Abb. 3.16e). Als Nahtmaterial wird in beiden Fällen Nylon der Stärke 4–0 bis 6–0 verwendet, die Hautfäden verbleiben 10–12 Tage.

Klauennägel (Claw Nails)

Eine gut durchführbare Operation mit ansprechenden Endergebnissen zeigt ▶ Abb. 3.18 [8], [27]. Hier wird nach der Kürzung des Nagels bis auf Höhe der Lunula das gesamte Nagelbett einschließlich Perinychium und Nagelwurzel mobilisiert und unter lockerem Falten des proximal gestielten Hautlappens, der durch beidseitig symmetrisch angelegte Hautinzisionen entstanden ist, nach proximal verlagert. Eine Verlagerung ist bis zu 4 mm möglich!

Der hierdurch entstandene Defekt an der Fingerkuppe wird anschließend mithilfe einer VY-Plastik gedeckt (▶ Abb. 3.18, ▶ Abb. 3.19). Dabei ist es ratsam, zusätzlich perkutan einen Kirschner-Draht axial für 2–3 Wochen zu platzieren, um die Spannung der Nähte zwischen VY-Plastik und dem verlängerten Nagelhautlappen zu vermindern und um die neue Position bis zur Einheilung zu sichern.

Am Daumen kommt zur Deckung des Fingerkuppendefekts auch die Verlagerung eines an beiden Nerven-Gefäß-Bündeln gestielten Hautlappens (▶ Abb. 3.29) [36] infrage.

Weitere Möglichkeiten des Fingerkuppenaufbaus mit neurovaskulär gestieltem Lappen ohne Proximalverlagerung der Nagelstrukturen sind relativ aufwendig und kommen nur für mikrochirurgisch erfahrene Operateure infrage. Daher sei hier auf die weiterführende Literatur verwiesen [15], [27], [33], zumal die erzielbaren Ergebnisse selten besser sind als bei dem hier vorgestellten Verfahren.

Freie Nagelbetttransplantation

Beim vollständigen Fehlen des Fingernagels und unschönem Nagelbett kann es ausreichend sein, das deformierte Nagelbett zu exzidieren, evtl. samt seiner Nagelwurzel, falls aus ihr Nagelreste hervorwachsen, um das Ganze mit einem Kutistransplantat zu decken. Das dann eingeheilte Vollhauttransplantat ist im Allgemeinen in der Lage, auch Kunstnägeln als Lager zu dienen, womit in vielen Fällen ein ausreichender kosmetischer Effekt erzielt wird.

Eine Alternative stellt die Transplantation eines Zehennagels dar, wobei der Nagel der 2. Zehe im Allgemeinen für die Finger II–V geeignet ist und Teile des Großzehennagels für den Daumen infrage kommen. Bereits seit den 50er-Jahren werden erfolgreiche freie Zehennageltransplantationen unter Einschluss des Nagelbetts und ohne mikrochirurgischen Anschluss beschrieben [23].

Gute kosmetische Ergebnisse lassen sich vor allem entsprechend dem Vorgehen in ▶ Abb. 3.20 [2], [7] erzielen, bei dem Teile des Perinychiums und auch Anteile der proximalen Nagelfalte mittransplantiert bzw. neu gebildet werden. Das Nagelbett wird unmittelbar am Knochen des Endglieds (Endphalanx) abgelöst. Die Entnahmestellen an der Zehe werden dann mit ausgedünnter Vollhaut gedeckt.

Eine weitere Möglichkeit ist die mikrovaskuläre Verpflanzung von Teilen der Pulpa gemeinsam mit dem Nagelbett und der Nagelwurzelanschluss im Fingerbereich. Nachteil diesen Vorgehens ist allerdings die stärkere Verstümmelung der Spenderzehe und der größere technische Aufwand, der mikrochirurgische Erfahrung voraussetzt [12], [27].

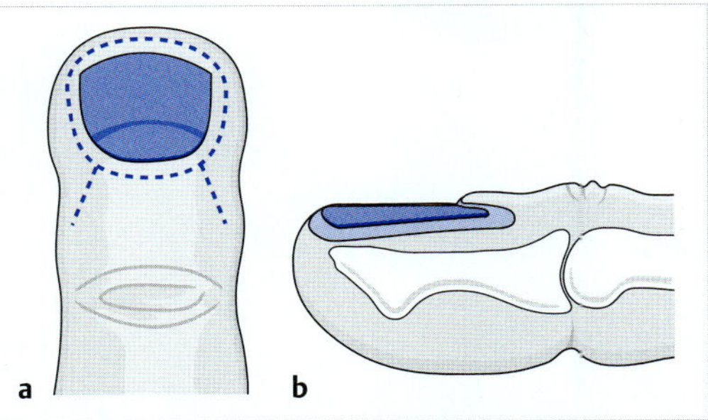

Abb. 3.20 Komplette freie Nagelbetttransplantation.
a Zehe: In der Aufsicht eingezeichnete Inzisionsbereiche zur kompletten Transplantation von Perinychium und Nagel samt Nagelwurzel und Nagelbett.
b Finger: Das Transplantat wird der Entnahmestelle entsprechend unter Bildung einer Nagelwurzelfalte und eines Perinychiums eingenäht.

3.6 Defektverletzungen der Fingerkuppen

Kann der knöcherne Stumpf bei Fingerkuppenamputationen noch mit ausreichend durchblutetem Subkutangewebe bedeckt werden, dann genügen kleine freie Vollhauttransplantate (entnommen von unbehaarten Stellen am Unter- oder Oberarm) oder die entfettete Haut der abgetrennten Fingerkuppe zur Deckung. Auch bei solchen freien Transplantaten kann es durch in der Subkutis erhalten gebliebene Nervenendorgane zu einer zufrieden stellenden Sensibilitätswiederkehr kommen.

Beim freiliegenden Knochen erfüllen meist kleine Verschiebelappenplastiken die Forderung nach einer gut gepolsterten und sensibel versorgten Stumpfdeckung.

3.6.1 VY-Plastik

Für den Fingerendgliedbereich kommt die *VY-Plastik nach Tranquilli-Leali* [47] infrage (▸ Abb. 3.21), bei der ein V-förmiger Hautlappen auf der Beugeseite gebildet und über den Defekt verlagert wird. Bei der V-förmigen Inzision bis auf die Unterlage müssen die elastischen Strukturen, die Gefäße und Nerven führen, erhalten bleiben und nur fixierende Bindegewebssepten werden durchtrennt (▸ Abb. 3.21b). Die nach seinem Anheften über dem Stumpf verbleibende Y-ähnliche Wunde wird nur teilweise durch Einzelknopfnähte verschlossen. Die seitlichen Schenkel des verlagerten Läppchens werden zugunsten der Durchblutung in neuerer Zeit nicht mehr genäht, zumal die hier dann sekundär heilende Wunde später im Bereich der Fingerbeere kaum sichtbar ist. Eine zusätzliche Hauttransplantation ist nicht erforderlich. Zu achten ist darauf, dass die Schnittführung die Endgelenkbeugefalte nach proximal nicht überschreitet.

Die Modifikation der beidseitigen VY-Plastik [9] (▸ Abb. 3.22) ist allerdings nur bei kräftigen Fingern zu empfehlen.

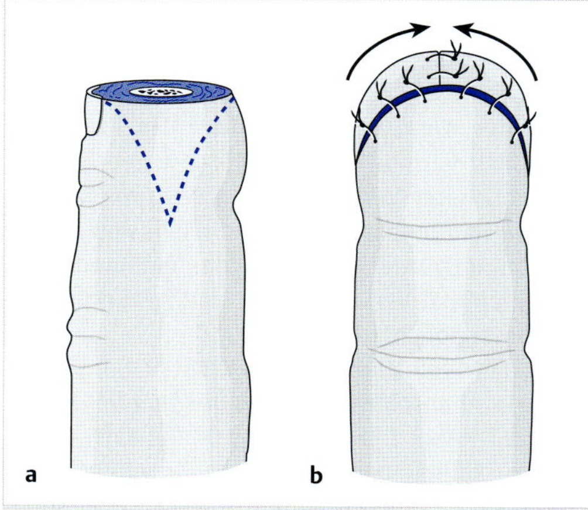

Abb. 3.22 Beidseitige VY-Plastik nach Kutler.
a Schnittführung.
b Naht nach Verlagerung.

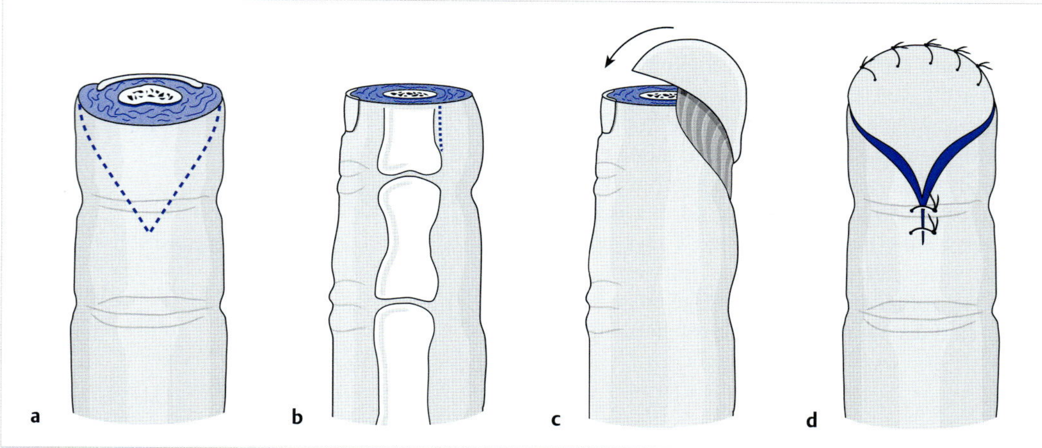

Abb. 3.21 VY-Plastik nach Tranquilli-Leali.
a V-förmiger Hautschnitt von palmar.
b Seitenansicht.
c Lappenverlagerung: Erhalten geblieben sind Nerven, Gefäße und elastische Hautelemente.
d Y-förmige Hautnaht unter Aussparen der seitlichen Schenkel.

3.6.2 Visierlappenplastik

Ein widerstandsfähiges Hautpolster über einer amputierten Fingerkuppe lässt sich auch durch eine *Visierlappenplastik nach Klapp* erreichen. Hierbei wird ein beidseits gestielter, beugeseitiger Hautlappen nach peripher auf den Defekt verlagert (▶ Abb. 3.23) und der Hebedefekt mit einem dünnen Vollhauttransplantat ausgefüllt. Diese Art der Deckung ist nicht wie die beiden vorangegangenen Techniken auf das Endglied beschränkt.

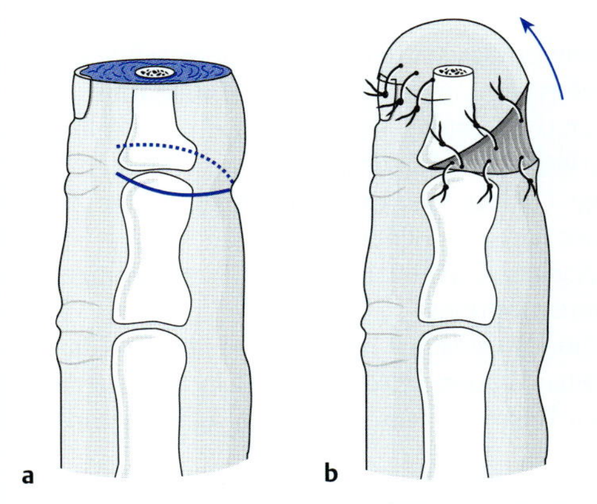

Abb. 3.23 Visierlappenplastik nach Klapp.
a Schnittführung.
b Nach Lappenverlagerung mit freiem Hauttransplantat im Hebedefekt.

3.6.3 Seitlich gestielte Rotationslappen

Ebenfalls ein Vollhauttransplantat zur Deckung eines Hebedefekts wird bei der Verwendung eines *dorsal gehobenen und palmar-lateral gestielten Läppchens* benötigt (▶ Abb. 3.24). Das Sensibilität aufweisende Läppchen wird dorsal unter sorgfältiger Schonung des gut durchbluteten paratendinösen Gleitgewebes des Streckapparats abgehoben und palmar gestielt über den Amputationsstumpf verlagert [35]. Diese Art der Deckung kommt bei Amputationen proximal des Fingernagels im gesamten Fingerbereich infrage.

Der Lappen stellt eine distal angelegte Variante des sog. *"Advancement Rotation Flap" nach Hueston* [16] dar (▶ Abb. 3.25).

Hier werden in der Beugefalte auf Höhe der Schwimmhäute eine quere Hautinzision und eine mediolaterale Längsinzision angelegt. Der palmare Hautmantel wird über das anliegende Nerven-Gefäß-Bündel bis zum gegenüberliegenden freipräpariert und über dem Stumpf nach distal verlagert. Der dreieckförmige Hebedefekt auf Höhe der Schwimmhautfalte wird mit ausgedünnter Vollhaut vom proximalen Unterarm gedeckt (▶ Abb. 3.25).

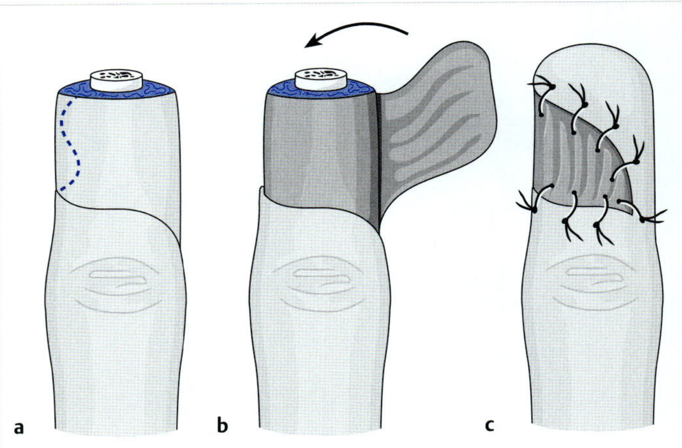

Abb. 3.24 Seitlich gestielter Lappen zur Defektdeckung ohne weitere Stumpfkürzung.
a Schnittführung.
b Lappenhebung.
c Auf den Stumpf verlagerter Lappen, Hauttransplantat im Hebedefekt.

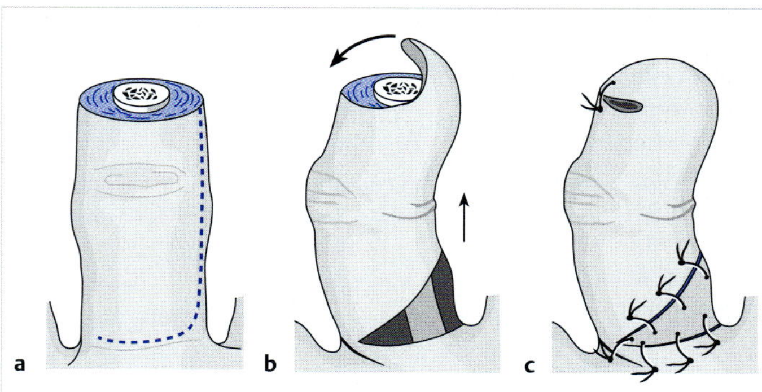

Abb. 3.25 Lappen nach Hueston (advancement rotation flap).
a Prinzip der Schnittführung.
b Distalverlagerung des gehobenen Lappens.
c Nach Einnähen eines Hauttransplantats.

3.6.4 Dehnungslappen nach Moberg, Modifikation nach O'Brien

Vor allem am *Daumen* hat sich die Verlagerung beugeseitiger Lappen, die an ihren Nerven-Gefäß-Bündeln gestielt bleiben, nach peripher bewährt [30] (▸ Abb. 3.26, ▸ Abb. 3.27). Hierbei soll durch die anfängliche Beugung des Endglieds eine zu große Spannung im Bereich der Nerven-Gefäß-Bündel vermieden werden. Die Hebung und Präparation erfolgt auf der Beugesehnenscheide und erfordert die Verwendung einer Lupenbrille zur sicheren Schonung der im Lappen verbleibenden Nerven-Gefäß-Bündel. Vor dem Einnähen sollte eine Drainage eingelegt werden, da die Gefahr einer Hämatombildung groß ist.

Nach ca. 2 Wochen kann mit Streckübungen begonnen werden.

Eine *Modifikation* hin zu einem neurovaskulär gestielten Lappen entsteht, wenn ein *Dehnungslappen nach Moberg* (▸ Abb. 3.26, ▸ Abb. 3.27) an seiner Ba-

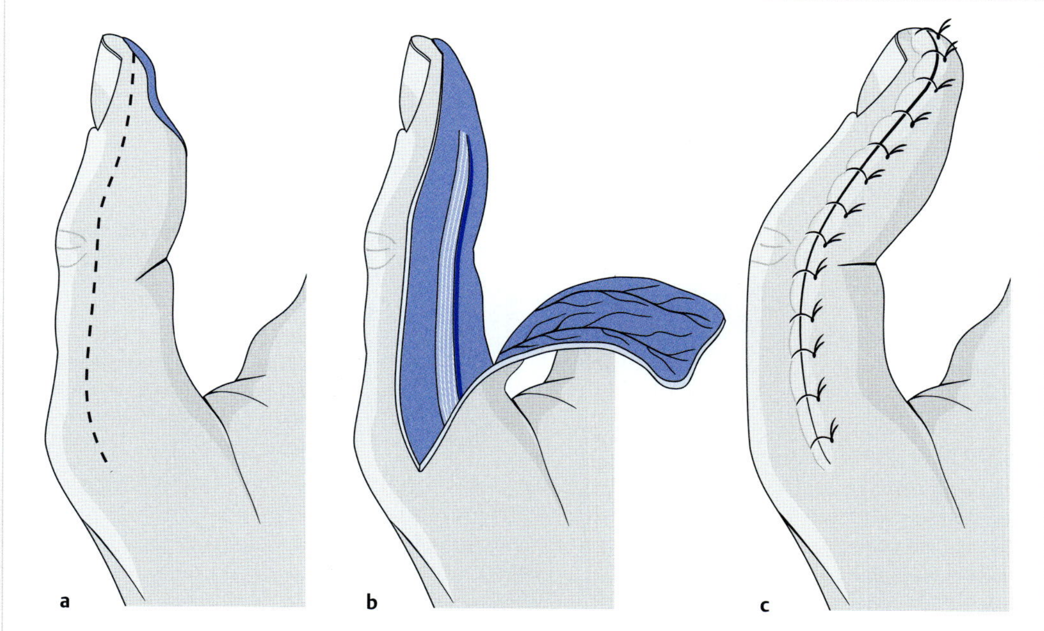

Abb. 3.26 Gestielter palmarer Hautlappen (Dehnungslappen nach Moberg) zur Defektdeckung im Bereich einer Daumenkuppe.
a Defekt und Hautinzision.
b Mit Nerven-Gefäß-Bündeln gehobener Lappen.
c Nach peripher verlagerter und eingenähter Lappen.

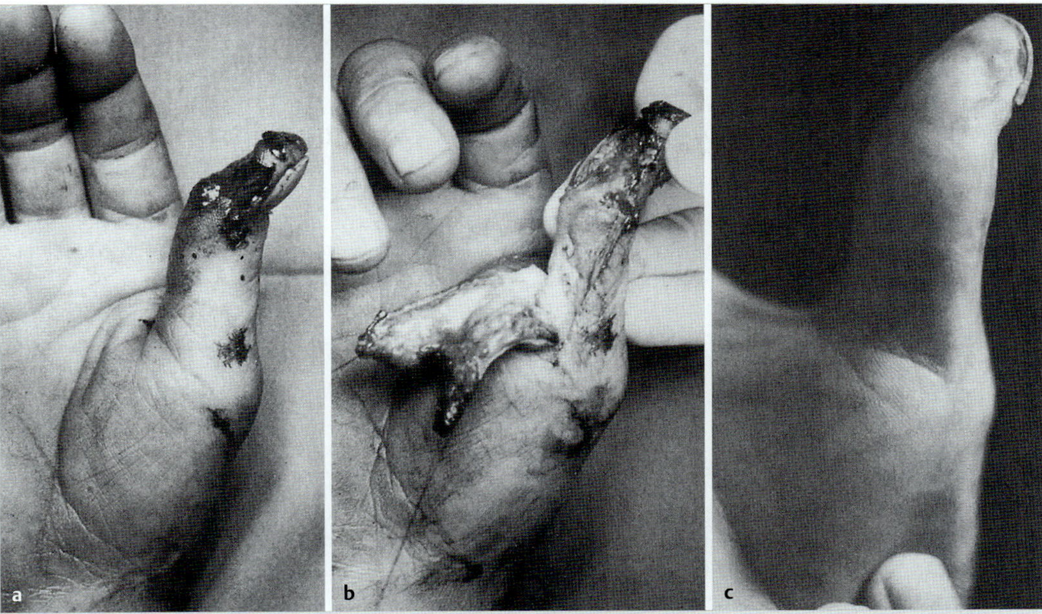

Abb. 3.27 Beispiel für die Anwendung eines Dehnungslappens nach Moberg (s. ▸ Abb. 3.26).
a Defekt der Daumenkuppe.
b Gehobener Lappen.
c Endresultat nach Einheilung.

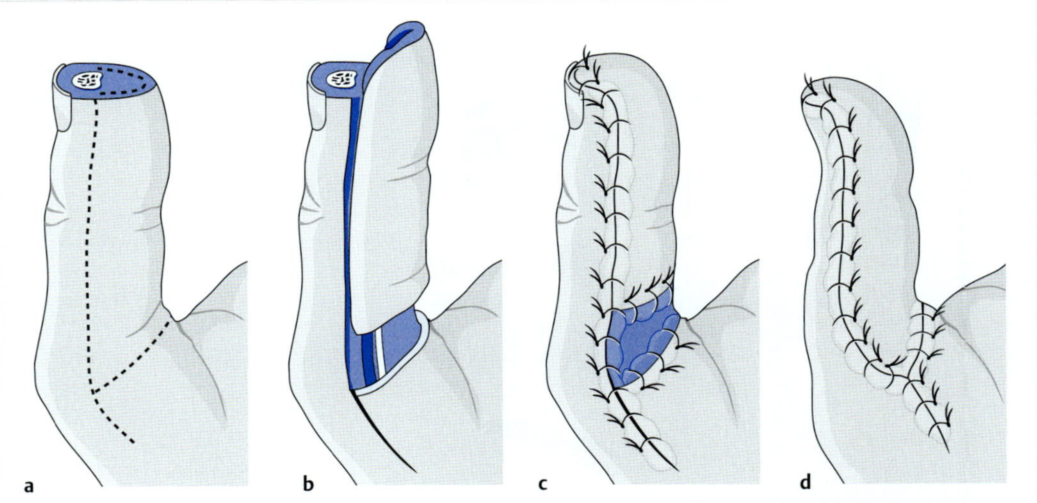

Abb. 3.28 Neurovaskulär gestielter Insellappen [36] zur Fingerkuppendeckung.
a Vorgesehene Hautinzision.
b Mobilisierter, an beiden palmaren Nerven-Gefäß-Bündeln gestielter Lappen.
c Nach Einnähen und Decken des Hebedefekts mit einem Vollhauttransplantat.
d Variante: Verschluss mit einer YV-förmigen Verschiebung.

sis bis auf seine beiden Nerven-Gefäß-Bündel durchtrennt wird. Diese werden zur besseren Mobilisierung zusätzlich nach proximal präpariert. Auf den nach der Verlagerung an der Basis verbleibenden Defekt wird ebenfalls Vollhaut transplantiert [29], [36], sofern man nicht auf die Variante mit einer umgekehrten VY-Plastik zurückgreift (▸ Abb. 3.28). Durch die Dehnbarkeit der Nerven-Gefäß-Bündel ist dieser Lappen weiter nach distal verlagerbar. Auch hier bleibt die Sensibilität erhalten. Der venöse Rückfluss erfolgt durch kleine Begleitvenen im Bereich der Nerven-Gefäß-Bündel, daher sollen diese nicht zu sehr freipräpariert werden. Die Präparation muss unter Lupenvergrößerung erfolgen.

3.6.5 Insellappen für den Daumen

Unter dem Begriff Insellappen werden Lappen zusammengefasst, bei denen die Lappenbasis auf 1 oder 2 Arterien mit ihren Begleitvenen reduziert ist. Neben dem aus dem *Dehnungslappen nach Moberg* abgeleiteten und in Kap. 3.6.4 bereits beschriebenen Insellappen kommen bei größeren Defekten 2 weitere Möglichkeiten, die Daumenkuppe mit hochwertigen sensiblen Hautanteilen zu versorgen, infrage:

- Das klassische Beispiel stellt das von der radialen oder ulnaren Beugeseite des Ringfingers auf die Daumenbeere verlagerte *Inselläppchen* dar (▸ Abb. 3.29) [22], [31].
- Ein 2., gut praktikable Möglichkeit ist der sog. *Foucher-Lappen* [11], bei dem der dorsoradiale Hautbereich über dem Zeigefingergrundglied gestielt an einem Nerven-Gefäß-Bündel auf die Daumenbeere verlagert wird (Kap. Hilgenfeldt-Lappen, Foucher-Lappen (S. 75)).

Klassischer Insellappen

Beim klassischen Insellappen von der Ulnarseite des 4. Fingers gilt als nachteilig, dass die Sensibilität umgelernt werden muss. Das heißt, die Daumengreifseite wird zunächst weiter als Ringfingerteil empfunden, was vor allem bei älteren Patienten, die nicht mehr leicht umlernen können, ein Problem darstellt. Hinzu kommen hypersensible Bereiche in der Nähe der Lappenränder und der Verlust der 2-Punkte-Unterscheidungsfähigkeit am Spenderfinger. Zur besseren sensiblen Integration werden daher auch die Durchtrennung des ulnaren Fingernervs und der mikrochirurgische Anschluss an den ulnaren Daumennerv empfohlen.

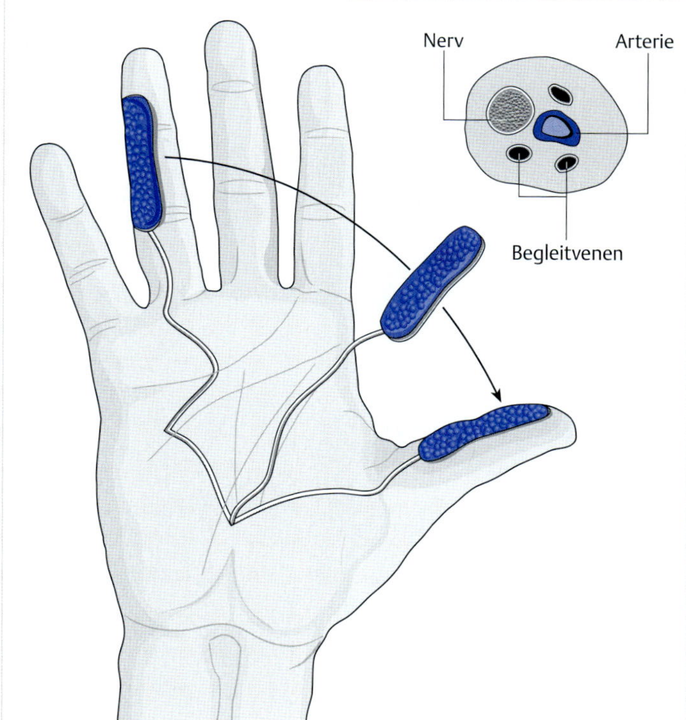

Abb. 3.29 Verlagerung eines neurovaskulär gestielten Inselläppchens. Rechts oben: Querschnitt durch den neurovaskulären Stiel.

Operative Durchführung

Bei der Hebung des zuvor angezeichneten Läppchens und der vorsichtigen Präparation des Nerven-Gefäß-Stieles ist es wichtig, das Fettgewebe im Nerven-Gefäß-Bündel wegen der hier verlaufenden kleinen Begleitvenen zu belassen. Im Mittelhandbereich muss der Nerv nach proximal bis zum Hohlhandbogen präpariert und gespalten werden, damit die Sensibilität der zugewandten Seite des Nachbarfingers erhalten bleibt. Die Mittelhandarterie hingegen steht nach Ligatur der Abgänge vollständig dem Läppchen zur Verfügung. Nach der Verlagerung muss ein spannungsfreies Einnähen gewährleistet sein, um den venösen Abfluss aus dem Läppchen, der über die kleine Begleitvenen der Arterie erfolgt, nicht zu stören. Aus dem gleichen Grund muss bei der Verlagerung jeder Druck auf den Nerven-Gefäß-Stiel vermieden werden. Die Deckung des Hebedefekts erfolgt mit einem Vollhauttransplantat.

Bereits nach 2–3 Tagen kann mit Bewegungsübungen und nach einer Woche mit einem ergotherapeutischen Sensibilitätstraining begonnen werden. Dieses muss bisweilen über 6 Monate weitergeführt werden.

Hilgenfeldt-Lappen, Foucher-Lappen

Der *Foucher-Lappen* stellt eine Weiterentwicklung des *Lappens nach Hilgenfeldt* dar, bei dem die Basis auf das Nerven-Gefäß-Bündel reduziert ist [11], womit das Prinzip eines neurovaskulär gestielten Insellappens erfüllt wird. Hierdurch verbessert sich die Mobilität und die 1. Zwischenfingerfalte muss nicht wie beim *Lappen nach Hilgenfeldt* durchtrennt, sondern lediglich untertunnelt werden.

Da die Lappenverlagerung nach Hilgenfeldt jedoch nach wie vor eine exzellente Möglichkeit zur Wiederherstellung einer sensiblen Daumengreifseite und der Zwischenfingerfalte darstellt, sei zunächst auf diesen Lappen eingegangen. Bei der *Lappenverlagerung nach Hilgenfeldt* handelt es sich um einen dorsoradial vom Zeigefinger gehobenen Lappen mit sensiblen Ästen des N. radialis, axialen Hautgefäßen und bisweilen auch der 1. dorsalen Mittelhandarterie im Bereich des Lappenstiels (▶ Abb. 3.30) [31], [38].

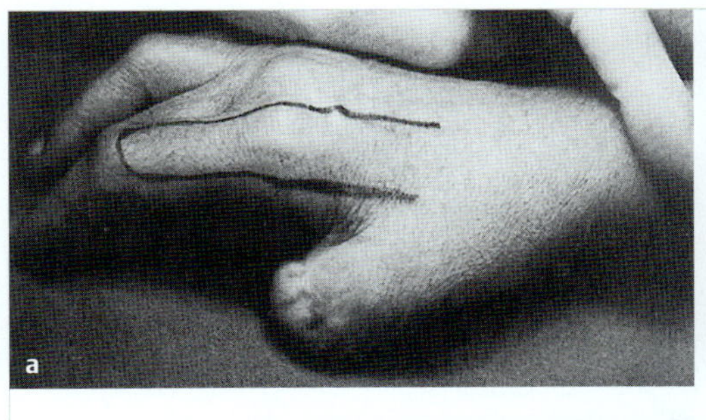

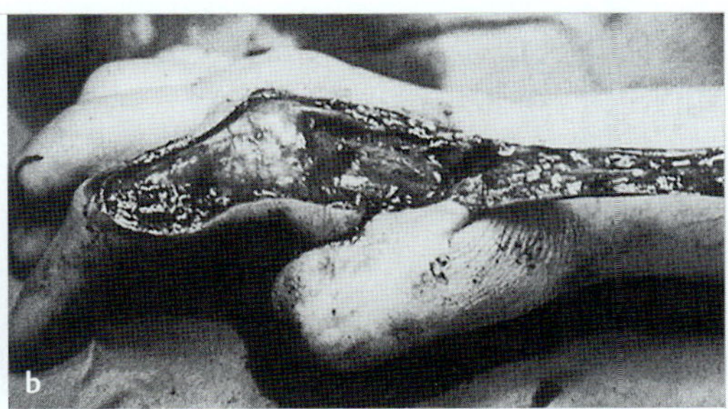

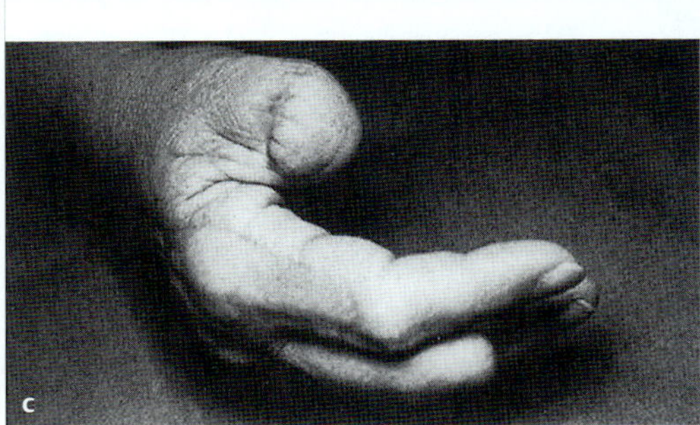

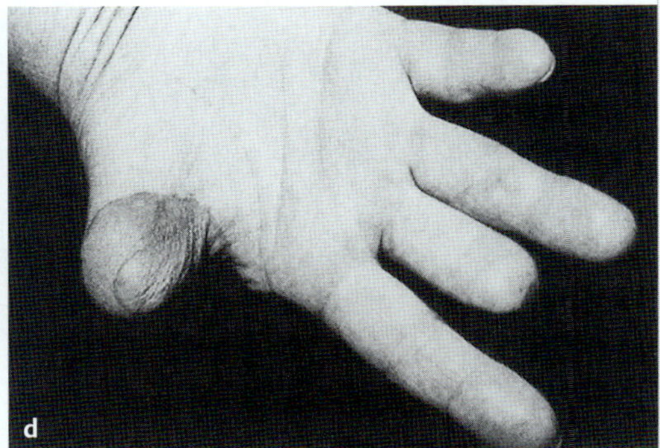

Abb. 3.30 Sensibler Lappen von der dorsoradialen Seiten des Zeigefingers zur Resensibilisierung der Daumengreifseite.
a Angezeichneter Lappen.
b Gehobener Lappen vor der Verlagerung.
c Unauffällige Einheilung. Beachte die ebenfalls unauffällig in den Hebedefekt eingeheilte Vollhaut.
d Daumengreifseite nach Einheilung.

Operationstechnik

Der angezeichnete Lappen wird mit allen Hautschichten einschließlich der Nerven und Gefäße von distal nach proximal bis auf das Sehnengleitlager gehoben (▸ Abb. 3.30b) und in der 1. Interdigitalfalte, die dabei vertieft werden kann, auf die Greifseite des Daumens verlagert (▸ Abb. 3.30c, ▸ Abb. 3.30d). Der Lappen kann wegen der axialen Gefäßversorgung weit über das bei Schwenklappen übliche Verhältnis Länge : Breite von 3 : 1 hinaus bis zu den Mittelgelenken hin gehoben werden. Wichtig für die Durchblutung nach der Verlagerung ist ein spannungsfreies Einnähen. Die Vollhaut, mit der der Hebedefekt gedeckt wird, passt sich nach einiger Zeit in Aussehen und Funktion unauffällig an die benachbarten dorsalen Hautareale an (▸ Abb. 3.30c).

Beim *Foucher-Lappen*, der infrage kommt, wenn proximal Anteile der Daumengreifseite und die 1. Interdigitalfalte intakt sind, wird über dem distalen Zeigefingergrundglied zunächst die Lappengröße entsprechend dem zu deckenden Defekt sowie die zickzackförmige Hautinzision über den dorsalen Nerven- und Gefäßästen des zu präparierenden Stieles (▸ Abb. 3.31a) angezeichnet.

Die Hebung des Lappens und die Präparation des Stieles erfolgt unter Lupenvergrößerung bis auf das Sehnengleitgewebe. Seitliche Venenabgänge werden ligiert. Der Nerven-Gefäß-Stiel muss ausreichend von Subkutangewebe umgeben sein und darf nicht, wie in ▸ Abb. 3.31b aus Gründen der Anschaulichkeit dargestellt, bis ins Detail präpariert werden.

Die Verlagerung des Lappens erfolgt wie in ▸ Abb. 3.31b gezeigt durch einen subkutanen Tunnel oder offen nach Weiterführen der Inzision auf die dorsolaterale Daumenseite bis zum Defekt hin, je nach Weichteil- oder Narbenverhältnissen. Der Hebedefekt wird wiederum mit Vollhaut gedeckt.

Der Lappen ist auch bei frischen Unfällen geeignet, hat eine geringe Problematik im Spenderbereich, ist bei sorgfältiger Präparationstechnik sicher und ergibt brauchbare Sensibilität im Bereich der Daumengreifseite.

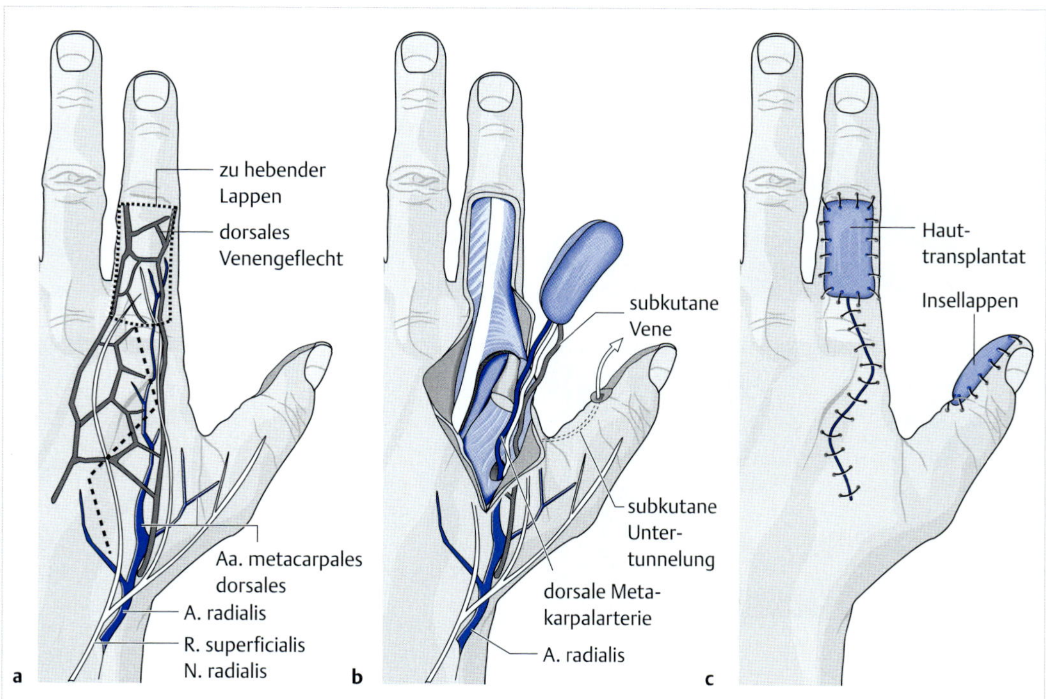

Abb. 3.31 Sensibler Insellappen nach Foucher [11].
a Ausgangssituation mit Gefäß-Nerven-Anatomie.
b Der gehobene Lappen mit präpariertem Nerven-Gefäß-Stiel vor der Verlagerung.
c Zustand nach Lappenverlagerung und Deckung des Hebedefekts mit Vollhaut.

Das sensible Umdenken gelingt leichter als beim Inselläppchen vom 4. Finger. Lediglich höheren sensiblen Ansprüchen an ein Feingefühl genügt dieser Lappen nicht.

3.6.6 Insellappen für die Finger II–V

Für die *Finger II–V* stehen 2 Insellappen, die aus dem Finger selbst gebildet werden, zur Verfügung:

- Ein direkter, neurovaskulär gestielter Insellappen, der an den vom Moberg-Dehnungslappen abgeleiteten neurovaskulären Lappen im Daumenbereich erinnert (*Direct Island Advancement Flap*),
- ein retrograd versorgter Insellappen (*Reverse-Flow sensitive Island Flap*), der in kleinerer Dimension den gefäßgestielten Unterarmlappen zur Rekonstruktion größerer Weichteildefekte an der Hand entspricht und dessen Sensibilisierung ebenfalls eine mikrochirurgische Nervennaht erfordert.

Direkter, neurovaskulär gestielter Insellappen

Bei dem direkten, neurovaskulär gestielten Insellappen [15], [33] wird ein an den Defekt angrenzendes Areal in der Größe des Defekts umschnitten und an seinem Nerven-Gefäß-Bündel (radialseitig oder ulnarseitig) bis zur Grundgelenkbeugefalte gestielt gehoben. Durch die Präparation von Fingernerv, Fingerarterie und im Fettgewebe verlaufenden Begleitvenen gewinnt das Nerven-Gefäß-Bündel so viel Elastizität, dass der Lappenbereich in den Kuppendefekt hineinverlagert werden kann. Der Hebedefekt wird mithilfe eines freien, ausgedünnten Vollhauttransplantats verschlossen.

Die Präparation des Nerven-Gefäß-Bündels erfolgt unter Lupenkontrolle, Arterie und Nerv sollen nicht einzeln freipräpariert werden, damit das für den venösen Rückfluss wichtige Begleitgewebe erhalten bleibt. Eine leichte Beugung des Fingers vermindert die Spannung auf den Nerven-Gefäß-Stiel, bis der Lappen eingeheilt ist. Für diesen Lappen wird möglichst die Fingerseite ausgewählt, die nicht die Hauptarterie enthält. Am Zeigefinger ist dies die Radialseite, an Ring- und Kleinfinger jeweils die Ulnarseite und am Mittelfinger sind beide Arterien meist gleichwertig. Im Allgemeinen ist der Lappen nach 1 Woche soweit eingeheilt, dass mit Bewegungsübungen und Sensibilitätstraining begonnen werden kann. Relativ frühzeitige Bewegungsübungen sind wichtig, um Narben bedingte Kontrakturen im Mittel- und Endgelenk zu vermeiden und um Überempfindlichkeiten des Lappens bald in eine weitgehend normale Empfindung überzuleiten.

Einen gewissen Nachteil stellt der durch die Präparation des Stieles verursachte Sensibilitätsverlust der betroffenen Fingerseite im proximalen Fingerbereich dar. Diese geht jedoch im Laufe eines Jahres in eine erträgliche Hyposensibilität über. Bei sorgfältiger Operationstechnik ist die Komplikationsrate bezüglich des Lappenverlustes gering [15] (▶ Abb. 3.32).

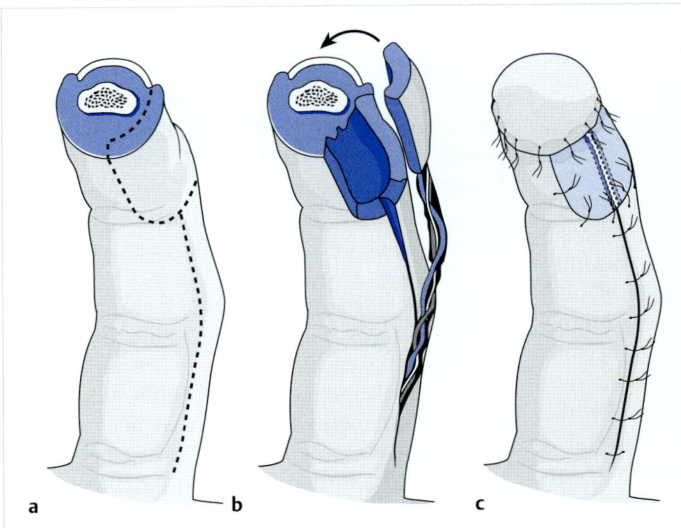

Abb. 3.32 Direkter neurovaskulär gestielter Insellappen.
a Defekt, zu hebender Lappen und mediolaterale Hautinzision zur Präparation des Nerven-Gefäß-Stieles.
b Läppchen und Gefäßstiel sind präpariert und zur Verlagerung nach distal vorbereitet.
c Der Lappen ist, unter leichter Beugung des End- und Mittelgelenks, nach distal verlagert und der Hebedefekt mit einem ausgedünnten Vollhauttransplantat gedeckt.

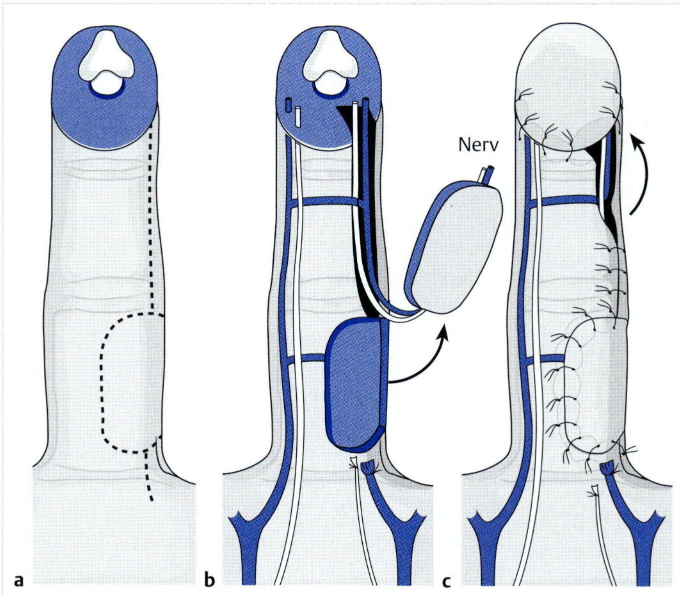

Abb. 3.33 Retrograd versorgter Insellappen.
a Defekt und eingezeichneter Lappen
b Der Lappen mit langem proximalem Nervenstumpf und der distale Nerven-Gefäß-Stiel sind gehoben (bis zum distalen Metaphysendrittel). Blutflussumkehr über die subtendinösen Gefäßarkaden der distalen Mittelphalanx von der Gegenseite (Pfeil).
c Der Insellappen bedeckt den Kuppendefekt, der ernährende Gefäßstiel bildet eine Schleife, und der proximale Fingernerv ist mit dem gegenseitigen Nervenstumpf vereinigt. Der Hebedefekt ist durch ein Vollhauttransplantat gedeckt.

Retrograd versorgter Insellappen

Der retrograd versorgte Insellappen [15], wie er in ▶ Abb. 3.33 dargestellt ist, setzt voraus, dass die Kollateralgefäße zwischen den beiden beugeseitigen Fingerarterien auf Höhe der Endgelenkbeugefalte intakt sind. Der Lappen ist dem zuvor genannten Insellappen dann überlegen, wenn der zu deckende Defekt relativ groß ist, so dass weder Maßnahmen wie VY-Plastiken noch der zuvor geschilderte direkte Insellappen wegen einer zu großen Spannung auf den Nerven-Gefäß-Stiel infrage kommen. Wie beim direkten Lappen (▶ Abb. 3.32) sollte als Nerven-Gefäß-Stiel das nicht dominante Fingergefäß ausgewählt werden. Der Lappen selbst wird über dem seitlich palmaren Bereich des distalen Grundglieds angezeichnet und gehoben. Zu Beginn der Operation wird zunächst das Nerven-Gefäß-Bündel proximal der Interdigitalfalte freigelegt und der Fingernerv 1 – 2 cm proximal des Lappens abgetrennt. Die Arterie wird auf Lappenhöhe unterbunden und ebenfalls durchtrennt. Anschließend wird der Lappen samt Nerven-Gefäß-Bündel nach distal freipräpariert; auf Höhe der Mittelgelenkbeugefalte endet der Lappen und es beginnt die Präparation des Nerven-Gefäß-Stieles bis zum distalen Drittel des Mittelglieds. Weiter sollte die Präparation wegen der genannten Kollateralen nicht nach distal hin erfolgen. Der Lappen wird danach samt dem bogenförmig gelegten Stiel subkutan nach distal verlagert und dort so eingenäht, dass der Nerv des proximalen Lappenteiles mit dem kontralateralen Fingernerv, welcher zuvor präpariert wurde, mit Nylonfaden der Stärke 10 – 0 mikrochirurgisch vereinigt werden kann. Der Hebedefekt wird anschließend mit einem freien Vollhauttransplantat gedeckt, die übrige Hautinzision im Bereich der Umbiegestelle des Nerven-Gefäß-Bündels kann offen bleiben oder wie der Hebedefekt locker mit einem freien Hauttransplantat von der Beugeseite des Unterarmes gedeckt werden, um einen zu starken Druck auf das Nerven-Gefäß-Bündel zu vermeiden.

Bei dieser Verletzung ▶ Abb. 3.34 wurde der Insellappen ulnarseitig, wie in der Graphik in ▶ Abb. 3.33 gezeigt, gehoben und verlagert. Hier allerdings ohne den ulnaren Fingernerv nur an der Arterie mit ihren kleinen Begleitvenen gestielt. Dennoch kam es zu einer guten Resensibilisierung der neuen Fingerbeere. Die Resensibilisierung des Lappens folgt den üblichen Gesetzen einer Nervennaht (Kap. Primärnaht).

Die Mobilisierungsbehandlung kann bereits nach 5 – 6 Tagen erfolgen. Eine 2-Punkte-Diskriminierungsfähigkeit ist im Allgemeinen nicht zu erwarten, die Sensibilität ist jedoch für den normalen Gebrauch meistens gut ausreichend.

Ein *Nachteil* stellt auch hier die Denervierung einer Fingerhälfte dar. Dies entfällt, wenn man wie in ▶ Abb. 3.34 den Fingernerv in situ belässt und

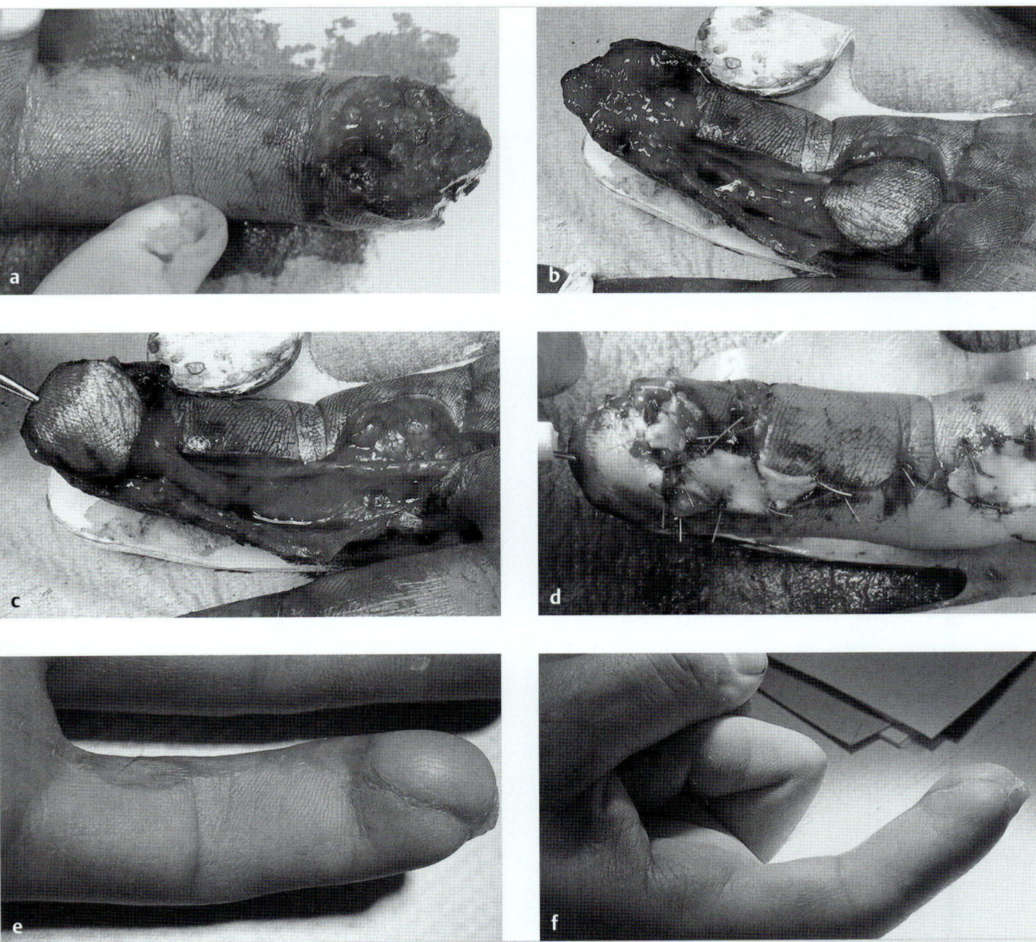

Abb. 3.34 Beispiel für einen retrograd versorgten Insellappen am Zeigefinger.
a Verletzung.
b Gehobener Lappen mit präpariertem Gefäßstiel.
c Verlagerter und mit einer Kanüle zentral fixierter Lappen.
d Eingenähter Lappen, mit ausgedünnter Vollhaut bedeckter Hebedefekt und damit bedecktem distalem Gefäßstiel.
e Eingeheilter Lappen nach 8. Wochen, ventrale Ansicht.
f Eingeheilter Lappen nach 8. Wochen, laterale Ansicht.

nur den Gefäßstiel (Arterie und ihre feinen Begleitvenen) präpariert und verlagert. Dies ist mit einer guten Lupenbrille problemlos möglich. Die spätere Resensibilisierung durch erhalten gebliebene Nervenfasern im Hautdefekt ist bei diesem Vorgehen nach eigenen Erfahrungen eher besser.

3.6.7 Zweizeitige Nahlappenplastiken

Verfahren, bei denen eine strapazierfähige Deckung, jedoch zunächst ohne Sensibilität, erzielt wird, stellen die Versorgung größerer beugeseitiger Defekte mit einem gekreuzten Fingerlappen (*Cross Flap*) [45] oder einem Lappen, der im Daumenballenbereich gebildet wird (*Thenarlappen*) [1] dar (▶ Abb. 3.35 u. ▶ Abb. 3.36).

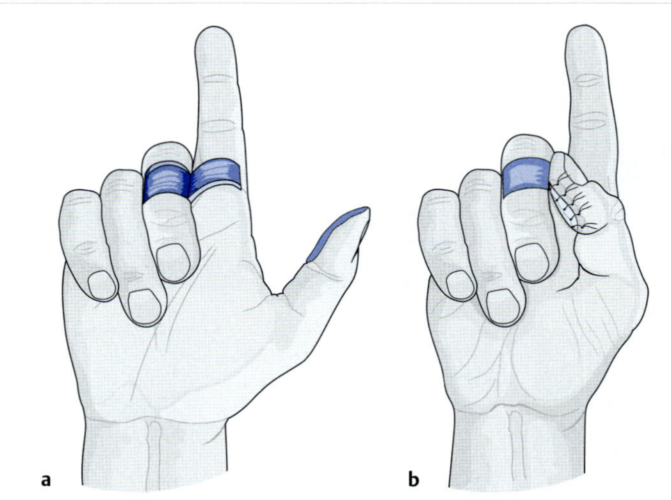

Abb. 3.35 Beispiel für einen gekreuzten Fingerlappen zur Deckung eines Daumenkuppendefekts.
a Gehobenes Läppchen.
b Eingenähtes Läppchen. Der Hebedefekt ist mit einem freien Hauttransplantat gedeckt.

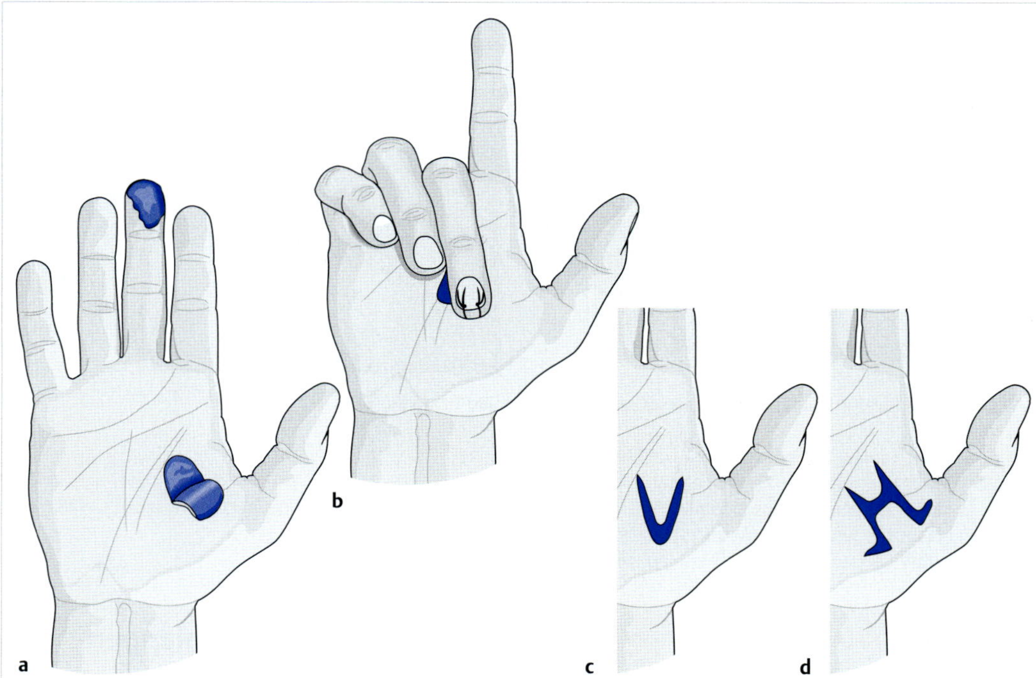

Abb. 3.36 Thenarlappen zur Defektdeckung im Kuppenbereich der Finger II–V.
a Vorbereitetes Läppchen mit dem durch ein freies Hauttransplantat verschlossenen Hebedefekt.
b Situation nach Einnähen des Läppchens.
c Alternative Schnittführungen eines Thenarläppchens, die einen primären Wundverschluss des Hebedefekts ermöglichen.
d Alternative Schnittführungen eines Thenarläppchens, die einen primären Wundverschluss des Hebedefekts ermöglichen.

Cross Flap

Der gekreuzte Fingerlappen (Kap. 3.3.4) wird am ausgewählten Finger unter sorgfältiger Schonung des paratendinösen Gleitgewebes der Streckaponeurose, welches als gut durchblutetes Empfängerbett für das freie Hauttransplantat erhalten bleiben muss, mit einer lateralen, proximalen oder distalen Basis gehoben und auf den Defekt des Empfängerfingers verlagert. Die Entnahmestelle wird mit Spalthaut oder gut ausgedünnter Vollhaut gedeckt. Diese Möglichkeit der Stumpfdeckung beschränkt sich nicht nur auf den Daumenbereich wie in ▸ Abb. 3.35 gezeigt, sondern kann auch bei den Fingern II–V verwendet werden, wenn Nachamputationen vermieden werden sollen. Nach Einnähen des Läppchens empfiehlt sich bis zur Stieldurchtrennung nach 14 – 16 Tagen eine die Haltung der Finger sichernde Schienenlagerung oder sicherer eine Fixierung mit einem Minifixateur externe.

Im Allgemeinen kehrt auch bei solchen zunächst nichtsensiblen Lappenplastiken innerhalb eines Jahres eine qualitativ gute Schutzsensibilität zurück [18].

Will man von Anfang an eine bessere Sensibilität für den Daumen erreichen, so bietet sich für diesen Bereich ein sog. *Cross-Fingerlappen nach Gaul* [14] an, bei dem von der Dorsalseite des benachbarten Zeigefingers in dem Bereich, wo auch der Foucher-Lappen gehoben wird, ein türflügelförmiges Läppchen so präpariert wird, dass der dieses Läppchen innervierende Radialisendast erhalten bleibt. Dieser wird bei der 1. Sitzung über entsprechende Hautinzisionen, wie in ▸ Abb. 3.31 teilweise angedeutet, gestielt in den Daumen verlagert und bleibt nach dem 2. Schritt der Lappendurchtrennung für die sensible Versorgung erhalten. Der Hebedefekt wird mit einem Vollhauttransplantat wie beim Foucher-Lappen gedeckt. Der Lappen ist nach Meinung des Autors als Vorläufer des Foucher-Lappens (Kap. Hilgenfeldt-Lappen, Foucher-Lappen (S. 75)) zu betrachten und dem Foucher-Lappen nur dann vorzuziehen, wenn Unsicherheiten bezüglich der arteriellen und venösen Durchblutungsverhältnisse im Stielbereich eines Foucher-Lappens von vornherein bestehen.

Thenarlappen

Der Thenarlappen [1], [13] (▸ Abb. 3.36) ist vor allem für Substanzdefekte von Zeige- oder Mittelfinger im Endgliedbereich geeignet. Grundsätzlich ist die Vorgehensweise ähnlich wie beim *Cross Flap* (▸ Abb. 3.35).

Als Nachteil ist die 14-tägige Zwangshaltung vor allem des Mittelgelenks anzusehen. Beugekontrakturen sind evtl. bei Patienten über 51 Jahren möglich.

Die zurückkehrende Schutzsensibilität entspricht der des Cross Flap.

Grundsätzlich handelt es sich hierbei um ein relativ sicher zu einem zufrieden stellenden Erfolg führendes Verfahren ohne zu großen technischen oder zeitlichen Aufwand.

3.7 Gestielte Fernlappenplastiken

Der *Vorteil* dieser Lappenplastiken gegenüber den in den letzten Jahren bevorzugt verwendeten mikrochirurgisch anzuschließenden freien Lappenplastiken (Kap. 3.8) ist die risikoarme, sichere und qualitativ hochwertige Weichteildeckung ausgedehnter Defekte auch mit problematischem Untergrund ohne Rücksicht auf die Gefäßanatomie im Handbereich [40]. Wegen der guten Hautqualität sind diese Lappenplastiken auch zur Vorbereitung sekundärer Nerven- oder Sehnentransplantationen geeignet (▸ Abb. 3.38). Insbesondere beim Versagen oder Verlust mikrochirurgischer Lappen bieten sich diese Lappen an.

Als *Nachteil* wird die für ca. 2 Wochen notwendige Ruhigstellung und Fixierung der Hand und des Armes am Spendergebiet angesehen; außerdem ist kein sensibler Anschluss möglich.

Da verschiedene Fernlappen zur Verfügung stehen, sollte die Auswahl des Verfahrens im konkreten Fall nach den jeweiligen Bedürfnissen des Empfängergebiets erfolgen (▸ Abb. 3.37).

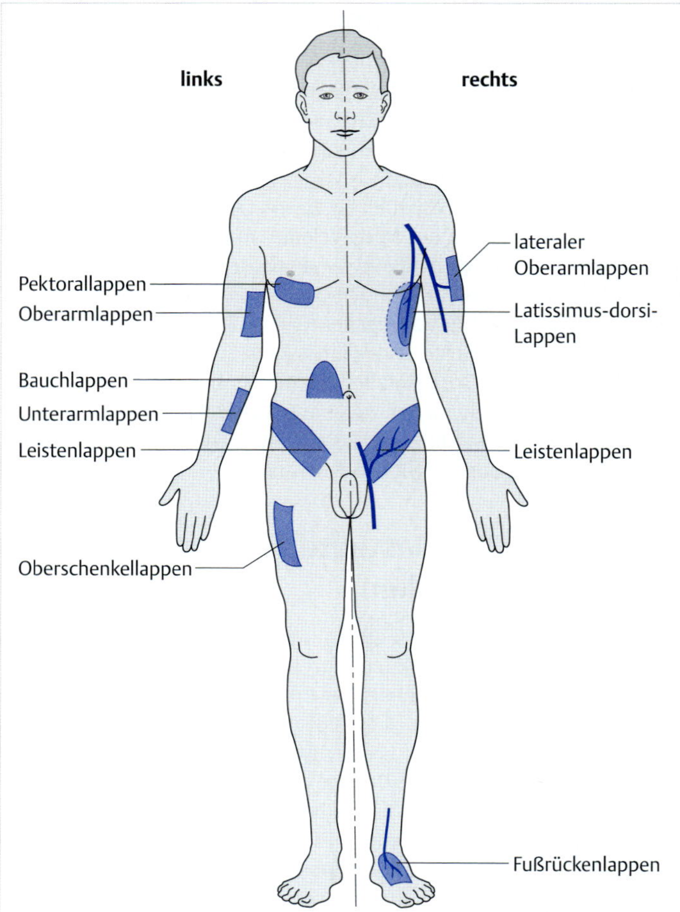

Abb. 3.37 Links: Für Handchirurgie gebräuchliche Fernlappenplastik. Rechts: Frei transplantierbare Lappen mit mikrochirurgischem Gefäßanschluss.

3.7.1 Bauchlappen

Mit ihrer Hilfe können kosmetisch zufrieden stellend größere Substanzdefekte vor allem am Unterarm und Handgelenk ausgeglichen werden (▶ Abb. 3.38). Die Hebedefekte lassen sich durch Verschieben der angrenzenden Hautpartien gut verschließen. Die Dicke des subkutanen Fettgewebes kann variiert werden, ein sekundäres Ausdünnen ist möglich. Das Verhältnis Lappenlänge zur Stielbreite darf nicht größer als 1 : 1 gewählt werden. Wird der Lappen am Unterbauch gehoben, kann er im Verhältnis zur Basis dann länger sein, wenn die längsverlaufenden Vasa epigastrica inferiora in die Lappenbasis eintreten [41]. Für die postoperative Fixierung ist ein gepolsterter Verband (Gilchrist- oder Desault-Verband) um Schulter, Arm und Bauch herum ausreichend. Die Lappendurchtrennung mit Einnähen der Lappenbasis erfolgt nach 2 Wochen.

Als *Nachteil* wird neben der notwendigen Ruhigstellung bisweilen angesehen, dass das subkutane Fettgewebe dieser Lappen bei allgemeiner Körpergewichtszunahme ebenfalls erheblich dicker werden kann. Dies gilt in gewissem Umfang auch für den Leistenlappen.

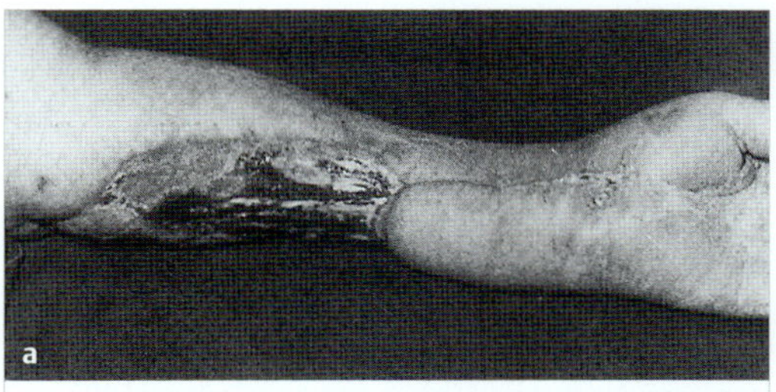

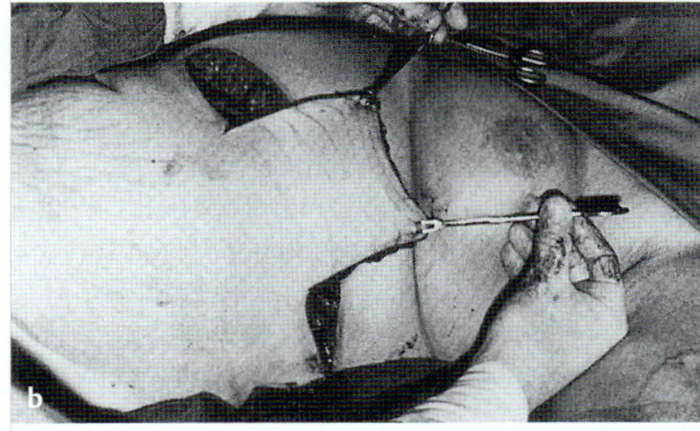

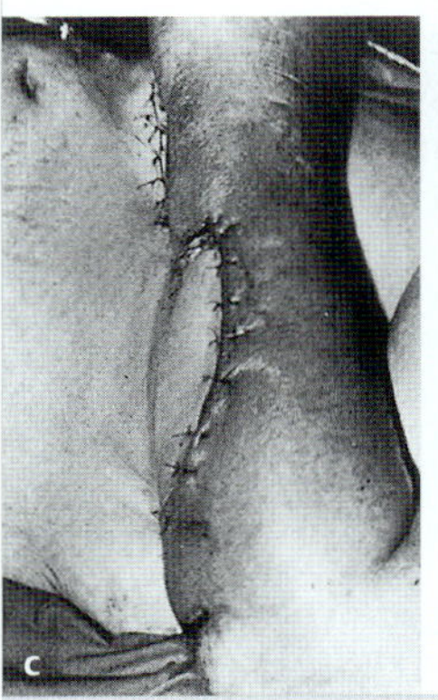

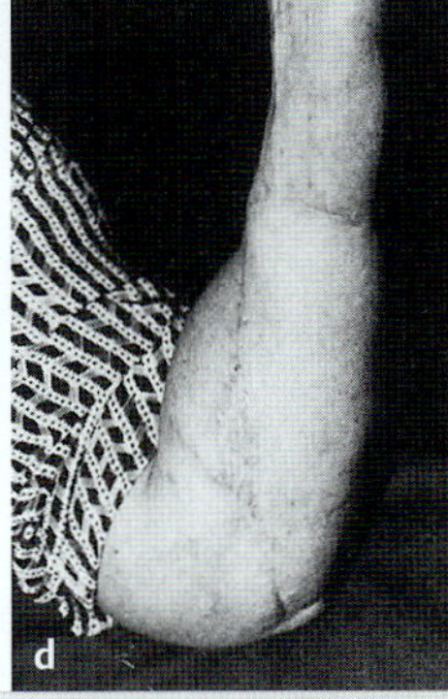

Abb. 3.38 Beispiel für eine einfache Bauchlappenplastik.
- **a** Weichteildefekt am Unterarm nach einer schweren Fräsverletzung.
- **b** Vorbereiteter Lappen.
- **c** Eingenähter Lappen
- **d** Eingeheilter Lappen, unter welchem in einer 2. Operation eine Nerventransplantation zur Wiederherstellung des N. ulnaris durchgeführt werden kann.

3.7.2 Leistenlappen

Dieser Lappen ist unter anderem geeignet zur Versorgung von Skelettierungsverletzungen (▸ Abb. 15.3). Wegen des axialen Verlaufs der den Lappen ernährenden Blutgefäße (Vasa circumflexa ilium superficialia) kann die Lappenbasis sehr schmal und der Lappenstiel relativ lang gewählt werden [26]. Hierdurch ergibt sich eine größere Mobilität als beim Bauchlappen, so dass er für den eigentlichen Handbereich geeigneter ist als der Bauchlappen.

Bei der Hebung erfolgt die Präparation bis auf die Faszie. Die Fettgewebeschicht kann relativ dünn sein. Außerdem ist ein sekundäres Ausdünnen nach einigen Monaten möglich.

Die zentrale Lappenarterie entspringt 2–3 cm unterhalb des Leistenbandes im Bereich der medialen Lappenbasis aus der A. femoralis oder der A. epigastrica superficialis. Sie verläuft subfaszial bis zum M. sartorius, ab welchem der weitere Verlauf subkutan erfolgt.

Zur Planung des Lappens ist es sinnvoll, als Markierungen die Spina iliaca anterior superior, das Tuberculum pubicum und das Leistenband sowie den zu erwartenden Gefäßverlauf parallel zum Leistenband auf der Haut vorzuzeichnen.

Die Lappenhebung erfolgt bis zum M. sartorius auf der Ebene der Muskelfaszie von lateral nach medial. Ab dieser Stelle ist an den subfaszialen Verlauf der Arterie zu denken und ggf. die Muskelfaszie noch einige Zentimeter bis zum Beginn des eigentlichen Lappenstiels mitzuheben.

Der Hebedefekt lässt sich wegen der guten Verschieblichkeit der umgebenden Hautpartien nach Mobilisierung der Wundränder meist primär verschließen. Auch bei diesem Lappen ist nach 2 Wochen die Stieldurchtrennung möglich. Ein nicht benötigter Lappenstiel wird zurückverlagert. Die an der Basis in den Lappen eintretenden Vasa circumflexa ilium superficialia erlauben auch eine freie Transplantation mit mikrochirurgischem Gefäßanschluss, wodurch dem Patienten die 14-tägige Immobilisierung (Vorgehen siehe Bauchlappen) erspart bleibt [7].

3.7.3 Colson-Lappen

Im Gegensatz zu Bauch- und Leistenlappen handelt es sich hierbei um sehr dünne Lappen, die zwischen Korium und subkutanem Fettgewebe präpariert und meist am gegenseitigen Oberarm oder in der gegenseitigem Ellenbeuge gebildet werden (▶ Abb. 3.39) [6], [29]. Durch die beidseitige Stielung dieser Lappen reicht trotz der nach der Präparation dünnen Hautschicht die Gefäßversorgung aus. Nach 10 – 14 Tagen wird die Stieldurchtrennung mit Einnähen der Lappenränder durchgeführt. Der Hebedefekt muss bereits nach der Lappenhebung und vor dem Einnähen der betroffenen Finger mit Spalthaut- oder Vollhauttransplantaten gedeckt werden. Diese Lappenart ist von der Qualität der Haut her besonders für ausgedehnte einseitige Skelettierungsdefekte eines oder mehrerer Finger II–V geeignet. Lästig kann die erforderliche Ruhigstellung beider oberer Extremitäten für die Einheilungszeit sein, weshalb diese Lappen durch lokale gefäßgestielte oder kleine Lappen mit mikrovaskulärem Anschluss abgelöst wurden und nur noch selten Anwendung finden.

Andere Lappen dieser Art sind der *sternopektorale Lappen und Lappen an der Oberschenkelinnenseite* mit einer Präparation wie beim Colson-Lappen.

3.8 Mikrochirurgisch frei transplantierbare Hautlappen

Infolge der vielen Möglichkeiten für Verschiebe-, Nah- und Fernlappenplastiken stellen mikrochirurgisch anzuschließende Lappen (▶ Abb. 3.37) selten die einzige Möglichkeit zur Versorgung ausgedehnter Defekte an der Hand dar. Daher sind Vor- und Nachteile hier genau abzuwägen [40].

Vorteilhaft für den Patienten ist, dass man ihm die Unbequemlichkeit der Immobilisierung erspart und bei einigen Lappenarten außer dem mikrochirurgischen Gefäßanschluss auch eine resensibilisierende Nervennaht durchführbar ist.

Nachteilig steht diesen Vorzügen das Risiko von Thrombosen an den Mikrogefäßanastomosen mit anschließender Lappennekrose gegenüber. Eine präoperative Angiografie im Spendergebiet ist bei einigen Lappen empfehlenswert, um Schwierigkeiten aufgrund von Gefäßanomalien bei der Lappenpräparation zu vermeiden.

Infrage kommen vor allem die nachfolgen angegebenen Lappenarten, deren Anwendung jedoch spezielle Erfahrungen in mikrochirurgischen und plastisch-chirurgischen Techniken voraussetzt.

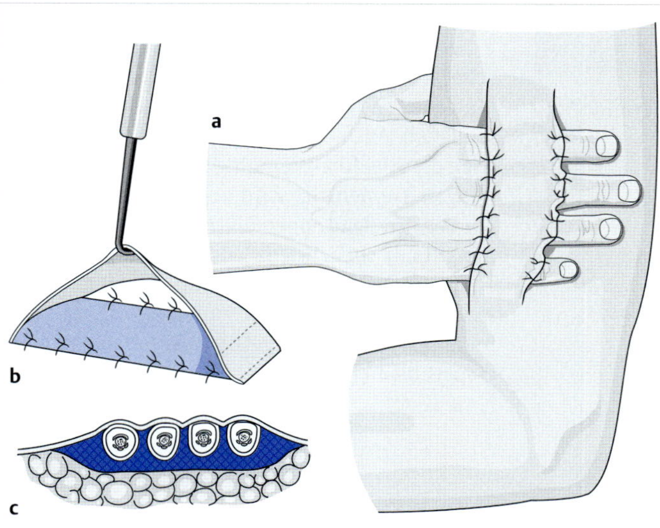

Abb. 3.39 Colson-Lappen.
- **a** Situs nach Einnähen der gegenseitigen Hand am Oberarm.
- **b** Situation vor Einnähen der Hand: Der Lappen ist zwischen Korium und subkutanem Fettgewebe gehoben und der Hebedefekt mit Spalthaut transplantiert.
- **c** Querschnitt der Situation von **a**. Zwischen den Fingern ist steriles Verbandsmaterial und Stahlwolle eingelegt.

3.8.1 Freier Leistenlappen

Auch die freien Leistenlappen [7] werden in der im Kap. 3.7.2 beschriebenen Weise gehoben und mithilfe ihrer Vasa circumflexa ilium superficialia mikrovaskulär angeschlossen. Bei Verwendung dieses Lappens ist ein resensibilisierender Nervenanschluss nicht möglich und der Gefäßstiel ist relativ kurz.

Von der Beschaffenheit des Gewebes her handelt es sich um einen kutanen Lappen, wobei das im Vergleich zu anderen Lappenarten dickere subkutane Fettgewebe bisweilen als störend empfunden wird. Diesbezüglich günstiger sind im Allgemeinen andere nachfolgend genannte Lappenarten.

3.8.2 Freier Fußrückenlappen

Beim Fußrückenlappen [2] wird der Gefäßstiel gebildet von der A. dorsalis pedis, ihren Begleitvenen und der V. saphena magna. Vom Aufbau der Hautschichten her handelt es sich um den für die Hand qualitativ hochwertigsten Lappen. Der sensible Anschluss kann über den bei der Präparation mitzuhebenden N. peroneus profundus an Äste des N. radialis oder an Stümpfe palmarer Mittel-, Finger oder Handnerven erfolgen. Die Lappenhebung erfolgt auf der Schicht des Sehnengleitgewebes, welches nicht verletzt werden darf und als Lager für das einzunähende Spalthauttransplantat dient.

Vom funktionellen und kosmetischen Standpunkt aus ist die Versorgung des Hebedefekts mit Spalt- oder ausgedünnter Vollhaut über dem Fußrücken nicht ganz unproblematisch.

Bei flächenhaftem Handrückendefekt mit Verlust der Strecksehnen kann der Fußrückenlappen auch gemeinsam mit den langen Strecksehnen der Zehen gehoben werden. Hierdurch ist die funktionelle Rekonstruktion durch Sehneninterposition und die Wiederherstellung des Weichteilmantels in einer Sitzung und mit hochwertigem Material möglich. Am Fußrücken muss dann die Spalthaut allerdings z.T. auf Periost transplantiert werden und der Streckverlust der Zehen wird durch die verbleibenden Zehenstrecker nur teilweise kompensiert.

Kleinere Läppchen mit hervorragender Hautqualität lassen sich in der 1. Zwischenzehenfalte bzw. an der Außenseite der Großzehe gewinnen [2]. Der neurovaskuläre Stiel wird durch die gleichen Arterien, Venen und Nerven gebildet wie beim Fußrückenlappen. In gleicher Weise kann auch ganz oder teilweise der Weichteilmantel der 2. Zehe samt Nagel für Fingerendgliedrekonstruktionen transplantiert werden [27].

3.8.3 Freier Oberarmlappen

Der *laterale Oberarmlappen* stellt ebenfalls eine ausgezeichnete Möglichkeit dar, mit mikrochirurgischen Mitteln größere Defekte, vor allem im dorsalen Handbereich, kosmetisch und funktionell einwandfrei zu versorgen. Er hat hier den Fußrückenlappen bei vielen Indikationen ersetzt, vor allem da die Versorgung des Hebedefekts günstiger durchgeführt werden kann [19], [37]. Das Areal dieses fasziokutanen Lappens, der an der Außenseite des distalen Oberarmes in einer Größe von ca. 12 × 8 cm gehoben werden kann, wird von einem sehr konstanten Arterienast aus der A. profunda brachii, der A. collateralis radialis mit einem Gefäßdurchmesser von 1 – 2 mm und in Bezug auf die Sensibilität vom N. cutaneus posterior versorgt. Beide Strukturen kommen aus dem Bereich des Septum intermusculare laterale, welches die Oberarmstreckmuskulatur von der Beugemuskulatur trennt.

Zur Lappenhebung wird am Hinterrand des aufgezeichneten Lappens auf den M. triceps eingegangen. Von hier aus erfolgt die Hebung des Lappens einschließlich der Muskelfaszie in Richtung auf das Septum intermusculare laterale, in welchem die zur Haut ziehenden arteriellen Seitenäste verlaufen. Nach der tiefen Abtrennung des Septums vom M. triceps kommt der anschlussfähige Nerven-Gefäß-Stiel zur Darstellung. Dieser muss vorsichtig vom zum Teil parallel verlaufenden N. radialis in der erforderlichen Länge abpräpariert werden. Danach kann relativ rasch die weitere vollständige Hebung erfolgen. Angeschlossen am Empfängerort wird neben Arterie und Begleitvene im Allgemeinen auch der Hautnerv. Der Hebedefekt kann bei Lappen bis zu einer Breite von 5 – 6 cm nach entsprechender Wundrandmobilisierung primär verschlossen werden, ansonsten erfolgt die Deckung durch ein freies Spalthauttransplantat.

Für kleinere Defekte im Fingerbereich steht in speziellen Fällen als rnikrochirurgisch anschließbarer Lappen auch *ein kleiner proximaler Unterarmlappen* zur Verfügung. Dieser wurde aus dem gefäßgestielten Unterarmlappen (Kap. 3.4.2, ▶ Abb. 3.12) weiterentwickelt und benutzt zum mikrovaskulären Anschluss einen relativ konstanten Gefäßast aus der proximalen A. radialis. Ein sensibler Anschluss ist über einen Hautnervenast auch hier möglich. Der Hebedefekt kann wegen der geringen Größe im Allgemeinen primär und damit kosmetisch einwandfrei verschlossen werden. Da seine Anwendung jedoch vor allem für den Spezialisten infrage kommt, sei hier bezüglich näherer Einzelheiten auf die weiterführende Literatur verwiesen [37].

3.8.4 Arterialisierter Venenlappen

Zur Deckung größerer Hautdefekte werden seit Mitte der 80er-Jahre auch Lappen verwendet, deren venöses Gefäßnetz durch mikrochirurgischen Anschluss an eine Arterie gleichsam arterialisiert wird. Diese arterialisierten Lappen weisen, nachdem sie ein 2-wöchiges Ödem und Blasenstadium durchlaufen haben, eine mehr als 80%ige Einheilungsrate bei bester Hautqualität auf, wobei die Misserfolge eher in Teilnekrosen als in totalen Lappenverlusten bestehen [51]. Der genaue Überlebensmechanismus ist nicht bekannt.

Das operative Vorgehen besteht zunächst in einem sorgfältigen Débridement nichtvitalen Gewebes mit Präparation anschlussfähiger Venen und Arterien in der Nachbarschaft (z. B. Tabatièrenast der A. radialis für Deckungen am Handrücken). Als Spenderregion dieser Lappen, die in sehr variabler Größe gehoben werden können, dienen der gleichseitige Unterarm oder venös gut versorgte Areale der Unterschenkel. Der Lappen sollte wegen des zu erwartenden Ödems größer als der zu deckende Defekt sein und möglichst viele Venen enthalten. Die Hebung erfolgt unmittelbar auf der Muskelfaszie mit ausreichend langen Venenstielen über die Lappengrenzen hinaus. Über welche Vene der mikrochirurgische arterielle Anschluss erfolgt, spielt ungeachtet von Venenklappen und Flussrichtung offensichtlich keine Rolle [51]. Nach Anschließen von 1 – 2 arteriellen Zuflüssen werden 2 – 3 venöse Mikroanastomosen mit geeigneten Venen des Spendergebiets durchgeführt. Die Hautnähte sollten wegen des zu erwartenden Ödems relativ große Abstände aufweisen und locker adaptierend ausgeführt werden.

Unter den Lappen wird eine Drainage eingelegt, der Hebedefekt entweder primär (Lappenbreite unter 3 cm) oder mit einem Vollhauttransplantat verschlossen.

Die medikamentöse Nachbehandlung kann in gleicher Weise erfolgen wie bei der Replantation abgetrennter Finger (Kap. 12.8, ▶ Tab. 12.1).

Alles in allem handelt es sich bei dieser Lappenart um eine gute Alternative zu herkömmlichen gestielten Fernlappenplastiken, sofern gute Verhältnisse für den mikrovaskulären Anschluss vorliegen.

3.8.5 Freie Faszientransplantate

Eine weitere Möglichkeit, größere Defekte kosmetisch und funktionell gut zu decken, stellen die freien mikrovaskulär anzuschließenden Faszientransplantate dar. Sie müssen allerdings zusätzlich mit ausgedünnter Vollhaut gedeckt werden, passen sich aber gut in das normale Hautniveau an und hinterlassen keinen problematischen Hebedefekt. Zu erwähnen sind hier der temporoparietale Faszienlappen im Bereich des Haaransatzes an der Schläfe (gestielt an den Vasa temporalis superficialia) und der Serratusfaszienlappen von der Thoraxwand (gestielt an den Vasa thoracodorsalia).

3.9 Hautexpansionsverfahren

Das Vordehnen der Haut zur Vorbereitung plastischer Maßnahmen mit Silikonhautexpandern, wie sie in der plastischen Chirurgie zur Vorbereitung von Lappenplastiken in anderen Bereiche eingesetzt werden, konnte sich bei Defekten an der Hand nicht durchsetzen, da der Aufwand relativ groß ist und das Aufdehnen der Haut über ein zuvor implantiertes kleines Silikonkissen mehrere Wochen erfordert. Lediglich zur Spätkorrektur von narbigen Veränderungen auf der Streckseite der Hand oder als Vorbereitung von Syndaktylietrennungen konnten kleine Silikonhautexpander sinnvoll eingesetzt werden.

Literatur

[1] Beasly RW. Reconstruction of amputated fingertips. Plast Reconstr Surg. 1969; 44: 350

[2] Biemer E, Duspiva W. Rekonstruktive Mikrogefäßchirurgie. Berlin: Springer; 1980

[3] Blair VP, Brown JB. The use and uses of large split skin grafts of intermediate thickness. Surg Gynec Obstet. 1929; 50: 82

[4] Brunner JM. The zig-zag volar-digital incision for flexor-tendon surgery. Plast Reconstr Surg.1967; 40: 571

[5] Bunnell S. Surgey of the Hand. 4th ed. Philadelphia: Lippincott; 1964

[6] Colson P, Janvier H. Le dé graissage primaire et total des lambeaux d'autoplastic à distance. Arm Chir plast. 1966; 11: 11

[7] Daniel RK, Taylor GJ. Distant transfer of an island flap by microvascular anastomoses. Plast Reconstr Surg. 1973; 52: 111

[8] Dufourmentel C. Correction des extremitès digitales en „massue". Annales de Chirurgie plastique. 1963: 2

[9] Fisher RH. The Kutler method of repair of fingertip amputations. J Bone Jt Surg. 1967; 50-A: 317

[10] Ratt EF. The care of Minor Hand Injuries. St. Louis: Mosby; 1972

[11] Foucher G, Braun JB. A new island flap transfer from the dorsum of the index to the thumb. Plast Reconstr Surg. 1979; 63: 344

[12] Foucher G, Merle M, Maneand M, Michon J. Microsurgical free partial toe transfer in hand reconstruction. Plast Reconstr Surg. 1980; 65: 616

[13] Gatewood J. Plastic repair of finger defects without hospitalization. J of Am Medical Ass. 1926; 87: 1479.

[14] Gaul JS. Radial-innervated cross-finger flap from index to provide sensory pulp to injured thumb. J Bone Jt Surg. 1969; 51 A: 1257–63

[15] Gilbert A, Brunelli E. "Homodigital island advancement flap". In: Foucher G, ed. Fingertip and Nailbed Injuries. New York: Churchill Livingstone; 1991

[16] Hueston JT. The advancement rotationflap. In: Foucher G, ed. Fingertip and Nailbed Injuries. New York: Churchill Livingstone; 1991

[17] Iselin M. Emergency with delayed operation for wounds of the limbs. J Int Coll Surg. 1961; 36: 374

[18] Johnson RK, Iverson RE. Cross-finger pedicle flaps in the hand. J Bone Jt Surg. 1971; 53 A: 913

[19] Katsaros J, Schustermann M, Beppu N, Banis JC, Acland RD. The lateral upper arm flap: Anatomy and clinical applications. Arm Plast Surg. 1984; 6: 499

[20] Krause FW. Über die Transplantation großer ungestielter Hautlappen. Langenbecks Arch klin Chir. 1893; 46: 177

[21] Lampe EW. Die chirurgische Anatomie der Hand. CIBA Pharmaceutical Co. 1969; 21: 3

[22] Littler W. Neurovascular pedicle transfer of tissue in reconstructive surgery of the hand. J Bone Jt Surg. 1956; 38-A: 917

[23] McCash CR. Free nail grafting. Brit J Plastic Surg. 1955; 8: 19

[24] McGregor JA. Fundamental techniques of plastic surgery and their surgical applications. Edinburgh: Livingstone Ltd.; 1960

[25] McGregor JA. The Z-plasty in hand surgery. J Bone Jt Surg. 1967; 50-B: 449

[26] McGregor JA, Jackson JT. The Groin Flap. Brit J Plast Surg. 1972; 25: 3

[27] Magalon G, Zalta R. Primary and secondary care of nail injuries. In: Foucher G, ed. Fingertip and Nailbed Injuries. New York: Churchill Livingstone; 1991

[28] Masquelet AG, Gilbert A. An Atlas of Flaps in Limb Reconstruction. London: Martin Dunitz; 1995

[29] Millesi H. Wiederherstellungschirurgie nach Hautverletzungen. In: Nigst H, Buck-Gramcko D, Millesi H, eds. Handchirurgie. Bd. II. Stuttgart: Thieme; 1983

[30] Moberg E. Aspects of sensation in reconstructive surgery of the upper extremity. J Bone Jt Surg. 1964; 46-A: 817

[31] Moberg E. Ersatzoperationen bei Sensibilitätsverlust. In: Wachsmuth W, Wilhelm A, eds. Allgemeine und spezielle chirurgische Operationslehre. 3. Teil: Die Operationen an der Hand. Berlin: Springer; 1972

[32] Morgan RF, Edgerton MT. Tissue expansion in reconstructive hand surgery: Case report. J Hand Surg. 1985; 10 A: 754

[33] Mouchet A, Gilbert A. Couverture des amputations digitales les doigts par lambeau neurovasculaire homodigital en ilot. Annales de Chirurgie. 1982; 1: 180

[34] Mühlbauer W, Herndel E, Stock W. The Forearm Flap. Plast Reconstr Surg. 1982; 70: 336

[35] Neumann H. Zur Verletzung des FingerEndglieds und dessen biologische Schienung durch die Nagelplastik. Monatsschr Unfallheilkunde. 1963; 66: 398

[36] O'Brien B. Neurovascular island pedicle flaps for terminal amputations and digital scars. Brit J Plast Surg. 1968; 21: 258

[37] Partecke BD. Der Weichteilschaden an der Hand. Stuttgart: Hippokrates; 1987

[38] Pieper W. Die Eingriffe am Hautmantel. In: Wachsmuth W, Wilhelm A, eds. Allgemeine und spezielle chirurgische Operationslehre. 3. Teil: Die Operationen an der Hand. Berlin: Springer; 1972

[39] Poisel S. Deskriptive Anatomie. In: Nigst H, Buck-Gramcko D, Millesi H, eds. Handchirurgie. Bd. I. Stuttgart: Thieme; 1981

[40] Rudigier J, Walde HJ. Der Stellenwert herkömmlicher Fernlappenplastiken bei primären und sekundären Rekonstruktionen schwerst verletzter Hände. Hefte zur Unfallheilkunde. 1984; 164: 560

[41] Shaw DT, Payne RL. One stage tubed abdominal flaps. Surg Gynec Obstet. 1946; 83: 205

[42] Shaw DT, Li DS, Richy WG, Nahigian SH. Interdigital Butterfly Flap. Handchirurgie. 1972; 4: 41

[43] Snow JW. Volar advancement skin flap to the fingertip. Hand Clinics. 1985; 1: 685

[44] Stock W, Stock M. Der osteokutane Unterarmlappen. Handchirurgie. 1983; 15(Suppl.): 50

[45] Tempest MN. Cross-finger flaps in the treatment of injuries to the fingertip. Plast Reconstr Surg. 1952; 9: 205

[46] Thiersch K. Über Hautverpflanzung. Zbl Chir. 1885; 24: 17

[47] Tranquilli-Leali E. Reconstruzione dell'a pice delle falangi mediante autoplastica volare peduncolata per scarrimento. Infort Traum Lavoro. 1935; 1: 187

[48] Tubiana R, Gilbert A, Masquelet AC. An Atlas of Surgical Techniques of the Hand and Wrist. London: Martin Dunitz; 1999

[49] Villan R, Michon J. Chirurgie plastique cutanée de la main. Paris: Masson; 1968

[50] Wolfe JR. A new method of performing plastic operations. Brit Med J. 1875; 11: 360

[51] Woo SH, Jeong JH, Seul JH. Resurfacing relatively large skin defects of the Hand using arterialized venous flaps. J Hand Surg. 1996; 21 B: 222

Kapitel 4

Thermische, chemische und strahleninduzierte Schäden

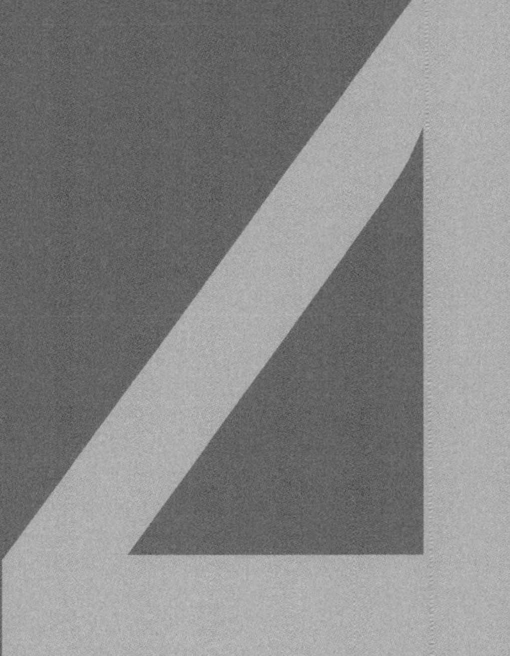

4 Thermische, chemische und strahleninduzierte Schäden

4.1 Verbrennungen

Pathophysiologie

Temperaturhöhe (ab 44 °C) und Dauer der Hitzeeinwirkung bestimmen das Ausmaß der Hautschädigung. Dabei treten neben einer direkten Zerstörung der Hautelemente Störungen an Zellmembranen mit Verschiebungen der Wasser-Elektrolyt-Verteilung im Grenzbereich der Schädigung auf. Zusätzlich bewirken freiwerdende, gefäßaktive Substanzen eine Weiterstellung von Gefäßkapillaren und eine Steigerung ihrer Wanddurchlässigkeit für höhermolekulare Substanzen.

Die Folgen dieser Veränderungen zeigen sich in einem ödematösen Schwellungszustand und in der Flüssigkeitssekretion nach außen. Bestehen über den Handbereich hinausgehende flächenhafte Verbrennungen, so kommt es aufgrund dieser Sekretverluste zur Verbrennungskrankheit mit drohendem Schockzustand, drohendem Nierenversagen sowie immunologischen und katabolischen Veränderungen [10]. Bei alleinigen Handverbrennungen sind diese schweren Allgemeinreaktionen nicht zu erwarten.

Schweregrade

Bei *Verbrennungen 1. Grades* kommt es zu einer Rötung mit einem unterschiedlich stark ausgeprägten Begleitödem (sichtbare Schwellung) bei erhaltener Sensibilität. Betroffen ist nur die obere Hautschicht (Epidermis). Innerhalb weniger Tage tritt eine Spontanheilung ein.

Verbrennungen 2. Grades sind durch Blasenbildungen gekennzeichnet, welche durch einen Flüssigkeitsaustritt aus weniger geschädigten, tiefen Hautanteilen mit Abheben der zerstörten Epithelschicht entstehen. Die mehr oberflächliche Grad-2a-Verbrennung betrifft die Epidermis und das Stratum papillare. Hier ist nach Abklingen der ödematösen Schwellung eine Spontanheilung innerhalb von 2 Wochen möglich, sofern keine Infektion den Heilungsprozess stört. Bei der tieferen Grad-2b-Verbrennung ist das Stratum reticulare mit betroffen, wodurch die Heilung verzögert und unter Narbenbildung abläuft.

Ab der *Verbrennung 3. Grades* liegt ein Vollhautschaden mit Sensibilitätsverlust vor.

Weitergehende Gradeinteilungen (auch als *Verbrennung 4. Grades* bezeichnet) beziehen sich auf zusätzlich zerstörte Strukturen wie Subkutis, Muskeln, Sehnen, Nerven und Knochen [8].

In den ersten Stunden nach dem Unfall kann es schwierig sein, das Ausmaß eines Verbrennungsschadens zu beurteilen, besonders, wenn mehrere Verbrennungsgrade gleichzeitig vorliegen. Eine drittgradig hitzegeschädigte Haut kann anfänglich gelblich-weiß aussehen (z. B. bei Verbrühungen) und vielfach können feine, verkochte Blutgefäße zu erkennen sein. Diese Nekrose wird später schwarz und demarkiert sich.

Bei direkten Flammenverletzungen mit großer Hitze sind die betroffenen Bezirke von Anfang an schwarz verkohlt.

Zur Bestimmung der Tiefe des Gewebeschadens wurden daher Vitalfärbungen [3] oder Enzymtests aus Biopsien entwickelt [6], [8]. Sie finden allerdings kaum noch Verwendung.

Ursachen

Häufig kann man bereits aufgrund des Unfallmechanismus Unterschiede im Ausmaß des Verbrennungsschadens erwarten. Während bei Explosionsverletzungen durch die nur kurzzeitige Hitzeeinwirkung der thermische Schaden gegenüber der direkten mechanischen Zerstörung oftmals gering ist (meist nur erst- bis zweitgradige Verbrennungen), können Unfälle mit brennenden und dabei schmelzenden Kunststoffen, mit brennender Kleidung und mit flüssigen Metallen infolge der relativ langen Einwirkzeit oder extrem hohen Temperaturen leicht dritt- oder höhergradige Verbrennungen hervorrufen.

Eine Sonderstellung nehmen Verletzungen durch elektrischen Strom ein (Kap. 4.2).

Therapie

Akutbehandlung

Als Erstmaßnahme am Unfallort ist bei mittel- und kleinflächigen Verbrennungen eine möglichst rasch einsetzende und während mindestens 15 Minuten konsequent durchgeführte Behandlung mit kaltem Wasser hervorragend geeignet, das Ausmaß des Verbrennungsschadens zu verringern (weniger Vollhautschäden bei einer Anwendung innerhalb der ersten 10–20 Minuten) [8], [9]. Bei großflächigen Verbrennungen wird dieses Vorgehen wegen der Gefahr der Hypothermie nicht empfohlen. Für den Weitertransport ist eine vorsichtige sterile Abdeckung ohne Auftragen von Salben oder Puder angebracht.

Nach der Einlieferung in die Klinik stehen bei ausgedehnten Verbrennungen zunächst Allgemeinmaßnahmen wie Schmerz- und Schockbekämpfung mit Intensivüberwachung und Maßnahmen, die dem drohenden Eiweißverlust entgegenwirken, sowie lokale antiseptische Maßnahmen im Vordergrund. Außerdem ist bei einer Verbrennung wie bei jeder Hautverletzung auf eine ausreichende Tetanusprophylaxe zu achten.

Die nachfolgend vorgeschlagenen und speziell auf die verbrannte Hand bezogenen Therapiemaßnahmen sind bei weitergehenden Verbrennungen sinnvoll in die Gesamtbehandlung einzufügen.

4 Gefahren muss man bei zweit- und drittgradigen Verbrennungen im Handbereich besonders begegnen:

- Der Infektion,
- den Ödemkomplikationen mit zusätzlicher Beeinträchtigung der Blutzirkulation,
- der Einsteifung von Gelenken,
- der Ausbildung narbiger Kontrakturen.

Die *Infektion* kann den Verbrennungsschaden vergrößern und damit zusätzlich die Ausbildung von Narbenkontrakturen begünstigen. Ihr ist zu begegnen durch streng aseptisches Verhalten (Gesichtsmaske, sterile Handschuhe und Verbände), frühzeitige Nekroseabtragung und Hauttransplantation sowie durch eine antibakterielle Lokalbehandlung z. B. mit Flammazine oder Polyvinylpyrrolidon-Jod-Salben (Braunovidon, Betaisodona usw.). Eine orale oder intravenöse Antibiotikabgabe ist bei alleinigen Verbrennungen an der Hand meist nicht notwendig und mit der Gefahr einer Resistenzentwicklung belastet.

Eine *ausgeprägte Ödembildung* kann besonders bei zirkulären oder beuge- und streckseitigen Verbrennungen zu einer sehr ernsten handchirurgischen Notfallsituation werden [7].

In solchen Fällen ist die Haut der Finger ungeachtet des Grades ihrer Schädigung zirkulär prall gespannt, der Handrücken ist stark geschwollen und die Hautfarbe erscheint, sofern keine Verkohlung vorliegt, weißlich-blass. Ein weiteres Alarmsymptom ist der zunehmende Sensibilitätsverlust auch in nur erst- und zweitgradig verbrannten Bereichen, in denen anfangs noch Schmerzen vorhanden waren. Unbehandelt droht infolge der Durchblutungsstörungen eine Ausdehnung der bisher allein verbrennungsbedingten Nekrosen im Extremfall bis zum Fingerverlust. Dieser Situation ist mit einer raschen *Spaltung der Haut über Fingern und Hohlhand* einschließlich der Palmaraponeurose und des Karpaltunnels – ergänzt durch Entlastungsschnitte über dem Handrücken – zu begegnen (Escharotomie, ▸ Abb. 4.1). Die Schnittführung muss dabei handchirurgischen Regeln entsprechen (z. B. seitlicher Kantenschnitt an den Fingern, zickzackförmige Inzision in der Hohlhand, ▸ Abb. 8.7). Unmittelbar nach der Entlastung bessern sich die Durchblutungsverhältnisse in den nur partiell geschädigten Hautarealen. Die zuvor blasse Haut wird wieder rosa. Die Inzisionen bleiben offen und werden lediglich steril mit Fettgaze, die übrigen verbrannten Hautareale mit Polyvinylpyrrolidon-Jod-Salbe oder Lavaseptgel abgedeckt. Nach 1–2 Wochen erfolgt ein sekundärer Wundverschluss evtl. gemeinsam mit notwendigen Hauttransplantationen.

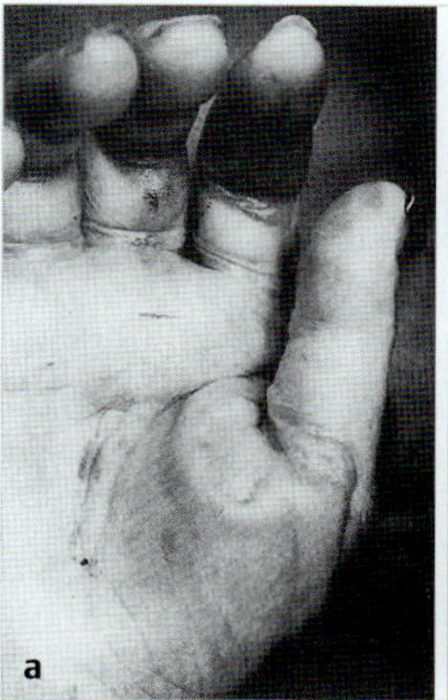

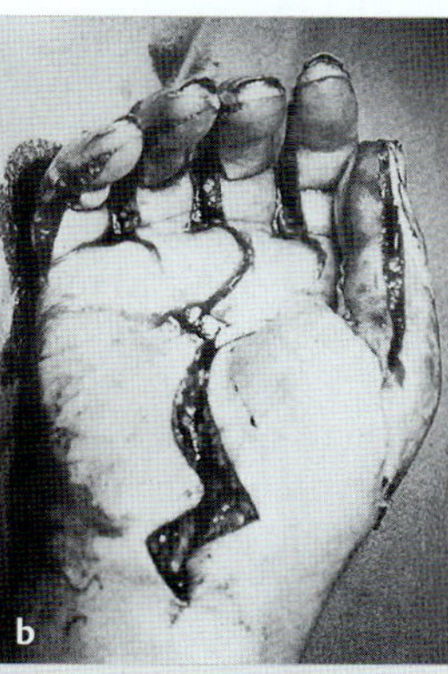

Abb. 4.1 Escharotomie bei einer Verbrühung der gesamten Hand.
a Die Haut der überwiegend zweitgradig geschädigten Finger ist durch die Ödembildung prall gespannt und weiß verfärbt, eine Durchblutung ist nicht mehr nachweisbar.
b Wenige Minuten nach konsequenter Hautspaltung (Escharotomie) ist das Ödem weitgehend abgeflossen, und die Fingerdurchblutung hat sich erholt.

Zur *Verhinderung von Einsteifungen und Kontrakturen* ist eine bereits am Tag nach dem Unfall einsetzende, konsequent 2-mal täglich durchzuführende Bewegungstherapie sinnvoll. Sie wird ggf. für 8–10 Tage während der Einheilungsphase nach erfolgter Hauttransplantation unterbrochen.

Der Ausbildung narbiger Kontrakturen lässt sich am besten durch eine frühzeitige Nekroseabtragung mit unmittelbarer Hauttransplantation begegnen.

Zur Frage nach dem *Zeitpunkt* bestehen keine einheitlichen Ansichten [8]. Vielfach wird bei Vollhautschäden ein sofortiges Vorgehen empfohlen. Dies setzt jedoch eine eindeutige Erkennbarkeit von Vollhautschäden voraus, wie sie selten zu Behandlungsbeginn vorliegt. Bei nicht sicherer Beurteilbarkeit ist es sinnvoll, unter der erwähnten aseptischen Verhaltensweise die operativen Maßnahmen einige Tage – bis zum 6. Tag spricht man noch von einer Frühexzision – oder in Sonderfällen bis zur definitiven Demarkierung aufzuschieben. Entschließt man sich zum letztgenannten Vorgehen, muss man sich der Gefahr infektiöser Komplikationen bewusst sein.

Freie Hauttransplantate erfordern einen einwandfrei durchbluteten Untergrund, andernfalls muss man auf lokale Verschiebelappenplastiken oder Fernlappenplastiken zurückgreifen. Eine Ruhigstellung kann bei ausgedehnter Transplantation offen mit speziellen Schienen (sog. Heugabelschienen), in denen die Hand im Bereich der Fingerendglieder über Aufhängungen, die an kleine Extensionsbügel erinnern, fixiert wird, ansonsten mit Gipsschienen und entsprechenden Fettgazeverbänden erfolgen. Auf die korrekte Stellung der Finger in Grund- und Mittelgelenken ist zu achten (Kap. 1.3.1, ▸ Abb. 1.6, ▸ Abb. 5.2).

Während bei erstgradigen Verbrennungen (keine besondere Behandlung erforderlich) und bei Vollhautschäden (Hauttransplantation) das Behandlungsprinzip weitgehend eindeutig ist, bestehen bei blasenbildenden Verbrennungen 2. Grades unterschiedliche Behandlungsvorschläge [2], [8]. Empfohlen wird, die Blasen zu erhalten und den Blasengrund vor dem Austrocknen zu schützen oder im Gegenteil, die Blasen abzutragen und die Wundflächen mit Fettgazeverbänden und Polyvinylpyrrolidon-Jod-Salbe (gute eigene Erfahrungen) abzudecken. Weitere Vorschläge sind die Anwendung von Debrisorb-Puder in einer durch einen Gummihandschuh erzeugten, feuchten Kammer (mehrmals täglich zu wechseln bei stärkerer Sekretion) oder die trockene, offene Wundbehandlung, bei der die geschädigten Hautteile einen Schorf bilden, unter dem die tieferen Schichten regenerieren. Wichtig ist in jedem Fall, dass eine Infektion mit der Folge einer granulierenden und später vernarbenden Wundfläche sowie eine Einsteifung vermieden werden.

Sekundäreingriffe

Trotz sorgfältig und korrekt durchgeführter, frühzeitiger Nekroseabtragung und Hauttransplantation lassen sich großflächige Verbrennungskeloide sowie narbige Beuge- und Adduktionskontrakturen der Finger häufig nicht verhindern. Daran ändert bei ausgedehnten Verbrennungen auch eine adäquate krankengymnastische Übungsbehandlung nichts. Hierbei müssen die betreffenden, teils panzerartig derben, teils leicht verletzlichen Hautpartien zusammen mit den in das subkutane Fettgewebe reichenden Narbenzügen exzidiert und entsprechend den Grundsätzen plastischer Operationen am Hautmantel (Kap. 3.2) durch ausgedünnte Vollhauttransplantate oder Verschiebelappen ersetzt werden. Zusätzlich sind Kontrakturen durch Z-Plastiken (▸ Abb. 3.8) zu korrigieren.

Auch wenn die oberflächliche Hautqualität mechanischen Beanspruchungen genügt, können Narbenkontrakturen in tiefer gelegenen Gewebeabschnitten nach drittgradigen Verbrennungen auftreten. In solchen Fällen ist die Haut durch eine geeignete Schnittführung quer zu inzidieren. Die tiefen Narbenzüge müssen entfernt werden und nach Öffnen der Hand oder Aufrichten des kontrakten Fingers erfolgt eine Ausfüllung des verbleibenden Defekts durch ein Vollhauttransplantat. In Fällen, bei denen die ganze Hand betroffen ist, müssen bisweilen derartige Eingriffe in mehreren Sitzungen durchgeführt werden (▸ Abb. 4.2). Auf eine konsequente Weiterführung der krankengymnastischen Übungsbehandlung nach Einheilen der Hauttransplantate ist auch bei später erfolgenden sekundären Hautkorrekturen zu achten.

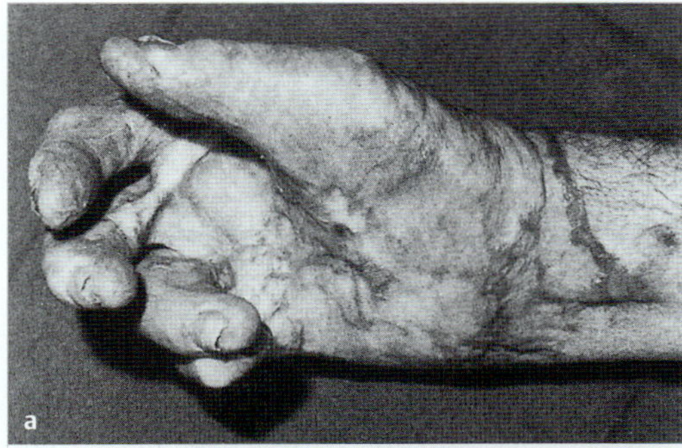

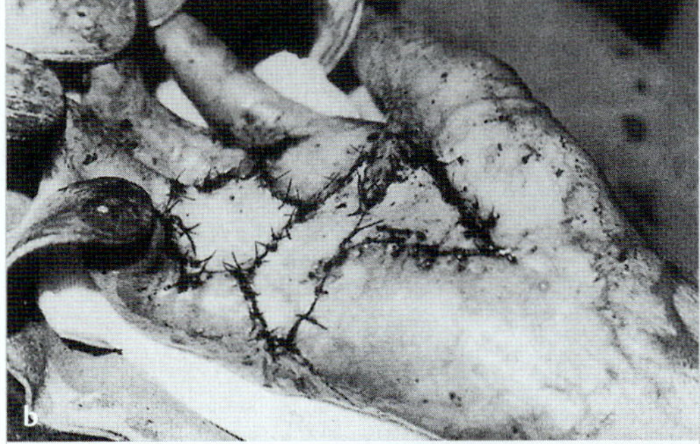

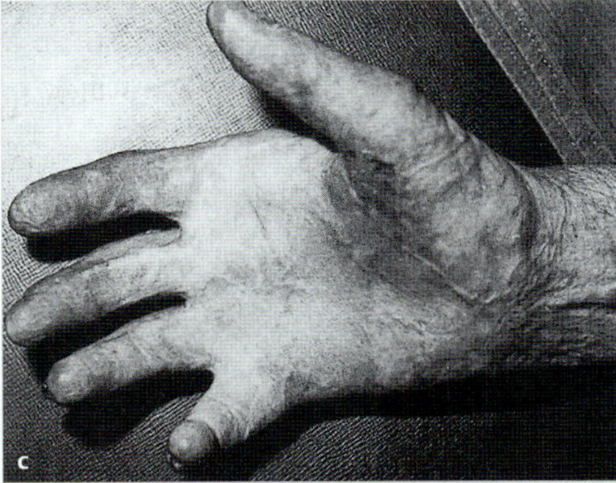

Abb. 4.2 Korrektur schwerster Fingerkontrakturen nach Verbrennung mithilfe freier Vollhauttransplantate.

a Maximale Streckfähigkeit vor der Narbenkorrektur.

b Einsetzen von Vollhauttransplantaten nach Narbenexzision.

c Erzielte Verbesserung der Streckfähigkeit.

4.2 Verletzungen mit elektrischem Strom

Bei dieser den Verbrennungen zuzurechnenden Gewebeschädigung kann es auch bei geringen Stromstärken schwierig sein, den Gesamtschaden in vollem Umfang bereits im Rahmen der Erstversorgung zu erkennen. So können relativ kleine Gewebebereiche an den Ein- und Austrittsstellen drittgradig koaguliert sein, während der Hautmantel zwischen den Verbrennungsmarken unauffällig bleibt. Allerdings können in diesem Bereich Schäden an tieferen Strukturen wie Sehnen oder Nerven vorliegen.

Bei Starkstrom- und Hochspannungsverletzungen (▶ Abb. 4.3) sind häufig ganze Handteile verkohlt. Auch hier kann das Ausmaß der Gewebeschädigung in Abhängigkeit von Stromstärke und Dauer des Stromflusses wesentlich größer sein, als es zunächst aufgrund noch vorhandener Durchblutung anzunehmen ist. Trotz konsequenter Therapie (z. B. frühzeitige Escharotomie (S. 91) bei stets vorhandenem Ödem, können in den ersten 2 Wochen bei diesen Verletzungen weitere tief greifende Nekrosen hinzukommen, deren Ausmaß nicht allein mit einer drittgradigen Verbrennung zu erklären ist, sondern direkt auf den Stromdurchfluss mit zunächst nicht sichtbarer Schädigung der Zellfunktionen zurückgeführt werden muss.

Diagnostische Hilfen zur Erfassung tiefer Gewebeschäden stellen die Weichteilszintigrafie mit Technetium (Tc 99) oder das MRT dar.

Andererseits können nach eigenen Beobachtungen auch noch nach mehreren Monaten primär ausgefallene Nerven wieder eine nahezu vollständige Regeneration erfahren.

Primär- und Sekundärbehandlung folgen im Handbereich den allgemeinen Regeln der Verbrennungen. Dabei sind stets plastische Verfahren nach ausgedehnten Nekroseentfernungen notwendig, wobei man nach eigenen Erfahrungen eine vollständige Demarkierung meist abwarten kann. Hierdurch wird unter Umständen vermieden, dass z. B. erholungsfähige Nervenstrukturen mit entfernt werden.

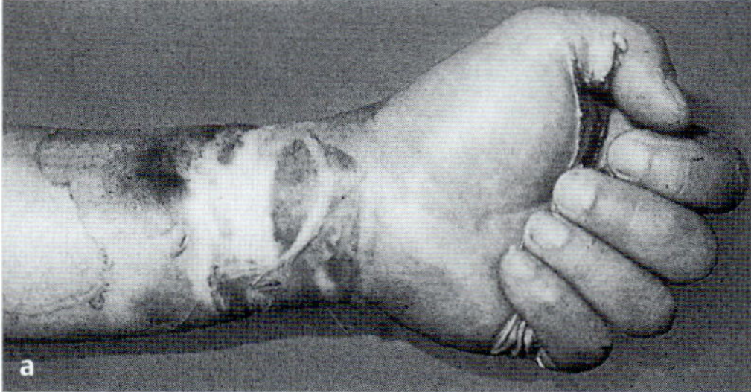

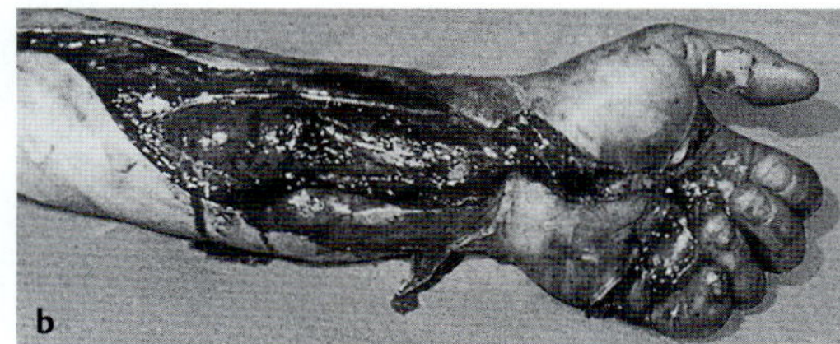

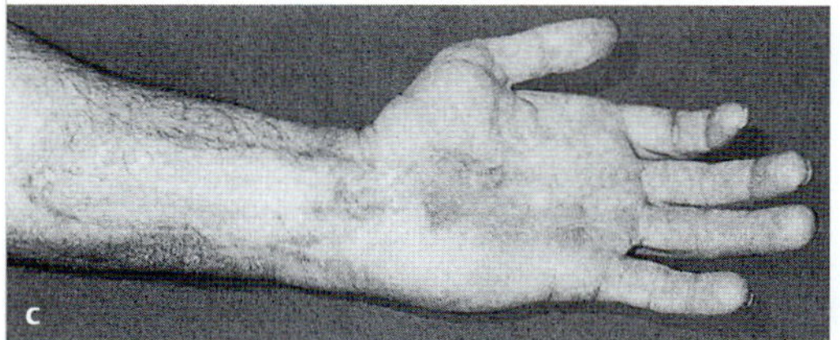

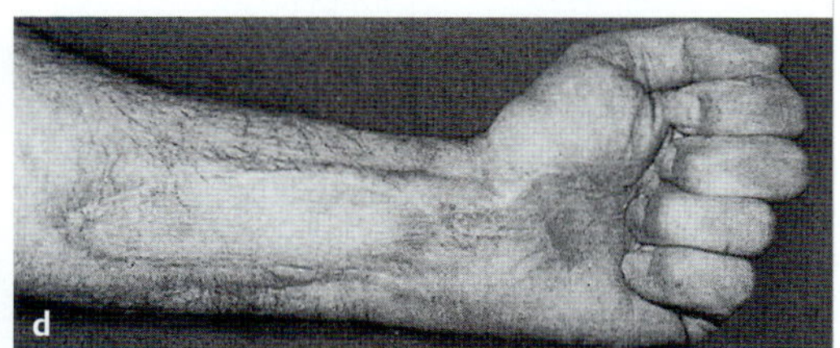

Abb. 4.3 Starkstromverletzung.
a Unfallbild mit Ischämie der Hand.
b Einwandfreie Durchblutung nach Haut- und Faszienspaltung.
c Streckung (nach 18 Monaten).
d Beugung (nach 18 Monaten).

4.3 Erfrierungen

Pathophysiologie

Bei Erfrierungen im Hand- und Fußbereich entsteht die Schädigung des Gewebes meist durch 2 einander verstärkende Mechanismen. Die periphere Vasokonstriktion, mit deren Hilfe der Körper bei Kälteeinwirkung versucht, seine Kerntemperatur auf normaler Höhe zu halten, kann über die Einschränkung der Mikrozirkulation bei mehrstündiger Dauer zu einem hypoxischen Gewebeschaden führen.

Hinzu kommt bei Temperaturen, die weit unter dem Gefrierpunkt liegen, der direkte Kälteschaden, der durch Gefrieren der intra- und extrazellulären Flüssigkeit zum Gewebeuntergang infolge eintretender Zellwandschäden führt. Diese Schäden sind in vollem Ausmaß häufig erst nach 1 – 2 Wochen sichtbar (ähnlich wie bei Stromverletzungen).

Schädigungsgrade

Wie bei Verbrennungen unterscheidet man verschiedene Schädigungsgrade:

- Grad 1: Reversible Blässe mit Sensibilitätsstörungen
- Grad 2: Blasenbildung durch Abheben der zerstörten oberflächlichen Hautschichten
- Grad 3: tiefer gehende Totalnekrosen mit Demarkierungen ganzer Fingerabschnitte

Therapie

Um den endgültigen Schaden so gering wie möglich zu halten, besteht die Akutbehandlung einer frischen Erfrierung in der Bekämpfung der allgemeinen Unterkühlung, kreislaufstützenden Infusionen, in Maßnahmen zur Verbesserung der peripheren Durchblutungsverhältnisse (z. B. Infusionen von Substanzen, die die Mikrozirkulation verbessern und i. v. Applikationen von Hydergin) und lokal in einer raschen Erwärmung der betroffenen Hand in bis zu 42 °C warmen Handbädern [4], [8].

Bei einer ausgeprägten Ödembildung kann gelegentlich auch hier wie bei einer Verbrennung (► Abb. 4.1) eine Spaltung des Karpaltunnels oder der Fingerhaut notwendig werden. Nach diesen Erstmaßnahmen ist unter steriler Verbandstechnik die weitere Abheilung oder die Demarkierung der sich nach wenigen Tagen über rötlich-livide, später schwarz-livide Zwischenstadien ausbildenden Nekrosen abzuwarten; nach ihrer Abtragung sind die Defekte plastisch zu decken. Vielfach sind Fingeramputationen nicht zu vermeiden.

4.4 Chemische Schäden

4.4.1 Säure- und Laugenverätzungen

Pathophysiologie

Der Hautkontakt mit Laugen oder Säure führt je nach Art der Substanz und in Abhängigkeit von Konzentration und Zeitdauer des Kontakts zu mehr oder weniger tiefen Nekrosen.

Therapie

Im Allgemeinen ist die Neutralisation von Säuren oder Laugen durch geeignete Gegenmittel (z. B. Natriumbicarbonat bei Säuren, Zitronensäure oder Essigsäure bei Laugen) nur bei bekanntem Chemismus der schädigenden Substanz und bei sofortiger Verfügbarkeit dieser Gegenmittel möglich. Daher empfiehlt es sich, den Schaden durch sofortiges mehrminütiges Abspülen mit Leitungswasser (Entfernung und Verdünnung) zu begrenzen.

Auf jeden Fall sollte geklärt werden, um welche Substanz es sich handelt, um die Gefahr einer sich weiter ausbreitenden Gewebenekrose oder von allgemeinen Reaktionen abschätzen zu können. Denn bei besonders aggressiven Substanzen (z. B. Flusssäure, s. u.) ist es weniger der Dissoziationsgrad der Säure als vielmehr die übrige molekulare Zusammensetzung, die zu tief reichenden Zell- und Gewebeschäden führt, wobei die Schädigung bisweilen erst nach einer Latenzzeit von einigen Stunden und das Ausmaß oftmals erst nach mehreren Tagen erkennbar wird.

Die weitere lokale Behandlung entspricht dem Vorgehen bei Verbrennungen. Spätkorrekturen können ebenfalls notwendig werden, wenn Narbenkontrakturen entstehen.

4.4.2 Verätzungen mit Fluorwasserstoff (HF)

Pathophysiologie

Die wässrige Lösung von Fluorwasserstoff (Flusssäure) wird vielfach industriell als Ätzmittel und Rohstoff verwendet [9]. Verätzungen führen zu einem besonders tief reichenden und unbehandelt mehrere Tage bis Wochen fortschreitenden Gewebeuntergang, verbunden mit heftigsten Schmerzen. Tiefes Eindiffundieren der lipidlöslichen Fluoride mit Blockierung intrazellulärer Stoffwechselvorgänge und Ausfällen des Gewebecalciums zu schwer löslichem Calciumfluorid (CaF_2) sollen für diesen besonders unangenehmen Ablauf verantwortlich sein [5], [11].

Therapie

Die Akutbehandlung bei Verätzungen im Handbereich versucht nach sorgfältigem Abspülen durch eine intraarterielle Perfusion von Calciumgluconat die Fluoride zu dem wenig toxischen CaF_2 auszufällen und damit die weitere Ausbreitung der Nekrose zu verhindern [1], [11] (auch nach eigenen Erfahrungen mit gutem Erfolg). Über einen Katheter in der A. radialis oder ulnaris werden wiederholt in 12-stündigen Abständen möglichst verletzungsnah 8 ml 20%iger Calciumgluconat-Lösung mithilfe eines Perfusors über eine Zeitdauer von ca. 4 Stunden infundiert. Die Schmerzen gehen meist rasch zurück, die Perfusionsbehandlung wird nach eingetretener Demarkierung und Rückgang der umgebenden entzündlichen Begleitreaktion beendet. Während der Verweildauer des Katheters wird eine Heparinisierung mit ca. 15 000 Einheiten empfohlen. Der betroffene Hautbereich soll zusätzlich mit Kompressen, die mit Calciumgluconat getränkt sind, abgedeckt und ggf. bei ausreichender Demarkierung bereits nach der ersten Perfusion exzidiert und später plastisch gedeckt werden [11].

4.5 Strahlenschäden

Klinisches Bild

Schäden der Gewebestruktur im Handbereich durch Röntgen- und andere ionisierende Strahlen können in Abhängigkeit von der Strahlendosis sowohl akut im Rahmen eines Strahlenunfalles oder einer hoch dosierten therapeutischen Tumorbestrahlung als auch chronisch in Form sich allmählich entwickelnder, über Jahre zunehmender Hautveränderungen auftreten (▶ Abb. 4.4).

Die leichteste Form der akuten Schädigung zeigt sich in einer nach einigen Tagen wieder abklingenden Hautrötung und einer diskreten ödematösen Schwellung.

Im Gegensatz zur erstgradigen Verbrennung bleiben jedoch meist degenerative Hautveränderungen unterschiedlichen Ausmaßes (Pigmentierung, Atrophie von Haarbälgen, Talg- und Schweißdrüsen, leichte Verletzbarkeit) zurück. Ein Übergang des chronischen Hautschadens zu

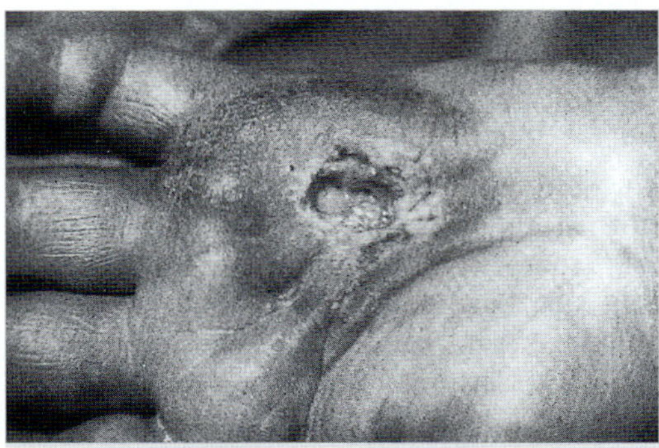

Abb. 4.4 Strahlenulkus. Aufgetreten 6 Monate nach zu hoch dosierter Röntgenbestrahlung einer Dupuytren-Kontraktur mit falschem Tubus. Die Sanierung erfolgte durch Exzision und Deckung mit einem Schwenklappen vom ulnaren Handrücken.

schlecht heilenden Ulzerationen und malignen Hauttumoren ist noch nach Jahren möglich. In schweren akuten Fällen kommt es gleich zur Blasenbildung und zur raschen Ulzeration mit sehr langsamer oder vollständig ausbleibender Heilungstendenz.

Therapie

Während in leichten Fällen anfangs eine konservative Behandlung mit feuchten Verbänden, später mit sorgfältiger Hautpflege durch fetthaltige Salben und wohldosierter Bewegungstherapie angebracht ist, müssen schlecht heilende Ulzerationen sowohl bei akutem als auch bei chronischem Verlauf exzidiert und der Defekt mit freien Hauttransplantaten oder Lappenplastiken gedeckt werden, wobei nach eigenen Erfahrungen Fernlappenplastiken (Bauchlappen, Leistenlappen, Kap. 3.6) und vaskulär gestielte Unterarmlappen (Kap. 3.4.2) ausgezeichnete Dauerresultate ergeben. Lokale Verschiebelappen kommen nur infrage, wenn das umgebende Gewebe als sicher gesund angesehen werden kann.

Literatur

[1] Achinger R, Köhnlein HE, Jacobitz J. Eine neue Behandlungsmethode von Flußsäureverätzungen an den Extremitäten. Chir Forum Exp Klin Forsch. 1979; 229–31

[2] Buck-Gramcko D, Hoffmann R, Neumann R. Der handchirurgische Notfall. Kap. XXI. Thermische und chemische Hautschäden. Stuttgart: Hippokrates; 1983

[3] Burii C, Buchmann B, Mühlbauer R. Vitalfärbungen bei Verbrennungen. Helv chir Acta. 1965; 32: 616

[4] Flatt A. The care of minor hand injuries. J Bone Jt Surg. 1963; 45-B: 426

[5] Haar H. Flußsäureverätzungen der äußeren Haut und ihre Behandlung. Med Klin. 1954; 49: 339

[6] Lechner G, Millesi M. Fermentreaktion zur Bestimmung der Tiefe des Gewebeschadens bei Verbrennungen. Akt Chir. 1967; 2: 221

[7] Mayland J A, Wellford A Jr, Pruitt BJ. Circulatory changes following circumferential extremity burnes evaluated by the ultrasonic flowmeter. An analysis of 60 thermally injured limbs. J Trauma. 1971; 11: 763

[8] Millesi H. Verbrennungen. In: Nigst H, Buck-Gramcko D, Millesi H, eds. Handchirurgie. Bd. 11. Stuttgart: Thieme; 1983

[9] Ofeigson 0J. "Water cooling": First-aid treatment for scalds and burns. Surgery 1965; 57: 391

[10] Rodeck G. Thermische Verletzungen. In: Schwaiger M, Rodeck G, Staib I, eds. Kurzes Lehrbuch der allgemeinen Chirurgie. Stuttgart: Thieme; 1969

[11] Scharizer E. Besondere Verletzungen. In: Nigst H, Buck-Gramcko D, Millesi M, eds. Handchirurgie. Bd. 11. Stuttgart: Thieme; 1983

Kapitel 5

Frakturen

5

5 Frakturen

5.1 Konservative – operative Frakturbehandlung

Bei der Abwägung zwischen konservativer oder operativer Behandlung ist die gute, funktionelle Anpassungsfähigkeit der Hand auch bei Defektheilungen zu berücksichtigen.

Nachteile der operativen Behandlung sind bei *geschlossenen Frakturen* ein, wenn auch geringes, Infektionsrisiko, das Entstehen möglicher Verwachsungen mit benachbarten Sehnen und die Notwendigkeit, später die Metallimplantate wieder zu entfernen. Hinzu kommt durch die notwendige Fragmentfreilegung eine mehr oder weniger ausgeprägte Schädigung der knöchernen Durchblutungsverhältnisse zusätzlich zur frakturbedingten Einschränkung. Daher sollen die *Vorteile einer exakten und übungsstabilen Osteosynthese* nicht überbewertet werden.

Eine *Operationsindikation* besteht dann, wenn zu erwarten ist, dass eine konservative Behandlung (z. B. mit Gipsschienen, ▶ Abb. 5.3b) nicht zu einem befriedigenden Resultat führt.

Dies gilt für Frakturen mit Gelenkbeteiligung und massiver und geschlossen nicht zu reponierender Dislokation (Längsachse und Rotation!). Konservativ nicht korrigierbare Verkürzungen sind eher relative Indikationen.

Zu *warnen* ist vor einem übertriebenen Perfektionismus. Solange Gelenkflächen und Achsenverhältnisse korrekt rekonstruiert und ausreichend stabilisiert sind, heilen bei erhaltener Knochenvitalität auch kleinere Fragmente ohne zusätzliche Fixierung ein. Ausgedehnte Freilegungen erhöhen die Gefahr o. g. Komplikationen und führen zu einer verzögerten Frakturheilung.

Offene Frakturen und Kombinationsverletzungen mit Schädigung von Haut, Sehnen, Nerven, Gefäßen und Muskeln bedürfen dagegen der operativen Frakturversorgung als Voraussetzung für die komplikationsfreie Heilung aller verletzten Strukturen. Allerdings sind auch hier nichtdislozierte und von der Form her stabile Frakturen sinnvoller Weise konservativ zu behandeln.

Die Möglichkeiten der operativen Frakturstabilisierung (Osteosyntheseverfahren) sind vielfältig. Das Repertoire umfasst Kirschner-Drähte, Drahtnähte, Schrauben in Dimensionen von 1 – 3,5 mm, die isoliert oder in Kombination mit entsprechenden Miniplättchen verwendet werden können, sowie Miniplättchen, die winkelstabil im Knochen verankert werden können und kleine externe Fixateure.

Je nach Frakturart und Handabschnitt, aber auch Erfahrung des Operateurs, ist hier die Auswahl zu treffen.

In den nachfolgenden Kapiteln, in denen die einzelnen Handabschnitte nacheinander behandelt werden, finden sich daher differenzierte Behandlungsvorschläge.

Hinzu kommen *Osteosynthesen mit resorbierbaren Materialien*, von denen sich z. B. Knochennähte mit PDS-Fäden bei Mittelhandfrakturen zwar bewährt haben [18], jedoch PDS-Splinte sich gegenüber Kirschner-Drähten und Minischrauben nicht durchsetzen konnten, da ihre relativ geringe Biegefestigkeit eine wirklich sichere Fixierung nicht zulässt. Darüber hinaus ergeben sich bei nahezu allen resorbierbaren Materialien das Problem einer relativ raschen Abnahme der Festigkeit und die Tendenz, während des Resorptionsvorganges intraossäre Granulomhöhlen auszubilden.

Auch neuere Materialien, z. B. aus Polylaktaten, die bessere Bedingungen erbringen, konnten sich nicht durchsetzen.

5.2 Fingerfrakturen

Ursachen

Bei Frakturen im Schaftbereich aller Fingerabschnitte und am Nagelkranz des Endglieds überwiegen direkte Gewalteinwirkungen. Bei Frakturen mit Gelenkbeteiligung spielen auch indirekte Gewalteinwirkungen wie axiale Stauchungen, Hyperextensionstraumen und Luxationen eine Rolle [26]. Hinzu kommen offene Trümmer- und Defektfrakturen nach Kreissägen- und Fräsverletzungen.

Symptome – Diagnostik

Im *Endgliedbereich* besteht meist eine pralle Schwellung mit klopfenden Schmerzen, häufig in Kombination mit einem subungualem Hämatom (Kap. 3.2.1).

Sind *Mittel- und Grundglieder* betroffen, dann fallen neben der schmerzhaften Schwellung häufig Achsenabweichungen auf. Schaftfrakturen der Mittelglieder zeigen je nach Lokalisation (peripher

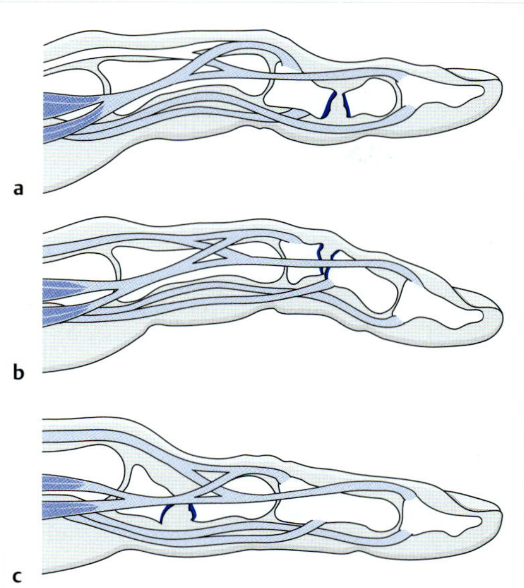

Abb. 5.1 Achsenabweichungen bei Fingerfrakturen. Je nach Lokalisation des überwiegenden Sehnenzugs entsteht eine Abknickung nach palmar oder dorsal.
a Mittelgliedfrakturen peripher des Ansatzes der oberflächlichen Beugesehne dislozieren in einem nach dorsal offenen Winkel.
b Mittelgliedfrakturen proximal des Ansatzes zeigen einen Achsenknick nach palmar.
c Die typische Frakturdislokation bei Fraktur der Grundphalanx.

oder zentral des Ansatzes der oberflächlichen Beugesehne) Achsenabknickungen in Richtung Handrücken oder in Richtung Beugeseite (▶ Abb. 5.1a, ▶ Abb. 5.1b). Im Schaftbereich der Grundglieder liegen meist Abknickungen nach handrückenwärts vor (▶ Abb. 5.1c) [5]. Bei langen Schrägfrakturen und Gelenkfrakturen kommen Verkürzungen und seitliche Abweichungen der Fingerlängsachse vor. Röntgenbilder im streng seitlichen und dorsopalmaren Strahlengang zeigen meist ausreichend das Ausmaß der knöchernen Verletzung und der Dislokation

5.2.1 Endgliedfrakturen

Liegt bei geschlossenen Endgliedfrakturen ein subunguales Hämatom vor, so muss dieses durch eine Trepanation des Fingernagels entlastet werden (Kap. 3.4.1).

Nagelkranzfrakturen und nichtdislozierte Schaftfrakturen werden im Allgemeinen konservativ behandelt. Hier ist entweder eine kleine, beugeseitig anzulegende Aluminium- oder Fingergipsschiene oder eine Fingerschiene nach Stack, wie sie sonst bei Sehnenabrissen verwendet wird (▶ Abb. 9.9, ▶ Abb. 9.10, ▶ Abb. 9.11) nützlich.

Bei dislozierten Frakturen des Endgliedsschafts reichen als intramedulläre Schienung meist 1 oder 2 axial oder, wenn möglich, schräg eingebrachte feine Kirschner-Drähte aus, die das Endgelenk nicht blockieren sollen. Ein zur Vermeidung eines Hitzeschadens langsames und zudem vorsichtiges Vorbohren über das Endgelenk hinaus bis in das Köpfchen des Mittelglieds ist jedoch nicht zu vermeiden, wenn das proximale Fragment sehr klein ist und dem Kirschner-Draht keinen ausreichenden Halt gibt.

Das periphere Drahtende sollte subkutan versenkt und durch einen Verband geschützt werden, damit keine Infektion über den Bohrdraht entsteht.

Bei Frakturen mit Gelenkbeteiligung bestehen Übergänge zu knöchernen Strecksehnenabrissen (▶ Abb. 9.6, ▶ Abb. 9.7, ▶ Abb. 9.8). Liegt eine ausreichende Fragmentgröße, eine Dislokation des dorsal abgesprengten Fragments und eine Subluxation der Gelenkfläche vor, dann ist eine offene Reposition und eine Stabilisierung mit feinsten Kirschner-Drähten, ggf. auch feinsten Drahtnähten oder selbstschneidenden Minischrauben der Größe 1,0 – 1,3 mm Durchmesser sinnvoll. Andernfalls ist auch hier die konservative Behandlung, z. B. mit einer Stack-Schiene (S. 215), günstiger.

Die Freilegung erfolgt von dorsal, die Hautschnitte entsprechen der Schnittführung der Strecksehnenchirurgie (▶ Abb. 9.3). Bei ausgedehnten Zerstörungen (z. B. Kreissägenverletzung) ergibt eine primäre funktionelle Endgelenkarthrodese das beste Endresultat.

5.2.2 Mittel- und Grundgliedfrakturen

Schaftfrakturen

Im Schaftbereich ist eine Operation nur indiziert, wenn nach Einrichten der Achsen in einer Leitungsanästhesie nach Oberst (Kap. 2.6.1) durch eine korrekte konservative Behandlung (Schienenlagerung für 3 – 4 Wochen, ▶ Abb. 5.2), evtl. kombiniert mit einer funktionellen Behandlung) eine zufrieden stellende Reposition nicht gehalten werden kann.

Konservative Behandlung

Bei der Schienenlagerung sollen die Grundgelenke 70–80° gebeugt, die Mittel- und Endgelenke gestreckt sein (▶ Abb. 5.2), um Mittelgelenkkontrakturen zu vermeiden. Das Handgelenk wird ca. 30–40° überstreckt. Aus dieser Grundhaltung heraus sind bei dorsal angelegter Schiene mit gutem Endergebnis auch funktionelle Vorgehensweisen möglich, d. h. der Patient beugt aktiv im Mittel- und Endgelenk; die Verwachsungsgefahr mit dem Streckapparat ist dabei im Gegensatz zu Osteosynthesen kaum gegeben [28].

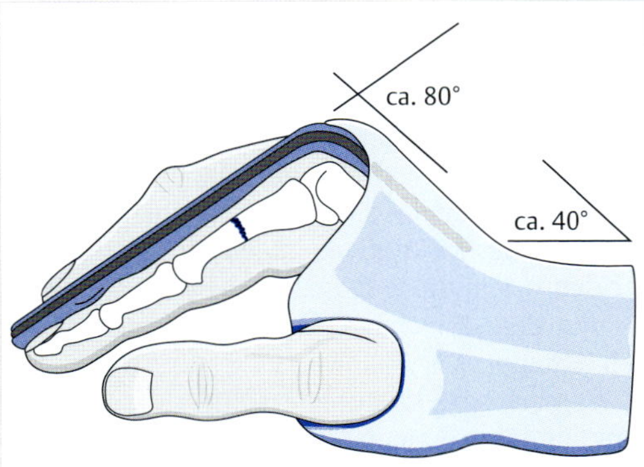

Abb. 5.2 Korrekte Gelenkfixierung in einem kombinierten Gipsschienenverband für die konservative Behandlung von Fingerfrakturen.

Häufig kann man bereits nach 3 Wochen gipsfrei und ohne Belastung weiter üben und nach 6 Wochen wieder normal belasten lassen (▶ Abb. 5.3).

Die in den ▶ Abb. 5.2 dorsal angelegte und in den Gips eingelassene Aluminiumschiene ist im Allgemeinen leichter zu handhaben als eine beugeseitige Anbringung und erlaubt aus der Schiene heraus auch eine funktionelle Behandlung. Wichtig ist, dass die Grundgelenke 70–80° gebeugt und die übrigen Fingergelenke gestreckt sind. Auf eine ausreichende Polsterung (hier mit Schaumgummi) und nicht zu straffe Fixierung ist zu achten. Prinzipiell die gleiche Verbandsanordnung ist auch bei peripheren Mittelhandfrakturen möglich. Hier kann dorsal oder palmar ein entsprechender Gips-

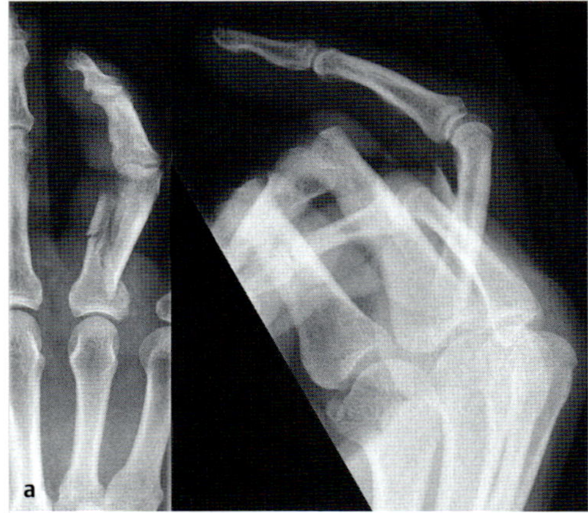

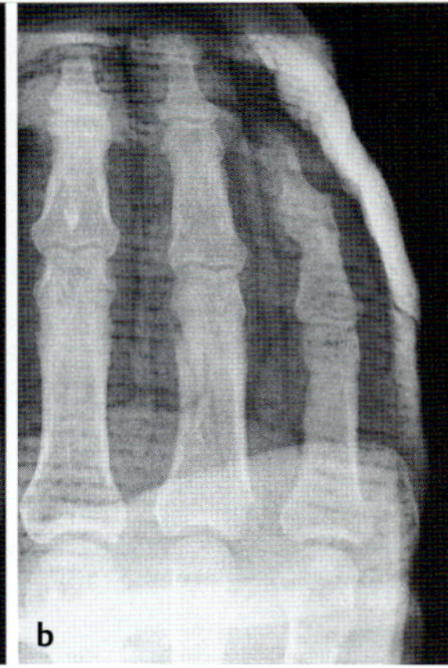

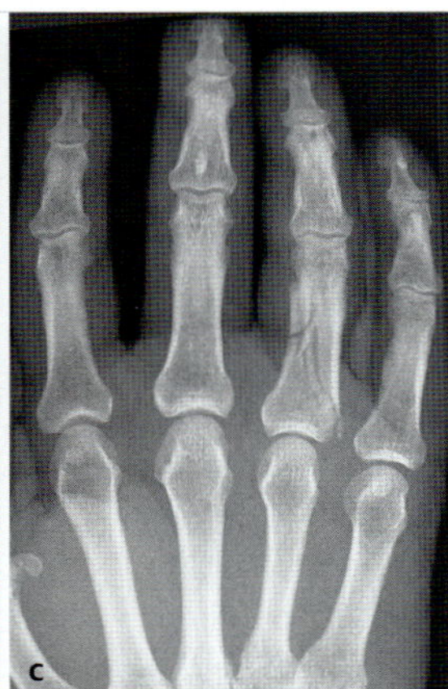

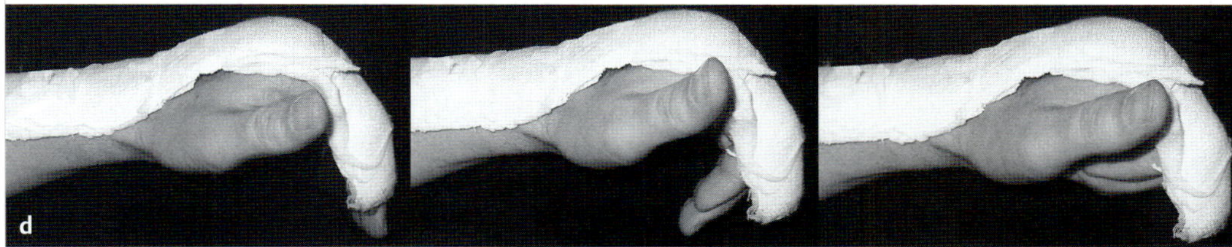

Abb. 5.3 Beispiel einer konservativ dynamisch aus Gips heraus behandelten Grundgliedtrümmerfraktur.
a Unfallbilder vor Reposition in Leitungsanästhesie nach Oberst.
b Nach 1-wöchiger dynamischer Behandlung im Gips.
c Nach 4 Wochen zum Zeitpunkt der gipsfreien Weiterbehandlung.
d Anordnung des Gipses und Ablauf einer dynamischen Frakturbehandlung im Fingerbereich.

schienenverband bei gleicher Gelenkstellung der Finger angelegt werden.

Operative Behandlung

Zur operativen Therapie stehen je nach Ausgangslage verschiedene Methoden zur Verfügung.

Minischrauben

Schräg- oder Spiralfrakturen stellen nur bei Verkürzung oder Rotationsfehlern eine Operationsindikation dar. Infrage kommen Osteosynthesen mit Minischrauben und kleinen queren Kirschner-Drähten (▶ Abb. 5.4c u. ▶ Abb. 5.7, ▶ Abb. 5.8) [6].

Intraossäre Drahtnähte

Bei glatten Querbrüchen sind auch Stabilisierungen mit intraossären Drahtnähten oder Knochennähten mit langsam resorbierbarem Nahtmaterial möglich, die allerdings eine Freilegung der Fraktur erfordern und häufig mit einem intramedullären Kirschner-Draht kombiniert werden (▶ Abb. 5.4b) [21], sofern nicht eine 2. Naht senkrecht zur 1. Naht erfolgt (▶ Abb. 5.4d).

Kirschner-Drähte

Wird die geschlossene Reposition mit einer Stabilisierung durch perkutan eingebrachte schräge K-Drähte kombiniert, so sollen sich diese nicht auf Höhe des Frakturspaltes kreuzen, um bei dann fehlender Rotationsstabilität keine Pseudarthrose zu provozieren (▶ Abb. 5.3). Zur Vermeidung von Hitzeschäden der Knochenkortikalis ist langsam zu bohren.

Vorteilhaft können Kirschner-Draht-Stabilisierungen bei Trümmer- und Mehrfragmentbrüchen sein, da eine aufwendige Freilegung zur Sequestrierung kleinerer Knochenfragmente führen kann.

Nachteile sind: Die geschlossen nicht immer leichte Durchführbarkeit, mehrfache Fehlbohrungen führen zu einer zusätzlichen Traumatisierung, die funktionelle Behandlung von Mittel- und Grundgelenken kann durch Drahtenden behindert sein. Die Drähte werden deshalb sofort nach knöcherner Stabilisierung (meist nach 5 Wochen) entfernt. Auch die notwendige Röntgenbelastung ist zu bedenken.

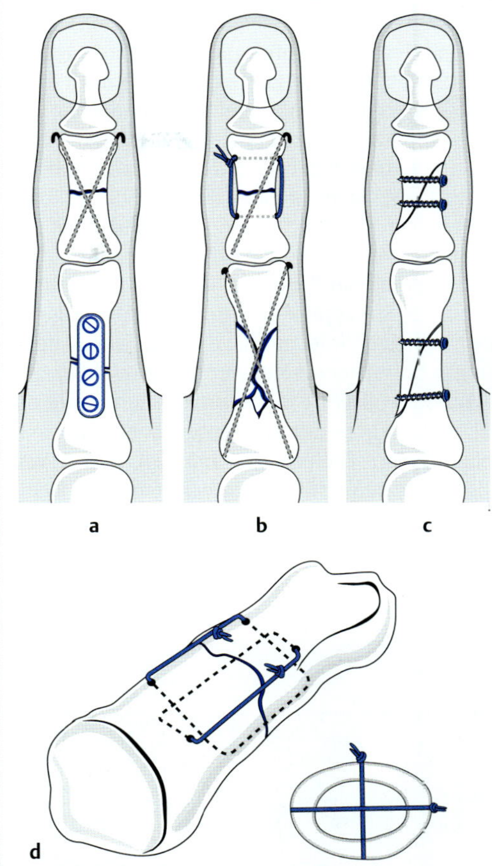

Abb. 5.4 Mögliche Fingerosteosynthesen.

a Beispiel für eine Stabilisierung mit gekreuzten Kirschner-Drähten, geeignet für Mittel- und Grundphalanx, Beispiel für eine dorsale Plattenosteosynthese (seitliche Plattenlage siehe ▶ Abb. 5.5, ▶ Abb. 5.6).

b Stabilisierung mit intramedullärem Kirschner-Draht und zusätzlicher intraossärer Drahtnaht (geeignet für Mittel- und Grundphalanx) sowie gekreuzten Kirschner-Drähten bei Trümmerfrakturen. Die K-Drähte können bei im Grundgelenk gebeugtem Finger auch bisweilen einfacher von proximal nach distal vorgebohrt werden (▶ Abb. 5.7).

c Stabilisierung von Schrägfrakturen, die zu Verkürzungen und Drehfehlern neigen, mit queren Kirschner-Drähten oder Minischrauben (▶ Abb. 5.8).

d Prinzip einer gekreuzten intraossären Drahtnaht.

Plattenosteosynthesen

Sie sind durch die Einführung wenig auftragender Miniplatten bei sorgfältiger Operationstechnik ebenfalls ohne funktionelle Behinderung des Streckapparats möglich [14], [25], [27]. Die an Mittel- und Grundphalanx zeitweise empfohlene seitliche Plattenlage (▶ Abb. 5.5, ▶ Abb. 5.6) ist schwieriger durchzuführen als die dorsale und kann die Strecksehnenseitenzügel behindern.

Zur operativen Freilegung können Hautschnitte wie in der Strecksehnenchirurgie (▶ Abb. 9.3) oder bei seitlicher Implantatlage auch dorsolaterale Längsschnitte verwendet werden.

Am *Mittelglied* ist in der proximalen Hälfte eine basisnahe, kurze dorsale Plattenosteosynthese im sehnenfreien Dreieck gut möglich, distal wäre endgelenksnah unter der Strecksehne eine Beeinträchtigung nicht zu vermeiden, so dass hier eher eine seitliche Plattenlage sinnvoll ist. (Grundsätzlich sind jedoch Plattenosteosynthesen an der Mittelphalanx eine Ausnahme.)

Am *Grundglied* wird der Strecksehnenmittelzügel bei dorsaler Plattenlage längs gespalten und das Periost im Frakturbereich sparsam abgeschoben. Wenn möglich wird die Miniplatte wieder mit Gleitgewebe bedeckt und die längs gespaltene Strecksehne mit resorbierbarem Nahtmaterial locker adaptierend (evtl. fortlaufend) genäht.

Bei seitlicher Plattenlage wird zwischen dem Mittelzügel und den Sehnen der Mm. interossei der Streckapparat ebenfalls längs inzidiert und nach erfolgter Osteosynthese wieder adaptiert. Vor zu langen Platten wird gewarnt, 2 bestückte Schraubenlöcher beidseits der Frakturlinie sollten bei gut fassenden Minischrauben im Fingerbereich ausreichen; winkelstabile Implantate können auch kürzer gewählt werden. Vor dem Hautverschluss wird subkutan eine Minidrainage eingelegt.

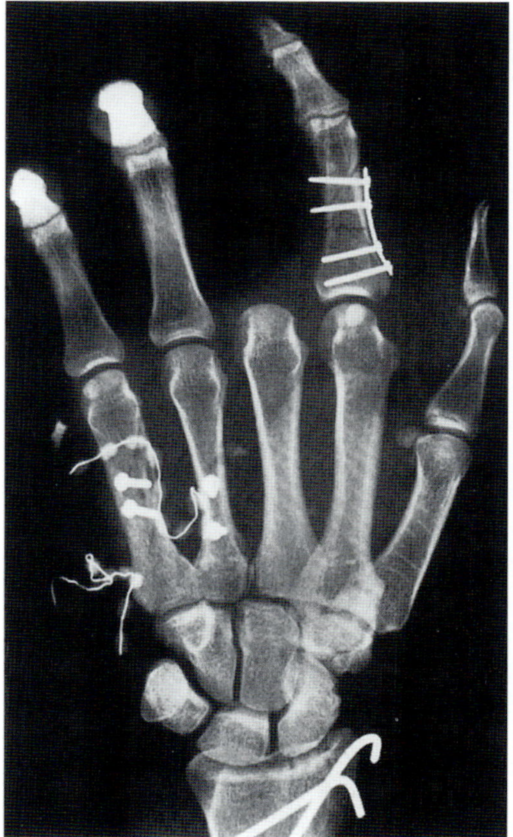

Abb. 5.5 Seitlich am Grundglied angelegte Miniplatte.

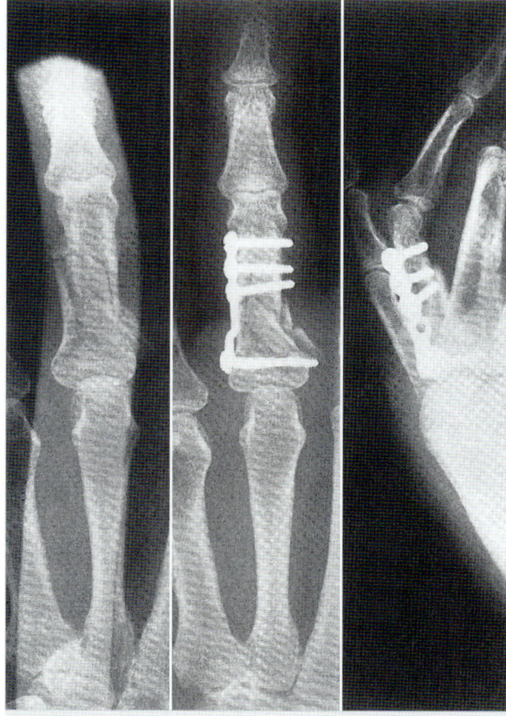

Abb. 5.6 Beispiel für eine seitlich angelegte Minikondylenplatte bei einer Grundgliedtrümmerfraktur.

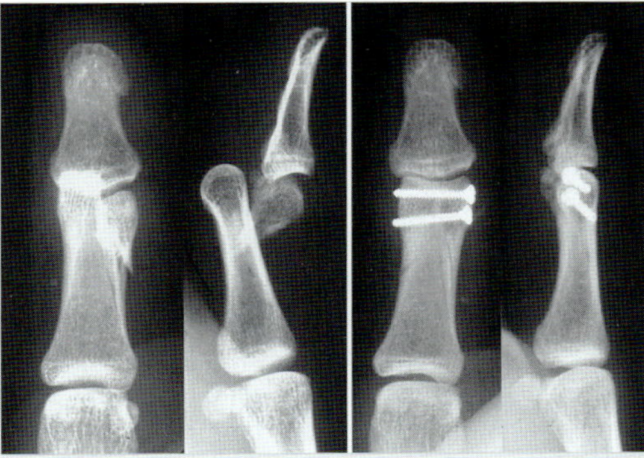

Abb. 5.7 Beispiel für eine Schraubenosteosynthese bei einer Mittelgliedkondylenfraktur.

Minifixateur externe

Der Minifixateur externe ist im Fingerbereich wie auch in jedem anderen Handabschnitt vor allem bei Defektfrakturen und Weichteilschäden sowie anders nicht rekonstruierbaren Gelenkzerstörungen unverzichtbar [1] (▶ Abb. 5.12, ▶ Abb. 5.13).

Vorsicht: Cerclagen sollten nicht verwendet werden, da die Fragmente z. T. zirkulär freigelegt werden müssen, um das Mitfassen von Beuge- oder Strecksehnen vermeiden zu können. Dies kann die Ernährung der Knochenfragmente und damit die Frakturheilung stören.

Die *Nachbehandlung* sollte bereits nach Drainageentfernung mit aktiven und passiv geführten Übungen beginnen, um das Entstehen von Verwachsungen des Streckapparats, die im Grundgliedbereich besonders problematisch sind, zu verhindern.

Frakturen mit Gelenkbeteiligung

Da Achsenfehlstellungen und Bewegungseinschränkungen in den Mittel- und Grundgelenken der betroffenen Finger die gesamte Handfunktion erheblich behindern können, sind von Frakturen betroffene Gelenkflächen möglichst exakt wiederherzustellen (▶ Abb. 5.9 u. ▶ Abb. 5.10).

Operative Behandlung

Bei Trümmerfrakturen der Mittel- oder Grundgliedbasen sollten die Hauptfragmente nach Möglichkeit adaptiert, imprimierte Gelenkanteile angehoben und mit kleinen Kirschner-Drähten oder Minischrauben unterstützt werden (▶ Abb. 5.9, ▶ Abb. 5.10, ▶ Abb. 5.11, ▶ Abb. 5.12).

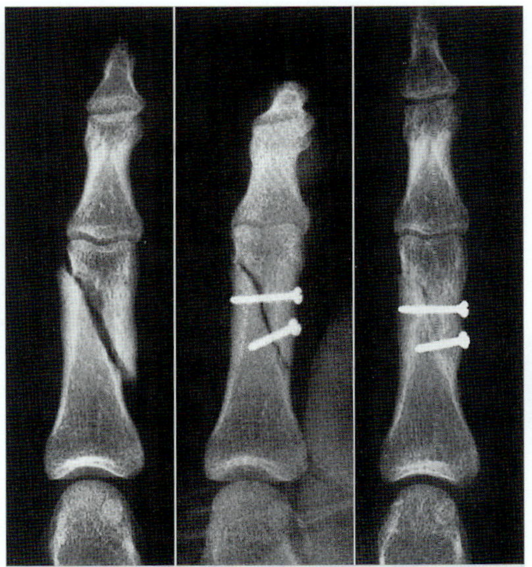

Abb. 5.8 Beispiel für eine Schraubenosteosynthese bei einer verkürzten schrägen Grundgliedfraktur.

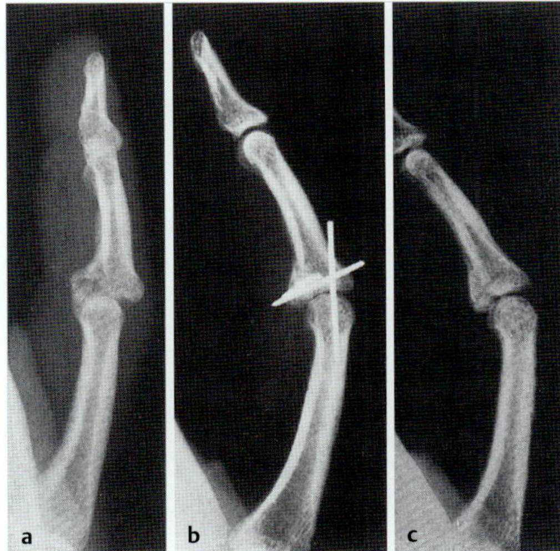

Abb. 5.9 Palmare Mittelgliedbasisfraktur.

a Luxation des Hauptfragments und seiner Gelenkfläche nach dorsal.

b Offene Reposition und Fixierung mit feinen Kirschner-Drähten und 3-wöchige transartikuläre Gelenkblockierung.

c Funktionstüchtiges Gelenk nach knöcherner Abheilung.

Das Anheben kann auf gewebeschonende Weise auch perkutan unter Röntgenbildwandlerkontrolle mit einem umgebogenen Draht von der Markhöh-

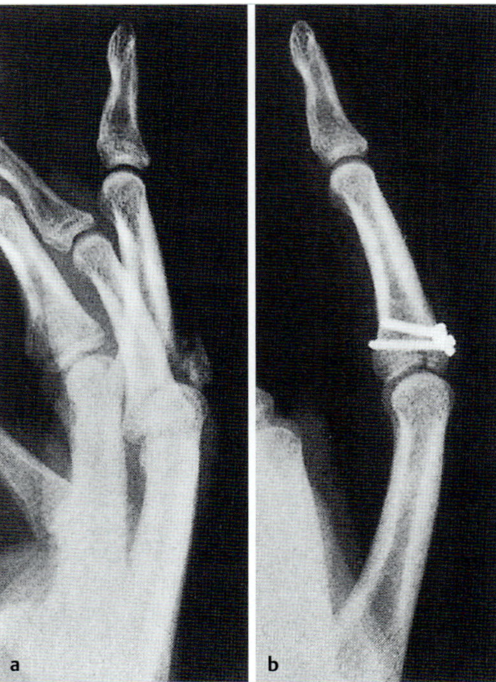

Abb. 5.10 Großer knöcherner Ausriss des Strecksehnenmittelzügels an der Mittelgliedbasis.
a Luxation des Hauptfragments nach palmar.
b Stabile Osteosynthese mit 2 Minischrauben.

le aus erfolgen, wobei die gegenüberliegende, intakt gebliebene Gelenkfläche gleichsam als Matrize bei der stufenweisen Wiederherstellung dient [16].

Hierzu wird von einer distalen Stichinzision über ein schräg tangential angelegtes Bohrloch (Durchmesser 2 mm) der Markraum eröffnet und der an seinem stumpfen Ende golfschlägerartig umgebogene 1 mm starke Kirschner-Draht eingeführt. Unter Röntgendurchleuchtung erfolgt dann das Anheben der imprimierten Gelenkfragmente von der Markhöhle aus, z. T. mit Drehen an dem den Draht haltenden Nadelhalter bei gleichzeitigem axialem Zug am betroffenen Finger. Anschließend werden 2–4 0,6–0,8 mm starke Minibohrdrähte gitterartig in 2 Ebenen eingebracht, die die angehobenen Imprimate abstützen.

Zusätzlich wird perkutan eine transartikuläre Kirschner-Draht-Blockierung des Gelenks oder eine Gipsfixierung (Mittelgelenke in ca. 15° Beugung) für 4–5 Wochen durchgeführt. Nach dieser Zeit werden die subkutan tastbaren Drahtenden von Stichinzisionen aus entfernt.

Lassen sich kleinere Gelenkflächendefekte, z. B. an der Basis des Grund- und Mittelglieds, nicht vermeiden (▸ Abb. 5.9, ▸ Abb. 5.10, ▸ Abb. 5.11), so können diese ohne Symptome bleiben, sofern die übrigen Fragmente anatomiegerecht einheilen

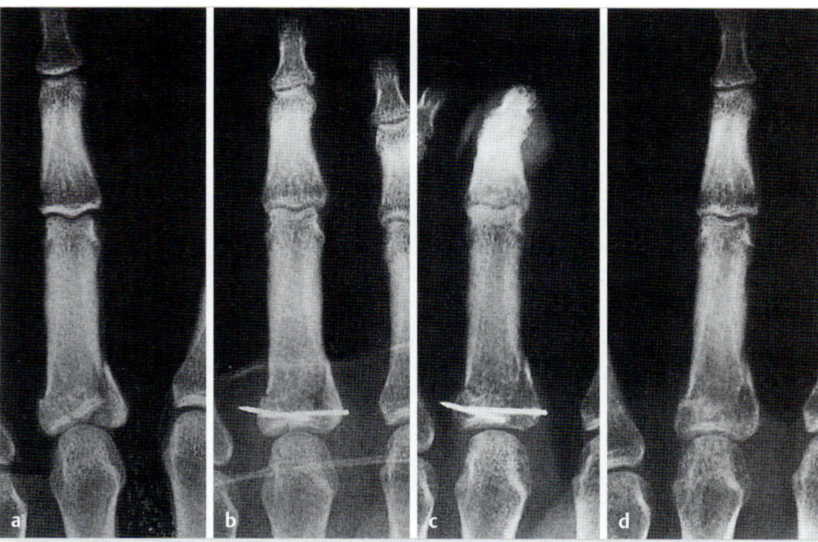

Abb. 5.11 Versorgung einer Impressionsfraktur der Grundgliedbasis.
a Unfallbild.
b Stabilisierung der rekonstruierten Gelenkfläche mit Kirschner-Drähten.
c Ausheilung vor Drahtentfernung.
d Ausheilung nach Drahtentfernung.

und eine gute Beweglichkeit gewährleisten, da im Allgemeinen keine lang anhaltenden Druckkräfte auf die Mittel- und Grundgelenke einwirken. Kleinere Knochenabsprengungen an der Basis von Grund- und Mittelgliedern ohne wesentliche Beteiligung der eigentlichen Gelenkfläche oder des Bandapparats können nach 1-wöchiger Ruhigstellung funktionell behandelt werden.

Gelenküberbrückende Stabilisierung

In schwierigen Fällen (vor allem bei Osteoporose) kommt nach perkutaner oder offener Reposition auch eine gelenküberbrückende Stabilisierung mit einem Minifixateur externe für 4–6 Wochen infrage [1] (▶ Abb. 5.12).

Sehr elegant ist bei ausgedehnter Zerstörung der Gelenkfläche der Mittelhandbasis die Anwendung des gelenküberbrückenden dynamischen Fixateurs nach Suzuki (▶ Abb. 5.13). Bei korrekter Handhabung lassen sich gute funktionelle Ergebnisse erzielen [3].

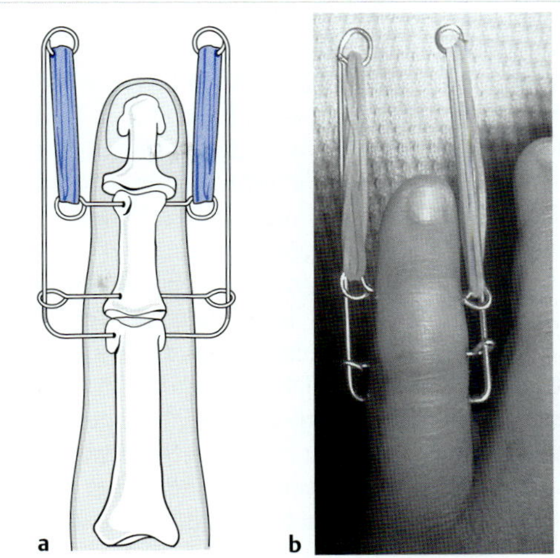

Abb. 5.13 Bewegungsfixateur nach Suzuki zur dynamischen Extension bei Trümmerfrakturen der Mittelgliedbasis [3]. An einem sehr langen proximalen Bügel, der aus einem langen K-Draht nach zentraler Durchbohrung des Grundgliedköpfchens zurechtgebogen wurde, wird ein 2. kurzer Bügel, der zentral durch das Mittelgliedköpfchen gebohrt wurde, mit Gummizügeln aufgehängt, so dass eine Distraktion zwischen den Zügeln entsteht. Der nicht obligate Zusatzbügel in der Nähe der Mittelgliedbasis beugt einer dorsalen Luxationstendenz vor. Meist reichen 4 Wochen, in denen aktiv bewegt werden kann, bis zur knöchernen Konsolidierung aus.
a Schematische Darstellung der Fixation nach Suzuki.
b Bewegungsfixateur nach Suzuki.

5.2.3 Nachbehandlung

Die operative Frakturbehandlung von Phalangen sollte so stabil erfolgen, dass bereits nach 2–3 Tagen mit vorsichtigen aktiven und geführten passiven Bewegungsübungen begonnen werden kann. Eine Ausnahme stellen lediglich die gelenknahen oder das Gelenk selbst betreffenden Frakturen mit einer temporären, transartikulären K-Draht-Fixie-

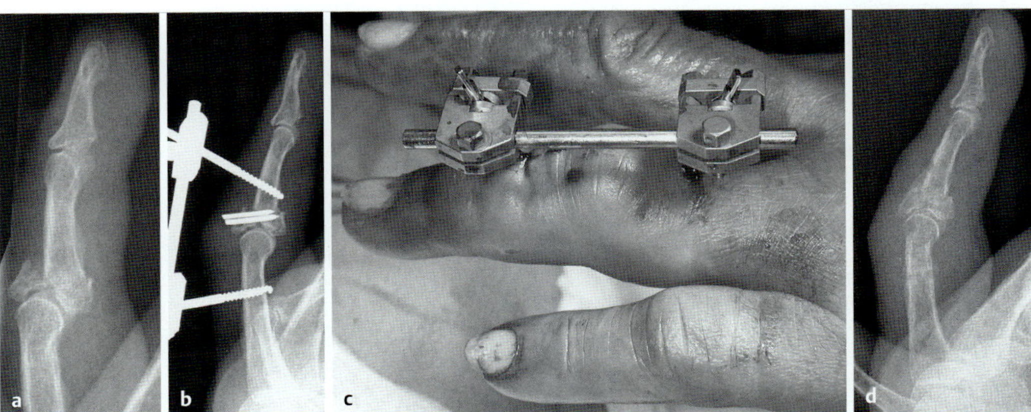

Abb. 5.12 Osteoporose und gelenküberbrückender Fixateur externe.
a Unfallbild mit Stückfraktur.
b Stabilisierung mit gelenküberbrückendem Minifixateur.
c Stabilisierung mit gelenküberbrückendem Minifixateur.
d Nach 5 Wochen Fixateurabnahme (nach 10 Wochen freie Funktion).

rung dar, bei denen erst nach 4–5 Wochen, wenn der blockierende Draht entfernt ist, geübt werden kann. Dessen ungeachtet sind jedoch die Mobilisierung benachbarter Gelenke und der funktionelle Einsatz der nicht betroffenen Finger möglich. Der Patient ist hierzu von Anfang an anzuhalten. Nach 4–5 Wochen können, falls erforderlich, intensivere passive Übungen und nach der 6. Woche auch mit Widerstand und Kraft Übungen erfolgen. Eine freie Funktion ist im Allgemeinen erst nach 12 Wochen zu erwarten; gelegentlich sind ergotherapeutische, geschicklichkeitsfördernde Maßnahmen zusätzlich sinnvoll. Dies gilt insbesondere, wenn Sehnen oder Nerven mitverletzt waren. Bei solchen Kombinationsverletzungen richtet sich die Übungsbehandlung nach den Möglichkeiten, die die Versorgung dieser Strukturen zulassen (Kap. Nachbehandlung, Kap. 9 u. Kap. 10.4.5).

5.3 Mittelhandfrakturen

Ursachen

Mittelhandfrakturen sind meist Folge direkter Gewalteinwirkung durch Schlag und Quetschung. Auch axiale Gewalteinwirkungen können im köpfchennahen Bereich eine Rolle spielen [9], [26]. Basisfrakturen mit oder ohne Beteiligung der Karpometakarpalgelenke entstehen als Stauchungs- oder Verrenkungsfrakturen beim Sturz auf die zurückgebeugte Hand oder bei schweren direkten Gewalteinwirkungen häufig in Kombination mit anderen Handfrakturen.

Symptome – Diagnostik

Infolge der meist schmerzhaften Schwellung, die durch eine direkte Traumatisierung der umgebenden Weichteile verstärkt sein kann, sind häufig Verkürzungen und Achsenabweichungen anfangs schwer zu erkennen. Auch Standardröntgenaufnahmen zeigen bei köpfchennahen Frakturen der Metakarpalia II–V das Ausmaß einer Abknickung in Richtung Hohlhand nicht vollständig. In der direkten a.-p. Aufnahme lässt nur die genaue Betrachtung der Köpfchenkonturen im Vergleich mit nichtfrakturierten Nachbarknochen eine Dislokation vermuten. Die Beurteilung einer streng seitlichen Aufnahme ist durch das Übereinanderprojizieren der Mittelhandknochen erschwert.

5.3.1 Köpfchennahe Frakturen (MC II–V)

Von dieser Frakturform ist vor allem der 5. Mittelhandstrahl betroffen.

Problematik: Derartige Frakturen neigen zum Abkippen des Köpfchenfragments zur Beugeseite hin (▶ Abb. 5.14).

Ausgelöst wird der Kippmechanismus durch die Handbinnenmuskeln, welche die Finger II–V in den Grundgelenken beugen und in den Mittelgelenken strecken. (▶ Abb. 5.15a). Beträgt die Achsenabweichung nach Reposition und Anlegen einer palmaren Gipsschiene, die die Mittelhand und den betroffenen Finger alleine oder gemeinsam mit einem Nachbarfinger einschließt (s. ▶ Abb. 5.2), mehr als 20–30°, so sollte eine

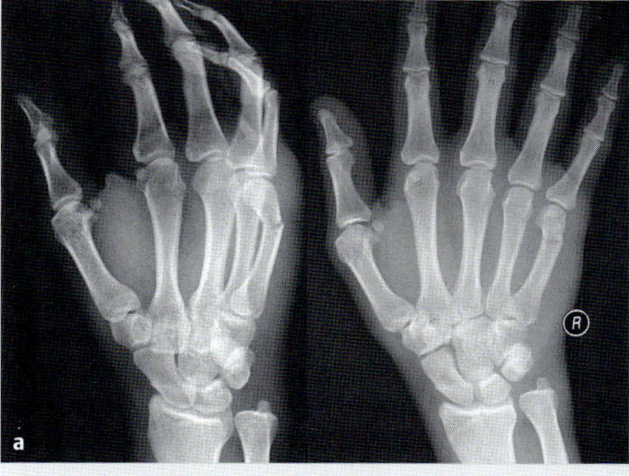

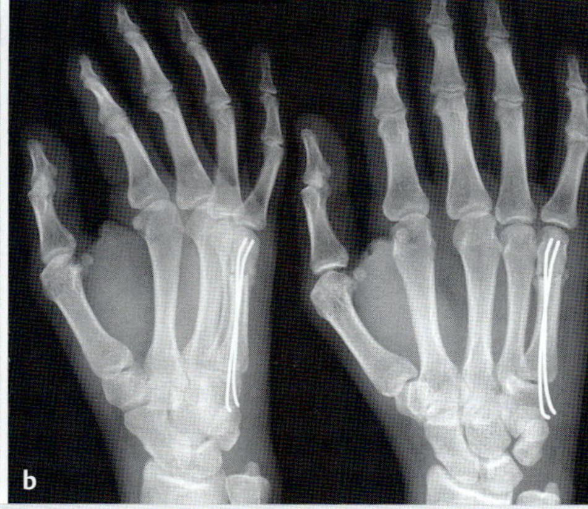

Abb. 5.14 Abgekippte köpfchennahe MC-V-Fraktur.
a Ausgangssituation.
b 4 Wochen nach geschlossener Reposition und perkutaner Kirschner-Draht-Fixierung.

operative Stabilisierung nach nochmaliger Einrichtung erfolgen. Andernfalls können durch die Fehlstellung eine schmerzhafte Überstreckhaltung im Grundgelenk, Behinderungen beim festen Zupacken durch das in die Hohlhand hinein vorstehende Mittelhandköpfchen und eine Störung des Muskel-Sehnen-Gleichgewichtes [12] entstehen.

Bei konservativer Behandlung reichen im Allgemeinen 3 Wochen Ruhigstellung aus.

Die Reposition kann geschlossen erfolgen durch einen nach dorsal gerichteten Druck auf das in Grund- und Mittelgelenken um 90° gebeugte Grundglied; die dadurch bedingte Anspannung der Strecksehnen und Entspannung der Handbinnenmuskeln und Beugesehnen erleichtern das Aufrichten (▶ Abb. 5.15b). Vor einer Fixierung in dieser Haltung durch einen partiellen Unterarmfaustgips ist wegen der Gefahr von Drucknekrosen und Beugekontrakturen im Mittelgelenk zu warnen [6], [9], [25].

Zur Fixierung werden vor allem bei Köpfchenfrakturen des 5. Mittelhandstrahls retrograd von der über ein schräges Bohrloch eröffneten Markhöhle aus 2–3 vorgeschränkte Kirschner-Drähte eingebracht (▶ Abb. 5.14). Diese werden durch das Bohrloch an ihren umgebogenen Drahtenden mithilfe einer Flachzange unter Röntgendurchleuchtung eingebracht und ermöglichen eine sofortige Übungsstabilität. Die proximalen Drahtenden werden subkutan versenkt. Durch Drehen am proximalen Drahtende kann das Köpfchenfragment, in das die vorgeschränkte Drahtspitze in palmarer Richtung eingebracht ist, zusätzlich nach dorsal aufgerichtet werden (▶ Abb. 5.14).

Vorteile: Gegenüber anderen Operationsverfahren ist diese Kirschner-Draht-Fixierung gewebeschonend und die spätere Metallentfernung ohne größeren Aufwand möglich.

Nachteile: Arbeiten im Strahlengang des Durchleuchtungsgerätes.

Alternativ können derartige Frakturen offen reponiert und mit einer *Miniplatte* stabilisiert werden. Letzteres stellt vor allem bei Stückfrakturen in den Schaft hinein ein empfehlenswertes Verfahren dar (▶ Abb. 5.16).

Vorteile dieser Verfahrensweisen sind die mögliche exakte Reposition und die Übungsstabilität.

Als *Nachteil* kann die Notwendigkeit der zweimaligen operativen Freilegung zwecks Versorgung und Metallentfernung und die eventuelle Behinderung des Streckapparats durch eine dorsale Plattenlage direkt unter dem Streckapparat betrachtet werden. Dies lässt sich vermeiden, wenn ausreichend Periost bzw. Sehnengleitgewebe über der Platte genäht werden kann.

Weitere Möglichkeiten: Infrage kommt eine vor allem bei Osteoporose sinnvolle quere Kirschner-Draht-Fixierung an 1 oder 2 benachbarte intakte Mittelhandköpfchen [14], [26].

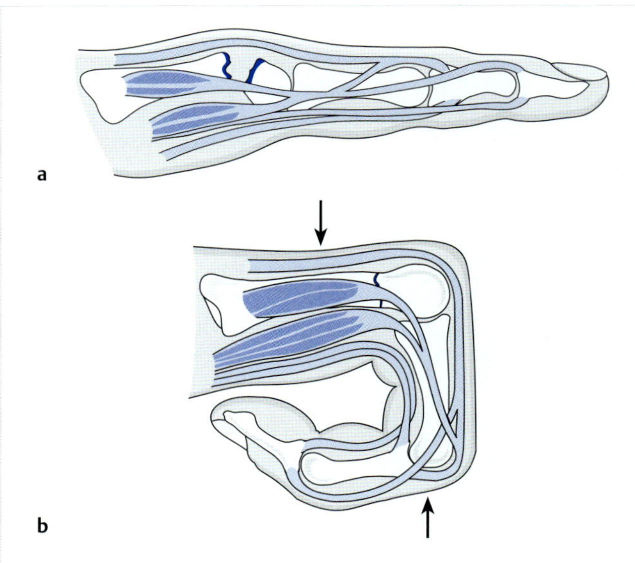

Abb. 5.15 Reposition eines palmar abgekippten Mittelhandköpfchens.
- **a** Typische Dislokation subkapitaler Mittelhandfrakturen durch Zug der Handbinnenmuskulatur.
- **b** Haltung bei der Reposition.

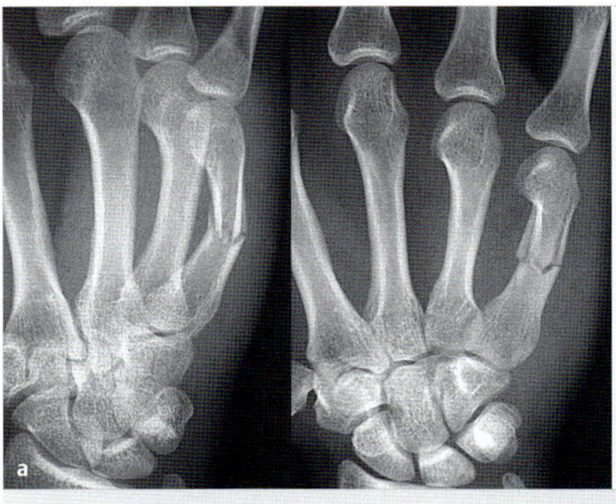

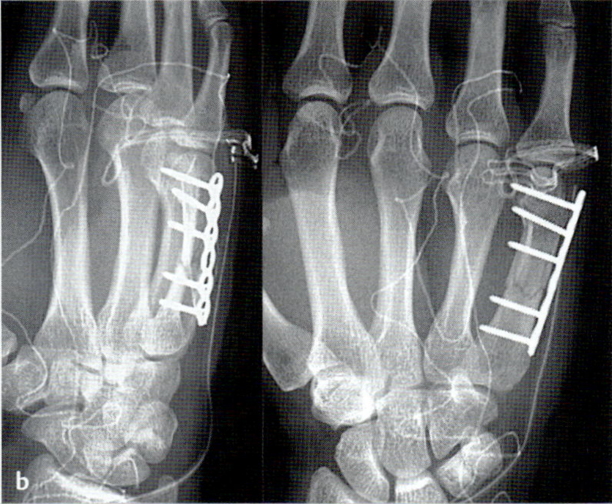

Abb. 5.16 Abgekippte MC-V-Schaftfraktur mit Frakturzone in den Köpfchenbereich hinein.
a Ausgangssituation.
b Nach offener Reposition und Stabilisierung mit einem winkelstabilen 2-mm-Plättchen. (Vorteile dieses winkelstabilen Implantates sind hier die mögliche seitliche Plattenlage ohne Irritation des Streckapparats und die sichere Fixierung des Köpfchenfragments. Konventionelle Platten würden in dieser Position auslockern!)

5.3.2 Köpfchennahe Frakturen mit Gelenkbeteiligung

Zusätzliche Frakturen der Gelenkfläche des Mittelhandköpfchens bedürfen einer sorgfältigen Wiederherstellung und Stabilisierung des Köpfchens mit anschließender Fixierung am Schaft (Kap. 5.3.1).

Die Rekonstruktion der Gelenkfläche kann bei größeren Fragmenten mithilfe von Minischrauben oder feinen K-Drähten (▶ Abb. 5.17), ggf. in Kombination mit einer möglichst winkelstabilen Mini-T-Platte oder Minikondylenplatte [10] erfolgen. Übungsstabile Verhältnisse sollten auch hier erreicht werden.

5.3.3 Schaftfrakturen

Die gleichen Gründe wie bei köpfchennahen Frakturen führen auch bei Frakturen in Schaftmitte zu einer Abknickung in die Hohlhand hinein (▶ Abb. 5.16a). Hiervon sind vor allem der 2. und 5. Mittelhandknochen betroffen.

Hingegen entstehen wegen der bestehenden Bandverbindungen zwischen den 4 Mittelhand-

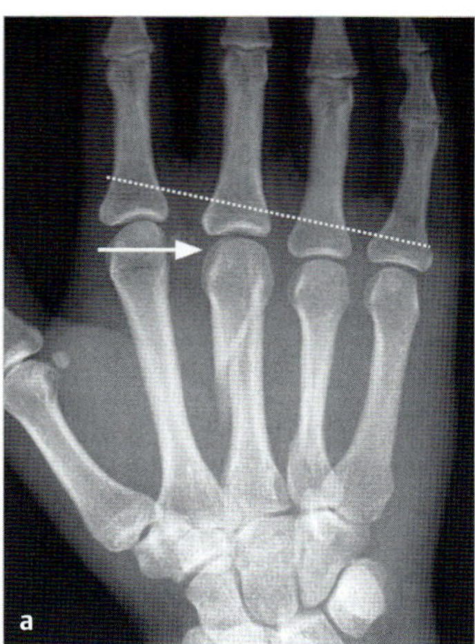

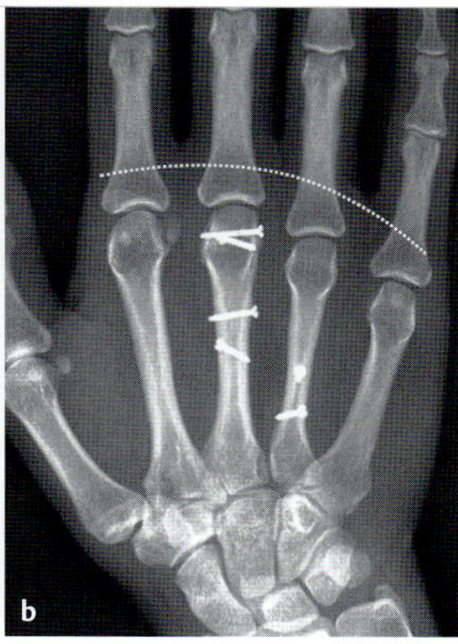

Abb. 5.17 Verkürzte Frakturen der Metakarpalia III und IV mit zusätzlicher transartikulärer Köpfchenfraktur des MC III (Pfeil).
a Präoperative Aufhebung des von den Mittelhandknochen gebildeten Bogens als radiologischer Hinweis auf die Verkürzung von MC III und IV.
b Korrekte Wiederherstellung der Längenverhältnisse und der Gelenkfläche des MC-III-Köpfchens durch interfragmentäre Schrauben. (Voraussetzung für das Verzichten auf eine zusätzliche Platte ist eine gute jugendliche Knochenqualität und ein zuverlässiger Patient; evtl. ist postoperativ eine 3-wöchige Gipsbehandlung ratsam.)

knochen der Finger II–V (Ligg. metacarpea transversa) bei isolierten Frakturen des 3. oder 4. Mittelhandknochens häufig nur geringe Achsenabweichungen, Verkürzungen und selten Drehfehler, sofern diese Bänder nicht mitverletzt sind (▶ Abb. 5.18).

Konservative Behandlung

Die konservative Behandlung mit einer palmaren Gipsschiene (Grundgelenk ca. 70° gebeugt, Mittel- und Endgelenke gestreckt, Handgelenk dorsalextendiert) ist hierfür die adäquate Versorgung. Vielfach reicht es bereits aus, den Gips nur bis knapp über die Grundgelenke hin anzulegen und die Finger frei zu lassen.

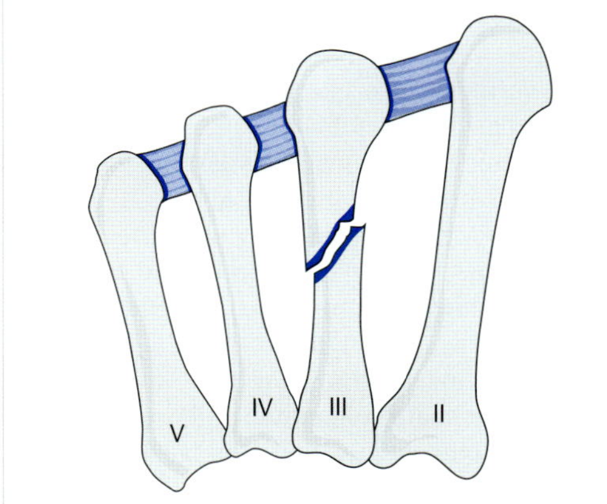

Abb. 5.18 Relativ geringe Dislokationsneigung bei Frakturen des 3. oder 4. Mittelhandknochens bei intakten Ligg. metacarpea transversa.

Operative Behandlung

Eine *Operationsindikation* ist gegeben bei Achsenabweichungen von mehr als 20–30°, der Gefahr von Drehfehlern, bei stärkeren Verkürzungen (Schräg- oder Trümmerbrüche) und Serienfrakturen mehrerer Mittelhandknochen (▶ Abb. 5.19).

Für die *operative Behandlung* sind geeignet: Bei Schräg- und Spiralfrakturen Minischrauben (▶ Abb. 5.17), bei queren Schaftfrakturen intraossäre Drahtnähte, axiale Kirschner-Drähte von proximal nach distal und dorsale Kleinfragmentplatten (konventionell oder winkelstabil) (▶ Abb. 5.19) sowie der Minifixateur externe.

Die Platte wirkt der erwähnten Abkippneigung der Fragmente zur Beugeseite hin am sichersten entgegen (*Prinzip der Zuggurtung*) [26], [27] und erlaubt damit einen engen Knochenkontakt im gesamten Frakturspalt. Plattenosteosynthesen sind anzustreben bei Serienfrakturen oder Trümmerfrakturen der Mittelhandknochen (▶ Abb. 5.19). Bei offenen Frakturen und zur Überbrückung bei knöchernen Defekten kann allerdings der Minifixateur, evtl. in Kombination mit Kirschner-Drähten, vor allem bei zusätzlichem Weichteilschaden, die bessere Alternative sein. In derartigen Fällen ist die sichere Stabilisierung eine wichtige Voraussetzung für die infektfreie, komplikationslose Abheilung auch der mitverletzten Weichteile.

Bei *Schaftfrakturen des 1. Mittelhandknochens* sind wegen der Dislokationsneigung durch die Thenarmuskulatur und den M. adductor pollicis meist dorsoradiale Plattenosteosynthesen zwischen den Sehnen der Mm. extensor pollicis longus und brevis angezeigt, da andernfalls die Abspreizfähigkeit nach einer knöchernen Fixierung

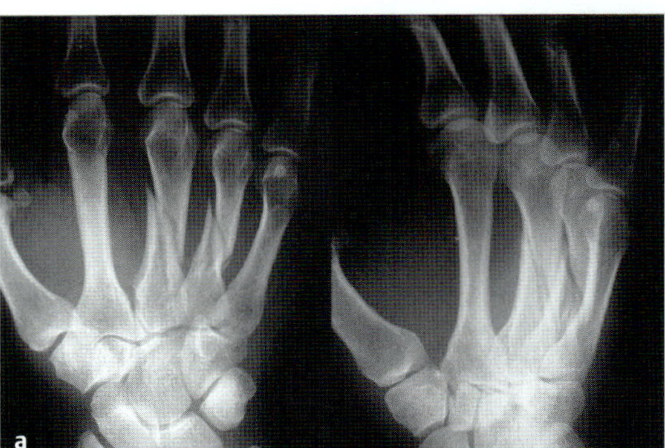

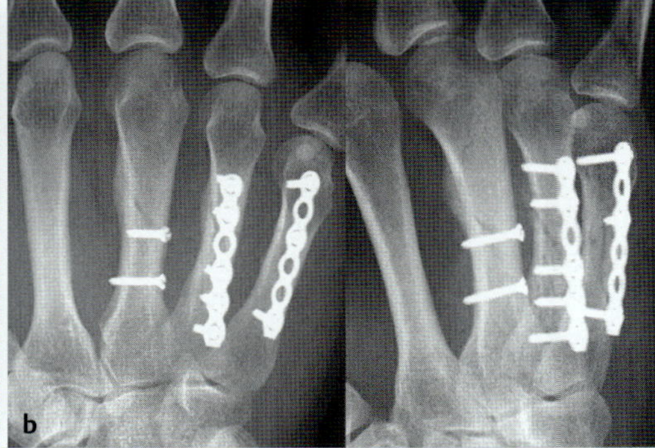

Abb. 5.19 Serienfraktur der Metakarpalia III–V mit Verkürzung und Drehfehlern.
a Unfallbilder.
b 8 Wochen nach operativer Versorgung mit Schrauben und 2 winkelstabilen 2-mm-Platten.

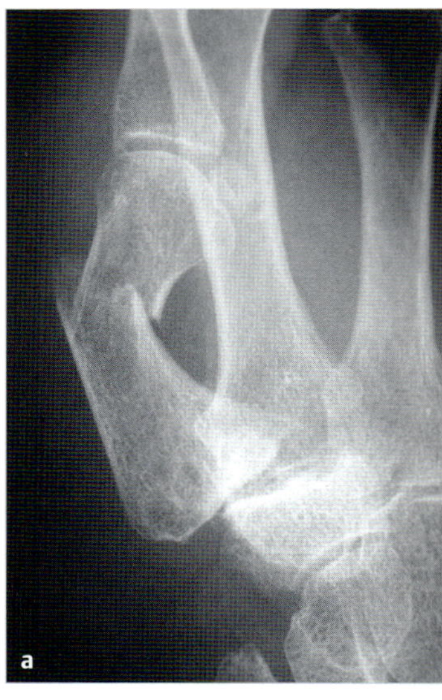

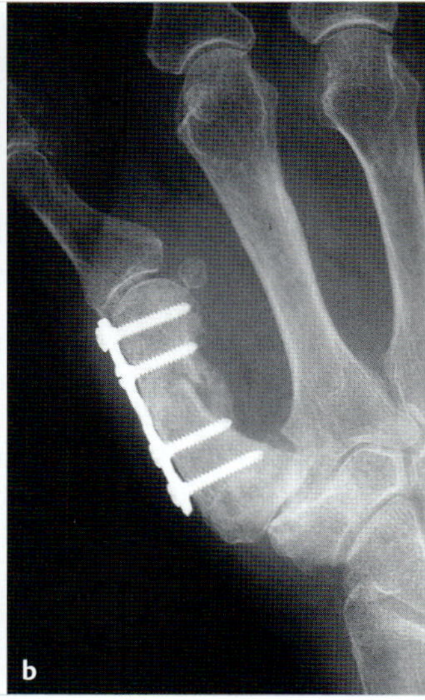

Abb. 5.20 Metakarpale-I-Fraktur bei Osteoporose (84 Jahre alte Patientin).
a Unfallbilder.
b 6 Wochen nach operativer Versorgung mit winkelstabiler 2-mm-Platte.

in Fehlstellung beeinträchtigt ist. Besonders vorteilhaft sind hier wie auch bei den Basisfrakturen winkelstabile Miniplatten (Schraubendimension 2 mm) (▸ Abb. 5.20).

5.3.4 Basisnahe Frakturen der Mittelhandknochen II – V

Konservative Behandlung

Die konservative Behandlung bei fehlender oder geringer Dislokation besteht in einer 4 – 5-wöchigen Ruhigstellung mit einer palmaren Unterarmgipsschiene ohne Einschluss der Finger [25] bei 30 – 40° Dorsalextension des Handgelenks.

Operatives Vorgehen

Größere Dislokationen vor allem in Verbindung mit ligamentären Verletzungen des benachbarten Karpometakarpalgelenks erfordern Osteosynthesen.

Handelt es sich um *Luxationsfrakturen nach schweren Gewalteinwirkungen* (s. Kap. 6.4) sind differenzierte Überlegungen zur korrekten Wiederherstellung der anatomischen Verhältnisse notwendig. Hier sei zunächst auf die weniger komplizierten *extraartikulären Basisfrakturen* eingegangen. Vor allem die Basisfraktur des 5. Mittelhandknochens neigt durch den Muskelzug des M. abductor digiti minimi zu einer stärkeren Dislokation und sollte im Hinblick auf die normale Gewölbestruktur der Mittelhand und, um Achsenfehler (Drehfehler, seitliche Abweichung) und Verkürzungen zu vermeiden, sorgfältig reponiert und stabilisiert werden (▸ Abb. 5.21).

Gute eigene Erfahrungen lassen uns winkelstabile Mini-T-oder -L-Platten (▸ Abb. 5.21), die im Bereich der Metakarpalbasen IV und V bei extraartikulärer Lage sehr gut stabilisieren und eine funktionelle Nachbehandlung erlauben, gegenüber anderen Vorgehensweisen bevorzugen.

Perkutan eingebrachte Kirschner-Drähte, die bis in die benachbarten Handwurzelknochen transartikulär vorgebohrt werden, sind bei sehr gelenknahen Frakturen wie bei Luxationsfrakturen (▸ Abb. 6.7) alternativ möglich. Diese müssen vor allem im Bereich der Metakarpalbasen IV und V bereits nach 5 – 6 Wochen entfernt werden, um die in den Karpometakarpalgelenken IV und V immerhin ca. 30° betragende Opponierbarkeit nicht dauerhaft zu blockieren und um Drahtbrüche zu vermeiden. Aus diesem Grund ist zusätzlich eine palmare Gipsschiene zur Ruhigstellung notwendig.

Trümmerbrüche mit Zerstörung und Luxation der Karpometakarpalgelenke können auch mit gelenküberbrückenden Platten bis in die distale Handwurzelreihe hinein behandelt werden, um die wiederhergestellten Gelenkflächen (wichtig vor allem bei den Karpometakarpalgelenken IV und V) zu sichern. Auch diese sind nach der knöchernen Konsolidierung zu entfernen (nach 6 – 8 Wochen) (▸ Abb. 5.44).

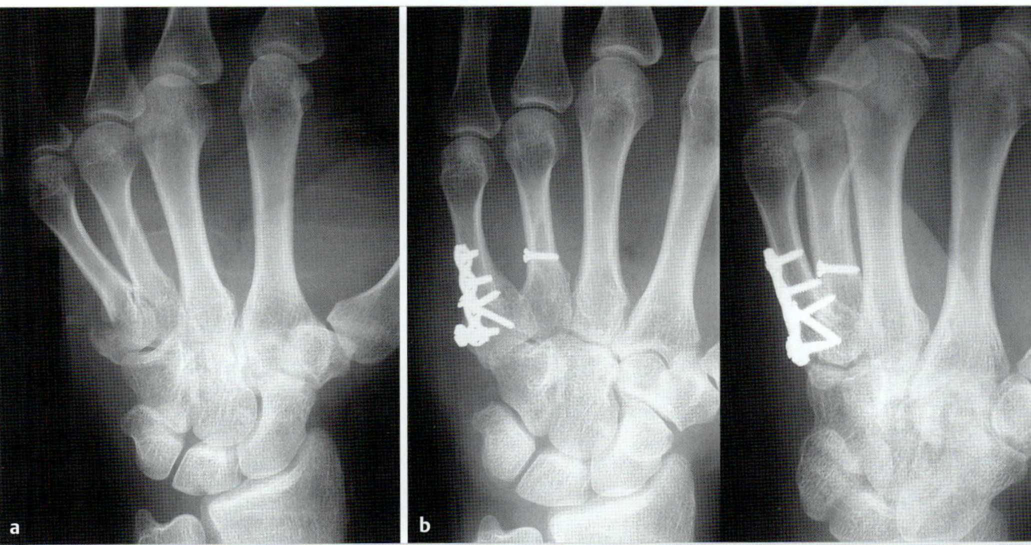

Abb. 5.21 Metakarpale-V-Basisfraktur kombiniert mit Metakarpale-V-Schaftfraktur.
a Unfallbild mit Dislokation.
b 6 Wochen nach Versorgung mit winkelstabiler 2-mm-Platte (MC V) und interfragmentärer Schraube (MC IV).

5.3.5 Basisfrakturen des 1. Mittelhandknochens (Bennett, Rolando, Winterstein)

Bennett-Fraktur

Am häufigsten und bekanntesten ist die intraartikuläre *Luxationsfraktur des Sattelgelenks*. Bei dieser nach Bennett benannten Fraktur [4] an der Basis des 1. Mittelhandknochens (▸ Abb. 5.22) disloziert das große Schaftfragment, während das kleinere ulnare Fragment, gehalten durch den Bandapparat, meist in seiner anatomiegerechten Lage verbleibt (▸ Abb. 5.22a).

Im Allgemeinen gelingt die Reposition durch axialen Zug am Daumen und gleichzeitigen Druck auf das dislozierte Fragment leicht, jedoch lässt sich das Repositionsergebnis wegen der Zugverhältnisse der Muskulatur (▸ Abb. 5.22a) durch eine äußere Gipsfixierung nicht halten – auch nicht durch spezielle Abduktionsgipse [25] –, so dass bei diesen Frakturen stets die Indikation zur operativen Versorgung besteht.

Als *einfachste operative Maßnahme* bietet sich vor allem bei kleinen Fragmenten die perkutane und axiale transartikuläre Kirschner-Draht-Fixierung des reponierten Metakarpale I in das Os trapezium hinein an (34). Der Draht wird 5 Wochen belassen, zusätzlich muss der Daumen für die gleiche Zeit durch Gips oder einen 2. Kirschner-Draht quer durch den 1. und 2. Mittelhandknochen [26] fixiert werden (▸ Abb. 5.22c). Diese Operation kann ambulant in partieller Handgelenkleitungsanästhesie (N. medianus und N. radialis, Kap. 2.6.3) an der an den Fingern aufgehängten Hand unter Durchleuchtungskontrolle bei Beachtung steriler Bedingungen vorgenommen werden, ebenso wie die K-Draht-Entfernung.

Liegt ein größeres ulnares (= zentrales) Fragment vor und kann die Fraktur nicht stufenfrei im Gelenkspalt reponiert werden oder will man keine längere Ruhigstellung in Kauf nehmen, so besteht die Möglichkeit einer offenen Einrichtung mit einer Stabilisierung durch 1 oder 2 Minischrauben [2], [17]. Hierzu wird das Gelenk von einem Hautschnitt, der dorsal über dem proximalen Teil des 1. Mittelhandknochens beginnt und bogenförmig um die Basis nach palmar herumführt, frei gelegt (▸ Abb. 5.24). Intraoperativ muss nach Eröffnung der Gelenkkapsel die Gelenkfläche gut einsehbar sein, damit ihre exakte Rekonstruktion gelingt. Hierzu ist beugeseitig die Thenarmuskulatur von ihren ligamentären Ursprüngen proximal abzulösen und nach distal abzupräparieren. Nach stufenfreier Reposition und Stabilisierung durch 1–2 von radial eingebrachte Minischrauben werden Gelenkkapsel und Muskelursprünge wieder refixiert (▸ Abb. 5.24).

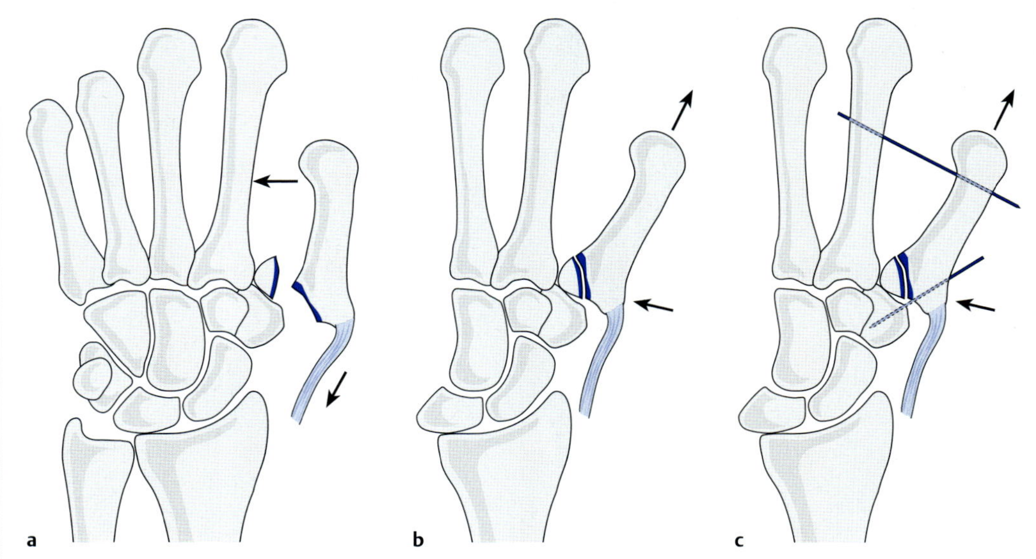

Abb. 5.22 Luxationsfraktur des 1. Karpometakarpalgelenks (Bennett-Fraktur) .

a Dislokation vor allem durch Zug des M. abductor pollicis longus nach proximal (Pfeil nach unten) und des M. adductor pollicis in Richtung Hohlhand (Pfeil nach links).

b Reposition durch axialen Zug am Daumen (Pfeil nach oben) und Druck auf die Basis des 1. Mittelhandknochens (Pfeil nach links).

c Mögliche Art der Stabilisierung mit perkutanen Kirschner-Drähten.

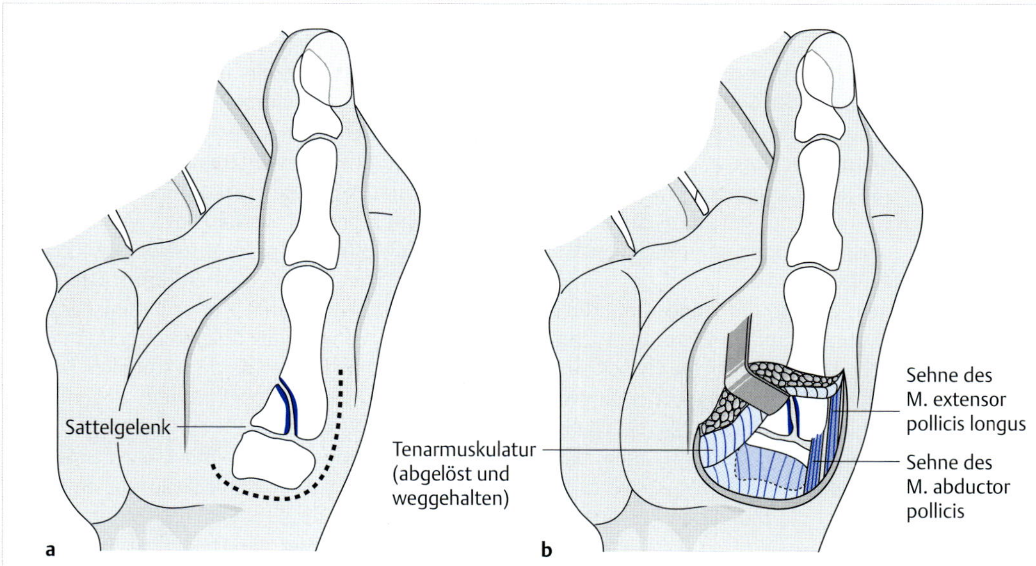

Abb. 5.23 Zugang zum Daumensattelgelenk nach Moberg.

a Bennett-Fraktur, eingezeichneter Hautschnitt.

b Freigelegtes Daumensattelgelenk: Die vom M. abductor pollicis und der Gelenkkapsel abgelöste Thenarmuskulutatur wird mit einem kleinen Langenbeck-Haken nach distal weggehalten. Dadurch wird der Gelenkspalt nach Inzision der Gelenkkapsel frei zugänglich.

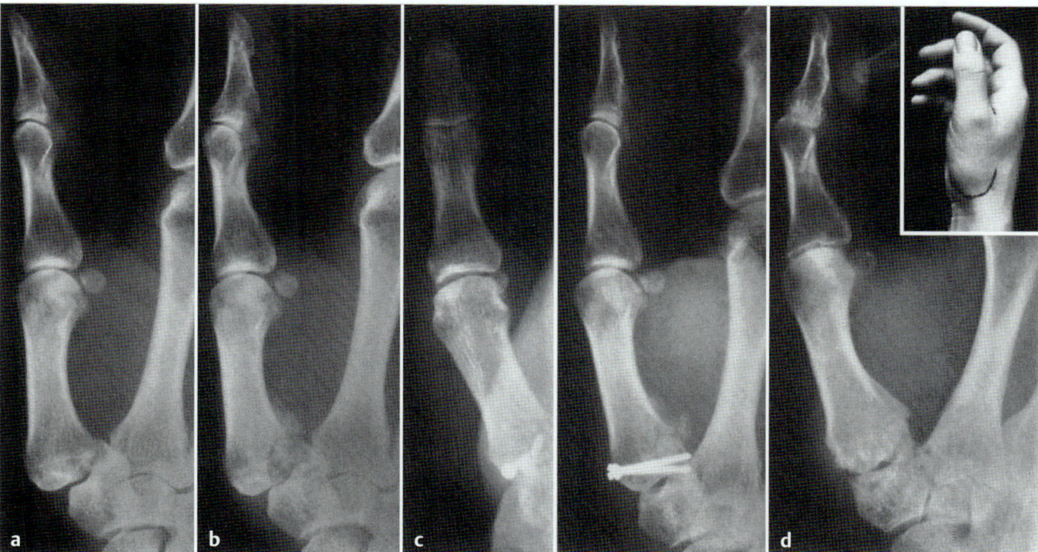

Abb. 5.24 Verschraubung einer zunächst konservativ behandelten Bennett-Fraktur. Oben rechts ist die Hautinzision eingezeichnet, von der aus der beugeseitige Gelenkspalt und der radiale Basisbereich freigelegt werden.
a Unfallbild.
b Zustand nach 5-wöchiger konservativer Gipsbehandlung.
c Operationsergebnis.
d Ausheilung.

Weitere Frakturtypen im Bereich der Basis 1. Mittelhandknochens stellen die *Y-artige Trümmerfraktur (Rolando-Fraktur)* (▶ Abb. 5.25) (29) sowie der *extraartikuläre Schrägbruch (Winterstein-Fraktur oder Pseudo-Bennett)* (▶ Abb. 5.26) dar (36). Hier liegen grundsätzlich die gleichen Dislokationsprobleme vor und die Richtlinien der Behandlung entsprechen z. T. denen bei Bennett-Frakturen.

Rolando-Fraktur

Die *Rolando-Fraktur* bedarf einer Freilegung des Gelenkspalts wie bei der geschlossen nicht exakt reponierbaren Bennett-Fraktur (s. o.) und häufig einer kombinierten Stabilisierung mit Schrauben, radialer winkelstabiler Miniplatte und feinen Kirschner-Drähten (▶ Abb. 5.25).

Winterstein-Fraktur

Die *Winterstein-Fraktur (Pseudo-Bennett)* wird in eine extraartikuläre Schräg- und eine Querfraktur mit leicht unterschiedlichen Dislokationstendenzen unterteilt (▶ Abb. 5.26) [37]. Sie kann wie die Bennett-Fraktur mit kleinem Fragment reponiert und mit Kirschner-Drähten versorgt werden.

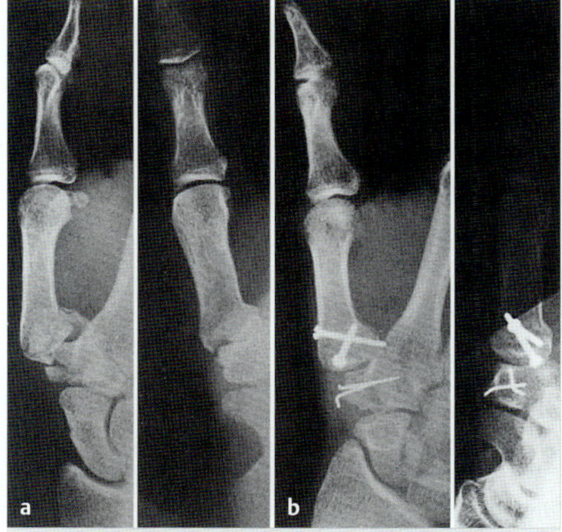

Abb. 5.25 Dem Typ einer Rolando-Fraktur nahe kommende Trümmerfraktur der Basis des Os metacarpale I mit zusätzlicher Fraktur im Os trapezium.
a Unfallbilder.
b Ausheilung nach offener Reposition und Stabilisierung mit Minischrauben und feinen K-Drähten.

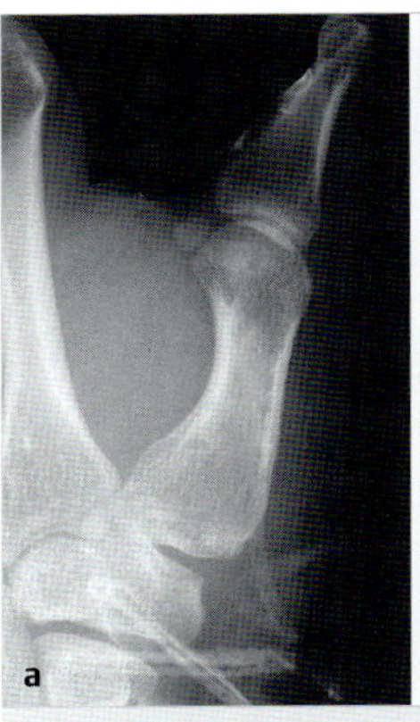
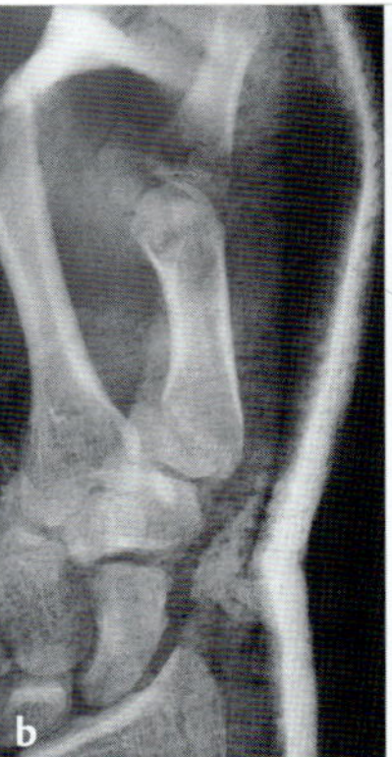
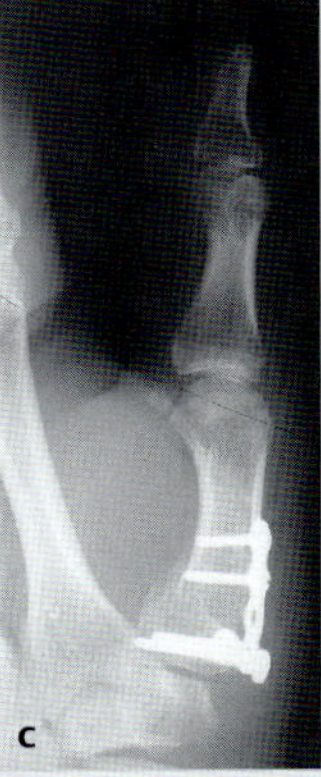
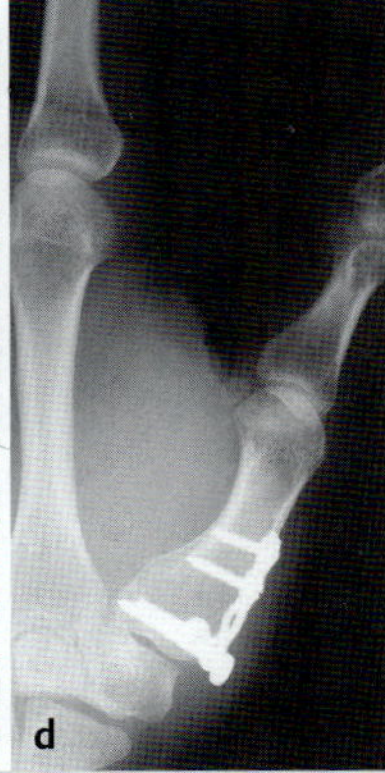
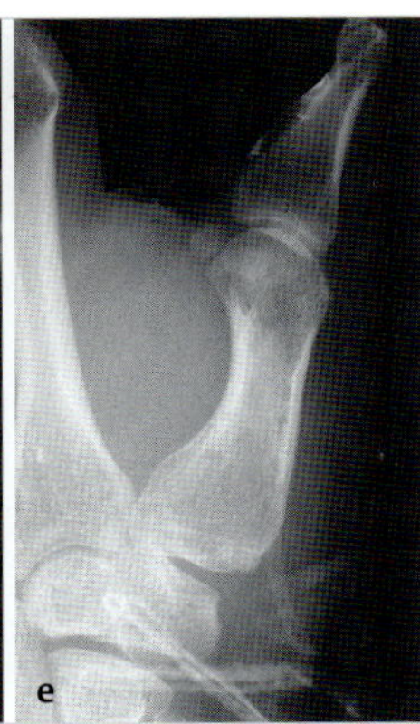

Abb. 5.26 Winterstein-Fraktur (schräge extraartikuläre Basisfraktur).
a Ausgangssituation.
b Weitere Abkippung im Daumenabduktionsgips.
c Knöcherne Reaktion nach 3 Wochen.
d Ausheilung nach 3 Monaten noch mit Metall.
e Ausheilung nach Metallentfernung ohne Korrekturverlust.

Günstiger ist jedoch die übungsstabile Versorgung mit einem von radial zwischen den Sehnen des Extensor pollicis longus und brevis platzierten winkelstabilen 2-mm-Plättchen. Gerade hier im metaphysären Bereich bietet die Winkelstabilität große Vorteile: Kein Korrekturverlust, keine zusätzliche Spongiosaplastik auf der Ulnaseite der Fraktur.

5.3.6 Nachbehandlung

Bei der operativen Behandlung der Mittelhandfrakturen ist wie bei den Frakturen im Fingerbereich (Kap. 5.2) möglichst eine übungsstabile Osteosynthese anzustreben, die eine gipsfreie Nachbehandlung zulässt.

Bereits unmittelbar nach der Drainageentfernung wird der Patient angeleitet, unter Beachtung der Schmerzgrenze und bei erhobener Hand Handgelenk und Fingergelenke zu bewegen, sofern keine transartikuläre K-Draht-Blockierung eines Gelenks vorliegt. In diesem Fall soll der Patient jedoch wenigstens die distalen Gelenke bewegen, z. B. das Grund- und Endgelenk bei blockiertem Daumensattelgelenk. Lässt die Stabilität der Osteosynthese dies zu, so soll der Patient die verletzte und operierte Hand bereits nach 5–6 Tagen wieder für leichtere Arbeiten einsetzen, jedoch ohne die Osteosynthese zu überfordern.

Unterstützend erfolgen vorsichtige passive Übungen, bei denen vor allem unter Beachtung der Schmerzgrenzen die benachbarten Gelenke durchbewegt werden. Eine zusätzliche lokale Eisbehandlung während oder kurz vor diesen Übungen kann schmerzmindernd und auf die Schwellneigung reduzierend wirken.

Forcierte Übungen mit Kraft oder Widerstand sind erst angezeigt, wenn das Röntgenbild eine gute knöcherne Bindung zeigt; bei jüngeren Patienten nach 3–4, bei älteren nach 4–6 Wochen. Sie werden dann allmählich bis über die 8. Woche hinaus gesteigert. Bei Patienten, die verstehen, worauf es ankommt, kann dies auch ohne spezielle Handtherapie durchgeführt werden.

Bei konservativer Gipsbehandlung wird der Patient von Anfang an angehalten, nichtbetroffene Finger und Gelenke aktiv zu bewegen. Nach Gipsabnahme (4.–6. Woche) wird zunehmend die Kraft trainiert.

5.4 Komplikationen und Spätfolgen nach Mittelhand- und Fingerfrakturen

Bei konservativ zu behandelnden Endgliedfrakturen besteht die Gefahr der *Nagelablösung*, vor allem wenn ein subunguales Hämatom nicht entlastet wurde.

An allen Mittelhand- und Fingerabschnitten können nach Schaftfrakturen *Pseudarthrosen* vorkommen (Kap. 5.4.1).

Eine ernsthafte Komplikation stellen *Verwachsungen* des Frakturkallus mit benachbarten Strecksehnen dar. Eine Blockierung der Streck- und Beugefunktion sind die Folge, wobei der Versuch einer Tendolyse nicht unbedingt zu einem befriedigenden Ergebnis führt. Gelegentlich bleibt nach konservativer Behandlung einer Grundgliedfraktur oder nach einer Stabilisierung mit Kirschner-Drähten ein Streckdefizit im Mittelgelenk zurück, welches durch eine beugeseitige Kapsulotomie der Mittelgelenkkapsel behandelt werden kann (Kap. 7.6.1).

Falls knöchern fixierte *Achsenabweichungen* wie schräge Gelenkflächen und Rotationsfehler den Faustschluss behindern, sind Korrekturosteotomien angezeigt [34].

Stellt das Endresultat von Frakturen mit Gelenkbeteiligung eine schmerzhafte *posttraumatische Arthrose* dar, so können je nach Gelenk und Ausmaß eine *Denervierung*, eine *Arthrodese*, eine *Arthroplastik* oder die Implantation einer *Fingerendoprothese* indiziert sein (Kap. 7.5).

5.4.1 Therapie bei Pseudarthrosen

Häufig reicht zur Ausheilung einer Pseudarthrose im Finger- oder Mittelhandbereich bereits ein Wechsel des Osteosyntheseverfahrens; z. B. Mini- oder Kleinfragmentplättchen statt Kirschner-Drähte.

Jedoch sollte die Plattenosteosynthese bei Defektbildungen, oder wenn Zweifel hinsichtlich der Vitalität der Knochenränder im Pseudarthrosenbereich bestehen, mit einer kortikospongiösen Spanimplantation kombiniert werden (▶ Abb. 5.27, ▶ Abb. 5.28).

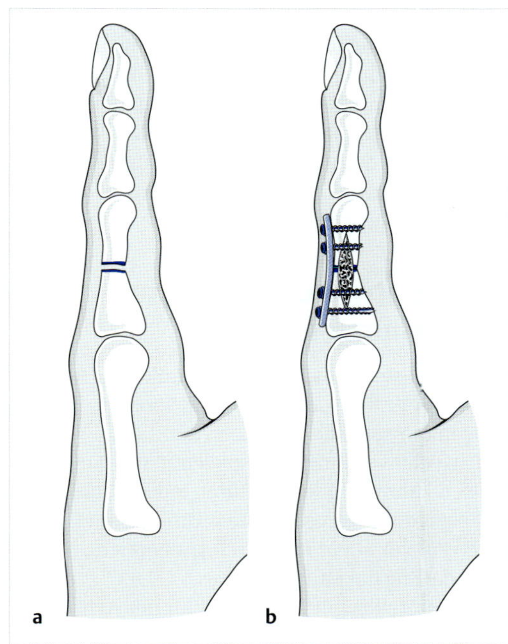

Abb. 5.27 Behandlung einer Fingerpseudarthrose mittels intramedullärer kortikospongiöser Verspanung und Stabilisierung mit einer Miniplatte.

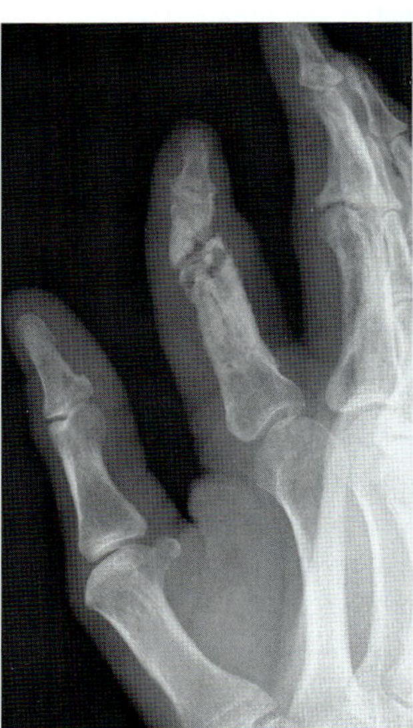

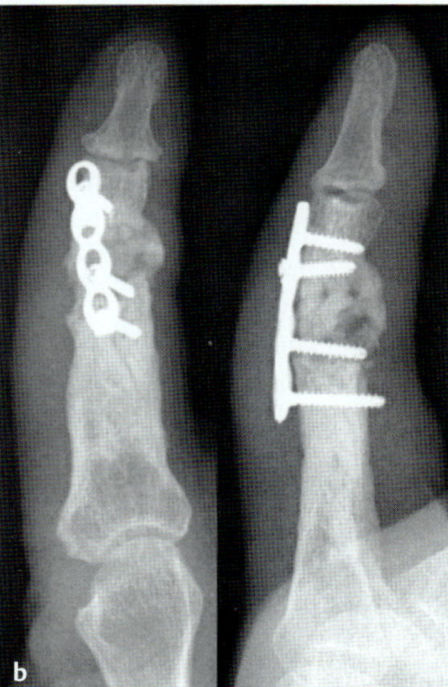

Abb. 5.28 Behandlung einer Fingerdefektpseudarthrose mit spongiösem Knochen und Stabilisierung mit einer Miniplatte.

- **a** Defekt nach Kreissägenverletzung mit Verlust des Mittelgelenks.
- **b** Nach Anfrischen, Auffüllen und Stabilisierung.

Gelegentlich kann eine in den Pseudarthrosenbereich eingesetzte Spanplastik auch ausreichend mit Minischrauben befestigt werden mit Vorteilen für Revaskularisierung und Einheilung des Knochentransplantats (▶ Abb. 3.11 u. ▶ Abb. 16.18). Ein derartiges Vorgehen darf jedoch nicht auf Kosten der Stabilität erfolgen.

Bestehen Zweifel, ob eine vorausgegangene Infektion vollständig abgeheilt ist, ist die Vorbereitung der Spanimplantation mit Ausräumen infektionsverdächtiger Knochen- und Bindegewebeteile und eine 2-wöchige Einlage von lokalen Antibiotikaträgern (z. B. Sulmycinschwämmchen oder PMMA-Minikette) notwendig (▶ Abb. 16.18).

5.4.2 Korrektur von Achsenabweichungen

Korrekturosteotomien kommen außer bei fehlverheilten Frakturen auch bei angeborenen Fehlbildungen infrage (Kap. 22.3.1, ▶ Abb. 22.3).

Achsenabweichungen spielen im Endgliedbereich kaum eine Rolle, führen jedoch bereits am Mittelglied und in verstärktem Umfang am Grundglied und vor allem im Mittelhandbereich zu einer Behinderung des Faustschlusses.

Grundsätzlich gilt: Je proximaler der Achsenfehler, umso gravierender die funktionelle Behinderung!

Bei *einfachen Achsenabweichungen* zur Seite kommen im Mittel- oder Grundgliedbereich vor allem köpfchen- oder basisnahe Osteotomien mit Herausnehmen eines kleinen Knochenkeiles infrage.

Ein derartiges Vorgehen kann auch sinnvoll sein, wenn zusätzlich ein partieller Gelenkschaden vorliegt. Da Fingergelenke im Allgemeinen nicht so sehr auf Druck beansprucht werden, kann bei erfolgter Achsenkorrektur trotzdem eine weitgehende Normalisierung der Funktion resultieren.

Die *Osteosynthese* sollte möglichst nicht die Strecksehnen mit ihren verschiedenen Seitenzügeln im Fingerbereich tangieren. Daher kommen neben K-Drähten (▶ Abb. 5.29) noch Miniplättchen infrage. Auch hier ist Winkelstabilität von Vorteil [14].

Wenig beachtet werden bisweilen *Achsenabweichungen nach dorsal oder palmar*, obwohl hierdurch die Spannungsverhältnisse im Bereich der Strecksehnenzügel und der Sehnen der Handbinnenmuskulatur erheblich gestört sind: z. B. bei dorsaler Achsenabweichung im Grundglied resultiert eine Insuffizienz des Mittelzügels mit einer

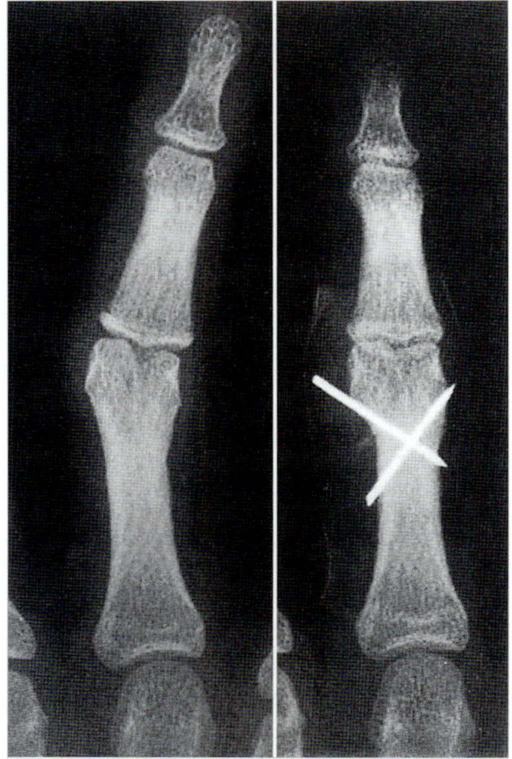

Abb. 5.29 Korrekturosteotomie unterhalb des Grundgliedköpfchens wegen Fehlstellung nach unbehandelter Fraktur.

Abweichung der Seitenzügel um das Mittelgelenk nach palmar mit später fixierter Kontraktur des Mittelgelenks wie bei einer Knopflochdeformität (Kap. 9.2.2).

Die Korrektur dieser Fehlstellung ist wegen der Gefahr von Verwachsungen zwischen Strecksehne und Osteotomiestelle bzw. zu implantierendem Span hier nicht ganz einfach, kann jedoch bei Patienten mit sonst guten Weichteilverhältnissen zu einer Verbesserung der Gebrauchsfähigkeit führen (▶ Abb. 5.30).

Bei *Rotationsfehlstellungen* wird die Korrektur, unabhängig, ob der Drehfehler im Finger- oder Mittelhandbereich entstanden ist, am einfachsten subkapital am Metakarpale durchgeführt, da bezüglich der Sehnenfunktion kleine Achsenänderungen keinen oder nur wenig Einfluss haben; die anderen in ▶ Abb. 5.31 angegeben Lokalisationen sind Ausnahmen in besonderen Fällen.

Eine Korrekturosteotomie in der Mittelhand birgt weniger die Gefahr einer postoperativen Blo-

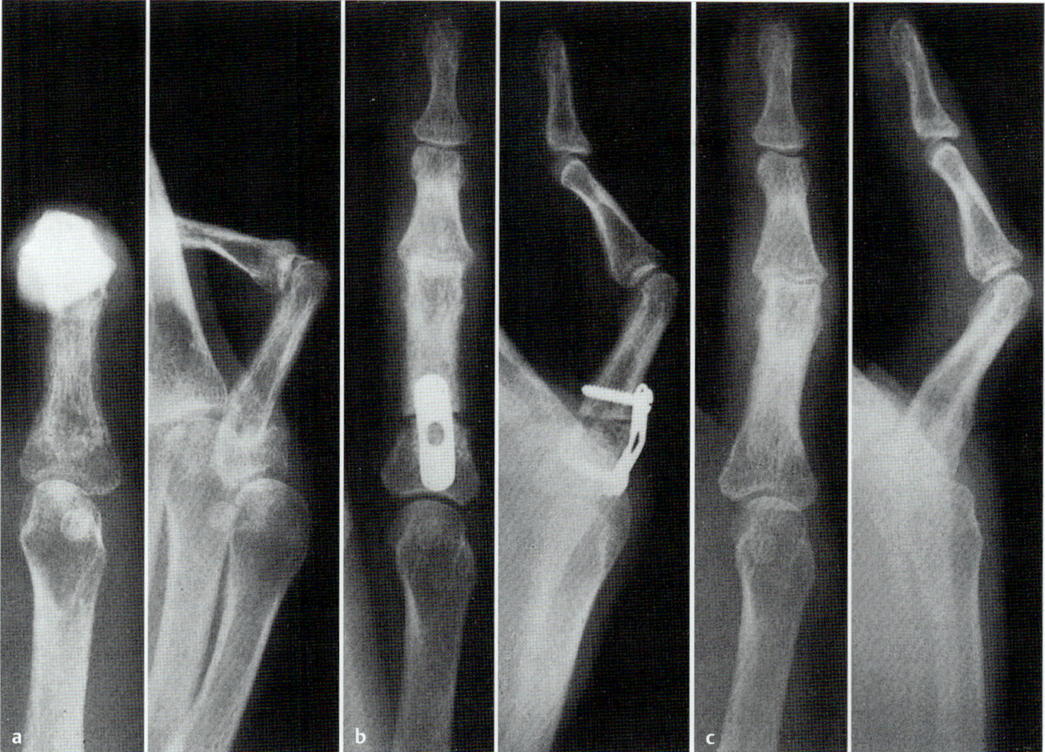

Abb. 5.30 Korrektur einer Achsenabweichung eines Kleinfingergrundglieds nach dorsal; beachte die Kontraktur des Mittelgelenks.
a Ausgangssituation.
b Nach Spaneinlagerung.
c Endresultat.

ckierung der Strecksehnen wie im eigentlichen Fingerbereich, sofern darauf geachtet wird, dass zwischen Implantat (Miniplättchen) und Strecksehne ausreichend Gleitgewebe verbleibt und ab dem 2. postoperativen Tag mit der Übungsbehandlung begonnen wird (▸ Abb. 5.31 u. ▸ Abb. 5.32).

Bereits bei der *präoperativen Planung* muss man berücksichtigen, dass die Längsachsen der Finger II–V nicht parallel verlaufen, sondern sich konvergierend in einem Punkt des Kahnbein treffen. Dies wird besonders bei der Fingerbeugung deutlich (▸ Abb. 5.33).

Die Differenz der real vorliegenden Achse zur korrekt durch das Kahnbein verlaufenden Fingerachse ergibt den Grad der Rotationsfehlstellung. Bei der Operation ist es hilfreich, diesen Winkel mit 2 Kirschner-Drähten (einen distal, einen proximal der Osteotomiestelle) zu markieren. Nach Beseitigung der Drehfehlstellung müssen diese dann parallel stehen.

Die *operative Freilegung* erfolgt von dorsal wie bei der Versorgung von Frakturen durch Plättchen oder Kirschner-Drähte. Die Osteotomie muss mit der oszillierenden Säge exakt senkrecht zur Schaftachse und behutsam erfolgen, damit nicht die Beuge- oder Strecksehnen verletzt oder gar durchtrennt werden.

Die *Nachbehandlung* erfolgt wie bei der operativen Behandlung von Finger- und Mittelhandfrakturen (Kap. 5.2).

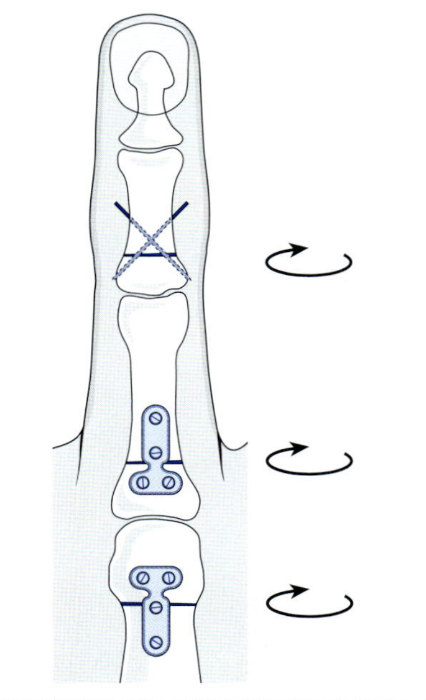

Abb. 5.31 Möglichkeiten der Korrektur eines Drehfehlers im Finger- oder Mittelhandbereich. Basisnahe Osteotomien im Grund- und Mittelglied, subkapitale Umstellung im Mittelhandbereich (Stabilisierung mit Mini-T-Platten oder K-Drähten, die sich außerhalb der Osteotomiestelle kreuzen).

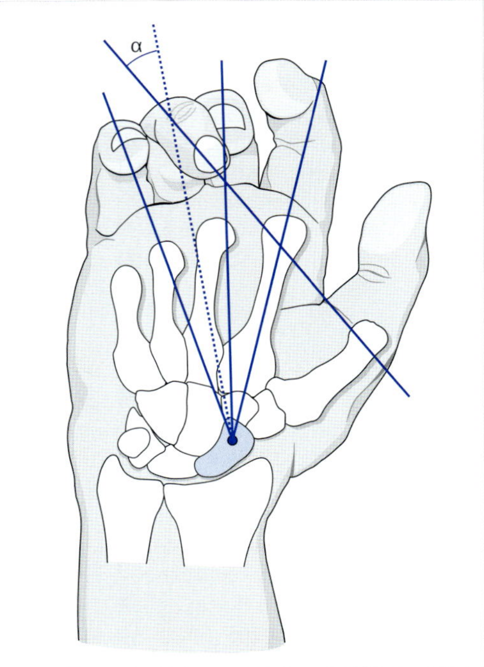

Abb. 5.33 Bei Beugung der Finger II–V störender Rotationsfehler nach Grundglied- oder Mittelhandfraktur im Bereich des 4. Fingers. Der Winkel α entspricht dem Grad der Drehfehlstellung.

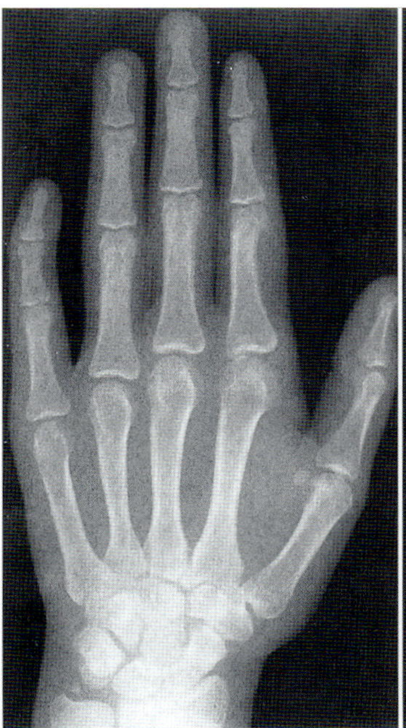

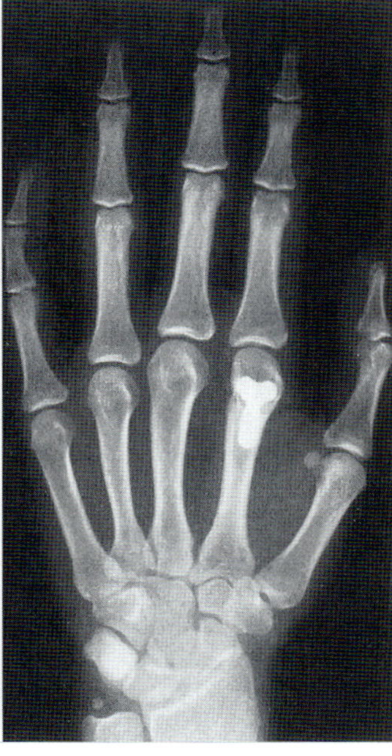

Abb. 5.32 Beispiel für eine Umstellungsosteotomie im subkapitalen MC-II-Bereich bei Rotationsfehler des 2. Strahles.

5.5 Handwurzelfrakturen

Ursache

Am häufigsten führt ein Sturz auf die ausgestreckte und dabei dorsalextendierte Hand zu Frakturen im Handwurzelbereich. Es handelt sich um axiale Gewalteinwirkungen, kombiniert mit Hebelmechanismen infolge einer gewaltsamen Überstreckung, ähnlich wie bei distalen Radiusfrakturen.

Klinischer Befund

Bereits durch eine exakte äußere Untersuchung können Hinweise auf ernsthafte Verletzungen einzelner Handwurzelabschnitte gefunden werden. Dazu gehören das Abtasten der verletzten Handwurzel, das Feststellen der Gegend mit der größten Druckschmerzhaftigkeit und die Prüfung der Beweglichkeit in allen Handgelenkebenen.

Vor allem bei *Kahnbeinfrakturen* können die Symptome relativ diskret sein, so dass nicht selten eine einfache Verstauchung nach einem Sturz auf die dorsalextendierte Hand vermutet wird. Bei der klinischen Untersuchung können eine leichte Schwellung und ein lokalisierter Druckschmerz in der Tabatière vorhanden sein. Charakteristisch und fast schon beweisend sind Schmerzen beim Stauchen des Daumens und bei der Seitenbewegung des Handgelenks nach radial.

Röntgenuntersuchung

Häufig täuschen die üblichen Routinebilder im dorsopalmaren und seitlichen Strahlengang vor allem bei gering disloziertem Frakturverlauf intakte Knochenverhältnisse vor. Es empfiehlt sich daher bei entsprechendem Verdacht – aufgrund der sorgfältig durchgeführten klinischen Untersuchung – eine dorsopalmare Aufnahme in maximaler Ulnarabduktion zu veranlassen. Kann auch dadurch ein dringender Verdacht insbesondere auf eine Kahnbeinfraktur nicht eindeutig geklärt werden, ist es sinnvoll, das Handgelenk mit einer Gipsschiene ruhig zu stellen und eine Computertomografie in adäquat dünnen Schichten zu veranlassen. Eine Fraktur und das Ausmaß ihrer Dislokation ist damit sicher erkennbar (▶ Abb. 5.37a) (Kap. Weitere spezielle radiologisch-diagnostische Maßnahmen, Kap. Kernspintomografie (Magnetresonanztomografie: MRT)). Bei Verdacht auf Frakturen weiterer Handwurzelknochen können zusätzlich Tangentialaufnahmen hilfreich sein, jedoch bietet auch hier die Computertomografie (CT) die sicherste Abklärung.

5.5.1 Frische Frakturen des Kahnbein (Os scaphoideum)

Besonderheiten

Das Kahnbein artikuliert mit 5 Nachbarknochen, ist an allen Bewegungen des Handgelenks beteiligt und vermittelt gemeinsam mit dem Os trapezium die Kraftübertragung zwischen Radius und Daumenstrahl. Durch seine enorme Beweglichkeit ist die Ruhigstellung erschwert. Wegen der vorwiegend distal in den Knochen eintretenden Gefäßversorgung [26] weisen vor allem Frakturen im proximalen Kahnbeindrittel wegen der oftmals schlechteren Blutversorgung des proximalen Polfragments eine längere knöcherne Ausheilungszeit auf – mit entsprechend erhöhter Pseudarthrosegefahr. Ebenfalls ungünstig sind schräg oder vertikal verlaufende Frakturformen (▶ Abb. 5.34). Die Problematik dieser in ca. 5% vorliegenden Form [26] sind die im Frakturspalt wirkenden Scherkräfte. Eine gute Prognose haben Frakturen im distalen und mittleren Drittel sowie mit querem Frakturverlauf.

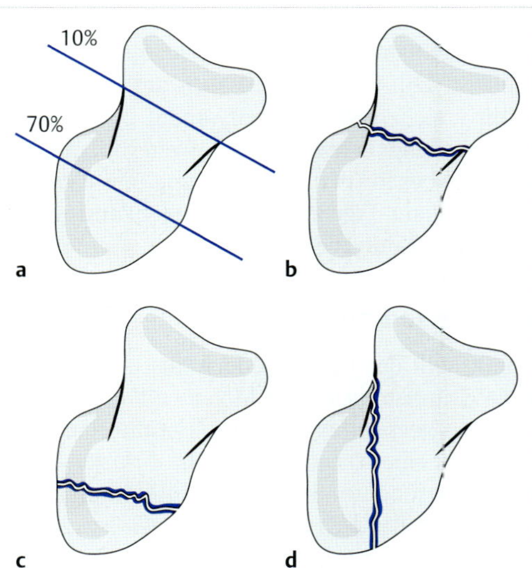

Abb. 5.34 Kahnbeinfrakturen.
- **a** Zeigt die Häufigkeit der Frakturen im distalen und sagittalen Drittel.
- **b** Die häufigste Lokalisation hat die Fraktur im mittleren Drittel (meist als Querfraktur mit erhaltener Durchblutung beider Fragmente).
- **c** Ungünstige Frakturform. Gefahr eines avitalen kleinen proximalen Fragments.
- **d** Ungünstige Schrägfraktur mit großer Mobilität.

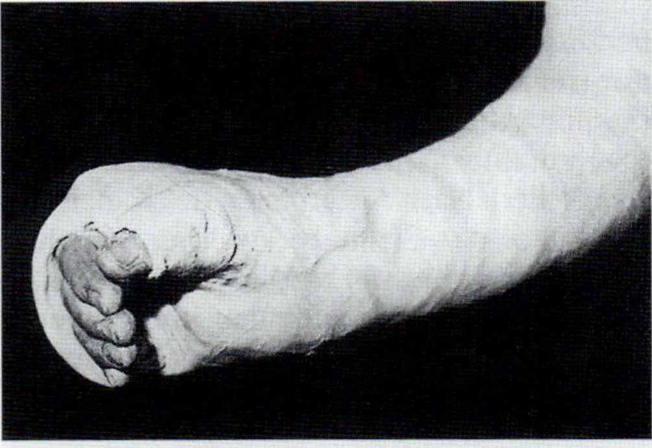

Abb. 5.35 Beispiel für einen klassischen Kahnbeingips. Das Daumenendgelenk und die Beugeseite der Grundgelenke der Finger II–V bleiben unfixiert. Die Einbeziehung des Oberarms wird nicht mehr für erforderlich gehalten (mögliche Ausnahme: klassische Matti-Russe-Plastik).

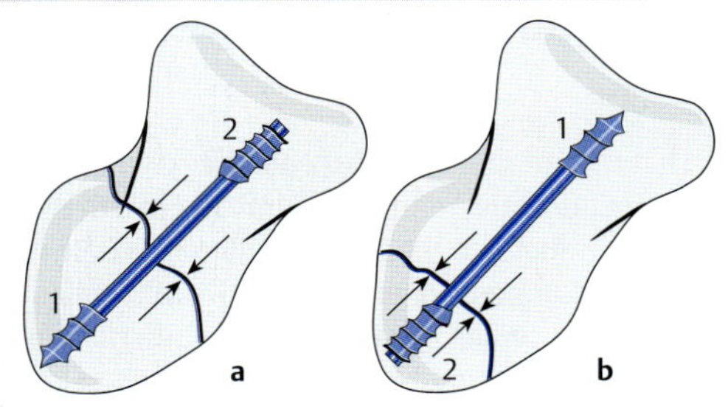

Abb. 5.36 Prinzip der Herbert-Schraube (1. steiles, 2. flaches Gewinde) bei Kahnbeinfrakturen.
- **a** Vorgehen von peripher nach proximal bei großem proximalem Fragment.
- **b** Vorgehen von proximal nach peripher bei kleinem proximalem Polfragment.

Konservative Behandlung

Die frische dislozierte Kahnbeinfraktur kann konservativ mit Gips behandelt (▶ Abb. 5.35) werden. Die frühere Auffassung, dass dieser Gips über das Ellenbogengelenk hinausgehen und damit auch die Unterarmdrehbewegungen verhindern soll, ist inzwischen verlassen worden. Ein Unterarmgips reicht aus, wenn er den Daumen vollständig und die Mittelhand bis zu den Grundgelenken einschließt [26]. Vielfach wird auch der Daumeneinschluss nicht mehr für notwendig gehalten. Die Ruhigstellung beträgt jedoch weiterhin mindestens 8 Wochen (evtl. Verlängerung um 4 Wochen je nach dem Ergebnis der Röntgenkontrolle, im Zweifel CT-Kontrolle).

Operative Behandlung

Häufig will der Patient jedoch aus unterschiedlichen Gründen nicht 2 – 3 Monate auf die betroffene Hand verzichten. Ansonsten ist die Hauptindikation zu einer Osteosynthese die *dislozierte Fraktur*, insbesondere wenn mit einer Interposition von Kapsel-Band-Gewebe zu rechnen ist (z. B. bei der De-Quervain-Luxationsfraktur) oder wenn Schrägfrakturen mit großer Mobilität vorliegen Kap. 6.5, ▶ Abb. 6.13).

Es kommt dann eine zentrale Verschraubung des Kahnbeins oder eine ventrale Stabilisierung mit einer speziellen kleinen Platte nach Ender [7] und in begründeten Ausnahmen eine Kirschner-Draht-Stabilisierung (▶ Abb. 5.49) infrage.

Als besonders geeignet haben sich kanülierte Schrauben erwiesen. Die kanülierte Herbert-Schraube weist distal ein relativ steiles Schraubengewinde und proximal ein relativ flaches Gewinde auf, während in der Mitte der Schraube jegliche Gewindegänge fehlen. Beim Eindrehen entsteht hierdurch bei exakter Platzierung der Schraube eine stabile interfragmentäre Vereinigung (▶ Abb. 5.36) [15], die bei anderen Systemen durch Abstützen des Schraubenkopfes erreicht wird (▶ Abb. 5.37).

Eine spätere Metallentfernung ist bei guter intraossärer Schraubenlage nicht erforderlich.

Operationsablauf

Eine Freilegung erfolgt nur bei Interposition von Weichteilen oder größeren Dislokationen, ähnlich wie bei der operativen Behandlung der Kahnbeinpseudarthrose, jedoch ohne Durchtrennung der Sehne des M. flexor carpi radialis (▶ Abb. 5.39). Ansonsten wird von einer kleinen palmaren Hautinzision aus der Gelenkspalt zum Os trapezium sparsam eröffnet und von dort unter Durchleuchtungskontrolle ein dünner K-Draht definierter Länge in das Kahnbein vorgebohrt. Durch gleichzeitiges Halten der Hand in Ulnaabduktion kann dabei das Kahnbein aufgerichtet und beim Vorbohren des K-Drahtes über den Frakturspalt in korrekter Stellung gehalten werden (▶ Abb. 5.37b). Eine nochmalige Durchleuchtungskontrolle a.–p. in Hyperextension der Hand und seitlich ist ratsam, um sich von der korrekten Drahtlage zu überzeugen. Anschließend wird die Schraubenlänge am liegenden K-Draht ausgemessen und mit dem 2-mm-Bohrer der Draht bis knapp über den Frakturspalt hinaus überbohrt. Danach wird die selbst schneidende Schraube ein-

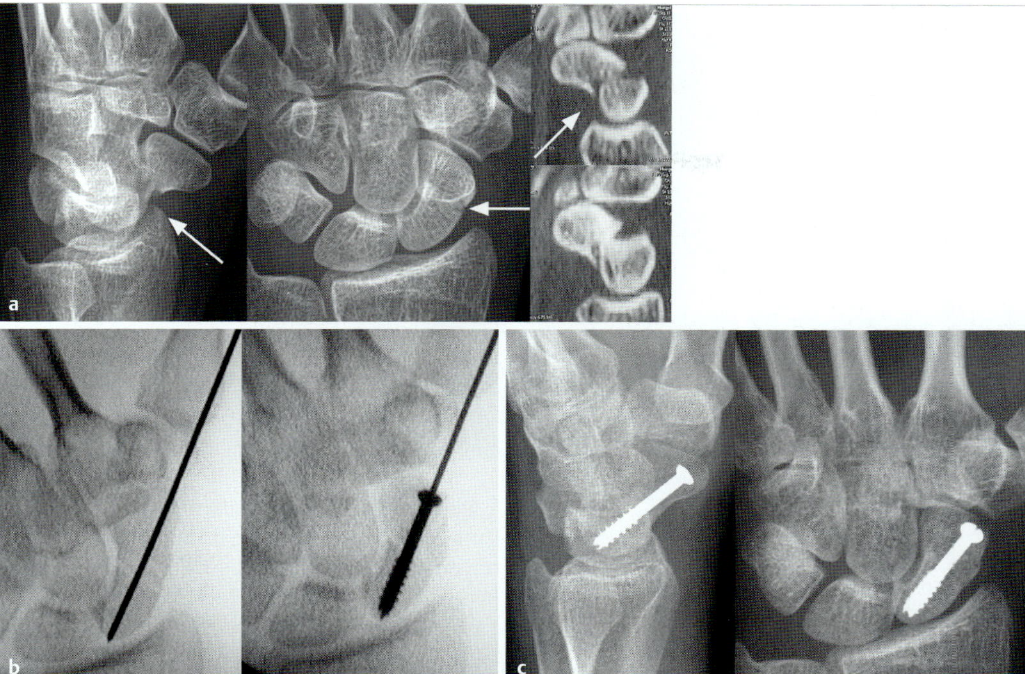

Abb. 5.37 Reposition und Verschraubung eines abgekippten Kahnbeinbruchs.
a Röntgenbefund mit erheblicher Dislokation (rechts: Ausmaß am besten im CT erkennbar).
b In Ulnarabduktion reponierte und erst mit K-Draht (links), anschließend mit kanülierter Schraube (rechts) stabilisierte Kahnbeinfraktur.
c Korrekte Ausheilung nach 8 Wochen. (Die völlig im Knochen versenkte Schraube kann verbleiben.)

gebracht und fest eingedreht. Die Schraube soll sich vollständig im peripheren Kahnbeinende versenken (▶ Abb. 5.37b u. ▶ Abb. 5.37c). Ihre korrekte Lage wird unter Durchleuchtung kontrolliert. Meist kann auf das Einlegen einer kleinen Redon-Drainage verzichtet werden. Je nach Situation ist es ratsam, für 3 Wochen zusätzlich eine dorsale Unterarmgipsschiene anzulegen. Ein typischer Kahnbeingips ist nicht erforderlich.

Kleine proximale Polfragmente können mit kanülierten Schrauben oder mit Minischrauben auch von proximal nach distal refixiert werden (▶ Abb. 5.36b u. ▶ Abb. 5.38). Hierzu wird die Hand maximal nach palmar flektiert, wodurch der proximale Kahnbeinpol radial des 4. Sehnenfachs der Streckensehnen der Finger II–V subkutan tastbar wird. Über einen kleinen queren Hautschnitt wird hier die Gelenkkapsel eröffnet und die Verbindung zwischen Mondbein und proximalen Kahnbeinpol dargestellt. Es folgen unter Bildwandlerkontrolle das korrekte Platzieren des zentralen K-Drahtes, eine Längenmessung und das Überbohren des Drahtes für den Kanal der kanülierten Schraube, wie bereits zuvor beschrieben, nur von der anderen Seite aus. Nach Eindrehen der Schraube, die subchondral versenkt wird, wird nochmals die korrekte Lage unter Durchleuchtung kontrolliert und der Kirschner-Draht entfernt. Nach Einlegen einer kleinen Redon-Drainage und Wundverschluss (spezielle Kapselnähte sind nicht erforderlich) ist eine dorsale Gipsschiene für 3 Wochen sinnvoll.

5.5.2 Kahnbeinpseudarthrosen

Von einer echten Pseudarthrose kann erst 8 Monate nach einer Fraktur ausgegangen werden, davor handelt es sich um veraltete oder verzögert heilende Frakturen, die gelegentlich von einer Zystenbildung im Frakturbereich begleitet werden. Werden diese veralteten Frakturen korrekt operativ stabilisiert, ist mit einer Ausheilung ähnlich wie bei einer primären Operation zu rechnen. Die „Resorptionszysten" im Frakturbereich heilen dabei in der Regel auch ohne zusätzliche Spongiosaplastik aus.

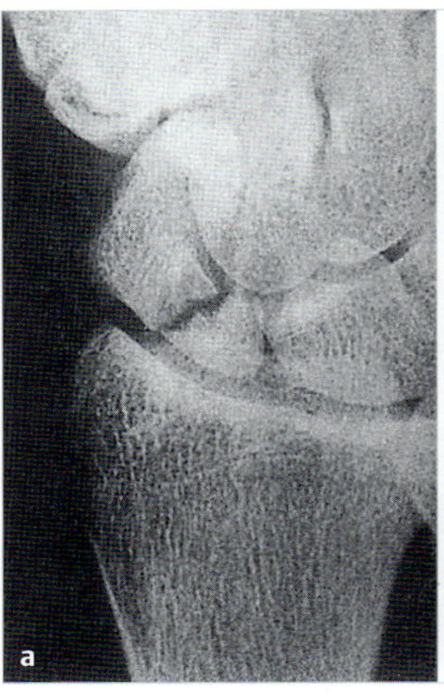
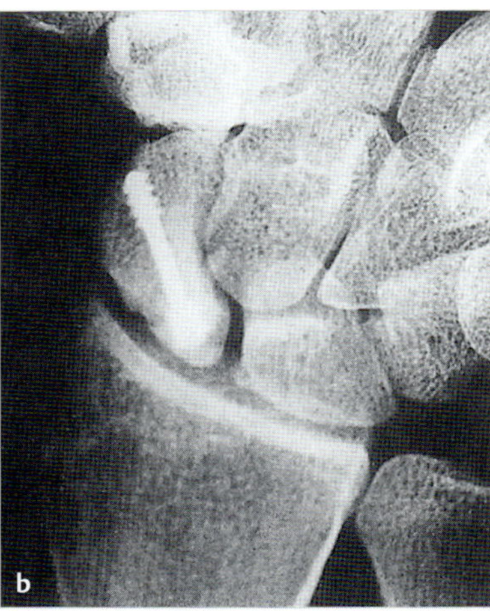

Abb. 5.38 Veraltete Kahnbeinfraktur mit kleinem proximalem Fragment (6 Monate nach Unfall).
a Ausgangsbefund.
b 8 Monate nach Stabilisierung mit einer „retrograd" von proximal nach distal eingebrachten Herbert-Schraube.

Ursachen

In erster Linie spielen bei der Entstehung von Pseudarthrosen unerkannte und daher nichtbehandelte Kahnbeinfrakturen eine Rolle. Hinzu kommen Kahnbeinfrakturen, die durch eine vorangegangene konservative oder nicht optimal erfolgte operative Behandlung nicht ausgeheilt sind.

Symptome – Diagnostik

Bei einem Teil der Fälle kann eine Kahnbeinpseudarthrose über Jahre symptomlos bleiben, vor allem bei Patienten, die ihre Handgelenke keiner allzu großen Arbeitsbelastung aussetzen. Gelegentlich werden Kahnbeinpseudarthrosen zufällig anlässlich einer Röntgenkontrolle, die aus anderer Ursache veranlasst wurde, entdeckt.

In den meisten Fällen führt eine Kahnbeinpseudarthrose zu allmählich zunehmenden, uncharakteristischen Schmerzen im Handwurzel- und Handgelenkbereich aufgrund arthrotischer Veränderungen und zu Verschiebungen der proximalen gegen die distale Handwurzelreihe (SNAC-wrist).

Differenzialdiagnostisch ist auch an die seltene Anomalie eines Os scaphoideum bipartitum zu denken.

Die *Röntgendiagnostik* entspricht derjenigen bei frischen Kahnbeinfrakturen. Es müssen Spezialaufnahmen in verschiedenen Projektionen angefertigt und in unklaren Fällen durch ein Computertomogramm ergänzt werden. Eine Magnetresonanztomografie (MRT) ist präoperativ zur Abklärung der Durchblutungsverhältnisse in den Fragmenten sinnvoll.

Die *arthroskopische Abklärung* veralteter Fälle kann über die Ausdehnung arthrotischer Veränderungen Auskunft geben und bei der Entscheidung über das operative Vorgehen hilfreich sein: Hat z.B. eine Pseudarthrosebeseitigung überhaupt Sinn oder kommt eine Denervierung, eine Radiusstyloidabtragung, die Kahnbeinexstirpation kombiniert mit einer Teilfusion von Handwurzelknochen (Four Corner Fusion, Kap. 7.3.6) oder eine vollständige Handgelenkarthrodese (Kap. 7.3.7) infrage (Kap. Handgelenkarthroskopie).

Operative Spanverblockung nach Matti-Russe

Diese Operationsmethode ist das älteste Standardverfahren und kommt ohne Metallimplantate aus [23], [31]. Wegen der Gefäßversorgung wird im Allgemeinen der palmare Zugang empfohlen. Hierbei ist vor allem auf den N. medianus und die A. radialis zu achten.

Die Freilegung erfolgt von einem schrägen oder queren Hautschnitt im Bereich der Handgelenkbeugefalten auf Höhe des Processus styloideus radii. Die Sehne des M. Flexor carpi radialis wird Z-förmig durchtrennt, um eine gute Übersicht über das Kahnbein zu erhalten. Danach wird die Gelenkkapsel parallel zum Verlauf des Kahnbeins gespalten und die Pseudarthrose dargestellt. Liegen arthrotische Veränderungen an der Gelenkfläche des Processus styloideus radii vor, wird dieser bogenförmig abgemeißelt (▶ Abb. 5.39). Hierbei sind die dort ansetzenden Bandverbindungen zu lösen und die über den Griffelfortsatz verlaufenden Sehnen des M. abductor pollicis longus und M. extensor pollicis

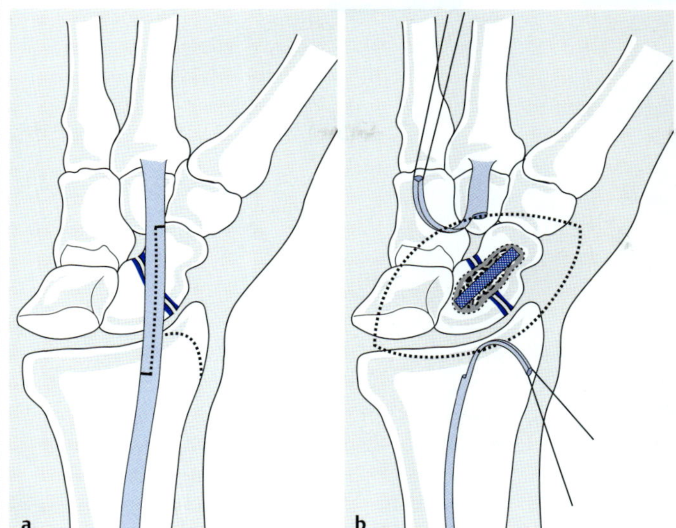

Abb. 5.39 Operative Behandlung einer Kahnbeinpseudarthrose nach Matti-Russe. Resektion des Processus styloideus radii, Z-förmige Durchtrennung der Sehne des M. flexor carpi radialis, Auffüllen einer ausgefrästen Kahnbeinhöhle mit kortikospongiösem Span und zusätzlichem spongiösem Knochenmaterial.

brevis sorgfältig zu schonen. Die Entfernung des Processus styloideus radii soll sich auf die Ausdehnung der Arthrose beschränken, da sonst durch Überbelastung die verbleibende Gelenkfläche geschädigt werden kann. Über dem Pseudarthrosenspalt wird mit einer kleinen Kugelfräse eine kurze schmale Rinne sowohl in das proximale als auch in das distale Fragment eingefräst. Von dieser Rinne aus erfolgt nach weiterem Aushöhlen der Bruchstücke das Einpassen eines kortikospongiösen Spanes aus dem Beckenkamm. Zusätzlich eingepresste Spongiosastückchen verblocken den zentral im Kahnbein liegenden Span. Anschließend werden die Blutleere beendet, die Gelenkkapsel verschlossen, eine Redon-Saugdrainage eingelegt und die Sehne des M. flexor carpi radialis genäht.

Ein entsprechender Kahnbeingips (▶ Abb. 5.35), der sich auf Daumen und Unterarm beschränken kann, sorgt nach Verschluss der Hautwunde für die notwendige postoperative Ruhigstellung (8–12 Wochen, Gipswechsel nach 5 Wochen). Mit einer Ausheilungsrate von etwa 80% ist zu rechnen. (Materialien aus Kunststoff sind zwar leicht, aber nicht verwindungsstabil. Daher ist Gips zu bevorzugen.)

Weitere operative Behandlungsmöglichkeiten

An Stelle einer Spanverblockung nach Matti-Russe können in günstigen Fällen nach Einbringen von Spongiosa aus dem Beckenkamm oder eines kortikospongiösen Knochenblöckchens, mit dem der durch das Anfrischen und Aufrichten des Kahnbein entstehende Defekt gut ausgefüllt werden kann, auch die in Kap. 5.5.1, ▶ Abb. 5.36 und ▶ Abb. 5.37 erwähnten kanülierten Schrauben verwendet werden (▶ Abb. 5.40). Die Dauer der Ruhigstellung kann damit von 12 auf 4–6 Wochen reduziert werden.

Die *Implantation vaskulär gestielter Knochenspäne* [32] (▶ Abb. 5.41) ist vor allem bei sehr lange bestehenden Pseudarthrosen mit sklerosierten Fragmenten sowie bei problematischen Durchblutungsverhältnissen im proximalen Fragment (erkennbar im präoperativen MRT) indiziert; oder sie findet als weitere Möglichkeit nach erfolgloser Pseudarthrosenoperation anderer Art Anwendung. Präpariert werden hierzu Knochenspäne aus dem distalen Radius, die an Arterienästen aus dem sehr ausgeprägten Rete articulare des Handgelenks gestielt bleiben. Es werden sowohl dorsale als auch palmare Vorgehensweisen beschrieben. ▶ Abb. 5.41 und ▶ Abb. 5.42 zeigen die bekannteste dorsale Variante. Der verlagerte Span wird entweder nur verklemmt und heilt durch die 6-wöchige Gipsruhigstellung ein oder er kann z. B.

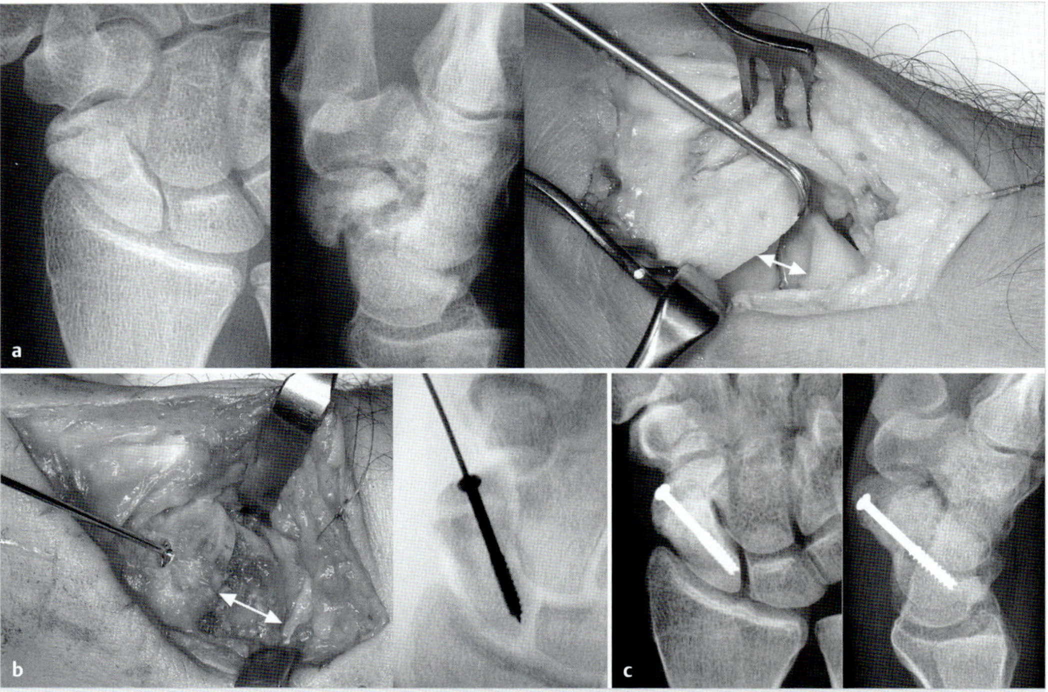

Abb. 5.40 Versorgung einer lange bestehenden Kahnbeinpseudarthrose.
a Ausgangsröntgenbilder und Operationssitus. Der Doppelpfeil zeigt den Spalt.
b Interposition eines kortikospongiösen Beckenkammspanes (der Doppelpfeil zeigt die Spangröße) und Stabilisierung mit einer kanülierten Schraube.
c Ausheilungsbilder nach 6 Monaten.

durch den Schraubenkopf feiner Minischrauben fixiert werden (▶ Abb. 5.42).

Bei *kleinem proximalem Fragment* ist auch die Stabilisierung von proximal mithilfe einer kanülierten Schraube nach Anfrischen des Pseudoarthrosenspalts und Spongiosaanlagerung möglich (Kap. 5.5.1). Lässt dessen Größe eine operative Verschraubung oder Spanimplantation nicht mehr zu, kommt die operative Entfernung mit Ersatz durch ein freies, der Form der Kahnbeinpoles angepasstes Knochentransplantat aus der Spina iliaca anterior superior infrage. Dieses wird im peripheren Fragment wie bei einer Spanverbolzung verankert [20], [31], [34] oder mit einer versenkten kanülierten Schraube befestigt. Anschließend empfiehlt sich eine 3 – 5-wöchige Ruhigstellung mit einer dorsalen Unterarmgipsschiene, um die störungsfreie Einheilung zu gewährleisten. Die Langzeitergebnisse können durchaus zufrieden stellend sein [20].

Eine einfache Resektion ohne Ersatz ist nicht empfehlenswert, da hiernach mit Störungen des Handwurzelgefüges gerechnet werden muss. Zeitweise wurde die Interposition von Sehnenmaterial empfohlen [36]. Alloarthroplastiken [13] haben wegen Lockerungen und Synovialitiden ihre frühere Bedeutung verloren.

Liegen bei einer Kahnbeinpseudarthrose ausgedehnte arthrotische Veränderungen mit oder ohne Verschiebungen der Handwurzelknochen (SNAC-Wrist) vor, kommen auch eine *Handgelenkdenervierung* nach Wilhelm (Kap. 7.7), eine Kahnbeinexstirpation kombiniert mit einer Teilfusion von Handwurzelknochen (*Four Corner Fusion*, ▶ Abb. 7.17) oder eine Handgelenkarthrodese (partiell oder vollständig) infrage (Kap. 7.3.7). Die komplette Entfernung der proximalen Handwurzelreihe (*Proximal Row Carpectomy*) ist wegen der meist auch im Mediokarpalgelenk bestehenden Arthrose nicht sinnvoll.

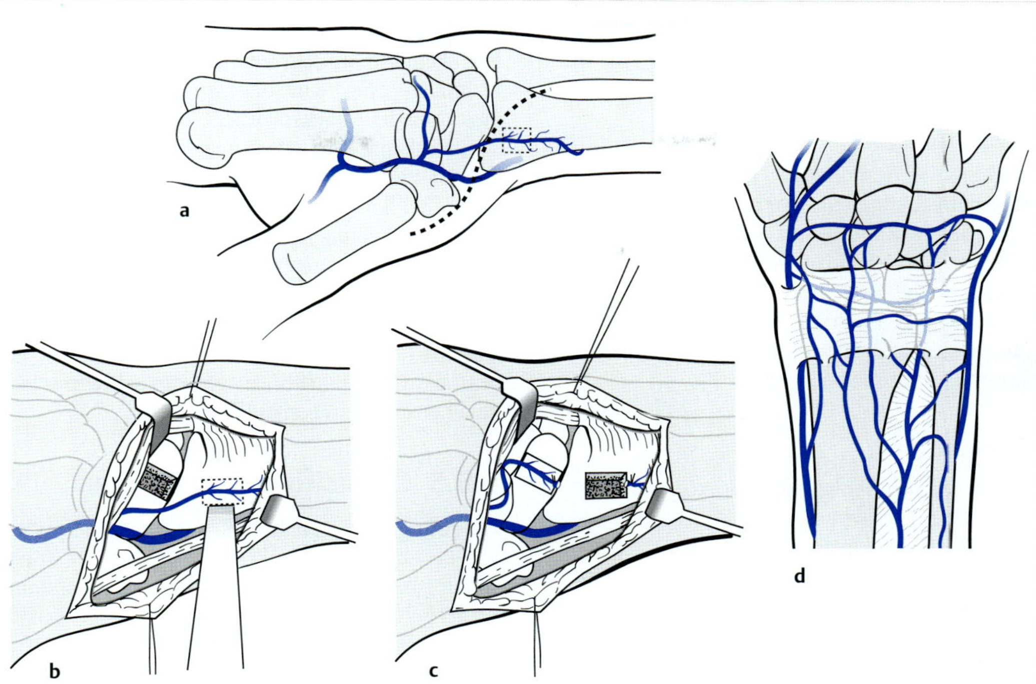

Abb. 5.41 Vaskulär gestielter Radiusspan.
a Anatomischer Situs.
b Präparierter Gefäßstiel und Spanhebung.
c Einsetzen und Verklemmen des Spanes im Bereich der Kahnbeinpseudarthrose.
d Übersicht über das Gefäßnetz des dorsalen Handgelenks.

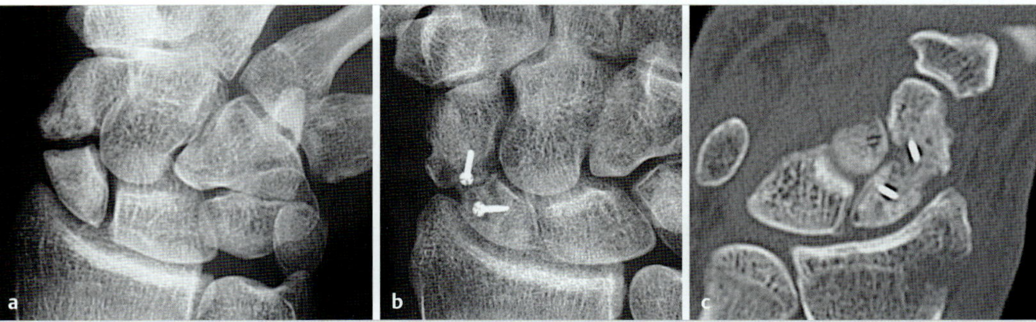

Abb. 5.42 Beispiel für einen vaskulär gestielten Radiusspan mit Verklemmung des Spanes durch 2 1,5-mm-Schrauben.
a Ausgangssituation.
b Röntgen-Kontrolle nach 4 Monaten.
c CT-Kontrolle nach 4 Monaten.

5.5.3 Frakturen des Mondbeins (Os lunatum)

Besonderheiten

Wegen der zentralen anatomischen Lage dieses Knochens sind isolierte Frakturen selten und schwer im Röntgenbild darzustellen, so dass eine ausreichende Klärung nur mit einem CT gelingt. Bisweilen liegen Frakturen im Rahmen einer Kombinationsverletzung (z. B. Handgelenkluxationsfrakturen) vor. Auch kleinere knöcherne Abrisse von Kapsel- und Bandansätzen am Vorder- oder Hinterhorn werden beobachtet.

Therapie

Die Behandlung der Mondbeinfrakturen erfolgt im Allgemeinen konservativ. Auch dislozierte Fragmente bei Luxationsfrakturen stellen sich häufig bei der Reposition der Luxation ohne operative Freilegung ein. Ist dies nicht der Fall, muss von interponierten Kapsel-Band-Anteilen ausgegangen werden mit der Konsequenz einer operativen Freilegung von dorsal durch das 4. Sehnenfach und Stabilisierung mit Minischrauben oder K-Drähten. Auf eine ausreichende Ruhigstellungszeit von 8–12 Wochen in einem Unterarmgips ist zu achten.

Für die vor allem im mittleren Lebensalter auftretenden Mondbeinnekrosen sollen unter anderem auch unerkannte Mondbeinfrakturen oder chronische Traumen verantwortlich sein [19], [26]. Eine sichere Zuordnung dieser aseptischen Knochennekrose ist jedoch nicht möglich. Sie wird daher in Kap. 7.8 behandelt.

5.5.4 Os-triquetrum-Frakturen

Hier kennt man Ausrissfrakturen kleiner dorsaler Fragmente, die Bandansätzen entsprechen, und Frakturen des Knochenkörpers, die meist kombiniert sind mit komplexen Handwurzelverletzungen (Luxationsfrakturen) (▶ Abb. 6.11 u. ▶ Abb. 6.12). Auch wenn bei knöchernen Ausrissen im Allgemeinen eine Ruhigstellung von 2–3 Wochen bzw. bis zum Abklingen der akuten Beschwerden ausreicht, kann bei anhaltenden Beschwerden eine Fixierung mit Minischrauben notwendig werden (▶ Abb. 5.43). Bei Querfrakturen im Rahmen einer Handwurzelluxationsfraktur sind Stabilisierungen mit K-Drähten oder kanülierten Schrauben indiziert.

5.5.5 Os-pisiforme-Frakturen

Frakturen des Os pisiforme sind funktionell selten von Bedeutung. Hier reicht eine kurzfristige Ruhigstellung bis zum Abklingen der Schmerzsymptomatik als Behandlung aus. Verbleibt eine schmerzhafte Arthrose infolge einer Zerstörung der Gelenkfläche, so ist die Exstirpation indiziert. Durch vorsichtiges Präparieren sollte dabei die Kontinuität der Sehne des M. flexor carpi ulnaris erhalten bleiben!

5.5.6 Frakturen der peripheren Handwurzelreihe

Wie bei den Frakturen der proximalen Reihe dient auch hier das nach wie vor unverzichtbare einfache Röntgenbild nur der ersten Orientierung. Bei konkretem Verdacht einer Verletzung eines Knochens der peripheren Handwurzelreihe ermöglicht nur das CT, das Ausmaß der Verletzung zu erkennen und die therapeutisch richtigen Schlussfolgerungen zu ziehen.

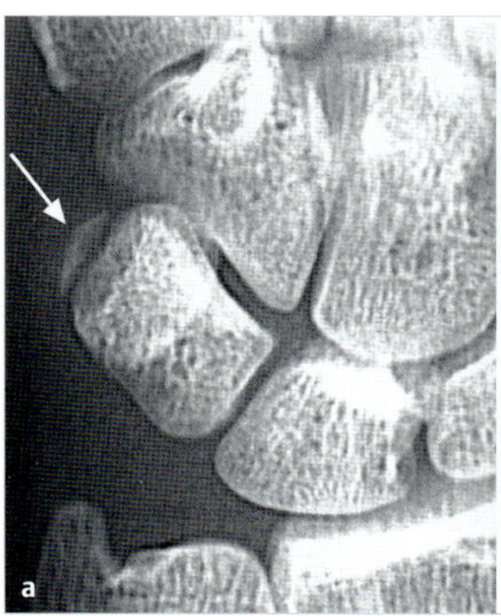

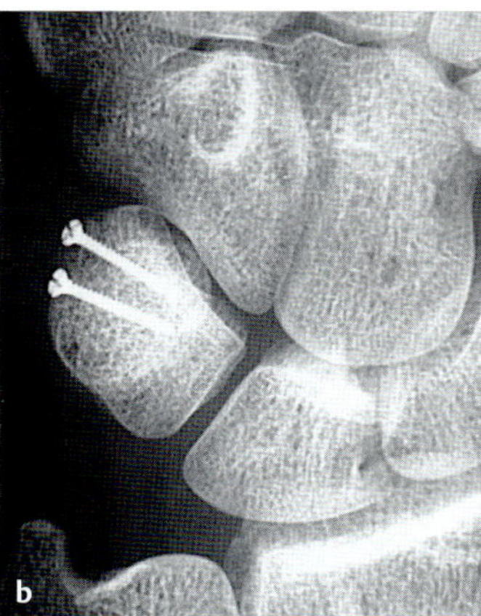

Abb. 5.43 Beispiel für eine Fraktur des Os triquetrum.
a Schalenförmiger Ausriss aus dem Os triquetrum.
b Wegen anhaltender Schmerzen erfolgte nach 4 Monaten eine Fixierung mit 2 1,5-mm-Schrauben.

Das *Os trapezium* kann bei Sattelgelenkfrakturen (Bennett- und Rolando-Frakturen des 1. Mittelhandstrahls) mitbetroffen sein. Man findet Abbrüche im distalen ulnaren Trapezium, Längsfrakturen und Bandausrisse im radialen Trapezium (▶ Abb. 5.25).

Bestehen keine größeren Dislokationen, so erfolgt eine 4-wöchige Ruhigstellung mit einem Unterarmdaumengips in Funktionsstellung des Daumens [33]. Liegen Stufenbildungen im Gelenkflächenbereich des Sattelgelenks vor, empfiehlt sich eine Osteosynthese mit feinen Kirschner-Drähten (▶ Abb. 5.25) oder Minischrauben [9].

Frakturen des benachbarten *Os trapezoideum* gelten als extrem selten. Die Behandlung erfolgt meist konservativ mit einer 4 – 6-wöchigen Ruhigstellung in einem Unterarmgips.

Frakturen des *Os capitatum* kommen selten isoliert, gelegentlich in Kombination mit Luxationsfrakturen vor [8]. Die Behandlung der alleinigen Kapitatumfraktur erfolgt ebenfalls konservativ mit einem entsprechenden Unterarmgips. Bei Kombinationsverletzungen kann die Stabilisierung mit K-Drähten oder bei z. B. schrägem Frakturverlauf auch mit einer kanülierten Schraube notwendig sein (vor allem auch im Hinblick auf eine frühere Mobilisierbarkeit).

Im Bereich des *Os hamatum* gibt es Frakturen des Korpus sowie Abbrüche des Hamulus ossis hamati [8]. Bei Frakturen mit Beteiligung des Karpometakarpalgelenks, die häufig mit einer Subluxationsstellung oder einer Zerstörung dieses Gelenks einhergehen, empfiehlt sich eine operative Rekonstruktion mit feinen Kirschner-Drähten, Minischrauben oder eine temporäre Arthrodese mit kleinen Plättchen (▶ Abb. 5.44), die nach knöcherner Abheilung (im Allgemeinen nach 8 – 12 Wochen) entfernt werden. Auch ein Abriss eines Hamulus kann dann einer Refixierung durch eine Minischraube bedürfen, wenn eine Dislokation vorliegt.

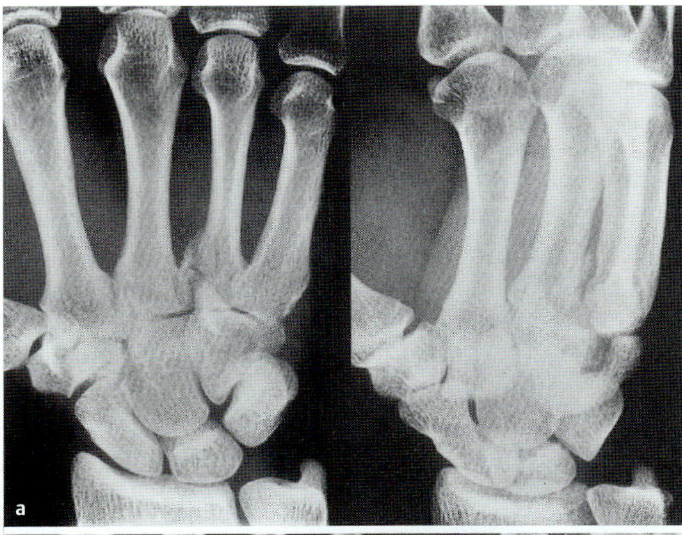

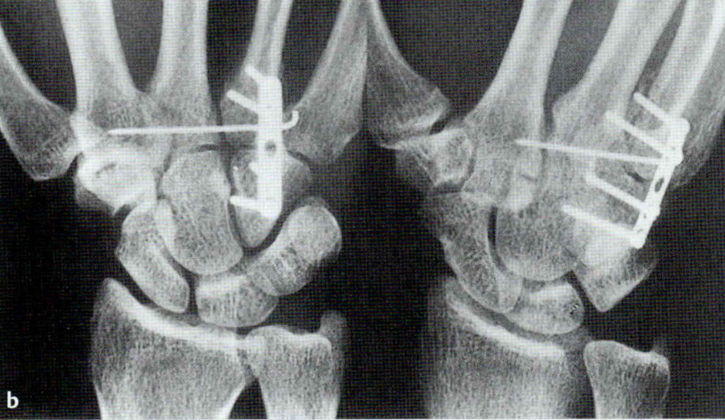

Abb. 5.44 Frakturen der Basis des Os metacarpale IV und des Os hamatum (nur auf der Schrägaufnahme erkennbar).
a Unfallbilder.
b Rekonstruktion des Karpometakarpalgelenks durch eine gelenküberbrückende Miniplatte und einen Kirschner-Draht (Metallentfernung bereits nach 8 Wochen).

Die übrigen Frakturformen werden konservativ durch eine ca. 4 – 5-wöchige Gipsruhigstellung behandelt.

5.5.7 Nachbehandlung nach Handwurzelfrakturen

Da auch nach operativem Vorgehen mit einer mehrwöchigen Ruhigstellung und insbesondere nach konservativer Behandlung mit z. T. 8 – 12-wöchiger Gipsfixierung das Handgelenk relativ eingesteift ist, muss eine sorgfältige und kontinuierliche krankengymnastische Übungsbehandlung nach Gipsabnahme erfolgen. Bei noch liegendem Gips, der die Finger freilassen soll, ist der Patient anzuhalten, von Anfang an diese aktiv zu bewegen und auch für Hilfsfunktionen im Alltag einzusetzen.

Sind nach Gipsabnahme die knöchernen Verletzungen sicher abgeheilt, so wird man vor allem mit manueller Therapie, passivem Durchbewegen unter Zug, Ergotherapie und, falls eine Schwellneigung besteht, auch mit Lymphdrainagen versuchen, die Elastizität der meist geschrumpften oder vernarbten Bandstrukturen der Handgelenkkapsel allmählich wieder herzustellen. Der Weg ist jedoch in Abhängigkeit von der Dauer der Ruhigstellung und dem Lebensalter sowie eventuellen Begleiterkrankungen wie z. B. Diabetes häufig sehr mühsam und langwierig und kann sich über 6 – 12 Monate erstrecken.

5.6 Handgelenknahe Unterarmfrakturen

Einteilungen

In verschiedenen Einteilungen werden einfache distale Radiusquerfrakturen ohne Gelenkbeteiligung (A-Frakturen nach AO) von Frakturen unterschieden, die das Radiokarpalgelenk (B- und C-Frakturen nach AO), das distale Radioulnargelenk oder beide betreffen [29]. Praxisnah ist die Einteilung in Frakturen, bei denen die Gelenkflächen nach dorsal (Extensionsfraktur) oder nach palmar (Flexionsfraktur) geneigt sind, mit einer entsprechend instabilen Frakturzone auf der jeweiligen Seite. Die Einteilung der Arbeitsgemeinschaft für Osteosynthesefragen (AO) beschreibt detailliert die Schwere der Verletzung und ist inzwischen z. T. prognostisch und versicherungsrechtlich von Bedeutung. Zusätzliche Verletzungen des peripheren Ellenendes werden in diesen Einteilungen mitberücksichtigt, da sie für spätere Beschwerden mitverantwortlich sein können.

Einteilung distaler Unterarmfrakturen nach AO:

- A Frakturen ohne Gelenkbeteiligung
  - A1: nur Ulna betroffen, Radius intakt
  - A2: einfache eingestauchte Radiusquerfraktur
  - A3: Radiusfraktur, weitere Fragmente im Frakturbereich
- B Frakturen mit teilweiser Gelenkbeteiligung
  - B1: sagittale Radiusfrakturen (a.-p. Röntgenprojektion)
  - B2: frontodorsale Radiusfrakturen (seitl. Röntgenprojektion)
  - B3: frontopalmare Radiusfrakturen (seitl. Röntgenprojektion)
- C Gelenkfrakturen
  - C1: einfache Zweifragmentfrakturen der Radiusgelenkfläche
  - C2: Zweifragmentfrakturen des Radius mit metaphysärer Trümmerzone
  - C3: Mehrfragmentfrakturen der Radiusgelenkfläche evtl. mit Beteiligung der Metaphyse und des Ulnakopfes

Ursachen

Die auslösende Ursache ist im Allgemeinen ein Sturz auf die gestreckte oder gebeugte Hand. Das Ausmaß und die Art des Frakturtyps wird beeinflusst durch die Heftigkeit der Gewalteinwirkung, die Haltung der Hand zum Zeitpunkt der Gewalteinwirkung sowie radiale oder ulnare Abduktion im Handgelenk und die Knochenfestigkeit.

Symptome – Diagnostik

Neben einer Schwellung erkennt man als Folge einer Abkippung oder Einstauchung bei Extensionsfrakturen eine mehr oder weniger ausgeprägte Bajonettstellung nach handrückenwärts oder nach radial und bei Flexionsfrakturen eine Versetzung der Hand nach palmar hin. Die Beweglichkeit des Handgelenks ist schmerzhaft eingeschränkt.

Eine größere Dislokation kann zusammen mit der hämatom- und ödembedingten Schwellung zu Sensibilitätsstörungen im Versorgungsgebiet des N. medianus führen.

Röntgenologisch ist meistens die Anfertigung von Aufnahmen in 2 Ebenen ausreichend. Zusatzaufnahmen in 2 weiteren Projektionen oder eine Computertomografie sind bei unklarem Frakturverlauf durch die Radiusgelenkfläche sinnvoll.

Außer den bereits erwähnten zusätzlichen Verletzungen des peripheren Ellenendes ist auf begleitende Kahnbeinfrakturen und auf begleitende

Bandverletzungen im Bereich der proximalen Handwurzel, insbesondere SL-Bandzerreißungen (Kap. 6.6) zu achten. Oft hilft bei entsprechendem Verdacht bereits die intraoperative Durchleuchtung nach Stabilisierung der Radiusfraktur mit Abwinkeln des Handgelenks nach radial, dorsal und ulnar, die Situation zu klären; auch eine intraoperative Arthroskopie (S. 27) ist möglich.

5.6.1 Frische Verletzungen

Therapie

Ziel jeder Behandlung ist die Wiederherstellung möglichst korrekter Achsenverhältnisse (▶ Abb. 5.45), eines vollständigen Längenausgleiches und, falls es sich um eine Gelenkfraktur handelte, eine möglichst exakte Wiederherstellung der Gelenkfläche sowie die adäquate Mitbehandlung eventueller Begleitverletzungen.

Konservatives Vorgehen

Bei einfachen A1-Frakturen kann die Reposition geschlossen unter Röntgendurchleuchtung in Bruchspaltanästhesie oder besser in Leitungsanästhesie erfolgen.

Eine ausreichende Fixierung ist bei stabilen Frakturen durch die Kombination einer breiten palmaren mit einer dorsalen Unterarmgipsschiene im Allgemeinen gewährleistet. Anschließen müssen sich eine Röntgenkontrolle und am Tag nach der Reposition eine Überprüfung des Gipsverbandes. Auch sollte der Patient über die Gefahren einer weiteren Schwellung im Frakturgebiet und über die Notwendigkeit, die verletzte Hand erhöht zu tragen, informiert sein.

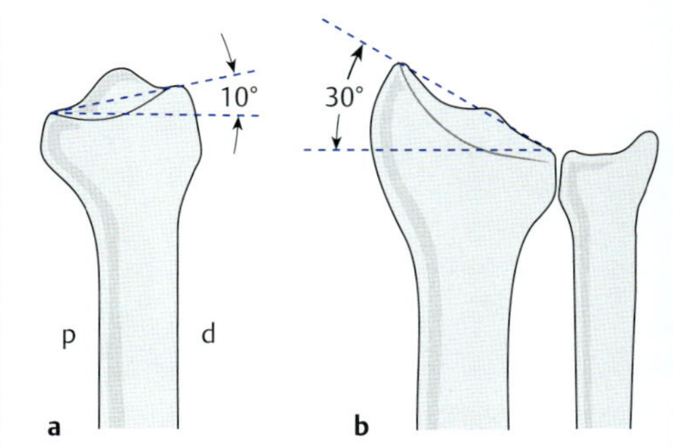

Abb. 5.45 Natürliche Neigungswinkel der Radiusgelenkfläche (p: palmar, d: dorsal).

Nach 1 und 2 Wochen ist röntgenologisch zu kontrollieren, ob noch zufrieden stellende Achsenverhältnisse vorliegen oder ob eine Nachreposition mit operativer Stabilisierung notwendig wird.

Geschlossenes operatives Vorgehen

Wenn sich eine Radiusfraktur nicht ausreichend halten lässt, bietet sich die zusätzliche *perkutane Fragmentfixierung* mit 2–3 Kirschner-Drähten an (▶ Abb. 5.46). Die sensiblen Endäste des N. radialis im radialen Radiusbereich sind dabei zu beachten [29]. Abkippungen und Verkürzungen im distalen Radiusbereich lassen sich dadurch häufig vermei-

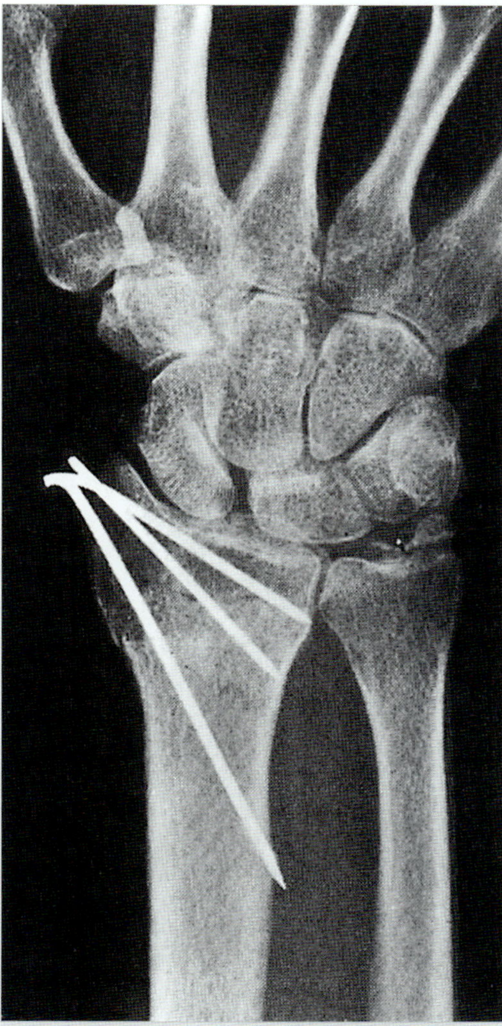

Abb. 5.46 Perkutane Kirschner-Draht-Fixierung einer distalen Radiusfraktur.

den. Auf eine zusätzliche Fixierung mit einer dorsalen Unterarmgipsschiene oder mit einem gelenküberbrückenden Fixateur externe kann allerdings nicht verzichtet werden (▶ Abb. 5.49).

Operative Freilegung

Sie ist indiziert bei dorsaler Abkippung des Gelenkfragments über die Horizontale hinaus, bei transartikulären Frakturen mit Dislokationen oder Einstauchung einzelner Gelenkfragmente (vor allem eines ulnaren Kantenfragments). Je nach Frakturverlauf und Lokalisation können Zugangswege von dorsal oder palmar zur Rekonstruktion der Gelenkfläche günstiger sein.

Dorsales Vorgehen

Damit eine gute Übersicht über den Gelenkflächenverlauf des distalen Radius ermöglicht wird, beginnt der Hautschnitt bei einer dorsalen Freilegung über dem Processus styloideus radii und wird bogenförmig nach proximal weitergeführt. Auf eine Schonung der sensiblen Radialisäste ist dabei zu achten. Das Retinaculum extensorum wird vom Radius abgelöst und zur Ellenseite hin umgeschlagen. Auf das 3. Sehnenfach, in dem die Sehne des M. extensor pollicis longus verläuft, ist dabei besonders zu achten. Bisweilen muss man zunächst die Sehne aus ihrer Knochenrinne im Bereich dieses Faches luxieren und ggf. den Boden des Sehnenfachs mit einer Luer-Zange glätten. Nach Auseinanderhalten der Strecksehnen und nach der Inzision der Gelenkkapsel lässt sich dann die dorsale Radiusgelenkfläche einsehen.

Die Fixierung kann je nach Fraktur mit feinen Spickdrähten, Schrauben, kleine Platten oder mit einer entsprechend der Knochenform angepassten π-Platte erfolgen.

Als *Nachteil* wird gelegentlich die relativ ausgedehnte Freilegung und Präparation sowie die Gefahr nachträglicher Strecksehnenrupturen durch Reiben der Sehnen am Implantat angesehen.

Palmares Vorgehen

Diese Methode wird im eigenen Krankengut bevorzugt angewandt. Moderne Radiusplatten mit winkelstabil an der Platte fixierten Schrauben oder Stiften erlauben inzwischen auch bei Extensionsfrakturen mit dorsaler Abkippung und dorsaler Trümmerzone eine sichere Stabilisierung von der Beugeseite her (▶ Abb. 5.47).

Bei der Osteosynthese von *Flexionsbrüchen* war dieser palmare Zugang von einem längs verlaufenden Hautschnitt über der Sehne des M. flexor carpi radialis auch bei nichtwinkelstabilen Implantaten schon lange gebräuchlich.

Beim operativen Vordringen in die Tiefe ulnar der Sehne des M. flexor carpi radialis sollte man außer auf den Medianus auch auf seinen radialseitig verlaufenden sensiblen R. palmaris achten und auch diesen Nervenast schonen. Günstiger und gefahrloser ist das radialseitige Eingehen mit Darstellen

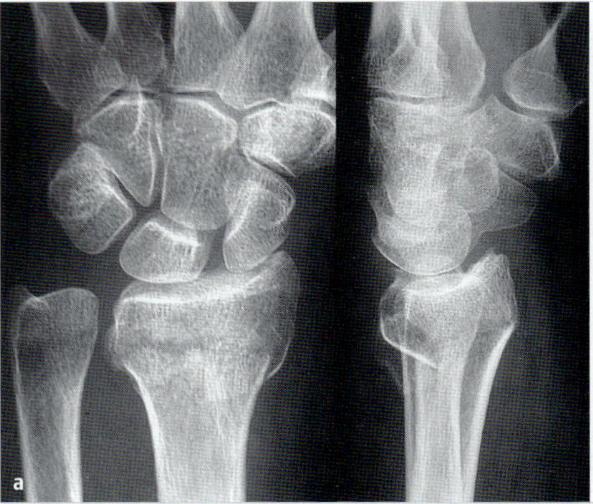

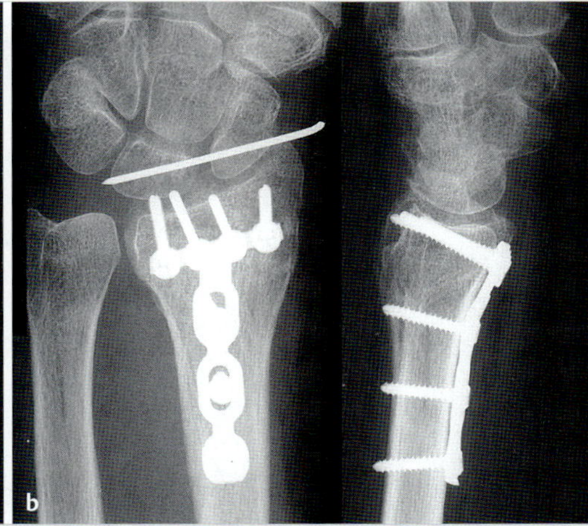

Abb. 5.47 Radiusextensionsfraktur (A3) mit Zerreißung der skapholunären (SL-)Bandverbindungen.
a Unfallbilder mit Abkippung der Fraktur um 15° nach dorsal und deutlich erweitertem SL-Spalt.
b Versorgung mit einer palmaren Platte mit winkelstabilen Stiften (subchondral platziert) und K-Draht-Fixierung nach primärer Bandnaht (Kap. 6.6).

und Schonen der benachbarten A. radialis. Um eine exakte Reposition und Stabilisierung mit einer palmaren Platte zu ermöglichen, muss der auf dem distalen Radius liegende M. pronator quadratus radialseitig abgelöst und in Richtung auf die Ulna hin abpräpariert werden. Er sollte möglichst am Ende der Operation über das Implantat hinweg refixiert werden. Es empfiehlt sich bei stärkeren Dislokationen oder bei einer distalen Plattenlage in unmittelbarer Nähe der Radiuskante oder bei einer bereits vorhandenen Symptomatik eines Karpaltunnelsyndroms, diese Operation mit einer Spaltung des Retinaculum flexorum (ältere Bezeichnung: Lig. carpi transversum) zu kombinieren, um einer Medianuskompression vorzubeugen (▶ Abb. 5.48); zur Anwendung des Fixateur externe siehe weiter unten. Dank der Winkelstabilität der Schrauben oder Stifte im queren Schenkel dieser Platten werden Gelenkfragmente nicht nur nach palmar oder dorsal, sondern auch nach radial oder ulnar sicher stabilisiert und einer Dislokation in allen Richtungen vorgebeugt. Dies gilt auch in axialer Richtung; hier verhindert die Winkelstabilität ein Zusammensintern der Fraktur (Verkürzung), wie es häufig bei konservativer Behandlung oder bei anderen Vorgehensweisen zu beobachten ist. Nach Stabilisierung des Radius muss nach Instabilitäten der karpalen Bänder und des distalen Radio-Ulnar-Gelenks unter Bildwanderkontrolle bzw. klinisch gesucht werden.

Osteosynthesen mit dem Fixateur externe

Der gelenküberbrückende Fixateur externe war vor Einführung winkelstabiler Platten bei distalen Radiusgelenkfrakturen (C3) 1. Wahl. Er hat bei ausgedehnten Zerstörungen und insbesondere bei begleitendem Weichteilschaden noch immer seine Berechtigung. Durch Distraktion kann bereits über die Kapsel-Band-Verbindungen eine gewisse Reposition und Korrektur der Fragmente im Gelenkbereich erreicht werden. Von kleinen Stichinzisionen wird im Bedarfsfall das eine oder andere Fragment zusätzlich offen reponiert und entweder mit Kirschner-Drähten oder Kleinfragmentschrauben so stabilisiert, dass die Gelenkfläche ganz oder teilweise wiederhergestellt wird. Auch die Kombination mit einer palmaren Platte kann sinnvoll sein.

Bei zusätzlichen Verletzungen im Handwurzelbereich stellt die Verwendung des Handgelenkfixateurs häufig ebenfalls eine gute Lösung dar (▶ Abb. 5.49).

Der gelenküberbrückende Fixateur wird nach Eintreten der knöchernen Konsolidierung entfernt.

Beim Anbringen des Fixateurs im Handbereich ist sorgfältig darauf zu achten, dass Strecksehnen

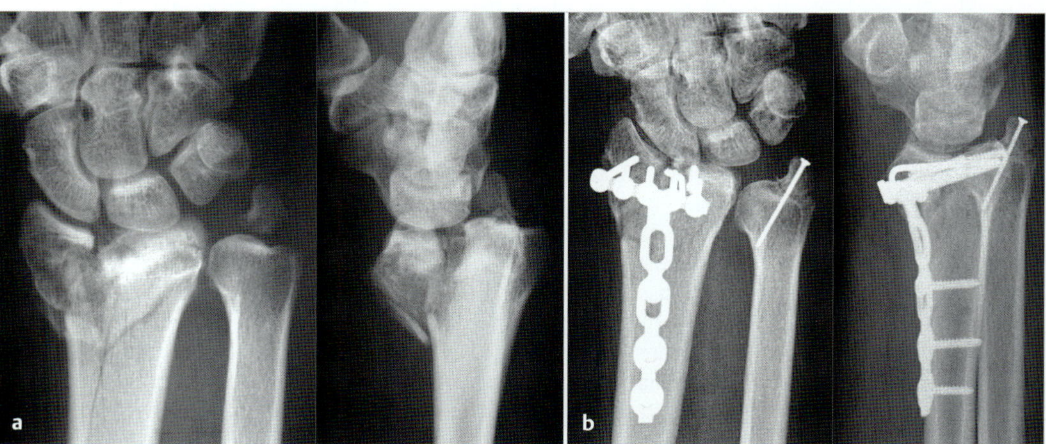

Abb. 5.48 C3-Radiusfraktur mit komplettem Abriss des Processus styloideus ulnae.
a Unfallröntgenbilder.
b Winkelstabile Plattenversorgung mit stufenfreier (aber defektbedingt nicht spaltfreier) Reposition der Gelenkfläche und Refixierung des Processus styloideus ulnae.

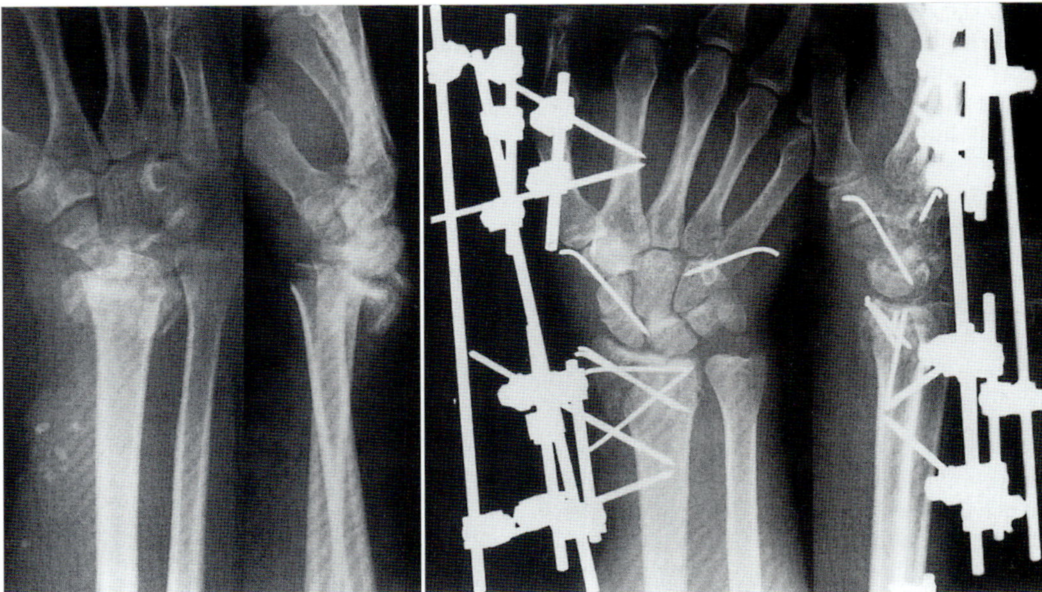

Abb. 5.49 Anwendungsmöglichkeit des Fixateur externe bei einer komplexen Handwurzel- und Handgelenkfraktur (offen und mit Weichteilkontusion).

nicht blockiert werden, indem man die distalen Schanz-Schrauben möglichst dorsoradial im Metakarpale II verankert.

Nachbehandlung

Anfängliches Hochlagern, bei ambulanten Patienten konsequentes Hochhalten wie bei allen Handverletzungen und eine frühe aktive Bewegungstherapie der nichtfixierten Finger sind die wichtigsten Maßnahmen.

Perkutane Kirschner-Drähte werden nach Eintreten der knöchernen Konsolidierung (zusammen mit dem Gips meist nach 5 – 6 Wochen) und Platten frühestens nach 6 Monaten entfernt. Bei nichtstörender palmarer Plattenlage oder Einzelschrauben können die Implantate belassen werden. Gelegentlich ist auch bei stabilen Plattenosteosynthesen für 2 – 3 Wochen eine palmare Gipsschiene bei alten oder unvorsichtigen Patienten gerechtfertigt.

Stärkere Schmerzen ohne erkennbare Ursachen bedürfen einer guten Schmerzbekämpfung mit frühzeitiger Bewegungstherapie, um rechtzeitig einer Reflexdystrophie (Morbus Sudeck) entgegen zu wirken.

Bei unkompliziertem Verlauf sollte der Patient nach Gips- oder Fixateurentfernung zunächst 1 Woche selbst bewegen und dann erst bei Einschränkungen der Handgelenkfunktionen eine 2 – 3-mal wöchentlich stattfindende krankengymnastische Übungsbehandlung aufnehmen. In schwierigen Fällen ist eine zusätzliche Ergotherapie angebracht und bei starker Schwellneigung auch Lymphdrainagen.

Komplikationen

Beobachtet werden vor allem nach konservativer Behandlung Korrekturverlust mit Verkürzungen des Radius und entsprechendem Ellenvorschub, knöchern fixierten Achsenabweichungen mit erheblichen Auswirkungen auf die Handwurzelknochen und Störungen des distalen Radioulnargelenks mit Einschränkung der Unterarmdrehbewegungen. Korrekturoperationen sind in diesen Fällen häufig notwendig (Kap. 5.6.2 u. Kap. 7.4.4).

Außerdem treten nach distalen Radiusfrakturen Nervenkompressionssyndrome unterschiedlicher Ausprägung auf, selbst wenn die Fraktur achsengerecht geheilt war und röntgenologisch keine Ursache für eine Einengung des Karpaltunnels vorliegt (Kap. 19.4). Gelegentlich kommt es zu einem chronischen regionalen Schmerzsyndrom (CRPS), zum Sudeck-Syndrom (Kap. 23) oder zu Spontanrupturen der langen Daumenstrecksehne auch nach unkomplizierten Radiusfrakturen. Diese bedürfen einer Sehnenersatzplastik (Kap. 9.3.3).

Verletzungen der feinen sensiblen Radialisäste über dem distalen Radius beim Einbringen oder unvorsichtigen Entfernen von Kirschner-Drähten mit sensiblen Ausfällen und Neurombeschwerden kommen ebenfalls vor.

5.6.2 Korrekturoperationen am Handgelenk

Hier kommen in erster Linie Korrekturen der Achsenabweichungen und Verkürzungen des gelenknahen Radius infrage, wodurch sich neben Defiziten bei Beugung oder Streckung des Handgelenks häufig auch die Schmerzen verursachende Inkongruenz im **D**istalen **R**adio**u**lnar**g**elenk (DRUG) beseitigen und damit die Unterarmdrehbewegung verbessern lässt.

Liegt eine Verkürzung des Radius ohne Achsenabweichung und damit eine relative Verlängerung der Elle vor, so kann es zu einem schmerzhaften Anschlagen des Ellenköpfchens am Os lunatum kommen (Impingement). In derartigen Fällen ist die *Wafer Procedure* hilfreich, eine Ellenverkürzung oder bei geringem Befund auch eine sparsame Teilresektion des distalen Ellenköpfchens [11] hilfreich. Diese Resektion kann in gewissem Umfang auch arthroskopisch erfolgen.

Bei zu starkem Ulnavorschub mit irreparabler Zerstörung des distalen Radioulnargelenks stehen folgende funktionsverbessernde Eingriffe zur Verfügung:

- Die vollständige Resektion des Ulnakopfs nach Darrach (Kap. Vollständige Resektion des Ulnakopfs (n. Darrach) , ▸ Abb. 7.29),
- die partielle Resektion des Ulnakopfes nach Bowers, bei der der Processus styloideus mit seinen Bandverbindungen zum Handgelenk erhalten bleibt (Kap. Partielle Ulnakopfresektion (n. Bowers), ▸ Abb. 7.30),
- die Operation nach Sauvé-Kapandji (Kap. Wiederherstellung der Unterarmdrehung mit der Operation nach Sauvé-Karpandji (S. 178), ▸ Abb. 7.31),
- die Implantation einer Ulnakopfendoprothese (Kap. 7.5).

Radiuskorrektur

Nach von dorsal oder palmar her erfolgter Freilegung kann ein kortikospongiöser Span in die Osteotomiestelle eingesetzt werden, der durch eine entsprechende Form die Fehlstellung der Gelenkachse in 1 oder 2 Ebenen korrigiert. Zumindest teilweise kann hiermit auch eine Verkürzung beseitigt werden. Die Fixierung erfolgt meist mit einer der oben genannten Platten; im eigenen Krankengut inzwischen regelmäßig mit einer palmaren winkelstabilen Platte (▸ Abb. 5.50). Die Nachbehandlung erfolgt wie nach der operativen Versorgung einer frischen Fraktur (s. o.).

Ulnaverkürzung

Hierbei werden ca. 8 – 10 cm vom distalen Ellenende entfernt 2 quere parallele Osteotomien im Abstand von 1 – 3 mm durchgeführt und die Knochenscheibe herausgenommen [24]. Anschließend erfolgt das Zusammenschieben der Osteotomieflächen [22] und eine Plattenosteosynthese unter Kompression des Spaltes, z. B. durch exzentrisches Bohren und Einbringen der Schrauben in die Plattenlöcher. Eine korrekte Position der beiden Ellenteile ist dabei einzuhalten (z. B. vorheriges Markieren der Längsachse durch eine kleine Längsspur der oszillierenden Säge). Stärkere Verkürzungen sind wegen der Bandverhältnisse am Handgelenk schwierig und mit einer hohen Pseudarthroserate belastet.

Postoperativ sollte, um eine Pseudarthrose zu vermeiden, ein Oberarmgips, der Unterarmdrehbewegungen ausschaltet, für 3 Wochen angelegt werden. Dies gilt auch bei Verwendung winkelstabiler Implantate (▸ Abb. 5.51).

5.7 Frakturen bei Kindern

Grundsätzlich sind frakturbedingte Achsenabweichungen bei Kindern im Wachstumsalter umso bedeutungsloser, je jünger das Kind ist und je offener die Wachstumsfugen sind, da während des weiteren Wachstums meist eine vollständige Korrektur eintritt. Zum Beispiel sind im Alter von 10 Jahren bei subkapitalen Mittelhandfrakturen selbst Abkippungen von 70° oder mehr nach 1 Jahr oft nicht mehr erkennbar.

Daher ist nach entsprechender Aufklärung der Eltern die konservative Behandlung mit 3-wöchiger Ruhigstellung die Regel.

Frakturen mit Torsionsfehlern gleichen sich im Gegensatz zu seitlichen Achsenverschiebungen oder Abkippungen in der Längsachse nicht aus, so dass hier eine Operationsindikation besteht.

Lediglich Frakturen mit Beteiligung der Wachstumsfugen sollten möglichst exakt reponiert und für 3 – 4 Wochen mit K-Drähten stabilisiert werden. Zu Bedenken ist dabei, dass frakturierte Gelenkflächen eine sehr gute Plastizität aufweisen und eine posttraumatische Arthrose kaum vorkommt.

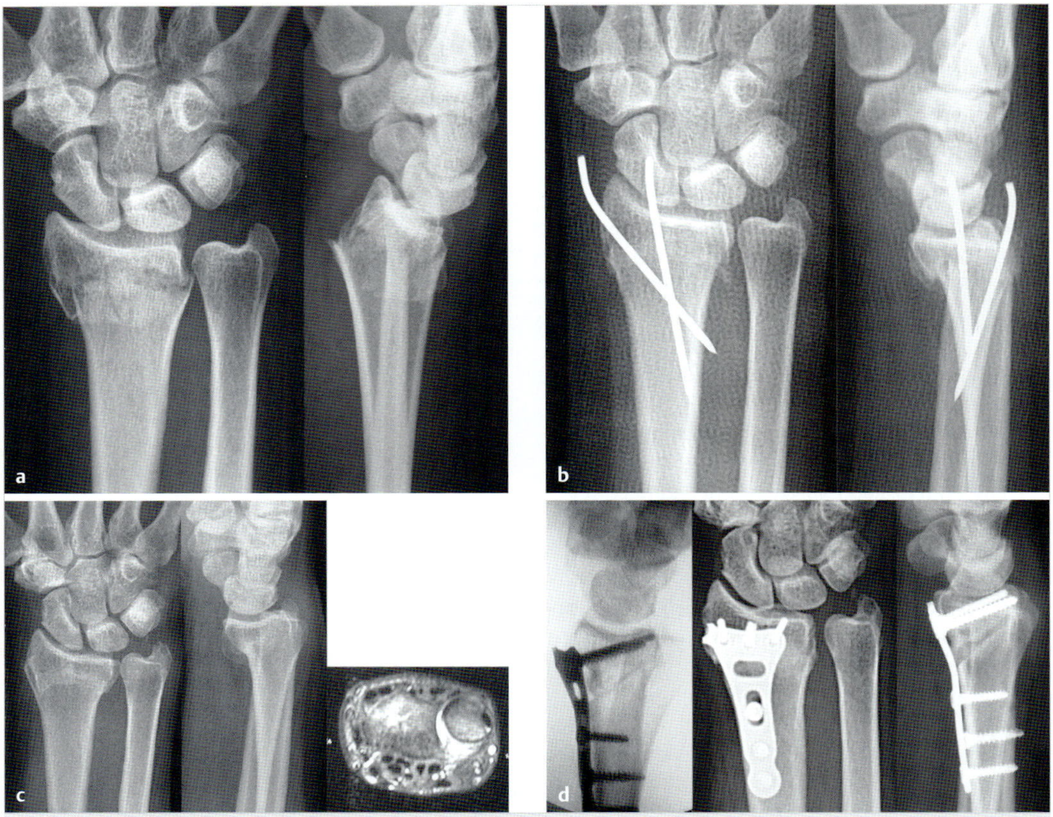

Abb. 5.50 Korrektur einer Radiusfraktur.

a Unfallbilder.

b Versorgung nach Reposition mit K-Drähten und Kunststoffschiene.

c Verheilt mit Verkürzung, Verlagerung der Gelenkfläche zur Beugeseite und Inkongruenz des distalen Radioulnargelenks.

d Korrektur mit Längenausgleich und korrekter Achse, stabilisiert mit winkelstabiler Radiusplatte. Ungestörte Unterarmdrehung.

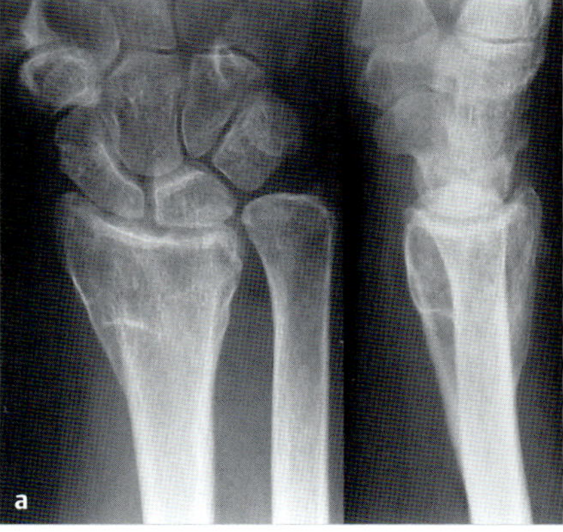

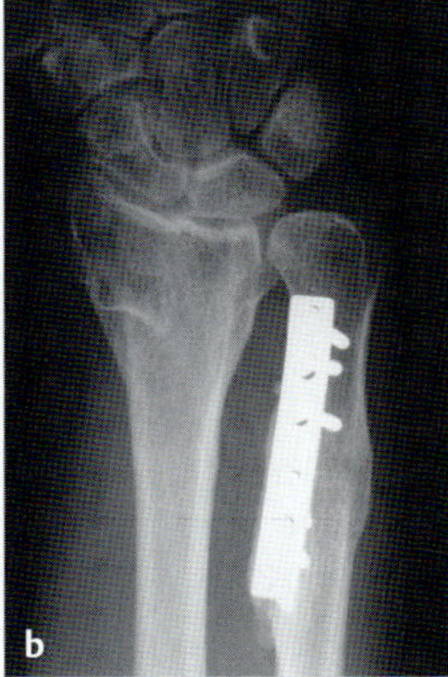

Abb. 5.51 Ulnaverkürzungsosteotomie.

a Unter Verkürzung verheilte, konservativ behandelte Radiusfraktur.

b Korrektur des Ellenvorschubes durch Verkürzung.

Literatur

[1] Asche G. Stabilisierungsmöglichkeit fingergelenksnaher Frakturen mit dem Minifixateur externe. Handchir Mikrochir Plast Chir. 1984; 16: 192

[2] Badger FC. Internal fixation in the treatment of Bennett's fracture. J Bone Jt Surg. 1956; 38-B: 771

[3] Bayer-Sandow T, Brüser P. Die dynamische Behandlung von intraartikulären Mittelgliedbasisfrakturen mit dem Bewegungsfixateur nach Suzuki. Handchir Mikrochir Plast Chir. 2001; 33: 267

[4] Bennett EH. Fractures of the metacarpal bones. Dublin. J Med Sci. 1882; 73: 72

[5] Böhler L. Die Technik der Knochenbruchbehandlung. Bd. 1. 12./13. Aufl. Wien: Maudrich; 1951

[6] Böhler, J. Die Eingriffe an Knochen und Gelenken. In: Wachsmuth W, Wilhelm A, eds. Allgemeine und spezielle chirurgische Operationslehre. 3. Teil. Die Operationen an der Hand. Berlin: Springer; 1972

[7] Böhler J, Ender HG. Erfahrungen mit der Kahnbeinplatte nach Ender. In: Nigst H, ed. Frakturen, Luxationen und Dissoziationen der Karpalknochen. Bibliothek für Handchirurgie. Stuttgart: Hippokrates; 1982

[8] Böhler J, Kuderna H. Frakturen und Luxationen der peripheren Handwurzelreihe. In: Nigst H, ed. Frakturen, Luxationen und Dissoziationen der Karpalknochen. Bibliothek für Handchirurgie. Stuttgart: Hippokrates; 1982.

[9] Bradford C, Dophin JH. Fractures of the hand and wrist. In: Flynn JE, ed. Hand surgery. Baltimore: Williams & Wilkins; 1966

[10] Büchler U. Kondylenplättchen-Osteosynthesen der Hand. Handchir Mikrochir Plast Chir. 1987; 19: 136

[11] Feldon P, Terrono AL, Belsky MR. Wafer Distal Ulna Resection for Triangular Fibrocartilage Tears and/or Ulnar Impaction Syndrome. J Hand Surg. 1992; 17 A: 731

[12] Gadzaly D. Zur pathologischen Biomechanik der Fingergelenke nach Mittelhandfraktur. Handchirurgie. 1970; 1: 37

[13] Gadzaly D. Indikationen zur Alloarthroplastik der Kahnbeinpseudarthrose. Hefte Unfallheilkunde. 1980; 148: 141

[14] Heim U, Pfeiffer KM. Periphere Osteosynthese. 3. Aufl. Berlin: Springer; 1988

[15] Herbert TJ, Fisher WE. Management of the fractured scaphoid using a new bone screw. J Bone Jt Surg. 1984; 66-B: 114

[16] Hintringer W, Ender HG. Perkutane Versorgung von intraartikulären Frakturen der Fingermittelglieder. Handchir Mikrochir Plast Chir. 1986; 18: 356

[17] Iselin M, Blanguernon S, Benoist D. Fractures de la base du 1er mé tacarpien. Mé m Acad Chir. 1956; 82: 771

[18] Krein R, Richter M, Brüser P. Osteosynthesen mit resorbierbaren Hemizerklagen bei Metakarpalfrakturen. Handchir Mikrochir Plast Chir. 2000; 32: 102

[19] Kuhlmann JN. Experimentelle Techniken zur Behandlung der Kienböckschen Krankheit. In: Nigst H, ed. Frakturen, Luxationen und Dissoziationen der Karpalknochen. Bibliothek für Handchirurgie. Stuttgart: Hippokrates; 1982

[20] Kukla C, Wozasek GE. Langzeitergebnisse der modifizierten Kahnbeinverschraubung nach Russe 11. Handchir Mikrochir Plast Chir. 1992; 24: 267

[21] Lister G. Intrasosseous wiring of the digital skeleton. J Hand Surg. 1978; 3: 427

[22] Löw S, Rau M, van Schoonhoven J, Kitzinger H, Krimmer H. Standardisierte Operationstechnik der Verkürzungsosteotomie der Elle mit neuer Gleitlochplatte. Handchir Mikrochir Plast Chir. 2003; 35: 181

[23] Matti H. Technik und Resultate meiner Pseudarthrosenoperation. Zbl Chir. 1936; 63: 1442

[24] Meier R, Krimmer H. Die Ulnaverkürzungsosteotomie. Operat Orthopädie Traumatologie 2002; 14: 205

[25] Müller ME, Allgöwer M, Schneider R, Willenegger H. Manual der Osteosynthese. 2. Aufl. Berlin: Springer; 1977

[26] Nigst H. Frakturen der Karpalknochen, der Phalangen, der Metakarpalia. In: Nigst H, Buck-Gramcko D, Millesi H, eds. Handchirurgie. Bd. 11. Stuttgart: Thieme; 1983

[27] Pannike A. Osteosynthese in der Handchirurgie. Berlin: Springer; 1972

[28] Pezzei C, Leixnering M, Hintringer W. Die funktionelle Behandlung von Grundgliedfrakturen der dreigliedrigen Finger. Handchir Plast Chir. 1993; 25: 319

[29] Pfeiffer KM. Frakturen des distalen Unterarmes. Kap. 19. In: Nigst H, Buck-Gramcko D, Millesi H, eds. Handchirurgie. Bd. 11. Stuttgart: Thieme; 1983

[30] Rolando S. Fracture de la base du premier metacarpien et principalement sur une variation non encore decrite. Press Med. 1910; 18: 303

[31] Russe 0. Die Kahnbeinpseudarthrose, Behandlung und Ergebnisse. Hefte Unfallheilkunde. 1980; 148: 129

[32] Sauerbier M, Bishop AT. Anwendungsmöglichkeiten gestielter vaskularisierter Knochentransplantate vom distalen Radius. Handchir Mikrochir Plast Chir. 2001; 33: 387

[33] Schild H, Walde HJ, Rudigier J, Schwarzkopf W. Das Trapezium – Anatomie, Röntgenologie und Traumatologie. Handchirurgie. 1981; 13: 238

[34] Trojan E, Vecsei V. Wiederherstellungschirurgie nach Knochen- und Gelenkverletzungen. In: Nigst H, Buck-Gramcko D, Millesi H, eds. Handchirurgie. Bd. 11. Stuttgart: Thieme; 1983

[35] Wagner CJ. Method of treatment of Bennett's fracture dislocation. Am J Surg. 1950; 80: 230

[36] Wilhelm K, Quick L. Sehneninterpositionsplastik zum Ersatz traumatisch bedingter Fragment-Nekrosen des Scaphoids. Hefte Unfallheilkunde. 1980; 148: 140

[37] Winterstein 0. Die Frakturen des Os metacarpale 1. Schweiz Med Wschr. 1927; 57: 193

5

Kapitel 6

Luxationen – Bandverletzungen

6 Luxationen – Bandverletzungen

6.1 Allgemeines

Aus Gründen einer besseren Übersichtlichkeit werden die Kapsel-Band-Verletzungen in einem eigenen Kapitel aufgeführt, obwohl zwischen Frakturen und Luxationen fließende Übergänge bestehen (Luxationsfrakturen, knöcherne Bandausrisse) und häufig die gleichen Unfallmechanismen vorliegen. Überschneidungen in der thematischen Zuordnung – vor allem bei den Luxationsfrakturen – sind daher nicht zu vermeiden.

Auch ohne knöcherne Beteiligung sind alle Gelenkverletzungen sehr ernst zu nehmen, da Behandlungsfehler zu Funktionseinbußen der gesamten Hand führen können.

6.2 Finger II–V

Ursachen

Zu Luxationen oder Bandverletzungen im Fingerbereich führen heftige direkte, axial oder schräg auftreffende Gewalteinwirkungen. Hinzu kommt das Hängenbleiben und Verkanten in einer normalerweise durch eine straffe Bandführung blockierten Richtung.

Symptome – Diagnostik

Bei bestehender fixierter Luxation ist die Diagnose eindeutig (▶ Abb. 6.1). Hat sich jedoch z. B. nach einer Bandruptur das Gelenk wieder normal eingestellt, so liegt zumindest eine Schwellung mit schmerzhafter Bewegungseinschränkung vor. Die exakte klinische Prüfung der Gelenkstabilität, im Zweifelsfall ergänzt durch gehaltene Röntgenaufnahmen, hilft bei der Klärung, ob wichtige Kapsel- oder Bandanteile zerrissen sind.

Ist die genaue klinische Untersuchung kurze Zeit nach der Verletzung zu schmerzhaft, kann sie nach einigen Tagen Ruhigstellung nachgeholt werden.

Differenzialdiagnostisch muss bei jeder Luxation – auch bei stabilen Gelenkverhältnissen – der röntgenologische Ausschluss (Aufnahme in 2 Ebenen) einer Gelenkfraktur oder eines knöchernen Bandausrisses erfolgen. Eine Röntgenkontrolle ist außerdem nach jeder Reposition durchzuführen, da Reluxationen möglich sind und Subluxationsstellungen weiter bestehen können, wenn Kapselanteile oder Bandstrukturen eingeschlagen sind (▶ Abb. 6.6b, ▶ Abb. 6.6c). Hier ist die operative Freilegung und offene Reposition ebenso angezeigt wie bei direkten Repositionshindernissen, z. B. in den Gelenkspalt verlagerte Sehnen (▶ Abb. 6.2).

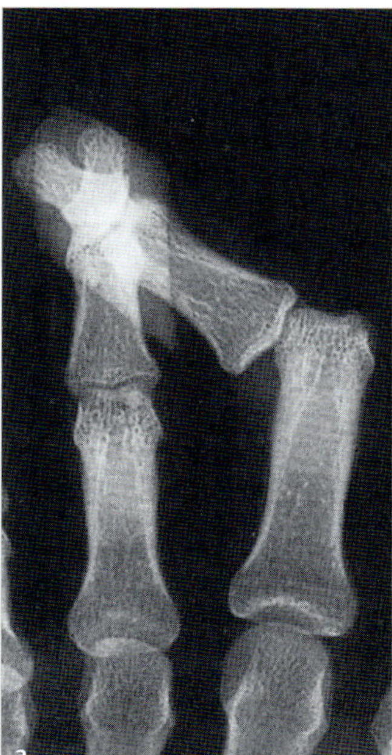

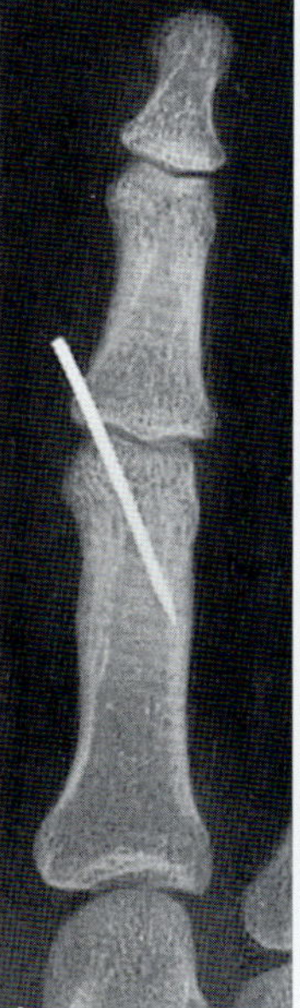

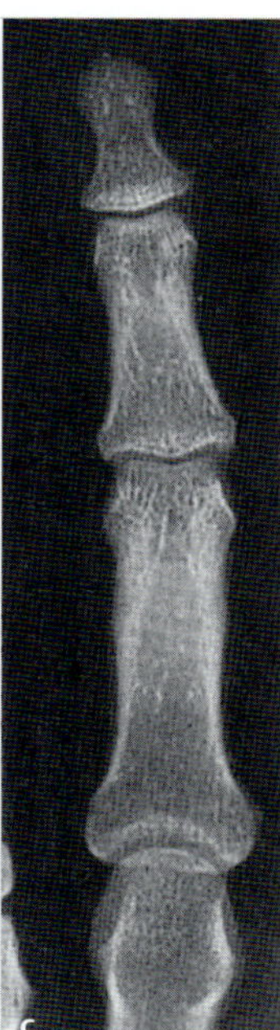

Abb. 6.1 Mittelgelenkluxation.
- **a** Ausgangssituation.
- **b** Schräge temporäre Kirschner-Draht-Fixierung in Streckstellung.
- **c** Nach Drahtentfernung.

6.2.1 Endgelenke der Finger II–V (DIP-Gelenke)

An den *Endgelenken der Finger II–V* ist bei einer einfachen Luxation nach dorsal die beugeseitige Gelenkkapsel eingerissen. Relativ selten kommt es zusätzlich zu einem Abriss der an der Beugeseite der Endgliedbasis ansetzenden langen Beugesehne. Im Allgemeinen reicht ein kurzer kräftiger axialer Zug aus, um das Gelenk zu reponieren. Bei entsprechender Vorsicht des Patienten ist eine Ruhigstellung wegen der guten Führung durch Beuge- und Strecksehnen bei der dorsalen Luxation nicht erforderlich, sofern die Seitenbänder nach der Reposition ausreichend stabil sind.

Eine *Luxation nach palmar* ist häufig verbunden mit einem subkutanen Strecksehnenabriss mit oder ohne knöcherne Beteiligung (▸ Abb. 9.4, ▸ Abb. 9.5, ▸ Abb. 9.6, ▸ Abb. 9.7 und ▸ Abb. 9.8).

Geschlossene Verletzungen der Endgelenkseitenbänder (selten) können im Allgemeinen konservativ behandelt werden. Bei offenen Verletzungen ist eine entsprechende Bandnaht indiziert. In beiden Fällen reicht eine ca. 3-wöchige Ruhigstellung des Endgelenks in einer Fingerschiene nach Stack (▸ Abb. 9.7) oder einer beugeseitigen Fingergipsschiene in Streckstellung der Mittel- und Endgelenke aus.

6.2.2 Mittelgelenke (PIP-Gelenke)

An den *Mittelgelenken* führen Überstreckmechanismen und Luxationen der Mittelgliedbasis nach dorsal zu *Zerreißungen* der beugeseitigen Gelenkkapsel und der hier die Gelenkkapsel verstärkenden Faserknorpelplatte (*Fibrocartilago palmaris*), z. T. mit Einrissen der hier einstrahlenden Seitenbänder. Kleine knöcherne Abrisse können diese Verletzungen begleiten.

Als Therapie ist eine Ruhigstellung in Streckstellung der Mittelgelenke für höchstens 2 Wochen und eine anschließende funktionelle aktive Übungsbehandlung ausreichend (Aluminium-, Plastik- oder Gipsschiene). Die Endgelenke sollen möglichst frei bleiben, damit durch das Bewegen des Endgelenks die Strecksehnenseitenzügel nicht verkleben.

Stabile Gelenke können bei zuverlässigen Patienten auch von Anfang an funktionell behandelt werden. Es ist darauf zu achten, dass täglich die volle Streckung vom Patienten bewusst trainiert wird. Erfolgt die Ruhigstellung nicht in Streckhaltung oder wird das tägliche Strecken nicht eingehalten, ist mit fixierten Beugekontrakturen der Mittelgelenke zu rechnen.

Über die Tatsache, dass derartige Gelenkverletzungen mit lang anhaltenden Schwellungszuständen und mit bleibenden Verdickungen des Kapsel-Band-Apparats einhergehen, ist der Patient zu informieren.

Bei konsequentem Einhalten der genannten Richtlinien sind die funktionellen Endergebnisse gut und die Beugefähigkeit des Mittelgelenks wird im Allgemeinen auch nach 4-wöchiger Ruhigstellung in Streckung wieder voll erreicht [3].

Eine operative Reinsertion der Faserknorpelplatte, die meist an der Basis der Mittelphalanx abreißt, ist sehr selten indiziert und nur bei einer deutlichen Überstreckbarkeit nach der Reposition zu empfehlen. Sie erfolgt mit einer transossären Naht an der Basis des Mittelglieds [3]. Die Nachbehandlung besteht auch hier in 2-wöchiger Ruhigstellung in Streckhaltung des Mittelgelenks und weiterem funktionellen Vorgehen.

Eine Luxation des Grundgliedköpfchens nach dorsal führt im Mittelgelenk zusätzlich zu einer Zerreißung des Strecksehnenmittelzügels und damit zu einer *Knopflochdeformität* (Kap. 9.2.2).

Seitenbandrupturen, die im Bereich der Mittelgelenke relativ häufig vorkommen, können auch hier mit einer kleinen Gips- und Plastikschiene für 3–4 Wochen in einer Streck- oder leichten Beugestellung der Mittelgelenke von ca. 15° ruhig gestellt oder nach Abschwellen am Nachbarfinger geschient werden.

Im Allgemeinen ist die operative Freilegung und Bandnaht von einem seitlichen Längsschnitt unnötig, auch wenn hierdurch eine bessere Adaptation der zerrissenen Bandanteile möglich wird und zusätzlich Einrisse der Gelenkkapsel dorsolateral mitversorgt werden können. Auch hiernach ist eine 3–4-wöchige Ruhigstellung des Mittelgelenks (Schiene oder transartikulärer Kirschner-Draht) notwendig (▸ Abb. 6.1).

6.2.3 Grundgelenke (MP-Gelenke)

Isolierte Grundgelenkluxationen der Finger II–V kommen meist nur an den beiden randständigen Fingern (2. und 5. Finger) vor. Es handelt sich überwiegend um eine Luxation des Mittelhandköpfchens nach hohlhandwärts (▸ Abb. 6.2). Gelingt die Reposition durch axialen Zug und Druck auf die Basis des Grundglieds nicht, so sind die Beugesehnen

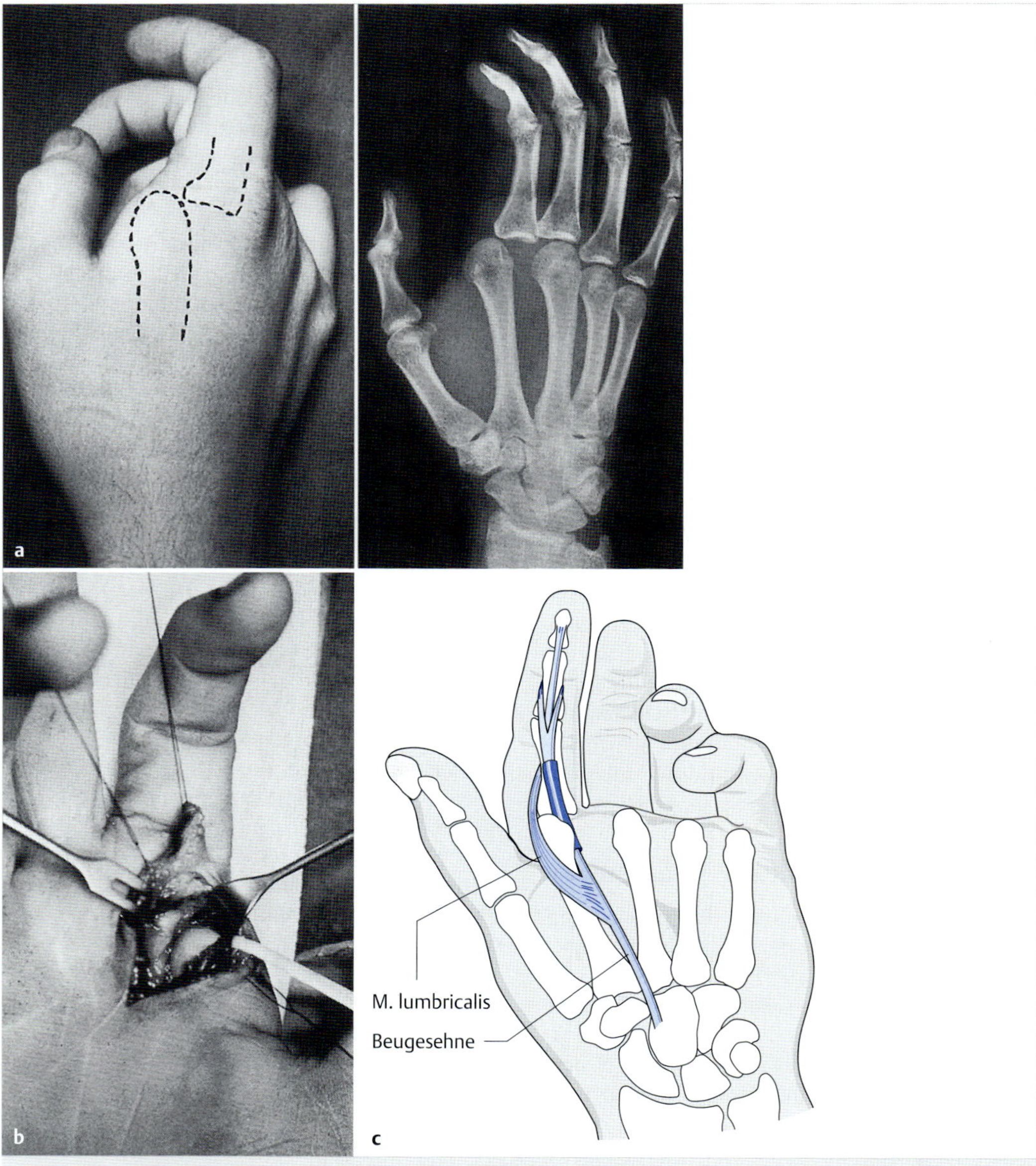

Abb. 6.2 Grundgelenkluxation des Zeigefingers mit Repositionshindernis.
a Ausgangssituation.
b Das MC-II–Köpfchen ist zwischen der tiefen Beugesehne und dem dazugehörenden M. lumbricalis eingeklemmt.
c Zwischen tiefer Beugesehne und dazugehörigem M. lumbricalis eingeklemmtes MC-II-Köpfchen, schematisch.

(▶ Abb. 6.2b) und die beugeseitige Faserknorpelplatte interponiert und das luxierte Mittelhandköpfchen des Zeigefingers ist wie in ▶ Abb. 6.2 zwischen der langen Beugesehne und dem an dieser Beugesehne ansetzenden M. lumbricalis wie durch ein Knopfloch hindurch getreten und wird von diesen beiden Strukturen eingeklemmt. Von einer Inzision entlang der Hohlhandbeugefalten über dem betroffenen Gelenk (▶ Abb. 6.2b) werden die Hindernisse beseitigt. Dies gelingt wegen der eingeklemmten Beugesehne und Lumbrikalismuskulatur nur von der Beugeseite aus! Nach Längsspaltung störender Querverbindungen der Palmaraponeurose und der palmaren Gelenkkapsel parallel zu den Beugesehnen wird das Köpfchen durch axialen Zug am Finger reponiert. Dabei ist die anatomische Lage der Gefäß-Nerven-Bündel in der luxierten Situation zu beachten.

Im Allgemeinen ist eine 2-wöchige postoperative Ruhigstellung auf einer Gipsschiene in 70 – 80° Beugestellung des Grundgelenks nur bei einer Reluxationsgefahr erforderlich [5].

Isolierte Kollateralbandzerreißungen werden im Bereich der Grundgelenke des 2. (ulnares Band) und 5. Fingers (radiales Band) durch Hängenbleiben beobachtet [10]. Bei erhaltener Führung des Gelenks durch intakte Handbinnenmuskulatur kommt es nach anfänglicher Ruhigstellung für 2 – 3 Wochen unter funktioneller Behandlung meist zur folgenlosen Abheilung. Allerdings besteht nicht selten eine gewisse Schmerzsymptomatik bis zu 6 Monaten weiter. Bei weiter bestehender Symptomatik kommt gelegentlich dann doch eine Bandraffung des betroffenen Kollateralbandes infrage.

6.3 Daumengrundgelenk

Während für das Daumenendgelenk die gleichen Bedingungen wie bei den Fingern II–V vorliegen, kommt es beim Daumengrundgelenk in erster Linie auf eine schmerzfreie Stabilität und weniger auf eine gute Beweglichkeit an – im Gegensatz zu den Grundgelenken der Finger II–V.

Die häufigste Verletzung ist die Ruptur des ulnaren Daumenseitenbands (▶ Abb. 6.3, ▶ Abb. 6.4).

Ursachen

Am meisten gefährdet sind die dorsoulnare Seite der Gelenkkapsel und das ulnare Seitenband am Daumengrundgelenk durch einen gewaltsamen Abspreizmechanismus, wie er beim Hinfallen auf die Hand oder beim Hängenbleiben des Daumens während eines Sturzes auftreten kann (Entstehung des sog. *Skistockdaumens*).

Zu den selteneren Verletzungen des radialen Seitenbandes kommt es durch direkte, von radial den Daumen treffende, Gewalteinwirkungen (Sturz, Anschlagen) (▶ Abb. 6.5).

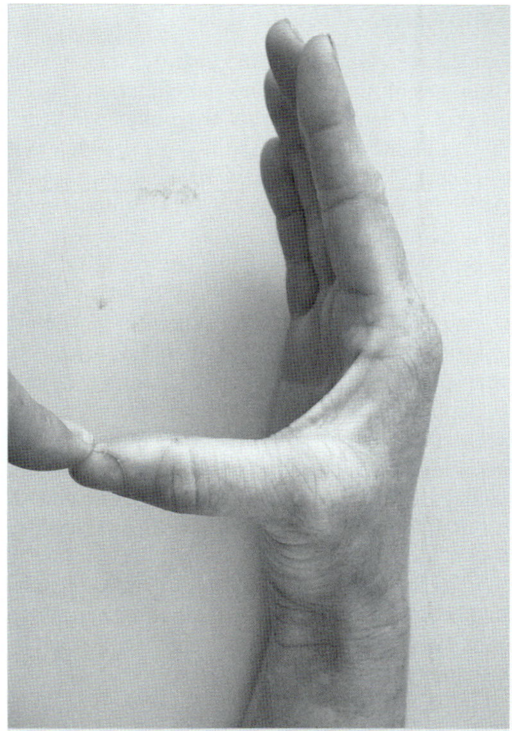

Abb. 6.3 Pathologische Aufklappbarkeit des Daumengrundgelenks bei ulnarer Daumenseitenbandläsion.

Tangentiale Gewalteinwirkungen und Hyperextensionsmechanismen können außerdem Luxationen der Daumengrundgliedbasis nach dorsal oder weniger häufig nach palmar hervorrufen (▶ Abb. 6.6).

Auch ohne Luxation kann eine gewaltsame Überstreckung des Daumengrundglieds zum Abriss der palmaren Gelenkplatte führen und unbehandelt eine schmerzhafte pathologische Überstreckbarkeit zur Folge haben.

Wiederholte Distorsionsverletzungen können zudem zu einer chronischen Kapselinstabilität führen.

Symptome – Diagnostik

Der Daumen wird durch die ulnare Instabilität im Grundgelenk unfähig, seine Haltefunktion im Gegengriff zu den Fingern II–V auszuüben. Ein fester Spitzgriff und das Halten von Gegenständen wie z. B. einer Flasche werden weitgehend unmöglich. Daher ist vor allem die sorgfältige Prüfung einer ulnaren Aufklappbarkeit wichtig (▶ Abb. 6.3). Ein Seitenvergleich mit der unverletzten Hand und eine Greifprobe, bei der mit etwas Kraft ein Gegenstand gehalten werden soll, können bei nicht ganz eindeutigen Befunden zur Klärung beitragen, ebenso wie gehaltene Röntgenaufnahmen in aufgeklappter Stellung (ebenfalls im Seitenvergleich mit der gesunden Hand). Dabei ist unbedingt die natürliche Daumenstellung (90° Rotation zur Ebene der Finger II–V) zu berücksichtigen! Das heißt, die Röntgendiagnostik muss parallel zur Ebene der Finger II–V durchgeführt werden. Diagnostische Schwierigkeiten können vor allem bei einer *dorsoulnaren Gelenkkapselinstabilität* entstehen. Diese kann sich ebenfalls in einer leichten Aufklappbarkeit zeigen.

Eine Hyperextension des Daumengrundgelenks ist im Seitenvergleich zu werten, da eine anlagebedingte Überstreckbarkeit vorliegen könnte, und ist nur im Zusammenhang mit Schmerzen als Verletzung der palmaren Platte zu deuten.

Anatomie

Der *ulnare Daumenseitenbandapparat* besteht aus 2 schräg von dem dorsalen Köpfchenbereich des Mittelhandknochens ausgehenden und zum palmaren Bereich der Grundgliedbasis ziehenden Faserzügen, dem eigentlichen Hauptband und einem akzessorischen Band [11]. Diese weisen mit einzelnen Faserzügen Verbindungen zu den palmaren Sehnenscheidenstrukturen der Beugesehnen auf. Dorsal zur Strecksehne hin findet man unter dem Streckapparat zusätzlich relativ festes Kapselgewebe, welches bei der typischen Ruptur des ulnaren Seitenbandes miteinreißt und mitversorgt werden muss.

Bedeckt wird der Seitenbandapparat von Anteilen der Adduktoraponeurose, die etwa auf Höhe des Gelenks in den ulnaren Teil des Streckapparats übergeht (▶ Abb. 6.4). Man findet diesen Struktu-

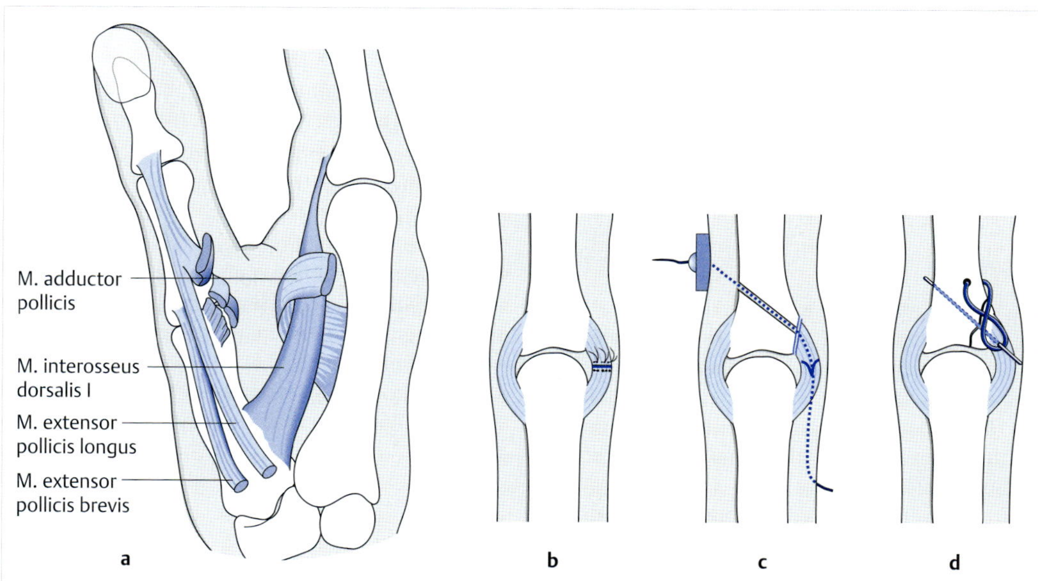

Abb. 6.4 Naht des ulnaren Kollateralbandes am Daumengrundgelenk.
a Aufsuchen der Bandruptur nach Spaltung der Aponeurose des M. adductor pollicis (AP). EPL: M. extensor pollicis longus; ID1: M. interosseus dorsalis I; EPB: M. extensor pollicis brevis
b Einfache U-Nähte bei Rupturen in Bandmitte.
c Ausziehdrahtnaht bei knochennahen Rupturen.
d Refixierung eines knöchernen Bandausrisses mit K-Draht und Zuggurtung aus resorbierbarem Nahtmaterial.

ren unmittelbar anliegend einen bei Operationen sorgfältig zu schonenden und für die Sensibilität der dorsoulnaren Daumenseite verantwortlichen Endast des N. radialis.

Die palmare Faserknorpelplatte geht über in einen Gelenkrezessus am Köpfchen des Metakarpale I.

Therapie

Ulnare Daumenseitenbandruptur

Das *ulnare Kollateralband* ist in ca. 80% der Fälle unter der Aponeurose des M. abductor pollicis umgeschlagen, seltener in den Gelenkspalt interponiert und nur in Ausnahmefällen, mit denen man nicht rechnen darf, liegen die Bandenden beieinander [10], [14]. Daher sind konservative Behandlungsversuche in über 90% der Fälle erfolglos.

Die Freilegung erfolgt von einem dorsoulnar um das Gelenk herumgeführten Hautschnitt. Häufig findet man neben der Strecksehne zusätzlich zerrissene Gelenkkapselanteile. Die Aponeurose des M. adductor pollicis, die zur Grundgliedbasis zieht und das ulnare Kollateralband verbirgt, muss parallel zur Daumenachse durchtrennt und nach der Bandrekonstruktion wieder genäht werden. Die Bandnaht erfolgt bei frischen Zerreißungen in Bandmitte durch einfache Einzelknopf- oder durch U-Nähte (▶ Abb. 6.4b). Abrisse am Knochenansatz und knöcherne Ausrisse werden durch eine transossäre Ausziehdrahtnaht (▶ Abb. 6.4c) oder mit kleinen K-Drähten (▶ Abb. 6.4d, ▶ Abb. 6.5b) befestigt. Auch die Verwendung kleiner ausreichend tief versenkter Knochenanker bei Abrissen an der Grundgliedbasis ist möglich, aber relativ teuer.

Bisweilen kann man Bandabrisse, die unmittelbar an der Grundgliedbasis erfolgt sind, auch mit gutem Erfolg an der Sehnenscheide der Beugesehne fixieren. Begleitende Zerreißungen der dorsoulnaren Gelenkkapsel werden ebenfalls genäht.

Die postoperative Ruhigstellung kann entweder mit einem transartikulären, schräg verlaufenden Kirschner-Draht oder einem den Daumen einschließenden Unterarmgips in Mittelstellung der Daumengelenke für insgesamt 5 Wochen erfolgen. Anschließend übt der Patient selbsttätig, wobei in den ersten 2 Wochen stärkere Belastungen zu vermeiden sind. Eine zusätzliche krankengymnastische Behandlung ist nur ausnahmsweise notwendig.

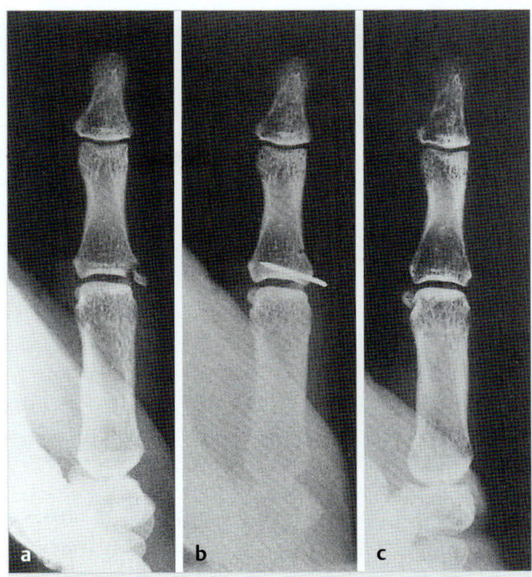

Abb. 6.5 Behandlung eines knöchernen radialen Seitenbandausrisses.
a Unfallbild.
b Fixierung des offen reponierten Fragments mit Kirschner-Draht und Zuggurtung aus resorbierbarem Nahtmaterial. Der hierzu angelegte Bohrkanal ist distal des Kirschner-Drahtes erkennbar.
c Nach Ausheilung Drahtentfernung (6 Wochen postoperativ).

Radiale Kollateralbandruptur

Ein *zerrissenes radiales Kollateralband* des Daumengrundgelenks – ligamentär oder mit knöchernem Ausriss – wird ebenfalls in entsprechender Weise operativ (▶ Abb. 6.5) behandelt.

Bei veralteten Bandläsionen, bei denen man im Allgemeinen keine geeigneten Bandstümpfe mehr findet, muss man auf Bandplastiken (Kap. 7.2.1, ▶ Abb. 7.1) oder eine Arthrodese (Kap. 7.3.3, ▶ Abb. 7.13 u. ▶ Abb. 7.14) zurückgreifen.

Luxationen des Daumens im Grundgelenk nach dorsal

Diese können wiederum wie bei den entsprechenden Gelenken der Finger II–V eine Interposition der langen Beugesehne oder beugeseitigen Gelenkkapselanteile einschließlich der Sesambeine sowie eine knopflochartige Umschlingung des ersten Mittelhandköpfchens durch den M. adductor pollicis (ulnar) zur Folge haben [10] (▶ Abb. 6.6), woraus eine Beugeunfähigkeit und dorsale Luxations- oder Subluxationshaltung resultiert (▶ Abb. 6.6c).

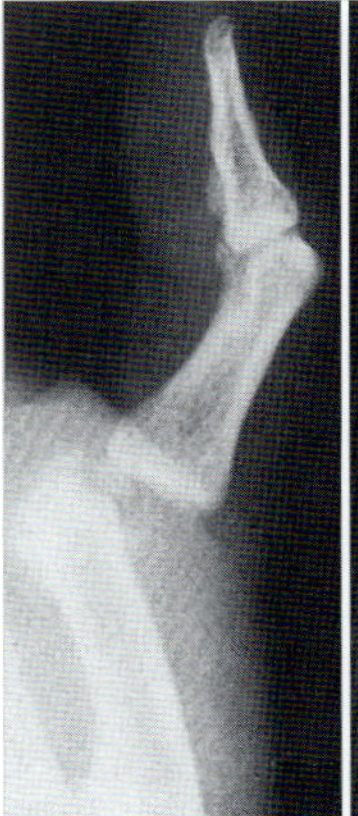
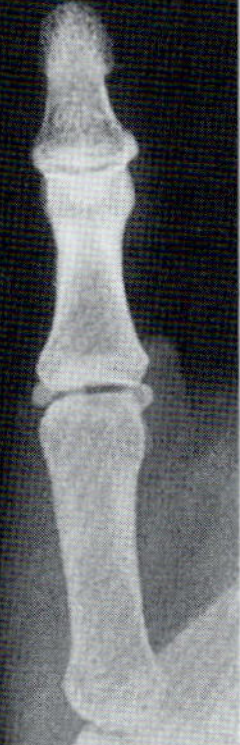
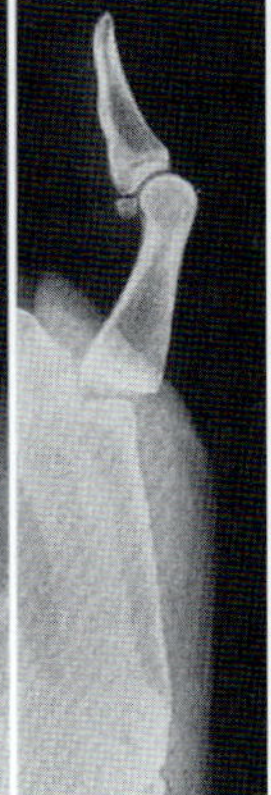
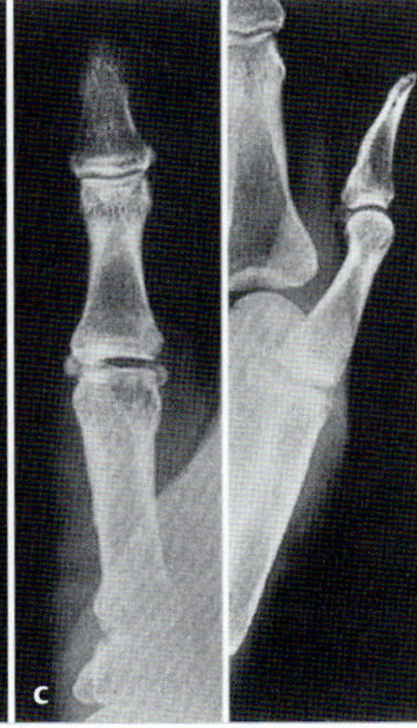

Abb. 6.6 Daumenluxation im Grundgelenk nach dorsal.
a Ausgangssituation.
b Interposition palmarer Gelenkkapselanteile und eines Sesambeins nach geschlossener Reposition.
c Normale Gelenkverhältnisse nach operativer Beseitigung der Repositionshindernisse.

Auch diese interponierten Gewebeanteile müssen von einem beugeseitigen Zugang operativ beseitigt werden.

Liegt eine pathologische Überstreckbarkeit dieses Gelenks vor, kann auch hier eine Naht oder transossäre Refixierung der palmaren Grundgelenkplatte notwendig werden (Zugang über einen seitlichen Kantenschnitt über der radialen Gelenkkapsel).

6.4 Karpometakarpalgelenke

Ursachen

Verrenkungen in diesen Gelenken entstehen meist durch heftige Gewalteinwirkungen, häufig als Begleitverletzungen bei direkten Handquetschungen. Serienluxationen in mehreren oder allen Karpometakarpalgelenken sind typisch für heftige Gewalteinwirkungen, wie sie z. B. beim Sturz mit einem Motorrad, bei dem die Lenkstange mit der Hand festgehalten wurde, auftreten können (▶ Abb. 6.7) [8].

Isolierte Luxationen ohne knöcherne Begleitverletzung sind vor allem im Bereich des 1. – 4. Strahles relativ selten [10]. Es kommt eher zu Luxationsfrakturen (▶ Abb. 5.44), von denen die Bennett-Fraktur des Sattelgelenks am bekanntesten ist (Kap. 5.3.5).

Symptome – Diagnostik

Der 1. Mittelhandknochen ist bei Verrenkungen des Sattelgelenks meist nach dorsoradial verlagert und wird durch den M. adductor pollicis longus nach proximal gezogen, entsprechend dem Dislokationsmechanismus bei der Bennett-Fraktur (Kap. 5.3.5), wobei eine reine Luxation mit Zerreißung der Bandverbindungen zur Basis des Os metacarpale II wesentlich seltener ist als eine Bennett-Fraktur.

In den anderen Karpometakarpalgelenken kommt es ebenfalls zur Luxation der Mittelhandknochen an ihrer Basis nach dorsal (▶ Abb. 6.7). Bei nicht zu großem Hämatom lässt sich in der Regel eine Stufe am Handrücken ertasten und bei seitlicher Betrachtung eine verstärkte Wölbung gegenüber der gesunden Hand feststellen.

Subluxationen, vor allem im Bereich des 4. und 5. Karpometakarpalgelenks, können in den üblichen Röntgendarstellungen (a.–p. und halb schräg) leicht übersehen werden. Hinweise, dass in diesen Gelenken etwas nicht stimmt, findet man unter anderem beim Betrachten der Konturen der einzelnen Metakarpalschäfte. Sind diese im halbschrägen Röntgenbild nicht parallel ausgerichtet, so muss in den Karpometakarpalgelenken ein pathologischer Zustand vorliegen (▶ Abb. 6.8). Eine Computertomografie oder einfacher die diagnostische Durchleuchtung mit Drehen der Hand unter einem Röntgenbildwandler können definitiv Klarheit schaffen.

Therapie

Im Daumensattelgelenk sollen Kapsel- und Bandzerreißungen möglichst frühzeitig durch Naht bzw. Raffen des verbliebenen Kapselgewebes behandelt werden, andernfalls wird hier eine Bandplastik erforderlich (Kap. 7.2.4, ▶ Abb. 7.5). Der Zugang entspricht dem bei der Operation einer Bennett-Fraktur. Eine transartikuläre Kirschner-

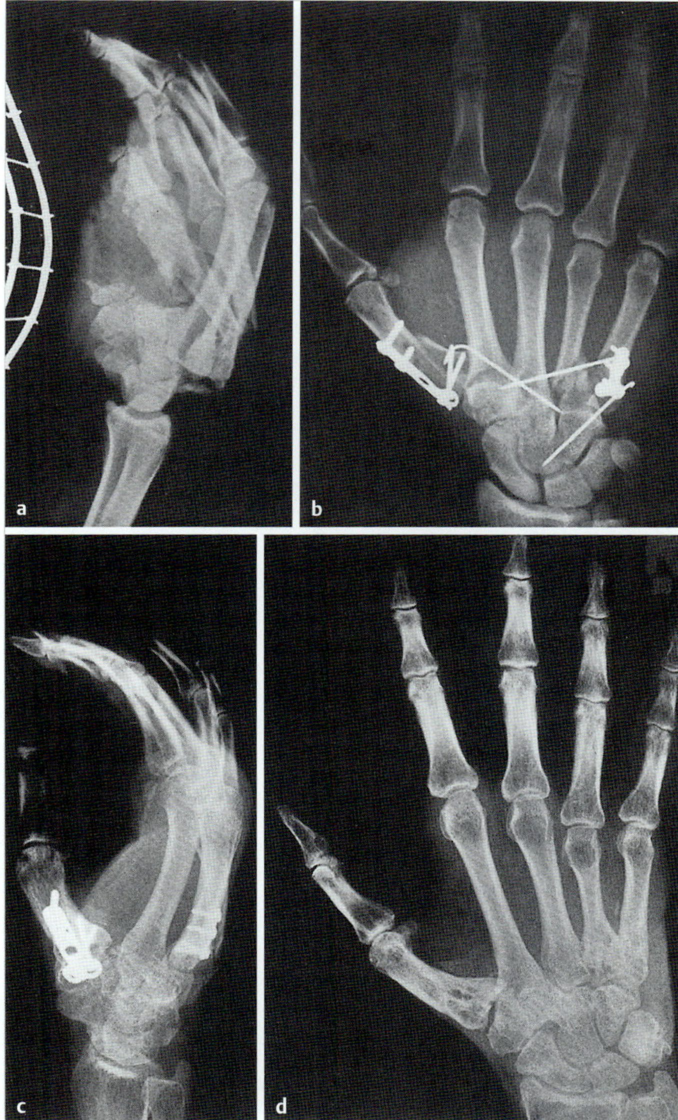

Abb. 6.7 Direkte Handquetschung mit Serienluxation der Karpometakarpalgelenke II und III, kombiniert mit basisnahen Frakturen der Metakarpalia I, IV, V (Sturz mit dem Motorrad).
a Unfallbild.
b Operative Versorgung.
c Zwischenergebnis nach 6 Wochen.
d Endergebnis nach 6 Monaten.

Draht-Fixierung ist zur Sicherung der Naht, kombiniert mit einem Daumenunterarmgips, für 4–5 Wochen notwendig.

Bei den Karpometakarpalgelenken II und III gelingt die Reposition meist geschlossen durch gleichmäßigen axialen Zug und dorsalen Druck auf die Basen der Metakarpalia. Die Retention erfolgt ebenfalls mit perkutan eingebrachten transartikulären Kirschner-Drähten für 5–6 Wochen (▶ Abb. 6.7b, ▶ Abb. 6.8), da sonst zumindest eine Subluxation nach dorsal zurückbleibt.

Unbehandelte Luxationen in diesen Gelenken können zu erheblichen Beschwerden führen und ggf. später eine Arthrodese (oder Arthroplastik im IV oder V CMC-Gelenk) erfordern. Zusätzlich zur K-Draht-Fixierung ist eine 5-wöchige Ruhigstellung auf einer palmaren Unterarmgipsschiene in Mittelstellung des Handgelenks notwendig. Die Fingergelenke sollen frei bleiben (Gipsschiene nur bis zu den Grundgelenken). Luxationsfrakturen, bei denen die Gelenkflächen der Mittelhandknochen oder der peripheren Handwurzelreihe (Ossa trapezium, trapezoideum, capitatum, hamatum) betroffen sind, können mit einer Kombination aus Minischrauben und K-Drähten oder einer gelenküberbrückenden Osteosynthese (▶ Abb. 5.44) oder,

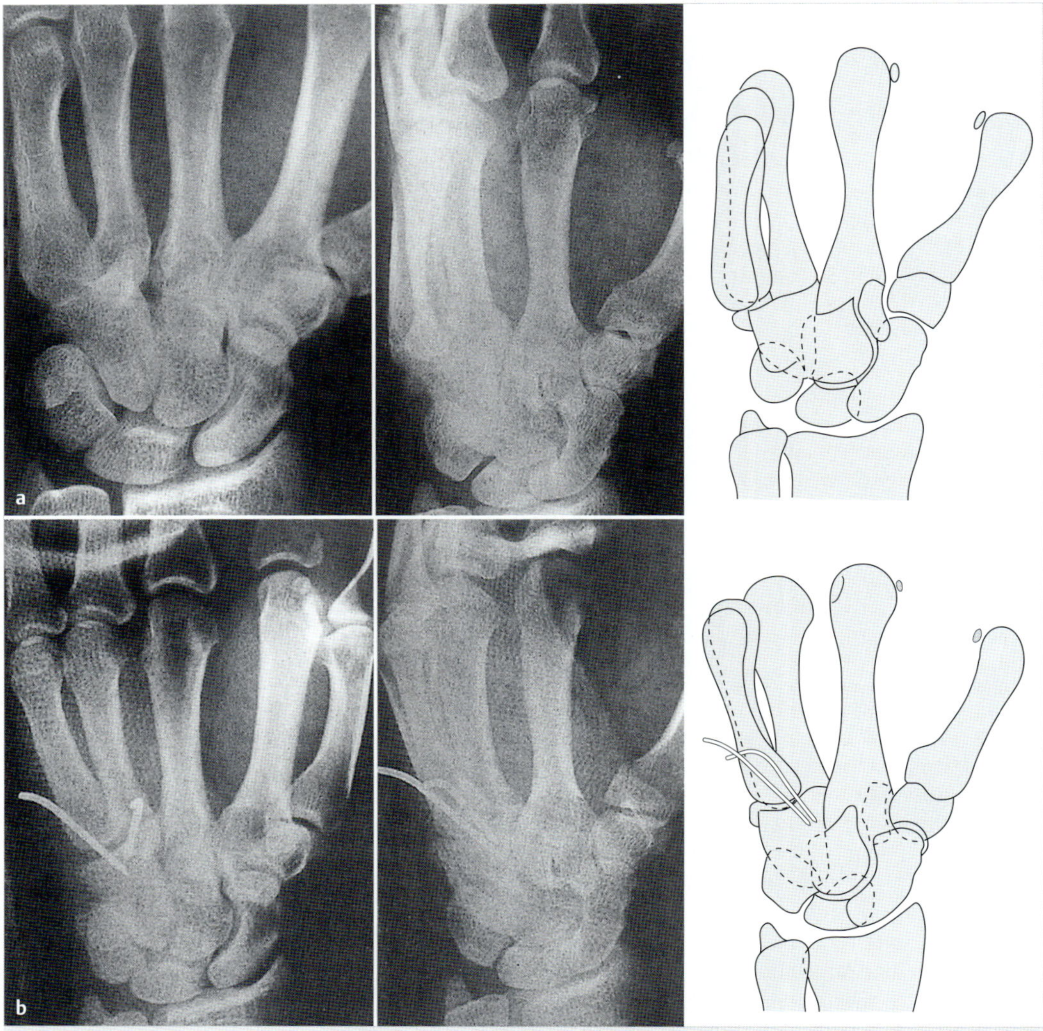

Abb. 6.8 Luxationen der Karpometakarpalgelenke IV u. V.

a Die Luxationen um halbe Basisbreite sind leicht zu übersehen. Auffällig ist die gestörte Parallelität vor allem des Metakarpale V gegenüber seinen Nachbarn in der Schrägaufnahme.

b Nach geschlossener Reposition durch Zug an Ring- und Zeigefinger sowie Druck auf die Basen der betroffenen Metakarpalia transartikuläre Kirschner-Draht-Sicherung für 5 Wochen (vgl. die Schrägaufnahmen in **a** u. **b**).

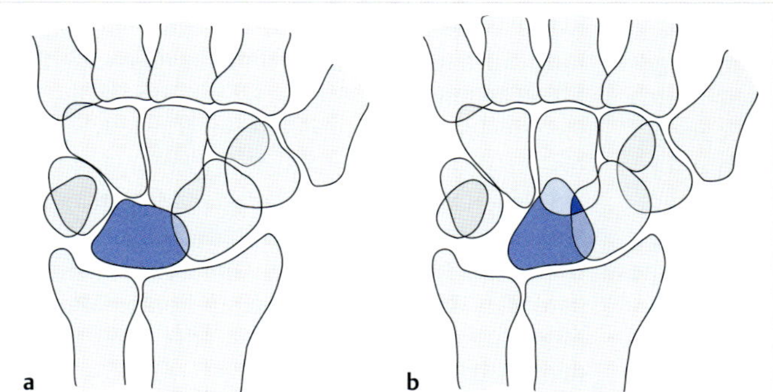

Abb. 6.9 Röntgenprojektion des Mondbeins im dorsopalmaren Strahlengang einer Standardröntgenaufnahme.

a Normale Trapezform (► Abb. 6.12b).

b Pathologische Dreieckform bei perilunärer Luxation (► Abb. 6.12a).

falls es sich um den 2. oder 3. Strahl handelt, einer primären Arthrodese behandelt werden.

6.5 Handwurzel: Perilunäre Luxationen und De-Quervain-Luxationsfraktur

Die häufigste Verrenkung der Handwurzel ist die *perilunäre Luxation*. Sie kommt sowohl isoliert als auch in Kombination mit Frakturen des Os scaphoideum (De-Quervain-Luxationsfraktur), des Os capitatum, des Os triquetrum und des Processus styloideus radii oder ulnae (▶ Abb. 6.11, ▶ Abb. 6.12, ▶ Abb. 6.13) vor.

Von besonderer Bedeutung sind Rupturen der Bandverbindungen zwischen Mondbein einerseits und benachbarten Handwurzelknochen und Radius andererseits. Begriffe wie *karpale Instabilität* und *skapholunäre Dissoziation* beziehen sich auf die Folgen dieser Bandverletzungen [1], [6].

Ursachen

Bei der perilunären Luxation steht zwar, wie das seitliche Röntgenbild zeigt, das Mondbein vor den benachbarten Karpalknochen und ist auch aus der Radiusgelenkfläche heraus in unterschiedlichem Ausmaß verdrängt worden (▶ Abb. 6.12a und ▶ Abb. 6.13a), dennoch spricht man aufgrund des Unfallmechanismus nicht von *(palmarer) Mondbeinverrenkung* [9], [10], sondern von *(dorsaler) perilunärer Luxation*.

Unfallhergang: Bei einem Sturz auf die ausgestreckte und maximal nach dorsal extendierte Hand bleibt das Mondbein im Bereich seiner palmaren Bandverbindungen an der Radiusgelenkfläche stehen, die palmare Bandverbindung zwischen Mondbein und Kopfbein (Os capitatum) zerreißt und das Mondbein rutscht zusammen mit dem Radius und der Elle gegenüber der fixierten Hand nach der Beugeseite hin weg. Am Ende dieses Vorganges zerreißt auch die handrückenseitige Bandverankerung des Mondbeins zu Kapitatum und Radius. Beim Nachlassen der Gewalt reponieren sich die übrigen Handwurzelknochen mehr oder weniger vollständig und drängen dabei das Mondbein nach palmar aus der proximalen Handwurzelreihe heraus.

„Perilunäre palmare Luxationen“, bei denen das Mondbein dorsal der übrigen Handwurzel zu finden ist, sind selten, kommen jedoch nach Stürzen auf die gebeugte Hand ebenfalls vor [9], [12], ebenso wie eine reine lunäre Luxation, die dann entsteht, wenn die palmare Bandverbindung zwischen Lunatum und Kapitatum statt derjenigen zum Radius intakt bleibt [7], [9]. Die Höhlung der Mondbeinsichel ist in einem solchen Fall auf die Handwurzel gerichtet, umgekehrt wie bei der meist vorliegenden „perilunären dorsalen Luxation“.

Symptome – Diagnostik

Klinisch liegen heftige Schmerzen, eine Deformierung mit unterschiedlich starker Schwellung und häufig Sensibilitätsstörungen im Bereich des N. medianus vor. Die Diagnose wird durch das Röntgenbild gestellt.

Um derartige Luxationen und Luxationsfrakturen trotz einwandfrei durchgeführter Röntgendiagnostik nicht zu übersehen, ist die genaue Beachtung der Mondbeinkonturen wichtig!

A.-p. erscheint das sonst trapezförmig mit den Gelenkflächen der Nachbarknochen korrespondierende Mondbein mehr dreieckig, die Kongruenz der Gelenkflächen zu Os scaphoideum, Os capitatum und Os triquetrum ist gestört (▶ Abb. 6.9). Auf der streng seitlichen Aufnahme ist die Sichel des Mondbeins meist aus der proximalen Handwurzelreihe herausgedrängt und umschließt nicht mehr den Kopf des Os capitatum (▶ Abb. 6.12b). Je nach Schwere der Luxation kann das Mondbein auch verdreht sein und bis proximal des Handgelenks luxieren.

Zur Abklärung begleitender Frakturen dient bei entsprechendem Verdacht ein CT.

Therapie

Wichtig ist das sofortige Einrichten der frischen Luxation. Sie gelingt nur innerhalb der ersten Stunden ohne operative Freilegung (▶ Abb. 6.10). Ist das Mondbein verdreht, so kann eine primäre operative Reposition angezeigt sein, ebenso bei länger bestehenden Luxationen mit oder ohne Kompressionssyndrom des N. medianus. Die Schnittführung entspricht derjenigen bei der offenen Operation eines Karpaltunnelsyndroms (▶ Abb. 19.2). Nach Spaltung des Retinaculum flexorum werden die durch den Karpaltunnel ziehenden Strukturen zur Seite gehalten, das Mondbein nach Eröffnen der Gelenkkapsel reponiert und die Gelenkkapsel wieder vernäht. Bei der reinen Luxation ist eine 6-wöchige Ruhigstellung mit einer dorsalen Gipsschiene notwendig, um eine Abheilung zerrissener Bandstrukturen zu ermöglichen.

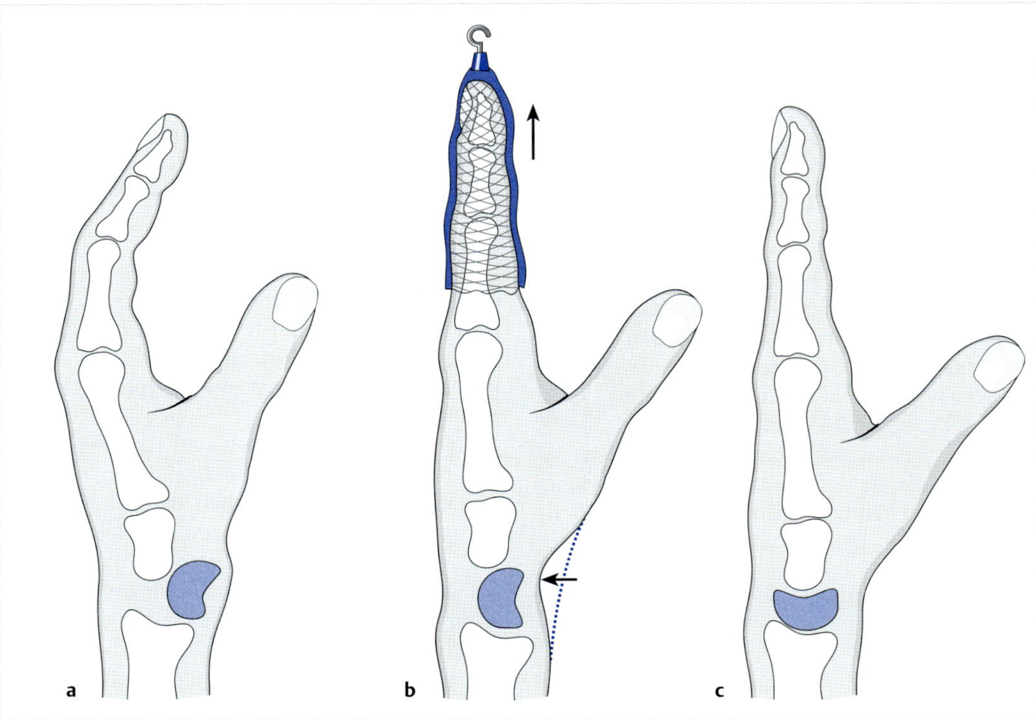

Abb. 6.10 Reposition des luxierten Os lunatum durch axialen Dauerzug und manuellen Druck auf den peripheren Teil des dislozierten Mondbein.

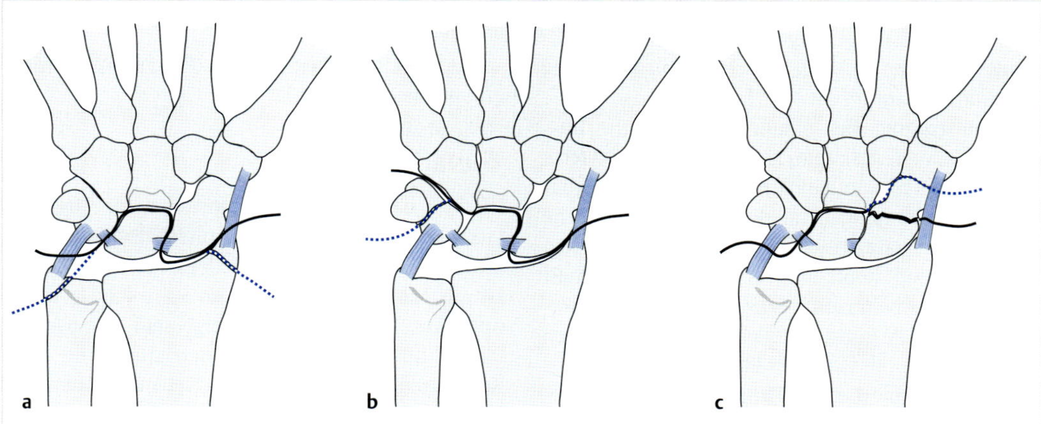

Abb. 6.11 Verschiedene Handwurzelluxationen und Luxationsfrakturen.
a Perilunäre Luxation mit oder ohne Abrissfrakturen des Processus styloideus ulnae und des Processus styloideus radii.
b Peritriquetrolunäre Luxation oder transtriquetrolunäre Luxationsfraktur (**a** und **b** vgl. mit ▸ Abb. 6.12).
c Periskapholunäre Luxation oder transskapholunäre Luxationsfraktur (De-Quervain-Luxationsfraktur) (▸ Abb. 6.13).

Neigt das Mondbein zu einer Verkippung (seitliches Röntgenbild!), womit stets zu rechnen ist, so ist eine zusätzliche transartikuläre Stabilisierung mit einem Kirschner-Draht zwischen Kahn- und Mondbein erforderlich.

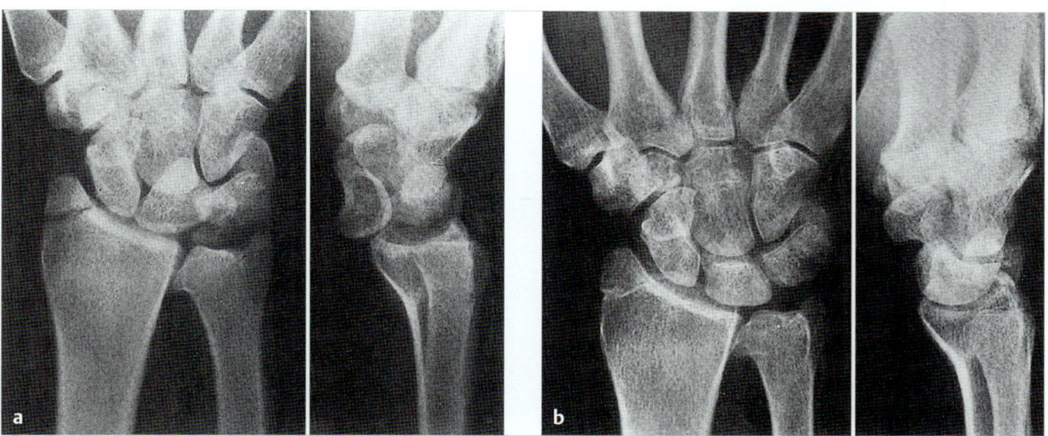

Abb. 6.12 Perilunäre Luxation mit Fraktur des Os triquetrum (▶ Abb. 6.11) und des Processus styloideus radii.
a Ausgangssituation, beachte in der a.-p. Aufnahme die dreieckförmige Mondbeinkontur.
b Ausheilungsbilder 3 Monate nach offener Reposition und 6-wöchiger Gipsbehandlung (normale Trapezform des Mondbeins).

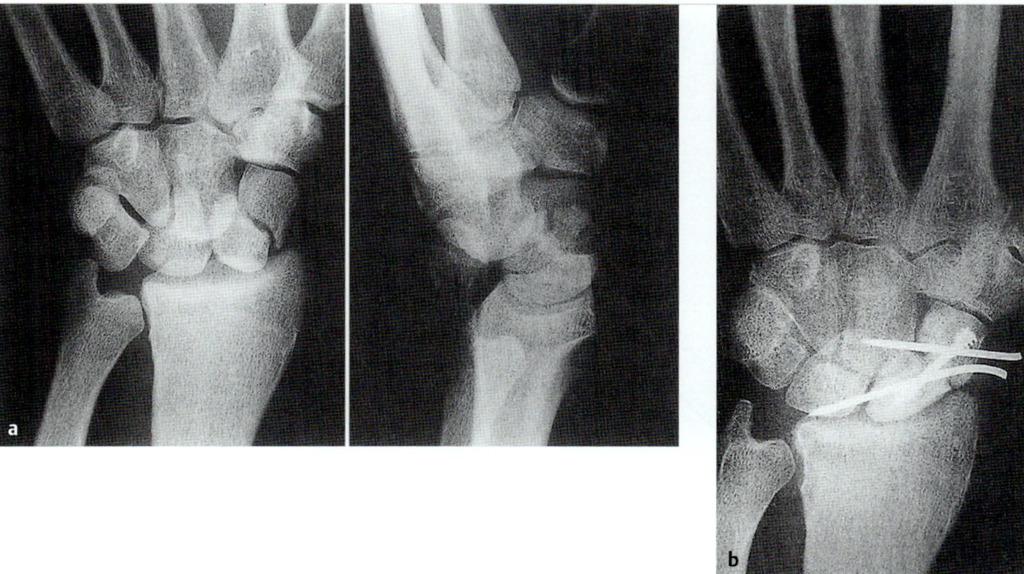

Abb. 6.13 De-Quervain-Luxationsfraktur.
a Proximales Kahnbeinfragment und Mondbein stehen in korrekter Position, der übrige Teil der Handwurzel ist nach dorsal versetzt.
b Nach offener Reposition und Stabilisierung der Kahnbeinfraktur mit Herbert-Schraube und temporärer K-Draht-Blockierung des Mediokarpalgelenks für 5 Wochen.

Bei Vorliegen einer Kahnbeinfraktur (De-Quervain-Luxationsfraktur) ist es stets sinnvoll, diese mit einer kanülierten Kahnbeinschraube zu stabilisieren. Wenn sich nach der Reposition der Kahnbeinbruch eine Diastase oder eine Versetzung der Fragmente zeigt, ist das Kahnbein von einem palmaren Zugang aus freizulegen, interponierte Bandanteile sind aus dem Frakturspalt zu entfernen und eine Osteosynthese (Schraube) vorzunehmen (▶ Abb. 6.13) [9]. Eine postoperative Ruhigstellung in einem Kahnbeingips (▶ Abb. 5.35) ist zusätzlich notwendig (6 Wochen).

Nachbehandlung

Sie besteht vor allem in einer behutsamen Mobilisierung des Handgelenks und der Handwurzel durch aktive und passive Bewegungsübungen, ergänzt durch manuelle Therapie, Lymphdrainagen, ggf. auch durch Ergotherapie (bis zu einem Jahr!). Die Grundsätze zur Nachbehandlung von Handwurzelfrakturen gelten auch hier (Kap. 5.5.7).

6.6 Karpale Instabilität, skapholunäre Dissoziation

Ursachen

Zur skapholunären (SL-)Dissoziation kommt es ähnlich wie bei Luxationsfrakturen nicht nur als Folge einer Zerreißung des Lig. interosseum zwischen Kahn- und Mondbein, sondern auch der intrakapsulären Bandverbindungen zwischen Radius, Kahnbein und Mondbein und zwischen Kahnbein und Kopfbein. Hierdurch entsteht auch eine Instabilität im Gelenk zwischen Mondbein und Kopfbein. Chronische allmähliche Bandinsuffizienzen kommen ebenfalls vor, ebenso habituelle Erweiterungen des SL-Spaltes. Meist resultiert eine Drehfehlstellung des Kahnbeins.

Nicht selten kommen Kombinationen mit weiteren Verletzungen im Handwurzelbereich vor wie z. B. Gelenkfrakturen des Radius oder benachbarter Handwurzelknochen (▸ Abb. 5.47). Oftmals werden nur diese erkannt und behandelt und die Bandzerreißungen bleiben unversorgt.

Diagnostik

Bei der SL-Dissoziation werden 3 Schweregrade unterschieden:

- Grad 1: Bandverletzung ohne Instabilität.
- Grad 2: Dynamische Instabilität bei Zerreißung verschiedener ligamentärer Strukturen (▸ Abb. 6.14).
- Grad 3: Statische Instabilität bei ausgedehnter Zerreißung verschiedener ligamentärer Strukturen (▸ Abb. 6.14).

Beim Schweregrad 3 (statische Instabilität) erkennt man röntgenologisch in der einfachen dorsopalmaren Aufnahme eine Diastase zwischen Mond- und Kahnbein (▸ Abb. 6.15a, ▸ Abb. 6.15b, ▸ Abb. 7.7). In

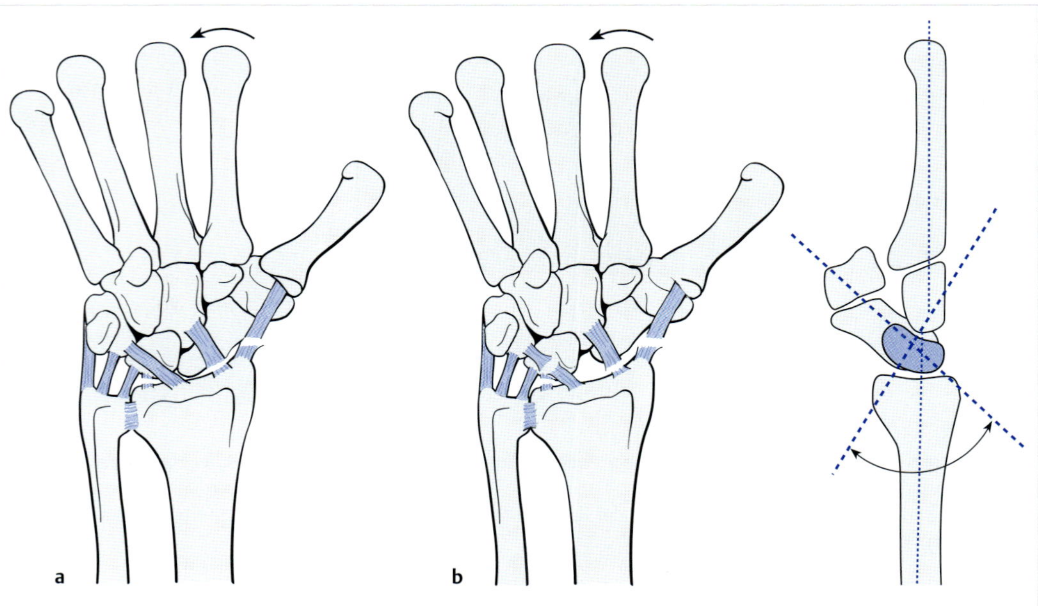

Abb. 6.14 Schweregrade der SL-Dissoziation.
a Dynamische Instabilität mit SL-Bandzerreißung und Teilrupturen der kapsulären Bänder (Grad 2) (Ansicht von palmar).
b Statische Instabilität mit SL-Bandzerreißung und ausgedehnten Rupturen der kapsulären Bänder (Grad 3). Rechts: auf 80° vergrößerter SL-Winkel.

der streng seitlichen Röntgenprojektion stellen sich das Mondbein bei einer dorsalen Instabilität nach palmar gekippt und die Längsachse des Kahnbeins ebenfalls nach palmar gedreht dar. Hierdurch hat sich der skapholunäre Winkel, den die Längsachsen von Mondbein und Kahnbein miteinander bilden, vergrößert (normal: 30–60°, pathologisch: > 70° und < 30°, ▶ Abb. 6.14b) [1].

Ist das Mondbein im seitlichen Strahlengang nach dorsal subluxiert, so spricht man von einer palmaren Instabilität; der skapholunäre Winkel ist auf Werte unter 30° verkleinert [1], [6], [10].

Zur Erkennung eines Schweregrades 2 können Röntgenaufnahmen in maximaler Radial- und Ulnarabduktion beitragen oder Aufnahmen unter Belastung, indem der Patient einen kleinen Ball in der Hohlhand maximal zusammendrückt, wodurch eine Öffnung des SL-Spaltes provoziert wird (▶ Abb. 6.16a). Eine sehr klare und eindrucksvolle radiologische Klärung bietet die *Kinematografie*. Sie zeigt den gesamten Bewegungsablauf der proximalen Handwurzelreihe während der Abduktions- und Flexionsbewegungen.

Der Schweregrad 1 ist nur arthroskopisch (Kap. Handgelenkarthroskopie) und teilweise auch in einem Kernspintomogramm erkennbar und zieht in der Regel keine therapeutischen Konsequenzen nach sich.

Das Ausmaß der Schädigung einschließlich des Zustandes der Gelenkflächen ist mit der Arthroskopie am besten zu beurteilen (Planung des operativen Vorgehens).

Therapie

Da der Beuge- und Streckvorgang des Handgelenks bei Grad 2 und 3 gestört ist und erhebliche Belastungen für den Gelenkabschnitt zwischen Kahnbein und Radius entstehen, kommt es unbehandelt innerhalb weniger Jahre zu schmerzhaften arthrotischen Veränderungen.

In Frühstadien ist eine Adaptation des zerrissenen SL-Bandes durch transossäre Nähte von einem dorsalen Zugang aus möglich (bis zu 6 Monaten, abhängig vom klinischen Befund!), wobei zusätzlich eine Stabilisierung mit einem K-Draht zwischen Kahn- und Mondbein und einem weiteren zwischen Kahn- und Kopfbein erfolgt (▶ Abb. 6.16c). Bei Grad 3 ist auch bei Frühfällen eine zusätzliche Kapsulodese [2] zu erwägen. Es schließt sich die Gipsruhigstellung des Handgelenks für 6 Wochen an.

Handelt es sich um eine Kombinationsverletzung, z. B. mit einer Radius- oder Kahnbeinfraktur, sollte bei der Primärversorgung zumindest eine Reposition und eine temporäre K-Draht-Arthrodese (6–8 Wochen) zwischen Mond- und Kahnbein erfolgen (▶ Abb. 6.13).

Bei veralteten Fällen ist nur bei intakten Gelenkflächen mit einer Bandplastik eine Besserung zu erreichen [1], [4], [6], [10], [13] (ausführliche Darstellung in Kap. 7.2.5), oder man verhindert das Wegdrehen des Kahnbein durch eine Arthrodese zwischen Skaphoid, Trapezium und Trapezoideum [15] (Kap. 7.3.6) (▶ Abb. 6.17).

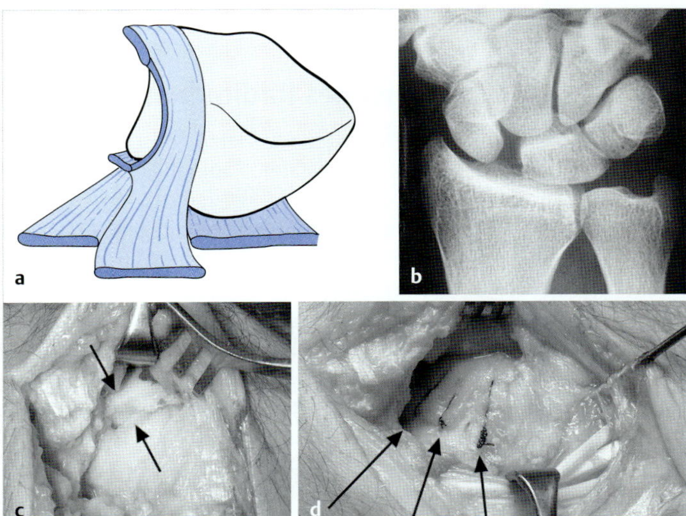

Abb. 6.15 Skapholunäre (SL-)Bandruptur (3 Monate alt).
- **a** Mondbein (L) mit halbringförmigem SL-Band (das Kahnbein würde sich links anschließen).
- **b** Statische Dissoziation (Grad 3) im Röntgenbild.
- **c** Gleicher Patient intraoperativ: Sichtbare Stufe (Pfeile) zwischen Kahnbein (oben) und Mondbein (unten).
- **d** Mit transossären PDS-Fäden (Pfeile) adaptierte Bandstrukturen nach Reposition und K-Draht-Fixierung (▶ Abb. 6.16c).

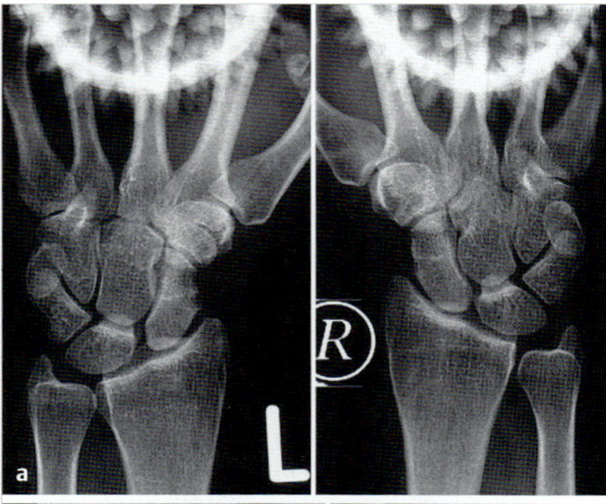

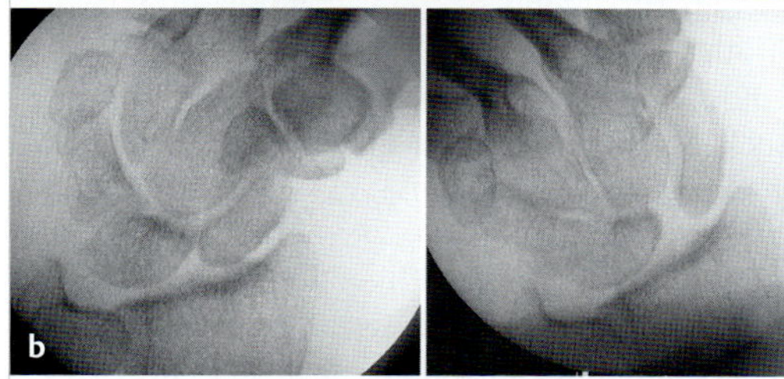

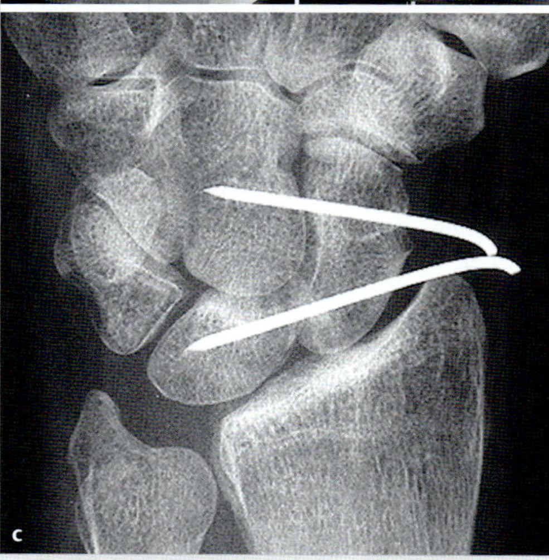

Abb. 6.16 Dynamische Instabilität (SL-Disloziation Grad 2), Diagnostik und Therapie.

a Der Provokationstest durch Zusammendrücken eines Tennisballs zeigt im Seitenvergleich links eine Erweiterung des SL-Spalts gegenüber rechts.

b Unter Durchleuchtung geht der SL-Spalt bei Ulnarabduktion der Hand auf (rechts).

c Nach Bandnaht und typischer Kirschner-Draht-Fixierung des Kahnbeines für 8 Wochen und zusätzlichem Gips.

6.7 Dissoziation zwischen Os lunatum und Os triquetrum

Auch hier kommen – wenn auch sehr viel seltener – Bandzerreißungen wie bei der skapholunären Dissoziation vor [13]. Sie können sehr gut arthroskopisch und kernspintomografisch dargestellt werden (Kap. Kernspintomografie (Magnetresonanztomografie: MRT) u. Kap. Handgelenkarthroskopie).

Die primäre Versorgung, meist im Rahmen komplexer Verletzungen, entspricht der bei skapholunären Dissoziationen (Reposition, K-Drähte, evtl. Bandnaht). Meist liegen jedoch veraltete Zustände vor, bei denen eine Bandplastik notwendig ist (Kap. 7.2.5, ► Abb. 7.6b).

6.8 Luxationen im Handgelenkbereich

6.8.1 Radiokarpalgelenk

Hierbei handelt es sich um Verletzungen infolge extremer Gewalteinwirkung. Im Allgemeinen ist der gesamte Bandapparat zwischen Handwurzel und Radius sowie zwischen Handwurzel und Elle zerrissen. Sehnen und Nerven bleiben häufig intakt, sofern keine Ausrissamputation vorliegt. Nach der Reposition ist eine Ruhigstellung durch einen gelenküberbrückenden Handgelenkfixateur, kombiniert mit verschiedenen transartikulären Kirschner-Drähten angezeigt. Im Allgemeinen handelt es sich hier um prognostisch ungünstige Verletzungen bezüglich der späteren Handgelenkbeweglichkeit.

6.8.2 Distales Radioulnargelenk

Eine weitere seltene Verletzung ist die *isolierte Verrenkung* des distalen Radioulnargelenks ohne Fraktur des Radius.

Quetschung oder Sturzverletzungen gelten als Auslösemechanismen. Dabei muss entweder der Processus styloideus ulnae selbst oder der Discus articularis vom Processus styloideus abreißen. Es resultiert eine erhebliche Schmerzsymptomatik, vor allem bei Unterarmdrehbewegungen. Obwohl sich die Luxation relativ gut reponieren und in einem Oberarmgips oftmals halten lässt, ist die primäre operative Naht der zerrissenen Bandverbindungen zu empfehlen [10], um einer späteren

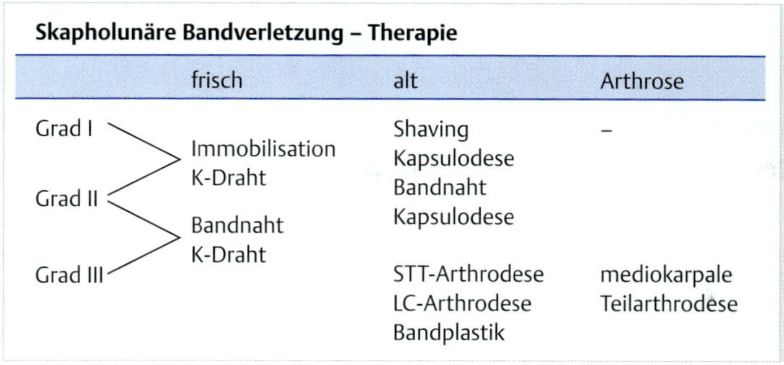

Skapholunäre Bandverletzung – Therapie

	frisch	alt	Arthrose
Grad I	Immobilisation K-Draht	Shaving Kapsulodese	–
Grad II	Bandnaht K-Draht	Bandnaht Kapsulodese	
Grad III		STT-Arthrodese LC-Arthrodese Bandplastik	mediokarpale Teilarthrodese

Abb. 6.17 Von der deutschen Gesellschaft für Handchirurgie vorgeschlagenes Therapieschema.

Luxationsneigung vorzubeugen. Wenn die operative Darstellung und Naht der verletzten Strukturen nicht befriedigend gelingt, so sollte man in geeigneten Fällen bei einer Instabilität auf eine Bandplastik wie in ▶ Abb. 7.9 zurückgreifen.

In Kap. 7.2.6 wird näher auf die Problematik des Discus ulnaris und der Bandverbindungen zwischen Ulnakopf und Radius in Diagnostik und Therapie eingegangen.

Literatur

[1] Buck-Gramcko D. Instabilität des Handgelenks. In: Nigst H. Frakturen, Luxationen und Dissoziationen der Karpalknochen (Bibliothek für Handchirurgie). Stuttgart: Hippokrates; 1982

[2] Ebinger T, Hintringer W, Wachter K, Merk S, Mentzel M. Die dorsale V-Bandplastik zur Therapie der posttraumatischen skapholunären Instabilität. Handchir Mikrochir Plast Chir. 2001; 33: 401

[3] Hintringer W, Leixnering M. Knöcherne oder ligamentäre Verletzungen am Mittelgelenk und ihre Behandlung. Handchir Mikrochir Plast Chir. 1991; 23: 59

[4] Kalb K, Markert S. Erste Erfahrungen mit der Osteoligamentoplastik und Kapsulodese nach Cuénod zur Behandlung der chronischen skapholunären Dissoziation. Handchir Mikrochir Plast Chir. 2003, 35: 310

[5] Kaplan EB. Dorsal dislocation of the metacarpophalangeal joint of the index finger. J Bone Jt Surg. 1957; 39-A: 1081

[6] Nigst H, Buck-Gramcko D. Luxationen und Subluxationen des Kahnbein. Handchirurgie. 1975; 7: 81

[7] Perschel A. Luxation des Mondbeins nach volar und nicht perilunäre Luxation der Hand nach dorsal. Arch orthop Unfall Chir. 1938; 38: 658

[8] Resnick SM, Green TL, Roeser W. Simultaneous dislocation of the five carpometacarpal joints. Clin Orthop. 1985; 192: 210

[9] Scharizer E. Die Verletzungen des Os lunatum. In: Nigst H, ed. Frakturen, Luxationen und Dissoziationen der Karpalknochen (Bibliothek für Handchirurgie). Stuttgart: Hippokrates; 1982

[10] Scharizer E. Frische Gelenkverletzungen. In: Nigst H, Buck-Gramcko D, Millesi H, eds. Handchirurgie. Bd. II. Stuttgart: Thieme; 1983

[11] Schmidt HM, Lanz U. Chirurgische Anatomie der Hand. Stuttgart: Hippokrates; 1992

[12] Schnek E. Die Verletzungen der Handwurzel. Ergebn Chir Orthop. 1930; 23: 1

[13] Sennwald G. Das Handgelenk. Berlin: Springer; 1987

[14] Stenner B. Displacement of the ruptured ulnar collateral ligament of the metacarpophalangeal joint of the thumb: a clinical and anatomical study. J Bone Jt Surg. 1962; 44-B: 869

[15] Taleisnik J. The wrist. New York: Churchill Livingstone; 1985

Kapitel 7

Sekundär-rekonstruktive Gelenkeingriffe

7

7 Sekundär-rekonstruktive Gelenkeingriffe

7.1 Allgemeines

Haben Gelenkverletzungen zu bleibenden Schäden wichtiger Gelenkteile geführt (knöchern oder ligamentär), so können wie auch bei der chronischen Polyarthritis oder Arthrosen anderer Ursachen verschiedene sekundäre Eingriffe die Funktion des betroffenen Handabschnittes verbessern. Infrage kommen:

- Bandplastiken,
- Arthrolysen,
- Arthrodesen,
- Arthroplastiken,
- Implantationen von Gelenkendoprothesen,
- die schmerzausschaltende Gelenkdenervierung,
- in ausgesuchten Fällen auch das Abtragen knöcherner Anbauten und eine Synovektomie.

Diese Verfahren können miteinander konkurrieren oder sich ergänzen.

Wichtig ist es, bei der Auswahl des Eingriffs auf die jeweils besondere Funktion des betroffenen Gelenks zu achten und die persönliche und berufliche Situation des Patienten zu berücksichtigen.

Die Diagnostik beschränkt sich im Fingerbereich häufig auf aktuelle Röntgenbilder und eine sorgfältige klinische Untersuchung (z. B. Prüfung der Funktion und Aufklappbarkeit). Bei einer Symptomatik im Handwurzelbereich kommen sehr oft Kernspintomografie und Handgelenkarthroskopie hinzu (Kap. 1.1.2).

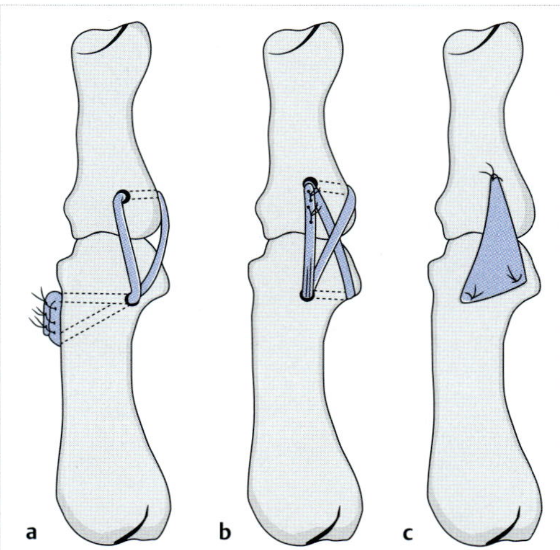

Abb. 7.1 Möglichkeiten einer Bandplastik am Beispiel des Daumengrundgelenks.
a Durchflechtung eines Sehnentransplantats durch einen dorsopalmar angelegten Bohrkanal im Grundglied und 2 auseinander laufende Bohrkanäle im distalen Metakarpale I.
b Kreuzweise Durchflechtung einer Sehne (z. B. Palmaris-longus-Sehne) durch jeweils einen Bohrkanal zentral und peripher des Gelenks (zusätzliche Längszügelung auf der Streckseite bei dorsaler Kapselinstabilität).
c Verstärkung verbliebener Reste des Bandapparats mit einem Faszienstreifen.

7.2 Bandplastiken

Indikation

Bei einer veralteten Bandläsion sind gut erhaltene Gelenkflächen ohne arthrotische Veränderungen Voraussetzung für die erfolgreiche Durchführung einer Bandplastik. Andernfalls können Arthrodesen oder Arthroplastiken günstiger sein.

Verschiedene gebräuchliche Operationstechniken zur Seitenbandplastik an Fingergelenken zeigt ▶ Abb. 7.1.

7.2.1 Daumengrundgelenk

Seitenbandinstabilität

Bei nicht erkannten oder unzureichend behandelten Läsionen des ulnaren Seitenbandes im Daumengrundgelenk sollte eine Seitenbandplastik durchgeführt werden, da die ulnare Instabilität im Daumengrundgelenk eine schwere Funktionsbehinderung darstellt (Kap. 6.3).

Die Bandplastik hat dem natürlichen schrägen Verlauf des normalen Seitenbandes Rechnung tragen. Die Freilegung erfolgt in gleicher Weise wie bei einer frischen Seitenbandruptur (▶ Abb. 6.4) von einem bogenförmig dorsoulnar um das Gelenk herumgeführten Hautschnitt aus. Auch hier muss die Aponeurose des M. adductor pollicis durchtrennt werden, um an die ulnare Gelenkseite zu gelangen. Nach Freilegen des köpfchennahen Be-

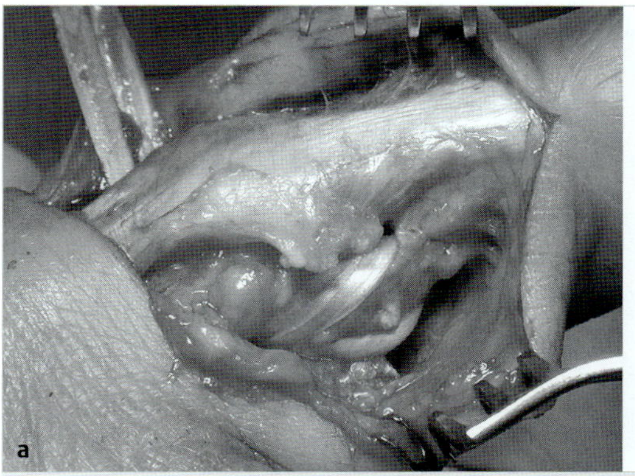

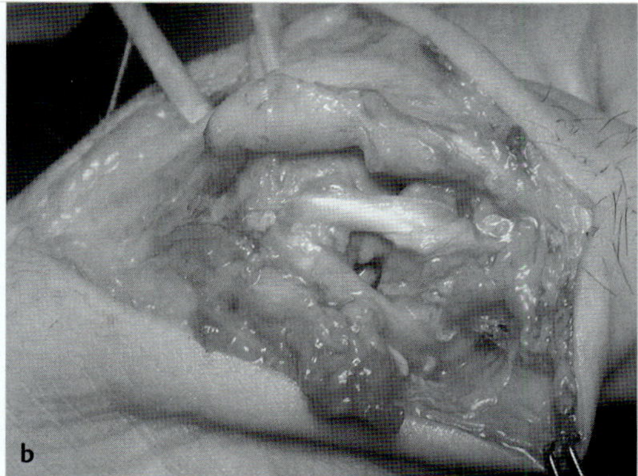

Abb. 7.2 Beispiel für eine radiale Daumenseitenbandplastik entsprechend ▶ Abb. 7.1a.
a Durch die Bohrkanäle durchgezogenes Sehnentransplantat in Steckhaltung.
b Durch die Bohrkanäle durchgezogenes Sehnentransplantat in Beugehaltung des Daumengrundgelenks.

reichs des 1. Mittelhandknochens und der Basis des Daumengrundglieds kann z. B. je ein Kanal (2,7 mm Durchmesser) in dorsopalmarer Richtung in die ulnare Seite der Grundgliedbasis und 2 divergierende Bohrkanäle von ulnar nach radial, genau an der Stelle des natürlichen Seitenbandansatzes im Metakarpale-I-Köpfchen, gebohrt werden. Anschließend wird ein freies Sehnentransplantat (z. B. Sehne des M. palmaris longus) durch die Bohrkanäle geführt.

Das durchgezogene Sehnentransplantat wird meist auf der Radialseite mit sich selbst vernäht. Hierzu ist entweder eine kleine zusätzliche radiale Hautinzision nötig oder die Hautinzision wird von vornherein soweit bogenförmig angelegt, dass die Radialseite erreicht werden kann. Dabei ist allerdings auf eine sorgfältige Schonung des Gleitgewebes des Streckapparats zu achten.

Wichtig ist hierbei, dass das Band ausreichend gespannt wird, dass vor der endgültigen Vernähung die Beugefähigkeit des Gelenks geprüft wird und dass eine suffiziente Ruhigstellung des Gelenks gewährleistet ist. Dies kann entweder mithilfe eines Daumenunterarmgipses oder mithilfe eines schrägen transartikulären Kirschner-Drahtes, der nach 5 – 6 Wochen entfernt wird, erfolgen.

Vor allem die in ▶ Abb. 7.1a gezeigte Möglichkeit ergibt nach eigenen Erfahrungen am sichersten sehr rasch eine gute Beweglichkeit des Gelenks sowohl bei Beugung als auch bei Streckung mit gleichzeitig stabiler Bandführung (▶ Abb. 7.2).

Bei einer chronischen Insuffizienz des radialen Daumenseitenbandes wird entsprechend vorgegangen (▶ Abb. 7.2).

Dorsopalmare Instabilität

Bei einer posttraumatischen Instabilität der palmaren Gelenkkapselanteile (*palmare Platte*) kommt es im Gegensatz zur angeborenen Bandlaxizität zu einer häufig schmerzhaften Überstreckung des bisweilen geschwollenen Daumengrundgelenks. Damit ist der Patient unfähig, Gegenstände festhalten (▶ Abb. 7.4a). Die Behinderung ähnelt den Einschränkungen bei einer Insuffizienz des ulnaren Daumenseitenbandapparats. Daher sind stabilisierende Maßnahmen indiziert.

Unter den vorgeschlagenen Maßnahmen, wie Raffung der Gelenkkapsel, Reinsertion der proximal oder distal abgerissenen Gelenkkapselanteile am deperiostierten Knochen durch transossäre Nähte nach dorsal, Kapselverstärkung mit der Extensor pollicis brevis-Sehne und ähnlichem, ist die *Arthrodese des radialen Sesambeins* an der palmaren Grundgliedbasis [25] eine gut praktikable und nach eigenen Erfahrungen auch ein im Ergebnis sicheres Verfahren (▶ Abb. 7.3 und ▶ Abb. 7.4) [39].

Operatives Vorgehen

Das radiale Sesambein über dem Köpfchen des Metacarpale I wird über eine radial über dem Gelenk angelegte Hautinzision, die nach distal etwas schräg zur Ulnarseite abbiegt (▶ Abb. 7.3 und ▶ Abb. 7.4b), zusammen mit dem sehnigen Endabschnitt des Caput profundum des M. flexor pollicis brevis dargestellt. Danach wird das radiale Sesambein aus den Resten der palmaren Platte herauspräpariert und samt dem Caput profundum des M. flexor pol-

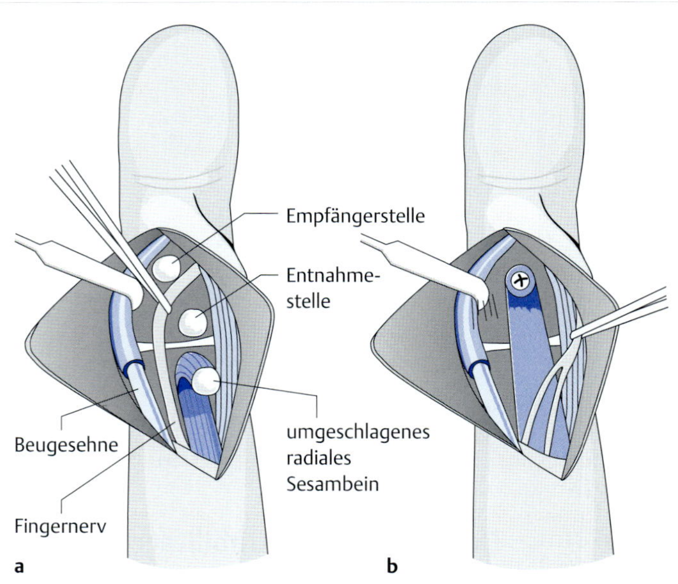

Abb. 7.3 Stabilisierung der palmaren Platte durch Verlagerung des radialen Sesambeins auf die Grundgliedbasis.
a Herauslösen und entknorpeln des radialen Sesambeins, sowie vorbereiten der Verlagerungsstelle an der Basis des Mittelglieds.
b Nach distal verlagertes und mit einer Minischraube fixiertes Sesambein sowie zusätzliche Nähte zu den Resten der palmaren Platte und der benachbarten Thenarmuskulatur.

licis brevis nach distal auf die Basis des Grundglieds verlagert. Zuvor wird die Gelenkfläche des Sesambeins entknorpelt und die Empfängerstelle an der Grundgliedbasis deperiostiert, eventuell auch muldenartig zur Aufnahme des Sesambeins ausgefräst. Anschließend wird das Sesambein mit einer Minischraube (Dimension: 1–1,5 mm) befestigt (▸ Abb. 7.4d und ▸ Abb. 7.4e). Zusätzlich folgen Nähte zwischen dem sehnigen Anteil des mitverlagerten Muskels und den Resten der palmaren Platte in der verlagerten Position (▸ Abb. 7.3b). Eine Sicherung der hierdurch erzielten Beugehaltung des Gelenks von ca. 20° durch einen 1–1,2 mm starken transartikulären K-Draht ist für 4–5 Wochen zusammen mit einer kleinen Daumen-Unterarm-Gipsschiene notwendig (▸ Abb. 7.4d).

Auf eine spezielle Nachbehandlung kann verzichtet werden.

7.2.2 Mittelgelenke der Finger II–V

Wegen der geringeren seitlichen Belastung im Vergleich zum Daumengrundgelenk sind hier sekundäre Kapsel-Band-Eingriffe extrem selten. Ausreichend sind einfache Rekonstruktionen mit Sehnen- oder Faszienstreifen, die an erhalten gebliebenen Kollateralbandstümpfen mit Einzelknopfnähten fixiert werden.

Fehlen solche Kollateralbandreste völlig, kann auch eine transossäre Fixierung mit Ausziehdrahtnähten erfolgen. Für Bandplastiken wie am Daumengrundgelenk sind die anatomischen Verhältnisse zu klein und es besteht die Gefahr störender Verwachsungen mit den Strecksehnenseitenzügeln.

Der operative Zugang erfolgt wie bei frischen Verletzungen durch einen seitlichen Längsschnitt über dem Kollateralbandbereich. Die postoperative Sicherung des Seitenbandes geschieht durch eine schräge transartikuläre Kirschner-Draht-Arthrodese für 4 Wochen (▸ Abb. 6.1).

7.2.3 Grundgelenke der Finger II–V

Isolierte traumatische Kollateralbandzerreißungen im Bereich der Grundgelenke heilen im Allgemeinen folgenlos aus, wenn auch häufig erst nach einigen Monaten (Kap. 6.2). Daher stellt sich die Problematik einer Seitenbandinsuffizienz am ehesten bei der chronischen Polyarthritis mit einer ulnaren Fingerdeviation in den Grundgelenken (Kap. Ulnare Fingerdeviation).

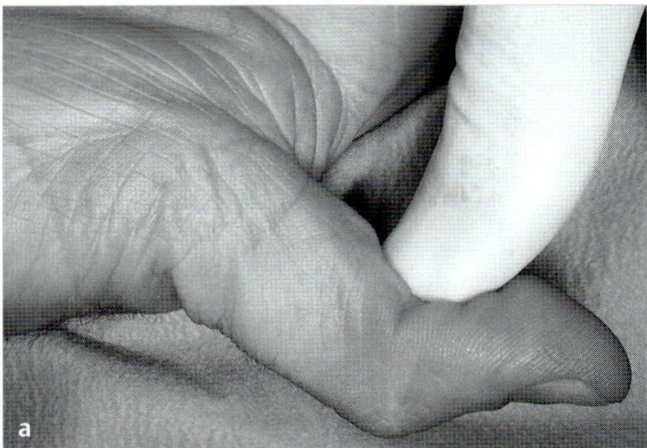

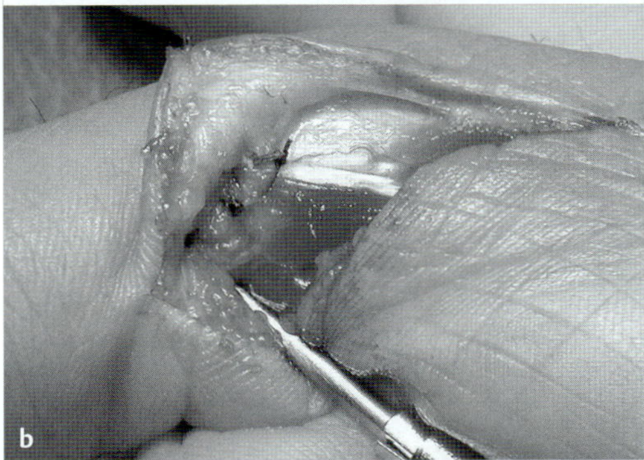

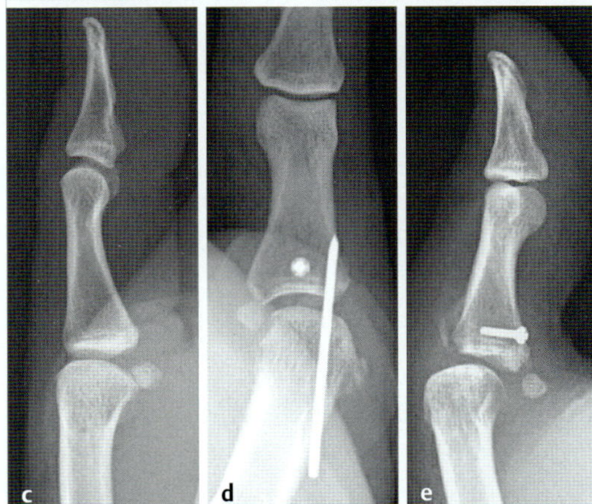

Abb. 7.4 Beispiel für die radiale Sesambeinverlagerung bei insuffizienter palmarer Platte des Daumengrundgelenks.
a Passive Überstreckbarkeit vor der Operation.
b Hautschnitt und Schraubenfixierung des verlagerten Sesambeins.
c Röntgen vor der Operation.
d Röntgenbild a. p. nach Verlagerung des radialen Sesambeins und Schraubenfixierung im Grundglied sowie temporärer K-Draht-Arthrodese.
e Seitliches Röntgenbild nach 6 Wochen.

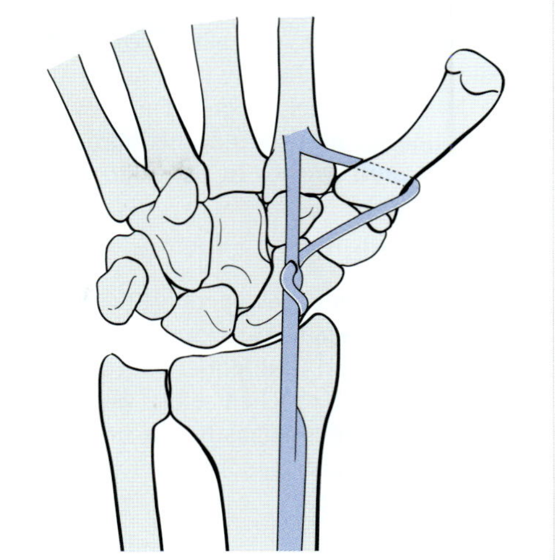

Abb. 7.5 Mögliche Bandplastik bei Instabilität des Daumensattelgelenks mithilfe des radialen Teiles der Flexor-carpi-radialis-Sehne.

7.2.4 Daumensattelgelenk

Ist hier die Bandführung zwischen 1. und 2. Metakarpalknochen insuffizient, kommt es entsprechend dem Dislokationsmechanismus bei der Bennett-Fraktur (▶ Abb. 5.22a) zu einer Subluxationstendenz der Gelenkfläche des Os metacarpale I gegenüber dem Os trapezium nach radial. Bleibt diese Situation länger bestehen, treten Schmerzen auf und es ist mit einer späteren Arthrose zu rechnen. Als günstigste Form einer Bandplastik gilt der transossäre Ersatz durch einen radialen Teil der Sehne des M. flexor carpi radialis (▶ Abb. 7.2) [8].

Hierzu wird von einem *bajonettförmigen Hautschnitt* (▶ Abb. 7.27c) aus sowohl der radiale Teil des Sattelgelenks als auch über der Handwurzel der periphere Teil der Flexor-carpi-radialis-Sehne dargestellt. Diese wird nach vorsichtigem Abpräparieren der proximalen Thenarmuskulatur nach distal und ulnar bis in Ansatznähe neben den Resten der Bandverbindungen zur Basis des Metakarpale I dargestellt und evtl. unter Verlängerung des Hautschnittes nach proximal auf eine Strecke von ca. 8 cm gespalten und nach distal bis zur Basis des Metakarpale II präpariert. Der Ansatzbereich befindet sich unmittelbar neben der sonst hier verlaufenden Bandverbindung zwischen der Basis des Metakarpale I und II, die insuffizient geworden ist oder fehlt.

Der abgespaltene radiale Teil wird durch ein 3,2 mm großes Bohrloch durch die Basis des 1. Mittelhandknochens durchgezogen, mit der radialen Gelenkkapsel und mit sich selbst vernäht. Danach wird die Thenarmuskulatur wieder an der Gelenkkapsel der Handwurzel refixiert. Eine transartikuläre Kirschner-Draht-Fixierung bis zum sicheren Einheilen für 5 – 6 Wochen ist notwendig.

Nachbehandlung

Zusätzlich erfolgt eine postoperative Ruhigstellung mit einem Daumenunterarmgips für die gleiche Zeit. Nach Gips- und Drahtentfernung übt der Patient zunächst 1 – 2 Wochen selbst. Anschließend werden mit krankengymnastischen und ergotherapeutischen Übungsbehandlungen Kraft und Geschicklichkeit trainiert.

7.2.5 Bandplastiken bei Dissoziationen in der proximalen Handwurzelreihe

Zur Ätiologie, Diagnostik Prognose und Einteilung nach Schweregraden siehe Kap. 6.6.

Vorgehen bei veralteter skapholunärer (SL-)Dissoziation ohne wesentliche Arthrose (Grad 2 – 3)

Beschrieben sind SL-Bandplastiken mit Sehnen wie ▸ Abb. 7.6 [32] oder mit osteoligamentären Transplantaten aus den CMC-Gelenken II oder III (▸ Abb. 7.7 u. ▸ Abb. 7.8), Kapsulodesen [14] sowie die Kombination beider Vorgehensweisen, da der alleinige SL-Bandersatz vor allem bei statischer Instabilität (Grad 3) nicht befriedigte. Vielfach wird auch die indirekte Stabilisierung des Kahnbeins durch eine Arthrodese zwischen Skaphoid, Trapezium und Trapezoideum (STT-Arthrodese) durchgeführt [18].

Die Verwendung von Sehnentransplantaten zeigt ▸ Abb. 7.6. Von dorsal wird mithilfe schräger Bohrkanäle und einem durchgezogenen Sehnentransplantat (z. B. Palmaris-longus-Sehne) eine SL-Bandverbindung wiederhergestellt. Das Sehneninterponat wird danach durch einen V-förmigen Bohrkanal im Kapitatum durchgezogen, um der Verkippung des Mondbeins entgegen zu wirken. Die Gelenke zwischen Kahn- und Mondbein und Kahn- und Kopfbein (Kapitatum) werden mit K-Drähten für 8 Wochen blockiert (▸ Abb. 7.8c) [14].

Gute eigene aktuelle Erfahrungen liegen mit der Osteoligamentoplastik [14] und einer Kapsulodese mit einem Teil des hinteren V-Bandes vor (▸ Abb. 7.7 u. ▸ Abb. 7.8). Hierbei werden aus dem dorsalen Bereich des Karpometakarpalgelenks II oder III ein Kapseltransplantat mit daran hängenden Knochenblöckchen aus der Metakarpalbasis und dem Kapitatum entnommen und in entsprechend präparierte Aussparungen im Mond- und Kahnbein transplantiert und dort verklemmt oder mit Minischrauben befestigt. Zuvor sind Mond- und Kahnbein gegeneinander exakt reponiert und mit 2 transartikulären K-Drähten fixiert worden (▸ Abb. 7.8c). Daran schließt sich zusätzlich eine kapsuläre Stabilisierung mit der Verlagerung eines

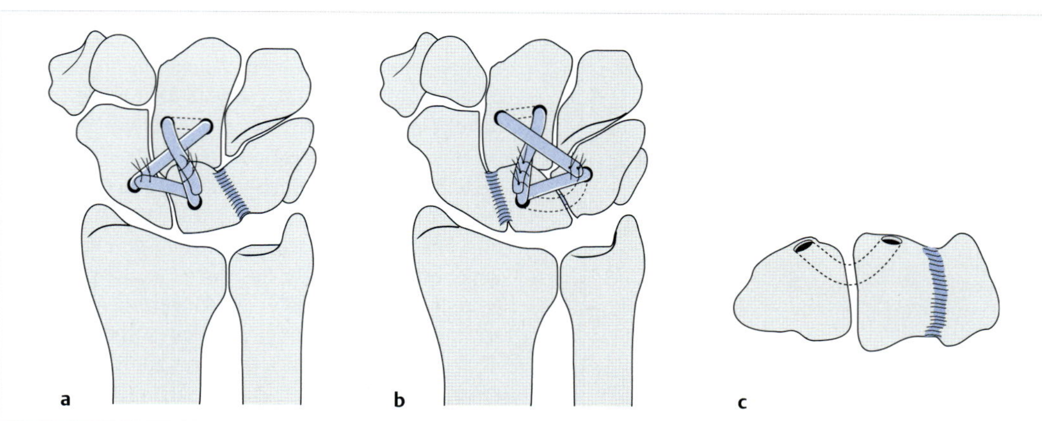

Abb. 7.6 Schema einer Bandplastik mit einem Sehnentransplantat von dorsal bei karpaler Instabilität.
a Skapholunäre Dissoziation mit nach palmar verkipptem Mondbein.
b Triquetrolunäre Instabilität.
c Schema der Bohrung zwischen den zu verbindenden Handwurzelknochen.

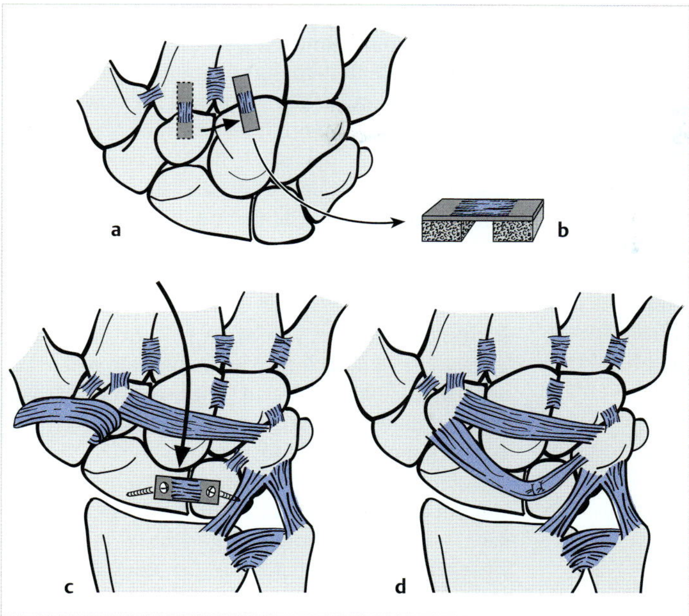

Abb. 7.7 Osteoligamentäre Bandplastik.
Schema möglicher Entnahmestellen (a) eines osteoligamentären Transplantats (b), Platzierung des Transplantats (c) und zusätzliche Kapsulodese (d).

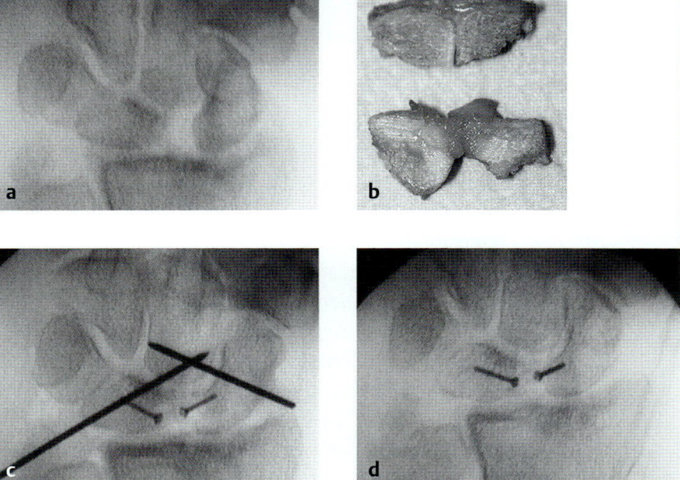

Abb. 7.8 Beispiel für eine osteoligamentäre Bandplastik.
a Ausgangssituation vor Bandplastik.
b Osteoligamentäres Transplantat.
c Reposition von Kahn- und Mondbein und Fixierung mit 2 transartikulären K-Drähten. Positionierung des Transplantats und Fixierung mit 2 Minischrauben.
d Ergebnis nach K-Draht-Entfernung.

Bandstreifens aus dem hinteren V-Band der Gelenkkapsel auf das Hinterhorn des Mondbeins an (▶ Abb. 7.7) (transossäre Befestigung oder mit einem Fadenanker).

Nachbehandlung

Nach der 8-wöchigen Ruhigstellung mit einem Unterarmgips und anschließender Drahtentfernung folgen Krankengymnastik und Ergotherapie ähnlich wie nach einer perilunären Luxation (Kap. 6.5).

Vorgehen bei veralteter lunotriqueträrer Dissoziation

Auch im Gelenk zwischen Os lunatum und Os triquetrum kommen veraltete Bandläsionen vor [32]. Die Hauptsymptomatik kann ein schmerzhaft empfundenes Springen in der Handwurzel bei der Beugung des Handgelenks sein. Die operative Behandlung entspricht der bei einer veralteten skapholunären Dissoziation mit einer Bandplastik zwischen Os triquetrum und Os lunatum

(▶ Abb. 7.6 oder ▶ Abb. 7.7, ▶ Abb. 7.8) oder einer lunotriquetralen Arthrodese.

7.2.6 Bandplastiken im Bereich des distalen Radioulnargelenks

Symptomatik

Bei einer chronischen Instabilität im distalen Radioulnargelenk, die meist von einer erheblichen Zerstörung des diskoligamentären Komplexes distal des Ulnakopfes und zum Radius hin herrührt, steht vor allem eine schmerzhaft eingeschränkte Handgelenkfunktion bei Belastung im Vordergrund; hinzu kommen Schnappphänomene bei Unterarmumwendbewegungen, sofern diese nicht massiv eingeschränkt sind.

Diagnostik

Die Diagnostik erfordert die genaue klinische Prüfung aller Handgelenkfunktionen, möglichst mit Feststellung des Punctum maximum der Schmerzsymptomatik und Standardröntgenaufnahmen. Sie sollten bei entsprechendem Verdacht durch eine Kernspintomografie ergänzt werden, auch um Informationen über eine eventuelle Subluxation zwischen Radius und Ellenende zu erhalten. Dabei sollten koronare Schichtaufnahmen in maximaler Supination und Pronation angefertigt werden, um die Position der Gelenkflächen zueinander genau beurteilen zu können. Der Sicherung der Operationsindikation und der Beurteilung des Gelenkknorpels dient die Handgelenkarthroskopie (Kap. Handgelenkarthroskopie).

Therapie

Zur Beseitigung der Instabilität sind zahlreiche Verfahren, u. a. mithilfe von Fascia lata, freien und gestielten Sehnentransplantaten (z. B. Sehnen des M. flexor carpi ulnaris oder des M. extensor carpi ulnaris) sowie Kunststoffmaterialien vorgeschlagen worden. Die Ergebnisse enttäuschten jedoch meist auf längere Sicht bezüglich Beweglichkeit, Haltbarkeit und Schmerzfreiheit.

Eine Bandplastik, die der Anatomie des distalen Radioulnargelenks, des Discus ulnaris und der vor allem wichtigen dorsalen Bandverbindung Rechnung trägt, ist in ▶ Abb. 7.9 dargestellt [30]. Vor allem bei Patienten unter 40 Jahren kann hiermit eine dauerhaft gute Funktion erreicht werden.

Von einer dorsalen Hautinzision zwischen distaler Ulna und Radius werden die Strecksehnenfächer IV und V an dem in Pronation gelagerten Arm freigelegt. Unmittelbar proximal des Strecksehnenretinakulums wird die Unterarmfaszie längs durchtrennt und der distale Bereich zwischen Ulna und Radius dargestellt (peripher des an der Ulna entspringenden M. extensor pollicis brevis).

Von einer kleinen queren Inzision in der Gelenkkapsel aus, zwischen dem 4. und 5. Sehnenfach, erfolgt die Freilegung der dorsoulnaren Kante der Radiusgelenkfläche, von wo aus ein ca. 3,2 mm dicker Bohrkanal nach proximal angelegt wird. Dieser trifft auf einen 2. Kanal gleicher Stärke, der von einem Punkt ca. 3 cm proximal der Radiusgelenkfläche gebohrt wird, so dass ein durchgehender Kanal mit einer kleinen Biegung entsteht, geeignet, um ein Sehnentransplantat durchzuziehen. 2 weitere, schräg gegeneinander gerichtete Bohrungen proximal dieses Kanales, in die dem Operateur sichtbare Kortikalis, ermöglichen hier die spätere Verankerung des auch hier durchgezogenen Endes des Sehnentransplantats (▶ Abb. 7.9b).

Ein entsprechender Bohrkanal wird im Bereich der distalen Ulna über eine weitere quere Gelenkkapselinzision über dem Processus styloideus ulnae radial der Sehne des M. extensor carpi ulnaris unmittelbar neben dem Processus styloideus ulnae zur dorsoradialen Ulnakortikalis ca. 2 – 3 cm nach proximal gebohrt. Auch hier werden wieder 2 weitere Bohrlöcher proximal von diesem Kanal zur Fixierung der Sehne angelegt.

Das Sehnentransplantat wird nun zuerst zwischen den beiden Kapselinzisionen intrakapsulär und von dort aus durch die Bohrkanäle entsprechend der Darstellung in ▶ Abb. 7.9c durchgezogen. Nach der Befestigung an der Ulna wird der Arm aus der Pronation in die Supinationshaltung umgelagert und danach das Sehnentransplantat radialseitig gespannt sowie in der in ▶ Abb. 7.9d gezeigten Weise am Radius fixiert. Während des Wundverschlusses verbleibt der Arm in Supination.

Nachbehandlung

Nach einer 3-wöchigen Immobilisierung in Neutralstellung durch einen Oberarmgips wird nach Entfernen der Hautfäden für weitere 3 Wochen in 20 – 30° Pronation mit einem neuen Oberarmgips ruhig gestellt. Weitere 6 Wochen wird die Unterarmdrehung aktiv geübt, anschließend weitere 3 Monate aktiv und passiv.

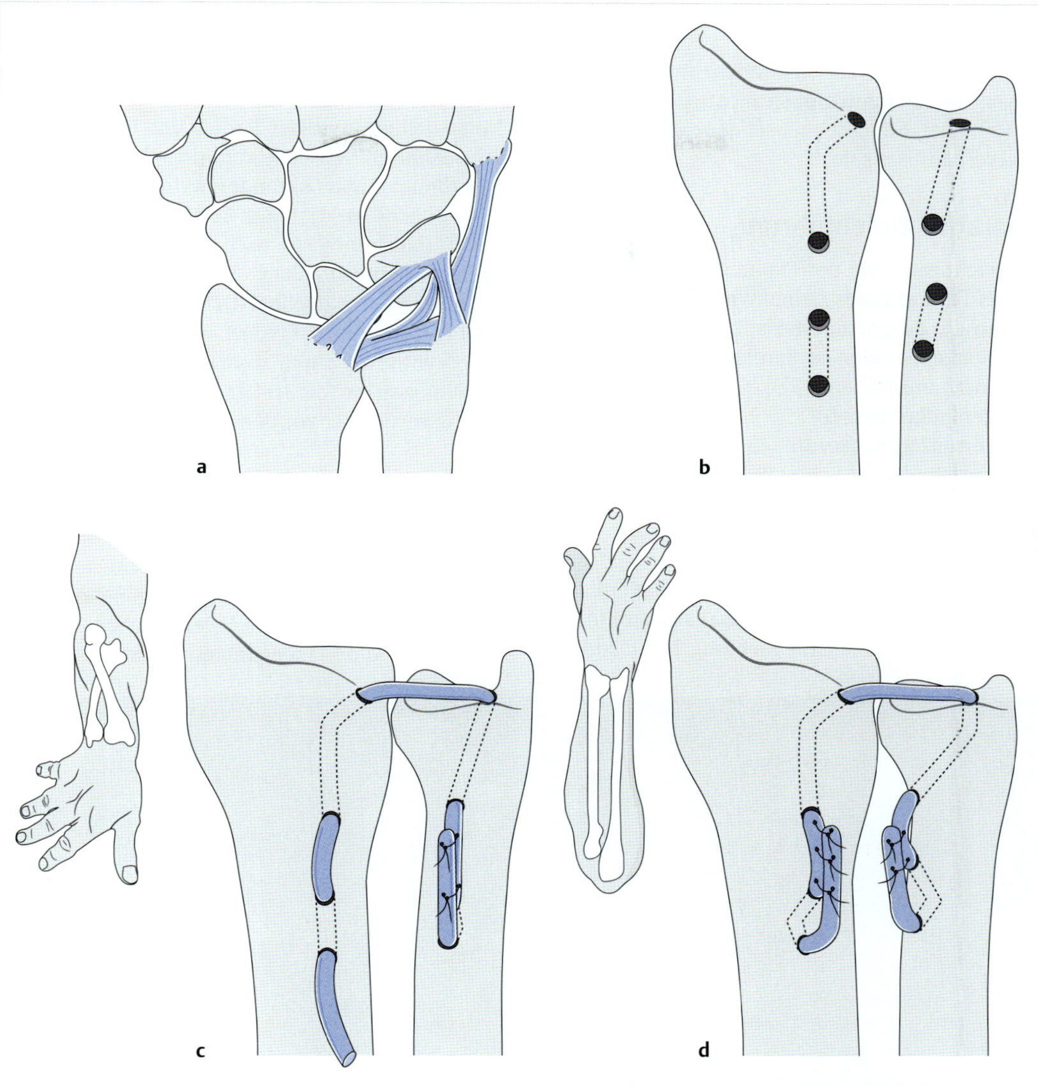

Abb. 7.9 Bandplastik des distalen Radioulnargelenks mit einem freien Sehnentransplantat durch dorsalen Radius und Ulnakopf (intrakapsulär).

a Normale Bandanatomie des diskoligamentären Komplexes von dorsal.

b Benötigte dorsale Kapselinzisionen und Bohrlöcher.

c In Pronation eingefädeltes Sehnentransplantat, bereits an der Ulna fixiert.

d Nach Anziehen und Straffen des Transplantats in Supination erfolgt die Fixierung auch am Radius.

7.3 Arthrodesen

Indikation

Arthrodesen kommen infrage bei schmerzhafter Gelenkflächenzerstörung und einer Gelenkinstabilität mit zusätzlicher Arthrose. Sie konkurrieren bei einigen Gelenken mit Arthroplastiken oder Endoprothesen (Kap. 7.4, Kap. 7.5).

Wichtig ist, die Anforderungen, die an die betroffene Hand und das vorgesehene Gelenk im Alltag gestellt werden, zu kennen. Handelt es sich um ein Gelenk, bei dem die Stabilität Vorrang hat, oder um ein Gelenk mit großem natürlichen Bewegungsausschlag, bei dem bewegungserhaltende Verfahren günstiger sind?

Eine Indikation zur Arthrodese im Bereich der Fingergelenke können auch nichtrekonstruierbare Beuge- oder Strecksehnensehnen sowie desolate Hautverhältnisse sein.

Operative Durchführung

Am wichtigsten bei der Planung einer Arthrodese ist das Festlegen des Gelenkwinkels, der dem Patienten die beste Funktion erlaubt. Folgende Beugestellungen werden im Bereich der Fingergelenke als günstig angesehen [13], [26]:

- Fingerendgelenke: 0 – 25°
- Fingermittelgelenke: 35 – 45°
- Grundgelenke der Finger II–V: 30° (selten indiziert, am ehesten am Zeigefinger)
- Daumengrundgelenk: 0 – 20°

Bei Arthrodesen des End- und Grundgelenks des Daumens ist zusätzlich eine etwas stärkere Innenrotation des Daumens in Richtung Hohlhand um ca. 10 – 15° im Interesse einer guten Oppositionsfähigkeit des Daumens empfehlenswert. Das Handgelenk soll bei einer Handgelenkarthrodese eine leichte Dorsalextension von 20 – 30° und eine Mittelstellung zwischen Radial- und Ulnarabduktion aufweisen. Spezielle funktionelle Anforderungen können Anlass für andere Winkelgrade sein.

Nach der Resektion der Gelenkflächen kommen zur Stabilisierung je nach Gelenk und Winkel Kompressionsschrauben, Kleinfragmentplatten, Zuggurtungen, Kirschner-Drähte und intraossäre Drahtnähte infrage. Ergänzt werden können diese Osteosynthesen durch zusätzliche knöcherne Verriegelungsspäne, die früher auch alleine zur Arthrodese verwendet wurden [26].

7.3.1 Endgelenke

An den *Endgelenken* erfolgt die Freilegung meist durch einen dorsalen S-oder Y-förmigen Hautschnitt (▸ Abb. 7.10). Nach der Inzision der Streckaponeurose werden die Gelenkflächen sparsam entsprechend der angestrebten Winkelstellung re-

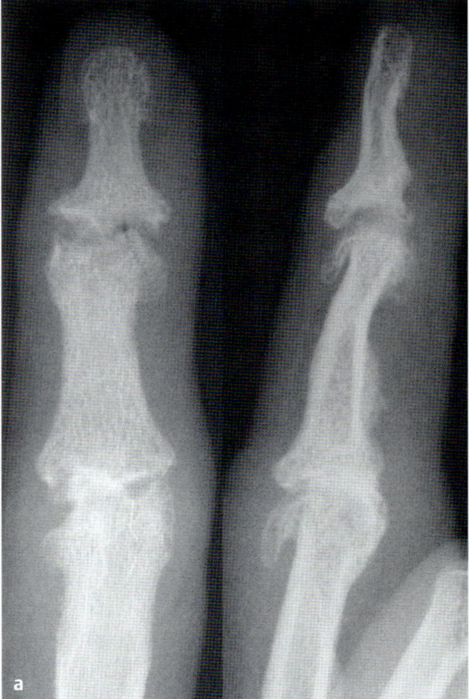

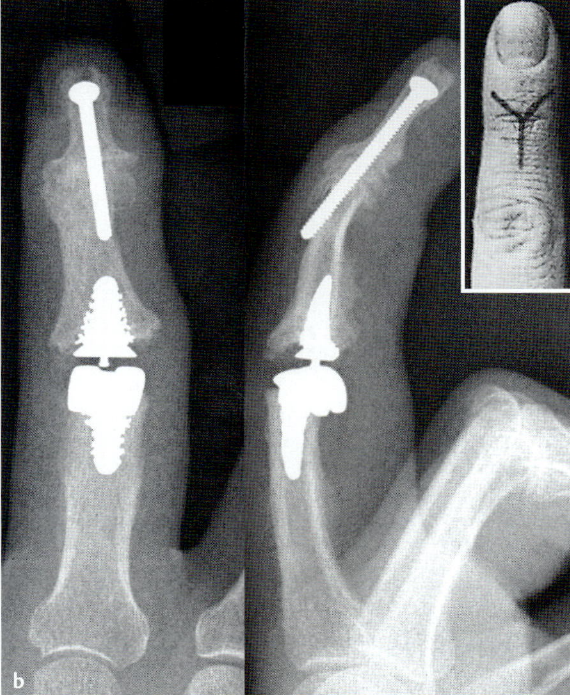

Abb. 7.10 Endgelenkarthrodese der Finger II–V mit von distal eingebrachter 2-mm-Minischraube kombiniert mit einer Mittelgelenkendoprothese. Der Schraubenkopf wird im spongiösen Nagelkranzbereich der Endphalanx versenkt.
a Ausgangsbefund.
b 2 Jahre nach der Operation.

seziert und wie bei einer Fraktur fixiert, z. B. mit 2 Kirschner-Drähten, die sich nicht im ehemaligen Gelenkspalt kreuzen dürfen, oder mit einer von der Fingerspitze über eine Stichinzision aus eingebrachten Zugschraube (▶ Abb. 7.10) [13], [40]. Im Daumenendgliedbereich kann die Verschraubung auch von proximal über ein entsprechendes Bohrloch im Köpfchenbereich des Grundglieds erfolgen (▶ Abb. 7.11). Den Schraubenkopf muss man dabei

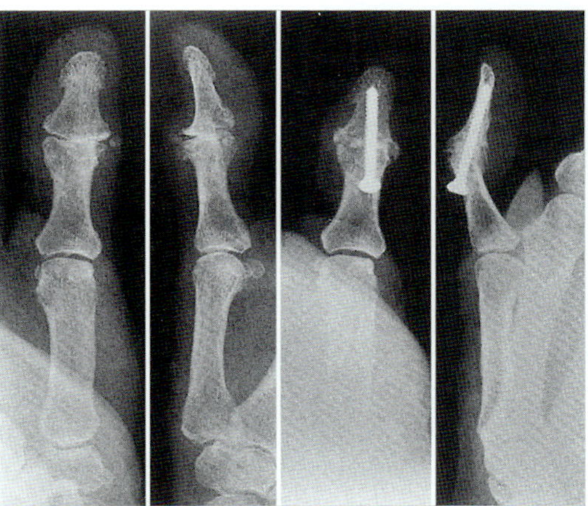

Abb. 7.11 Daumenendgelenkarthrodese mit einer Kleinfragmentschraube von proximal nach distal.

etwas in den Knochen hinein versenken. Hierzu ist eine ovale Ausarbeitung des Bohrloches notwendig. Es besteht die Gefahr, dass der Gelenkwinkel zur Beugeseite hin 25° überschreitet.

7.3.2 Mittelgelenke

Im *Mittelgelenkbereich* kann das Gelenk von einer dorsalen Längsinzision frei gelegt werden. Der Mittelzügel wird zur Darstellung und Entknorpelung der Gelenkflächen durchtrennt. Die zum Endgelenk ziehenden Seitenzügel sind bei der dorsalen Freilegung und auch bei der Osteosynthese zu schonen. Eine Schraubenarthrodese [31] erfolgt von proximal wie am Daumenendgelenk beschrieben. Alternativ kann eine Kleinfragmentplatte, die entsprechend vorgebogen wurde (hier kann die Winkelstellung exakter eingestellt werden) oder eine Zuggurtung angebracht werden. Günstig ist hierbei, dass der Gelenkwinkel exakter eingestellt werden kann (▶ Abb. 7.12). Auch eine Zuggurtung kommt infrage [31].

7.3.3 Daumengrundgelenk

Am *Daumengrundgelenk* kommen ebenfalls alle beschriebenen Verfahren zur Anwendung. Sowohl durch dorsale Platten als auch durch Zugschrauben

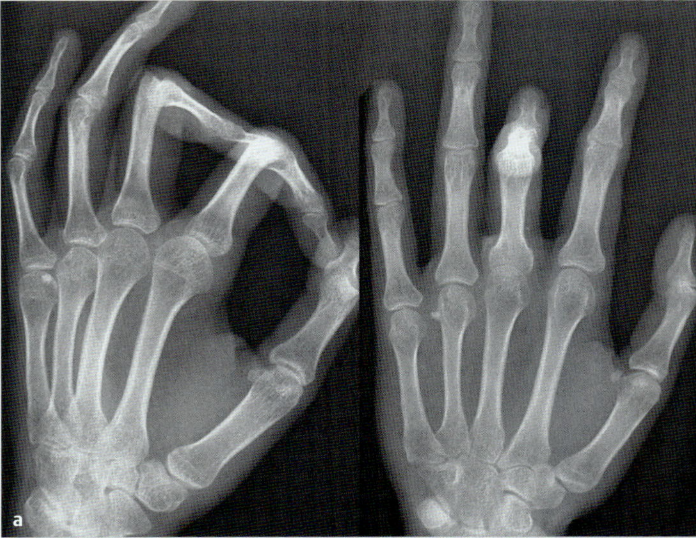

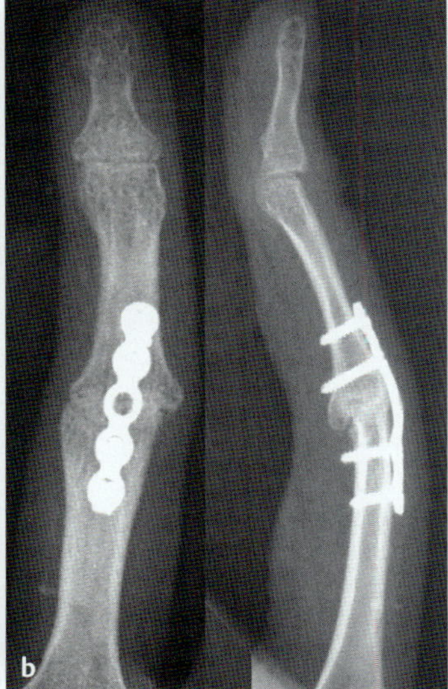

Abb. 7.12 Mittelgelenkarthrodese mit einer Minikleinfragment-AO-Platte bei irreparabler Zerstörung des Steckapparats an D III.

a Ausgangsbefund.

b Postoperativ.

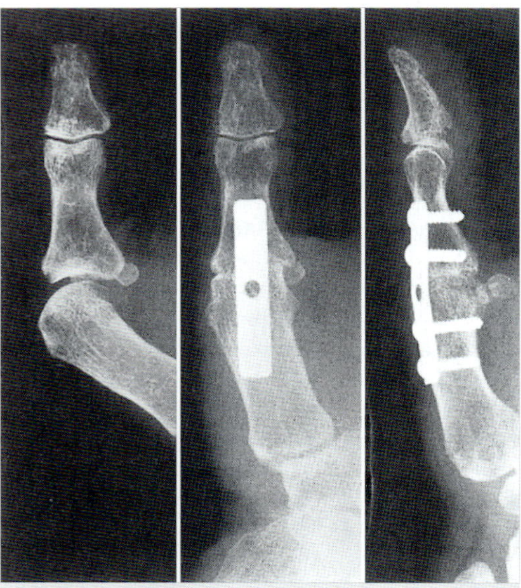

Abb. 7.13 Arthrodese des Daumengrundgelenks mit Platte.
Daumengrundgelenkarthrodese bei Arthrose nach jahrelang unbehandelter Läsion des radialen Daumenseitenbands mit einer Kleinfragment-AO-Platte.

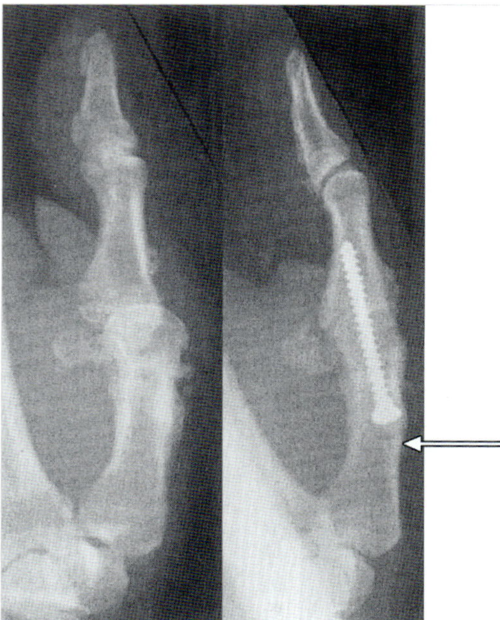

Abb. 7.14 Schraubenarthrodese des Daumengrundgelenks bei lange bestehender Instabilität.
Beachte den versenkten Schraubenkopf und die geringe Beugung des versteiften Gelenks. Um dies zu erreichen, muss die schräge Bohrung für den Schraubenkanal im proximalen Drittel des Grundglieds erfolgen (Pfeil).

kann eine gute primäre Stabilität erzielt werden (▶ Abb. 7.13, ▶ Abb. 7.14). Es ist unbedingt darauf zu achten, dass die Beugung im Daumengrundgelenk nicht mehr als 20° beträgt, um die Greiffunktion nicht zu behindern, und dass zusätzlich eine Innenrotation von 10 – 15° eingehalten wird.

7.3.4 Daumensattelgelenk (Karpometakarpalgelenk I)

Im *Daumensattelgelenk* lässt sich die Arthrodese mit K-Drähten oder besser mit einer Mini-T-Platte nach entsprechender Resektion der Gelenkflächen durchführen (▶ Abb. 7.15). Eine mittlere Oppositionsstellung des Daumens ist zu beachten. Eine zusätzliche kortikospongiöse Verblockung ist im Allgemeinen nicht notwendig.

Nachteile der Sattelgelenkarthrodese gegenüber der Arthoplastik (Kap. 7.4.2) sind:

- In relativ kurzer Zeit können arthrotische Veränderungen in den benachbarten Gelenkflächen von Skaphoid, Kapitatum und Trapezoideum auftreten.
- Abspreizen oder Adduzieren des Daumens (je nach Position) sind behindert. Daher sind Arthroplastiken (Kap. 7.4.2) auch bei jüngeren Patienten möglichst vorzuziehen.

7.3.5 Karpometakarpalgelenke II – V

Schmerzzustände der *übrigen Karpometakarpalgelenke*, die von veralteten dorsalen Bandzerreißungen, Subluxationen und Arthrosen nach Luxationsfrakturen herrühren können, lassen sich ebenfalls durch Arthrodesen mit K-Drähten oder dorsalseitigen kleinen T-Platten beseitigen, wobei sich hier nach Entfernung des Gelenkknorpels eine Spongiosaauffüllung in den Gelenkspalt empfiehlt, um einen sicheren knöchernen Durchbau zu gewährleisten.

Zu bedenken ist, dass Arthrodesen der Karpometakarpalgelenke IV und V wegen der relativ großen Beweglichkeit in diesen Gelenken (Opponierbarkeit vor allem des 5. Strahles bis zu 45° in Richtung Daumen) eine größere Funktionseinbuße darstellen als die der ohnehin nahezu starren Karpometakarpalgelenke II und III. Daher sind in bestimmten Fällen, falls auf den Erhalt dieser Funktion Wert gelegt wird, auch hier Arthroplastiken, eventuell mit Sehneninterposition, zu erwägen (Kap. 7.4.5).

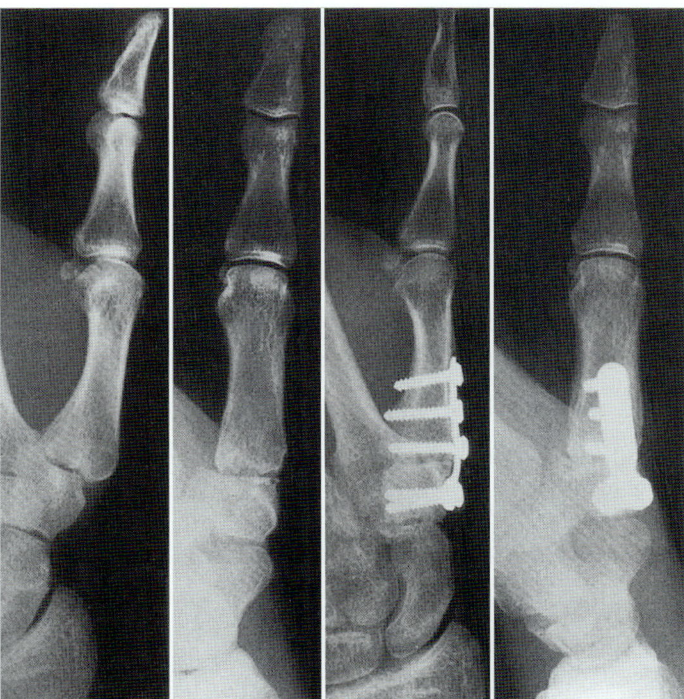

Abb. 7.15 Arthrodese eines durch eine Schussverletzung zerstörten Daumensattelgelenks mit einer kleinen T-Platte.

Carpe bossu (Handrückenhöcker)

Als Sonderform einer Arthrose des CMC-Gelenks II oder III kann der als Carpe bossu bezeichnete Handrückenhöcker angesehen werden, der durch dorsale Exophyten an der Basisgebildet wird. Die Ursache bleibt häufig unbekannt. Direkte Traumata können allerdings eine Rolle spielen, ebenso wie eine chronische Überlastung des trotz seiner Starrheit Minimalbewegungen ausführenden Gelenks oder Reizzustände der hier ansetzenden radialen Handgelenksstrecksehnen [9].

Vielfach bleiben diese Veränderungen asymptomatisch und bedürfen keiner operativen Behandlung.

Bei chronisch schmerzhaften Reizungen der Strecksehnen, Schmerzen unter Belastung oder bei Dauerschmerz ist jedoch die Resektion der Exophyten von dorsal indiziert. Die Resektion sollte bis zum Sichtbarwerden gesunden Gelenkknorpels ausgedehnt werden, um auch wirklich Beschwerdefreiheit zu erreichen. Die hier ansetzenden radialen Handgelenkstrecksehnen sollten, falls erforderlich, möglichst nur teilweise abpräpariert werden (▶ Abb. 7.16). Postoperativ ist eine Ruhigstellung mit einer palmaren Handgelenksgipsschiene für 5 Wochen erforderlich.

7.3.6 Handwurzelgelenke

Im Bereich der *Handwurzelgelenke* können verschiedene Subluxationsstellungen, z. B. nach vorangegangenen komplexen Verletzungen, sowie posttraumatische Arthrosen eine schmerzhafte Bewegungsbehinderung bewirken. Je nach Situation sind hier von einem dorsalen Zugang aus Arthrodesen zwischen einzelnen oder mehreren Mittelhandknochen oder der proximalen und der peripheren Handwurzelreihe möglich, wobei die Stabilisierung mit speziellen Miniplatten, mit Zugschrauben oder mit K-Drähten in Kombination mit Spongiosaplastiken oder Spanverblockungen erfolgen kann (▶ Abb. 7.17). Zusätzlich ist eine Ruhigstellung mit einer palmaren Unterarmgipsschiene (*Four Corner Fusion*) oder einer Daumenunterarmgipsschiene (STT-Arthrodese) für 4 – 5 Wochen bei einigen dieser Stabilisierungsverfahren (K-Drähte, Schrauben) erforderlich.

Von besonderer Bedeutung sind:

- Die *STT-Arthrodese zwischen Skaphoid, Trapezium und Trapezoideum*, die eine Möglichkeit zur Behandlung sowohl einer alleinigen Arthrose im STT-Gelenk als auch der skapholunären Dissoziation oder einer Mondbeinnekrose 3. – 4. Grades (Entlastung des Mondbeins) darstellt (Kap. 7.8.1) (▶ Abb. 7.18) [18], [20]. Zu bedenken ist, dass

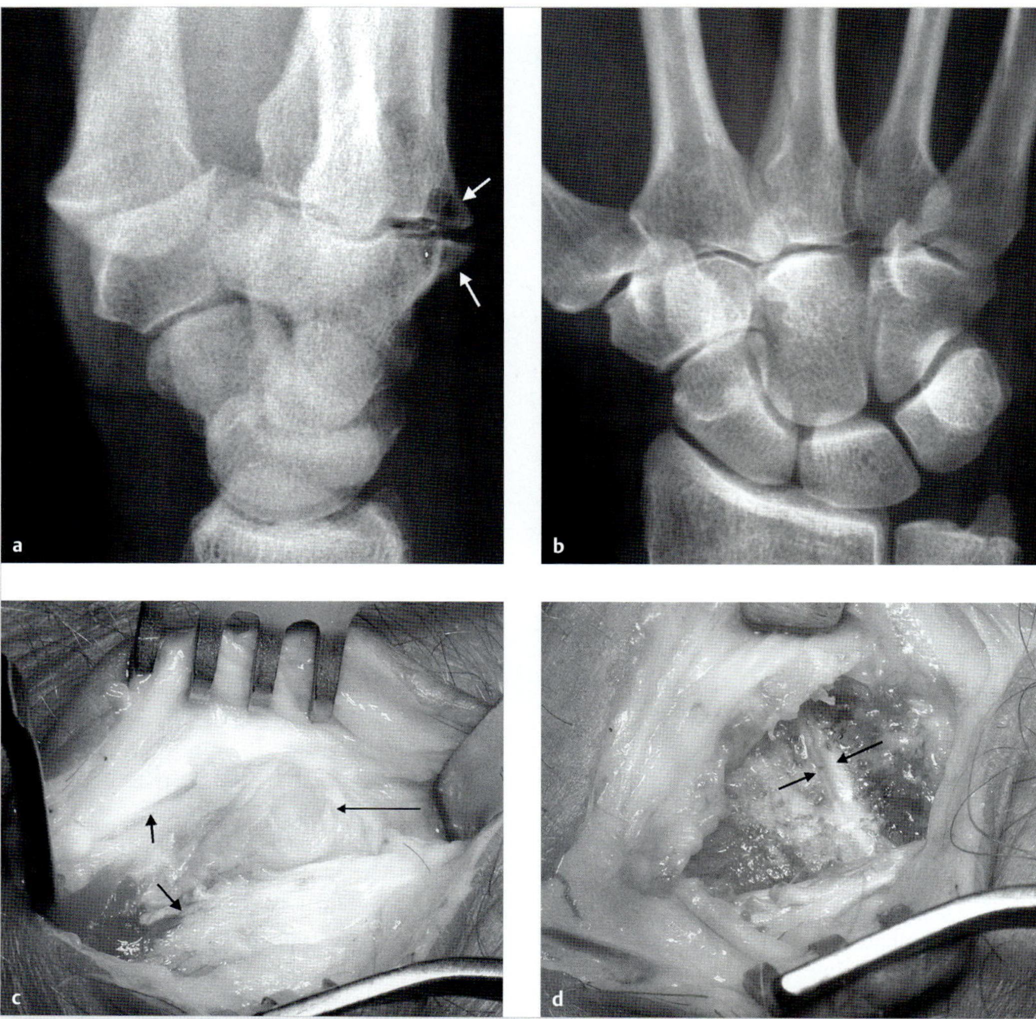

Abb. 7.16 Carpe bossu (Handrückenhöcker).

a Exophyten an der dorsalen Seite des CMC-Gelenks II (Ausdruck einer dorsal betonten schmerzhaften Arthrose, nur sichtbar auf der streng seitlichen bzw. tangentialen Röntgenaufnahme) (Pfeile).

b Auf der a.-p. Röntgenaufnahme nicht zu sehen.

c Intraoperativ: Der als Höcker imponierende Exophytenkomplex ist freigelegt. Die Zeigefingerstrecksehne spannt sich darüber aus (↑), die Extensor-carpi-radialis-longus-Sehne ist teilweise nach radial abgelöst (↓).

d Die Exophyten sind reseziert. Die Resektion endet, wenn gesunder Knorpel erreicht ist (Pfeile beidseits des Gelenkspalts).

durch die Arthrodese das gesamte Gelenk zwischen den beiden Handwurzelreihen ruhiggestellt ist (Mediokarpalgelenk, 50 % der Handgelenkbeweglichkeit).

- Die sog. „*Four Corner Fusion*" (Arthrodese zwischen Kapitatum, Lunatum, Triquetrum und Hamatum bei gleichzeitiger Kahnbeinresektion), die bei Spätzuständen einer Kahnbeinpseudarthrose oder SL-Dissoziation dann eine empfehlenswerte Therapie darstellt, wenn die Gelenkfläche zwischen Lunatum und Radius noch einigermaßen intakt ist (▸ Abb. 7.17) [15], [19].

Bei einer Arthrose zwischen Os trapezium und Os trapezoideum einerseits sowie Os scaphoideum andererseits (STT-Gelenk) kann allerdings auch wie bei der Arthrose im Sattelgelenk nach Resektion des Trapeziums eine Interpositionsarthroplastik durchgeführt werden (▸ Abb. 7.26 u. ▸ Abb. 7.27). Alternativ können auch nur die Ge-

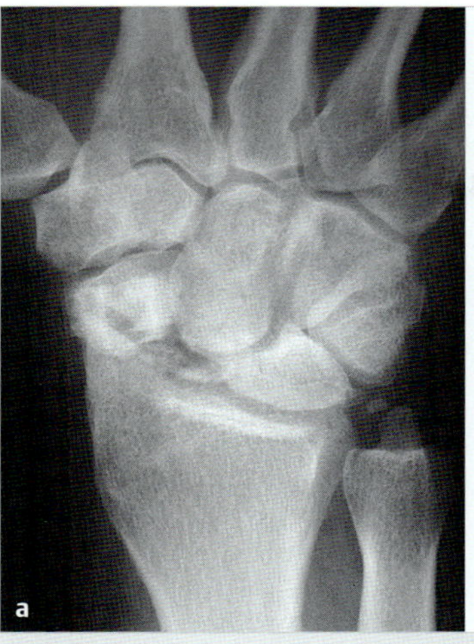

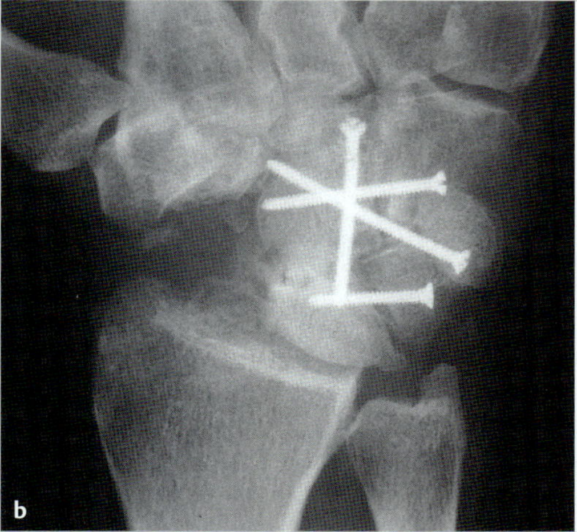

Abb. 7.17 Beispiel einer „Four Corner Fusion".
a Ausgangssituation mit zerstörtem Kahnbein, Arthrose im radialen Handgelenk und Verkippung des Mondbeins bei erhaltenem lunoradialem Gelenk.
b Sechs Wochen nach Entfernung des Kahnbeins und Fusion von Lunatum, Triquetrum, Kapitatum und Hamatum.

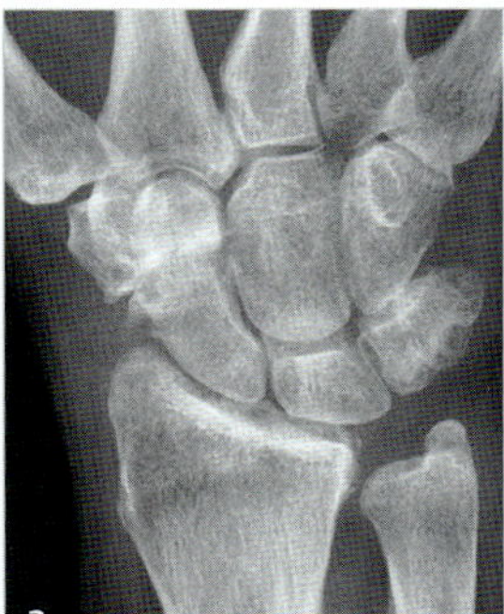

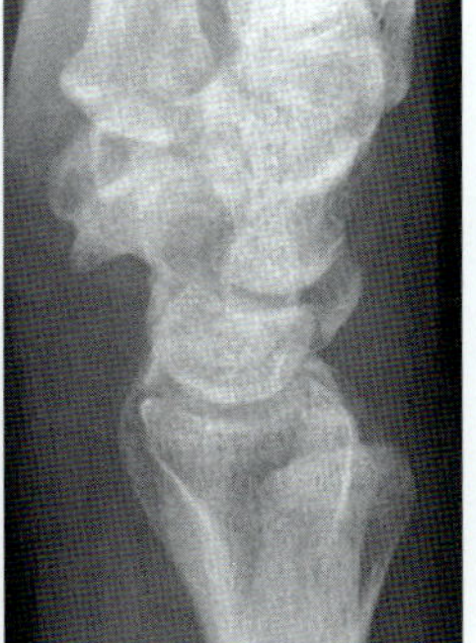

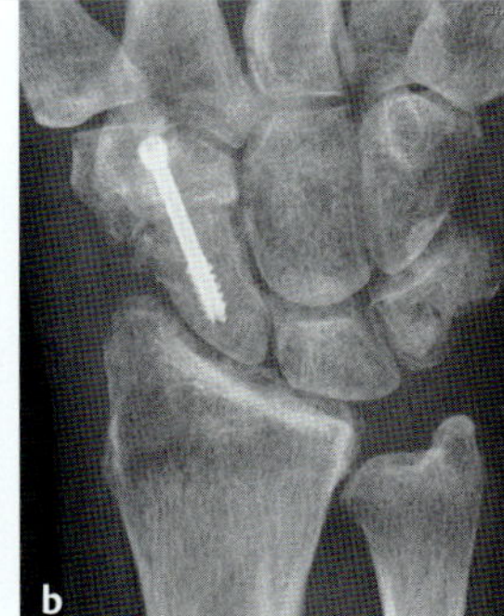

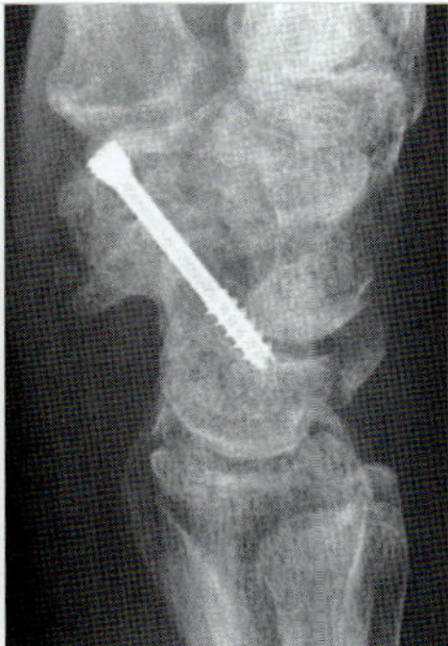

Abb. 7.18 Beispiel für eine STT-Arthrodese mit einer Herbertschraube.
a Ausgangsbefund.
b Nach Ausräumen und Anfrischen des Gelenkspalts mit komprimierender Herbertschraube von einem längs verlaufenden Zugang in der Tabatière.

lenkflächen dieses STT-Gelenks 1–2 mm weit reseziert und ein Sehnenstreifen interponiert werden.

7.3.7 Handgelenk

Handgelenkteilarthrodesen zwischen Radius und Kahnbein (skaphoradial) oder Radius und Mondbein (skapholunär) oder Radius, Kahn- und Mondbein (radioskapholunär) (▶ Abb. 7.19, ▶ Abb. 7.20 u. ▶ Abb. 7.21) kommen z. B. im schmerzhaften Endstadium von Mondbeinnekrosen, bei Gefügestörungen der proximalen Handwurzelreihe infrage, sofern das Mediokarpalgelenk intakt geblieben ist (evtl. präoperative arthroskopische Abklärung!). Sie gestatten bei Schmerzfreiheit eine Teilbeweglichkeit von ca. 40 – 50% (ca. 50° nach dorsal, ca. 35° nach palmar).

Sie werden durchgeführt, indem meist von dorsal die Gelenkflächen entknorpelt werden (kleine Kugelfräse, Luer-Zange) und anschließend in die betreffende Gelenkspalte spongiöses Knochenmaterial eingesetzt wird. Die Fixierung kann mit Kirschner-Drähten oder mit Kleinfragmentplättchen jeweils zwischen Radius und Kahn- bzw.

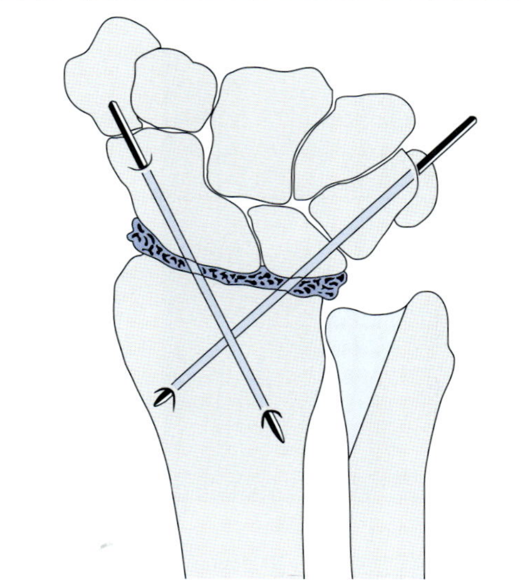

Abb. 7.19 Schematische Darstellung einer Teilarthrodese des Handgelenks.
Radioskapholunäre Ausführung und Fixierung mit K-Drähten (nach Anlagerung von spongiösem Knochenmaterial). Zusätzlich kann – wie hier gezeigt – eine Teilresektion des Ulnakopfes zur Verbesserung der Umwendbewegungen notwendig sein.

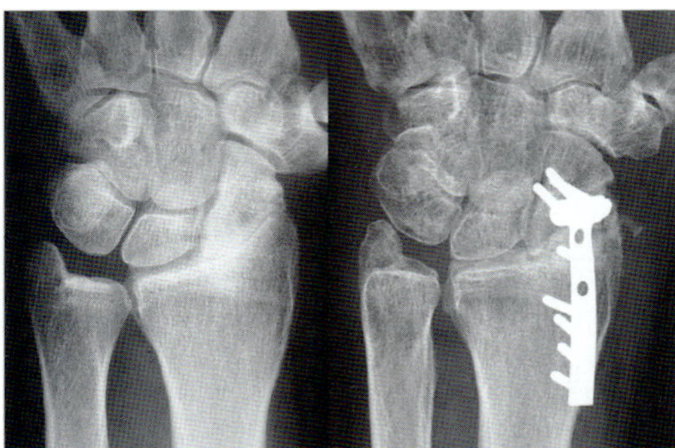

Abb. 7.20 Radioskaphoidale Arthrodese mit einem Miniplättchen.

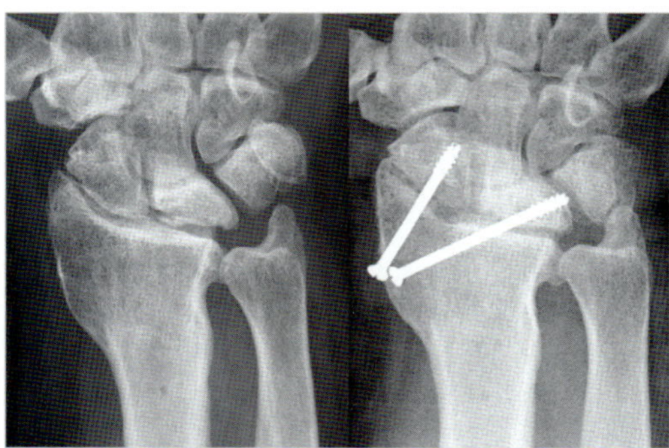

Abb. 7.21 Radiokarpale Arthrodese mit kanülierten Schrauben.

Mondbein erfolgen (▸ Abb. 7.19, ▸ Abb. 7.20 u. ▸ Abb. 7.21). Meist ist eine ergänzende Gipsruhigstellung für 5 – 6 Wochen notwendig [38].

Die Ergebnisse sind allerdings nach eigenen Erfahrungen bezüglich Schmerzfreiheit weniger sicher als bei einer korrekt durchgeführten kompletten Handgelenkarthrodese.

Komplette Arthrodesen des Handgelenks sind indiziert bei komplexen Arthrosen in allen Abschnitten des Handgelenks einschließlich der Handwurzel. Sie stellen oftmals den letzten Ausweg dar bei chronischen Schmerzzuständen und nach Versagen von Teilversteifungen oder einer Denervierung. Auch ausgelockerte Endoprothesen, schwere Weichteilschäden und postinfektiöse Zustände können Indikationen sein.

Zur Durchführung einer Arthrodese hat sich die Verwendung einer schmalen dynamischen Kleinfragmentkompressionsplatte oder einer für die Hand speziell entwickelten Arthrodesenplatte (weniger auftragend, kleinere Dimension für den Mittelhandteil) der AO bewährt (▸ Abb. 7.22).

Die Operation wird von einem leicht S-förmigen Hautschnitt aus, der sich von der Mittelhand über die dorsale Handwurzel bis zum distalen Unterarm erstreckt, durchgeführt. Die Fingerstrecksehnen müssen dabei in ihren Sehnenfächern zum Teil frei gelegt und sorgfältig geschont werden, ebenso die radial und ulnar verlaufenden dorsalen Endäste des N. ulnaris und N. radialis.

Vor allem die Sehne des M. extensor pollicis longus im 3. Sehnenfach ist in Gefahr, verletzt oder durchtrennt zu werden (dies gilt auch für eine spätere Metallentfernung).

Nach Entknorpeln der Gelenkflächen zwischen Radius, Kahnbein und Mondbein folgen die Gelenkflächen zwischen Mondbein, Kahnbein und Kopfbein sowie zwischen der Handwurzel und dem 3. Mittelhandknochen. Das Einbringen von Spongiosa aus dem Beckenkamm in die genannten Gelenkspalte erleichtert die knöcherne Durchbauung und ermöglicht, falls erforderlich, den Ausgleich von Verkürzungen. Die entsprechend vorgeschränkte Platte wird dorsal angelegt. Mit ihrer Hilfe kann ggf. zusätzlich ein dorsal auf die Handwurzel aufgelegter Span fixiert werden. Durch ex-

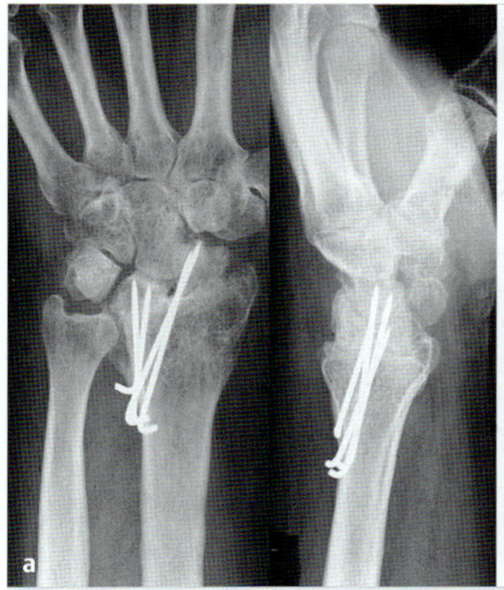
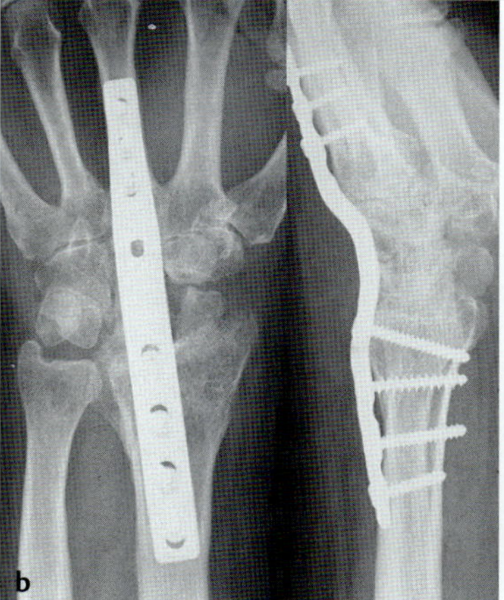
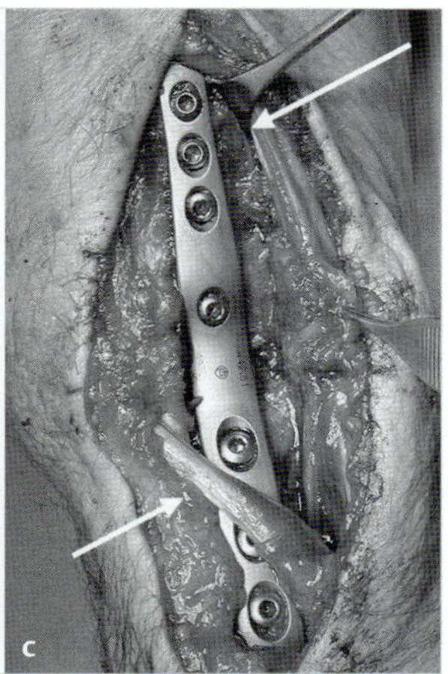

Abb. 7.22 Beispiel für eine komplette Arthrodese des Handgelenks.
a Vorangegangene Teilarthrodese mit weiter bestehenden Beschwerden.
b Nach Umwandlung in eine komplette Arthrodese mit einer Arthrodesenplatte (distal kleiner dimensioniert als proximal und vorgeformt).
c Operationssitus mit überkreuzender EPL-Sehne (Pfeil unten) und nach ulnar weg gehaltenen Strecksehnen der Finger II–V (Pfeil oben).

zentrisches Bohren kann man einen für den knöchernen Durchbau günstigen Druck an den ehemaligen Gelenkflächen erzielen. Die Unterarmdrehbewegungen bleiben bei dieser Art der Arthrodese erhalten.

Bei einer Arthrose im distalen Radioulnargelenk kann zusätzliche eine partielle oder vollständige (▶ Abb. 7.29, ▶ Abb. 7.30) Resektion des Ulnakopfs indiziert sein.

7.4 Arthroplastiken

Indikation

Arthroplastiken im Bereich der Grundgelenke der Finger II–V zur Verbesserung der funktionellen Situation waren zugunsten der Endoprothesen in den Hintergrund getreten, sind jedoch aufgrund der zahlreichen Lockerungen der Endoprothesen wieder modern geworden. Verschiedene, primär zur Behandlung der chronischen Polyarthritis entwickelte Verfahren mit Sehnen, Faszien- oder Koriuminterpositionen stehen zur Verfügung [10], [38], [39]. Sie kommen sowohl bei posttraumatischen Arthrosen als auch bei degenerativ oder rheumatisch verursachten Arthrosen infrage.

An den Endgelenken sind Arthrodesen vorzuziehen. Bei den Mittelgelenken können einerseits die Arthrodese, andererseits, vor allem bei jungen Patienten, derartige Arthroplastiken oder auch ein Kunstgelenk indiziert sein. Unbedingte Voraussetzungen sind einwandfreie Hautverhältnisse und eine intakte muskuläre bzw. sehnige Führung des Gelenks. Vor allem im Bereich des Daumensattelgelenks gelten Arthroplastiken weiterhin als erste Wahl.

Auch im Bereich des distalen Radioulnargelenks (DRUG) haben Arthroplastiken teilweise ihre Bedeutung behalten.

7.4.1 Mittelgelenke der Finger II–V

Eine gute Alternative zu Arthrodesen und Kunstgelenken bezüglich Bewegung, Stabilität und Schmerzfreiheit stellen die Arthroplastiken im Bereich der Mittelgelenke dar, z. B. unter Verwendung der palmaren Platte [3].

Das Grundprinzip einer derartigen Operation ist eine sparsame Resektion des Grundgliedköpfchens mit Abrunden der Resektionsstelle entsprechend der Köpfchenform und ihre Ummantelung mit der am Grundglied gestielt bleibenden und nur an der Basis des Mittelglieds abgelösten palmaren Platte (▶ Abb. 7.23). Wichtig ist, dass dabei die Seitenbänder erhalten bleiben. Der Zugang erfolgt über einen abgewinkelten palmaren Schnitt. Die palmare Patte wird beidseits zwischen den Nervenge-

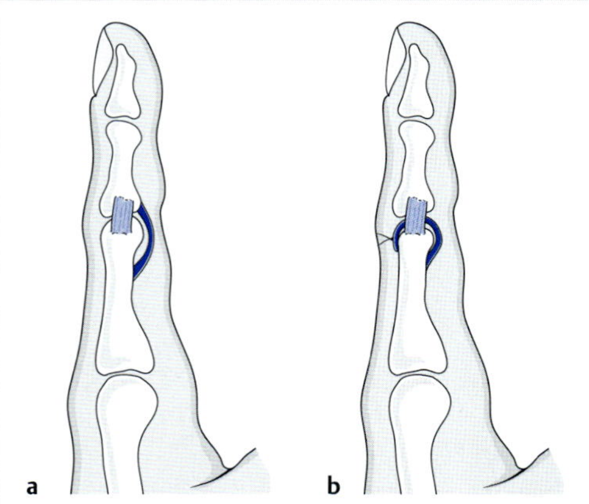

Abb. 7.23 Prinzip der Interpositionsarthroplastik eines Mittelgelenks der Finger II–V mit Hilfe der palmaren Platte.
a Ausgangssituation zu Beginn der Operation.
b Das Köpfchen ist ca. um die Hälfte reseziert, die Resektionsstelle ist abgerundet und die palmare Platte ist in das Gelenk interponiert und fixiert. Die Seitenbänder sind erhalten.

faßbündeln und den Beugesehnen freigelegt, distal so weit wie möglich an der Grundgliedbasis abgelöst und nach proximal von dem Seitenbandapparat des Gelenks abpräpariert. Danach wird das teilresezierte und wieder mit einer feinen Lürzange abgerundete Grundgliedköpfchen mit der präparierten palmaren Faserplatte quasi als Ersatzknorpeloberfläche bedeckt, indem diese nach dorsal umgeschlagen und im Bereich des dorsalen Gelenkrezessus mit jeweils einer Naht beidseits des Strecksehnenmittelzügels am Kapselgewebe mit einer Naht fixiert wird (ggf. zusätzlicher kleiner dorsaler Zugang).

Im Anschluss daran kann für 3 Wochen bei unsicherer Fixierung ein schräger transartikulärer K-Draht indiziert sein. Ansonsten ist eine vorsichtige dynamische Nachbehandlung aus einem leicht stabilisierenden Verband von Anfang an möglich. Intensivere Bewegungsübungen sollten erst nach 6 Wochen durchgeführt werden. Nach 3 Monaten ist nach eigenen Erfahrungen mit einer Beweglichkeit von 40–60° bei stabilem Gelenk zu rechnen (▶ Abb. 7.24).

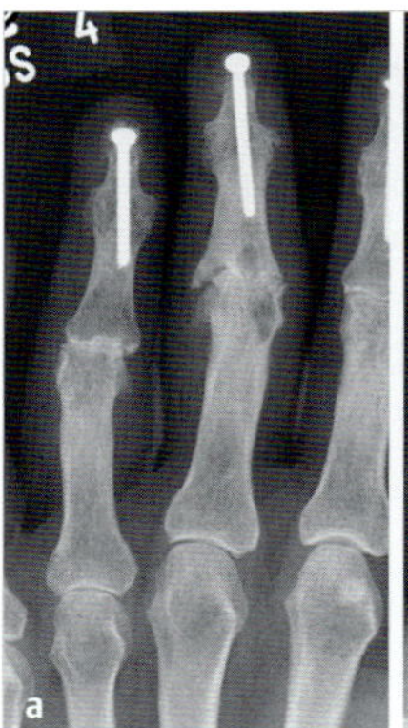

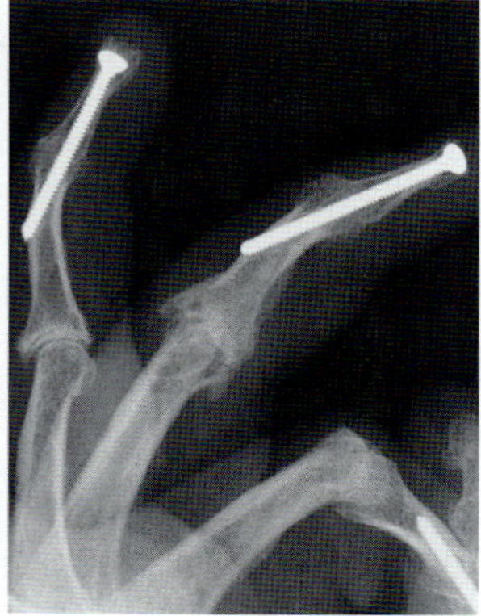

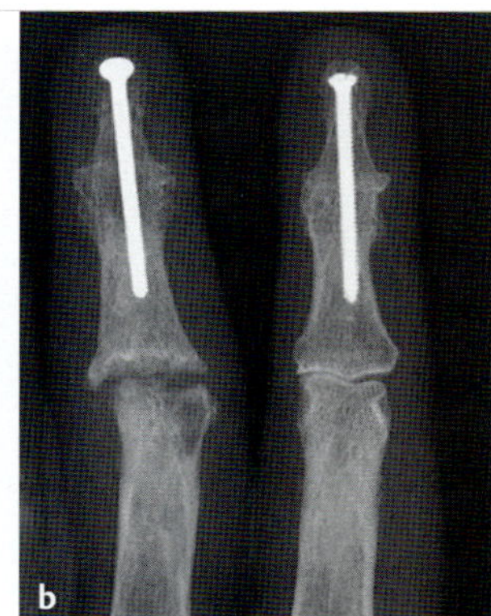

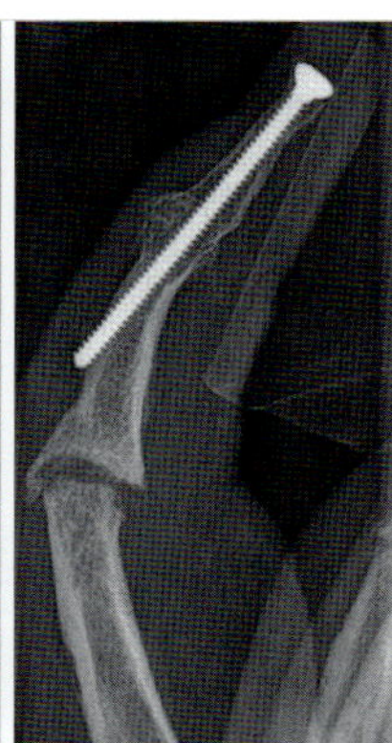

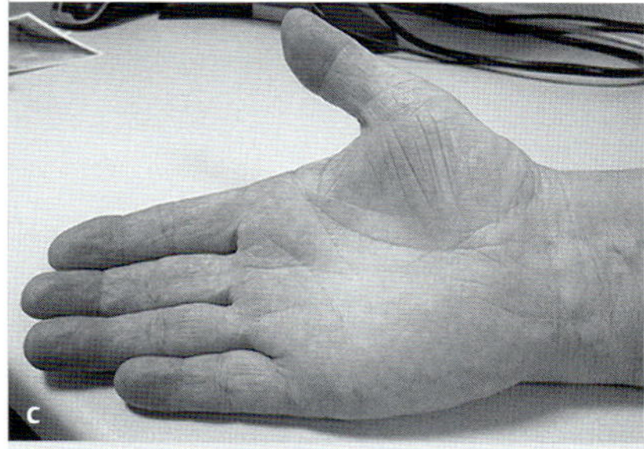

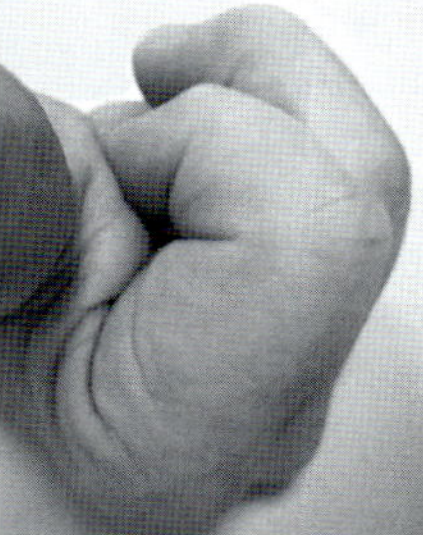

Abb. 7.24 Beispiel für eine Interpositionsarthroplastik des Mittelfingermittelgelenks bei einer Polyarthrose.
a Ausgangssituation: Bei bereits versteiften Endgelenken massive Arthrose des Mittelfingermittelgelenks.
b Gelenksituation 3 Monate nach der Köpfchenteilresektion und Interposition der palmaren Platte.
c Beweglichkeit nach 3 Monaten (ca. 45–50°) Fingerkuppenhohlhandabstand (FKHA) ca. 1 cm.

7.4.2 Grundgelenke der Finger II–V

Zur Durchführung einer Grundgelenkarthroplastik werden die Strecksehne über dem Gelenk längs gespalten, das Mittelhandköpfchen subkapital reseziert, der Resektionsstumpf abgerundet und mit einem Faszienstück oder einem Koriumlappen [23], [40] eingehüllt (▶ Abb. 7.25). Die zuvor abgelösten Seitenbänder werden über transossäre Nähte dorsolateral am Mittelhandknochen reinseriert. Anschließend wird die Strecksehne wieder genäht und dabei etwas gerafft. Fehlende Seitenbänder können mit Teilen des Interponats, die radial- und ulnaseitig über den Gelenkspalt hinweg am Periost der Grundgliedbasen zu fixieren sind, ersetzt werden [23], [40], [41]. Eine weitere Möglichkeit wird in ▶ Abb. 20.10 dargestellt.

7.4.3 Daumensattelgelenk (Rhizarthrose)

Während posttraumatische Zerstörungen im Daumenend- und -grundgelenk mit einer Arthrodese funktionell am günstigsten zu behandeln sind, kann eine aufgehobene oder schmerzhafte Minimalbeweglichkeit im Daumensattelgelenk eine gravierende Funktionseinbuße darstellen. Hier wie bei Arthrosen aufgrund anderer Ursachen (Rhizarthrose) bietet sich vorrangig die Arthroplastik an [27] (▶ Abb. 7.26).

Beschrieben sind die alleinige Resektion des Trapeziums ohne weitere Maßnahmen, die Resektion mit Einsetzen eines Sehnenknäuels (z. B. Palmarislongus-Sehne), verschiedene Methoden einer Sehnenaufhängung der MC-I-Basis alleine oder kombiniert mit einer Sehneninterposition.

Operatives Vorgehen (Resektion, Interposition und Aufhängung)

Von einem ca. 3 cm großen, längsverlaufenden Hautschnitt über der Tabatière, welcher an der Basis des Os metacarpale I beginnt, wird zunächst quer über dem Sattelgelenk die Gelenkkapsel eröffnet (▶ Abb. 7.27c). Die Inzision wird T-förmig über das Trapezium Richtung Kahnbein weitergeführt. Danach wird am Trapezium das Kapselgewebe scharf abpräpariert. Möglichst viel Kapselgewebe soll dabei erhalten bleiben.

Vor der Resektion ist es ratsam, sich durch Bewegen des Os metacarpale I, evtl. auch durch eine Röntgendurchleuchtung, zu überzeugen, dass man das Os trapezium und nicht den peripheren Kahnbeinbereich frei gelegt hat. Die Resektion des oft durch arthrotische Exophyten verwinkelten Trapeziums

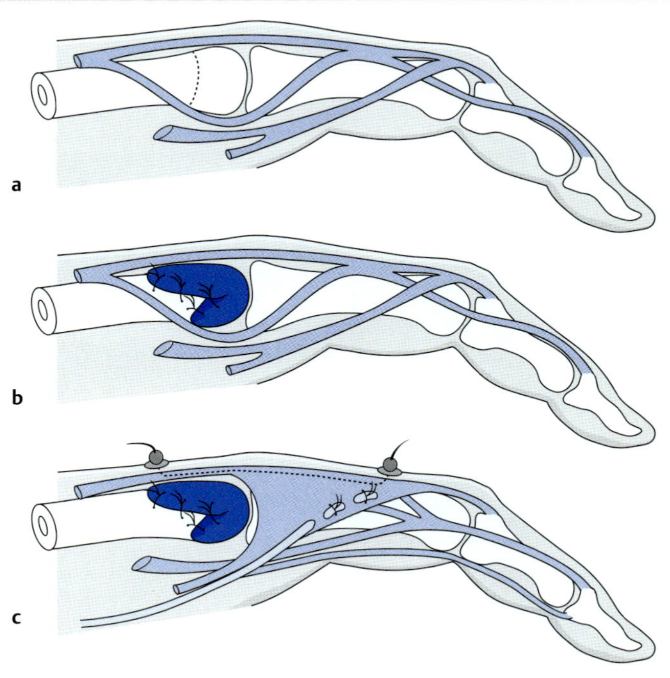

Abb. 7.25 Arthroplastik eines Grundgelenks der Finger II–V.
- **a** Resektion des Mittelhandköpfchens.
- **b** Einhüllen des Resektionsendes mit einem freien Faszien- oder Koriumtransplantat.
- **c** Raffung der Strecksehne; Vernähen der oberflächlichen Beugesehne mit der Streckaponeurose bei zerstörten oder fehlenden Mm. interossei, um die aktive Grundgelenkbeugung zu ermöglichen.

wird durch eine vorsichtige Zerlegung in 2–3 Teile mit einer kleinen oszillierenden Säge oder einem Osteotomiemeißel erleichtert, wobei man behutsam vorgehen muss, um nicht die in einer Knochenrinne des Trapeziums in der Tiefe verlaufende Sehne des M. flexor carpi radialis zu verletzen. Ein zu einem Knäuel zusammengenähtes Sehneninterponat, bestehend aus der mit einem Sehnenstripper entnommenen Palmaris-longus-Sehne und einem Teil der zuvor für eine Aufhängung verwendeten Flexor-carpi-radialis-Sehne, wird in das Lager des Os trapezium eingelegt und mit der Gelenkkapsel fest vernäht (▶ Abb. 7.26 u. ▶ Abb. 7.27).

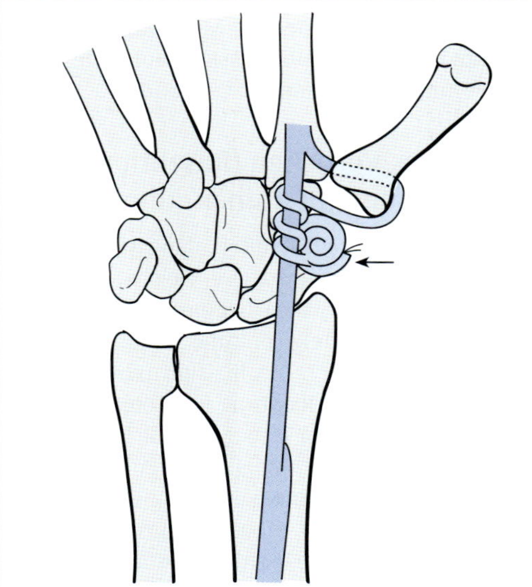

Abb. 7.26 Arthroplastik im Bereich des Daumensattelgelenks.
Arthroplastik im Bereich des Daumensattelgelenks mit Resektion des Os trapezium, Fesselung der MC-I-Basis an das MC II durch abgespaltenen Sehnenteil von der Flexor-carpi-radialis-Sehne (Pfeil oben) und zusätzlicher Interposition eines Sehnenknäuels (Palmaris-longus-Sehne) (Pfeil unten).

Für die Aufhängung wird eine ca. 5 cm lange Längsinzision über der Flexor-carpi-radialis-Sehne bis zu ihrem Eintritt in die Handwurzel unter der Thenarmuskulatur angelegt und die Sehne zur Hälfte gespalten. Der vorsichtig abgespaltene Teil wird unter der Thenarmuskulatur mit einer kleinen Sehnenfasszange in die Resektionshöhle durchgezogen und von dort weiter nach distal präpariert.

Der abgespaltene Teil der Flexor-carpi-radialis-Sehne wird vor der Verlagerung in das Lager des resezierten Os trapezium durch einen ca. 2,7 mm großen Bohrkanal an der Basis des Os metacarpale I wie bei einer Bandplastik durchgezogen und mit dem in der Tiefe verbliebenen Teil der Sehne vernäht (▶ Abb. 7.26) und damit die Basis des Metakarpale I gleichsam aufgehängt.

Beim Versenken des Sehnenknäuels wird dieses, um einer Luxation des Sehneninterponats vorzubeugen, mit einer Naht am verbliebenen Teil der Flexor-carpi-radialis-Sehne in der Tiefe der Resektionshöhle fixiert. Gelenkkapselreste werden über dem Interponat fest vernäht.

Statt der Flexor-carpi-radialis-Sehne kann auch der mittlere Teil der an der MC-I-Basis ansetzen-

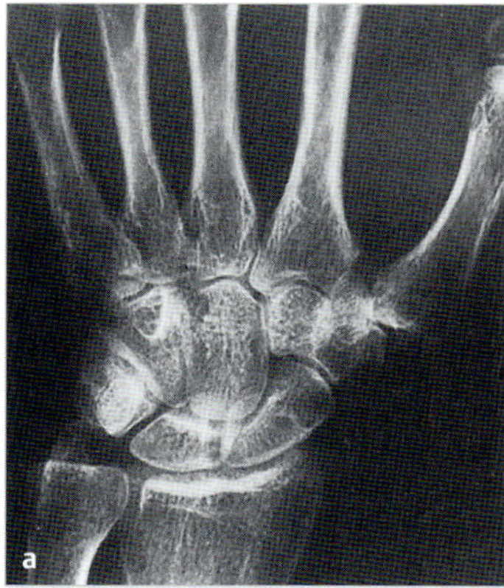

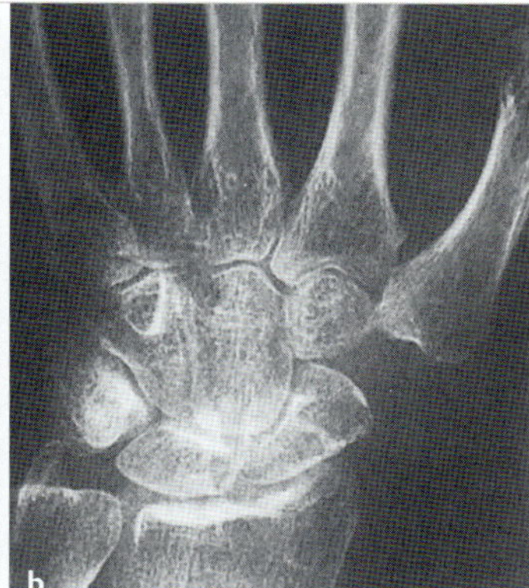

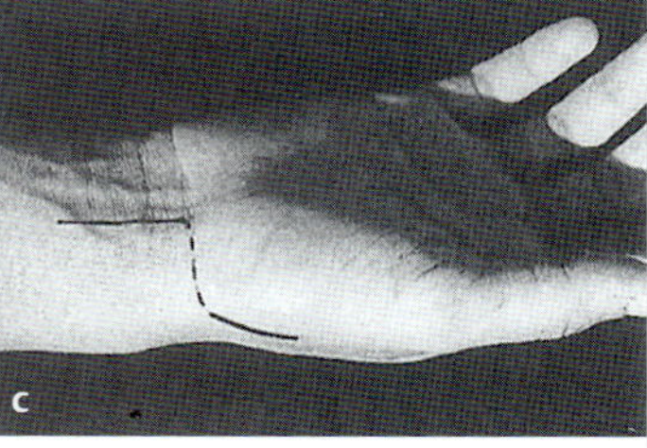

Abb. 7.27 Beispiel für eine Resektionsarthroplastik des Daumensattelgelenks.
a Arthrose des Daumensattelgelenks.
b Ein Jahr nach Resektionsinterpositionsarthroplastik entsprechend ▶ Abb. 7.26.
c Hautinzision für die Sattelgelenkarthroplastik (der gestrichelte Teil muss meist nicht inzidiert werden).

den Abductor-pollicis-Sehne zur Aufhängung verwendet werden. Dieser wird bis zu seinem Ansatz an der MC-I-Basis präpariert und ohne Durchzug durch einen Bohrkanal in der Tiefe der Resektionshöhle direkt um die Flexor-carpi-radialis-Sehne herum geschlungen und mit ihr vernäht.

Nach 5-wöchiger Ruhigstellung mit einer Daumenunterarmgipsschiene übt der Patient zunächst 2 Wochen selbst. Unter einer weiteren krankengymnastischen und/oder ergotherapeutischen Behandlung, die vor allem die Daumenopposition und die Kraftverhältnisse verbessern soll, werden die Patienten im Allgemeinen nach 3 – 6 Monaten bei meist normaler Funktion beschwerdefrei.

7.4.4 Arthrose des STT-Gelenks

Will man bei einer STT-Arthrose keine Arthrodese durchführen so kann man wie bei einer Rhizarthrose mit einer Resektion des Trapeziums und anschließender Sehnenaufhängung und Sehneninterposition vorgehen.

Physiologischer und anatomisch weniger eingreifend ist es jedoch, das Trapezium zu belassen und eine Arthroplastik innerhalb des STT-Gelenks durchzuführen (▶ Abb. 7.28). Hierzu wird das Gelenk zwischen Trapezium und distalem Kahnbeinpol von einer längs verlaufenden Hautinzision in der Tabatière freigelegt. Anschließend wird eine

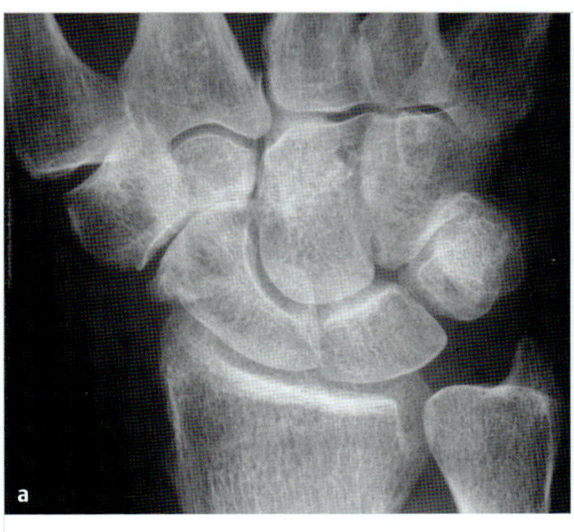

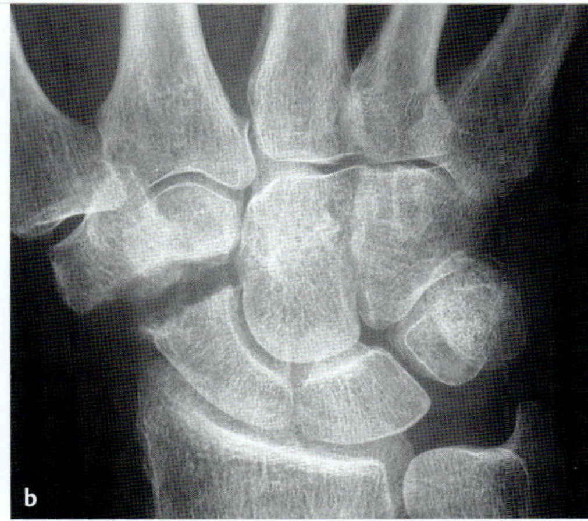

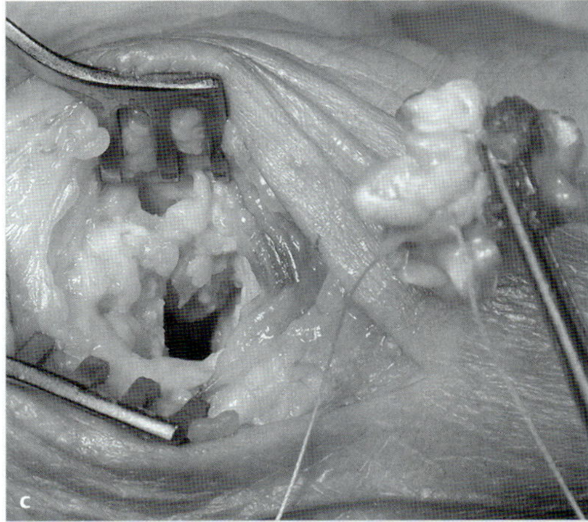

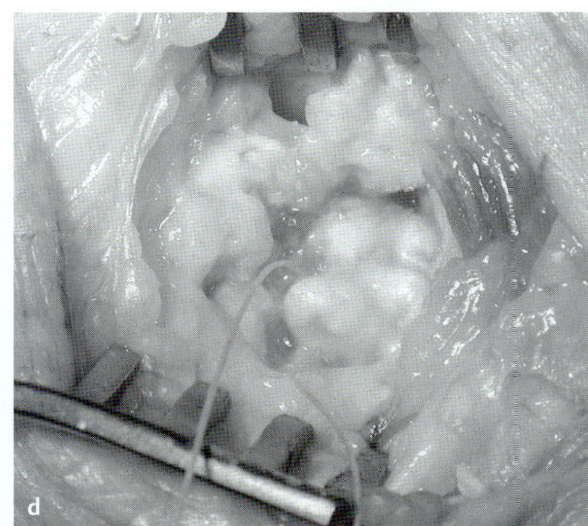

Abb. 7.28 Beispiel für eine Interpositionsarthroplastik des STT-Gelenks.
a Röntgen vor der Operation.
b Röntgen 6 Monate postoperativ.
c Intraoperativ: In den resezierten Gelenkspalt wird die zusammengenähte Palmaris-longus-Sehne interponiert.
d Intraoperative Situation nach der Sehneninterposition

ca. 1 mm dicke Knochenscheibe mit den Gelenkteilen von Trapezium und Trapezoid reseziert. Ergänzt wird dies durch die Resektion einer gleich dicken Knorpel-Knochen-Scheibe am distalen Kahnbeinpol.

Ausgedehntere Resektionen sind nicht erforderlich und würden nur den festen ligamentären Verbund des Kahnbeins zu seinen benachbarten Handwurzelknochen gefährden. In diesen etwa 2 mm dicken Spalt wird Sehnengewebe (z. B. Palmaris-longus-Sehne) interponiert und, wenn möglich, in der Tiefe mit einer resorbierbaren Naht fixiert.

Es folgt eine postoperative 5-wöchige Ruhigstellung in einem Daumenunterarmgips.

7.4.5 Karpometakarpalgelenke IV und V

Auch im Bereich der Karpometakarpalgelenke IV und V, die zusammen eine ähnliche Beweglichkeit wie das Daumensattelgelenk aufweisen, wenn auch in einem geringerem Umfang, kann es sinnvoll sein, statt einer Versteifung eine Sehneninterposition durchzuführen.

Hierzu werden die arthrotischen Gelenkflächen an der Basis des jeweils betroffenen Mittelhandknochens mit der oszillierenden Säge sparsam reseziert (ca. 1 mm). Anschließend wird Sehnenmaterial z. B. Palmaris-longus-Sehne interponiert und die Gelenkkapsel wieder verschlossen. Postoperativ sind für 5 Wochen eine Ruhigstellung des Gelenks mit einem K-Draht und eine Handgelenkgipsschiene erforderlich. Von Vorteil gegenüber einer Arthrodese ist, dass eine schmerzfreie Oppositionsfähigkeit von Ring- und Kleinfinger erhalten bleibt.

7.4.6 Handgelenk

Arthroplastiken im radiokarpalen Handgelenkbereich treten gegenüber der Endoprothetik, aber auch der Arthrodese, in den Hintergrund, zumal bei einer sachgerecht durchgeführten Arthrodese die Umwendbewegungen in vollem Umfang erhalten bleiben und die fehlende Handgelenkbeweglichkeit bei frei beweglichen Nachbargelenken (Finger, Arm) zum Teil kompensiert wird. Hinzu kommt, dass die Arthrodese wesentlich belastungsfähiger ist.

Beschrieben werden Resektionen des Mondbeins zusammen mit $^2/_3$ des Kahnbein [35] und Arthroplastiken mit Faszieninterposition nach Gelenkflächenresektion im distalen Radius- und Ulnabereich sowie an Kahn- und Mondbein [36].

Auch die komplette Resektion der proximalen Handwurzelreihe (*Proximal Row Carpectomy*) soll in vielen Fällen zufrieden stellende Ergebnisse aufweisen, setzt aber gut erhaltenen Gelenkflächen am Radius und der distalen Handwurzelreihe voraus [12], [32].

7.4.7 Distales Radioulnargelenk (DRUG)

Für posttraumatische oder sonstige Arthrosen des distalen Radioulnargelenks kommen im Wesentlichen 3 Verfahren infrage (Kap. 7.5):

- Die vollständige Resektion des Ulnakopfes (Darrach) [6] (▸ Abb. 7.29) [Kap. Handrücken und Handgelenk (Strecksehnen/Gelenk)],

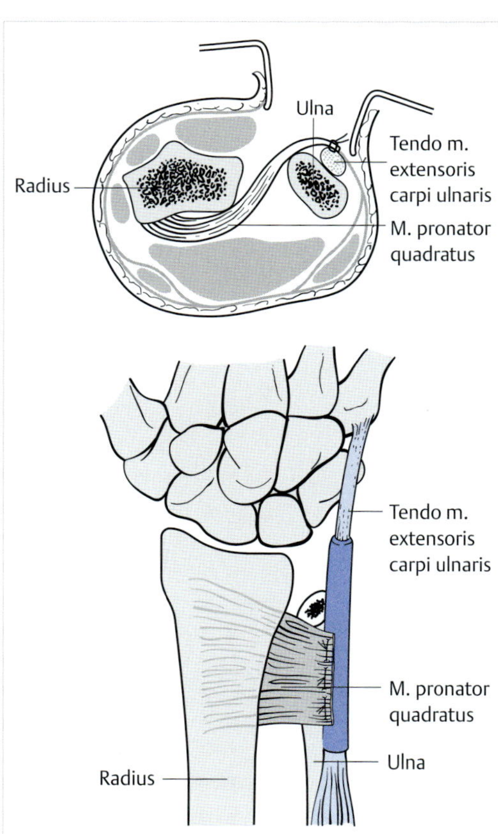

Abb. 7.29 Ulnakopfresektion n. Darrach. Stabilisierung des resezierten Ulnakopfs durch den M. pronator quadratus.

- die partielle Resektion des Ulnakopfes (Bowers) [2] (▶ Abb. 7.30),
- die Operation nach Sauvé-Karpandji [29] (▶ Abb. 7.31),
- der Ulnakopfersatz durch eine entsprechende Kopfprothese (Kap. 7.5).

Vollständige Resektion des Ulnakopfs (n. Darrach)

Bei dieser ältesten und am häufigsten in der Vergangenheit durchgeführten Resektionsmethode wird von dorsal das gesamte Ellenköpfchen reseziert und die Elle durch Interposition des M. pronator quadratus stabilisiert. Hierzu wird dieser palmar am Ellenstumpf abgelöst und dorsal an der

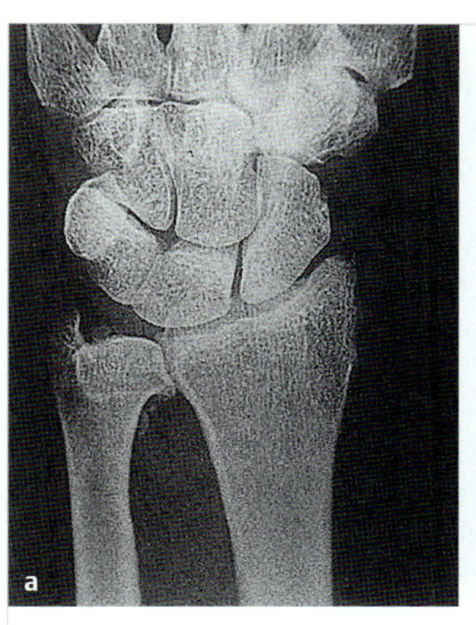

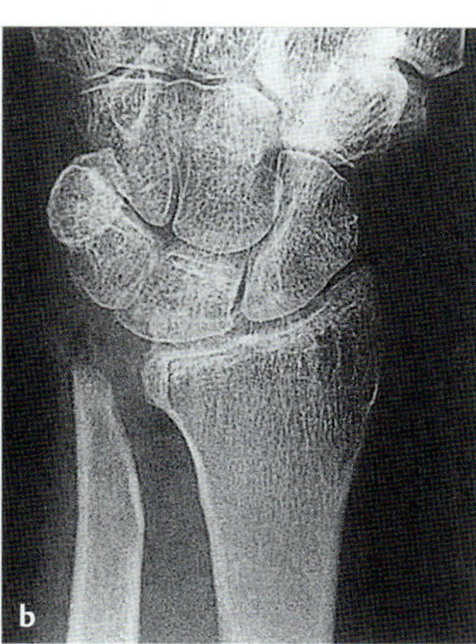

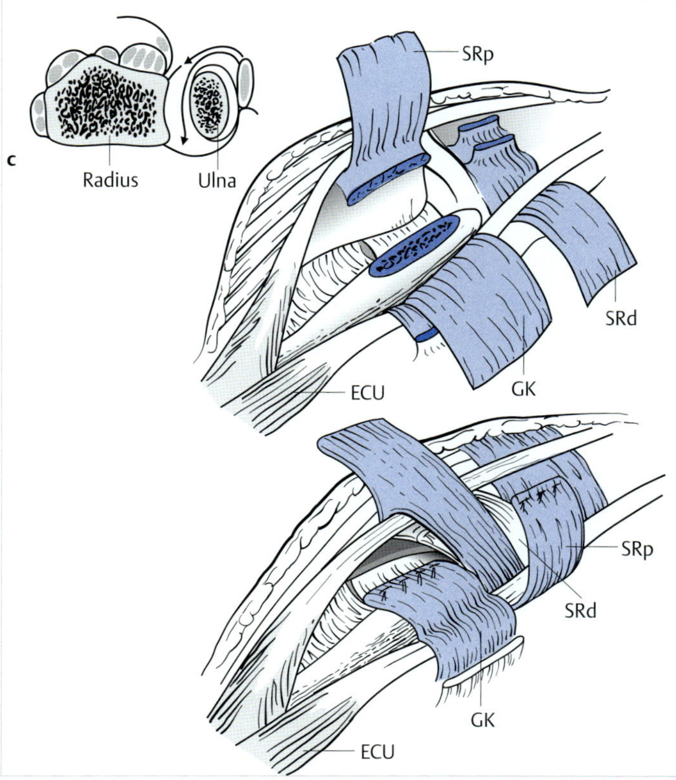

Abb. 7.30 Beispiel einer partiellen Ulnakopfresektion nach Bowers (n. Bowers) bei einer ausgeprägten Arthrose des distalen Radioulnargelenks. Alternative zur Operation nach Sauvé-Karpandji bei nicht handwerklich tätigen Patienten.

- **a** Ausgangsbefund
- **b** Neun Monate postoperativ.
- **c** Einhüllen und Stabilisierung des Köpfchenrestes mit Anteilen der Strecksehnenscheide.
- **d** Situation nach Teilresektion des Ulnakopfs vor der Stabilisierung mit Gelenkkapselgewebe (GK), Streifen des distalen Strecksehnenretinakulums (SRd) und des proximalen Strecksehnenretinakulums (SRp), welche die Extens.-carpi-ulnaris-Sehne (ECU) umschlingen.
- **e** Die Gelenkkapsel (GK) ist über dem teilresezierten Ulnakopf mit palmaren Gelenkkapselanteilen vernäht, der distale Retinakulumstreifen (SRd) ist am ursprünglichen dorsalen Gelenkkapselansatz am Radius fixiert und der proximale Retinakulumstreifen (SRp) ist nach erfolgter Umschlingung der Extens.-carpi-ulnaris-Sehne (ECU) auf die dorsale Handgelenkskapsel aufgenäht.

Sehnenscheide des ECU fixiert (▶ Abb. 7.29). Eine 3-wöchige Gipsruhigstellung schließt sich an.

Bleibt die Stabilisierung unzureichend, kommt es zu einem schmerzhaften Anschlagen des Ellenendes unter Belastung. In ca. 70–80% der Fälle werden zufrieden stellende Resultate erreicht [11], so dass für Patienten mit beruflicher Belastung des Handgelenks eher eines der nachfolgenden Verfahren sinnvoll ist.

Partielle Ulnakopfresektion (n. Bowers)

Über einen dorsalen Hautschnitt über der Extensor-carpi-ulnaris-Sehne (ECU) werden die proximale Hälfte des Strecksehnenretinakulum an der Ulna jenseits der ECU-Sehne und die dorsale Gelenkkapsel unmittelbar am Radius abgelöst und damit das Gelenk eröffnet. Der radiale Teil des Ulnakopfs wird (entsprechend ▶ Abb. 7.30) reseziert und der verbleibende ulnare Anteil abgerundet. Er sollte an den karpoulnaren Bandverbindungen und an der Sehnenscheide der Extensor-carpi-ulnaris-Sehne geführt bleiben. Anschließend werden Anteile des distalen Strecksehnenretinakulums in den resezierten Bereich interponiert und die Gelenkkapsel wieder am Radius refixiert. Der präparierte Streifen des proximalen Retinakulums wird am distalen Ende der Sehnenscheide um die ECU-Sehne herum geschlungen und mit sich selbst vernäht Das Handgelenk wird nach Wundverschluss und Einlegen einer Redon-Drainage mit einer dorsalen Oberarmgipsschiene für 3 Wochen ruhig gestellt. Danach folgt eine 2 × wöchentlich durchzuführende Übungsbehandlung für ca. 12 Wochen.

Die Ergebnisse bezüglich schmerzfreier Drehung und Belastbarkeit werden bei korrekter Operationstechnik bis zu 90% als gut angegeben [2].

Wiederherstellung der Unterarmdrehung mit der Operation nach Sauvé-Karpandji

Diese Operation stellt die widersprüchliche Kombination einer Arthrodese mit einer Arthroplastik dar. Das distale Radioulnargelenk wird einerseits fusioniert, andererseits wird die Unterarmdrehung durch eine 1,5 cm lange Ulnasegmentresektion ca. 2 cm proximal des Handgelenks wieder hergestellt. ▶ Abb. 7.31 zeigt eine empfehlenswerte Variante dieser von den Erstautoren beschriebenen Beseitigung schmerzhafter Zustände im distalen Radioulnargelenk [1], [29].

Indiziert ist die Operation bei einer Zerstörung des distalen Radioulnargelenks, die rekonstruktive Maßnahmen, wie z. B. in Kap. 7.2.6 dargestellt, nicht mehr erlaubt. Posttraumatische Fehlstellungen der Radiusgelenkfläche, irreparable Zerstörungen des diskoligamentären Komplexes mit Einschränkungen der Drehbewegungen gehören ebenso in die Gruppe der guten Indikationen wie Veränderungen bei der chronischen Polyarthritis oder bei lang andauernder Instabilität mit arthrotischen Veränderungen zwischen Ulna und Karpus, wobei intakte Gelenkflächen des Radiokarpalgelenks vorauszusetzen sind.

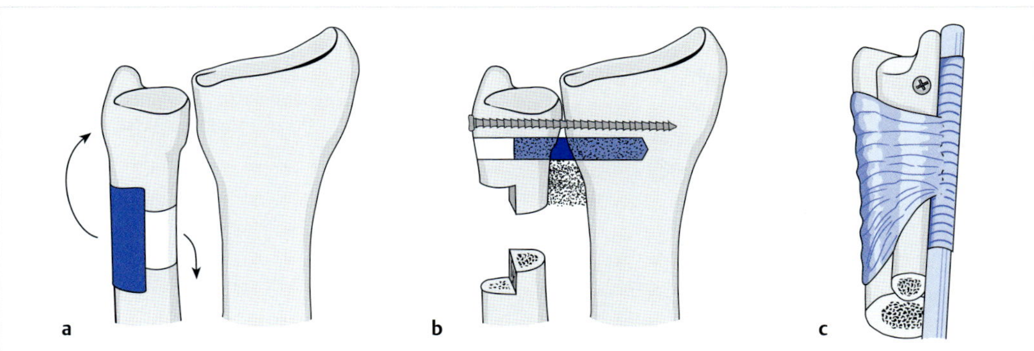

Abb. 7.31 Modifizierte Operation nach Sauvé-Karpandji.
a Herausnehmen des Verriegelungsspanes und des Ulnasegments.
b Nach Fixierung des Ulnakopfs mit 2 K-Drähten oder kleinen Schrauben und nach Verriegelung durch den Knochenspan.
c Interponierter und an die Sehnenscheide des ECU fixierter M. pronator quadratus.

Die *Operation*, wie sie in ▶ Abb. 7.31 dargestellt ist, wird über eine 6 – 7 cm lange Inzision über der Elle zwischen den Sehnen des M. extensor und M. flexor carpi ulnaris durchgeführt. Ca. 2 cm proximal des Ulnaendes erfolgt nach Abschieben des Periostes die Präparation eines 2 × 0,6 cm großen Spanes mithilfe der oszillierenden Säge. Daran schließt sich die vollständige Segmentresektion in diesem Bereich über eine Strecke von ca. 1,5 cm an. Unter Röntgenbildwandlerkontrolle erfolgt dann die Einstellung des Ulnakopfs (vor allem wichtig bei bestehendem Ulnavorschub) auf das Niveau der Radiusgelenkfläche. Dort wird es in neutraler Mittelstellung des Unterarmes mit einem 1,6 mm dicken K-Draht fixiert. Ein 2., gleich starker K-Draht oder eine Kleinfragmentschraube proximal werden zur zusätzlichen Fixierung eingebracht. Dazwischen erfolgt die Spanverblockung über einen ca. 6 mm großen Bohrkanal. Anteile des M. pronator quadratus werden in den resezierten Abschnitt interponiert und an der Sehnenscheide des ECU fixiert. Das Periost wird am Ende der Operation möglichst über den Resektionsflächen fixiert.

Postoperativ wird für 5 – 6 Wochen ein Unterarmgips angelegt, K-Drähte werden nach 8 – 9 Wochen entfernt, Schrauben können verbleiben. Mit vorsichtigen Unterarmdrehungen, die nach Gipsabnahme intensiviert werden können, beginnt der Patient bereits am 1. postoperativen Tag.

Die Langzeitergebnisse werden zu 75 – 90% als gut angegeben, wobei bisweilen Knochenneubildungen im resezierten Segment die wiedererlangte Unterarmdrehung sekundär einschränken können und wie bei der einfachen Ellenköpfchenresektion ein schmerzhaftes Anschlagen eines hypermobilen Ellenstumpfs weiteren Handlungsbedarf erfordern kann (▶ Abb. 7.31).

7.5 Endoprothesen

Indikation

Im Allgemeinen werden Arthrodesen, Arthroplastiken oder eine Handgelenkdenervierung bei posttraumatischen Zuständen bevorzugt, da es sich meist um jugendliche Patienten handelt und diese Maßnahmen bei guter Belastbarkeit zufrieden stellen können. Hinzu kommt, dass die Implantation körperfremden Materials mit möglichen Lockerungen oder Unverträglichkeitsreaktionen verbunden sein kann.

Die Endoprothesenimplantation stellt daher eine Alternative dar für Patienten, die zwar ihre Beweglichkeit in den betroffenen Gelenken des Handskeletts benötigen, jedoch keine schwere Arbeit über längere Zeit mit den Händen ausführen müssen.

7.5.1 Modelle

Für den Fingerbereich stehen verschiedene, unterschiedlich gut für Mittel- oder Grundgelenke geeignete Endoprothesenmodelle zu Verfügung.

Grundgelenke

Aus der Rheumachirurgie kommen vor allem die seit 40 Jahren bekannten Silikonendoprothesen nach Swanson [37], die auch bei posttraumatischen Gelenkzerstörungen anwendbar sind (▶ Abb. 20.11). Diese Endoprothesen werden in die Markhöhle der beiden betreffenden Knochen ohne zusätzliche Verankerung eingesetzt (Kap. 20.1.4). Bei einzelnen Grundgelenken der Finger II–V, die von intakten Nachbarfingern umgeben sind, ist nach eigenen Erfahrungen die Dauerbelastbarkeit auch bei Patienten nach traumatischer Gelenkzerstörung durchaus gut.

Als neuere Alternative werden u. a. sphärische Endoprothesen aus verschiedenen, relativ teuren Kunststoffmaterialien eingesetzt. Ihr Dauerverhalten über > 5 Jahre ist allerdings noch nicht ausreichend abzuschätzen.

Mittelgelenke der Finger II–V

Für diese Gelenke erscheinen die Silikonprothesen als zu wenig seitenstabil, so dass zurzeit vor allem Endoprothesen mit kondylenartigem Design der Grundgliedkomponente (▶ Abb. 7.10) zum Erreichen zumindest mittelfristig zufrieden stellender Ergebnisse favorisiert werden.

Sie werden von dorsal nach zungenförmiger Umschneidung des Strecksehnenmittelzügels über dem Grundglied implantiert und können bei entsprechender Sehnennahttechnik schon nach Hautnahtentfernung bewegt werden. Da die dorsale Implantation eine Verletzung des Streckapparates mit sich bringt, werden auch palmare und seitliche Implantationstechniken verwendet, die jedoch schwierigier sind.

Bei allen Endoprothesen im Handbereich scheint das Lockerungsverhalten nicht unerheblich von

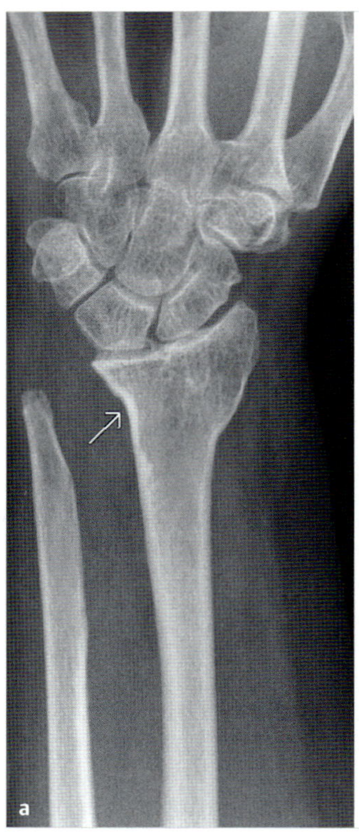

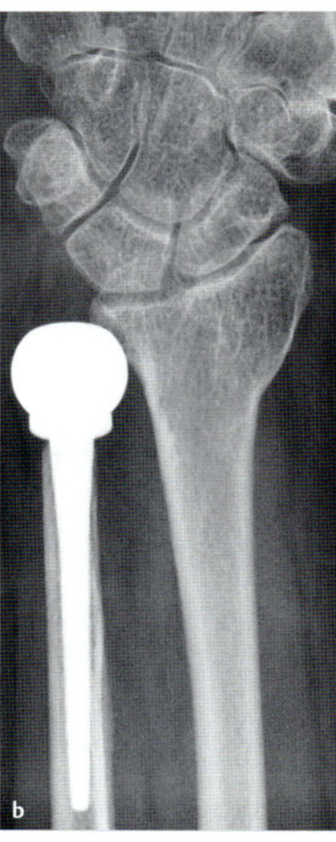

Abb. 7.32 Verwendung der Ulnakopfendoprothese nach fehlgeschlagener Bowers-Operation am DRUG.
a Instabile Elle mit schmerzhaftem Impingement am Radius (Pfeil).
b Beschwerdefreie Patientin nach Umsteigen auf eine Versorgung mit einer Ulnakopfendoprothese.

der Qualität des Knochenlagers abzuhängen. Diese ist nach eigenen Erfahrungen bei posttraumatischen Fällen ohne Begleiterkrankung meist gut.

Fingerendgelenke

Für alle Fingerendgelenke und das Daumengrundgelenk sind nach wie vor Arthrodesen und für das Daumensattelgelenk die Arthroplastik am besten geeignet (Kap. 7.3.1 u. Kap. 7.4.2).

Handgelenke

Verschiedene brauchbare Endoprothesen mit guten mittelfristigen Ergebnissen bei vernünftiger Indikationsstellung stehen auch für den Handgelenkbereich zu Verfügung.

Die Hauptindikationen stellt auch hier die chronische Polyarthritis der Hand und weniger die posttraumatische Arthrose dar (Kap. 20.1.4).

Wegen der speziellen Thematik und der Vielfalt der Modelle muss hier bezüglich der operativen Durchführung auf die weiterführende Literatur und auf die jeweiligen Firmenprospekte mit ihren Operationsanleitungen verwiesen werden.

Endoprothesen des Ellenkopfes

Sie ergänzen die oben angegebenen Verfahren der Arthroplastiken und kommen vor allem infrage zur Beseitigung eines instabilen Ellenendes mit schmerzhaftem Anschlagen am Radius unter Belastung. Auch als primäre Alternative zu diesen resezierenden Verfahren ist bei jungen Patienten der endoprothetische Ulnakopfersatz sinnvoll [11]. Auch Fehlschläge bei vorangegangenen resezierenden Verfahren im Bereich des distalen Radioulnargelenks lassen sich hiermit gut beherrschen (▶ Abb. 7.32 u. ▶ Abb. 7.33).

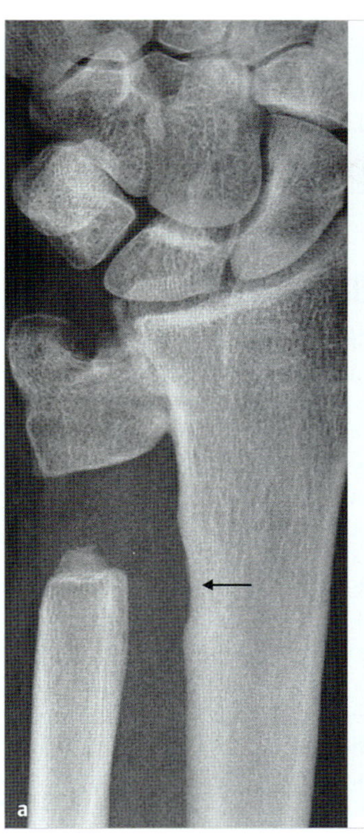

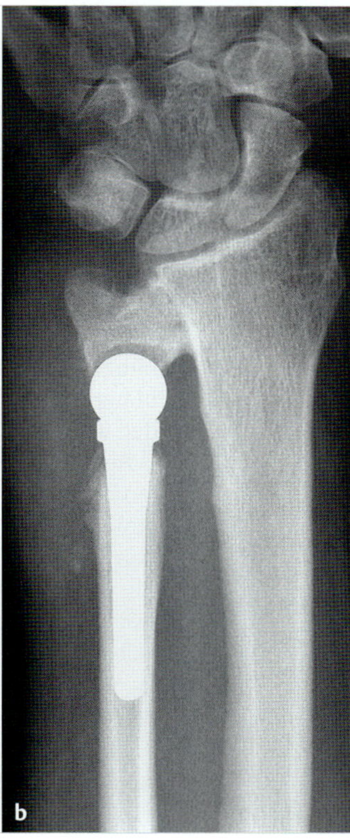

Abb. 7.33 Verwendung der Ulnakopfendoprothese nach fehlgeschlagener Kapanji-Operation am DRUG.
a Schmerzhaftes Impingement nach einer Kapanji-Operation (Pfeil).
b Dauerhaft schmerzfreier Patient bei normaler Funktion nach Prothesenimplantation (Röntgen 4 Jahre nach Einsetzen der Prothese).

7.6 Arthrolysen

Ursachen für Einsteifungen

Nach Gelenkverletzungen und gelenknahen Frakturen kann es vor allem im Zusammenhang mit schweren Quetschungen zu Bewegungsbehinderungen in Mittel- und Grundgelenken trotz ausreichender Übungsbehandlung kommen. Oft liegt in den Mittelgelenken ein Streckdefizit und in den Grundgelenken eine Einschränkung der Beugung vor. Zu den Behinderungen in den Mittelgelenken führt vor allem eine Schrumpfung der beugeseitigen Gelenkkapselanteile. Diese kann durch eine Einblutung oder durch eine fehlerhaft durchgeführte Ruhigstellung ausgelöst worden sein. Auch Verwachsungen von Beuge- oder Strecksehnen mit Knochenkallus können eine Rolle spielen. Dann müssen Kapsellösungen mit Tendolysen (S. 115) kombiniert werden.

7.6.1 Mittelgelenke

Mithilfe einer beugeseitigen Kapsulektomie [5] können kapselbedingte Kontrakturen der Mittelgelenke erfolgreich behandelt werden, sofern eine adäquate postoperative Übungsbehandlung gewährleistet ist. Voraussetzung für Arthrolysen sind intakte Gelenkflächen und eine bereits vorangegangene Übungsbehandlung.

Die *Operation* sollte möglichst erst 6 Monate nach einer Verletzung oder Voroperationen erfolgen, da erst ab diesem Zeitpunkt das Gewebe ödemfrei und elastisch wird.

Man kann von einem winkligen palmaren Hautschnitt wie bei der Beugesehnenchirurgie (▶ Abb. 8.7) auf die Beugesehnenscheide über dem Mittelgelenk eingehen und nach Darstellen der Nerven-Gefäß-Bündel zwischen diesen und der Sehnenscheide die beugeseitige Gelenkkapsel freilegen. Eine teilweise Exzision der palmaren Gelenkkapsel reicht oftmals aus [5] (▶ Abb. 7.34). Bei zusätzlichen Verwachsungen der Beugesehnen in diesem Bereich empfiehlt es sich, die ebenfalls geschrumpfte Sehnenscheide quer rings um die Beugesehnen herum zu inzidieren und die Beugesehnen von Verwachsungen zu befreien. Ergeben sich danach und nach Resektion der beugeseitigen Gelenkkapsel beim Versuch, das Gelenk passiv zu strecken, noch immer Schwierigkeiten, so müssen auch die Seitenbänder eingekerbt werden. Eine vollständige Durchtrennung ist zu vermeiden.

Unmittelbar an den Eingriff sollte sich ab dem 1. postoperativen Tag eine *krankengymnastische Nachbehandlung* anschließen, die ggf. 1 Woche stationär und mindestens weitere 6 Wochen ambulant in konsequenter Weise durchgeführt wird und neben der aktiven vor allem die passive Streckung des operierten Gelenks beinhaltet. Gegebenenfalls ist eine ergänzende, vorsichtig dosierte Quengel-Behandlung durch spezielle Fingerschienen sinnvoll (z. B. mit handelsüblichen Sporlastik-Fingerschienen oder individuell angepassten thermoplastischen Schienen, die stundenweise zu tragen sind) (▶ Abb. 7.35).

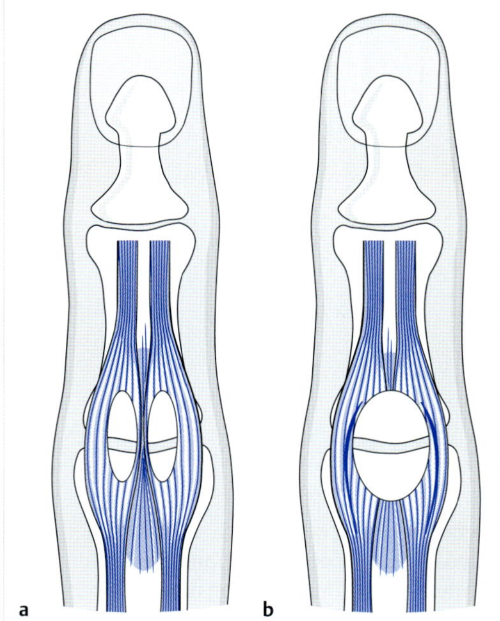

Abb. 7.34 Kapsulektomie im Bereich der Mittelgelenke.
a Partielle Resektion der beugeseitigen Mittelgelenkkapsel zur Behandlung einer Beugekontraktur.
b Vollständige Resektion.

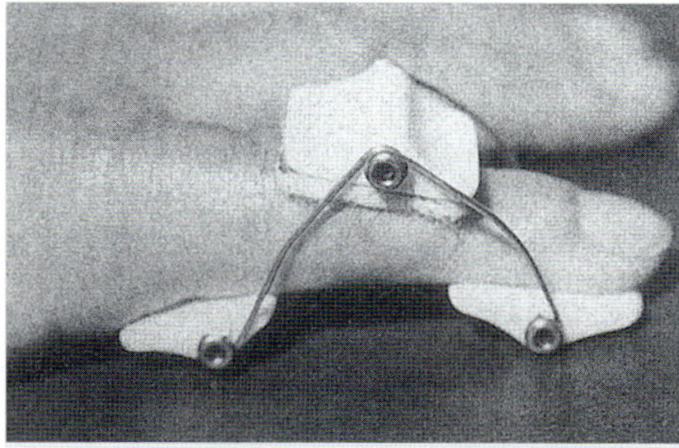

Abb. 7.35 Beispiel für eine Quengel-Behandlung eines Kleinfingermittelgelenks mit einer handelsüblichen elastischen Schiene.

7.6.2 Grundgelenke

Im Bereich der Grundgelenke liegen meist Verklebungen der beugeseitigen Gelenkkapsel, kombiniert mit einer Schrumpfung der Kollateralbänder, vor.

Als mobilisierende *Operation*, durch die der fehlende Faustschluss unter Umständen wieder hergestellt werden kann, empfiehlt sich das Abtrennen der Kollateralbänder am Mittelhandköpfchen mit Lösen der beugeseitig intraartikulären Verwachsungen [40] über eine dorsal um das Grundgelenk herum geführte Hautinzision oder über feine Stichinzisionen beidseits der Strecksehnen. Gelegentlich müssen zusätzlich kontrakte dorsale Kapselanteile zwischen Gelenk und Strecksehnen reseziert werden. Danach lassen sich die Gelenke in der Regel bis 90° beugen.

Bereits ab dem 2. postoperativen Tag sollten 1–2-mal täglich die Gelenke vorwiegend aktiv, aber auch vorsichtig passiv unter gleichzeitigem axialem Zug durchbewegt werden. Die weitere *Physiotherapie* ist konsequent mindestens 3 Monate fortzusetzen und sollte durch manuelle Therapie und fallweise auch Ergotherapie ergänzt werden.

7.7 Denervierungen

7.7.1 Handgelenkdenervierung

Indikation

Die sensible Neurotomie als palliative gelenkerhaltende Maßnahme wurde von Wilhelm für die Behandlung sowohl der Epikondylitiden des Ellenbogens, der Neuralgie des N. interosseus dorsalis im dorsalen Handgelenk- und Handwurzelbereich und der Styloiditis radii als auch für schmerzhafte arthrotische Prozesse der Handwurzel und Fingergelenke angegeben [42], [43]. Sie ist als funktionserhaltende Alternative zu Arthrodesen oder Endoprothesen gedacht. Motorik, Oberflächen- und Tiefensensibilität bleiben erhalten, lediglich gelenkinnervierende Nervenäste werden ausgeschaltet (sorgfältige Präparation vorausgesetzt).

Dem *Vorzug* der Funktionserhaltung stehen bei diesen Verfahren im klinischen Alltag folgende *Nachteile* gegenüber:

- Bei der Beurteilung des Operationserfolges ist man allein auf subjektiven Angaben und die Ehrlichkeit des Patienten angewiesen, eine objektive Überprüfung ist kaum möglich. Das bedeutet z. B., dass bei einem Rentenwunsch die Behauptung des Patienten, die schweren Gelenkschmerzen bestünden weiter, nicht zu widerlegen ist.
- Die Symptomatik kann auch bei anfänglicher Schmerzfreiheit nach einigen Jahren wiederkehren.

Diese Faktoren sollten bei der Abgrenzung der Indikation gegenüber Alternativverfahren bedacht werden.

Um die Misserfolgsrate gering zu halten, müssen präoperativ folgende *Voraussetzungen* erfüllt sein [42]:

- Die betroffenen Gelenke sollten einen erhaltenswerten Bewegungsumfang aufweisen.
- Die Schmerzsymptomatik sollte möglichst auf den Gelenkbereich begrenzt sein, da bei hochgradigen Arthrosen mit ausgedehnter Schmerzsymptomatik ein Teil der Schmerzleitung über nichtbeeinflussbare intraossäre Nervenfasern erfolgt.
- Durch eine Testausschaltung der zu durchtrennenden Nervenbahnen und Nervenäste mit einem Lokalanästhetikum muss eine Schmerzfreiheit zu erzielen sein.
- Grundlegende biomechanische Pathologien werden durch den rein palliativen Eingriff nicht gelöst.

Innervation des Handwurzelskeletts

Streckseitig hat der N. interosseus posterior (ein Endast des N. radialis) die größte Bedeutung (▶ Abb. 7.36a). Er versorgt mit seinen Aufzweigungen dorsalseitig das distale Radioulnargelenk, das Radiokarpalgelenk und die meisten Interkarpalgelenke mit ihrem Bandapparat bis hin zu den Kar-

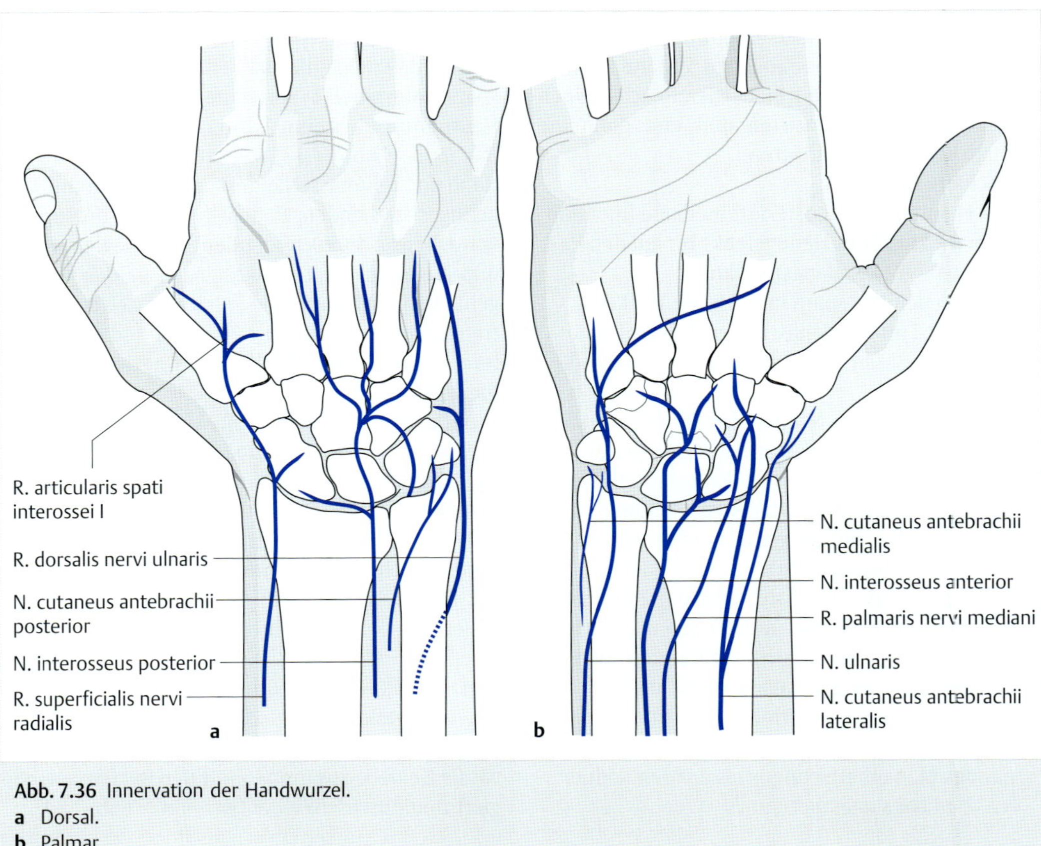

Abb. 7.36 Innervation der Handwurzel.
a Dorsal.
b Palmar.

pometakarpalgelenken II–V. Ergänzt wird die streckseitige Innervation durch feine Gelenkäste aus dem N. cutaneus antebrachii posterior (ebenfalls aus dem N. radialis abzweigend), dem R. dorsalis n. ulnaris (ulnare Handwurzel) und dem R. superficialis n. radialis (radiale Handwurzel).

Beugeseitig ist der N. interosseus anterior für die palmare Innervation des distalen Radioulnargelenks, des Radiokarpalgelenks und für die Interkarpalgelenke am wichtigsten. Weitere Bedeutung haben auf der radialen Beugeseite feine Gelenkäste aus dem N. cutaneus antebrachii lateralis (Endast des N. musculocutaneus) und aus dem R. palmaris n. mediani. Ulnarseitig erfolgt die palmare Innervation proximal durch Gelenkäste des N. ulnaris, distal durch Abzweigungen aus dem R. profundus n. ulnaris und in geringerem Umfang durch Ausläufer aus dem N. cutaneus antebrachii medialis (▶ Abb. 7.36).

Präoperative Testblockade

Hierfür geeignet sind vor allem rasch wirksame Lokalanästhetika. Um eine genaue Information über die für die Schmerzsymptomatik hauptverantwortlichen Nervenstränge zu erhalten, empfiehlt es sich, nach jeder Blockade zunächst einen etwaigen Erfolg abzuwarten und erst dann die nächste Region zu infiltrieren.

Blockiert werden:

1. Der N. interosseus posterior: mediane Injektion 3 cm proximal des Handgelenks bis auf den Radius (ca. 1 ml Lokalanästhetikum),
2. der R. articularis spatii interossei I: Injektion von ca. 0,5 ml Lokalanästhetikum dorsal zwischen den Basen des 1. und 2. Mittelhandknochens,
3. die Gelenkäste des N. cutaneus antebrachii lateralis: Umspritzen der A. radialis 3 cm proximal des Handgelenks (ca. 1 ml Lokalanästhetikum),
4. der R. superficialis n. radialis: quere subkutane, um den Radius herum geführte Injektion (ca. 3 ml Lokalanästhetikum),
5. der R. palmaris n. mediani: subkutane Infiltration zwischen A. radialis und der Sehne des M. palmaris longus in der distalen Handgelenkbeugefalte (ca. 1–2 ml Lokalanästhetikum),
6. der N. interosseus anterior: Infiltration 3 cm proximal der distalen Handgelenkbeugefalte ulnar des M. palmaris longus bis auf den Radius (ca. 2 ml Lokalanästhetikum),
7. die aus dem tiefen Endast des N. ulnaris stammenden Rr. perforantes im Bereich der Intermetakarpalgelenke II und III: dorsale Injektion in diesem Bereich von jeweils ca. 0,5 ml Lokalanästhetikum,
8. die vom R. dorsalis n. ulnaris abgehenden Gelenkäste: Infiltration der Umgebung des Processus stylodieus ulnae (ca. 2 ml bis auf den Knochen),
9. der N. cutaneus antebrachii posterior: quere subkutane Infiltration von der Basis des Processus styloideus ulnae bis zum Radioulnargelenk (ca. 2 ml Lokalanästhetikum).

Operative Durchführung

Als erstes wird der N. interosseus posterior von einer queren Inzision etwa 3 cm proximal der Handwurzel dargestellt. Die Fingerstrecksehnen müssen zum Auffinden des über dem Radius längs verlaufenden Nervs nach ulnar gehalten werden (Nr. 1 in ▶ Abb. 7.37). Nach möglichst proximaler Durchtrennung wird der zentrale Nervenstumpf mit einer Klemme gefasst und durch Ausreißen zusätzlich zerstört.

Es schließt sich die Darstellung des R. articularis spatii interossei I von einem kleinen dorsalen Hautschnitt über dem 1. Intermetakarpalgelenk an (Nr. 2 in ▶ Abb. 7.37). Diesen findet man in der Nähe der Teilungsstelle des zum Daumen und Zeigefinger ziehenden Radialisasts, der dorsoradial von einer leicht zu findenden Vene begleitet wird und aus dem der Gelenkast nach palmar hin abgeht. Auch hier wird eine Exhärese nach seiner Abtrennung vom Radialisast empfohlen [42]. Die weitere Denervierung erfolgt ohne gezielte Nervendarstellung.

Auf der radialen Beugeseite wird ein vom Os trapezium bis über den Pronator quadratus reichender bogenförmiger Hautschnitt angelegt. Beim epifaszialen Abpräparieren des Hautmantels um den distalen Radius und seinen Processus styloideus herum nach dorsal kommt es zur Durchtrennung der Gelenkäste, die hier von in der Subkutis verlaufenden Rr. superficiales n. radialis abgehen (Nr. 3 in ▶ Abb. 7.37). Die zum Gelenk ziehenden Endäste des N. cutaneus antebrachii lateralis werden vom gleichen Hautschnitt aus nach Darstellen der A. radialis ausgeschaltet, indem man das paravasale Gewebe zusammen mit den Begleitvenen ligiert und durchschneidet (Nr. 4 in ▶ Abb. 7.37).

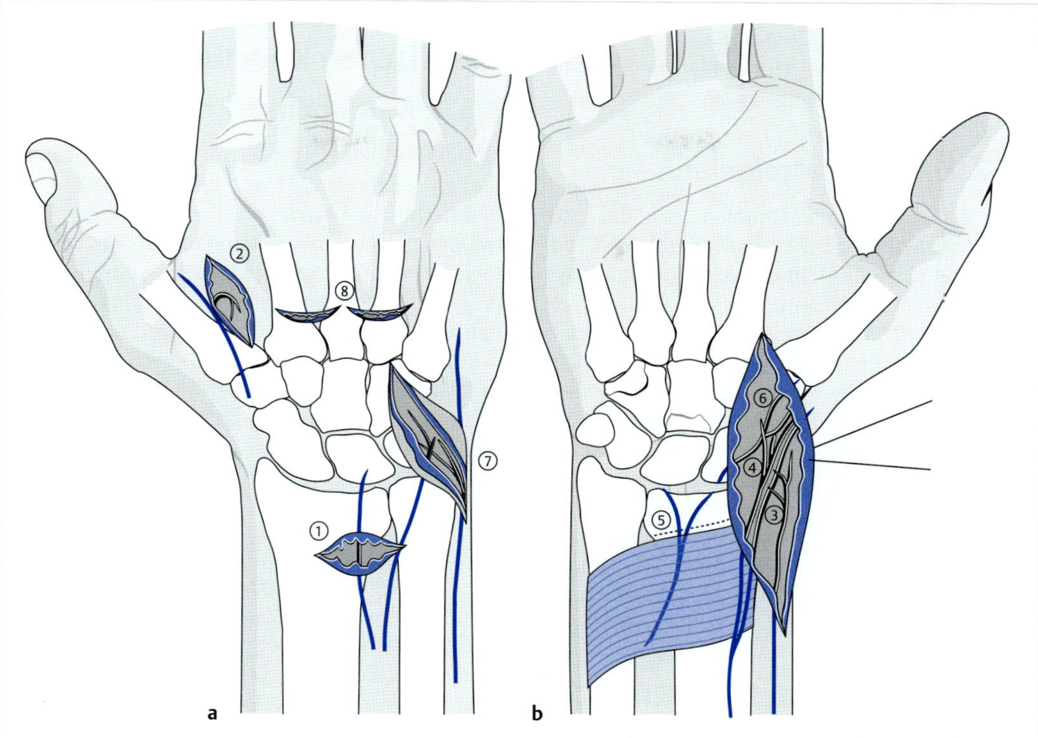

Abb. 7.37 Denervierung der Handwurzel.
a Dorsal.
b Palmar.
1 N. interosseus posterior,
2 R. articularis spatii interosseus I,
3 Gelenkäste des N. radialis,
4 Gelenkäste des N. cutaneus antebrachii lateralis,
5 N. interosseus anterior,
6 Gelenkäste des R. palmaris n. mediani,
7 Gelenkäste des N. ulnaris, des N. cutaneus antebrachii posterior und des N. cutaneus antebrachii medialis,
8 Rr. articulares spatii interossei II, III, aus dem tiefen Endast des N. ulnaris

7

Zur Unterbrechung des N. interosseus anterior folgt zwischen der A. radialis und der Sehne des M. flexor carpi radialis die Darstellung des distalen M. pronator quadratus. Der N. medianus und die Beugesehnen werden mit einem langen Haken nach ulnar gehalten und das Bindegewebe am distalen Rand wird elektrisch bis auf das Periost des Radius parallel zur Gelenkfläche samt den darin befindlichen Nerven durchtrennt (Nr. 5 in ▸ Abb. 7.37). Am distalen Ende der bogenförmigen Inzision kann man durch subkutanes Präparieren nach medial auch den Gelenkast des R. palmaris n. mediani durchtrennen (Nr. 6 in ▸ Abb. 7.37).

Erstreckt sich die Schmerzsymptomatik auf das ulnare Handgelenk, so kann durch einfaches epifasziales Abpräparieren des Hautmantels um den Processus styloideus ulnae und das ulnare Handgelenk herum bei sorgfältiger Schonung des im subkutanen Gewebe verlaufenden dorsalen Astes des N. ulnaris (leicht S-förmig geschwungener dorsoulnarer Hautschnitt) eine zusätzliche Denervierung der ulnaren Handseite erfolgen (Nr. 7 in ▸ Abb. 7.37).

Fallweise kann zudem bei Schmerzen im distalen Handwurzelbereich ein dorsales Freilegen der Interkarpalgelenke II und III (quere Hautinzision, Auseinanderhalten der Strecksehnen) mit nachfolgender elektrischer Durchtrennung des nervenhaltigen Bindegewebes über der Basis der betreffenden Mittelhandknochen sinnvoll sein (Nr. 8 in ▸ Abb. 7.37).

Postoperativ ist eine 3-wöchige Ruhigstellung des Handgelenks mit einer dorsalen Unterarmgipsschiene angebracht. Die Finger bleiben dabei für sofortige Bewegungsübungen frei.

7.7.2 Daumensattelgelenk

Außer dem Handgelenk kommen auch das Daumensattelgelenk und die Grund-, Mittel- und Endgelenke der Finger II–V für Denervierungen infrage.

Am Daumensattelgelenk müssen außer dem R. superficialis n. radialis mit seinem R. articularis spatii interossei I und dem N. cutaneus antebrachii lateralis (das Vorgehen wurde bereits bei der Denervierung der Handwurzel beschrieben) noch zusätzlich vom N. medianus kommende Gelenkäste durchtrennt werden. Hierzu erfolgt eine palmare Freilegung des Gelenks durch einen bogenförmigen Schnitt mit Ablösen der proximalen Thenarmuskulatur. Anschließend wird das Gelenk distal und proximal elektrisch bis auf das Periost palmar und radial umschnitten.

7.7.3 Grund-, Mittel- und Endgelenke der Finger II–V

Zu diesen Gelenken ziehen feine Äste der dorsalen und palmaren Fingernerven. Sie verlaufen teils neben der Beugesehnenscheide, teils unter der Streckaponeurose oder treten durch diese zur Gelenkkapsel hindurch.

Die Denervierung erfolgt von seitlichen Mittelschnitten beidseits der Gelenke oder von einem bogenförmigen dorsalen Hautschnitt aus. Nach der Darstellung des Seitenbandapparats werden der palmare Weichteilmantel mit den in ihm verlaufenden Fingernerven soweit erreichbar von der Beugesehnenscheide und der dorsale Weichteilmantel vollständig von den Anteilen der Streckaponeurose abpräpariert. Am Endgelenk wird beidseits der Strecksehne, am Mittelgelenk beidseits des Strecksehnenmittelzügels und am Grundgelenk nach medianem Längsspalten des Streckapparats das Gelenk eröffnet und nach einer Synovektomie und Exophytenabtragung vor allem subkapital der Knochen bei sorgfältigem Schutz der Weichteile (Fettgewebe, Strecksehne) mit dem elektrischen Messer (Schneidestrom) bis zur Beugesehnenscheide hin umfahren, um auch die auf dem Periost verlaufenden Nervenfasern zu erfassen. Vor allem an Grund- und Mittelgelenken sind reproduzierbar gute Ergebnisse zu erzielen [21].

7.8 Rekonstruktive Eingriffe bei aseptischen Knochennekrosen

7.8.1 Mondbeinnekrose

Im Allgemeinen werden *ätiologisch* neben traumatischen Faktoren [34] vor allem anlagebedingte und berufliche Ursachen mit wiederholten Mikrotraumen diskutiert. Mondbeinnekrosen bei Leuten, die beruflich mit Schlagbohrmaschinen oder Presslufthämmern arbeiten, werden im Allgemeinen als Berufserkrankung anerkannt.

Eine Minusvariante der Elle (▶ Abb. 7.38) soll in ca. 60% der Fälle einer Lunatummalazie vorliegen [7]. Daher wird auch eine zu hohe Druckbelastung mit daraus resultierender Durchblutungsstörung des Mondbeins diskutiert.

Symptome – Diagnostik

Die Beschwerden bestehen in allmählich zunehmenden Schmerzen des Handgelenks (anfänglich nur bei stärkerer Arbeitsbelastung). Später kommen Kraftminderung und Bewegungseinschränkungen hinzu. In Spätfällen kann durch den chronischen Reizzustand in der Umgebung des Mondbeins, das den Boden des Karpaltunnels bildet, auch eine Medianuskompressionssymptomatik ausgelöst werden (Kap. 19.4.1).

Röntgenologisch zeigen sich in solchen Fällen beim Vorliegen eines Frühstadiums entweder nur eine Dichtezunahme der Knochenstruktur (Stadium I) oder bereits strukturelle, bisweilen zystische Veränderungen im Mondbein (Stadium II), während die äußere Kontur noch erhalten ist [7], [41]. Die weiteren Stadien (III und IV) sind gekennzeichnet durch Veränderungen der Mondbeinkontur mit verdichteten Randbezirken und arthrotischen Ausziehungen bis hin zur Fragmentierung und zum vollständigen Kollabieren des Mondbeinkörpers (▶ Abb. 7.39).

Die besten Aussagen über den Zustand des Mondbeins und das Stadium einer Mondbeinnekrose ergeben Kernspintomografie und Computertomografie.

Therapie

Mehrere Behandlungsverfahren stehen zur Verfügung. Eine konservative 2–3-monatige Immobilisierung in einem Unterarmgips kann in einem *Frühstadium* ein Fortschreiten der Mondbeinnekrose verhindern und zur teilweisen Normalisierung der Knochenstruktur mit Verminderung der Beschwerden führen [43].

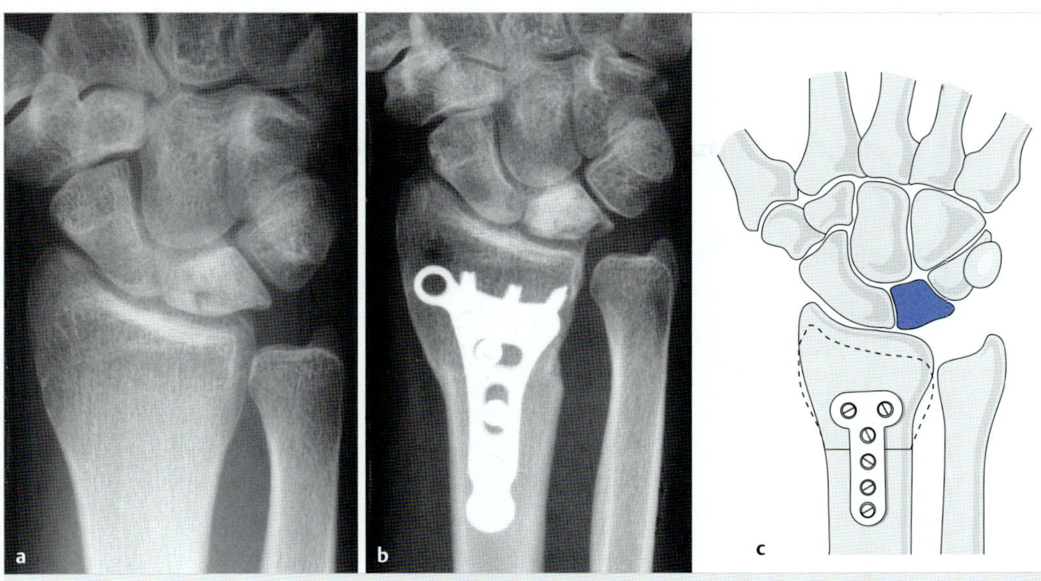

Abb. 7.38 Mondbeinnekrose Stadium II bei Minusvariante der Elle.
a Ausgangsröntgenbild.
b Nach Verkürzung gleiches Niveau wie das Ellenköpfchen (zusätzlich ist noch ein vaskularisierter Knochenspan implantiert, s. ▶ Abb. 7.40).
c Schemazeichnung.

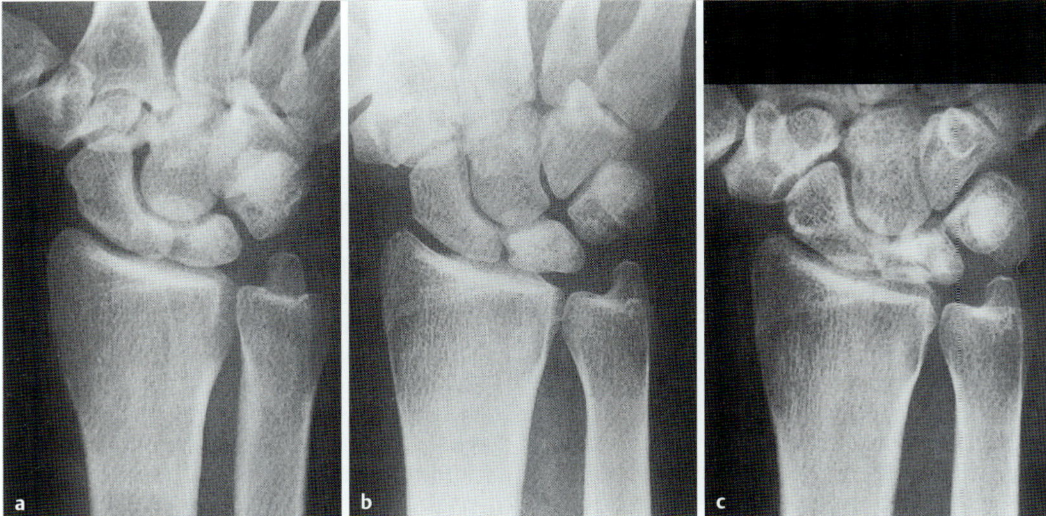

Abb. 7.39 Mondbeinnekrose in verschiedenen Stadien.
a Dichtezunahme der Knochenstruktur (St. I).
b Strukturveränderungen (St. II).
c Fragmentierung des Mondbeins (St. III–IV).

Eine alleinige Resektion des Mondbeins ohne Ersatz wird als ungünstig angesehen, da durch die Überlastung der verbliebenen Gelenkflächen zwischen Radius und benachbartem Kahnbein als Spätfolge häufig eine schwere Handgelenkarthrose und Verschiebungen im Gefüge der verbliebenen

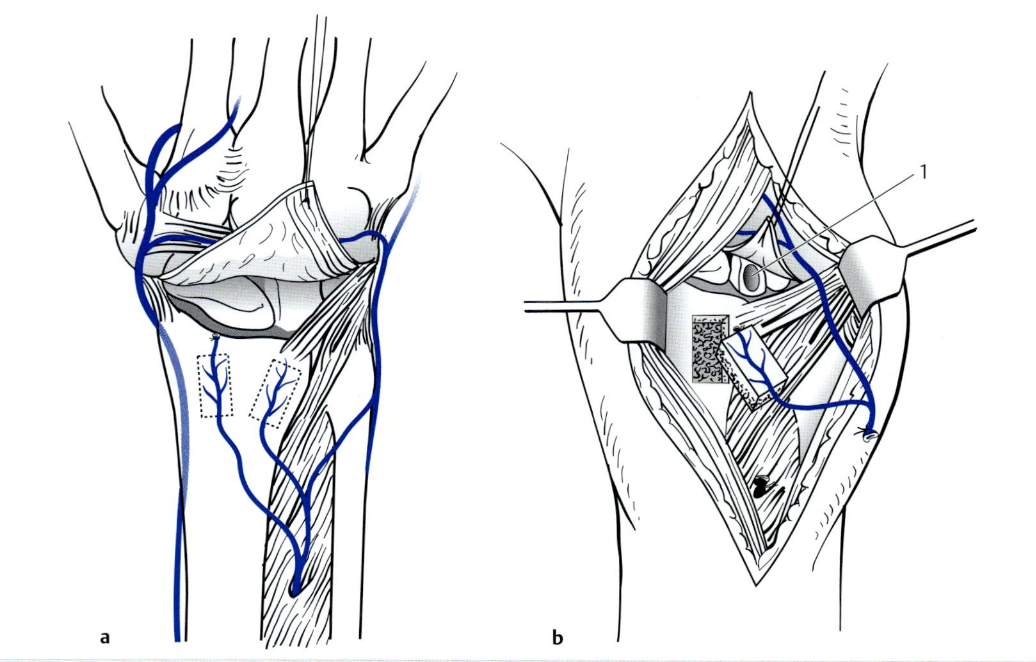

Abb. 7.40 Revaskularisation des Mondbeins durch einen gefäßgestielten Knochenspan von dorsal.
a Entnahmestelle für vaskularisierte Knochenspäne.
b Gehobener Span vor dem Einsetzen in das ausgehöhlte Mondbein (1).

Handwurzelknochen beobachtet werden. Platzhalter wie Sehneninterponate (Palmaris-longus-Sehne) [16], [41] oder entsprechend geformte Silikonkörper, die von einer einige Jahre nach der Operation auftretenden Silikonsynovitis belastet waren, haben sich nicht bewährt [4].

Operativ kommen daher infrage:

- Der *Längenausgleich* einer im Vergleich zum Radius zu kurzen Elle (Minusvariante der Elle), wenn bei Vorliegen dieser anatomischen Variation die Veränderungen im Os lunatum noch nicht allzu ausgeprägt sind (Stadium I – II) [6], [20]. Sie erfolgt meist durch eine *Verkürzung der Speiche* (▶ Abb. 7.38). Diesem Vorgehen liegt die Vorstellung zugrunde, dass durch die Längenkorrektur eine Lockerung des ulnaren Handgelenkbandapparats und damit eine Druckentlastung der ulnaren Radiusgelenkfläche, die mit dem Mondbein artikuliert und den Druck auf dieses weitergibt, erzielt wird.
- *Revaskularisierende Maßnahmen* mit gefäßgestielten Knochenspänen vom palmaren oder dorsalen Radiusbereich. Diese Spanverpflanzungen sind dann sinnvoll, wenn die äußere Mondbeinkontur noch erhalten ist (Stadium I – II) [28] (▶ Abb. 7.40).
- Der *Ersatz des Mondbeins* durch ein an seinem Gefäßstiel verbleibendes Os pisiforme (Stadium III – IV).
- Eine *STT-Arthrodese* (zwischen Skaphoid, Trapezium und Trapezoideum), wodurch eine das Mondbein entlastende Stabilisierung der Handwurzel erreicht werden soll (Stadium II – III) oder eine *Handgelenkteilarthrodese* zwischen Radius, Mond- und Kahnbein (s. Kap. 7.3.6) (Stadium III – IV) [18].
- Eine weitere Möglichkeit für Spätstadien (Stadium III – IV) stellt die Resektion des Mondbeins und dessen *Ersatz durch den Kopf des Os capitatum* dar (▶ Abb. 7.41) bei gleichzeitiger mediokarpaler Arthrodese und Auffüllung des entstehenden Defekts im Os capitatum mit einem kortikospongiösen Beckenkammspan [24].
  Die Operation wird ebenso wie die Handgelenkarthrodesen (▶ Abb. 7.19, ▶ Abb. 7.22) von dorsal her durchgeführt. Zur Stabilisierung können K-Drähte oder kleine Platten verwendet werden (▶ Abb. 7.41). Die eigenen Erfahrungen mit die-

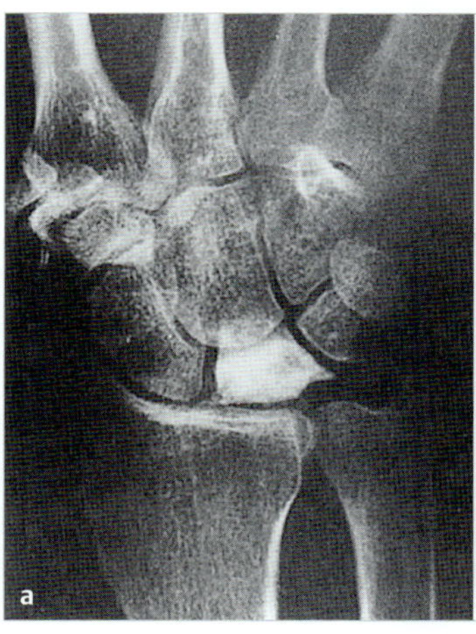
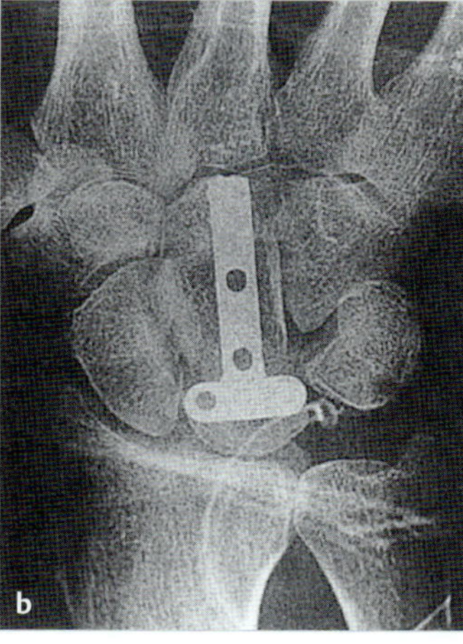

Abb. 7.41 Mondbeinersatz durch den Kopf des Kapitatums.
a Mondbeinnekrose St. IV.
b Nach Entfernen des Mondbeins wurde das Kapitatum in der Mitte osteotomiert und sein Kopf nach proximal in die radiokarpale Gelenkebene verlagert. In den Zwischenraum wurde ein kortikospongiöser Beckenkammspan eingesetzt.

ser Methode sind gut. Das Verlagern des proximalen Kapitatumanteils nach querer Osteotomie bedarf einigen Kraftaufwands. Der Kopf sollte gerade eben auf das Gelenkniveau zur Radiusgelenkfläche hingebracht werden. Es verbleibt auf Dauer nach 4-wöchiger Ruhigstellung und 2 – 3-monatiger Übungsbehandlung im Allgemeinen die Beweglichkeit des Radiokarpalgelenks, während die Beweglichkeit des Mediokarpalgelenks aufgehoben ist.

- Bei fehlenden Arthosezeichen im Radiokarpalgelenk und im Mediokarpalgelenk (vorherige Arthroskopie!) wird auch die sog. *„Proximal Row Carpectomy" (komplette Entfernung der proximalen Handwurzelreihe) empfohlen (Stadium III – IV)* [12].
- Alternativ kann bei geeigneten Patienten zunächst auch eine Schmerzausschaltung mithilfe der von Wilhelm angegebenen *Handgelenkdenervierung* (Kap. 7.7) versucht werden.

In der Vielzahl der Verfahren spiegelt sich die Problematik der Behandlung wider.

7.8.2 Aseptische Kahnbeinnekrose (Morbus Preiser)

Die genaue Ursache für dieses sehr seltene, 1910 erstmals beschriebene [32] Krankheitsbild, das zu einer Fragmentierung der proximalen Kahnbeinhälfte führt, ist unbekannt. Zusammenhänge mit starkem Rauchen erscheinen wie bei anderen aseptischen Knochennekrosen möglich.

Die *Symptome* sind ähnlich wie bei Mondbeinnekrosen oder Kahnbeinpseudarthrosen.

Eine sichere *Diagnose* kann bei Kenntnis des Krankheitsbilds meist schon durch das normale Röntgenbild gestellt werden. Eine Kernspintomografie kann eventuelle Zweifel in der Abgrenzung zur Kahnbeinpseudarthrose beseitigen.

Die *Therapie* gilt als schwierig. Revaskularisierende Maßnahmen mit einem vaskulär gestielten Knochenspan kommen infrage, scheinen aber nicht ohne weiteres den Nekroseprozess aufhalten zu können, so dass als Auswege die Kahnbeinentfernung in Kombination mit einer Teilarthrodese der Handwurzel zwischen Kapitatum, Lunatum, Triquetrum und Hamatum (Four Corner Fusion) oder eine Exstirpation der proximalen Handwurzelreihe (Proximal Row Carpectomy) und in Fällen mit fortgeschrittener Arthrose eine komplette Handgelenkarthrodese infrage kommen [32].

Literatur

[1] Blanco R, Blanko F. The use of a bone peg in the Sauvé-Kapandji Operation. J Hand Surg. 1994; 19-B: 221

[2] Bowers WH. Distal radioulnar joint arthroplasty: The hemiresection-interposition technique. J Hand Surg. 1985; 10 A: 169

[3] Brüser P. Die Resektionsarthroplastik mit Interposition der palmaren Faserplatte zur Behandlung posttraumatischer oder idiopathischer Arthrosen der Fingergrund- und Mittelgelenke. Der Orthopäde 2008; 37 (12): 1180–1186

[4] Carter PR, Benton LJ, Dysert PA. Silikone rubber carpal implants: A study of the incidence of late osseous complications. J Hand Surg. 1986; 11 A: 639

[5] Curtis RM. Capsulectomy of the interphalangeal joints of the fingers. J Bone Jt Surg. 1954; 36-A: 1219

[6] Darrach W. Anterior dislocation of the head of the ulna. Ann Surg. 1912; 56: 802

[7] Decloux P, Marchaud M, Minet P, Razemon JP. La maladie de Kienböck chez le mineur. Etude clinique et pathoginique. Lille Chir. 1957; 2: 65

[8] Eaton RG, Littler JW. Ligament reconstruction for the painful thumb carpometacarpal joint. J Bone Jt Surg. 1973; 55-A: 1655

[9] Foille J. Le "carpe bossu". Bull Mere Soc Natl Chir 1931

[10] Fowler SB. Arthroplasty of metacarpophalangeal joints in rheumatoid arthritis. J Bone Jt Surg. 1962; 44-A: 1037

[11] Garcia-Elias M. Failed ulnar head resection: Prevention and treatment. J Hand Surg. 2002; 27 B: 470

[12] Green DR. Proximal Row Carpectomy in Hand Clinics. In: Taleisnik J, ed. Management of Wrist problems. London: Saunders; 1987

[13] Heim U, Pfeiffer KM. Periphere Osteosynthesen. 3. Aufl. Berlin: Springer; 1988

[14] Kalb K, Markert S. Erste Erfahrungen mit der Osteoligamentoplastik und Kapsulodese nach Cuénod zur Behandlung der chronischen skapholunären Dissoziation. Handchir Mikrochir Plast Chir. 2003; 35: 310

[15] Kitzinger HB, Löw S, Karle B, Lanz U, Krimmer H. Der posttraumatische karpale Kollaps – Längerfristiger Verlauf nach mediokarpaler Teilarthrodese. Handchir Mikrochir Plast Chir. 2003; 35: 282

[16] Koob E. Die Mondbeinnekrose. Handchirurgie. 1973; 5: 173

[17] Lener M, Judmaier W, Gabel M, Pechlauer S, Dessel A, Hackel M. Diagnostik des ulno-karpalen Komplexes im MR-Movie. Handchir Mikrochir Plast Chir. 1994; 26: 115

[18] Meier R, Griensyen M, Krimmer H. Scaphotrapeziotrapezoid (SST)- Arthrodesis in Knienböck's disease. Hand Surg 2004; 29 (6): 580–4

[19] Meier R. Lanz U, Krimmer H. Teilfusionen am Handgelenk – eine Alternative zur Totalarthrodese. Unfallchirurg 2002; 105 (9): 762–74

[20] Meier R, Prommersberger KJ, Krimmer H. Teilarthrodesen von Skaphoid, Trapezium und Trapezoideum (STT-Fusion). Handchir Mikrochir Plast Chir. 2003; 35: 323

[21] Merk R, Rudigier J. Die Denervierung von Fingergelenken als Alternative zur Arthrodese und Endoprothrese. Handchir Mikrochir Plast Chir. 2002; 34: 182

[22] Milford L. The hand. In: Edmonson AS, Crenshaw AH, eds. Campbell's Operative Orthopaedics. Vol. I. 6. ed. St. Louis: Mosby; 1980

[23] Millesi H. Gelenkplastiken der Fingergelenke nach posttraumatischen Zuständen. Hefte Unfallheilkunde. 1980; 141: 229

[24] Nigst H. Erkrankungen der Knochen. In: Nigst H, Buck-Gramcko D, Millesi H, eds. Handchirurgie. Bd. I. Stuttgart: Thieme; 1981

[25] Pechlander S. Die posttraumatische palmare Instabilität des Daumengrundgelenks. „Der andere Skidaumen". Handchir Mikrochir Plast Chir 1999; 31: 3–9

[26] Pieper W. Fingerhaltung durch operative Gelenkversteifung in Funktionsstellung. Langenbecks Arch klin Chir. 1961; 299: 126

[27] Reill P. Die operative Behandlung der Daumensattelgelenksarthrose. Plastische Chirurgie. 1977; 1: 37

[28] Sauerbier M, Bishop AT. Anwendungsmöglichkeiten gestielter vaskularisierter Knochentransplantate vom distalen Radius. Handchir Mikrochir Plast Chir. 2001; 33: 387

[29] Sauvé L, Karpandji M. Nouvelle technique de traitement chirurgical des luxations récidivantes isolées de l'extrémité inferieure du cubitus. Journal de Chirurgie. 1936; 47: 589

[30] Scheker LR, Belliappa PP, Acosta R, German DS. Reconstruction of the dorsal ligament of the triangular fibrocartilage complex. J Hand Surg. 1994; 19-B: 310

[31] Segmüller G. Stabile Osteosynthese in der rekonstruktiven Chirurgie der Hand. Handchirurgie. 1976; 8: 23

[32] Sennwald G. Das Handgelenk. Berlin: Springer; 1987

[33] Smith RJ. Posttraumatic instability of the metacarpophalangeal joint of the thumb. J Bone Jt Surg. 1977; 59-A: 14

[34] Stamm TT. Excision of the proximal row of the carpus. Proc R Soc Med. 1944; 38: 74

[35] Steinhäuser J. Langzeitergebnisse mit der transnaviculolunären Resektionsarthroplastik bei fortgeschrittener Mondbeinnekrose. Arch Orthop Unfallchir. 1974; 78: 237

[36] Stellbrink G. Arthroplastik des Handgelenks. Orthopädie. 1973; 2: 48

[37] Swanson AB. Reconstructive Surgery in the Arthritic Hand and Foot. CIBA-Pharmaceutical Co. 1979; 31: 6

[38] Taleisnik J. The wrist. New York: Churchill Livingstone; 1985

[39] Tonkin MA, Beard AJ, Kemp SJ, Eakins DF. Sesamoid arthrodesis for hyperextension of the thumb metacarpophalangeal joint. J Hand Surg (Am) 1995; 20: 334–8

[40] Trojan E, Vecsei V. Wiederherstellungschirurgie nach Knochen- und Gelenkverletzungen. In: Nigst H, Buck-Gramcko D, Millesi H, eds. Handchirurgie. Bd. 11. Stuttgart: Thieme; 1983

[41] Vainio K, Reimann J, Pulkki T. Results of arthroplasty of the MCP joints in rheumatoid arthritis. Reconstr Surg Traumat. 1967; 9: 1

[42] Wilhelm A. Die Eingriffe zur Schmerzausschaltung durch Denervierung. In: Wachsmuth W, Wilhelm A, eds. Die Operationen an den Extremitäten. 3. Teil: Die Operationen an der Hand. Berlin: Springer; 1972

[43] Wilhelm A. Schmerzzustände im Bereich der oberen Extremitäten und ihre Behandlung. Chirurg. 1973; 44: 249

Kapitel 8

Beugesehnenverletzungen

8

8 Beugesehnenverletzungen

8.1 Anatomie

8.1.1 Finger II–V

Besonders im Bereich der Finger II–V weisen die Beugesehnen eine sehr differenzierte Anatomie auf (▸ Abb. 8.1, ▸ Abb. 8.2, ▸ Abb. 8.3). Die tiefe Beugesehne tritt durch die oberflächliche in Höhe der Grundphalanx hindurch. An der dem Knochen zugewandten Seite der Sehnen findet man mehrere als *Vincula tendinum* bezeichnete Faserzüge, die Arterien und Venen für die Beugesehnen enthalten. Nach Verlassen der Vinkula verlaufen die Gefäße vorwiegend in der dem Knochen zugewandten Seite des peritendinösen Gewebes. Ein Teil der Vinkula entspringt vom Peritendineum der nach ihrer Teilung tiefer liegenden oberflächlichen Beugesehne oder treten durch sie mit ihren ernährenden Gefäßen hindurch (▸ Abb. 8.1). Dieser für die Sehnenernährung wichtigen Bedeutung der Vinkula wird bei der operativen Behandlung von Verletzungen Rechnung getragen.

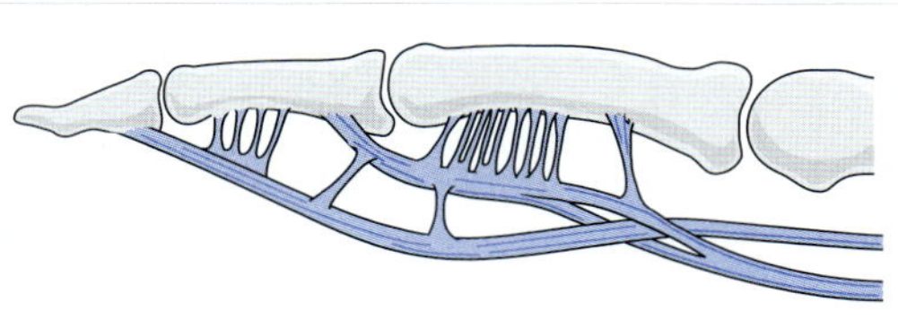

Abb. 8.1 Anordnung der zu beiden Beugesehnen ziehenden Vinkula.

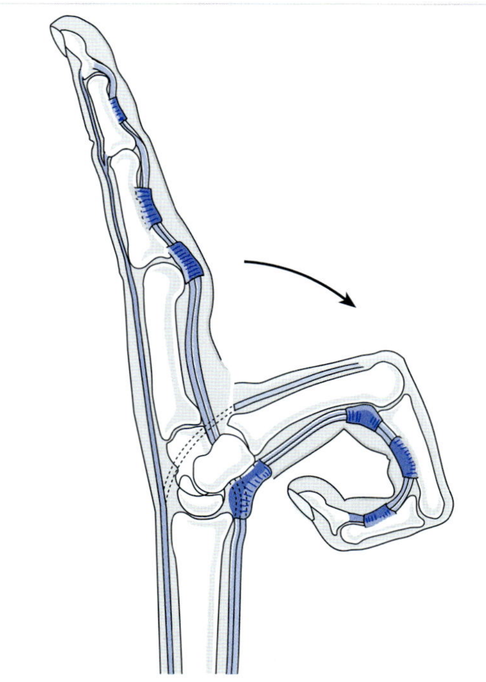

Abb. 8.2 Darstellung der Ringbandfunktion bei Fingerstreckung und Beugung.
Sind mehrere Ringbänder zerstört, so ist ein normaler Beugevorgang nicht möglich.

Zusätzlich kompliziert werden die anatomischen Verhältnisse durch feste fibröse Sehnenscheiden, in die kreuzförmige Bandstrukturen und sog. Ringbänder im Bereich zwischen End- und Grundgelenk eingearbeitet sind (▸ Abb. 8.3) [13], [15]. Die wichtigsten Ringbänder findet man über der Grund- und Mittelphalanx (▸ Abb. 8.2 u. ▸ Abb. 8.3). Sind Ringbänder und Sehnenscheide teilweise zerstört, entsteht bei der Fingerbeugung ein lästiges Vorspringen der Sehnen in den subkutanen Bereich (*Bogensehnenphänomen*) und damit eine Einschränkung der Beugefähigkeit, da die Sehne, wenn sie nicht am Knochen festgehalten wird, durch die Abkürzung ihres Weges ihre Gleitamplitude vermindert (▸ Abb. 8.4). Hinzu kommen Verwachsungen im subkutanen Bereich.

8.1.2 Daumen

Hier verläuft die Sehne des M. flexor pollicis longus ebenfalls in einem festen Sehnenscheidenkanal, der über dem Grundgelenk und Grundgliedbereich mit einem Ringbandsystem verstärkt ist. Statt einer oberflächlichen Beugesehne wie bei den Fingern II–V findet man den zur Daumenballenmuskulatur gehörenden M. flexor pollicis brevis. Dieser setzt am ulnaren und radialen Sesambein des Daumens zu beiden Seiten der Sehne des M. flexor pollicis longus an [15]. Seine Beugefunktion im Grundgelenk wird unterstützt durch benachbarte Thenarmuskeln (M. abductor pollicis brevis und M. adductor pollicis).

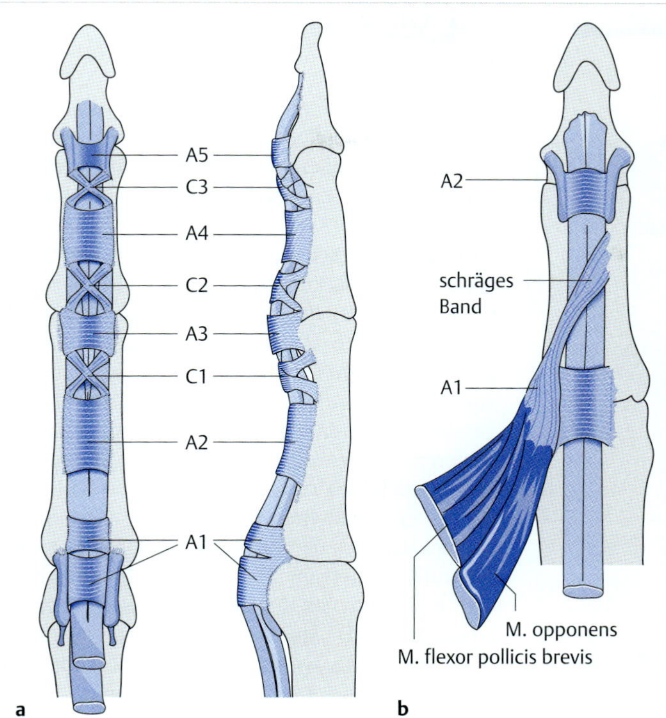

Abb. 8.3 Die wichtigsten Kreuz- und Ringbandstrukturen im Bereich der Sehnenscheiden am Finger; kleinere individuelle Unterschiede in der Anordnung kommen vor) [15].

a Finger II–V: A1- und A2-Ringbänder sind besonders zu schonen oder bei Beugesehnenersatzplastiken zu rekonstruieren! (▶ Abb. 8.14, ▶ Abb. 8.19).

b Verhältnisse am Daumen.

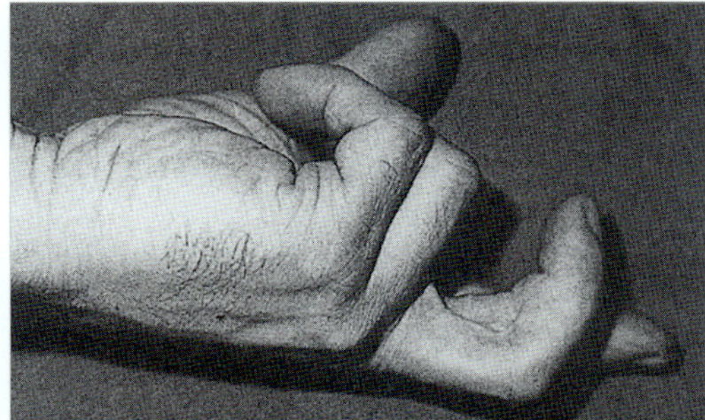

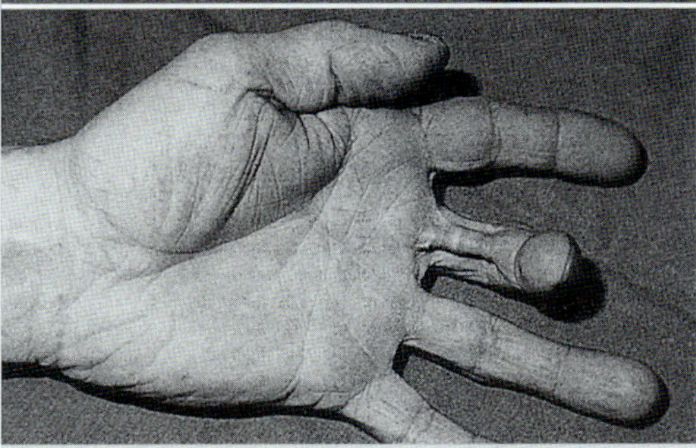

Abb. 8.4 Die Auswirkung fehlender Ringbänder. Die Beugesehnen (hier Mittelfinger) verlaufen unmittelbar subkutan statt in Knochennähe und sind hier mit der Haut verwachsen.

8.2 Geschichtliches

Wegen unzureichender Ergebnisse nach primären Beugesehnennähten – zeitweise wurde sogar die Fingeramputation bei Durchtrennung beider Beugesehnen empfohlen – sprachen sich zwischen den beiden Weltkriegen führende Handchirurgen gegen die primäre Versorgung von Beugesehnenverletzungen in der Zone des eingeengten Beugesehnenbereichs aus. Diese reicht bei den Fingern II–V von der Hohlhandbeugefalte bis zum Ansatz der oberflächlichen Beugesehen am Mittelglied. Wegen der hier besonders ausgeprägten Verwachsungs- und Blockierungsgefahr wurde die primäre oder sekundäre Wiederherstellung der tiefen Beugesehne in diesem sog. „Niemandsland“ mithilfe freier Sehnentransplantationen (▶ Abb. 8.5) empfohlen bei gleichzeitiger Resektion der oberflächlichen Beugesehnen [6]. Hierdurch verlegte man die verwachsungsgefährdeten Bezirke in Bereiche außerhalb der Problemzonen (Endgliedbasis, Hohlhandmitte oder Handgelenk). Lagen keine optimalen Verhältnisse bei der Erstversorgung vor, sollte nur eine sorgfältige Wundversorgung mit Hautnaht und Ruhigstellung bis zur primären Wundheilung durchgeführt und der Patient zur früh-sekundären

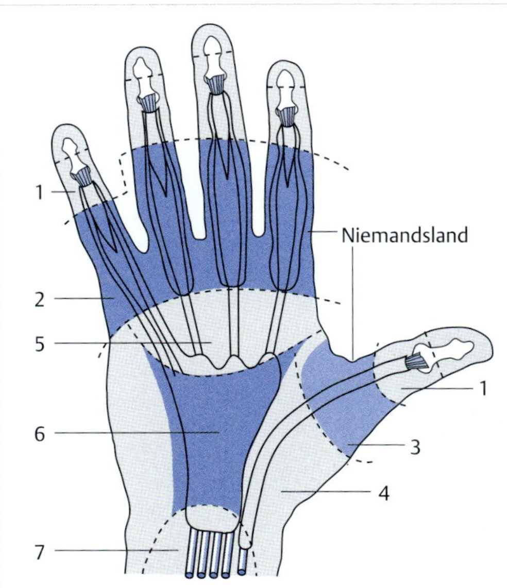

Abb. 8.5 Übersicht über die Beugesehnenverhältnisse mit Einteilung in Zonen (1–7). Die Zonen 2 und 3 entsprechen dem sog. Niemandsland, in dem früher keine primäre Sehnennaht durchgeführt werden sollte.

einzeitigen oder nach Einführung der Silasticsplinte zur zweizeitigen Wiederherstellung einem erfahrenen Handchirurgen zugewiesen werden.

An dieser Einstellung änderten auch Berichte über gute Resultate nach primärer Beugesehnennaht anderer Autoren [10], [17], [18] nichts, so dass auch so einleuchtende Verfahren wie die blockierende Flexorennaht im *Niemandsland nach Verdan* [17] keine allgemeine Verbreitung fanden.

Erst nachdem Kleinert und Mitarbeiter 1973 [11] ihre ausgezeichneten Ergebnisse nach primärer Sehnennaht im Niemandsland bei sofortiger Frühmobilisierung mithilfe einer sog. „dynamischen Fixierung" publiziert hatten, wurden die alten Verfahrensprinzipien auf Fälle mit ausgedehnter Gewebezerstörung und Verschmutzung sowie auf mehrere Wochen alte, primär unversorgt gebliebene Verletzungen zurückgedrängt und zunehmend nach den *Richtlinien Kleinerts* vorgegangen.

8.3 Ursachen – Symptome – Diagnostik

Als *Ursache* für einen Sehnenausfall kommen gelegentlich neben offenen Schnittverletzungen auch im Beugesehnenbereich gedeckte Sehnenrupturen oder Abrisse am Endglied vor. Neben rheumatischer Vorschädigung (Kap. 20) führen in Fällen ohne strukturelle Vorschäden meist überraschende und gewaltsame Streckungsmechanismen bei gleichzeitig angespannter Beugemuskulatur zu diesen Sehnenverletzungen. Auch als Komplikation von arthrosebedingten Exophyten im Karpalkanal oder vorstehender Radiusplatten kommen gedeckte Beugesehnenrupturen vor. Zur Sicherung der Diagnose (differenzialdiagnostisch kamen im eigenen Krankengut auch Ringbandrupturen vor, wie sie bisweilen bei Extremkletterern beobachtet werden) und zur Lokalisation der Rissstelle (Endgelenk, tendomuskulärer Übergang am Unterarm, Sehnenscheide oder im Bereich von Knochenvorsprüngen oder Metallimplantaten) sind Ultraschalluntersuchungen (Kap. Sonografie, ▸ Abb. 1.2) und insbesondere die Magnetresonanztomografie (MRT) geeignet.

Folgende *Symptome* lassen sich an den Fingern II–V je nach Ausmaß der Sehnenverletzung erkennen:

- *Bei Durchtrennung beider Beugesehnen* kann der betroffene Finger im Mittel- und Endgelenk nicht aktiv gebeugt werden.
- *Bei alleiniger Durchtrennung der tiefen Beugesehne* fällt lediglich die aktive Beugung im Endgelenk aus (▸ Abb. 8.6b).
- *Bei alleiniger Durchtrennung der oberflächlichen Beugesehne* kann der betroffene Finger nicht mehr isoliert aktiv gebeugt werden, wenn man die übrigen Finger II–V in völliger Streckstellung festhält (▸ Abb. 8.6a). Dies ist auf den gemeinsamen Muskelbauch und Sehnenverlauf der intakten tiefen Beuger am proximalen Unterarm zurückzuführen. Ausnahmen kommen vor allem am Zeigefinger vor, dessen tiefe Beugesehne häufig isoliert verläuft und einen eigenen Muskelbauch besitzt.

Vorsicht: Vor allem bei Glassplitterverletzungen werden isolierte Durchtrennungen einzelner Beugesehnen häufig übersehen. Bei schrägem Eindringen eines spitzen Glassplitters kann z. B. die oberflächliche Beugesehne weitgehend intakt bleiben, während die tiefe durchtrennt wird.

Um auch Verletzungen begleitender Nerven-Gefäß-Bündel zuerfassen, ist unbedingt die Sensibilität zu prüfen.

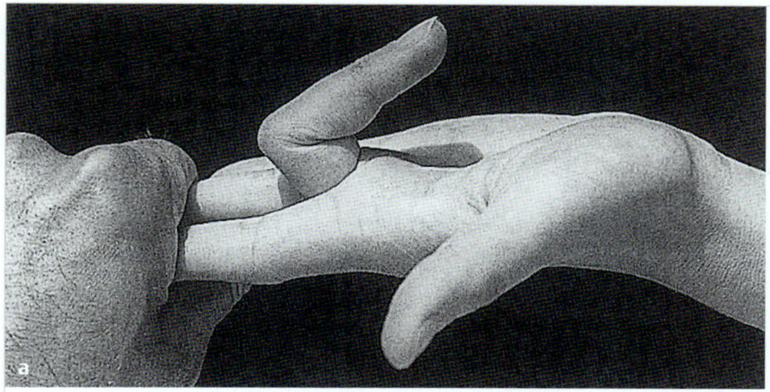

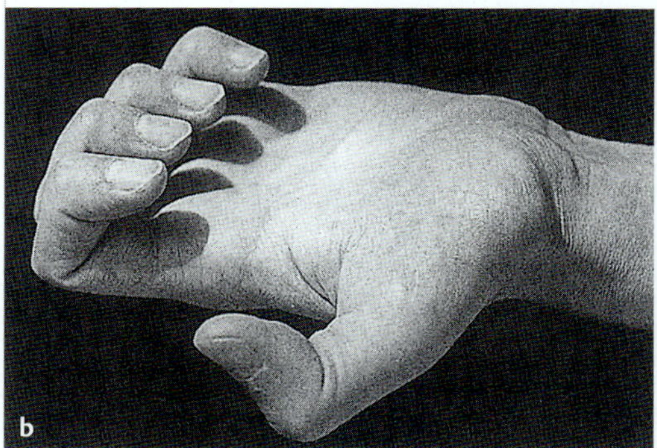

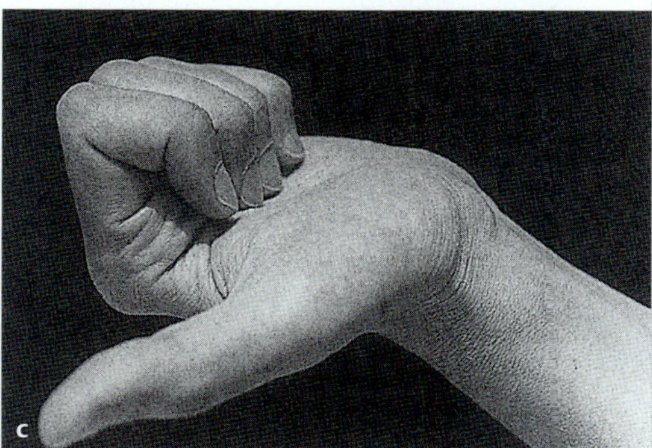

Abb. 8.6 Funktionsprüfung der Beugesehnen.

a Prüfung der oberflächlichen Beugesehnen: Werden die Nachbarfinger in Streckstellung (einschließlich Endgelenk) fixiert, kann eine Beugung im Mittelgelenk nur durch die Superfizialissehne erfolgen, da die Profundussehne über Verbindungen zu den Nachbarsehnen im Handgelenkbereich blockiert ist. Bei einer Durchtrennung der Superfizialissehne ist eine Beugung im Mittelgelenk so nicht möglich.

b Prüfung der bis zum Endglied ziehenden tiefen Beugesehnen.

c Mitprüfung der Funktion der Interossei- und Lumbrikalissehnen, da nur diese für die Beugung in den Grundgelenken der Finger II–V verantwortlich sind.

8.4 Primäre Beugesehnenrekonstruktion

Schnittführung

Als Zugang zu den Beugesehnen hat sich die W-förmige Schnittführung über der Beugeseite der Finger II–V [2] in die Hohlhand hinein gegenüber seitlichen Längsschnitten in der Regel durchgesetzt (▶ Abb. 8.7). Hierdurch werden eine optimale Übersicht im Operationsgebiet erzielt und Beeinträchtigungen der Sensibilität auf der Fingerbeugeseite weitgehend vermieden.

Lediglich am Daumen erleichtert der seitliche Längsschnitt das Vorgehen.

Es ist empfehlenswert, in der Art dieser Schnittführung auch die Erweiterung einer Verletzungswunde durchzuführen, um Sehnenstümpfe, die vor allem zentral weit im Sehnenscheidenkanal zurückgleiten können, aufzusuchen (▶ Abb. 8.8).

Operationstechnik

Im Bereich des ehemaligen Niemandslandes finden sich distal des Durchtrittes der tiefen durch die oberflächliche Beugesehne völlig andere Verhältnisse als auf Höhe der Durchtrittsstelle und wieder andere proximal hiervon. Die Naht beider Sehnen kann vor allem auf Höhe der Durchtrittsstelle schwierig sein (▶ Abb. 8.10c).

Die Sehnenscheide muss oftmals in ihren seitlichen Anteilen längs eingeschnitten werden, um genügend Raum für die Sehnennaht zu erhalten. Nichtverletzte Ringbänder sollten erhalten blei-

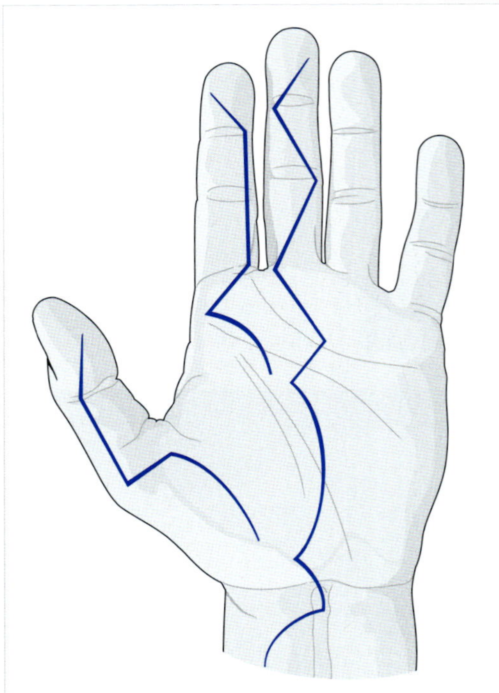

Abb. 8.7 Für die Beugesehnenchirurgie geeignete Schnittführungen.

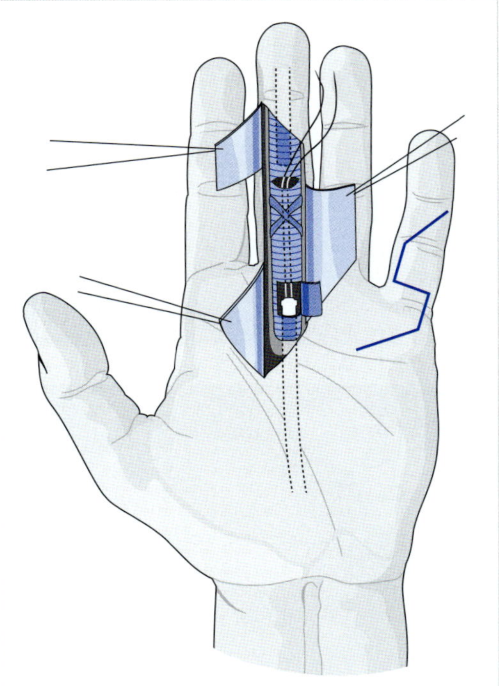

Abb. 8.8 Aufsuchen des proximalen Sehnenstumpfs. Die Sehnenscheide über dem zurückgerutschten zentralen Sehnenstumpf ist gefenstert. Am bereits durchgeführten 1. Teil der Kleinert-Naht wird die Sehne zur Verletzungsstelle hin durchgezogen.

ben. Das periphere Ende lässt sich im Allgemeinen durch maximale passive Beugung wieder bis in den Verletzungsbereich hineinschieben. Das zentrale Ende kann bis zu 4 cm vom Verletzungsort in der Sehnenscheide zurückgerutscht sein.

Erfolgte die Verletzung bei gebeugtem Finger, dann ist der periphere Sehnenstumpf weiter zur Fingerspitze hin verlagert. Bei Verletzungen in gestrecktem Zustand kann der periphere Stumpf in der Schnittebene liegen, der zentrale ist jedoch in diesem Falle entsprechend weiter proximal der Verletzungsstelle zu suchen. Nach Erweiterung der Wunde (▶ Abb. 8.8) oder von einem separaten Hautschnitt über der Stelle, an der der zentrale Sehnenstumpf zu vermuten ist, wird die Sehnenscheide dargestellt und gefenstert. Der zentrale Sehnenstumpf lässt sich mit dem ersten Teil der inneren Hauptnaht fassen und, nachdem der Faden in die Sehnenscheide bis zur Verletzungsstelle hin eingefädelt worden ist, vorsichtig bis zur Verletzungsstelle hin vorziehen (▶ Abb. 8.8). Eine Quetschung durch Klemmen oder Pinzetten kann hierbei gut vermieden werden.

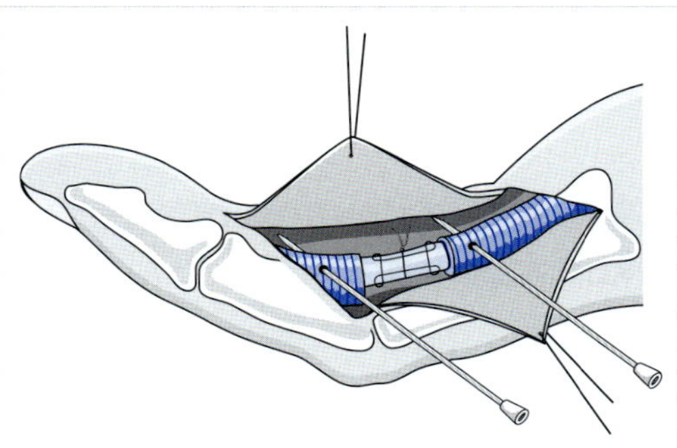

Abb. 8.9 Feine Kanülen quer durch Sehne und Sehnenscheide hindern die Sehnenstümpfe während des Nähens am erneuten Zurückgleiten.

Eine Blockierung mit einer feinen Kanüle quer durch Sehne und Sehnenscheide während der nun folgenden Vervollständigung der Naht verhindert ein erneutes Zurückgleiten des Sehnenendes (▶ Abb. 8.9).

Zur Wiedervereinigung der Sehnenenden dienen stets 2 Nähte (▶ Abb. 8.10):

- Eine kräftigere innere Durchflechtungsnaht, die der Schnürsenkelnaht nach Bunnell (▶ Abb. 8.10) entfernt ähnelt (weitere Modifikationen in ▶ Abb. 8.10b u. ▶ Abb. 8.10c); z. B. mit monofilem Nahtmaterial der Stärke 4 – 0. Der Knoten kann in der Schnittfläche oder an anderer Stelle im Sehnengewebe versenkt werden (▶ Abb. 8.10).
- Eine feinere Naht (6 – 0) aus dem gleichen Material, die fortlaufend zirkulär ausgeführt wird, dient der exakten Adaptation der Stümpfe und erhöht zusätzlich die Reißfestigkeit (▶ Abb. 8.10).

Vorsicht: Ein zu kräftiges Anziehen der inneren Naht kann zum Aufwerfen der Sehnenenden mit entsprechender Raumforderung führen.

In der Zone des ehemaligen Niemandslandes werden wie von Kleinert vorgeschlagen [11] beide Beugesehnen genäht. Versorgt man nur die tiefe und reseziert die oberflächliche Sehne, vergrößert sich die Gefahr einer verzögerten Heilung der Sehnenstümpfe mit möglichen Nahtrupturen als Folge einer Minderdurchblutung der Sehnenenden (Zerstörung von Vinkulagefäßen) [4], [11].

Die Gefahr einer Ruptur ist auch bei der Naht beider Sehnen vor allem in der 5. – 8. Woche gegeben (Vorsicht bei der krankengymnastischen Übungsbehandlung, keine Übungen gegen Widerstand!).

An der Kreuzungsstelle mit ihren erschwerten Bedingungen werden nach der Versorgung der tiefen Beugesehne die 2 Hauptschenkel der hier geteilten oberflächlichen Sehne separat und am günstigsten mit der Nahttechnik nach Tsuge [9], [16] oder einer entsprechenden Modifikation versorgt. Dabei sollten die Knoten an der Außenfläche liegen [5].

Distal der Durchtrittsstelle muss die nunmehr dem Knochen anliegende und daher eigentlich nicht mehr als oberflächlich zu bezeichnende Sehne zuerst genäht werden. Neben der Nahttechnik nach Tsuge können auch fortlaufende Nahttechniken Anwendung finden (▶ Abb. 8.10c).

Erreicht die Verletzung den Knochen, so sollte mit feinsten Einzelknopfnähten das Sehnengleitlager vor der Sehnennaht an der Knochenoberfläche adaptiert werden. Eine Wiederherstellung der Sehnenscheide mit Nahtmaterial der Stärke 6 – 0 oder 7 – 0 ist anzustreben, sollte jedoch im unmittelbaren Gleitbereich der Sehnennaht nicht erzwungen werden und darf auf keinen Fall die Nahtstelle beim Gleiten behindern. Hierbei ist die Verwendung einer Lupenbrille nützlich.

In der Hohlhand kann man bei sonst gleichem Vorgehen wie im Niemandsland auf die Naht der oberflächlichen Beugesehne verzichten, da hier die Anatomie der Gefäßversorgung weniger problematisch ist; dies ist jedoch wegen der daraus resultierenden Kraftminderung des betroffenen Fingers nicht zu empfehlen.

Im Bereich des Endglieds und *Endgelenks* kommen zur Reinsertion der tiefen Beugesehne an einen kurzen Sehnenstumpf abweichend vom bisher beschriebenen Vorgehen auch U-Nähte oder Ausziehdrahtnähte infrage. Bei gedeckten Sehnenabrissen ist die transossäre Refixierung wie in ▶ Abb. 8.13 notwendig.

Am Handgelenk sind häufig die Sehnen mehrerer Finger betroffen. Hier ist auf eine genaue Darstellung der einzelnen Strukturen mit exakter Identifizierung der einander zugehörigen Sehnenenden und der Stümpfe ebenfalls durchtrennter Nerven und Gefäße zu achten.

Vorsicht: Verhängnisvoll ist die versehentliche Vereinigung eines Sehnenstumpfs mit einem Stumpf des N. medianus oder N. ulnaris.

Die in ▶ Abb. 8.10 gezeigten Nahttechniken sind auch im Handgelenkbereich sehr gut geeignet.

Bei Verletzungen *im muskulären Unterarmbereich* müssen entsprechende Sehnenspiegel miteinander vereinigt werden, da eigentliche Sehnen kaum noch zu finden sind. Die Nahttechnik kann hier je nach Verletzungsmuster variieren. Adaptierende Nähte der Muskelfaszien sollten zusätzlich durchgeführt werden.

Gedeckte Ausrisse am tendomuskulären Übergang sind selten zufrieden stellend durch Einnähen in die dazugehörige Muskulatur behandelbar. Hier sind Ersatzoperationen wie z. B. das Annähen an intakte Nachbarsehnen anderer Finger II–V oder die Transposition einer Superfizialissehne des 3. oder 4. Fingers (▶ Abb. 8.20 u. Kap. 11.3) geeignet, die Gebrauchsfähigkeit wiederherzustellen. Gleiches gilt bei den selten vorkommenden Rupturen im Ringbandbereich.

Bei gedeckten Rupturen auf Grund mechanischer Hindernisse (Knochenvorsprünge, Kanten von Metallplatten) sind diese Hindernisse zu beseitigen und ebenfalls derartige Ersatzoperationen durchzuführen, sofern die Kontinuität nicht durch ein Sehnentransplantat wiederhergestellt werden kann (Kap. Operatives Vorgehen).

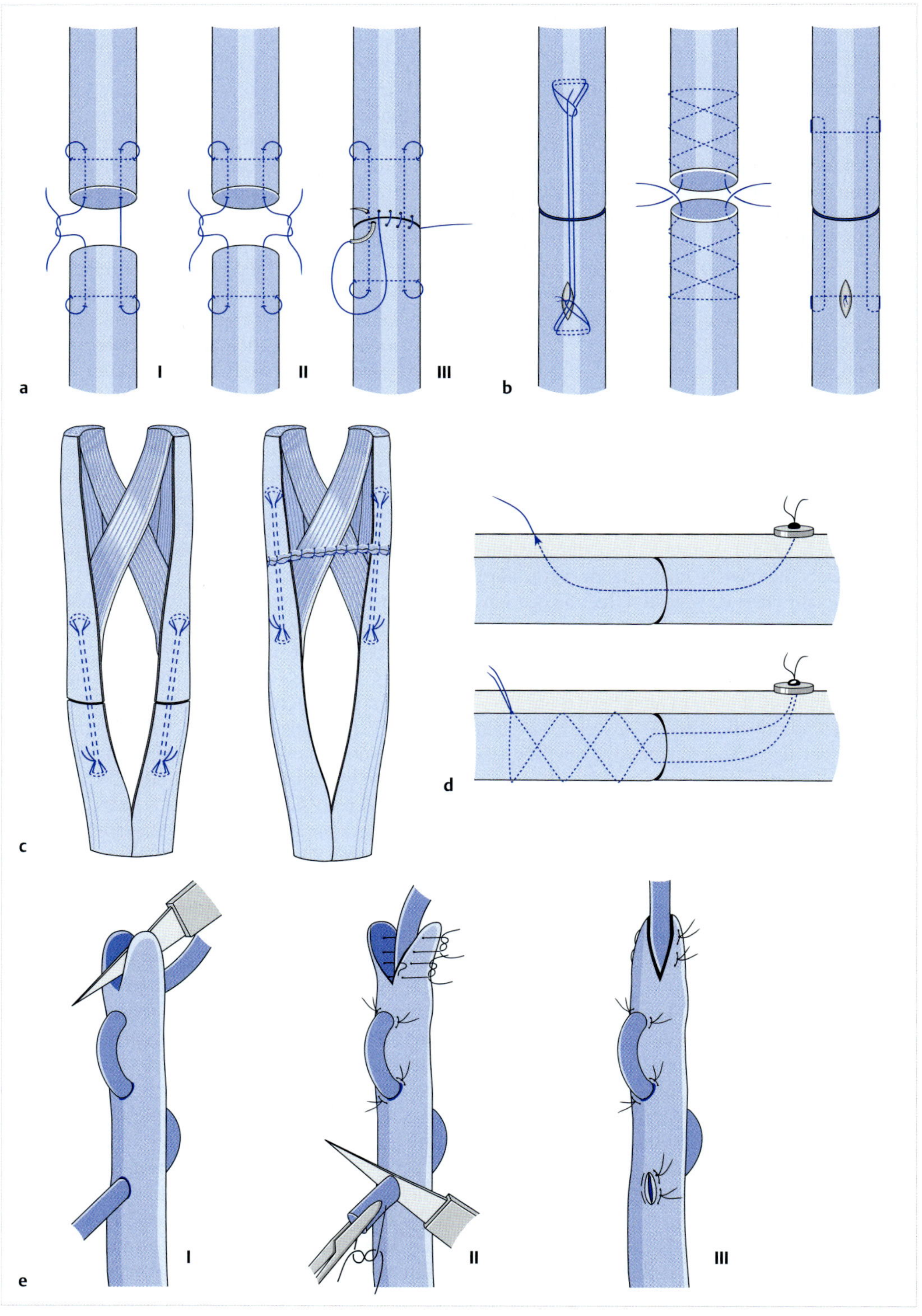

a
I
II
III
b
c
d
e
I
II
III

◄ **Abb. 8.10** Gebräuchliche Sehnennahttechniken.
a Beugesehnennaht nach Kleinert (I: innere Naht, II: Modifikation mit 2 inneren Fäden [nach Lanz], III: zirkuläre Adaptationsnaht mit feinerem Faden).
b Beugesehnennähte nach Tsuge (links), nach Bunnell (Mitte), nach Zechner (rechts) als weitere Möglichkeiten für die innere Hauptnaht.
c Die Tsuge-Naht (16), verwendet zur Rekonstruktion der oberflächlichen Beugesehne im Teilungs- und Durchtrittsbereich der tiefen Beugesehne. Links mehr proximal, rechts mehr distal: hier mit feinadaptierender fortlaufender Naht (9) zu ergänzen.
d Ausziehdrahtnähte nach Lengemann (oben) und Bunnell (unten); Hauptanwendung in der Strecksehnenchirurgie.
e Durchflechtungsnaht nach Pulvertaft (geeignet für Sehnentransplantationen, Sehnentranspositionen) (14). Die dünnere Transplantatsehne wird in 90° Abständen in die dickere Sehne eingeflochten.

Nachbehandlung

Bei der postoperativen Nachbehandlung ist zu bedenken, dass die anfänglich recht feste Sehnennaht zunehmend an Reißfestigkeit verliert, die Heilungsvorgänge aber erst ab der 2. Woche eine zunehmende Festigkeit bewirken.

Die sich unmittelbar an eine Beugesehnenrekonstruktion anschließende sog. *dynamische Fixierung nach Kleinert* [4], [11], [12] trägt diesen Gegebenheiten bei Beugesehnenverletzungen in jedem Abschnitt Rechnung. Über dem gepolsterten Verband wird eine dorsale Unterarmgipsschiene angelegt, die das Handgelenk in Beugung zur Entlastung der Sehnennaht ruhig stellt (volle passive Beugung reduziert um 20°; ► Abb. 8.11). Die Finger II–V weisen im Grundgelenk ca. 20° Beugestellung auf und die Interphalangealgelenke sollen voll streckbar sein.

Modifikationen dieser Fixierung sind vor allem bei älteren Patienten empfehlenswert. Diese tolerieren die Beugehaltung im Handgelenk oftmals nicht und bekommen bisweilen Sensibilitätsstörungen im Medianusgebiet (siehe auch Phalen-Test (S. 365)).

In solchen Fällen kann die Fixierung des Handgelenks auch in gerader Haltung erfolgen, sofern dafür die Grundgelenke der Finger II–V in 60–70° Beugung durch die Gipsschiene gehalten werden.

Elektromyografische Untersuchungen [12] haben eine reflektorische Entspannung der Beugemuskulatur während des Streckvorganges in dieser Haltung nachgewiesen, so dass fast keine Nahtbelastung entsteht.

Die Beugung wird durch einen Gummizügel ohne aktiven Einsatz der eigenen Muskulatur bewirkt. Die Streckung erfolgt bis zum Anschlag an die dorsale Schiene und gegen den Widerstand des Zügels. Bereits am Tag nach der Operation wird mit Bewegungsübungen begonnen, wobei unbedingt darauf zu achten ist, dass der Patient Mittel- und Endgelenke voll strecken kann. Anfangs kann hier ein vorsichtiges passives Nachhelfen durch Physiotherapeuten sinnvoll sein. Statt der im Rahmen der Erstversorgung gut praktikablen und stets zu Verfügung stehenden Gipsschiene bieten sich in der weiteren Versorgung maßangefertigte Schienen aus thermoplastischem Material an oder die primäre Gipsschiene wird durch diese ersetzt. Gummizügel sollten wegen des besseren Elastizitätsverhaltens durch spezielle Federn, die ein gleichmäßiges Dehnungsverhalten zeigen, ersetzt werden.

Die Fixierung am Finger erfolgt am einfachsten durch eine quere Naht am Fingernagel (► Abb. 8.11), die im Allgemeinen schmerzfrei toleriert wird, oder mit auf den Fingernagel aufgeklebten Ösen. Das andere Ende des Gummizügels wird mithilfe einer Sicherheitsnadel am elastischen Verband fixiert. Die axialen Zugrichtungen der einzelnen Finger II–V, die in einem Punkt über dem Os scaphoideum zusammenlaufen, sollten dabei beachtet werden (► Abb. 8.11, ► Abb. 8.12), da andernfalls Schmerzen in den Fingergelenken auftreten können.

Der Gummizügel sollte so lange wie möglich gewählt werden. Dadurch entsteht ein relativ gleichmäßiger Widerstand, der auch bei voller Streckung nicht zu groß wird, wie dies bei kurzen Gummis wegen der geringen Elastizitätsreserve leicht der Fall ist.

Eine sehr gute, aber kostenintensivere Alternative zum Gummizügel stellen feine in Plastikröhren geführte Spiralfedern dar, die einen gleichmäßig starken Zug sicherer garantieren und die korrekte Zugrichtung besser festlegen.

Erst wenn der Patient gelernt hat, die Mittel- und Endgelenke gegen den Widerstand der elastischen Zügelung voll zu strecken und dies auch zuverlässig häufig (mindestens 6 × tgl. 3–5 min)

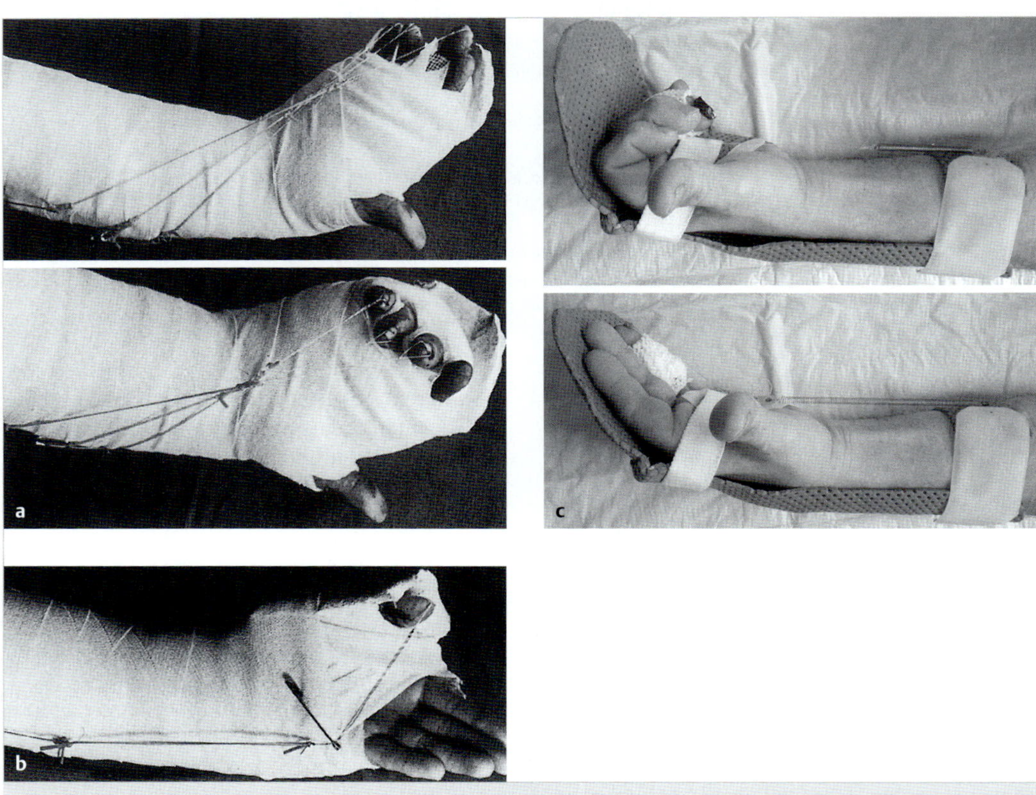

Abb. 8.11 Postoperative dynamische Fixierung nach Kleinert.
a Finger II–V. Stecken, Beugen.
b Daumen.
c Biegen und Strecken in einer 3 Tage nach der Operation angebrachten Plastikschiene. Der Gummizügel ist durch eine Spiralfeder ersetzt.

durchführt, sollte der Patient ambulant weiterbehandelt werden. Günstig ist die Weiterbehandlung durch erfahrene Handtherapeuten 2-mal in der Woche bei Patienten, die sich in der korrekten Handhabung der dynamischen Fixierung schwer tun.

Erforderlich ist eine mindestens wöchentlich erfolgende ärztliche Kontrolle, ob die Anordnung der Fixierung noch korrekt ist und ob die Übungen richtig durchgeführt werden; insbesondere ist auf die gute Streckbarkeit der Mittelgelenke zu achten, damit hier kein bleibendes Streckdefizit entsteht.

Nach 4–5 Wochen wird die Gipsschiene entfernt und die dynamische Fixierung 1 Woche weitergeführt (z. B. durch Anbringen des Gummizügels am Uhrenarmband).

Man darf nicht erwarten, dass nach Entfernen der dynamischen Fixierung bereits eine volle Beweglichkeit und Belastbarkeit vorliegt. Diese Möglichkeit der frühzeitigen Nachbehandlung verbessert lediglich die Ausgangssituation für die weitere, überwiegend aktiv durchzuführende Übungsbehandlung (selbsttätig oder unter Anleitung).

Fehlen erfahrene Handtherapeuten, empfiehlt es sich, den Patienten zunächst 1 Woche selbst den Finger aktiv ohne zu große Belastung und ohne Widerstand bewegen zu lassen und erst ab der 7.–8. Woche Übungsbehandlungen oder Ergotherapie zu verordnen. Bei zu forciertem Vorgehen ist die Rupturgefahr im Nahtbereich noch bis zur 12. Woche groß (vorsichtige Dehnungsübungen in Extension und kraftfördernde Widerstandsübungen daher möglichst nur bei gebeugtem Handgelenk und vorsichtig dosiert). In ▸ Tab. 8.1 ist das Nachbehandlungsschema nochmals kurz zusammengefasst.

Alternativ zur Zügelung durch Gummizügel oder Ähnliches kommen bei ähnlichen Nahttechniken

Tab. 8.1 Nachbehandlung nach primärer Beugesehnennaht.

Zeitrahmen	Maßnahme
1.–4. Woche	Üben mit dynamischer Fixierung (Anleitung durch Handtherapeuten)
5. Woche	Dynamische Fixierung ohne Handgelenkbeugung (d. h. ohne Gips)
6. – 7. Woche	Patient übt ohne Belastung und ohne Widerstand (3 × tgl. 10 min oder öfter)
8. – 12. Woche	Kraftaufbau, Geschicklichkeit (Handtherapie/Ergotherapie)

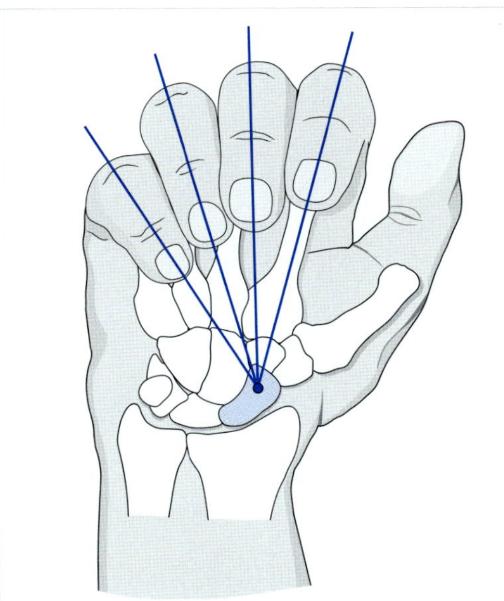

Abb. 8.12 Die Fingerlängsachsen kreuzen sich bei Beugung über dem Kahnbein.

von Beginn an kontrollierte aktive und passive Übungsbehandlungen infrage. Diese setzen jedoch sehr zuverlässige Patienten und tägliche Behandlung durch geschulte Handtherapeuten voraus. Da dies häufig nicht vorausgesetzt werden kann, ist nach wie vor die hier beschriebene dynamische Fixierung das Standardverfahren.

Besonderheiten im Daumenbereich

Hier muss nur eine Sehne (Flexor pollicis longus) versorgt werden. Der zentrale Stumpf dieser Sehne kann sehr weit nach proximal bis unter die Thenarmuskulatur retrahiert sein, wodurch das Auffinden dieses Sehnenstumpfs erschwert wird. Auf die den Daumenballen entlang verlaufenden Nn. digitalis palmares proprii des Daumens ist sorgfältig zu achten. Die dynamische Fixierung wird ebenfalls bei Beugung des Handgelenks mit einer Gipsschiene vorgenommen. Der Gummizügel muss allerdings rechtwinklig zur Ebene der Finger II–V ziehen. Dies kann durch einen kurzen Gummizügel oder durch Umleitung eines gut gleitenden Perlonfadens in der Öse einer Sicherheitsnadel erfolgen (▶ Abb. 8.11c).

Begleitverletzungen

Die relativ häufig mitverletzten beugeseitigen Nerven-Gefäß-Bündel sollten im Anschluss an die Sehnennaht mithilfe einer Lupenbrille oder des Operationsmikroskops ebenfalls versorgt werden (Kap. Primärnaht). Bei beidseitiger Durchtrennung sind beide Nerven und wenigstens eine Arterie zu nähen. Eine mikrochirurgische Nerven-der Gefäßnaht im Fingerbereich ist kein Hindernis für die dynamische Fixierung. Sie kann nach eigenen Erfahrungen ohne Nachteil sofort angelegt und nach 2 – 3 Tagen vorsichtig in Betrieb genommen werden.

Komplikationen

Selbst bei sorgfältigster Nahttechnik und Nachbehandlung lassen sich Rupturen der genähten Beugesehnen nach Abnahme der dynamischen Fixierung nicht immer vermeiden. Als Ursache kommt eine zu frühe und zu forsche Übungsbehandlung mit zu starker Belastung der noch nicht optimal reißfesten Beugesehnenregenerate infrage. Auch Verwachsungen mit Blockierungen der Sehnen sind möglich bei falscher Handhabung der dynamischen Fixierung oder, wenn z. B. das Gleitlager über eine längere Strecke mitverletzt war.

Führt eine Tendolyse nicht zum Ziel (Kap. 8.6), dann bietet ebenso wie nach einer Ruptur im Nahtbereich die Durchführung einer sekundären zweizeitigen Sehnentransplantation noch Aussicht auf ein zufrieden stellendes Endergebnis (Kap. 8.5).

Vorgehen bei inkompletten Durchtrennungen

Teildurchtrennungen, sofern sie erkannt werden, sollten bei Verletzungen, die weniger als $^{1}/_{3}$ des Sehnendurchmessers umfassen, mit einer vorsichtigen Feinadaptation versorgt werden, um kein Hängenbleiben und Auffasern zu provozieren. Bei Verletzungen, die mehr als die Hälfte betreffen, sollte man eine innere Kernnaht mit einer Feinadaptation kombinieren. Ob eine dynamische Fixierung erforderlich ist, ist Ermessenssache und hängt auch von der Zuverlässigkeit des Patienten ab.

8.5 Sekundäre Beugesehnenrekonstruktion

Alternativen zur Sehnentransplantation

Ist eine primäre adäquate Versorgung innerhalb der ersten 6 Stunden nicht möglich, so kann die Wunde zunächst ohne Sehnennaht verschlossen werden. Innerhalb der ersten 10–14 Tage lässt sich – einwandfreie Wundverhältnisse vorausgesetzt – unter handchirurgischen Bedingungen die Kleinert-Naht mit dynamischer Fixierung nachholen. Nach mehr als 3 Wochen werden durch Schrumpfung und Vernarbung die Bedingungen für die verzögert primäre Versorgung ungeeignet. Ausnahmen sind sehr junge Patienten.

Ist nur die tiefe Beugesehne durchtrennt, kann man, falls eine primäre Naht versäumt wurde, in besonderen Fällen zwar eine Sehnentransplantation durchführen [14]; da jedoch Grund- und Mittelgelenke durch die intakte oberflächliche Beugesehne bewegt werden können, ist im Allgemeinen eine Versteifung des Endgelenks in funktionsgerechter Stellung durch eine *Arthrodese* (Kap. 7.3, ▸ Abb. 7.11) oder einfacher durch eine *Tenodese* vorzuziehen.

Zur *Tenodese* wird der periphere Sehnenstumpf bei Beugung des Endgelenks um 15–20° mit der Sehnenscheide über dem Mittelglied vernäht. Die Gelenkstellung sichert ein transartikulärer Kirschner-Draht im Endgelenk, der nach 5–6 Wochen wieder entfernt wird.

Im Daumenbereich kann man bei intaktem M. flexor pollicis brevis ebenfalls entweder das Endgelenk in funktionsgerechter Stellung versteifen oder bei einer Abtrennung in der Nähe des Endgelenks, vor allem bei jüngeren Patienten, die geschrumpfte Sehne des M. flexor pollicis longus nach einer Z-Verlängerung, die im Handgelenkbereich durchgeführt wird, am Endglied reinserieren (anschließende dynamische Fixierung) (▸ Abb. 8.13). Bei veralteten Durchtrennungen beider Beugesehnen der Finger II–V sind zur Rekonstruktion meist zweizeitige Ersatzplastiken notwendig.

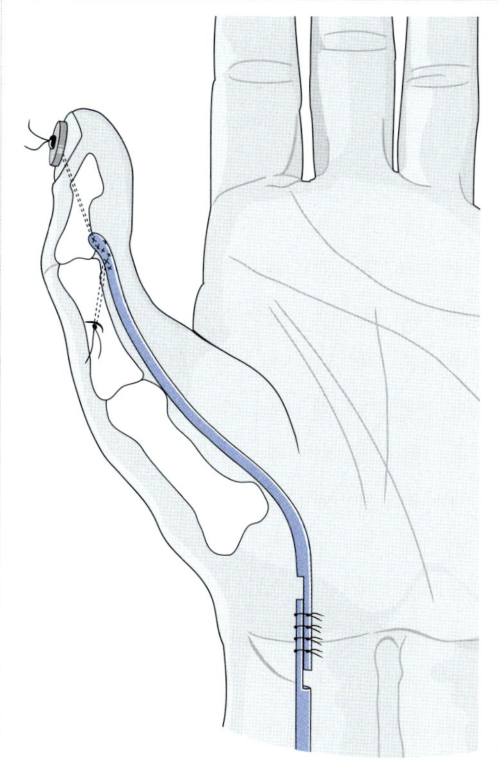

Abb. 8.13 Sehnenverlängerung zur Refixierung. Refixierung der Sehne des M. flexor pollicis longus nach Z-förmiger Verlängerung im Handgelenkbereich mittels transossärer Ausziehdrahtnaht am Endglied (geeignet bei erst wenige Wochen alter Durchtrennung in Endgelenknähe).

Indikation zur Sehnentransplantation

Sehnentransplantationen kommen infrage bei mehrere Wochen zurückliegenden Durchtrennungen beider Beugesehnen, gescheiterten primären Rekonstruktionsversuchen und ausgedehnten Zerstörungen (z. B. durch Fräsen, Kreissägen, Explosionen), die eine primäre Rekonstruktion nicht erlaubten, sowie nach ausgeheilten Sehnenscheidenphlegmonen. Zuvor sollten jedoch die Wunden reizfrei abgeheilt und die Gelenke passiv gut beweglich sein. Rekonstruiert wird nur die tiefe Beugesehne.

Operatives Vorgehen

Das *Prinzip jeder Sehnentransplantation* besteht darin, verwachsungsgefährdete Nahtstellen in Bereiche zu verlegen, die unproblematisch sind. Dies trifft einerseits für das Fingerendglied, andererseits für die Hohlhand (hier kann die Naht gut mit Handbinnenmuskulatur gedeckt werden) und auch für den handgelenknahen Unterarmbereich zu.

Die Operationen werden im Allgemeinen zweizeitig durchgeführt. Dabei dient die 1. Operation, bei der ein Silikonplatzhalter eingelegt wird, vor allem der Wiederherstellung eines geeigneten Sehnengleitlagers. Die eigentliche Sehnentransplantation erfolgt je nach Alter des Patienten und Ablauf der Wundheilung 8 – 12 Wochen später.

Von der erwähnten W-förmigen Schnittführung (▸ Abb. 8.7) aus wird das gesamte Sehnenlager bis zur Hohlhand hin freigelegt. Verbliebene Sehnenreste mit Ausnahme eines ca. 1 cm langen distalen Sehnenstumpfs werden reseziert. Nach Möglichkeit sollten Ringbänder geschont werden. Sind diese zerstört, so müssen sie nach Einlegen des Silikonstabes in das ehemalige Beugesehnenlager über diesem Platzhalter wieder rekonstruiert werden. Hierzu dienen Teile der resezierten Sehnen (▸ Abb. 8.14 u. ▸ Abb. 8.19).

Infrage kommt entweder das Einlegen eines kurzen Splintes vom Endglied bis zur Mittelhand mit späterem Auswechseln gegen ein kurzes Sehnentransplantat oder das Einlegen eines langen Splintes, der bis zum handgelenknahen Unterarm reicht.

Silikonsplinte gibt es in verschiedenen Ausführungenmit rundem oder ovalem Querschnitt, wobei die ovalen weniger Gefahren hinsichtlich einer Hautperforation aufweisen. Die im eigenen Krankengut bevorzugten runden Splinte erlauben hingegen die Transplantation dickerer Sehnen.

Beim Einlegen der Splinte ist auf eine gute Bedeckung des peripher angeschrägten Endes durch den noch übrig gebliebenen Beugesehnenstumpf zu achten, damit hier keine Perforation durch die Haut erfolgen kann. Um Dislokationen zu vermeiden, wird distal das Splintende mit 2 U-Nähten am Sehnenstumpf fixiert. Wird das zentrale Ende auf eine Strecke von 2 cm umgebogen und mit sich selbst vernäht, so gewinnt man hier Raum für die spätere Naht zwischen Transplantatsehne und zentralem Sehnenstumpf des Originalbeugers.

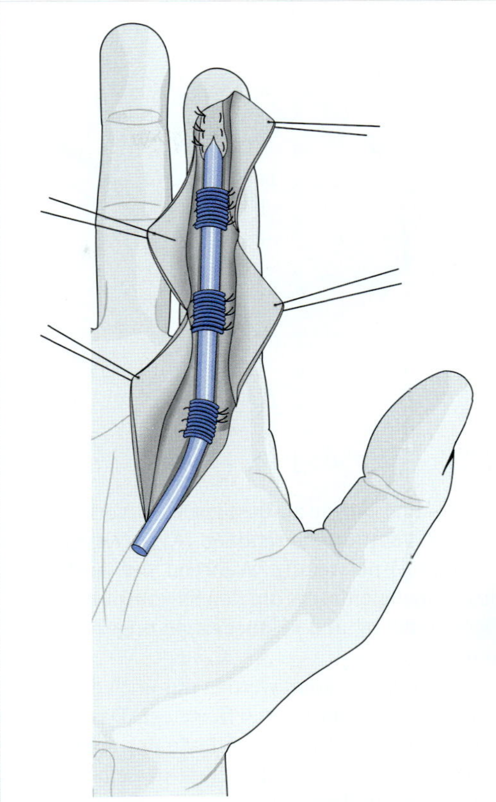

Abb. 8.14 Beugesehnenersatzplastik 1. Sitzung. Ein Silikonsplint wird in das Sehnenlager eingelegt; die wichtigsten Ringbänder sind über dem Splint rekonstruiert.

Um die Muskulatur beider Beugesehnen während der Zeitdauer der Silikonimplantation weiter in Training zu halten, empfiehlt es sich, bei der 1. Sitzung die Sehnenstümpfe an ligamentäre Strukturen anzunähen; bei langstreckiger Sehnentransplantation z. B. an das Retinaculum flexorum im Handgelenkbereich. Auf keinen Fall darf er an das proximale Splintende angenäht werden, da sonst evtl. der Silikonsplint distal abreißt und weit nach proximal verlagert wird.

Während der 1. Sitzung empfiehlt es sich, mithilfe des Operationsmikroskops mitverletzte Nerven oder auch eine von 2 verletzten beugeseitigen Fingerarterien zu rekonstruieren. Bei Defektzerstö-

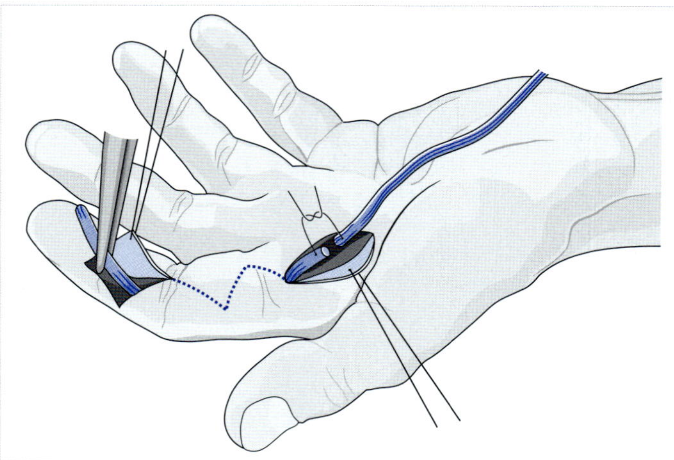

Abb. 8.15 Beugesehnenersatzplastik 2. Sitzung.
Auswechseln des Silikonsplintes gegen das Sehnentransplantat.

rungen und länger zurückliegenden Verletzungen sind Nerventransplantationen (Kap. Nerventransplantation) notwendig. Während der Ausbildung des Sehnengleitlagers um den Silikonsplint können Nervenheilung und Reinnervation ungestört erfolgen.

Bei der 2. Operation werden nur noch die beiden Enden des Silikonsplintes freigelegt. Das Sehnentransplantat wird an einem Ende des Splintes angenäht und beim Herausziehen desselben in das neu gebildete Gleitlager eingezogen (▶ Abb. 8.15).

Für die Transplantation kommen infrage:

1. Die Sehne des M. palmaris longus am Unterarm (als kurzes Transplantat, z. B. vom Fingerendglied bis zur Hohlhand),
2. die Sehne des M. plantaris neben der Achillessehne (1 und 2 können anlagebedingt fehlen),
3. die langen Strecksehnen der 3. und 4. Zehen.

Die Entnahme erfolgt am günstigsten mit einem Sehnenstripper über eine kleine distale Inzision (▶ Abb. 8.16).

Am Fingerendglied wird die neue Sehne mit einer transossären Ausziehnaht (▶ Abb. 8.13) [7] oder auch nur mit einfachen U-Nähten an der Basis des Endgelenks bzw. am Stumpf der ehemaligen Beugesehne fixiert. Das zentrale Ende wird z. B. im Handgelenkbereich mit dem Stumpf einer der beiden zugehörigen Beugesehnen (tiefe oder oberflächliche) vereinigt. Man sollte denjenigen Sehnenstumpf verwenden, der nach der Freipräparation die größere Gleitamplitude besitzt.

Als Nahttechnik zwischen Transplantat und proximalem Sehnenstumpf bietet sich neben anderen Verfahren die sehr reißfeste *Durchflechtungsnaht*

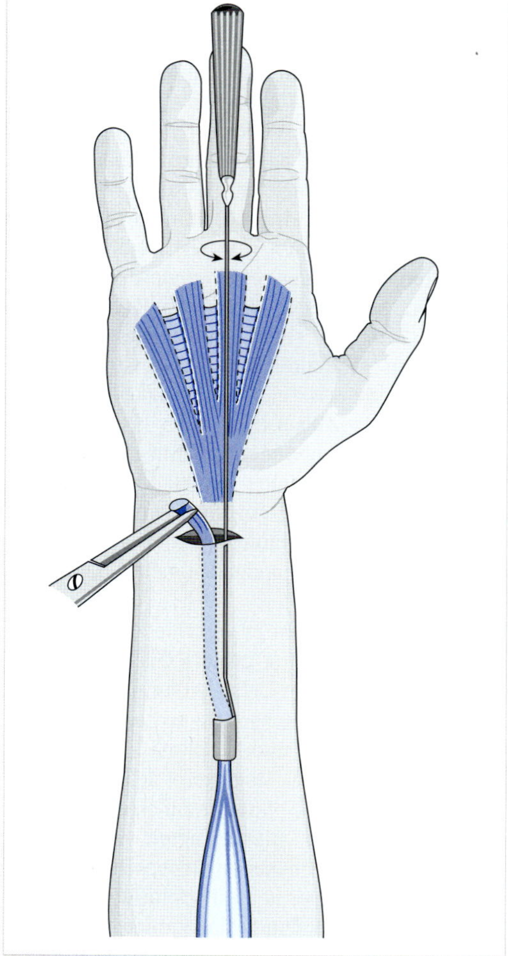

Abb. 8.16 Entnahme einer Palmaris-longus-Sehne mithilfe eines Sehnenstrippers.

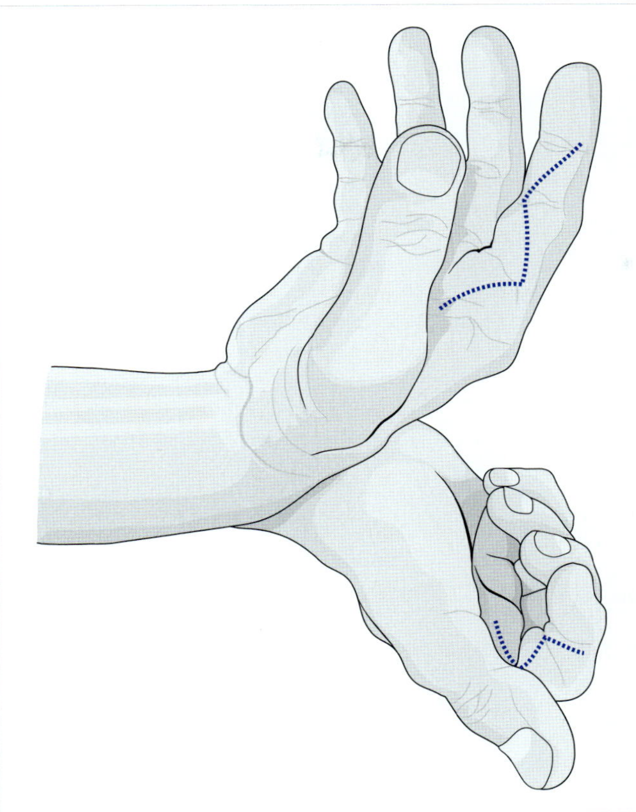

Abb. 8.17 Prüfung der normalen Sehnenlänge.
Spontanhaltung der Finger bei Beugung und Streckung.

nach Pulvertaft an [14] (▶ Abb. 8.10e). Bei der 2. Transplantatnaht (entweder am zentralen Sehnenstumpf oder bei der Fixierung am Endglied) ist es wichtig, die richtige Länge zu wählen. Hierbei geht man von der Spontanhaltung der Finger II–V aus und muss berücksichtigen, dass der Kleinfinger dabei am meisten und der Zeigefinger am wenigsten gebeugt ist. Mittel- und Ringfinger nehmen Zwischenpositionen ein. Hat man eine 1. Naht angebracht, dann sollte man die betroffene Hand im Handgelenk beugen und strecken und dabei die koordinierte Fingerbewegung beobachten und mit einer gesunden Hand vergleichen. Hierdurch lässt sich kontrollieren, ob das Sehnentransplantat die richtige Länge aufweist (▶ Abb. 8.17).

Sonderverfahren des Beugesehnenersatzes

Gute eigene Erfahrungen bestehen mit der Verwendung der oberflächlichen Beugesehne als gestieltem Transplantat zur Verlängerung der tiefen [1]. Hierzu werden nach Einlegen eines Silasticplatzhalters im Mittelhandbereich die zentralen Stümpfe der tiefen und der oberflächlichen Beugesehne U-förmig miteinander vernäht. Dabei ist darauf zu achten, dass die Sehnennaht – wie in ▶ Abb. 8.18 dargestellt – im proximalen Anteil der U-förmigen Schlinge und damit außerhalb der Sehnenscheide zu liegen kommt (▶ Abb. 8.19). In der 2., ebenfalls nach 8 – 12 Wochen erfolgenden Operation wird die oberflächliche Beugesehne im Handgelenkbereich durchtrennt und zur Hohlhand hin durchgezogen. Die bogenförmige Naht wird gerade gelegt und man hat dann ein gestieltes Transplantat, welches in der Regel problemlos bis zum Fingerendglied reicht. Es wird in der üblichen Weise nach distal durchgezogen und am Endglied befestigt. Eine dynamische Fixierung (▶ Abb. 8.11) schließt sich an.

Vorteile: Man muss keine zusätzliche Sehne entnehmen und hat bei der 2. Sitzung nur eine Sehnennaht durchzuführen.

Nachteile: Die Präparation im Hohlhandbereich kann bei der 2. Operation infolge ausgedehnter Verwachsungen schwierig sein.

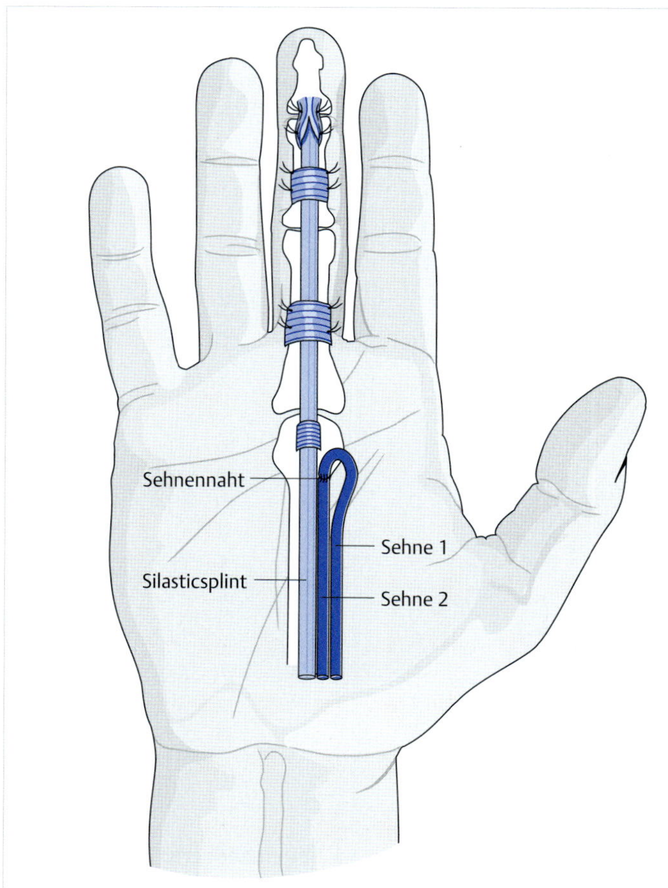

Abb. 8.18 Die Verwendung der oberflächlichen Beugesehne als Sehnentransplantat.
Kurzer Silikonsplint, bogenförmige Nahtvereinigung beider zentraler Sehnenstümpfe in der 1. operativen Sitzung.

Eine weitere *Sonderform* stellt die *Transposition einer Superfizialissehne* des Ringfingers auf den Daumen oder den Kleinfinger dar [18]. Diese Sehne wird bei der 2. Operation von ihrem Ansatz am Mittelglied abgetrennt, zum Handgelenk hin durchgezogen und dort wieder beim Entfernen des Silikonsplintes in das neu gebildete Gleitlager des Daumens oder Kleinfingers eingezogen. Auch hier muss lediglich die Naht am Endglied durchgeführt werden (▶ Abb. 8.20).

Vorteile: Es wird bei der 2. Sitzung voll trainierte Muskulatur für die betroffenen Finger verwendet.

Nachteil: Man muss eine geringfügige Schwächung der Beugekraft im betroffenen Ringfingerbereich in Kauf nehmen.

Das Verfahren kann an den übrigen Fingern II–V wegen der unzureichenden Sehnenlänge keine Anwendung finden.

Nachbehandlung

Nach Einsetzen eines Silikonsplintes wird zunächst die normale Wundheilung abgewartet (ca. 2 Wochen). Danach sollten ggf. durch Übungsbehandlung passiv Grund-, Mittel- und Endgelenk frei beweglich sein, bevor die endgültige Sehnentransplantation 3 Monate nach der 1. Operation erfolgt. Im Anschluss an diese 2. Operation hat sich ebenfalls das Anlegen einer dynamischen Fixierung für 4–5 Wochen bewährt. Eine Ausziehnaht am Endglied wird nach 5 Wochen entfernt. Die weitere Nachbehandlung entspricht mit 1 Woche Verzögerung den Angaben in ▶ Tab. 8.1. Die erforderliche Dauer der weiteren krankengymnastischen Übungsbehandlung kann allerdings bis zu einem halben Jahr betragen.

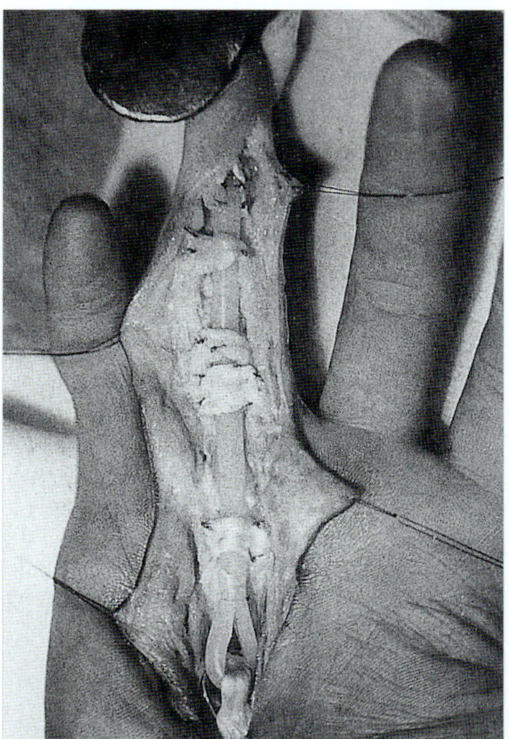

Abb. 8.19 Beugesehnenersatz mit oberflächlicher Beugesehne.
Splinteinlage und Rekonstruktion der wichtigsten Ringbänder (sowie ggf. zerstörter Fingernerven). Kurzer Silikonsplint mit Bildung einer Sehnenschlaufe, die durch das Zusammennähen der proximalen Sehnenstümpfe beider Beugesehnen entsteht (in 1. Sitzung, s. Text) entsprechend ▶ Abb. 8.18.

Komplikationen

Auch bei zweizeitigen Beugesehnentransplantationen können verwachsungsbedingte Blockierungen, seltener auch Rupturen im Nahtbereich vorkommen. Bleibt eine ausreichende Beugefähigkeit aus, kann die Ursache in einem zu langen Transplantat zu suchen sein, oder die Muskulatur der angeschlossenen Beuger war nicht mehr ausreichend funktionstüchtig (zu lange Inaktivität, Fibrosierung). Eine fatale Komplikation stellt die Verwechslung des benachbarten N. medianus mit einer zur Transplantation vorgesehenen Palmaris-longus-Sehne dar.

Weitere Fehler, die das Operationsergebnis beeinträchtigen können, sind:

- Zu kleiner Splint im Verhältnis zum Sehnentransplantat,
- unzureichend rekonstruierte Ringbänder über Mittel- und Grundglied oder ihr Nachgeben unter Belastung,
- Annähen des proximalen Splintendes an proximale Beugesehnenstümpfe mit der Folge der Splintwanderung nach proximal; d. h. das angestrebte Gleitlager wird im Fingerbereich nicht ausgebildet.

8.6 Besonderheiten kindlicher Beugesehnenverletzungen

Bei Kindern jeden Alters gelten im Grundsatz die gleichen Vorgehensweisen wie bei Erwachsenen. Lediglich das Nahtmaterial muss eine Nummer kleiner gewählt werden und die dynamische Fixierung nach Kleinert ist erst im Alter von ca. 7 Jahren sinnvoll. Bei jüngeren Kindern sollte man daher konsequent für 4 Wochen einen zirkulären Oberarmgips mit 60° gebeugtem Handgelenk ohne zusätzliche dynamische Fixierung des Fingers anlegen. (Ein Unterarmgips würde von Kleinkindern in kürzester Zeit abmontiert werden.)

Weiterhin ist zu bedenken, dass bei Kindern Beugesehnennähte oft noch nach Wochen bis zu 4 Monaten mit guten Erfolgsaussichten nachgeholt werden können, während bei Erwachsenen schon nach 3 Wochen problematische Verhältnisse ein Umsteigen auf ein- oder zweizeitige Sehnentransplantationen erfordern können. Eine evtl. bei späterer Versorgung vorliegende stärkere Sehnenspannung und damit Beugung des Fingers gleicht sich meist innerhalb eines Jahres aus.

8.7 Tendolyse

Indikation

Die häufigsten Ursachen für eine Blockierung der Sehnengleitfähigkeit sind Verwachsungen nach primären und sekundären Sehnennähten und Sehnentransplantationen sowie nach partiellen Sehnenverletzungen, Frakturen benachbarter Fingerknochen und abgelaufenen Infektionen.

Sinnvoll ist eine operative Lösung dieser Verwachsungen nur, wenn die postoperative Mitarbeit des Patienten gewährleistet ist und die Weichteilverhältnisse einwandfrei (Trophik, Sensibilität, Durchblutung, Verschieblichkeit), das Skelett (Gelenke, Knochen) intakt und der blockierte Beugemuskel funktionstüchtig sind. Die Operation darf nicht zu früh erfolgen, im Allgemeinen erst 3

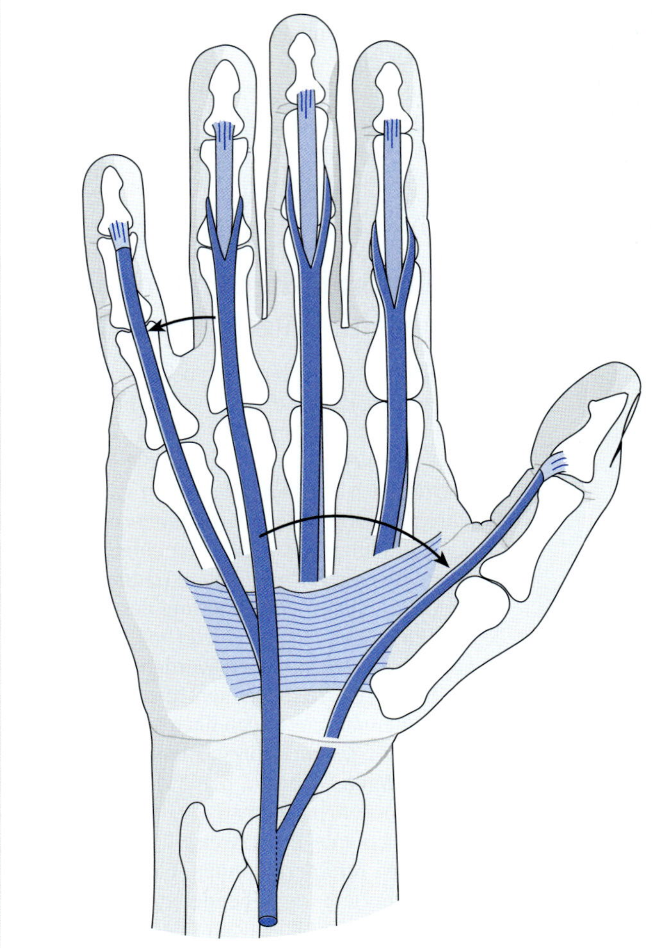

Abb. 8.20 Beugesehnenersatz durch Sehnentransposition.
Transposition der oberflächlichen Ringfingerbeugesehne zum Sehnenersatz für Kleinfinger und Daumen; 2. Sitzung nach Implantation eines langen Silikonsplintes in der 1. Sitzung.

–6 Monate nach einer Sehnennaht oder Verletzung, wenn das umgebende Gewebe seine Induration und Ödemneigung verloren hat [8].

Operatives Vorgehen

Zuerst wird die Sehnenscheide im ursprünglich verletzten Gebiet dargestellt (üblicher W-förmiger Hautschnitt oder lateraler Längsschnitt) und gefenstert, indem man sie seitlich einschneidet und aufklappt oder bei extremer Verwachsung unter Schonung der Ringbänder reseziert. Von diesem Fenster aus löst man die Beugesehnen von allen erreichbaren Verwachsungen, ohne die Sehnenstruktur zu zerstören (Auffasern, Belassen einer glatten Oberfläche). Bei ausgedehnten Verwachsungen müssen bisweilen weitere Fenster proximal oder distal des ersten angelegt und das Auslösen der Sehne fortgesetzt werden, wobei auf die Ringbänder (▶ Abb. 8.3, ▶ Abb. 8.14) unbedingt zu achten ist. Nicht selten kann man erst nach der Resektion der oberflächlichen Beugesehne oder nach einer beugeseitigen Kapsulektomie im Mittelgelenk (Kap. 7.6.1) eine freie Beweglichkeit der tiefen Beugesehne erreichen.

Die Prognose ist umso besser, je kürzer die Strecke der zu lösenden Verwachsungen war.

Ist der Befund zu ausgedehnt, z. B. nach Sehnenscheidenphlegmonen, bleibt gelegentlich nur eine zweizeitige Beugesehnentransplantation nach Resektion der verwachsenen Sehne übrig.

Nachbehandlung

Bereits am 1. Tag nach dem Eingriff muss eine intensive aktive Übungsbehandlung aufgenommen und konsequent 6–8 Wochen durchgeführt werden. Stärkere Belastungen und gewaltsames Dehnen sind jedoch in den ersten 5 Wochen nach der Tendolyse zu vermeiden, da sonst infolge der anfänglich vorhandenen Mindererernährung der ausgelösten Sehne leicht eine Ruptur auftreten kann.

Auch in einem solchen Fall käme zur Rekonstruktion nur eine zweizeitige Beugesehnentransplantation infrage.

8.8 Prognose und Beurteilung des Erfolges einer Beugesehnenrekonstruktion

Zur Beurteilung des Behandlungsergebnisses hat sich in Deutschland ein 1976 von Buck-Gramcko veröffentlichtes Bewertungsschema [3] allgemein durchgesetzt.

Folgende Werte werden dabei erfasst:

- Finger II–V
  - Fingerkuppenhohlhandabstand (FKHA) = Abstand zwischen Fingerkuppe und distaler Hohlhandbeugefalte bei maximaler Beugung,
  - Gesamtbeugefähigkeit als Summe der gemessenen Winkelgrade der Beugestellung aller 3 Fingergelenke,
  - die Summe der Streckdefizite aller 3 Fingergelenke (Gesamtstreckdefizit),
  - gesamtes Bewegungsausmaß (Gesamtbeugung nach Abzug des Streckdefizites).
- Daumen
  - Beugung im Endgelenk,
  - Streckdefizit im Endgelenk,
  - gesamtes Bewegungsausmaß.

Die ermittelten Maße erfahren eine Punktwertung, die eine Vergleichbarkeit sehr guter, guter, befriedigender und schlechter Ergebnisse erlaubt.

Nach Literaturangaben [5] können aufgrund einer solchen Bewertung zwischen 75% und 80% gute und sehr gute Ergebnisse bei primären Beugesehnennähten und ca. 60–70% gute und sehr gute Endresultate nach zweizeitigen Beugesehnentransplantationen erzielt werden. Dabei hängt das Endergebnis nicht zuletzt auch von der Sorgfalt der durchgeführten krankengymnastischen Nachbehandlung ab.

Literatur

[1] Brug E, Stedtfeld HW. Experience with the two-staged pedicled flexor tendon graft. The Hand. 1979; 11: 192

[2] Brunner JM. The zig-zag volar digital incision for flexor tendon surgery. Plast reconstr Surg. 1967; 40: 571

[3] Buck-Gramcko D, Dietrich E, Gögge S. Bewertungskriterien bei Nachuntersuchungen von Beugesehnenwiederherstellungen. Handchirurgie. 1976; 8: 65

[4] Buck-Gramcko D. Erstbehandlung von Beugesehnendurchtrennungen an der Hand. Unfallheilkunde. 1977; 80: 57

[5] Buck-Gramcko D. Verletzungen der Beugesehnen. In: Nigst N, Buck-Gramcko D, Millesi H, eds. Handchirurgie. Bd. II. Stuttgart: Thieme; 1983

[6] Bunnel S. Repair of tendons in the fingers and description of two new instruments. Surg Gynec Obstet. 1918; 26: 103

[7] Bunnell S. Primary repair of severed tendons. The use of stainless steel wire. Am J Surg. 1940; 47: 502

[8] Fetrow KO. Tendolysis in the Hand and Wrist. J Bone Jt Surg. 1967; 49-A: 667

[9] Greulich M. Gubisch W, Reichert H. Die Tsuge-Naht. Experimentelle und klinische Erfahrungen. Handchir Mikrochir Plast Chir. 1990; 22: 59

[10] Kelly AP. Primary tendon repair. A Bone Jt Surg. 1959; 41-A: 581

[11] Kleinert HE, Kutz JE, Atosoy E, Stormo A. Primary repair of flexor tendons. Orthop Clin North Am. 1973; 4: 365

[12] Lister GD, Kleinert HE, Kutz JF, Atosoy E. Primary flexor tendon repair followed by immediate controlled mobilisation. J Hand Surg. 1977; 2: 441

[13] Poisel S. Deskriptive Anatomie. In: In: Nigst N, Buck-Gramcko D, Millesi H, eds. Handchirurgie. Bd. I. Stuttgart: Thieme; 1981

[14] Pulvertaft RG. Problems of flexor-tendon surgery of the hand. J Bone Jt Surg. 1965; 47-A: 123

[15] Schmidt HM, Lanz U. Chirurgische Anatomie der Hand. Stuttgart: Hippokrates; 1992

[16] Tsuge K, Ikuta Y, Matsuishi Y. Infratendinous Tendon Suture in the Hand. A new Technique. Hand. 1975; 7: 250

[17] Verdan CE. Primary repair of flexor tendons. J Bone Jt Surg. 1960; 42-A: 647

[18] Verdan CE. Die Eingriffe an Muskeln, Sehnen und Sehnenscheiden. In: Wachsmuth W, Wilhelm A, eds. Allgemeine und spezielle chirurgische Operationslehre. 3. Teil. Die Operationen an der Hand. Berlin: Springer; 1972

Kapitel 9

Strecksehnenverletzungen

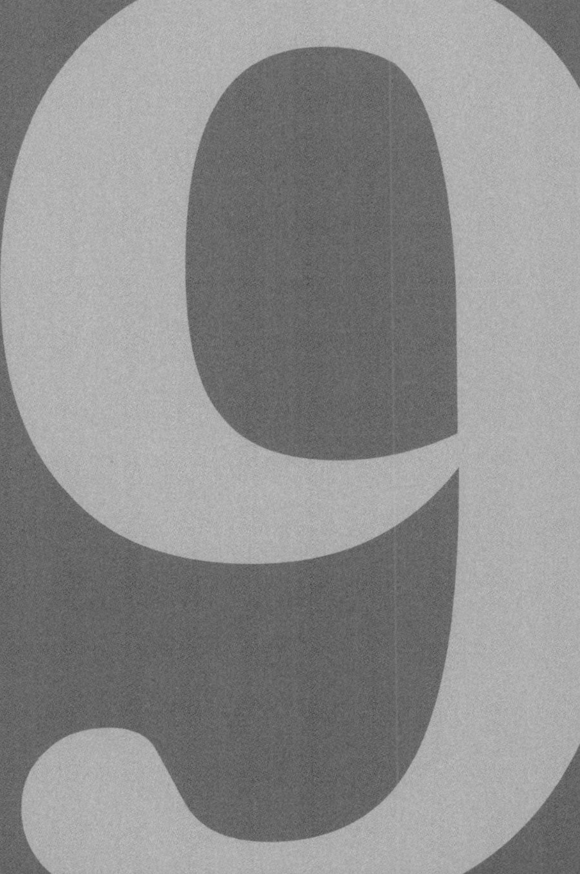

9 Strecksehnenverletzungen

9.1 Anatomie der Strecksehnen

9.1.1 Finger II–V

In ihrem gesamten Verlauf zeigen die Strecksehnen einen sehr differenzierten Aufbau, der je nach Abschnitt variiert und jeweils entsprechende Konsequenzen für die Versorgung von Verletzungen nach sich zieht. Ähnlich wie bei den Beugesehnen werden verschiedene Zonen unterschieden (▸ Abb. 9.1) [14], [15], wobei vor allem die Bereiche über den Gelenken von besonderer Bedeutung sind.

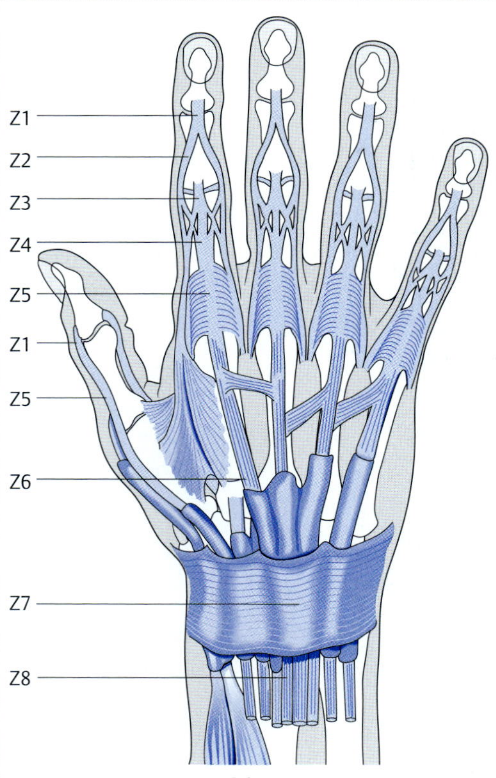

Abb. 9.1 Anatomie der Strecksehnen an der Handrückenseite mit Zoneneinteilung.
Zone 1: Endgelenk
Zone 2: Mittelglied
Zone 3: Mittelgelenk
Zone 4: Grundglied
Zone 5: Grundgelenk
Zone 6: Handrücken/Mittelhand
Zone 7: Sehnenfächer
Zone 8: Unterarm

Über dem distalen Grundglied teilt sich die Strecksehne. Der mittlere Anteil (Tractus medialis) zieht über das Mittelgelenk, bildet dort die dorsale Gelenkkapsel und setzt an der Basis der Mittelphalanx an.

Vor dem Mittelgelenk gehen 2 Seitenzügel ab, die jenseits des Gelenks wieder zusammenlaufen und an der Basis der Endphalanx ansetzen. Mit diesen Seitenzügeln vereinigen sich Sehnenanteile der Handbinnenmuskeln (Mm. interossei und Mm. lumbricales) (▸ Abb. 9.2). Zusätzlich strahlen feine seitliche Faserzüge in den Streckapparat über dem Mittelglied ein. Sie werden als *Landsmeer-Bänder oder Ligg. retinacularia* bezeichnet, sind in eine Pars obliqua und eine Pars transversa aufgeteilt [14] und entspringen von der Sehnenscheide der Beugesehnen proximal des Mittelgelenks.

Auf der Höhe der Fingergrundgelenke werden die Strecksehnen durch Retinakula über dem Köpfchen des betreffenden Mittelhandstrahls in der

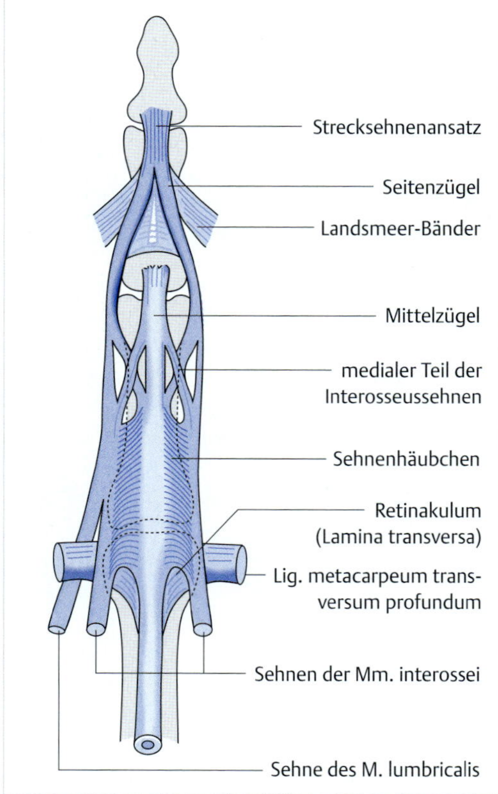

Abb. 9.2 Anatomie der Strecksehnen an den Fingern II–V.

Gelenkachse festgehalten. Diese reichen proximal vom tiefen Lig. metacarpeum transversum zur Strecksehne; über der Basis des Grundglieds bestehen Verbindungen zu den Sehnen der Handbinnenmuskeln (sog. Sehnenhäubchen).

Im Handrückenbereich finden sich wechselnd breite, schräg oder quer verlaufende Faserzüge, die in individuell unterschiedlichem Ausmaß die einzelnen Strecksehnen miteinander verbinden.

Über dem Handgelenk verlaufen die Strecksehnen unter dem breiten Retinaculum extensorum jeweils in sog. Sehnenfächern und sind von einer Sehnenscheide umgeben (im 4. Sehnenfach die Strecksehnen der Finger II – IV, im 5. Sehnenfach die Kleinfingerstrecksehne).

9.1.2 Daumen

Der Streckapparat des Daumens ist über dem Grundglied bis zu seinem Ansatz an der Basis des Endglieds breitflächig angelegt. Diese Streckaponeurose stellt die direkte Fortsetzung der Sehne des für die Streckfunktion besonders wichtigen M. extensor pollicis longus dar. Diese Sehne bildet die handrückenseitige Begrenzung der sog. Tabatière; sie überkreuzt die beiden radialen Handgelenkstrecker (Sehnen der Mm. extensor carpi radialis longus et brevis) peripher ihres schräg angelegten Sehnenfachs. Am distalen Radius wird der Boden dieses 3. fibrösen Sehnenfachs durch eine mehr oder weniger tief ausgeprägte Knochenrinne gebildet. Die Sehne unterkreuzt proximal die Strecker der Finger II – IV, bevor sie in den entsprechenden Muskelbauch übergeht, der parallel zum Streckmuskel des Zeigefingers (M. extensor indicis) an der Ulna seinen Ursprung hat.

Die Sehne des kurzen Daumenstreckers (M. extensor pollicis brevis) setzt meist an der Basis der Grundphalanx an; sie kann sich aber auch an der Bildung der Streckaponeurose im Grundgliedbereich beteiligen. Über der Handwurzel bildet sie die palmare Begrenzung der Tabatière und verläuft im 1. Sehnenfach gemeinsam mit der Sehne des M. abductor pollicis longus, die an der Basis des Os metacarpale I ansetzt, bisweilen auch in einem eigenen separaten Unterfach. Beide Muskeln überkreuzen proximal des Sehnenretinakulums die radialen Handgelenkstrecksehnen, um dann ebenfalls an der Ulna in der tiefen Unterarmstreckmuskulatur ihren Ursprung zu nehmen.

9.1.3 Besonderheiten

Im eigentlichen Fingerbereich ist der Strecksehnenverlauf weitgehend uniform.

Eine große Variationsbreite findet sich dagegen an Handrücken, Handgelenk und Unterarm [15]. Viele Strecksehnen der Finger II–V sind in diesen Bereichen mehrfach angelegt. Es kommen für mehrere Finger gemeinsame Sehnenverläufe vor mit Aufzweigungen verschiedenster Art über dem Handrücken.

Der Kleinfinger kann neben seiner eigenen, isoliert verlaufenden Strecksehne in Grundgelenkhöhe zusätzlich Strecksehnenanteile vom 4. Fingerstrahl erhalten.

9.2 Verletzungen der Strecksehnen der Finger II–V

Aufgrund der unterschiedlichen Sehnenverhältnisse führen Durchtrennungen in den einzelnen Hand- und Fingerabschnitten zu verschiedenen Bewegungsausfällen und Fehlstellungen. Außerdem können Strecksehnen häufiger als Beugesehnen ohne Verletzung des Hautmantels aufgrund verschiedener Mechanismen an bestimmten Stellen rupturieren. Für die operative Behandlung sind die in ▶ Abb. 9.3 gezeigten Schnittführungen geeignet.

Während früher vor allem gebogene Hautschnitte als korrekt angesehen wurden, haben sich auf der Dorsalseite der Hand inzwischen auch gerade, axial verlaufende Längsschnitte in Fingermitte sogar über den Gelenken bewährt. Sie berücksichtigen besser die hauptsächlich längs verlaufenden venösen Abflussverhältnisse und führen bei Primärheilung auf der Streckseite im Gegensatz zur Beugeseite auch nicht zu Kontrakturen, wie man früher annahm.

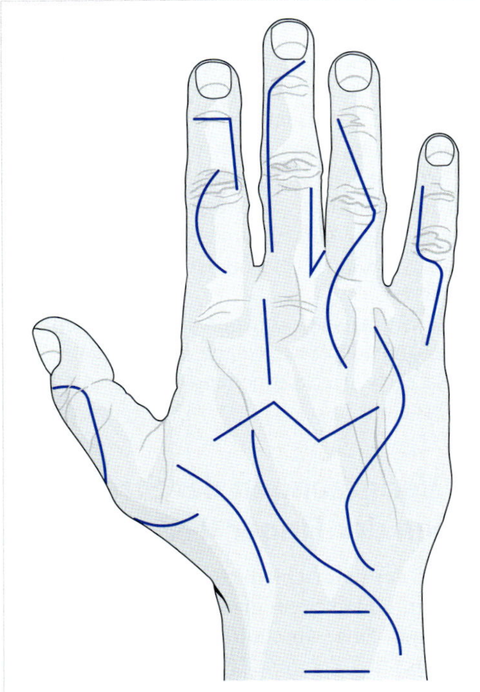

Abb. 9.3 Für die Strecksehnenchirurgie geeignete Schnittführungen.

9.2.1 Verletzungen über dem Endgelenk und dem Mittelglied

Ursachen

Zu nennen sind hier:

- Offene Durchtrennung infolge einer direkten Schnittverletzung,
- subkutane Strecksehnenrupturen durch eine gewaltsame unvorhergesehene Beugung des Endglieds nach palmar (häufigste Form einer subkutanen Strecksehnenruptur), wie sie z. B. beim Auftreffen eines hart geworfenen Balles, beim Anstoßen an eine Wand oder beim Einstecken des Betttuches neben der Matratze vorkommen kann.

Symptome – Diagnostik

Das Endglied wird bei kompletter Durchtrennung des Streckapparats in diesem Bereich spontan in etwa 60° Beugestellung (gemessen von der Fingerlängsachse aus) gehalten und kann nicht mehr aktiv aus dieser Position heraus gestreckt werden (▶ Abb. 9.4).

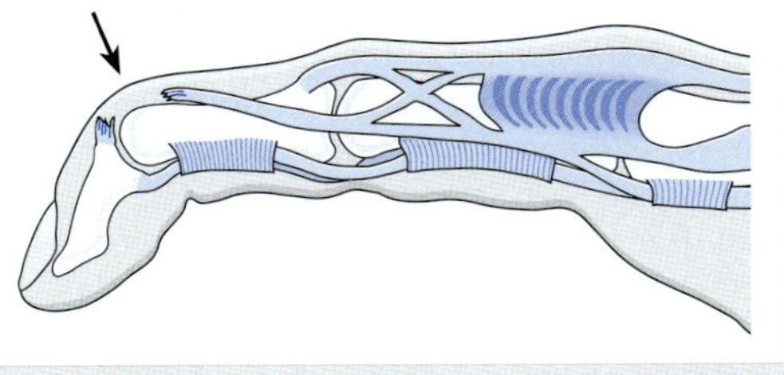

Abb. 9.4 Strecksehnenabriss über dem Endgelenk.

Bleiben die seitlichen Partien des Streckapparats mit Anteilen der Landsmeer-Bänder erhalten, ist der Funktionsausfall geringer. Ein stärkerer Druckschmerz über dem Endgelenk spricht zusätzlich für einen knöchernen Ausriss des Strecksehnenansatzes. Die klinische Diagnostik sollte in jedem Fall durch eine Röntgenuntersuchung (a. p. und streng seitlich) zum Ausschluss einer knöchernen Beteiligung ergänzt werden.

Therapie

Offene Schnittverletzung

Hier ist die sofortige primäre Naht mit 2 – 3 U-Nähten oder mit einer gleichzeitig Haut und Sehne fassenden fortlaufenden Naht [2] und Ruhigstellung durch eine Schiene (s. u.) oder eine temporäre K-Draht-Arthrodese in Überstreckstellung des Endgelenks angezeigt. Der 1,2 – 1,4 mm dicke K-Draht sollte schräg durch das Gelenk eingebracht und das Drahtende subkutan versenkt werden (▶ Abb. 9.5) [15]. Im Interesse des Gelenkknorpels hat der Bohrvorgang langsam zu erfolgen. Fehlbohrungen sind zu vermeiden. Schräges Einbringen des Drahtes vermindert die Gefahr einer Bohrdrahtosteomyelitis. Der Draht wird nach 5 – 6 Wochen, die fortlaufende Naht bereits nach 2 Wochen entfernt. Der Patient übt 3 – 4 Wochen zunächst selbst, falls danach noch eine Funktionsbehinderung besteht, sollte sich eine krankengymnastische Übungsbehandlung anschließen (aktiv und passiv). Die Versorgung mit durchgreifender fortlaufender Naht durch Sehne und Haut (Dermatotenodese) zeigt ▶ Abb. 9.6.

Subkutane Strecksehnenabrisse

3 Behandlungsverfahren bieten sich an.

Die einfachste Maßnahme ist die Behandlung mit einer Schiene, die das Endgelenk in leichter Überstreckstellung hält. Dadurch werden die rupturier-

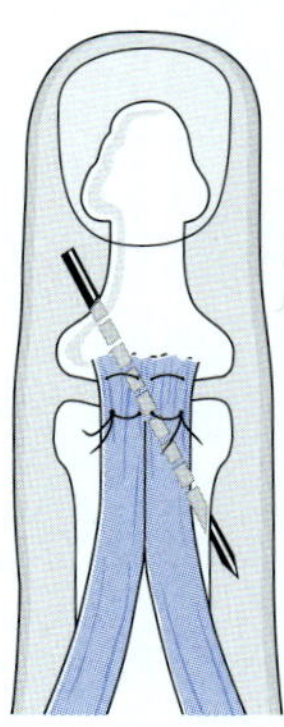

Abb. 9.5 Operative Möglichkeiten der Strecksehnenwiederherstellung über dem Endgelenk.
Versorgung einer offenen Strecksehnendurchtrennung mit Naht und schrägem K-Draht.

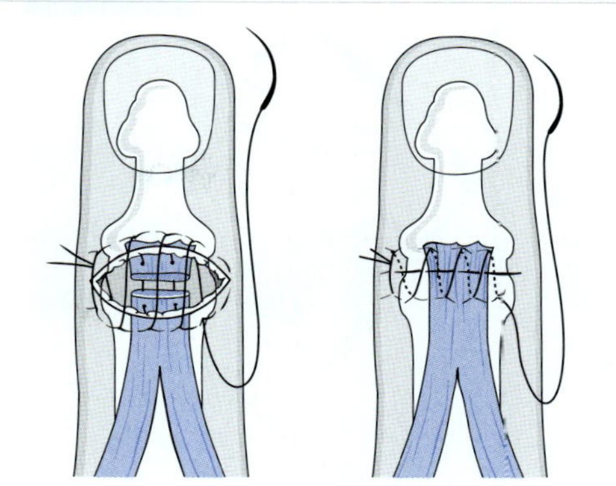

Abb. 9.6 Operative Möglichkeiten der Strecksehnenwiederherstellung über dem Endgelenk.
Versorgung mit durchgreifender fortlaufender Naht durch Sehne und Haut (Dermatotenodese).

ten Sehnenenden einander angenähert. Über ein innerhalb von 5 – 6 Wochen entstehendes Ersatzgewebe kann in den meisten Fällen eine Streckfunktion wiedererlangt werden. Bei der Auswahl der Schiene sollte darauf geachtet werden, dass das Mittelgelenk frei beweglich bleibt. Die ▶ Abb. 9.7 zeigt die am häufigsten verwendete *Kunststoffschiene nach Stack* [11].

Der Patient ist anzuleiten, wie er 1-mal täglich die Schiene wechseln und Hautpflege betreiben kann (ggf. Zweitschiene verordnen). Je nach Persönlichkeitsstruktur des Patienten sollte wöchentlich die Handhabung überprüft werden. Eventuell muss nach Abschwellen des Fingers auch auf ein kleineres Modell übergegangen werden. Wenn nach 6 Wochen das generelle Tragen der Schiene beendet wird, besteht im Allgemeinen noch ein Streckdefizit von 5 – 15°, das durch konsequentes nächtliches Tragen der Schiene über weitere 3 Monate infolge weiterer Schrumpfung des narbigen Ersatzgewebes noch auf 0° reduziert werden kann.

Vorteile: Keine Operation, keine Lokalanästhesie, keine Gefahr einer exogenen Infektion. Die Beweglichkeit aller übrigen Fingergelenke bleibt ungestört.

Nachteile: Durch die vor allem bei kompletten Strecksehnenabrissen nicht ganz optimale Adaptation (▶ Abb. 9.7b) kann nach Beendigung der Schienenbehandlung zunächst ein Streckdefizit von 5 – 15° zurückbleiben. Bei mangelhafter Hautpflege kann es unter der Plastikschiene zur Mazeration der Haut kommen.

Diesen Nachteilen kann durch Verwendung anderer Schienenmodelle (▶ Abb. 9.10, ▶ Abb. 9.11)

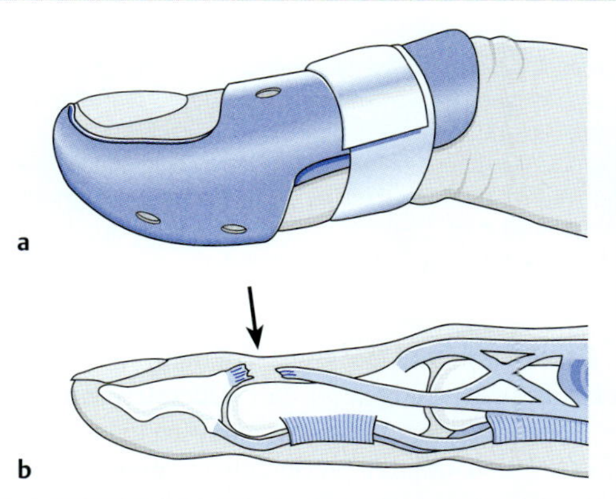

Abb. 9.7 Konservative Behandlung eines subkutanen Strecksehnenabrisses.
a Mit der Fingerschiene nach Stack.
b Wenn jedoch der Finger im Mittelgelenk ausgestreckt wird, ist die Adaptation der Rupturenden wegen der größeren Spannung der Seitenzügel häufig ungenügend.

und durch nächtliches Tragen über längere Zeit (s. o.) begegnet werden.

Die Fixierung des betroffenen Fingers mit Überstreckung im Endgelenk und Beugung in den Mittel- und Grundgelenken im sog. *Mommsen-Gips* (▶ Abb. 9.8) [8] für 5 Wochen nähert zwar die rupturierten Sehnenanteile optimal aneinander (▶ Abb. 9.8b), jedoch besteht eine erhebliche Beeinträchtigung der Handfunktion im Alltag mit der Gefahr einer Sudeck-Reflexdystrophie, so dass dieses Vorgehen kaum noch geübt wird.

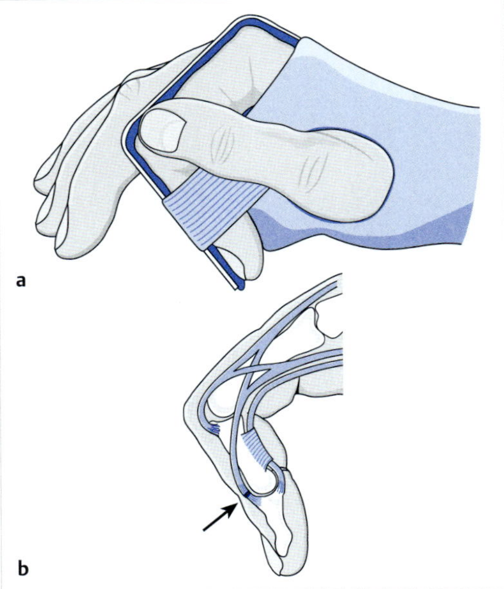

Abb. 9.8 Konservative Behandlung eines subkutanen Strecksehnenabrisses mit einem modifizierten Mommsen-Gips [8].

- **a** Die Beugehaltung wird fixiert durch eine gepolsterte Aluminiumfingerschiene, die in einem Unterarmgips befestigt ist.
- **b** Gute Adaptation der Sehnenenden.

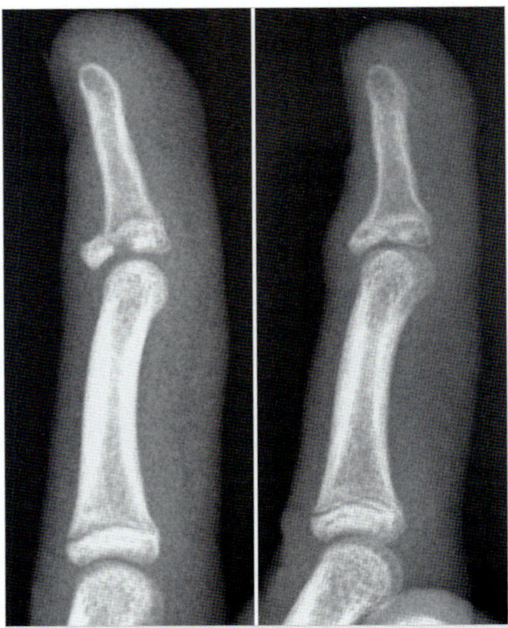

Abb. 9.9 Konservative Behandlung eines knöchernen, wenig dislozierten Strecksehnenausrisses mit Stack-Schiene.
Links: gespaltene Gelenkfläche. Rechts: Abheilung nach 8 Wochen.

Das 3. Verfahren, die transartikuläre K-Draht-Fixierung des Endgelenks in Überstreckstellung (▸ Abb. 9.5), ohne direkt die Sehne zu nähen, stellt wie bei den offenen Verletzungen eine Behandlungsmaßnahme dar, mit der bei zuverlässigen Patienten ein optimales Ergebnis erreicht werden kann.

Vorteile: Leichte Hautpflege, keine Ruhigstellung der übrigen Gelenke und Finger.

Nachteile: Notwendigkeit der Lokalanästhesie, Gefahr von Fehlbohrungen beim Einbringen der Drähte (Gelenkschäden), Gefahr einer Bohrdrahtinfektion bei unzuverlässigen Patienten.

Knöcherner Strecksehnenabriss

Auch bei einem Strecksehnenabriss mit einem kleinen Knochenfragment kann eines der beiden konservativen Behandlungsverfahren angewendet werden. Gelingt durch Überstreckung keine ausreichende Reposition (Röntgenkontrolle), dann ist die operative Reposition und Refixierung mit transossären Drahtnähten nach *Bunnell oder Lengemann* (▸ Abb. 9.9, ▸ Abb. 9.10, ▸ Abb. 9.11,

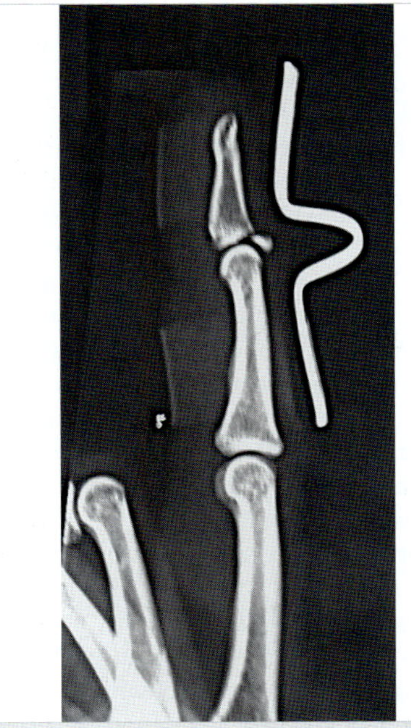

Abb. 9.10 Konservative Behandlung eines knöchernen Strecksehnenausrisses mit Aluminiumschiene.

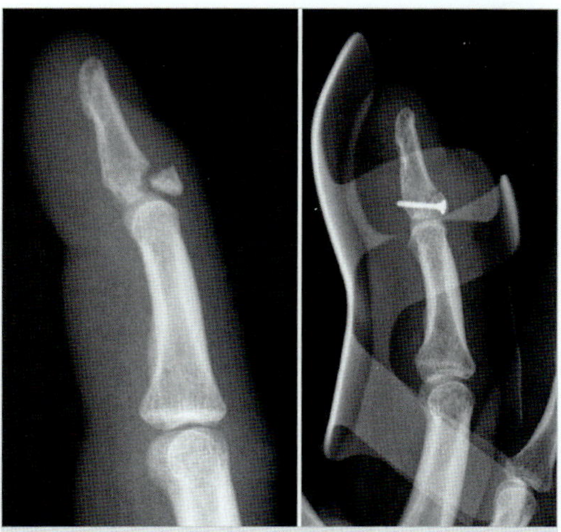

Abb. 9.11 Operative Behandlung eines knöchernen Strecksehnenausrisses mit relativ großem Fragment. Anwendung einer Minischraube und einer vorgefertigten Aluminiumschraube.

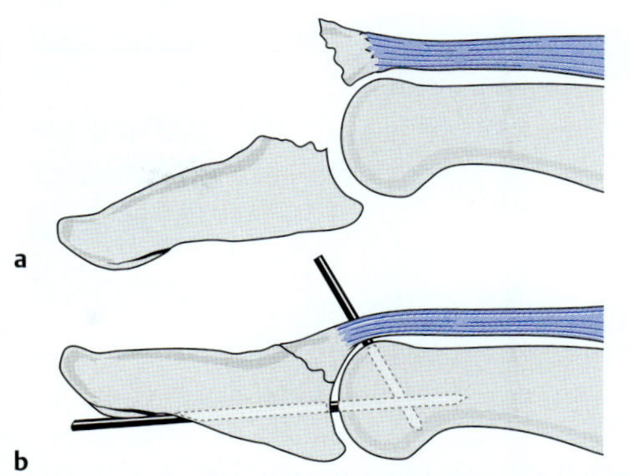

Abb. 9.12 Indirekte Fixierung eines knöchernen Strecksehnenabrisses.
Möglichkeit der indirekten Fixierung eines knöchernen Strecksehnenabrisses mit einem schrägen, transartikulären und einem das Fragment zurückhaltenden Kirschner-Draht (beide werden nach 5–6 Wochen entfernt).

▶ Abb. 8.10d, ▶ Abb. 8.13) (Kap. 5.2.1) oder mithilfe einer indirekten Blockierung mit 2 feinen Kirschner-Drähten (▶ Abb. 9.12) angezeigt. Das direkte Fassen des Fragments mit feinen Kirschner-Drähten kann sehr schwierig sein und gelegentlich zu seiner Sprengung führen.

Bei größeren Fragmenten mit und ohne Subluxation der Restgelenkfläche des Endglieds ist das operative Vorgehen angezeigt. Zur Fixierung kommen hierbei neben feinen K-Drähten auch Minischrauben (z. B. 1,0 oder 1,3 mm) infrage (▶ Abb. 9.11). Die Verwendung kleiner Hakenplättchen kann schwierig sein, distal wegen der Nähe zur Nagelwurzel, proximal wegen der Nähe zum Endgelenkspalt.

Veraltete Strecksehnenabrisse

Sind Strecksehnenunterbrechungen in der Nähe des Endgelenks nicht oder unzureichend behandelt worden, dann bildet sich auch hier zwischen den rupturierten Enden ein Sehnenregenerat aus, welches jedoch zu lang ist, um eine ausreichende aktive Streckung im Endgelenk zu ermöglichen. In solchen Fällen werden verschiedene sekundäre Rekonstruktionsmöglichkeiten angegeben [6], [9], [10], [16]. Verbleibt nur ein aktives Streckdefizit bis 25°, so führt häufig noch das bereits erwähnte nächtliche Tragen einer Stack-Schiene mit Hyperextension des Endgelenks über einen Zeitraum von 3 Monaten zur weiteren Verbesserungen der Streckfähigkeit bis zur Horizontalen.

Operativ am einfachsten sind Raffnähte und Sehnenduplikaturen, verbunden mit einer temporären K-Draht-Arthrodese für 4–5 Wochen (▶ Abb. 9.13, ▶ Abb. 9.14). Voraussetzung hierfür ist ein ausreichend fest ausgebildetes Ersatzgewebe.

Auch eine Resektion der überlangen Teile des Ersatzgewebes mit einem spindelförmigen Hautanteil und fortlaufend durchgreifender Naht der Resektionsenden von Sehne und Haut (Dermatotenodese) ergänzt mit 5-wöchiger K-Draht-Fixierung des Endgelenks in Überstreckstellung oder nochmaliger Schienenbehandlung kann zum Ziel führen. Ist das Ersatzgewebe minderwertig oder bestehen ausgedehnte Defekte, dann werden Sehnenplastiken mit Sehnentransplantaten erforderlich (▶ Abb. 9.15, ▶ Abb. 9.16), sofern der Patient sich nicht zu einer funktionsgerechten Endgelenkarthrodese entschließen kann (Kap. 7.3.1).

Veraltete knöcherne Strecksehnenabrisse sind nur dann operativ zu behandeln, wenn noch keine knöcherne Überbrückung zwischen den Fragmenten entstanden ist und ein größeres Streckdefizit vorliegt. Man wird dann das pseudarthrotische Gewebe zwischen den Fragmenten entfernen, die Fragmente reponieren und wie bei einer frischen Verletzung operativ mit 0,6–0,8 mm dicken Kirschner-Drähten fixieren.

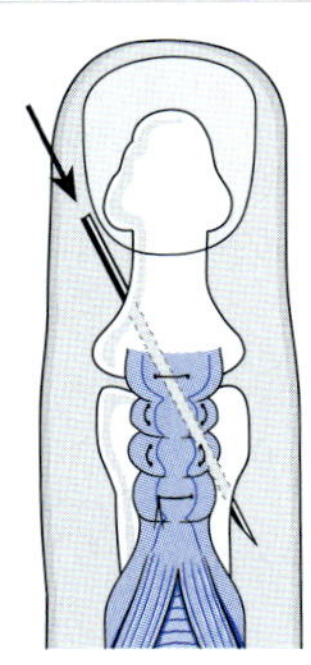

Abb. 9.13 Behandlung eines veralteten Strecksehnenabrisses mit der einfachen Raffung nach Georg.

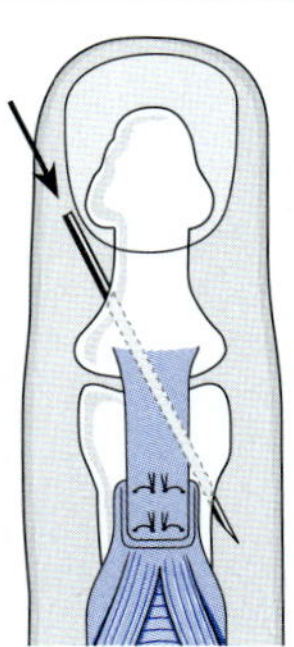

Abb. 9.14 Behandlung veralteter Strecksehnenabrisse. Doppelung der mit zu langem Ersatzgewebe geheilten Strecksehne nach Pulvertaft.

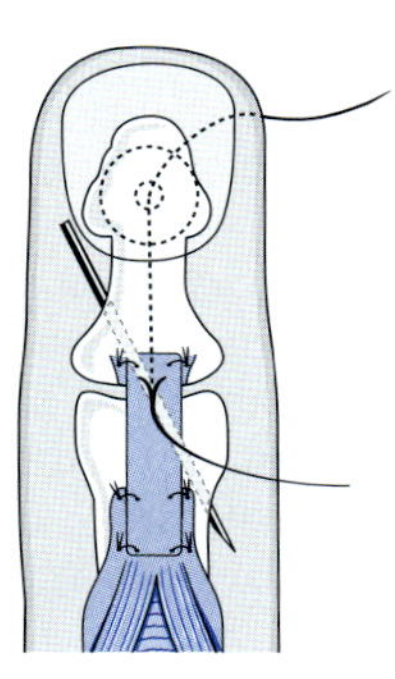

Abb. 9.15 Behandlung eines veralteten Strecksehnenabrisses durch Rekonstruktion mit einfachem Sehnentransplantat.
(Eine zusätzliche Ausziehdrahtnaht ist nur bei schlechtem peripherem Sehnenstumpf notwendig.)

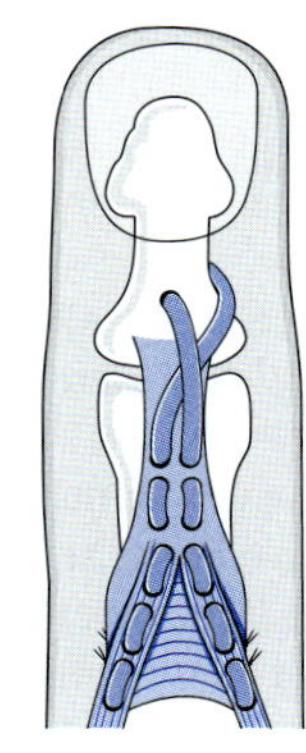

Abb. 9.16 Aufwendigere Strecksehnenrekonstruktion eines veralteten Strecksehnenabrisses nach Nichols mit freiem Sehnentransplantat (transossäre Befestigung am Endglied, Durchflechtung der übrig gebliebenen Streckaponeurose, ohne temporäre Kirschner-Draht-Fixierung).

Häufig verursachen solche knöchernen, unter einer geringen Distanz verheilten Abrisse, abgesehen von einer leichten dorsalen Verdickung, keine funktionellen Einbußen (▸ Abb. 9.7a).

In Fällen mit knöcherner Bindung und subjektiv ungestörter Funktion ist eine operative Korrektur nicht mehr indiziert, zumal posttraumatische Arthrosen wegen der geringen Druckbelastung der Endgelenke trotz leichter Fehlstellung selten sind und ggf. durch eine Arthrodese in funktionsgerechter Stellung zufrieden stellend behandelt werden können (Kap. 7.3.1).

9.2.2 Verletzungen über dem Mittelgelenk (Knopflochdeformität)

Ursachen

Die Durchtrennung des Strecksehnenmittelzügels über dem Mittelgelenk kommt offen durch direkte Schnittverletzungen und wie beim Endgelenk auch als geschlossene Ruptur bei einer Luxation des Köpfchens der Grundphalanx gegen die dorsale Gelenkkapsel vor.

Symptome – Diagnostik

Über dem Mittelgelenk führen Strecksehnenverletzungen häufig zur sog. *Knopflochdeformität*. Wird

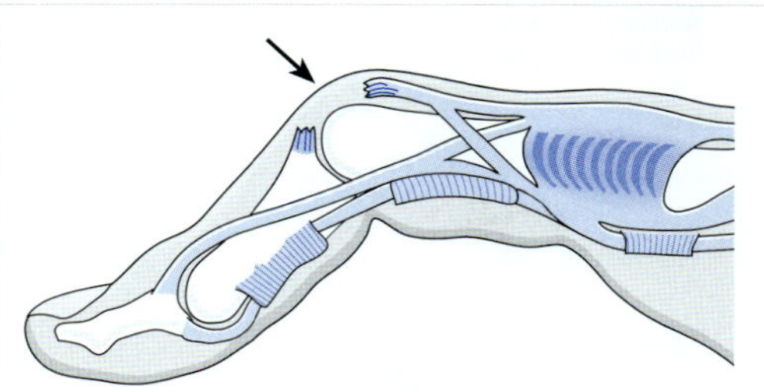

Abb. 9.17 Knopflochmechanismus bei zerstörtem Strecksehnenmittelzügel.
Das Köpfchen der Grundphalanx tritt zwischen den Strecksehnenseitenzügeln hindurch.

der das Gelenk überquerende Mittelzügel durchtrennt, schlüpft das Köpfchen der Grundphalanx zwischen den intakten Seitenzügeln wie durch ein Knopfloch hindurch. Es entsteht eine Beugestellung im Mittelgelenk bei gleichzeitiger Überstreckhaltung des Endgelenks. Dieser Mechanismus wird oft erst einige Tage nach der Verletzung deutlich; dann, wenn die Seitenzügel allmählich auseinanderweichen (▸ Abb. 9.17). Gerade bei geschlossenen Verletzungen ist es daher ratsam, den Patienten nach einigen Tagen nochmals zu untersuchen.

Bei Schnittverletzungen, die beide Seitenzügel miterfassen (selten), hängt der Finger im Mittelglied komplett herab und kann aktiv nicht mehr gestreckt werden; hier ist die Symptomatik von vornherein eindeutig.

Therapie

Offene Verletzungen

Die operative Behandlung besteht darin, das Mittelgelenk durch einen schräg verlaufenden transartikulären Kirschner-Draht in Streckstellung zu halten [14]. Der durchtrennte Mittelzügel wird anschließend mittels feiner U-Nähte über der Dorsalseite des Mittelgelenks rekonstruiert (▸ Abb. 9.18).

Nach 5 Wochen wird der Draht entfernt und das Gelenk mobilisiert.

Vorteile: Die transartikuläre K-Drahtfixierung beeinträchtigt die Funktionen der übrigen Gelenke nicht.

Nachteile: Bei unzuverlässigen Patienten besteht die Gefahr einer Bohrdrahtinfektion. Fehlbohrungen und Bohren mit Hitzeentwicklung können das Gelenk zerstören.

Alternativ wurde früher empfohlen, als entlastende Naht eine *Lengemann-Drahtnaht* und zur Feinadaptation U-Nähte zu verwenden (▸ Abb. 9.19) [15]. Die hierdurch etwas bessere primäre Reißfestigkeit der genähten Sehne erlaubt eine Ruhigstellung auf einer entsprechenden Schiene statt mit einem transartikulären Kirschner-Draht. Das Grundgelenk wird dabei leicht gebeugt, Mittel- und Endgelenke werden gestreckt. Diese Entlastung des Mittelzügels in Streckstellung des Gelenks muss ebenfalls 5 Wochen eingehalten werden. Bei kooperativen und zuverlässigen Patienten können auch dynamische Schienen (▸ Abb. 9.20 u. ▸ Abb. 9.26) verwendet werden.

Vorteile: Die Gefahr einer sekundär ausgelösten Bohrdrahtosteomyelitis entfiel damit und das Verwenden dynamischer Schienen verkürzte die Nachbehandlung.

Nachteile: Bei unsachgemäßer Handhabung konnte der das Gelenk in der Sehne überquerende Draht den Gelenkknorpel verletzen. Zudem besteht die Gefahr einer Nahtruptur. Eine Alternative wäre die Sehnenfixierung über einen in die Basis des Mittelglieds eingebrachten Knochenanker.

Geschlossene Verletzungen

Konservativ kann durch eine konsequente ca. 5-wöchige Entlastung des Mittelzügels mithilfe spezieller Schienenanordnungen (▸ Abb. 9.20), die lediglich das Mittelgelenk in Überstreckstellung halten, eine freie Funktion nach 6 – 8 Wochen erreicht werden [14].

Vorteile: Keine Infektionsgefahr, keine operative Intervention.

Nachteile: Unvollständige Ruhigstellung durch die notwendige Polsterung der jeweiligen Schienen, daher nur bei zuverlässigen Patienten zu empfehlen.

Die operative Behandlung entspricht dem Vorgehen bei offenen Verletzungen.

Vorteile: Alle verletzten Strukturen können exakt rekonstruiert werden (z. B. begleitende Einrisse von Seitenbändern und Seitenzügeln).

Nachteile: Operationsrisiko, Notwendigkeit einer Anästhesie, mögliche Komplikationen durch den Bohrdraht (Infektion, Schädigung durch Fehlbohrungen und Bohren mit Hitzeentwicklung)

Knöcherne Ausrisse können je nach ihrer Größe mit feinen K-Drähten oder mit Minischrauben nach offener Reposition stabilisiert werden (vgl. ▸ Abb. 5.10). Je nach Festigkeit der Osteosynthese ist eine zusätzliche Schienenbehandlung oder ein temporär das Gelenk überbrückender Minifixateur externe notwendig. Bestehen Defektverletzungen, so können Sehneninterponate bereits primär sinnvoll sein.

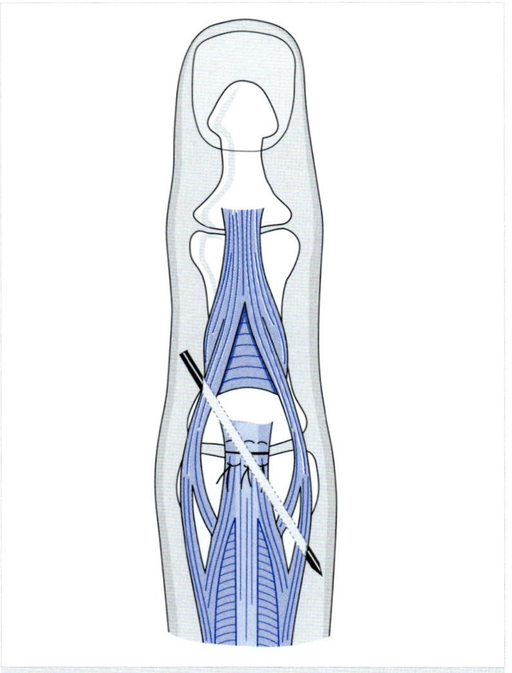

Abb. 9.18 Operative Versorgung einer Strecksehnenmittelzügeldurchtrennung mit U-Nähten und temporärer Kirschner-Draht-Arthrodese im Mittelgelenk.

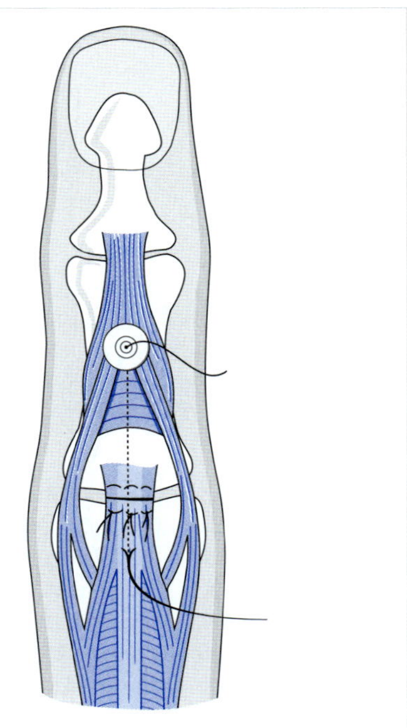

Abb. 9.19 Operative Versorgung einer Strecksehnenmittelzügeldurchtrennung.
Rekonstruktion durch Lengemann-Ausziehdrahtnaht und adaptierende U-Nähte (zusätzliche Schienenlagerung).

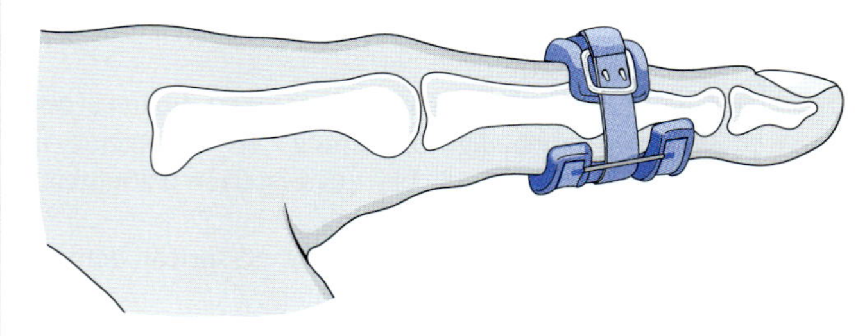

Abb. 9.20 Halbelastische Deichselschiene.

Veraltete Verletzungen

Bei unversorgten Verletzungen kann die eingetretene Knopflochdeformität vor allem durch die kompensatorische Streckhaltung in dem benachbarten Grundgelenk zu erheblichen Beschwerden führen.

Voraussetzung für eine aussichtsreiche Behandlung ist eine weitgehend freie passive Beweglichkeit des Mittelgelenks. Bei einer Streckbehinderung durch Schrumpfung der beugeseitigen Mittelgelenkkapsel empfiehlt es sich zunächst, durch eine beugeseitige Kapsulektomie (Kap. 7.6.1) und eine zusätzliche Übungsbehandlung die Operation vorzubereiten. Zur eigentlichen Rekonstruktion werden zahlreiche Verfahren angegeben [14], [16].

Am einfachsten ist die Resektion des überlangen Sehnenersatzgewebes mit nachfolgender Reinsertion und zusätzlicher Kirschner-Draht-Fixierung des Mittelgelenks für 5 Wochen (▶ Abb. 9.19) [14]. Bei festem Ersatzgewebe kann auch eine Doppelung des Mittelzügels erfolgreich sein (▶ Abb. 9.21, ▶ Abb. 9.22, ▶ Abb. 9.23, ▶ Abb. 9.24, ▶ Abb. 9.25).

Falls nach der Resektion unbrauchbaren Ersatzgewebes ein Defekt vorliegt, können einfache Sehnentransplantate bei Sicherung der Streckhaltung durch einen transartikulären K-Draht (▶ Abb. 9.23)

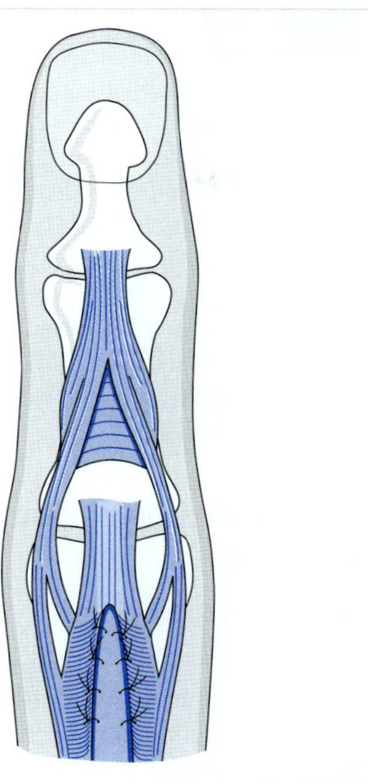

Abb. 9.21 Verkürzung des Mittelzügels durch Y-förmige Inzision und V-förmiges Einnähen des proximalen Sehnenteils in den distalen Sehnenbereich.

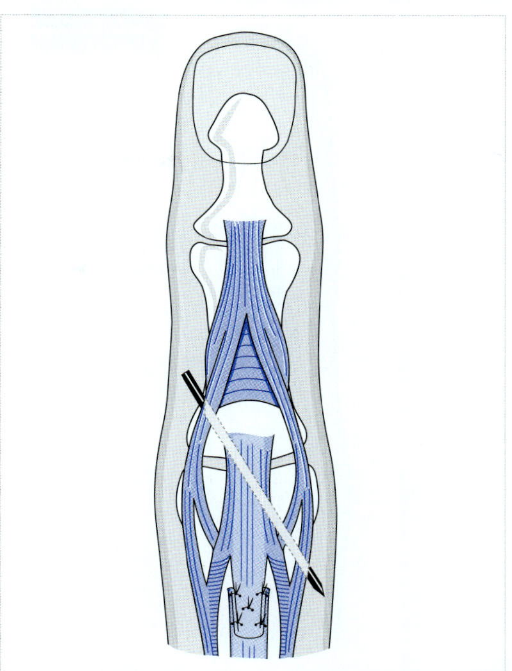

Abb. 9.22 Mittelzügeldoppelung nach Verdan [14].

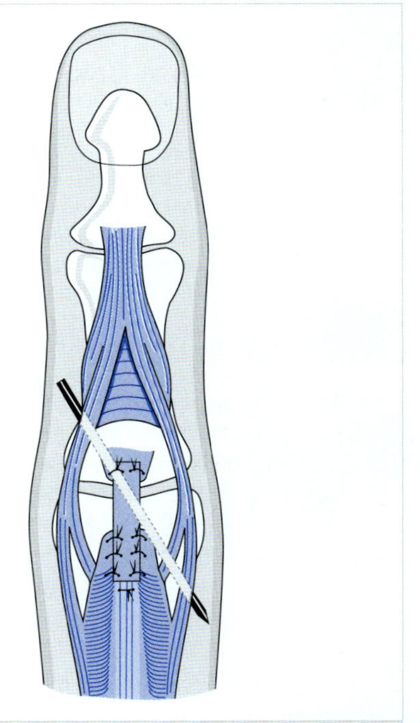

Abb. 9.23 Einfache Sehnentransplantation.

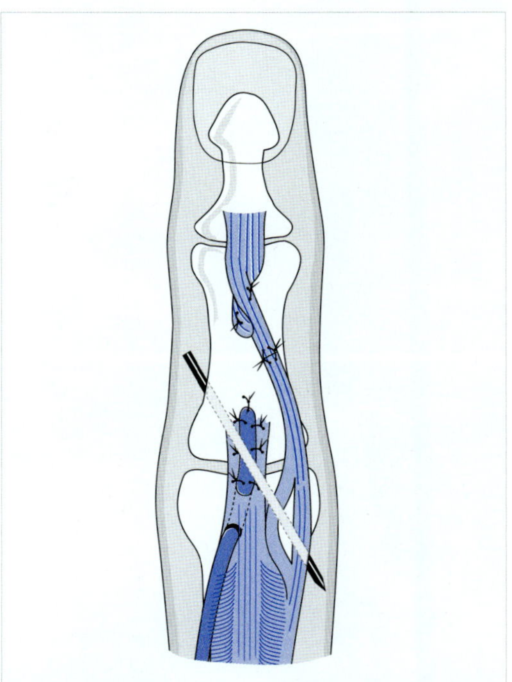

Abb. 9.24 Seitenzügelumsetzung nach Matev [7].

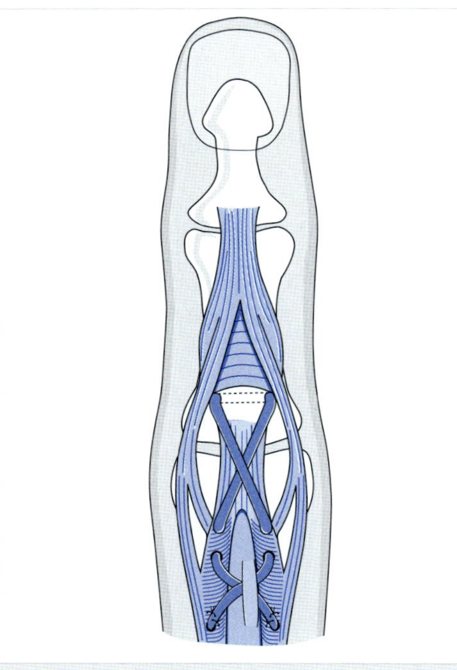

Abb. 9.25 Rekonstruktion mit transossärem und durchflechtendem Sehnentransplantat nach Fowler [4].

ebenso zum Ziel führen wie Durchflechtungen mit einem *Sehnentransplantat nach Fowler* (▸ Abb. 9.25).

Sehnenersatzplastiken durch Umsetzen der *Seitenzügel nach Matev* (▸ Abb. 9.24) bergen die Gefahr einer zusätzlichen Störung der Streckung im Endgelenk und stellen nicht in gleicher Weise die natürlichen anatomischen Verhältnisse wieder her.

Bei Sehnendurchflechtungen kann der das Mittelgelenk in Streckstellung blockierende Kirschner-Draht bereits nach 3 Wochen durch eine dynamische Schienenbehandlung ersetzt werden, sofern es sich um einen kooperativen und zuverlässigen Patienten handelt.

9.2.3 Verletzungen über dem Grundglied

Symptome – Diagnostik

Komplette Sehnendurchtrennungen über der Dorsalseite der Grundphalanx sind relativ selten, da der Streckapparat Faserverbindungen zu den Sehnen der Handbinnenmuskeln auf beiden Seiten aufweist und die Sehnenplatte die Grundphalanx halbkreisförmig umgibt. Kleinere Verletzungen führen häufig zu keinem erkennbaren Funktionsausfall. Lediglich

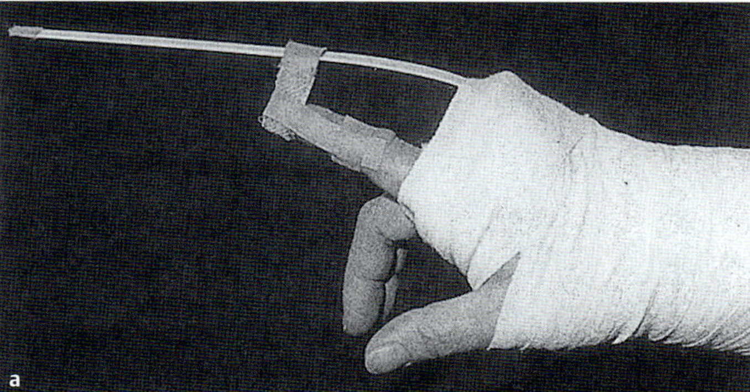

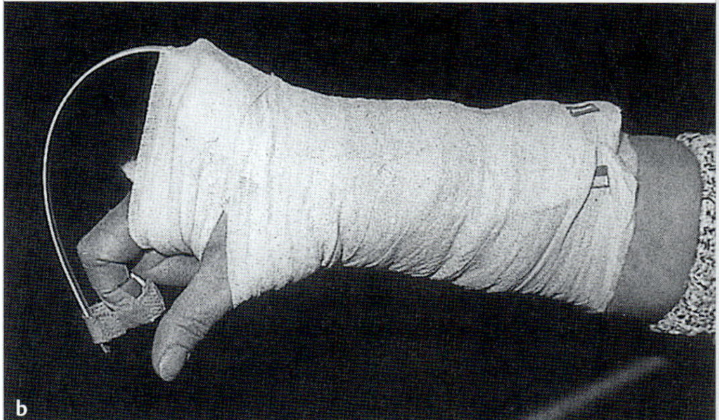

Abb. 9.26 Dynamische Übungsbehandlung einer Strecksehnennaht (nach Leixnering und Hintringer) mithilfe einer in eine Gipsschiene eingelassenen Korsettstange, die mit Vaseline für den Klettverband gleitfähig gemacht wurde.
Das Verfahren ist geeignet bei Strecksehnennähten der Finger II–V über Grundgelenken, Grundgliedern, Handrücken, Handwurzel und Unterarm, nicht jedoch bei Nähten der Daumenstrecksehnen! (Rupturen infolge zu großer Daumenbeweglichkeit im Sattelgelenk!) Das Prinzip ist das gleiche wie bei der dynamischen Beugesehnennachbehandlung nach Kleinert.
a Passive Streckung durch Schiene.
b Aktive Beugung.

Durchtrennungen, die größere Anteile der mittleren und seitlichen Strecksehnenplatte betreffen, weisen eine Kraftminderung beim Streckversuch auf.

Therapie

Durchtrennungen der mittleren Sehnenanteile können mit feinen adaptierenden U-Nähten (atraumatisches Nahtmaterial der Stärke 4–0–5–0) genäht werden. Eine Ruhigstellung ist bei kleineren Defekten nur für die Dauer der Wundheilung notwendig, bei größeren Durchtrennungen mit klinisch deutlichem Funktionsausfall sollte der betroffene Finger für mindestens 4 Wochen evtl. gemeinsam mit einem Nachbarfinger in Entlastungsstellung durch eine Fingerschiene fixiert werden. Auch hier können dynamische Schienen, wie sie ▶ Abb. 9.26 zeigt, sinnvoll angewendet werden und zu besseren Endergebnissen und Verkürzung der Nachbehandlungsdauer führen.

9.2.4 Verletzungen über dem Grundgelenk

Symptome – Diagnostik

Bei kompletten Durchtrennungen resultiert ein vollständiger Ausfall der Streckfähigkeit im Grundgelenk, während die Streckfähigkeit im Mittel- und Endgelenk des betroffenen Fingers durch die intakte Handbinnenmuskulatur erhalten bleibt.

Sind auch die seitlichen Anteile des Strecksehnenhäubchens verletzt oder solitär parallel zur Sehne durchtrennt, kann es zum Abweichen der Strecksehnen in Richtung unverletzter Seite kommen, d. h. die Strecksehne gleitet nicht mehr über der Mitte des Mittelhandköpfchens, sondern rutscht in die Vertiefung zum benachbarten Mittelhandköpfchen ab (▶ Abb. 9.27a). Durch diese Abkürzung von ihrer normalen Streckrichtung resultiert ein Streckdefizit. Der Streckvorgang ist oft schmerzhaft.

Diese Verletzungen können auch subkutan durch entsprechende Gewalteinwirkungen auf die Mittelhandköpfchen entstehen, wobei zunächst Teileinrisse ohne Funktionsausfall vorliegen können, die sich dann bei weiterem Gebrauch soweit vergrößern, dass es zur Sehnenluxation – vorzugsweise nach ulnar – kommt.

Therapie

U-Nähte mit atraumatischem Nahtmaterial der Stärke 4–0 sind im Allgemeinen für die Rekonstruktion der Strecksehne ausreichend. Eine Ruhigstellung für wenigstens 4 Wochen schließt sich an, wobei wegen der Sehnenverbindungen am Handrücken (Conexi intertendinei) die Nachbarfinger mit ruhig gestellt werden. Die sonst empfohlene Flexionsstellung der

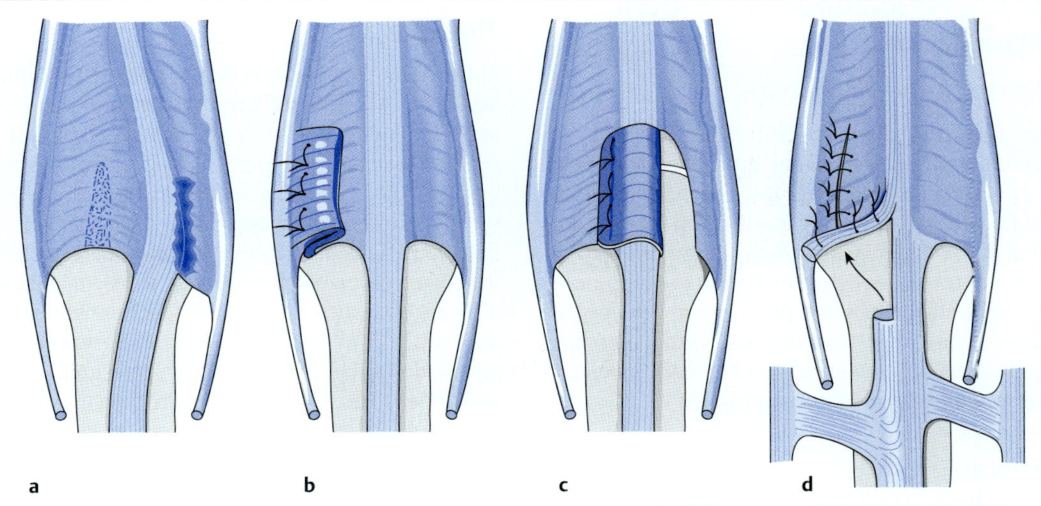

Abb. 9.27 Möglichkeiten der Behandlung ulnarer Strecksehnenabweichungen über dem Grundgelenk.
a Präoperativer Befund.
b Einfache Doppelung oder Raffung des intertendinösen Gewebes.
c Einrollen der Sehne nach Fowler [3].
d Zusätzliche Verstärkung des durch Exzision des Narbengewebes und Naht gestrafften Sehnenhäubchens durch einen abgespaltenen Strecksehnenanteil nach Tsuge [13].

Fingergrundgelenke kann hier nicht in vollem Umfang angewandt werden. Das Handgelenk muss eine Dorsalextension, die Grundgelenke sollen eine Beugehaltung von ca. 50–60°, Mittel- und Endgelenke eine Streckhaltung aufweisen.

Eine vorsichtige Übungsbehandlung ab der 5. Woche führt im Allgemeinen rasch zu einer normalen Funktionswiederkehr. Auch hier haben sich zunehmend dynamische Schienen, wie in ▶ Abb. 9.26 gezeigt, an Stelle der beschriebenen starren Fixierung bewährt. Der Vorteil ist auch hier die relativ gute Beweglichkeit nach Schienenabnahme und die Verkürzung der Nachbehandlungszeit.

Wurden die inzwischen als historisches Verfahren zu betrachtenden Lengemann-Ausziehdrahtnähte verwendet [15], war darauf zu achten, dass der Draht nicht durch die Gelenkkapsel auf den Gelenkknorpel des Mittelgliedköpfchens geriet und eine unerwünschte Synovitis oder Gelenkknorpelverletzung provozierte.

Verletzungen des Sehnenhäubchens sollte man primär nähen, um eine seitliche Luxation der Strecksehne zu verhindern. Bei veralteten Verletzungen oder subkutanen Zerstörungen (z. B. bei der chronischen Polyarthritis) dieser seitlichen Haltebänder [3], [12], [15] kommen unter anderem die in ▶ Abb. 9.27 dargestellten Rekonstruktionsverfahren infrage.

9.2.5 Verletzungen über dem Handrücken

Symptome – Diagnostik

Im Handrückenbereich zeigt eine Strecksehnendurchtrennung wegen der queren und schrägen Verbindungen der Strecksehnen untereinander nur einen partiellen Streckverlust im Grundgelenk und kann daher gelegentlich übersehen werden. Ein weites Zurückgleiten kommt wegen dieser Verknüpfungen nur bei den isoliert beweglichen Strecksehnen des Daumens und des Kleinfingers vor, wodurch Schwierigkeiten beim Auffinden dieser beiden Sehnen entstehen können.

Therapie

Empfohlen wurden früher Ausziehdrahtnähte [14], jedoch finden zunehmend Nahttechniken wie bei den Beugesehnenverletzungen Anwendung (▶ Abb. 8.10). Wichtig ist die Rekonstruktion des umgebenden Gleitgewebes sowohl zum Knochen wie auch zur Haut hin. Die postoperative Ruhigstellung mit einer palmaren Unterarmgipsschiene in Funktionsstellung beträgt insgesamt 4 Wochen. Bei Verwendung einer Lengemann-Ausziehdrahtnaht wird der Draht nach der 5. Woche entfernt. Durch selbsttätige Übungsbehandlung kommt es danach innerhalb von ca. 3–5 Wochen zu einer meist vollständigen Funktionswiederkehr. Durch die in ▶ Abb. 9.26 gezeigte dynamische Nachbehandlung wird das gute Endresultat häufig bereits unmittelbar nach Schienenabnahme (nach 4–5 Wochen) erreicht.

9.2.6 Verletzungen im Handgelenkbereich

In diesem Bereich können die Sehnenstümpfe, da sie nicht mehr miteinander verbunden sind, in den Sehnenfächern weit nach proximal zurück gleiten.

Symptome – Diagnostik

Meist resultiert bei einer einzelnen Durchtrennung ein unvollständiger Streckausfall der betroffenen Finger in den Grundgelenken, da wegen der Sehnenverbindungen am Handrücken die Nachbarsehnen teilweise die Funktion übernehmen. Verletzungen der dorsalen Handgelenkstrecker (Mm. extensor carpi radialis longus et brevis, M. extensor carpi ulnaris) können bei der klinischen Funktionsprüfung leicht übersehen werden, sofern diese Verletzungen ebenfalls nur einzelne Sehnen betreffen.

Therapie

Außer den Fingerstrecksehnen sollten auch die Sehne des M. extensor carpi ulnaris und wenigstens eine Sehne der beiden radialen Handgelenkstrecker rekonstruiert werden. Wegen des Zurückweichens der zentralen Sehnenstümpfe sind entsprechende Erweiterungsschnitte erforderlich – unter Umständen bis in den Unterarmbereich. Die jeweiligen Sehnenfächer werden dabei möglichst Z-förmig gespalten und nach der Sehnennaht nicht oder unter Erweiterung genäht, um Verwachsungen und Blockierungen mit der Strecksehne zu vermeiden. Für die primäre Naht in diesem Bereich eignen sich sehr gut die bei der Beugesehnennaht zur Anwendung kommenden Nahttechniken (▶ Abb. 8.10).

An eine 4–5-wöchige Ruhigstellung auf einer palmaren Unterarmgipsschiene in leichter Dorsalextension des Handgelenks schließt sich eine mehrwöchige Übungsbehandlung an, sofern nicht auch hier die in ▶ Abb. 9.26 gezeigte dynamische Nachbehandlung mit ihrem guten und schnelleren Endergebnis durchgeführt wird.

9.2.7 Verletzungen am distalen Unterarm

Symptome – Diagnostik

Der Ausfall der Strecksehnen des 3. und 4. Fingers kann infolge der am Handrücken vorhandenen Conexi intertendinei durch Nachbarsehnen kompensiert sein, beim Zeige- und Kleinfinger kann man eine Durchtrennung der Strecksehne durch einen Streckausfall nur feststellen, wenn sowohl der gemeinsame Extensor digitorum als auch die eigene Strecksehne komplett durchtrennt sind. Der isolierte Ausfall einzelner Handgelenkstreckmuskeln kann bisweilen nur durch eine Widerstandsprüfung an der Verminderung der Streckkraft erkennbar werden.

Therapie

Auch in diesem Abschnitt ziehen sich die zentralen Sehnenstümpfe relativ weit zurück. Entsprechend müssen die Schnittwunden erweitert werden. Anzustreben ist die primäre Rekonstruktion durch belastungsfähige Nähte, wie sie auch in der Beugesehnenchirurgie ihre Anwendung finden. Liegen die Sehnennähte in der Nähe der Sehnenfächer des Retinaculum extensorum, dann sollten diese gespalten bzw. erweitert werden, um einer verwachsungsbedingten Blockierung vorzubeugen.

Die Nachbehandlung gleicht dem Vorgehen wie im Handgelenk- und Handrückenbereich.

9.3 Verletzungen der Daumenstrecksehnen

9.3.1 Endgelenk- und Grundgliedbereich

Symptome

Über dem Grundglied und Endgelenk entsteht je nach Ausdehnung der Verletzung ein mehr oder weniger großes Streckdefizit im Endgelenkbereich, wobei komplette Durchtrennungen der breit ausgebildeten Streckaponeurose selten vorliegen, so dass der Funktionsausfall diskret sein kann.

Therapie

Meistens reichen einfache U-Nähte zur Rekonstruktion der Streckaponeurose aus. Ist die Durchtrennung größer, sind Nahttechniken, wie sie bei den Beugesehnen verwendet werden oder Lengemann-Ausziehnähte (▶ Abb. 8.10d), sinnvoll. Die Ruhigstellung erfolgt in leichter Überstreckung des Daumens in einem Daumenunterarmgips für 4 – 5 Wochen. Danach lässt man den Patienten selbsttätig üben.

Dynamische Schienen sind am Daumen wegen seiner großen Beweglichkeit in mehreren Ebenen (bedingt durch das Sattelgelenk) nur schwer in effizienter Weise anzubringen, so dass die Gefahr einer Nahtruptur groß ist und die konventionelle Ruhigstellung sicherer zum Erfolg führt.

9.3.2 Verletzungen über dem Grundgelenk- und Mittelhandbereich

Symptome – Diagnostik

Je nachdem, ob beide Daumenstrecksehnen (Extensor pollicis longus und brevis) betroffen sind, kann das Streckdefizit in Grund- und Endgelenk unterschiedlich stark ausgeprägt sein. Zu beachten ist, dass die kurze Daumenstrecksehne, die im Allgemeinen an der Basis des Grundglieds ansetzt, auch in die Streckaponeurose einstrahlen und die Funktion der langen Daumenstrecksehne in diesem Bereich teilweise übernehmen kann.

Zusätzlich zum Ausfall der Streckung des Daumens fällt bei einer Durchtrennung der Sehne des M. extensor pollicis longus auch die Fähigkeit aus, den Daumen aus der Oppositionshaltung in die Handebene zurückzuführen. Dies ist diagnostisch sorgfältig zu prüfen und stellt ebenfalls eine ernsthafte Behinderung dar.

Therapie

Die proximalen Stümpfe können bei beiden Sehnen weit nach zentral bis unter das Retinaculum extensorum zurückrutschen. Vor allem die Sehne des M. extensor pollicis longus ist bisweilen schwer aufzufinden. Hierzu muss man gelegentlich das Retinakulum nach Erweiterung der Verletzungswunde aufsuchen, das 3. Sehnenfach spalten oder sogar die Sehne unter den Extensoren der Finger II–V am distalen Unterarm suchen. Bei kräftiger Ausbildung der Sehnen können die gleichen Nahttechniken wie bei den Beugesehnen angewendet werden. Bei dünneren Sehnen sind auch Ausziehdrahtnähte (▶ Abb. 8.10d) möglich.

Die anschließende Ruhigstellung erfolgt mit einem Daumenunterarmgips in leichter Abduktion und Überstreckung des Daumens für 4 – 5 Wochen.

9

9.3.3 Verletzungen über der Handwurzel und dem Unterarm

Ursachen – Symptome

Vor allem am distalen Unterarm im Bereich des Sehnenretinakulums kann es neben offenen Durchtrennungen auch zu *subkutanen Rupturen der Sehne des M. extensor pollicis longus* kommen.

Häufig ist eine distale Radiusfraktur vorangegangen. Die Sehne verläuft hier in einem engen – zu 2/3 von Knochen gebildeten – Kanal, aus dem sie nicht ausweichen kann, so dass Unebenheiten als Frakturfolge oder die Ausbildung von Kallus sowie Ernährungsstörungen durch Minderdurchblutung zu einer Schädigung der Sehne in diesem Kanal führen können [5], [15]. Die typische Anamnese ist eine plötzliche Streckunfähigkeit des Daumens meistens 1 – 2 Wochen nach der Gipsabnahme.

Therapie

Hier gelten bei offenen Verletzungen die gleichen Versorgungsprinzipien wie bei den Fingern II – V. Bei der Präparation ist zu beachten, dass der zentrale Stumpf der Extensor-pollicis-longus-Sehne weit unter die übrigen Extensoren der Finger II–V gerutscht sein kann.

Da es sich bei den subkutanen Rupturen um degenerative Veränderungen handelt, ist eine primäre Wiederherstellung nicht möglich. Hier hat sich als relativ einfache motorische Ersatzoperation die Transposition der ulnaren Extensor-indicis-Sehne durch das 3. Sehnenfach hindurch auf den peripheren Stumpf der Sehne des M. extensor pollicis longus bewährt (► Abb. 9.28) [1], [14], [16].

Ca. 1 cm proximal des Zeigefingergrundgelenks erfolgt die schräge Abtrennung der ulnaren Strecksehne des Zeigefingers. Ihr peripherer Stumpf wird mit der verbleibenden Sehne vernäht, um weiterhin eine korrekte Zugrichtung zu gewährleisten.

Anschließend zieht man die ulnare Zeigefingerstrecksehne bis zu einem kleinen, separaten Hautschnitt über dem proximalen Eingang des Retinakulums hindurch und leitet die Sehne durch das 3. Sehnenfach oder subkutan auf den peripheren Stumpf der langen Daumenstrecksehne um. Ist das 3. Sehnenfach obliteriert, kann man auch distal des Retinakulums die Verlagerung der Sehne in Richtung Daumen vornehmen. Die Naht der umgesetzten Sehne mit dem peripheren Stumpf des langen Daumenstreckers lässt sich als Durchflechtungsnaht nach Pulvertaft (► Abb. 8.10e) durchführen.

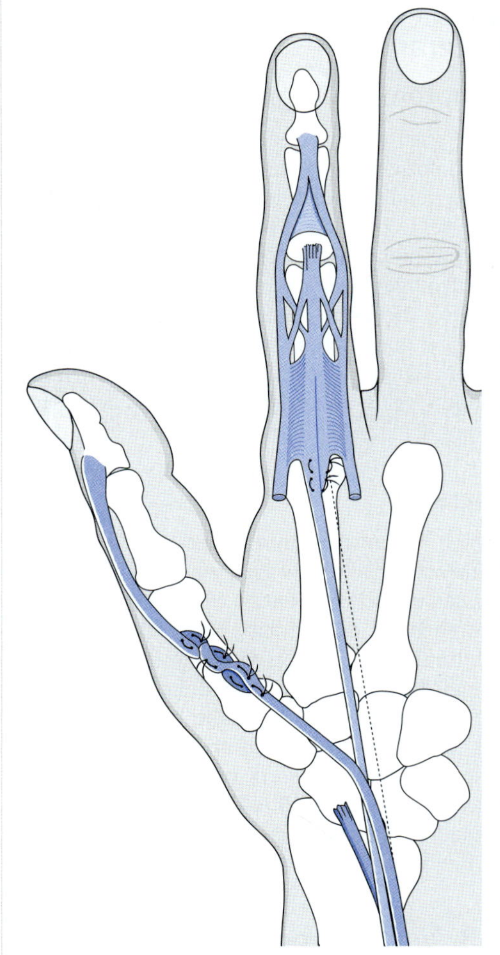

Abb. 9.28 Transposition der ulnaren Extensor-indicis-Sehne zur Rekonstruktion der langen Daumenstrecksehne.

Auf eine gute Vorspannung (der Daumen soll Extensionshaltung einnehmen) ist dabei zu achten.

Nachbehandlung

Nach einer Transposition erfolgt wie bei einer Sehnennaht eine 4-wöchige Ruhigstellung mit einem Daumenunterarmgips, in Abspreizhaltung und Extension (sogenannte Autostoppstellung). Ein spezielles Umlernen nach Freigabe des Daumens ist nicht notwendig. Anfänglich kann der Zeigefinger einen leichten Streckverlust aufweisen, der sich im Allgemeinen nach einiger Zeit durch kompensatorische Hypertrophie des verbliebenen Zeigefingerstreckers vollständig ausgleicht.

9.4 Defektverletzungen

Größere Substanzverluste im Sehnenverlauf entstehen z. B. bei ausgedehnten Fräs- und Abschleifverletzungen. Mitbetroffen sind des Öfteren Haut, Sehnengleitgewebe und Knochen. Zusätzliche Weichteilverletzungen müssen vorrangig primär plastisch gedeckt werden, z. B. mit Crosslappen oder Verschiebelappen, ggf. kommen bei gut vaskularisiertem Untergrund auch freie Hauttransplantate zur Weichteildeckung infrage. Ist das Sehnengleitlager zwischen Sehnen und Knochen einschließlich des Periostes verletzt, besteht bei jeder Art von Primärversorgung die Gefahr ausgedehnter Verwachsungen und einer Blockierung der Sehnengleitfähigkeit bzw. des Endgelenks.

Bei Defektverletzungen über dem Mittelgelenk und Grundglied können primär Sehnentransplantate eingesetzt werden – ein gutes Gleitlager über dem Knochen vorausgesetzt. Fehlt z. B. der Ansatz des Mittelzügels an der Basis der Mittelphalanx, kann man entweder durch einen Bohrkanal quer durch die Mittelgliedbasis mithilfe eines Sehnentransplantats den Tractus medialis rekonstruieren (▸ Abb. 9.29) oder das Transplantat unter den Seitenzügeln am Mittelglied durchziehen. Dabei sollen sich die beiden verbliebenen Sehnenschenkel über dem Mittelglied überkreuzen.

Die Transplantatenden werden anschließend auf die seitliche Streckaponeurose und die Interosseussehnen aufgenäht [4], [16]. Auch hier muss sich wieder eine 5-wöchige Ruhigstellung in Streckstellung des Mittelgelenks anschließen, sofern man nicht auch hier eine dynamische Schienung (▸ Abb. 9.26) von Beginn an verwenden will.

Ausgedehntere Defektverletzungen der Sehnen über Grundglied, Handrücken und Handgelenk können zweizeitig wie bei einer Beugesehnenersatzplastik versorgt werden. Es empfiehlt sich, zunächst ein Sehnengleitlager mithilfe ovalärer Silikonsplinte (Kap. Operatives Vorgehen) vorzubereiten und nach ca. 8 Wochen die Strecksehnenrekonstruktion mittels eines freien Sehnentransplantats durchzuführen.

Über dem Handrücken kann man zum Teil auch distale Sehnenstümpfe auf erhalten gebliebene Strecksehnen der benachbarten Finger II–V aufnähen, wodurch die betroffenen Finger mit den Nachbarfingern mitgestreckt werden. Ebenso kommen verschiedene Sehnentranspositionen,

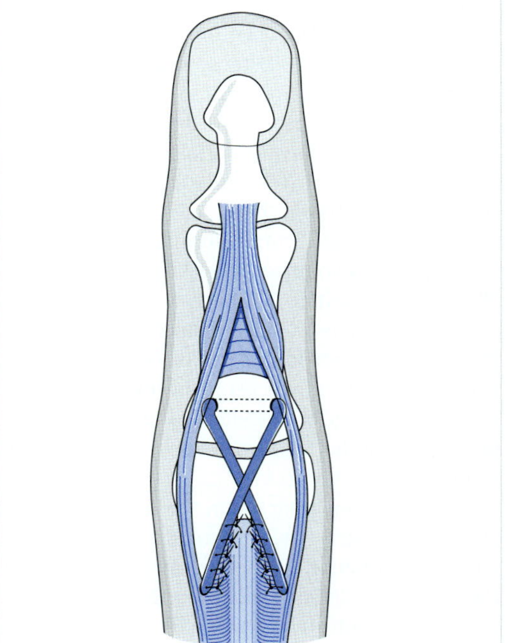

Abb. 9.29 Möglichkeit der Mittelzügelrekonstruktion bei einer Defektverletzung durch ein Sehnentransplantat. Transossäre Fixierung an der Mittelgliedbasis.

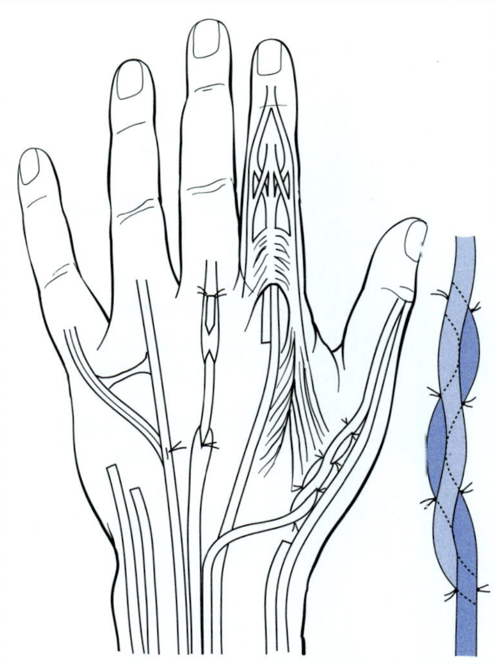

Abb. 9.30 Möglichkeiten der Wiederherstellung der Streckfunktion bei Sehnendefekten über der Mittelhand.

ähnlich wie bei der Ruptur der langen Daumenstrecksehne, infrage (▶ Abb. 9.30). Wichtig ist, dass bei allen Ersatzoperationen im Strecksehnenbereich einwandfreie Verhältnisse bezüglich Knochen, Gleitgewebe und Hautbedeckung vorliegen oder sie müssen zuvor geschaffen werden.

9.5 Strecksehnentendolysen

Voraussetzungen für eine Strecksehnentendolyse sind ödemfreie und gut abgeheilte Weichteilverhältnisse. Da diese erst 4–6 Monate nach der Verletzung vorliegen, sollte man mit der Operation so lange zuwarten.

Verwachsungen der Strecksehnen führen zu ausgeprägten Behinderungen der Handfunktion, unabhängig, ob diese am Finger oder im Bereich von Handrücken oder Handgelenk vorliegen. Da die Stecksehnen im Grundgliedbereich von den Mittelgelenken bis über die Grundgelenke durch das hier ausgebildete Strecksehnenhäubchen ca. ⅔ des Knochens bedecken (▶ Abb. 9.31), sind Blockaden der Gleitfähigkeit nach knöchernen Verletzungen oder ausgedehnten Sehnenzerstörungen durch Verwachsungen nicht einfach zu beseitigen. Auch lassen sich erneute Verwachsungen nur mit Mühe verhindern.

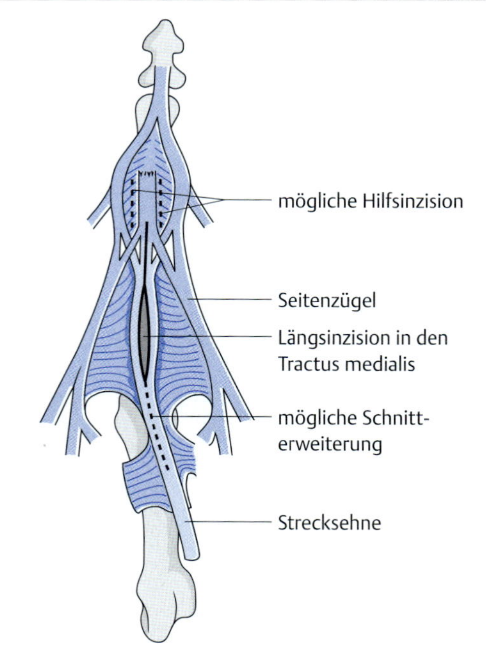

Abb. 9.31 Darstellung des Streckapparats über dem Grundglied mit eingezeichneten Inzisionen zur Tendolyse (gestrichelt: Erweiterung oder Zusatz).

Häufig ist die Tendolyse mit einer Metallentfernung und der Beseitigung einer beugeseitigen Gelenkkapselkontraktur von einem separaten palmaren Zugang zu kombinieren. Der Eingriff bedarf daher besonderer Sorgfalt und Erfahrung und ist bei Verwachsungen des Strecksehnenhäubchens nicht für den Anfänger geeignet!

Genauso wichtig ist die Durchführung und Überwachung einer sorgfältigen Nachbehandlung.

9.5.1 Verwachsungen im Bereich des Grundglieds

Operatives Vorgehen

Wichtig ist, bei der Tendolyse wirklich alle Verwachsungen des Streckapparats zu beseitigen ohne dabei die Durchblutung und unverletzte Faserstrukturen zu zerstören (▶ Abb. 9.32).

Im eigenen Krankengut hat sich folgendes systematisches Vorgehen bewährt:

Nach einem längs verlaufenden Hautschnitt über dem Tractus medialis des Streckapparats wird dieser in der Mitte längs gespalten (▶ Abb. 9.31). Von dort aus werden nun die Verwachsungen zum Knochen und gegebenenfalls zu einem einliegenden Osteosynthesematerial mit einem scharfen Skalpell oder einer geeigneten Schere gelöst – falls erforderlich bis hin zu den Seitenzügeln. Die Prüfung des Erfolgs geschieht durch passives Beugen des Mittelgelenks und des Grundgelenks. Das Osteosynthesematerial wird entfernt und notfalls die Schnittführung bis über das Grundgelenk nach proximal erweitert, um eventuell auch hier weitere Verwachsungen des Strecksehnenhäubchens zu lösen. Auch distal können Zusatzinzisionen beidseits des Tractus intermedius zur Lösung von Verwachsungen im dorsalen Gelenkrezessus des Mittelgelenks und zur besseren Beweglichkeit der Seitenzügel beim Beugevorgang sinnvoll sein (▶ Abb. 9.31).

Nach Erreichen einer guten Sehnengleitfähigkeit empfiehlt es sich, die Längsinzision nur im proximalen Teil partiell mit einer längs verlaufenden Naht zu verschließen und in der Mitte über dem Grundglied offen zu lassen, um die erreichte Gleitfähigkeit nicht durch zu straffe Sehnenverhältnisse wieder zu verlieren. Gleiches gilt für die eventuellen Zusatzinzisionen über den Kondylen des Grundgliedköpfchens.

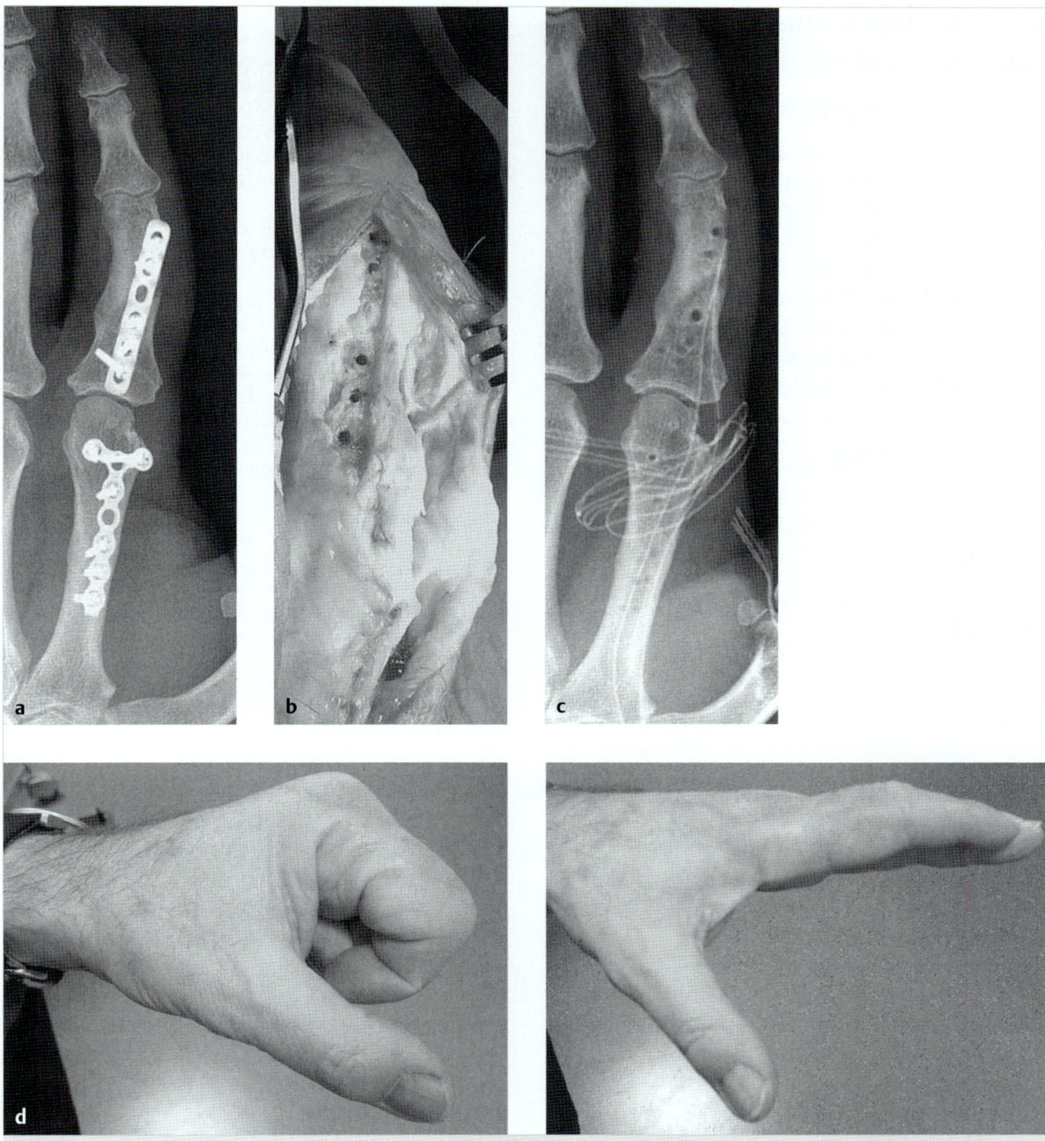

Abb. 9.32 Strecksehnentendolyse bei Verwachsungen im Bereich des Grundglieds.

a Röntgenbild des in 20° Beugung fixierten Zeigefingermittelgelenks 4 Monate nach komplexer Strecksehnen- und Knochenverletzung durch eine Kreissäge.

b Intraoperativer Situs nach breitflächiger Lösung des Strecksehnenapparats wie in a dargestellt. Das längsgespaltene Sehnenhäubchen liegt der Subkutis an.

c Postoperatives Röntgenbild.

d Funktionsaufnahmen nach 3 Monaten.

Nachbehandlung

Bereits am Folgetag nach der Operation sollte die Übungsbehandlung mit Anleitung der Patienten zum selbstständigen Beugen und Strecken beginnen und zumindest 3x wöchentlich unter Kontrolle des Operateurs über 6–8 Wochen oder auch länger fortgeführt werden. Dabei ist neben der passiven Beugung auch auf die aktive Streckkraft zu achten.

9.5.2 Verwachsungen im Bereich von Handrücken und -gelenk

Operatives Vorgehen

Am *Handrücken* sind die anatomischen Gegebenheiten meist einfacher, so dass hier lediglich das Narbengewebe um die betroffenen Sehnen entfernt werden muss.

Über dem *Handgelenk* müssen meist zur Sehnenlösung die betroffenen Sehnenfächer eröffnet werden. Sie sollten nach Entfernen der Verwachsungen – wenn überhaupt – nur partiell oder mit einer Erweiterung verschlossen werden.

Nachbehandlung

Auch hier ist auf eine adäquate früh beginnende und ausreichend lane durchgeführte Übungsbehandlung zu achten.

Literatur

[1] Bunnell S. Surgery of the Hand. 4th ed. Philadelphia; Lippincott; 1964

[2] Doyle JR. Extensor tendons-acute injuries. In Green DP (ed). Operative Hand Surgery. 4th ed. New York: Churchill Livingstone; 1999: pp. 1950–1987

[3] Fowler SB, Riordan DC. Surgical treatment of rheumatoid deformities of the hand. J Bone Jt Surg. 1958; 40-A: 1431

[4] Fowler SB. The management of tendon injuries. J Bone Jt Surg. 1959; 41-A: 579

[5] Freilinger G, Zacher H. Zur Ruptur der langen Daumenstrecksehne nach Radiusfraktur. Handchirurgie. 1970; 2: 76

[6] Georg H. Zur Behandlung des geschlossenen Strecksehnenabrisses am Fingerendglied. Langenbecks Archiv klin Chir. 1959; 292: 485

[7] Matev L. The boutonnière deformity. Hand. 1969; 1: 90

[8] Mommsen E. Muskelphysiologie der Fingerstrecker und Verbandsbehandlung des Strecksehnenabrisses am Endgelenk. Zbl Chir. 1954; 79: 265

[9] Nichols HM. Tendon ruptures of the upper extremity. In: Flynn JE, ed. Hand Surgery. Baltimore: Williams & Wilkins; 1966

[10] Pulvertaft RG. Repair of tendon injuries in the hand. Arm roy Coll Surg Engl. 1948; 3: 3

[11] Stack HG. Mallet finger. Hand. 1969; 1: 83

[12] Stellbrink G. Eingriffe bei der Polyarthritis rheumatica. In: Wachsmuth W, Wilhelm A, eds. Allgemeine und spezielle chirurgische Operationslehre. Bd. X/3. Die Operationen an der Hand. Berlin: Springer; 1972

[13] Tsuge K. Atlas der Handchirurgie. Stuttgart: Hippokrates; 1991

[14] Verdan C. Die Eingriffe an Muskeln, Sehnen und Sehnenscheiden. Wachsmuth W, Wilhelm A, eds. Allgemeine und spezielle chirurgische Operationslehre. Bd. X/3. Die Operationen an der Hand. Berlin: Springer; 1972

[15] Wilhelm W. Verletzungen der Strecksehnen. In: Nigst H, Buck-Gramcko D, Millesi H, eds. Handchirurgie. Bd. II. Stuttgart: Thieme; 1983

[16] Wilhelm A. Wiederherstellungschirurgie der Strecksehnen. In: Nigst H, Buck-Gramcko D, Millesi H, eds. Handchirurgie. Bd. II. Stuttgart: Thieme; 1983

Kapitel 10

Nervenverletzungen

10

10 Nervenverletzungen

10.1 Anatomie

10.1.1 Feinstruktur

Periphere Nerven bestehen aus Bündeln unterschiedlicher Nervenfasern, die lange Ausläufer von Nervenzellen im Rückenmark oder in paravertebralen Nervenganglien darstellen und von dort zu ihren sensiblen, motorischen und vegetativen Endorganen in der Peripherie ziehen.

Die kleinste Untereinheit stellt das *Axon* der Nervenzelle dar. Es ist umgeben von einer Schwann-Zelle und einer Basalmembran. Diese Strukturen bilden zusammen die anatomische Einheit einer Nervenfaser. Zwischen den Nervenfasern findet man ein relativ lockeres Bindegewebe, welches Gefäßkapillaren enthält und als *Endoneurium* bezeichnet wird. Unter dem Begriff *Perineurium* versteht man ein straffes, elastisches Bindegewebe, welches hunderte von Nervenfasern zu einem *Faszikel* zusammenfasst. Dieser stellt die strukturelle Einheit dar, die bei einer Durchtrennung mithilfe des Operationsmikroskops rekonstruiert werden soll.

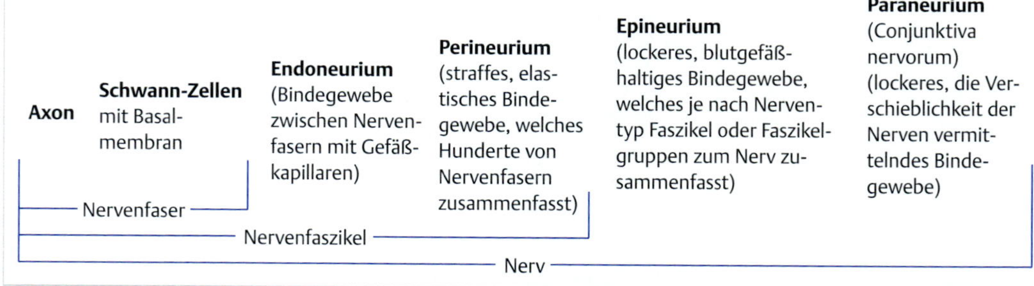

Abb. 10.1 Aufbau peripherer Nerven.

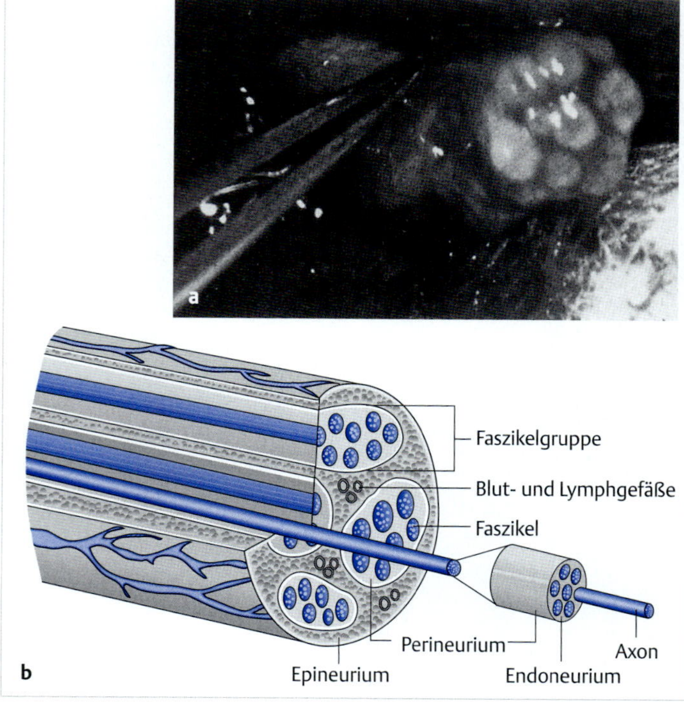

Abb. 10.2 Querschnitt eines peripheren Nervs.
a Mikrofoto.
b Schemazeichnung.

Mehrere Nervenfaszikel werden zu Faszikelbündeln zusammengefasst; dazwischen findet sich wiederum lockeres Bindegewebe mit Blutgefäßen, welches als *Epineurium* bezeichnet wird (▸ Abb. 10.1, ▸ Abb. 10.2).

Die äußere Hüllschicht des Epineuriums geht in ein sehr lockeres und elastisches Gewebe über, welches den Nerv einerseits in seiner Position hält und ihm andererseits eine gewisse Gleitfähigkeit ermöglicht. Millesi hat für dieses am Leichenpräparat infolge von Schrumpfungsvorgängen kaum nachweisbare Gewebe die Bezeichnung *Paraneurium* vorgeschlagen [14]. Seine Bedeutung wird vor allem im Falle narbiger Fixierungen des Nervs nach Verletzung oder abgelaufenen Entzündungen deutlich.

Zwischen den Faszikeln eines peripheren Nervs findet ein reger Faseraustausch statt (▸ Abb. 10.3). Daher weisen diese in zentralen Abschnitten eine andere prozentuale Zusammensetzung bezüglich motorischer und sensibler Fasern als in der Peripherie auf [13], [19].

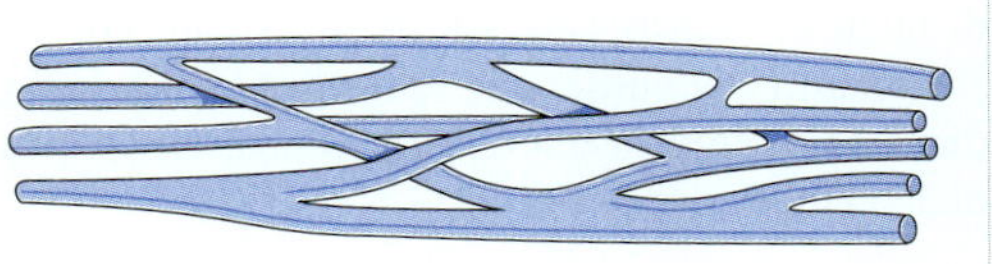

Abb. 10.3 Schematische Darstellung des Nervenfaseraustausches zwischen den Faszikeln.

Unterschieden werden nach dem Querschnittbild monofaszikuläre, oligofaszikuläre (z. B. N. radialis am Oberarm) und polyfaszikuläre Nerven (z. B. N. ulnaris und N. medianus im Handgelenkbereich).

10.1.2 Innervationsgebiete

Bei der Diagnostik und der Beurteilung der Regeneration nach peripheren Nervenläsionen ist die Kenntnis der Innervationsgebiete der betroffenen Nervenstämme ebenso wichtig wie das Wissen um Variationen.

Sensible Innervation

Die Versorgungsgebiete der 3 wichtigsten Nerven im Unterarm-Hand-Bereich sind in der ▸ Abb. 10.4 u. ▸ Abb. 10.4b dargestellt. Im Grenzbereich sind zahlreiche Überschneidungen oder Variationen möglich (z. B. zwischen den Innervationsgebieten des N. medianus und des N. ulnaris). Auf der Palmarseite der Hohlhand und der Finger kann die Grenze auch in der Mitte des Mittelfingers verlaufen oder der N. ulnaris beschränkt sich allein auf den Kleinfinger.

Auch führen ausgedehntere Überschneidungen des Innervationsgebiets zwischen N. radialis und N. medianus auf der radialen Beugeseite des Daumens bei Unkenntnis dieser Variationsmöglichkeiten zu Irrtümern bei der Sensibilitätsprüfung.

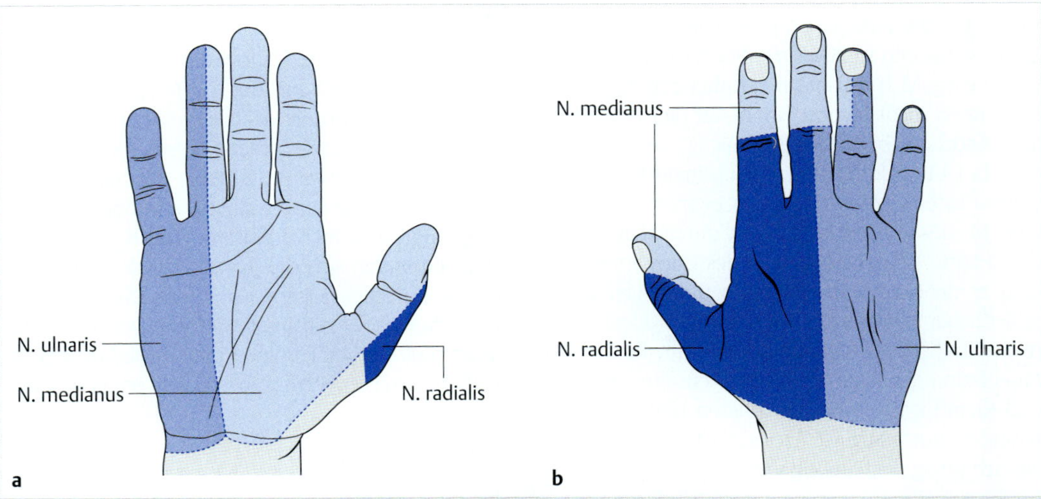

Abb. 10.4 Die sensiblen Innervationsgebiete des N. medianus (hellblau), des N. ulnaris (blau) und des N. radialis (dunkelblau).
a Im palmaren Handbereich.
b Im dorsalen Handbereich.

10

Topografie und motorische Innervation

N. medianus

Dieser Nerv verläuft neben der A. brachialis im medialen Sulkus des M. biceps und tritt neben der A. brachialis unter der Aponeurose des M. biceps in die Ellenbeuge ein (▶ Abb. 19.1). Erst hier und in seinem weiteren Verlauf am proximalen Unterarm gibt er Äste zur Innervation der meisten Unterarmbeuger ab (Ausnahme: M. flexor carpi ulnaris und ulnarer Teil des M. flexor digitorum profundus). Der Nerv tritt durch den M. pronator teres hindurch und verläuft zwischen der Muskulatur der tiefen und oberflächlichen Unterarmbeuger zum Handgelenk. Vor seinem Eintritt in den Karpalkanal findet man ihn relativ oberflächlich zwischen der Sehne des M. flexor carpi radialis und des M. palmaris longus. Am Ende des Karpalkanals spaltet er sich üblicherweise in 3 verschiedene Mittelhandnerven auf, die beugeseitig Daumen, Zeige-, Mittel- und die radiale Hälfte des Ringfingers sensibel versorgen und gibt den rein motorischen R. muscularis ab, der für die Innervation der Daumenballenmuskulatur zuständig ist (mit Ausnahme des M. adductor pollicis und des tiefen Kopfes des M. flexor pollicis brevis). Einzelne motorische Nervenfasern zweigen von den zu den Fingern ziehenden Ästen des N. medianus zu den Mm. lumbricales I und II ab.

N. ulnaris

Der N. ulnaris verlässt am proximalen Oberarm die A. brachialis und zieht auf der Vorderseite des Caput mediale des M. triceps nach peripher zum Epicondylus humeri medialis und durchläuft hier den zu $^2/_3$ aus Knochen bestehenden Sulcus nervi ulnaris (▶ Abb. 19.12). Unmittelbar nach seinem Austritt aus diesem osteofibrösen Kanal gibt er motorische Äste zum M. flexor carpi ulnaris ab, durch den er hindurch tritt. Auf der Beugeseite des Unterarmes verläuft er neben der A. ulnaris. In individuell unterschiedlicher Höhe gibt er vor dem Handgelenk einen relativ kräftigen R. dorsalis ab, der für die sensible Innervation der ulnaren Handrückenseite, des Ring- und Kleinfingers sowie der ulnaren Hälfte des Mittelfingers zuständig ist. Der Eintritt in den Handbereich erfolgt radialseitig vom Os pisiforme. Sein R. profundus dringt zwischen dem M. flexor brevis und dem M. abductor des 5. Fingers in die Tiefe, überkreuzt den tiefen Hohlhandbogen und gibt zu allen Muskeln des Kleinfingerballens, zu sämtlichen Mm. interossei, zu den Mm. lumbricales III und IV, zum M. adductor pollicis und zum tiefen Kopf des M. flexor pollicis brevis entsprechende Nervenäste ab.

Der R. superficialis innerviert den M. palmaris brevis und teilt sich dann in die 3 rein sensiblen Nn. digitales palmares proprii, die normalerweise den 5. Finger und die ulnare Seite des 4. Fingers versorgen.

N. radialis

Dieser Nerv ist vor allem bei Verletzungen am Oberarm und am proximalen Unterarmbereich betroffen. Er innerviert die dorsale Oberarmmuskulatur, verläuft hier im Sulcus nervi radialis humeri auf der Rückseite des Knochens und tritt zwischen M. brachialis und M. brachioradialis in die Ellenbeuge ein (▶ Abb. 19.15). Dort teilt er sich in einen R. profundus und R. superficialis. Der R. profundus innerviert den M. supinator und, nachdem er diesen Muskel durchlaufen hat, sämtliche Extensoren des Unterarmes. Sein Endast ist der rein sensible N. interosseus antebrachii posterior, der Handgelenk und Periost des Unterarmes sensibel versorgt.

Der R. superficialis zieht mit der A. radialis zum distalen Unterarm, verlässt die Arterie im unteren Drittel und zieht unter der Sehne des M. brachioradialis zum Handrücken und zur Dorsalseite der radialen Finger.

10.2 Nervenregeneration

10.2.1 Arten der Nervenschädigung

Neurapraxie

Als Neurapraxie [13], [18] wird die traumatisch ausgelöste Unterbrechung der Leitfähigkeit ohne erkennbare Zerstörung der Nervenstrukturen oder der Axone bezeichnet. Meist liegen dieser Art der Nervenverletzung eine Zerrung, Kontusion, Quetschung oder eine vorübergehende Minderdurchblutung zugrunde. Im Verlauf von Tagen bis wenigen Wochen bilden sich die Ausfälle wieder zurück. Da die motorischen Fasern für solche Läsionen empfindlicher als die sensiblen sind, kann trotz ausgefallener motorischer Funktion die Sensibilität des betroffenen Nervenversorgungsgebiets erhalten sein.

Axonotmesis

Bei der Axonotmesis [13], [18] handelt es sich um eine traumatisch erfolgte Unterbrechung der Axone, jedoch bei erhalten gebliebenen Bindegewebehüllen (Endoneurium, Perineurium, Epineurium). In diesem Fall kommt es zu einem kompletten Nervenausfall. Eine Unterscheidung zur vollständigen Nervendurchtrennung ist aufgrund des äußeren klinischen Bildes nicht möglich, daher muss auch bei dieser Form der Nerv freigelegt werden. Im Allgemeinen findet man dann ein mehr oder weniger ausgebildetes Hämatom, bei der Präparation zeigen sich jedoch intakte Faszikelstrukturen. Das Auswachsen der Axone in die erhalten gebliebenen Endoneuralrohre der peripher der Verletzung gelegenen Nerventeile findet im Allgemeinen statt, sofern es nicht zu intraneuralen Vernarbungen kommt. Die Regenerationszeit ist von der Höhe der Verletzung abhängig (mehrere Monate bis zu 2 Jahren).

Neurotmesis

Bei der Neurotmesis [13], [18] handelt es sich um die komplette Durchtrennung sämtlicher Nervenstrukturen. Eine zufrieden stellende Regeneration ist nur nach einer korrekt ausgeführten Nervennaht möglich.

10.2.2 Ablauf der Nervenregeneration

Bei Unterbrechung des Nervenaxons kommt es peripher der Läsionsstelle zum Zerfall des Achsenzylinders (Axon) und zur Degeneration der Markscheide, die von den Schwann-Zellen gebildet wird (sog. Waller-Degeneration). Die Zerfallsprodukte werden phagozytiert. Die Degeneration ist nach 3 Wochen abgeschlossen. Aus erhalten gebliebenen Schwann-Zellen werden neue Leitstrukturen gebildet, in die Nervenaxone vom zentralen Stumpf ein- und bis zu ihrem peripheren Endorgan durchwachsen können, sofern die auswachsenden Axone derartige Leitstrukturen (sog. Hanken-Büngner-Bänder) erreichen. Zentral finden zytoplasmatische Veränderungen in der im Rückenmark oder in einem paravertebralen Ganglion gelegenen Nervenzelle statt. Es kommt entweder zum Untergang oder zur Erholung der Nervenzelle, die nach 2–3 Tagen mit dem Aussprossen mehrerer Nervenaxone im Bereich der Läsionsstelle reagiert. Sofern eines dieser Axone eine endoneurale Leitschiene erreicht, wächst es bis zu dem Endorgan in die Peripherie hin aus. Sinn der peripheren Nervenchirurgie ist es, dieses Auswachsen zu ermöglichen.

10.3 Symptome – Diagnostik

Je nachdem, ob es sich um frische oder veraltete Nervenverletzungen handelt, bestehen für die Diagnostik unterschiedliche Voraussetzungen.

10.3.1 Frische Verletzungen

Bei der Sensibilitätsprüfung ist man auf die Mitarbeit des Verletzten angewiesen. Durch Schmerzen, durch den psychischen Zustand unter dem Eindruck der Verletzung, durch länger angelegte Unterbindungen, durch Luxationen, die Druck auf Nervenstämme ausüben und eine vorangegangene medikamentöse Schmerzbekämpfung können hierbei Probleme und Fehler entstehen.

Im Zweifelsfall darf man sich daher nicht allein auf die Angaben des Verletzten verlassen, sondern muss aufgrund genauer Kenntnis der Nervenbahnen, ihrer Topografie und aus der Lokalisation der Verletzung den Verdacht auf eine Nervenläsion ableiten. Hinzu kommt, dass eine Prüfung der Nervenfunktion bei ausgedehnten Kombinationsverletzungen schwierig ist.

Demgegenüber ist bei kleineren Verletzungen ohne zusätzliche Sehnen- oder Knochenbeteiligung eine genaue Diagnostik möglich, denn trotz kleiner oberflächlicher und unbedeutender Wunden können z. B. durch einen eingedrungenen Glassplitter isoliert ein Mittelhandnerv, ein Fingernerv oder am Handgelenk der N. medianus und der N. ulnaris komplett oder teilweise durchtrennt sein.

Zur Feststellung einer Nervenläsion dienen:

- Subjektive Angaben des Patienten, der sein Taubheitsgefühl entsprechend schildert.
- Die Prüfung der Berührungsempfindlichkeit mit einem spitzen Gegenstand. Die Untersuchung kann durch die Prüfung der 2-Punkte-Unterscheidungsfähigkeit vervollständigt werden (S. 245).
- Die Prüfung der motorischen Funktionen (sofern keine schweren Begleitverletzungen vorliegen) (▶ Tab. 10.1).
- Bei Verletzungen in unmittelbarer Nähe bekannter Nervenstämme sollte man in Zweifelsfällen bei der chirurgischen Wundversorgung den der Wunde benachbarten Nerv darstellen und durch die direkte Inspektion eine Schädigung ausschließen.
- Auch die Prüfung der Schweißsekretion mithilfe des Ninhydrin-Testes (S. 245) kann bei unvollständigen Angaben hilfreich sein (z. B. bei Kindern).

10.3.2 Veraltete Verletzungen

Hierbei kann man die Untersuchung mit mehr Ruhe und entsprechend größerer Genauigkeit durchführen. Neben den bereits bei den frischen Verletzungen erwähnten Untersuchungsverfahren sollte man einen exakten Status der Muskelausfälle er-

Tab. 10.1 Ausfälle bei Nervendurchtrennung.

Nerv	Betroffene Muskeln	Klinik der Muskelausfälle
N. medianus	Unterarm: M. flexor carpi radialis M. flexor digitorum profundus (radialer Teil) M. flexor pollicis longus M. flexor digitorum superficialis M. palmaris longus M. pronator teres M. pronator quadratus	Behinderung und Schwäche bei der Handgelenkbeugung, *Ausfall der Beugefähigkeit des 1., 2. u. 3. Fingers* (je nach Anteil der Medianusinnervation an den tiefen Unterarmbeugern mehr oder weniger deutlich ausgeprägt). Schwäche bei der Pronation.
	Hand: M. abductor pollicis brevis M. flexor pollicis brevis (oberfl. Kopf) M. opponens pollicis Mm. lumbricales I u. II	Die *Opponierbarkeit des Daumens* gegenüber den Fingern II–V und *seine Abduktion* senkrecht zur Handfläche *sind aufgehoben* (sofern keine Mischinnervation mit dem N. ulnaris vorliegt).
N. ulnaris	Unterarm: M. flexor carpi ulnaris M. flexor digitorum profundus (ulnarer Teil)	4. u. 5. Finger können nur unzureichend gebeugt werden.
	Hand: Hypothenarmuskulatur (M. flexor brevis, M. opponens, M. abductor digiti minimi) Mm. interossei Mm. lumbricales III u. IV M. adductor pollicis M. flexor pollicis brevis (tiefer Kopf)	Störung der *Grundgelenkbeugung des Kleinfingers, Ausfall der Fingerspreizung* aller Finger II–V. Der *Daumen* kann nicht mehr mit Kraft in der Handflächenebene *adduziert* werden
N. radialis	Oberarm (distaler Bereich): Handgelenkstreckmuskeln (Mm. extensor carpi radialis longus et brevis, M. extensor carpi ulnaris) M. brachioradialis	Aufgehoben sind die Streckfunktionen im Bereich des Handgelenks (*Fallhand*)
	Unterarm (R. profundus): M. supinator, M. extensor digitorum, Mm. extensor pollicis longus et brevis, M. abductor pollicis longus	Es besteht eine Schwäche bei der Supination. Die *Streckfähigkeit* in allen *Fingergrundgelenken* und im *Daumenendgelenk* sowie die *Abduktion des Daumens* in der Handflächenebene *sind ausgefallen.*

heben. Bei länger bestehenden Nervenverletzungen ist dabei auch auf Atrophien einzelner Muskelgruppen (Daumenballenmuskulatur, Interdigitalmuskulatur usw.) zu achten (▶ Abb. 10.5). Eine auffällige Schuppung der Haut im Innervationsareal eines Nervenstammes gibt bereits bei der Inspektion der Hand einen Hinweis auf den Ausfall des Nervs, da die Schuppung auf die fehlende Schweißsekretion zurückzuführen ist, die auch durch den Ninhydrin-Test nachgewiesen wird.

Weitere Zeichen trophischer Störungen, die in unterschiedlicher Ausprägung vorliegen können, sind:

- Papillarleistenabflachungen,
- Behaarungsanomalien,
- Nagelwachstumsstörungen im denervierten Handbereich.

Treten diagnostische Schwierigkeiten, z. B. bei inkompletten Läsionen, auf, können in solchen Fällen elektromyografische Ableitungen und die Bestimmung der Nervenleitgeschwindigkeit wertvoll sein.

Weitere Funktionsprüfungen – auch einzelner Seitenäste – sind im Kap. 19 angegeben, u. a. Hoffmann-Tinel-Zeichen (S. 365), Phalen-Test (S. 365),

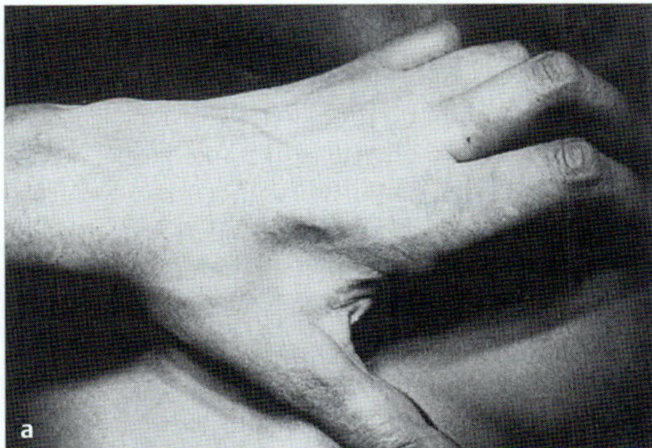

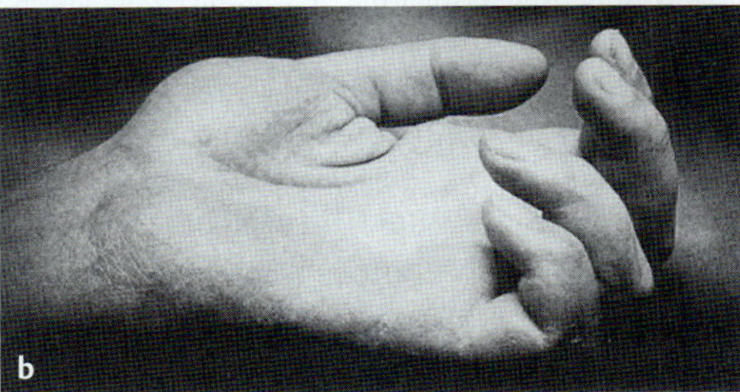

Abb. 10.5 Ulnarisparese.
a Sichtbare Atrophie des M. interosseus dorsalis I.
b Angedeutete Krallenstellung der Finger IV und V (s. auch Kap. 11.4).

Funktionstest passive Beugung (S. 382), Supinationstest (S. 382), Mittelfingertest (S. 382).

Differenzialdiagnostisch sind Innervationsanomalien zu berücksichtigen. Die Daumenballenmuskulatur kann z. B. trotz eines komplett durchtrennten N. medianus funktionsfähig bleiben, wenn sie durch Äste des N. ulnaris mitinnerviert wird.

10.4 Therapie

10.4.1 Indikation zur Operation

Während die vollständige Durchtrennung wichtiger Unterarmnerven (Neurotmesis) in jedem Fall eine Operationsindikation darstellt, ist bei äußerlich nicht erkennbarer Schädigung des Nervs (Neurapraxie oder Axonotmesis) eine spontane Regeneration abzuwarten. Bleibt diese infolge zu großer Schädigung der Nervenstrukturen und des Hüllgewebes aus, d. h. ergeben sich keine Regenerationszeichen innerhalb von 6 – 12 Monaten, dann ist eine operative Behandlung, die in einer Neurolyse oder in der Durchführung einer Nerventransplantation nach Resektion des geschädigten Nervenabschnittes bestehen kann, notwendig. Sehnenverletzungen, die primär versorgt werden, sind keine Gegenindikation zur primären Nervennaht.

Größere Kombinationsverletzungen werden für primäre Nervennähte im Allgemeinen als ungünstig angesehen und häufig erst sekundär mit einer Nerventransplantation (Kap. Nerventransplantation) versorgt. Diesem Vorgehen widersprechen jedoch die Erfahrungen der Replantationschirurgie, so dass bei entsprechender Erfahrung auch hier die Primärversorgung sinnvoll sein kann.

10.4.2 Wahl des operativen Vorgehens

Bei vollständiger Nervendurchtrennung stehen zur Verfügung:

- Die direkte mikrochirurgische Vereinigung der durchtrennten Nervenenden,
- die Kontinuitätswiederherstellung durch eine Nerventransplantation.

Bezüglich des *Operationszeitpunkts* unterscheidet man:

- eine *Primärversorgung* unmittelbar nach der Verletzung,
- eine aufgeschobene Primärversorgung nach 1 – 2 Tagen,
- eine *frühe Sekundärversorgung* nach Abheilen der umgebenden Weichteile (nach 1 – 3 Wochen),
- eine späte sekundäre Nervenwiederherstellung bis zum Ablauf von 6 Monaten.

Die *Vorteile* der primären mikrochirurgischen Nervennaht gegenüber der sekundären Wiederherstellung sind:

- Das Fehlen jeglicher Schrumpfung der Nervenenden mit entsprechender Retraktion der Stümpfe,
- eindeutige anatomische Verhältnisse mit der Möglichkeit einer optimalen Zuordnung der entsprechenden Faszikelgruppen in den beiden durchtrennten Nerventeilen, wodurch auch nach eigenen Erfahrungen die Chancen für eine gute Funktionswiederkehr größer werden als bei den sekundären Verfahren [6], [9].

Allerdings müssen bestimmte *Vorbedingungen* erfüllt sein. Es muss sich um glatte, saubere Schnittverletzungen ohne Quetschung der Stumpfenden handeln und die operativ-technischen, personellen und zeitlichen Möglichkeiten müssen für einen solchen mikrochirurgischen Eingriff gegeben sein (qualifizierter Operateur, geeignetes Mikroinstrumentarium, Operationsmikroskop, Operation ohne Zeitdruck). Ungeeignet sind Quetsch-, Ausriss- und Defektverletzungen.

Sind die genannten Voraussetzungen für eine adäquate, primäre mikrochirurgische Behandlung nicht gegeben, so ist der einfache Wundverschluss und nach Abschluss der Wundheilung der früh-sekundäre Versuch einer Nervenwiederherstellung sinnvoll. Dieser Zeitpunkt liegt meist in der 2.–3. Woche nach der Verletzung [13]. Allerdings erlauben glatte Schnittverletzungen ohne größere Schädigung umgebender Weichteile auch schon nach 1 –2 Tagen eine aufgeschobene Primärnaht ohne Nachteile für den Patienten und mit allen Vorteilen der Erstversorgung. Man kann den primären Wundverschluss in solchen Fällen als sterilen Wundverband betrachten.

Bereits bei einer früh-sekundären Nervenwiederherstellung in der 3. Woche muss bisweilen wegen einer Schrumpfung und Retraktion der Stümpfe eine Nerventransplantation durchgeführt werden.

Liegen Komplikationen seitens der Wundheilung vor oder muss man aufgrund eines Ausriss- oder Quetschmechanismus mit einer größeren Schädigung der Nervenenden rechnen, dann empfiehlt es sich, zu einem Zeitpunkt, der nach der 6. Woche und vor Ablauf von 6 Monaten anzusetzen ist, eine Nerventransplantation durchzuführen. Wartet man länger als 6 Monate, verschlechtert eine zunehmende Degeneration vor allem der motorischen Nervenendorgane die späteren Erfolgsaussichten. Resensibilisierende Nerventransplantationen sind hingegen noch bis zum Ablauf von 5 Jahren nach der Verletzung und in Ausnahmefällen auch noch nach diesem Zeitraum sinnvoll [11].

10.4.3 Operationstechnik

Grundbedingungen

Eine Nervennaht – vor allem im Bereich der gemischt sensibel-motorischen Unterarmnerven – erfordert neben entsprechenden Operationstechniken ein geeignetes Operationsmikroskop, entsprechendes Mikroinstrumentarium, bei dem sich unter anderem eine Mikroschere mit Wellenschliff befinden sollte, sowie geeignetes Nahtmaterial (Nylonfäden der Stärke 9-0 und 10-0). Als weitere Grundbedingung sollten einwandfreie Durchblutungsverhältnisse der umgebenden Weichteile vorliegen. Andernfalls ist die Weichteilsituation vor der Nervenrekonstruktion zu verbessern, z. B. durch eine Lappenplastik (Kap. 3.3.3 und Kap. 3.6).

Prinzip der Nervennaht

Grundsätzlich ist jede Methode geeignet, durch welche korrespondierende Nervenfaszikel spannungsfrei und möglichst exakt aneinander adaptiert werden, um ein Einwachsen der aus dem zentralen Nervenstumpf aussprossenden Achsenzylinder in die entsprechenden Endoneuralrohre des peripheren Nervenstumpfs zu gewährleisten. Anzustreben ist eine möglichst exakte Adaptation bei Verwendung von möglichst wenig Nahtmaterial und bei geringem Operationstrauma.

Besonders wichtig ist die spannungsfreie Durchführung jeglicher Nervennaht, da sonst die Nervenstümpfe fibrosieren und dadurch ein Durchwachsen der aussprossenden Achsenzylinder nicht zustande kommt [8], [13].

Ist eine spannungsfreie Naht nicht gewährleistet, ist unbedingt eine Nerventransplantation vorzuziehen.

Primärnaht

Nach Erweiterung der Verletzungswunde werden die Nervenstümpfe in gesunden Abschnitten aufgesucht. Je nach Art der Verletzung muss man sie mehr oder weniger sparsam und in jedem Fall schonend anfrischen (scharfes Skalpell, sterile Rasierklinge).

Die weitere Präparation nimmt man mithilfe einer Mikroschere mit Wellenschliff unter dem Mikroskop vor. Bei polyfaszikulären Nerven werden in den beiden Nervenstümpfen nach Möglichkeit einander zugehörige Faszikel aufgrund ihrer anatomischen Anordnung im Nervenquerschnitt identifiziert. Eine kurzstreckige präparative Zerlegung einander entsprechender Faszikelgruppen kann bei Nervenstämmen proximal der Handwurzel die exakte Nervennaht erleichtern [12].

Während die Präparation im Allgemeinen in Blutleere oder Blutsperre erfolgt, sollte vor der eigentlichen Nervennaht der Blutstrom freigegeben und eine sorgfältige Blutstillung sowohl in der Umgebung wie an den Nervenstümpfen selbst durchgeführt werden. Für kleine Gefäße im Nervenstumpf kommen Gefäßligaturen, Umstechungen mit mikrochirurgischen Nähten oder eine vorsichtige Gefäßkoagulation mit der bipolaren Pinzette infrage. Anschließend werden korrespondierende Faszikelgruppen mit perineuralen Nähten einzelner Faszikel möglichst exakt aneinander adaptiert (▶ Abb. 10.6). In Randbezirken können diese perineuralen Nähte ggf. durch Epineuralnäh-

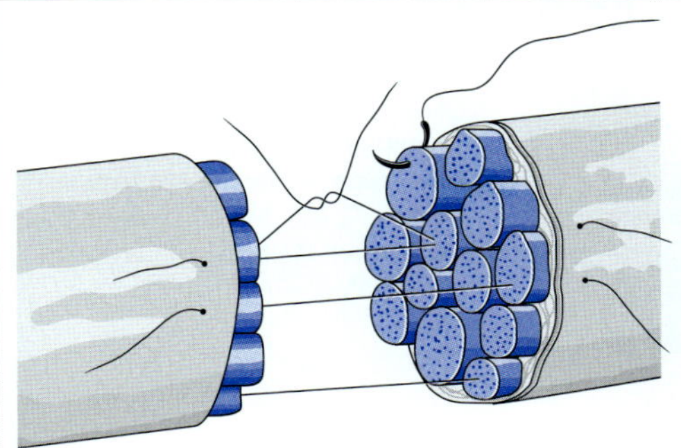

Abb. 10.6 Perineurale Naht.
Mehrere korrespondierende Faszikel werden mit Nähten, die das Perineurium erfassen, miteinander adaptiert. In peripheren Bereichen können die Perineuralnähte zusätzlich das Epineurium mitfassen. Der Vorteil dieser Naht ist eine exakt mögliche Adaptation korrespondierender Faszikelgruppen. Der Nachteil besteht in dem größeren präparativen Aufwand als bei den unter ▶ Abb. 10.7 und ▶ Abb. 10.8 abgebildeten Nahttechniken.

te oder durch Nähte, die sowohl Epi- als auch Perineurium fassen, ergänzt werden (▶ Abb. 10.7).

Die zusätzliche Naht einer den verletzten Nerv begleitenden Arterie (z. B. A. ulnaris neben dem N. ulnaris im Handgelenkbereich) kann nicht nur die Durchblutung des peripheren Nervenstumpfs und seiner Umgebung verbessern, sondern erleichtert bisweilen auch die spannungsfreie Adaptation des zu nähenden Nervs ebenso wie eine mittlere Beugehaltung benachbarter Gelenke. Sind alle Faszikelgruppen adaptiert, wird die Bluttrockenheit überprüft und eine dünne Redon-Drainage in das Verletzungsgebiet eingelegt, jedoch nicht unmittelbar neben die Nervennaht.

Die Kombination von epi- und perineuraler Nahttechnik lässt im Allgemeinen eine bessere Adaptation zu als die alternativ mögliche faszikuläre Naht, bei der das Bindegewebe zwischen den passenden Faszikelgruppen gefasst wird (▶ Abb. 10.8). Bei den rein sensiblen, dünneren, oligofaszikulären Mittelhand- und Fingernerven reichen für eine exakte Adaptation meist 3 Nylonnähte der Stärke 10–0 aus, die entweder das Epineurium alleine oder auch Epi- und Perineurium gemeinsam fassen (▶ Abb. 10.6 u. ▶ Abb. 10.7).

Zusatzverletzungen benachbarter Sehnen und Arterien werden mitversorgt. Liegen die Sehnen tiefer als der Nerv, werden sie zuerst genäht.

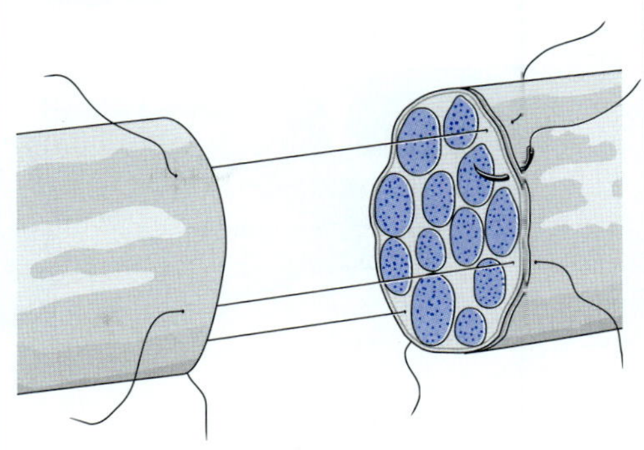

Abb. 10.7 Epineurale Naht.
Hierbei wird nur das periphere Epineurium genäht. Der Vorteil dieser Naht liegt in einem geringen Präparationstrauma, der Nachteil liegt in der Gefahr, dass bei polyfaszikulären Nerven die Faszikelquerschnitte nicht oder nur unzureichend aufeinander kommen.

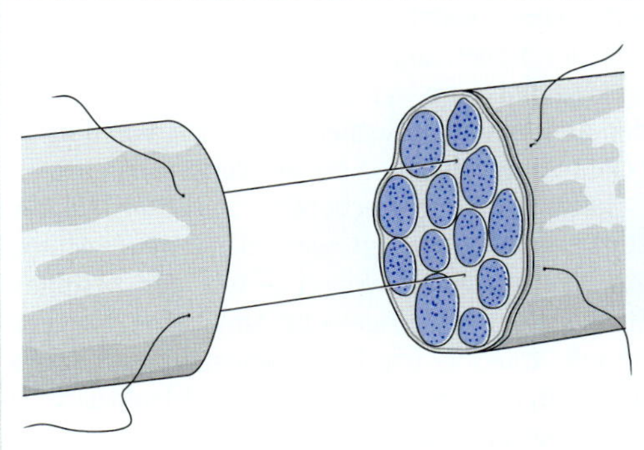

Abb. 10.8 Faszikuläre Naht.
Durch eine zentralere Nahtführung zwischen korrespondierenden Faszikelbündeln ohne Naht des Perineuriums wird versucht, eine möglichst exakte Adaptation der Faszikelquerschnitte zu erreichen und dabei Verdrehungen oder Verwerfungen zu vermeiden. Ergänzend wird eine epineurale Feinadaptation durchgeführt.

Nerventransplantation

Die Transplantation freier, mikrovaskulär nicht angeschlossener Hautnerven (z. B. N. suralis) ist nach wie vor und seit Jahren das Standardverfahren zur Überbrückung von Nervendefekten [14]. Versuche, kürzere Defektstrecken mithilfe kleiner Röhrentransplantate (Veneninterponate oder Kunststoffröhrchen) zu überbrücken [2], sind über das tierexperimentelle Stadium nicht hinausgekommen. Spannungsentlastende Maßnahmen zur Überbrü-

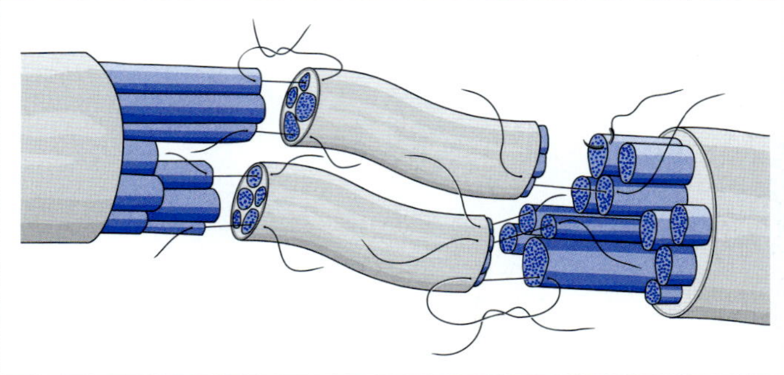

Abb. 10.9 Interfaszikuläre Nerventransplantation.
Der zu rekonstruierende Nerv ist stufenförmig aufgespalten in 3 Faszikelgruppen, an welche Nerventransplantate (2 von 3 sind hier abgebildet) mit feinsten Perineuralnähten adaptiert werden.

ckung kurzer Defektstrecken (bis 2,5 cm am Unterarm) mithilfe resorbierbarer PDS-Bändchen, die seitlich epineural aufgenäht werden [7], sind wegen möglicher Fremdkörperreaktionen auf das sich auflösende PDS mit einer gewissen Skepsis zu betrachten. Auf vaskularisierte Nerventransplantate wird in Kap. Kap. 10.6 eingegangen.

Wegen der Retraktion der Nervenstümpfe im unmittelbaren Verletzungsbereich wird unabhängig von der Verletzung eine großzügige Hautinzision durchgeführt, um den betroffenen Nerv in gesunden Abschnitten aufsuchen zu können. Von dort aus beginnt die Präparation hin zur Verletzungsstelle.

Sofern ein entsprechender zeitlicher Abstand zur Verletzung vorliegt, weist der zentrale Stumpf ein Neurom auf, bevor er – wie der periphere Stumpf – in Narbengewebe endet. Die Nervenstümpfe müssen vor der Rekonstruktion in Abschnitten mit einwandfreier Faszikelstruktur angefrischt werden (siehe Primärnaht).

Vor der weiteren Präparation sollte man den als Transplantat vorgesehenen Hautnerv zu Verfügung haben, um sich an seinem Durchmesser orientieren zu können. Bei den polyfaszikulären Handgelenknerven (N. medianus und N. ulnaris) lassen sich in beiden Stümpfen zusammenhängende Faszikelgruppen präparieren, deren Größe dem Durchmesser des Nerventransplantats entsprechen (▶ Abb. 10.9). In der bei der Primärnaht beschriebenen perineuralen Nahttechnik erfolgt nun die Adaptation des Nerveninterponats an die entsprechend seinem Durchmesser präparierten Faszikelgruppen (interfaszikuläre Nerventransplantation) [13]. Obwohl sich diese sowohl im proximalen als auch im peripheren Stumpfbereich bezüglich ihrer Anordnung im Querschnitt entsprechen sollten, darf man wegen des interfaszikulären Austausches von Nervenfasern (▶ Abb. 10.3) bei langstreckiger Nerventransplantation nicht damit rechnen, sicher korrespondierende Faszikelgruppen über das Interponat miteinander zu verbinden. Beim N. medianus sind im Allgemeinen 4 – 5 N.-suralis-Interponate ausreichend, um den gesamten Nervenquerschnitt zu überbrücken, beim N. ulnaris 3 – 4. Die Interponatlänge muss spannungsfreie mikrochirurgische Nervennähte bei einer Streckhaltung der benachbarten Gelenke erlauben. Wegen einer möglichen Schrumpfung sollte das Transplantat zusätzlich 10% länger als die Defektstrecke gewählt werden. Da unbedingt ein gut vaskularisiertes Gewebebett vorliegen muss, kann es notwendig sein, die Transplantate auch um einen schlecht ernährten Narbenbereich herum durch gut durchblutetes Subkutangewebe umzuleiten. Dies bedingt eine zusätzliche Verlängerung.

Als Transplantate werden folgende Hautnerven bevorzugt:

- N. suralis,
- N. cutaneus antebrachii medialis.

Weiter infrage kommen: N. cutaneus antebrachii lateralis, N. cutaneus femoris lateralis und N. saphenus.

Technik der Transplantatentnahme

Grundsätzlich muss jede Nervenentnahme möglichst atraumatisch und ohne Dehnung des Nervs erfolgen. Der proximale Stumpf des Spendernervs sollte zur Vermeidung von Neuromschmerzen möglichst in tiefe Gewebeschichten, in Muskulatur oder subfaszial zu liegen kommen.

N. suralis

Von queren oder kleinen längs verlaufenden Hautinzisionen oder einem durchgehenden Längsschnitt in der Mitte zwischen Außenknöchel und Achillessehne wird als Leitstruktur die V. saphena parva aufgesucht, in deren unmittelbarer Nähe der ca. 3 mm

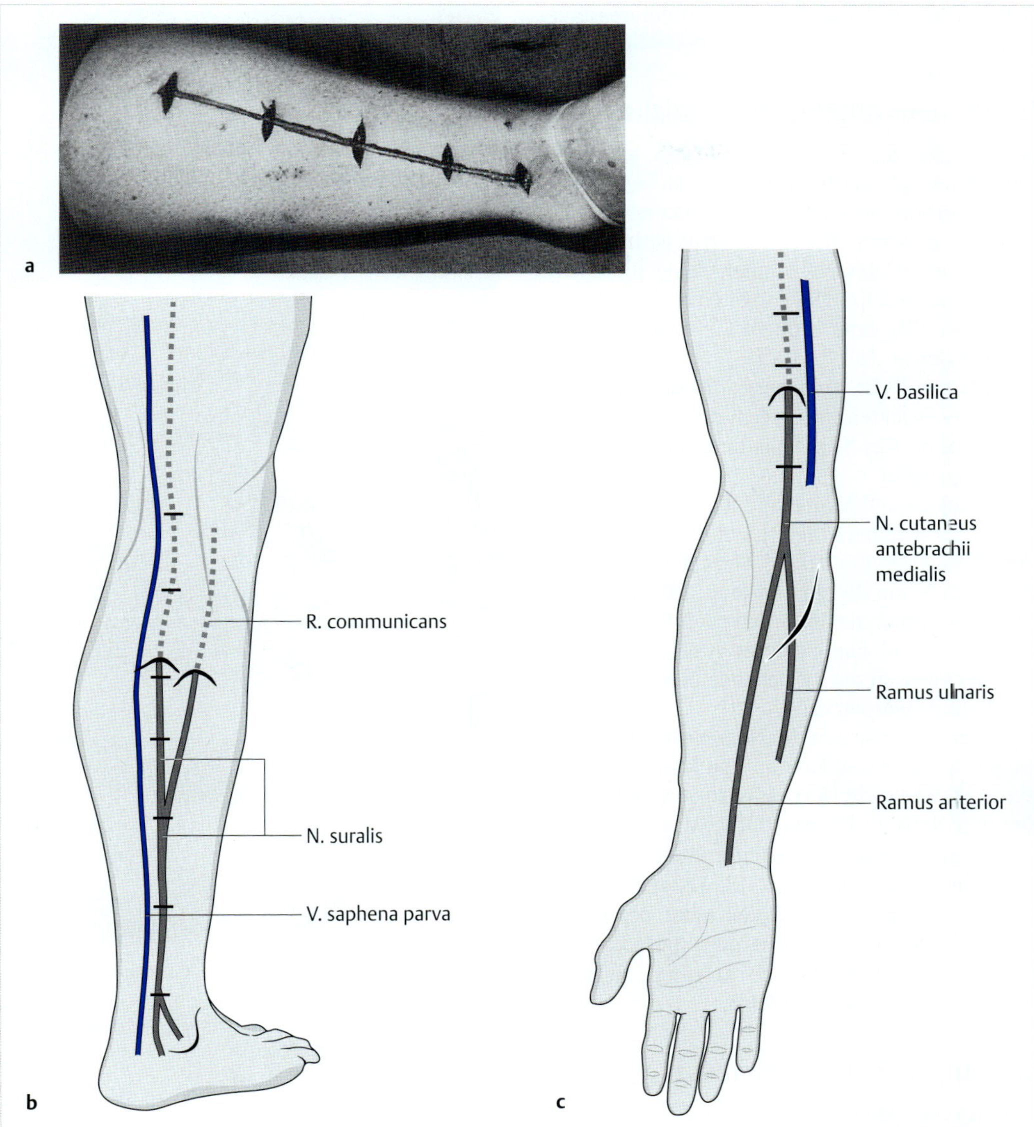

Abb. 10.10 Spendernerven für Nerventransplantate.
a Entnahme des N. suralis (N. S.) am Unterschenkel neben der V. saphena parva (V. S. P.).
b Schematische Darstellung der Entnahme des N. suralis (N. S.) am Unterschenkel neben der V. saphena parva (V. S. P.).
c Entnahme des N. cutaneus antebrachii medialis (N. C. A. M.) neben der V. basilica (V. B.) oder seiner Rr. ulnaris (R. U.) und anterior (R. A.) an der Vorderseite des Unterarmes (hier z. B. von einer bogenförmigen Hautinzision).

dicke N. suralis zu finden ist (▶ Abb. 10.10 u. ▶ Abb. 10.10b). Von multiplen, weiteren Inzisionen wird er nach zentral hin vorsichtig freipräpariert und entnommen. Ab der Wadenmitte in Richtung Kniekehle verläuft der vorher epifaszial liegende Nerv unter der Muskelfaszie. Er kann hier weiterverfolgt werden bis über die Kniekehle nach proximal.

Für eine einwandfreie Regeneration ist es wesentlich, dass bei der Präparation und Entnahme die Nervenstrukturen nicht gezerrt werden.

Dies ist von einem durchgehend über dem Nerv angelegten Hautschnitt am sichersten möglich.

Nach der Entnahme wird der Nerv bis zur Transplantation vor Austrocknung durch Einlegen in eine mit Ringer-Lösung getränkte Kompresse geschützt.

N. cutaneus antebrachii medialis

Der N. cutaneus antebrachii medialis erlaubt in seinem Verlauf am Oberarm von mehreren queren Inzisionen aus ebenfalls eine Entnahme in einer Länge bis zu 20 cm. Die Leitstruktur ist hier die V. basilica. Am Unterarm können seine Rr. ulnaris oder anterior ca. 8 cm lang über eine bogenförmige (▸ Abb. 10.11b) oder 2 quere Inzisionen entnommen werden (▸ Abb. 10.10c).

Der N. suralis ist vor allem zur Nerventransplantation bei Defekten im Bereich des N. ulnaris, des N. medianus, des N. radialis und der Mittelhandnerven geeignet.

Für Finger- und Mittelhandnerven reicht jedoch häufig der R. ulnaris des N. cutaneus antebrachii medialis aus (▸ Abb. 10.11). Seine Vorteile gegenüber dem N. suralis sind darin zu sehen, dass bei alleiniger Entnahme am proximalen Unterarm der sensible Ausfall ein kleineres Areal betrifft und dass der Nerv an der zu behandelnden Extremität entnommen werden kann.

Erfolgt das Einsetzen des Nerventransplantats in umgekehrter Verlaufsrichtung, so können Verluste durch abzweigende Nervenfasern vermieden werden. Ein Nachteil für das Durchwachsen der von zentral aussprossenden Axone besteht durch das umgedrehte Einsetzen nicht. Die Länge eines Nerventransplantats ist prinzipiell nicht beschränkt. Bezüglich der Resensibilisierung sind auch mit Transplantaten von über 20 cm Länge zufrieden stellende Ergebnisse zu erzielen.

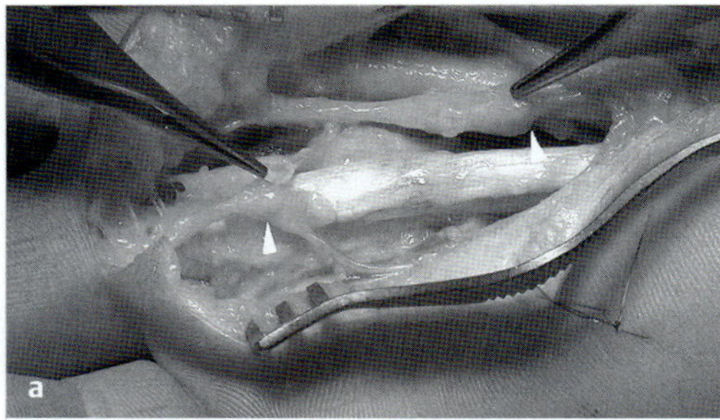

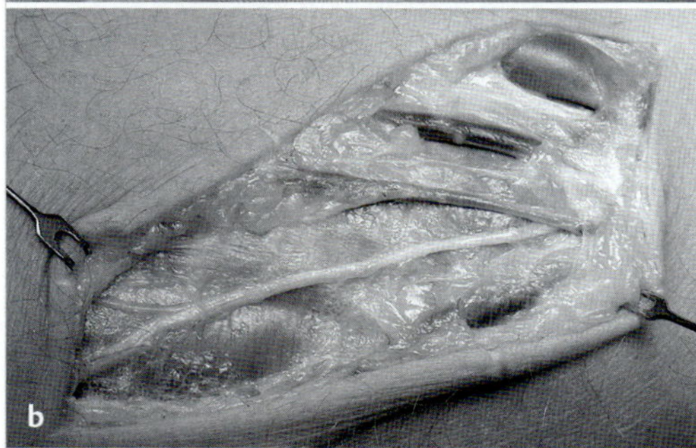

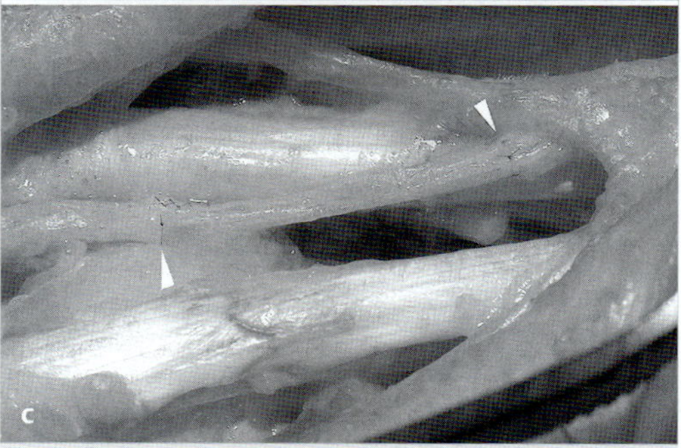

Abb. 10.11 Transplantation eines Mittelhandnervs (ellenseitig D IV).
- **a** Zu überbrückende Defektstrecke (↑ – ↑) re. ↑: kolbenartige Auftreibung = zu resezierendes Stumpfneurom.
- **b** Spendernerv von der Innenseite des proximalen Unterarms (Ramus ulnaris nervi cutanei antebrachii medialis).
- **c** Eingefügtes Nervenimplanat (↑ – ↓).

End-zu-Seit-Nervenanschluss

Eine weitere Möglichkeit zur Nervenwiederherstellung stellt der seitliche Anschluss eines Nerven an einen intakten Spendernerv dar (▸ Abb. 10.12). In bestimmten Fällen kann mit der Methode ohne ernsthafte Beeinträchtigung der Qualität des Spendernervs in gewissem Umfang eine Reinnervation im Versorgungsgebiet des Empfängernervs erreichen werden. Ein praktikables Beispiel ist die teilweise Resensibilisierung wichtiger Fingeranteile nach irreparablem Ausfall des N. medianus (▸ Abb. 10.13).

Das *operative Vorgehen* zeigt ▸ Abb. 10.12 mit der epineuralen Fensterung des Spendernervs und dem Einnähen des angefrischten Empfängernervs mit feinen Epineuralnähten.

Die *Ergebnisse* sind nach Literaturangaben bezüglich Sensibilität und Temperaturempfinden relativ gut [3], [10].

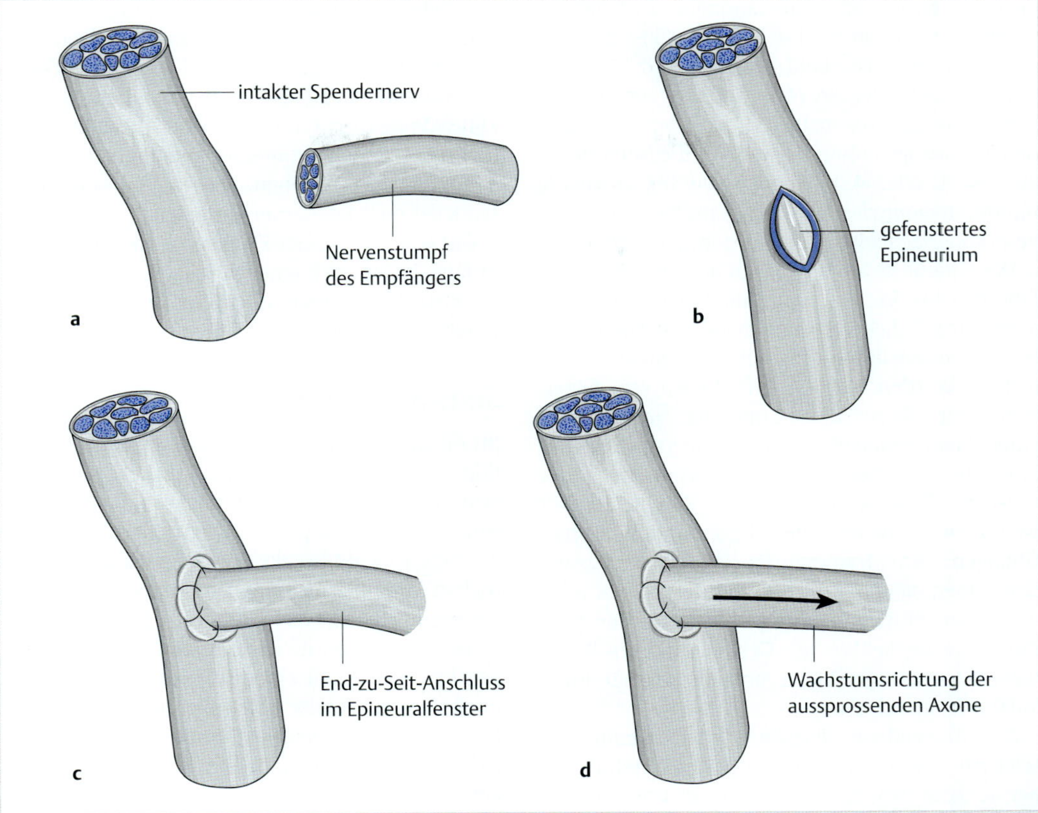

Abb. 10.12 End-zu-Seit Nervennaht.
a Spendernerv und Empfängernerv vor dem Anschluss.
b Das Epineurium des Spendernervs ist gefenstert, die Axone sind intakt.
c Der Empfängernerv ist in das Fenster im Epineurium eingenäht.
d In den angeschossenen Nerv aussprossende Axone.

10.4.4 Prognose

Berücksichtigt man die in der Literatur aufgrund der gebräuchlichsten Tests (Kap. 10.4.6, Kap. 10.5) angegebenen Ergebnisse, so können sowohl im N.-medianus- als auch im N.-ulnaris-Bereich hinsichtlich der motorischen Wiederkehr in 40–90% der Fälle ansprechende Ergebnisse erzielt werden, hinsichtlich einer qualitativ guten Resensibilisierung schwanken die Angaben zwischen 50% und 60% [13].

Bezüglich der motorischen Funktionswiederkehr gilt im Allgemeinen der N. radialis bei Verletzungen im proximalen Unterarmbereich oder am Oberarm als der Nerv mit der günstigsten Prognose [13].

Abgesehen vom jeweiligen Charakter des Nervs wird die Prognose durch die Höhe der Verletzung mitbeeinflusst. Hinzu kommt ein individueller Faktor des Operateurs, da es nicht nur auf eine entsprechend gute mikrochirurgische Technik, sondern auch auf die Fähigkeit ankommt, die Nervenstümpfe richtig zu beurteilen, die Nervenresektionen auch wirklich in gesunden Abschnitten durchzufahren, die Vaskularisierung des Transplantatbettes zu berücksichtigen und korrespondierende Faszikel richtig abzuschätzen.

10.4.5 Nachbehandlung

Nach einer spannungsfrei durchgeführten Nervennaht oder Nerventransplantation reicht bei größeren Nervenstämmen im Handgelenkbereich im Allgemeinen eine 10–20-tägige Ruhigstellung mit einer Unterarmgipsschiene bei leichter Beugestellung des Handgelenks aus. Nach der Rekonstruktion von Finger- und Mittelhandnerven ist bei zuverlässigen Patienten eine Gipsfixierung unnötig, sofern die operierte Hand geschont wird.

Wurden mit der Nervenverletzung auch durchtrennte Sehnen rekonstruiert, so kann nach eigenen Erfahrungen ohne Nachteil für die Nervennaht ab dem 3. oder 4. postoperativen Tag vorsichtig mit der *dynamischen Übungsbehandlung nach Kleinert* (Kap. Nachbehandlung) begonnen werden.

Der Patient ist auf die wegen der sensiblen Ausfälle erhöhte Verletzungsgefahr hinzuweisen, vor allem hinsichtlich Verbrennungen. Das Fortschreiten der Resensibilisierung sollte regelmäßig kontrolliert werden (Kap. 10.4.6). Zeigen sich Anzeichen einer Resensibilisierung, hat im Rahmen einer *Handtherapie/Ergotherapie* ein gezieltes Training zur Wahrnehmung und Verbesserung der sensiblen Qualität erfolgen (18) (Kap. 1.3.3). Mit beginnender motorischer Regeneration sollten Übungen zum Training der Willkürinnervation und zunehmendes Krafttraining der bereits reinnervierten Muskelanteile veranlasst werden [17]. Auf die Beweglichkeit der Gelenke und die Dehnbarkeit nichtausgefallener antagonistischer Muskulatur ist zu achten.

Die Anwendung *statischer oder dynamischer Schienen* (z. B. Radialisschiene bei Fallhand, Opponensschiene bei Medianusläsionen usw.) unterstützt die Übungsbehandlung und verbessert die Gebrauchsfähigkeit der verletzten Hand bis zum Einsetzen der motorischen Reinnervation [17], [20].

Die vielfach geübte *Elektrisierungsbehandlung* ist in ihrem Wert sehr umstritten. Sinn dieser Behandlung ist es im Allgemeinen, die Atrophie der denervierten Muskulatur zu verhindern, jedoch wird eine Schädigung der motorischen Endorgane durch diese Behandlung für möglich gehalten. Nicht zu verkennen ist ein guter psychologischer Effekt auf den Patienten, wozu bereits geringe Stromstärken ausreichen.

10.4.6 Verlaufskontrolle

Um die Regeneration im Versorgungsgebiet des verletzten Nervs beurteilen zu können, haben sich folgende Untersuchungsmöglichkeilen bewährt:

Hoffmann-Tinel-Zeichen

Hierbei handelt es sich um das Beklopfen des Nervs in seinem Verlauf distal der Nahtstelle. Dabei werden elektrisierende Missempfindungen über aussprossende und regenerierende Nervenaxone ausgelöst. Bei normal verlaufender Regeneration wandert dieses Zeichen bei mehrwöchigen Kontrolluntersuchungen nach peripher. Wie die klinische Beobachtung zeigt, sind Angaben bezüglich einer Regenerationsgeschwindigkeit wie 1–3 mm pro Tag ungenau. Die Regeneration kann schneller oder langsamer verlaufen [13].

Das Hoffmann-Tinel-Zeichen ist vor allem in der Anfangsphase nach einer durchgeführten Nervenrekonstruktion wertvoll, später wird es ersetzt durch regelmäßige Sensibilitätsprüfungen.

Sensibilitätsprüfung

Im Allgemeinen kehrt eine gewisse Schutzsensibilität als erste sensible Qualität zurück. Diese lässt sich mit spitzen Gegenständen und als Berührungswahrnehmung feststellen. Die Grenze zur absoluten Gefühllosigkeit verlagert sich bei normalem Verlauf zunehmend nach peripher zu den Fingerspitzen. Bevor weitere Qualitätsverbesserungen der Sensibilität eintreten, kann es gelegentlich zu Phasen einer störenden Missempfindung kommen. Meist folgt eine qualitativ wertvollere und normale sensible Empfindung. Bleibt sie jedoch bestehen, so kann eine Nervenirritation im Bereich der Nervennahtstelle zugrunde liegen (und kann eine Indikation zur Neurolyse sein). An die einfache Prüfung der Schutzsensibilität schließen sich später die Prüfung der 2-Punkte-Unterscheidungsfähigkeit sowie die Feststellung vegetativer und motorischer Funktionen an (Kap. 10.5).

Prüfung der motorischen Funktionen

Im Bereich des *N. medianus* ist vor allem die klinische Prüfung der Thenarmuskulatur wichtig (sofern dieser nicht in atypischer Weise vom N. ulnaris mitinnerviert wird). Am eindrucksvollsten ist die wiederkehrende Oppositionsfähigkeit des Daumens. Ist der N. medianus zentral ausgefallen, so kommt die funktionelle Prüfung der radialen Handgelenk- und Fingerbeugemuskulatur und der die Hand pronierenden Muskeln hinzu.

Im Bereich des *N. ulnaris* ist vor allem auf die Ab- und Adduktionsfähigkeit der Finger II–V und auf die Adduktion des Daumens in Richtung Zeigefinger zu achten. Bereits die äußere Betrachtung lässt weiter bestehende Muskelatrophien zwischen den Mittelhandknochen erkennen. Liegt ein zentraler Ausfall dieses Nervs vor, kommt die Prüfung der Funktion des M. flexor carpi ulnaris hinzu.

Beim *N. radialis* betrifft die Reinnervationskontrolle die Funktion der Finger- und Handgelenkstrecker.

Die klinische Prüfung der ausgefallenen Muskulatur ist zur Beurteilung des Wertes, den die eingetretene Regeneration für den Patienten hat, vorrangig. Eine Ergänzung durch eine elektromyografische Kontrolle wird erst nach 4–6 Monaten sinnvoll. Aus der Art der Aktionspotenziale lassen sich Rückschlüsse auf eine fortschreitende Reinnervation ziehen [13]. Ergänzt werden kann diese Untersuchung durch eine Bestimmung der elektrischen Nervenleitgeschwindigkeit.

10.5 Beurteilung des Endergebnisses

Ein Endzustand ist je nach Höhe der Verletzung und je nach Alter des Patienten meist nach 1–2 Jahren erreicht.

Bezüglich der *sensiblen Funktion* werden folgende Untersuchungen durchgeführt:

- Die Prüfung der Spitz-Stumpf-Unterscheidungsfähigkeit,
- die Prüfung des Kalt- und Warmempfindens,
- die Prüfung der Berührungsempfindlichkeit (Watte, Holzstäbchen),
- das Erkennen und Aufheben verschiedener kleiner Gegenstände [15] wie Schrauben, Schraubenmuttern und ähnlichem ohne Sichtkontrolle,
- die 2-Punkte-Unterscheidungsfähigkeit. Hierzu werden z. B. mit einer aufgebogenen Büroklammer 2 Stellen der Fingerbeere mit jeweils einem Ende gleichzeitig berührt [15]. Die Enden werden dabei leicht in die Haut eingedrückt. Bei zu engem Abstand wird die doppelte Berührung (vom Patienten) nur als eine einzige Berührungsempfindung angegeben. Erst bei größerem Abstand werden 2 Berührungspunkte erkannt. Normalerweise beträgt die 2-Punkte-Unterscheidungsfähigkeit an den Fingerbeeren 3–6 mm, ein Seitenvergleich zur unverletzten Hand ist empfehlenswert.

Um die Ergebnisse einer Resensibilisierung vergleichbar werden zu lassen, wurden verschiedentlich Schemata aufgestellt, durch welche das Endergebnis eine Bewertung erfährt.

Am bekanntesten ist das *Schema nach Highet*. Es weist folgende Klassifizierung auf:

- S 0: keine Sensibilität,
- S 1: Schmerzempfindung im Innervationsgebiet des betroffenen Nervs,
- S 2: eine geringe oberflächliche Sensibilität ist vorhanden,
- S 2+: zur Qualität von S 2 kommt eine bleibende Überempfindlichkeit hinzu,
- S 3: oberflächliche und tiefe Sensibilität sind vorhanden ohne Überempfindlichkeitsreaktion,
- S 3+: eine 2-Punkte-Unterscheidungsfähigkeit liegt vor,
- S 4: die Sensibilität ist normal.

Für die *vegetative Funktion* hat sich neben verschiedenen anderen Methoden die Prüfung der Schweißsekretion mithilfe des **Ninhydrin-Tests** als gut praktikable und gut dokumentierbare Prüfmethode erwiesen [15]. Das früher notwendige Ansetzen einer geeigneten Testmischung ist bei Verwendung eines fertigen Sprays nicht mehr erforderlich. Ein Finger- oder Handabdruck auf einem normalen Schreibmaschinenpapier wird mit einer fertigen Lösung übersprüht und anschließend in einem Wärmeschrank oder über heißem Wasserdampf entwickelt. Die Stellen, an denen Schweißpunkte nachzuweisen sind, färben sich dabei blau. Eine Korrelation zwischen dieser Prüfung der vegetativen Funktionen und der wiedergekehrten Sensibilität besteht weder qualitativ noch im zeitlichen Ablauf.

Für die Beurteilung der *motorischen Funktion* wurden ebenfalls verschiedene Schemata aufgestellt [11]. Als Beispiel sei auch hier wieder das Schema nach Highet für die Beurteilung des N. ulnaris und des N. medianus aufgeführt. Dabei bedeutet:

- M 0: vollständige Lähmung,
- M 1: sichtbare Muskelkontraktion am Unterarm, jedoch ohne Bewegung,
- M 2: gute Funktion der vom N. medianus und N. ulnaris innervierten Muskulatur am Unterarm, keine Funktion im Bereich der jeweils innervierten Handmuskeln,
- M 2+ (gilt nur für den N. ulnaris): Hier liegt eine zufrieden stellende Funktion der Unterarmmuskeln und der Handmuskeln mit Ausnahme des den Daumen adduzierenden M. interosseus dorsalis II vor,
- M 3 (gilt für beide Nerven): Unterarm- und Handmuskeln weisen eine gute Funktion auf,

10

- M4: eine Muskelaktivität ist auch gegen stärkeren Widerstand möglich,
- M5: normale Funktion.

Wie schwierig es ist, den Wert einer Reinnervation objektiv zu erfassen, zeigt die Tatsache, dass Ergebnisse, die aufgrund dieser oder ähnlicher Schemata als gut einzustufen sind, vom Patienten subjektiv als schlecht beurteilt werden oder umgekehrt, dass der Patient mit objektiv relativ schlecht eingestuften Ergebnissen zufrieden ist.

10.6 Komplikationen – Misserfolge

Ursachen für das Ausbleiben der Nervenregeneration

Folgende negative Faktoren kommen infrage:
- Nervennaht unter Spannung,
- Nahtgranulome,
- ein intraneurales Hämatom im unmittelbaren Nahtbereich, durch welches die Adaptation der Faszikel gestört wird,
- ein ungenügend vaskularisiertes Transplantatbett,
- eine Fibrosierung der zu vereinigenden Nervenabschnitte (vor allem nach traumatischer Quetschung oder Überdehnung),
- eine Degeneration der Endorgane.

Behandlungsmöglichkeit

Bleibt eine Nervenregeneration sowohl im sensiblen als auch im motorischen Bereich aus, so sollte innerhalb eines Jahres nach der Verletzung eine Nerventransplantation wiederholt werden unter Berücksichtigung der Faktoren, die möglicherweise die Regeneration behindert haben. Ist bei der Kontrolle des Hoffmann-Tinel-Zeichens die Nervenregeneration im Bereich der 2. Nahtreihe am Ende des Transplantats stecken geblieben, so kann man hier bei ausreichender Transplantatlänge diese Naht wiederholen. Hat sich eine gute Resensibilisierung ergeben und blieb die motorische Funktion aus, dann ist einer Revision der Nervennähte eine motorische Ersatzoperation vorzuziehen (Kap. 11).

Vaskularisierte Nerventransplantate

Eine weitere Möglichkeit der Nervenwiederherstellung bietet die gemeinsame Transplantation eines Nervs mit mikrochirurgisch anschließbaren Blutgefäßen. Da aufgrund der zahlreich vorhandenen Literatur jedoch eine Überlegenheit gegenüber dem konventionellen Nerventransplantat im Bereich von Unterarm und Handgelenk zweifelhaft ist und die Präparation sowie der mikrochirurgische Anschluss einen wesentlich höheren Aufwand erfordern, wird die Indikationsstellung im Allgemeinen auf das Vorliegen eines vernarbten, durch plastische Maßnahmen nicht zu verbessernden Transplantatlagers oder auf Nerventransplantationen im Bereich des Plexus brachialis beschränkt. Bezüglich weiterer Einzelheiten sei hier auf die weiterführende Literatur verwiesen [1], [4], [5].

10.7 Neurome

Wird nach Durchtrennung peripherer Nerven keine Adaptation der Stümpfe durchgeführt, dann entsteht durch das ungeordnete Auswachsen der Achsenzylinder aus dem proximalen Stumpf ein Neurom, welches bei oberflächlicher subkutaner Lage oder bei Einbeziehung in eine Verletzungsnarbe erhebliche Beschwerden verursachen kann (elektrisierende Schmerzen bei Berührung und Bewegung).

Operativ bewährt hat sich neben anderen Verfahren vor allem die Neuromresektion mit Verlagerung des Nervenstumpfs in tiefere Gewebeschichten, möglichst unter bzw. in die Muskulatur oder durch ein Bohrloch in den Knochen, sofern, wie im Fingerbereich, Muskulatur nicht verfügbar ist [16].

Handelt es sich um wichtige Nervenäste (hierzu sind auch die Hautäste des N. ulnaris oder N. radialis am dorsalen Handgelenk oder Handrücken zu rechnen), kann zur Beseitigung quälender Neuromschmerzen eine Neuromresektion in Kombination mit einer Nerventransplantation sinnvoll sein [13], selbst wenn der sensible Ausfall vom Patienten als nicht gravierend empfunden wurde.

10.8 Nerventransposition

Bei irreparablem Ausfall der 3 Unterarmnerven stellt die Nerventransposition eine Alternative zur motorischen Ersatzoperation dar (Kap. 11). Durch *Umsetzen der motorischen Nervenäste* weniger wichtiger Muskeln auf die motorischen Nervenäste dringend benötigter Muskeln wird deren motorische Funktion wiedergestellten – eine Technik, die schon lange bei der Armplexuschirurgie geübt wird.

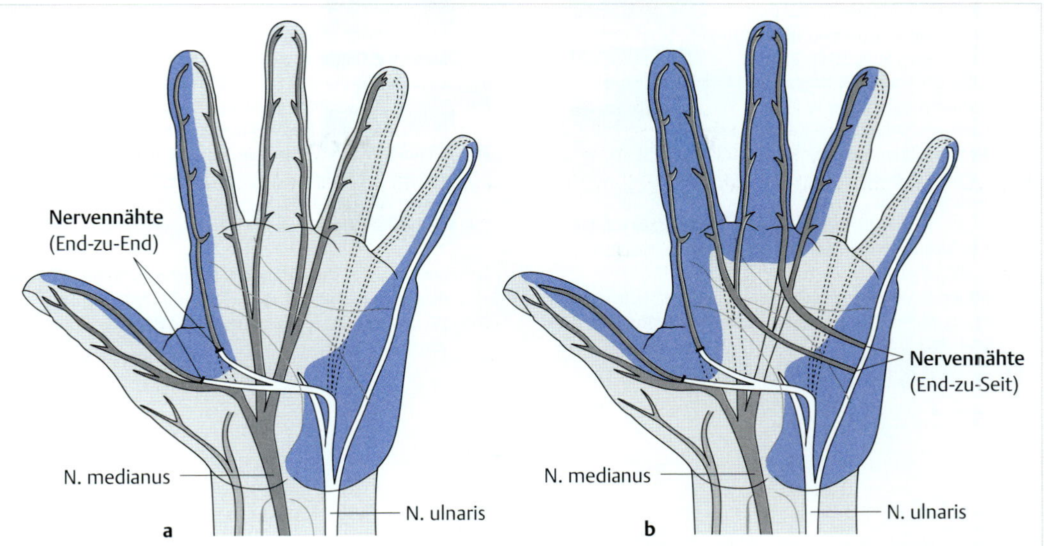

Abb. 10.13 Mögliche Nerventranspositionen zur Neuverteilung der Sensibilität in den Fingern bei Ausfall des N. medianus.

a Der radiale sensible Ulnarisast ist mit den Fingernerven von ulnarem Ringfinger und radialem Kleinfinger an den ulnaren Daumennerv und den radialen Zeigefingernerv End-zu-End angeschlossen.

b Die übrigen Mittelhandnerven des ausgefallenen N. medianus zwischen Zeige- und Mittelfinger sowie zwischen Mittel- und Ringfinger sind End-zu-Seit an dem verbliebenen ulnaren Nervenast des N. ulnaris angeschlossen.

So kann man z. B. bei einem Ausfall des N. radialis die am proximalen Unterarm aus dem N. medianus kommenden Nervenäste, die den M. flexor carpi radialis und den M. flexor digitalis superficialis innervieren, durchtrennen und durch Nervennähte mit den Nervenästen des M. extensor carpi radialis brevis (Handgelenkstreckung) und des N. interosseus posterior (Fingerstreckung) vereinigen. Durch dieses Vorgehen kann eine motorische Ersatzoperation eventuell vermieden werden.

Weitere Nerventransfers ähnlicher Art sind beschrieben [3]. Es ist allerdings zu fragen, ob motorische Ersatzoperationen bei gleicher Indikationsstellung nicht aussichtsreicher und sicherer sind.

Als *Vorteil* kann angesehen werden, dass Nerventranspositionen oftmals fern von problematischen Weichteilverhältnissen möglich sind. Für den Interessierten sei hier auf die exzellente Darstellung von Brown und Mackinnon [3] verwiesen.

Alternativlos und auch gut praktikabel sind hingegen die Möglichkeiten, sensible Ausfälle im Handbereich zu ersetzen. So zeigt ▸ Abb. 10.13 bei einem sensiblen Medianusausfall in ▸ Abb. 10.13a die Nerventransposition des sensiblen radialen Ulnarisasts (versorgt die gegenüberliegenden Seiten von Ring- und Kleinfinger) auf die korrespondierenden Fingernerven von Daumen und Zeigefinger (End-zu-End-Nähte). ▸ Abb. 10.13b veranschaulicht die Resensibilisierung der übrigen Fingernerven von Zeigefinger, Mittelfinger und der Radialseite des Ringfingers durch End-zu-Seit-Anschlüsse der Mittelhandnerven 2 und 3 an den zum Ulnaris gehörenden ulnaren Mittelhandnerv.

Literatur

[1] Berger A. Freie vaskularisierte Nerventransplantate, freie Spendernerven, geeignete Spenderzonen. Handchirurgie. 1988; 20: 83

[2] Berger A, Lassner F, Schaller E. Die Dellonröhrchen bei Verletzungen peripherer Nerven. Handchir Mikrochir Plast Chir. 1994; 26: 44

[3] Brown JM, Mackinnon SE. Nerve Transfers in the Forearm and Hand. Hand Clin 2008; 24: 319

[4] Frey M, Giersch W, Gruber J, Happak W, Gruber H. Vaskularisiertes Nerventransplantat – theoretische Vorteile und Nachteile. Handchir Mikrochir Plast Chir. 1988; 20: 76

[5] Frey HP, Büchler U. Anmerkungen zur vaskulär gestielten Nerventransplantation im Bereich der oberen Extremität. Handchir Mikrochir Plast Chir. 1989; 21: 4

[6] Grabb WC. Median and ulnar nerve suture. An experimental study comparing primary and secondary repair in monkeys. J Bone Jt Surg. 1968; 50-A: 964

[7] Haas HG. Spannungsentlastung bei Nervennähten. Handchir Mikrochir Plast Chir. 1993; 25: 316

[8] Highet WB, Holmes W. Traction injuries to the lateral popliteal nerve and traction injuries to peripheral nerves after suture. Brit J Surg. 1943; 30: 212

[9] Kline DG, Hacket ER. Reappraisal of timing for exploration of civilian peripheral nerve injuries. Surgery. 1975; 78: 54

[10] Landwers GM, Brüser P. Klinische Ergebnisse von End zu Seit Nervennähten. Handchir Mikrochir Plast Chir 2008; 40: 54

[11] Larsen RD, Posch JL. Nerve injuries in the upper extremity. Arch Surg. 1958; 77: 469

[12] Millesi H, Ganglberger J, Berger A. Erfahrungen mit der Mikrochirurgie peripherer Nerven. Chir plast Rekonstr. 1967; 3: 47

[13] Millesi H. Verletzungen der Nerven. In: Nigst H, Buck-Gramcko D, Millesi H, eds. Handchirurgie. Bd. II. Stuttgart: Thieme; 1983

[14] Millesi H. Chirurgie der peripheren Nerven. München: Urban & Schwarzenberg; 1992

[15] Moberg E. Objective methods for determining functional value of sensibility in the hand. J Bone Jt Surg. 1958; 46: 3

[16] Nigst H. Amputationen. In: Nigst H, Buck-Gramcko D, Millesi H, eds. Handchirurgie. Bd. II. Stuttgart: Thieme; 1983

[17] Pfenninger B. Ergotherapie bei Erkrankungen und Verletzungen der Hand. 2. Aufl., bearb. von Waldner-Nilsson B. Berlin: Springer; 1984

[18] Seddon HJ. Three types of nerve injuries. Brain. 1943; 66: 237

[19] Sunderland S. The intraneural topography of the radial, median and ulnar nerves. Brain. 1945; 68: 243

[20] Wynn Parry CB. Rehabilitation of the Hand. London: Butterworths; 1973

Kapitel 11

Motorische Ersatzoperationen

11 Motorische Ersatzoperationen

11.1 Allgemeines

Die Notwendigkeit, ausgefallene Muskelfunktionen durch Umsetzen intakter Hand- und Armmuskeln ersetzen zu müssen, ist in Europa geringer geworden, seit sich verbesserte und erfolgreichere Nervennahttechniken durchgesetzt haben und die Poliomyelitis, deren Spätzustände häufig mit motorischen Ersatzoperationen gemildert wurden, keine Rolle mehr spielt. (Außereuropäisch ist für solche Indikationen neben der Poliomyelitis heute noch die Lepra von Bedeutung.) Dennoch verbleibt eine Anzahl Defektheilungen nach peripheren Nervenverletzungen und nach traumatischen Plexusläsionen, bei denen motorische Ersatzoperationen zu einer hervorragenden Verbesserung der durch eine Lähmung eingeschränkten Handfunktion führen. Alternativ und als Ergänzung im sensiblen Bereich sind unter bestimmten Voraussetzungen Nerventranspositionen möglich (Kap. 10.8).

Diese verantwortungsvollen Operationen erscheinen insofern schwierig, als zahllose Verfahren angegeben werden. Doch lassen sich einige wesentliche Grundprinzipen erkennen, welche die Auswahl erleichtern. Im Rahmen dieses Buches erfolgt eine Beschränkung auf besonders praktikable Vorgehensweisen.

11.1.1 Voraussetzungen

- Die lokalen Weichteilverhältnisse in Hand- und Unterarmbereichen, die durch die Operation direkt betroffen sind oder durch welche umgesetzten Sehnen verlaufen sollen, müssen einwandfrei sein (keine Vernarbungen, keine Verletzungsgefahr für umgesetzte Sehnen).
- Es sollte eine ausreichende Schutzsensibilität vorliegen oder z. B. durch eine Nerventransposition erreicht worden sein.
- Kontrakturfreie Gelenke der betroffenen Hand- und Fingerabschnitte mit uneingeschränkter passiver Beweglichkeit sind unabdingbar.
- Vonseiten des Patienten müssen vor allem Lernwille und Kooperationsfähigkeit vorhanden sein.
- Bei jüngeren Patienten wird man sich wegen der besseren Umlernfähigkeit leichter zu einer aufwendigen Muskel- bzw. Sehnentransposition entschließen.

Die beiden letzten Punkte sind weniger schwerwiegend bei der Verwendung von Muskeln, deren herkömmliche Funktion der neuen nach der Transposition weitgehend entspricht.

11.1.2 Indikation

Motorische Ersatzoperationen kommen unter den vorgenannten Voraussetzungen infrage bei ausgebliebener motorischer Reinnervation nach einer Nervenverletzung, sofern die Sensibilität wiedergekehrt ist und eine Revision der Nervenverletzungsstelle problematisch ist (Kap. 10.6). Hinzu kommen Nervenläsionen in Bereichen, die für eine Nervennaht wenig Aussicht auf Erfolg bieten, z. B. im Aufzweigungsbereich motorischer Endäste oder bei partiellen Armplexusläsionen.

Auch bei ausgedehnten Muskelzerstörungen, zu denen auch ischämische Kontrakturen zu rechnen sind, oder bei spastischen Kontrakturen und nicht progredienten neurologischen Erkrankungen mit peripheren Nervenausfällen können durch sinnvolles Umsetzen einzelner Muskeln oder Muskelgruppen z. T. erhebliche Funktionsverbesserungen erreicht werden

In die Überlegungen zur Indikation sind teils konkurrierende, teils ergänzende Verfahren einzubeziehen, wie z. B. Arthrodesen (Kap. 7.3) und Tenodesen (Kap. Alternativen zur Sehnentransplantation). In neuerer Zeit sind neben Nerventranspositionen (Kap. 10.8) auch mikrochirurgische, neurovaskuläre Muskeltransplantationen möglich (Kap. Freie mikrochirurgische Muskeltransplantationen). Sie kommen vor allem bei ausgedehntem Muskeluntergang infrage, wenn für eine Transposition von Nerven oder das Umsetzen von Muskeln geeignete Spendermuskeln fehlen.

Bei der Indikationsstellung ist insbesondere zu berücksichtigen:

- Besteht eine vernünftige Relation zwischen dem zu erwartenden Funktionsgewinn einerseits und dem Funktionsverlust durch die Umsetzung des Spendermuskels andererseits?
- Welche Funktion weist der vorgesehene Ersatzmuskel im Verhältnis zum ausgefallenen Muskel auf? War er Synergist oder Antagonist? (Falls beide Muskeln funktionell synergistisch gearbeitet haben, ist das Umlernen leichter.)

- Sind Kraft und Bewegungsausmaß des infrage kommenden Spendermuskels für die gewünschte neue Funktion adäquat?
- Welchen Weg wird nach der Operation die umgesetzte Sehne nehmen? (Bei einer Zugrichtung, die der des ausgefallenen Muskels nahe kommt, ist am ehesten mit einer guten Funktion zu rechnen.)

11.1.3 Vorbereitung einer motorischen Ersatzoperation

Ist nach gründlicher Überlegung die Indikation gegeben und ein genauer präoperativer Status bezüglich der aktiven und passiven Beweglichkeit mit einer genauen Analyse der ausgefallenen und der für die Umsetzung infrage kommenden Muskeln durchgeführt worden, so kann präoperativ bei eingesteiften Gelenken eine physiotherapeutische Mobilisierungsbehandlung notwendig sein. Liegen keine einwandfreien Hautverhältnisse vor, dann sind diese vor der eigentlichen Durchführung einer motorischen Ersatzoperation, z. B. mithilfe von Lappenplastiken, zu verbessern.

Bei komplexeren motorischen Ersatzoperationen empfiehlt sich ebenfalls eine physiotherapeutische Vorbehandlung [10], insbesondere wenn der zum Ersatz vorgesehene Muskel eher eine antagonistische Funktion gegenüber dem ausgefallenen Muskel aufweist. Hierbei soll die bewusste isolierte Kontraktion des zu transferierenden Muskels bei gleichzeitiger Entspannung der übrigen Muskulatur erlernt werden. An diese Vorbereitung knüpft nach der Gipsabnahme an die postoperative Übungsbehandlung an.

11.2 Ersatzoperationen bei Ausfall des N. radialis

Diese Ersatzoperationen kommen vor allem nach Verletzung des N. radialis bei Humerusschaftfrakturen und bei der operativen Versorgung proximaler Radiusfrakturen in Betracht.

Man unterscheidet die tiefe Läsion des überwiegend motorischen R. profundus am proximalen Unterarm mit Ausfällen der Fingerstrecker und die hohe proximale N.-radialis-Läsion im Oberarmbereich mit zusätzlichem Ausfall der Handgelenkstreckmuskulatur.

Operationstechnik

Es werden zahlreiche, häufig gleichwertige und prinzipiell ähnliche Verfahren angegeben [2], [7]. Im eigenen Krankengut hat sich folgendes Vorgehen bewährt [6] (▶ Abb. 11.1):

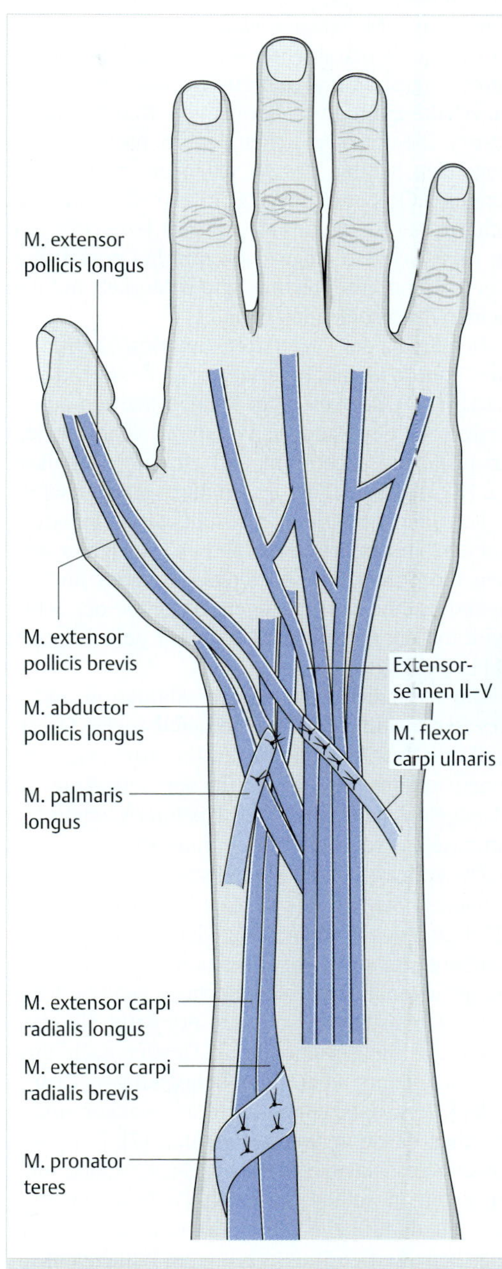

Abb. 11.1 Beispiel einer Mehrsehnenersatzplastik bei hoher Radialisparese (Erläuterung in Kap. 11.2).

Bei der *hohen Läsion* wird zur Wiedererlangung der Streckfähigkeit im Handgelenk der (vom N. medianus innervierte) M. pronator teres (PT) auf die Sehnen der Mm. extensor carpi radialis longus (ECRL) et brevis (ECRB) umgesetzt.

Von einem ca. 4–6 cm langen Längsschnitt über der Radialseite des distalen Unterarmes aus wird dorsal vom M. brachioradialis der in das Periost des Radius einstrahlende Ansatz des M. pronator teres dargestellt und, um eine ausreichende Länge zu erhalten, mit etwas Periost vom Knochen abgetrennt. Die dorsalen, neben dem M. pronator teres liegenden Sehnen des M. extensor carpi radialis longus (ECRL) und brevis (ECRB) werden längs geschlitzt, der Ansatz des M. pronator teres (PT) wird in diese Schlitze eingezogen und bei dorsal flektierter Hand unter Spannung des Muskels mit den beiden Extensorsehnen vernäht.

Den Ersatz der Fingerstreckfunktion übernimmt der (vom N. ulnaris innervierte) M. flexor carpi ulnaris (FCU), der von einer kleinen Inzision an der Beugeseite des Handgelenks unmittelbar vor dem Os pisiforme abgetrennt und zu einer 2. Inzision ca. 10 cm proximal der ersten durchgezogen wird.

Von hier aus erfolgt die subkutane Umleitung auf die Extensorsehnen (EDC II–V); auch hier werden die Originalsehnen längs gespalten und die Spendersehne durchgezogen. Das Ende der Sehne wird mit der Sehne des M. extensor pollicis longus (EPL) vereinigt.

Um zusätzlich eine isolierte Abduktion und in gewissem Umfang auch eine unabhängige Streckfunktion des Daumens zu gewährleisten, wird von einem queren Hautschnitt in der Beugefalte des Handgelenks die Sehne des M. palmaris longus (PL) unmittelbar vor dem Karpaltunnel abgetrennt und nach entsprechender Mobilisierung in die geschlitzten Sehnen des M. extensor pollicis brevis (EPB) und des M. abductor pollicis longus (APL) am palmaren Rand der Tabatière unter kräftiger Spannung eingenäht bzw. eingeflochten. Fehlt eine Palmaris-longus-Sehne, so kann alternativ die oberflächliche Beugesehne des 4. Fingers nach ihrer Durchtrennung über dem beugeseitigen Grundgelenk zum Handgelenk hin durchgezogen und in gleicher Weise verwendet werden [7]. Der ebenfalls vorgeschlagene M. flexor carpi radialis sollte hingegen in seiner normalen Funktion belassen werden, damit beim Öffnen der Faust die notwendige beugeseitige Stabilisierung im Handgelenk erhalten bleibt [11].

Bei der alleinigen *Läsion des tiefen N.-radialis-Astes* am Unterarm ist lediglich die Streckfunktion der Finger zu ersetzen. Dies kann in der zuvor beschriebenen Weise durch den M. flexor carpi ulnaris und den M. palmaris longus oder auch unter Verwendung des von einer peripheren Radialisläsion nichtbetroffenen M. extensor carpi radialis longus an Stelle des M. flexor carpi ulnaris geschehen. Der M. extensor carpi radialis brevis wird in alter Funktion belassen [7].

Nachbehandlung

Nach 5-wöchiger Gipsruhigstellung in Dorsalextension des Handgelenks und bei Abduktion des Daumens schließen sich physiotherapeutische Übungen an. Dabei werden zunächst die alten und neuen Bewegungen gleichzeitig ausgeführt. So trainieren Pronation und gleichzeitig Dorsalextension des Handgelenks den nun als Extensor wirkenden M. pronator teres. Das gleichzeitige Strecken der Finger, kombiniert mit dem Beugeversuch des Handgelenks gegen einen Widerstand, trainiert den umgesetzten M. flexor carpi ulnaris. Zum Üben des M. palmaris longus in seiner neuen Funktion ist es günstig, wenn präoperativ die isolierte Anspannung des Muskels erlernt wurde und nun aus diesem bereits bekannten Vorgang heraus der neue Bewegungsablauf abgeleitet wird. Hilfreich kann es sein, gleichzeitig an der gesunden Gegenhand die entsprechenden Muskeln die ursprünglichen Bewegungen mit ausführen zu lassen.

Die *Ergebnisse* sind bezüglich der Fingerstreckung meist sehr gut, bezüglich der Handgelenkstreckung nur dann zufrieden stellend, wenn eine gute muskuläre *Vorspannung* des M. pronator teres beim Einnähen in die Handgelenkextensoren (das Handgelenk soll hierbei maximal dorsal extendiert sein) vorliegt.

11.3 Ersatzoperationen bei Ausfall des N. medianus

Auch hier wird zwischen tiefen peripheren und hohen proximalen Ausfällen unterschieden (► Tab. 10.1). Bei proximaler Läsion sind zusätzlich zur Daumenballenmuskulatur die Funktionen des langen Daumenbeugers und der tiefen Beugesehnen des 2. und 3. Fingers zu ersetzen.

Operationstechnik

Ein Beispiel unter zahlreichen beschriebenen Möglichkeiten für den motorischen Ersatz bei proximaler N.-medianus-Läsion ist in ▶ Abb. 11.2a dargestellt. Vorausgesetzt werden u. a. eine intakte Innervation im Versorgungsgebiet des N. ulnaris und des N. radialis. Die tiefen Beugesehnen von Zeige- und Mittelfinger (FDP II und III) werden mit den vom N. ulnaris innervierten tiefen Beugern des 4. und 5. Fingers (FDP IV und V) vereinigt. Zusätzlich wird das Paket der tiefen Beugesehnen der Finger II–V mit der Sehne des (vom N. radialis innervierten) M. brachioradialis (BR) verstärkt.

Die Verbindung der Sehnen des M. flexor pollicis longus (FPL) mit der Sehne des M. extensor carpi radialis longus (ECRL) stellt am Daumen die Beugefunktion wieder her. Um eine ausreichende Oppositionsfähigkeit zu erzielen, kann der M. extensor carpi ulnaris (ECU) nach einer Verlängerung durch

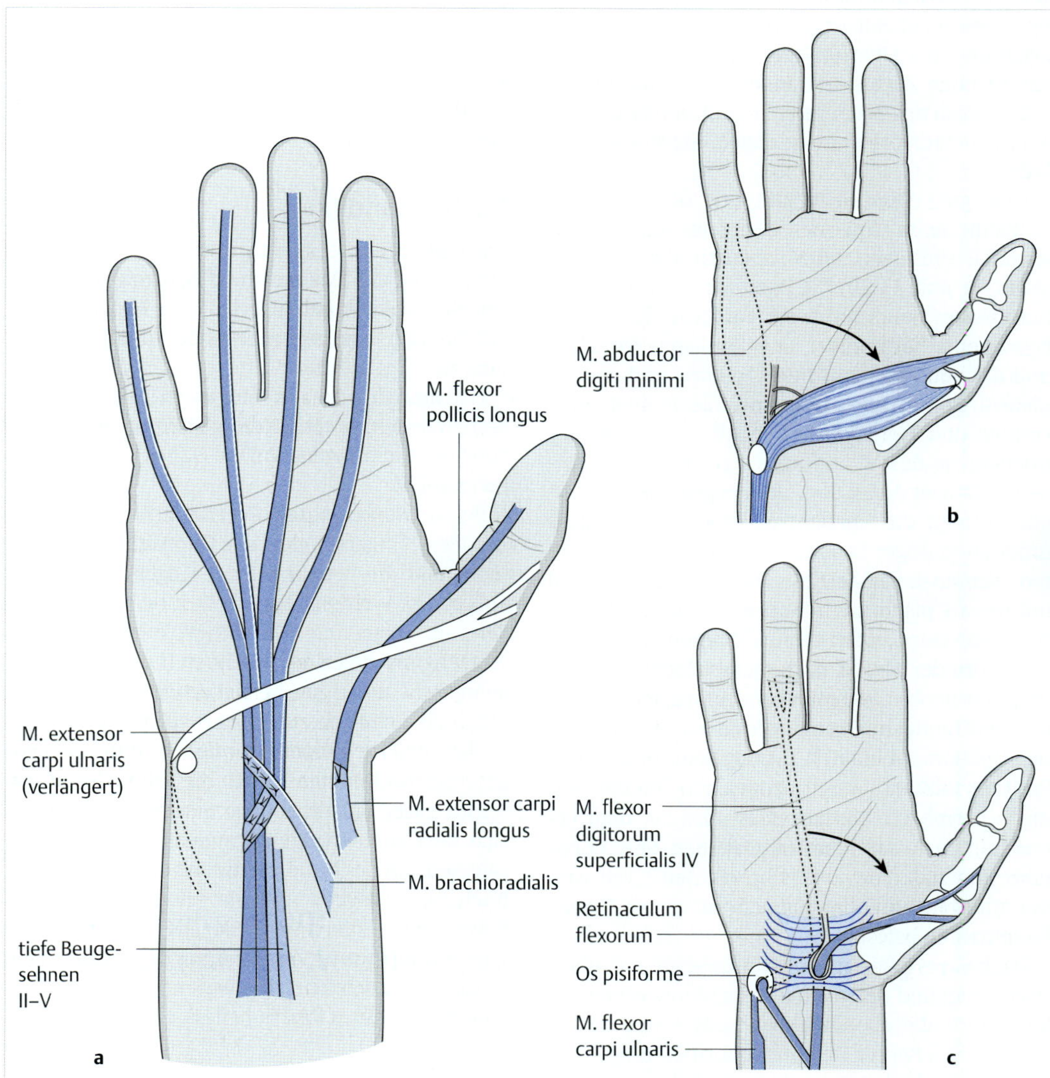

Abb. 11.2 Beispiele für motorische Ersatzoperationen bei N.-medianus-Läsionen.
a Bei hoher proximaler Medianusläsion (Erläuterung in Kap. 11.3).
b Wiederherstellung der Daumenopposition durch Umsetzen des M. abductor digiti minimi (ADM).
c Wiederherstellung der Oppositionsfähigkeit mithilfe der Sehne des M. flexor digitorum superficialis IV (FDS IV).

ein Sehnentransplantat auf das Daumengrundgelenk hin umgeleitet werden. Dabei ist im Bereich des Os pisiforme auf die Gefahr einer Irritation des N. ulnaris durch die umgeleitete Sehne zu achten. Das Ende der Transplantatsehne wird aufgespart. Der periphere Teil wird an der Basis des Grundglieds oder an der Streckaponeurose, der proximale Zügel am radialen Kollateralband oder transossär im köpfchennahen Bereich des 1. Mittelhandknochens befestigt. Ein ausgewogenes Gleichgewicht zwischen diesen beiden Zügeln ist wichtig, damit nicht einerseits eine unerwünschte Beugehaltung bei Überfunktion des am Grundglied ansetzenden Zügels und andererseits eine radiale Subluxation des Grundgelenks bei Überwiegen des am Os metacarpale I ansetzenden Zügels auftreten [10].

Eine gute Oppositionsfähigkeit ohne größere Probleme beim Umlernen ergibt im Allgemeinen auch das Umsetzen des M. abductor digiti minimi (ADM) (▶ Abb. 11.2b) [5]. Dazu wird dieser Muskel nach einem Hautschnitt, der palmarseitig um den Hypothenar herumführt, in voller Länge freigelegt und das von radial aus der A. ulnaris und dem N. ulnaris kommende Nerven-Gefäß-Bündel dargestellt und freipräpariert. Nach Abtrennen der Aponeurose des M. abductor digiti minimi in seinem sehnigen Anteil über dem proximalen Grundglied erfolgt das vorsichtige Heben des Muskels unter sorgfältiger Schonung des zuvor dargestellten Nerven-Gefäß-Stieles. Die Präparation wird um das Os pisiforme herum bis in die Sehne des M. flexor carpi ulnaris hinein weitergeführt. Danach wird der Muskel nach radial umgeklappt und in einen breiten, entsprechend präparierten subkutanen Tunnel im Thenarbereich bis zu einer kleinen Inzision am ulnaren Grundgelenk in die neue Position subkutan durchgezogen. Ein Teil des sehnigen peripheren Muskelendes wird auf dem gemeinsamen Ansatz der ausgefallenen Mm. opponens und abductor pollicis brevis, der 2. Teil wieder am radialen Kollateralband mit feinen Einzelknopfnähten befestigt.

Da bei peripherem Medianusausfall die oberflächlichen und tiefen Fingerbeuger intakt bleiben, kann auch die oberflächliche Beugesehne des 4. Fingers (FDS IV) zur Daumenopposition umgeleitet werden (▶ Abb. 11.2c, ▶ Abb. 11.3) [3], [8], [10]. Dieses Verfahren ist technisch einfacher als das Umsetzen des M. abductor digiti minimi. Als Hypomochlion für die Umleitung kommen eine Schlaufenbildung aus dem radialen Teil der Sehne des M. flexor carpi ulnaris im Bereich des Os pisiforme (OP), das Os pisiforme selbst oder ein Fenster im Retinaculum flexorum (RF) infrage, wobei die letztere Möglichkeit den Vorzug aufweist, gut praktikabel zu sein bei ausgezeichneten Resultaten [10]. Die Fixierung erfolgt wieder nach Aufspaltung der Sehne sowohl an der Grundgliedbasis als auch am distalen Os metacarpale I.

Eine Fixierung des Daumens in Oppositionsstellung durch die Implantation eines Knochenspanes zwischen den Ossa metacarpalia I und II (▶ Abb. 17.6) [1], [7] ist dann empfehlenswert, wenn bei kombinierten Läsionen nicht genügend Kraftspender zur Verfügung stehen oder es sich um Patienten handelt, bei denen nicht mit einer guten Lernfähigkeit gerechnet werden kann.

Nachbehandlung

Nach einer 5-wöchigen Gipsfixierung in Oppositionsstellung des Daumens und Beugung des Handgelenks schließt sich wie bei den Radialisersatzoperationen eine entsprechende Übungsbehandlung an.

Hat man den M. abductor digiti minimi umgesetzt, werden zunächst die gleichzeitige Abspreizung des Kleinfingers und die Opposition des Daumens geübt.

Bei Verwendung der oberflächlichen Beugesehne des 4. Fingers sollen die Opposition des Daumens und die Beugung des 4. Fingers gleichzeitig ausgeführt werden. Beim Ersatz der Beugefähigkeit von Zeige- und Mittelfinger durch eine Vereinigung der tiefen Beugesehnen II und III mit den Sehnen IV und V bei gleichzeitiger Verstärkung durch die Sehne des M. brachioradialis ist ein spezielles Umlernen nicht erforderlich. Wird die Beugesehne des Daumens durch die Sehne des M. extensor carpi radialis longus ersetzt, empfiehlt es sich, die Daumenbeugung gemeinsam mit der Dorsalextension des Handgelenks ausführen zu lassen. Nach ca. 2 Wochen sind die gewünschten neuen Bewegungen zunehmend isoliert zu üben. Eine gute intraoperative Vorspannung des umgesetzten Muskels ist auch hier eine wesentliche Voraussetzung für ein gutes funktionelles Endergebnis.

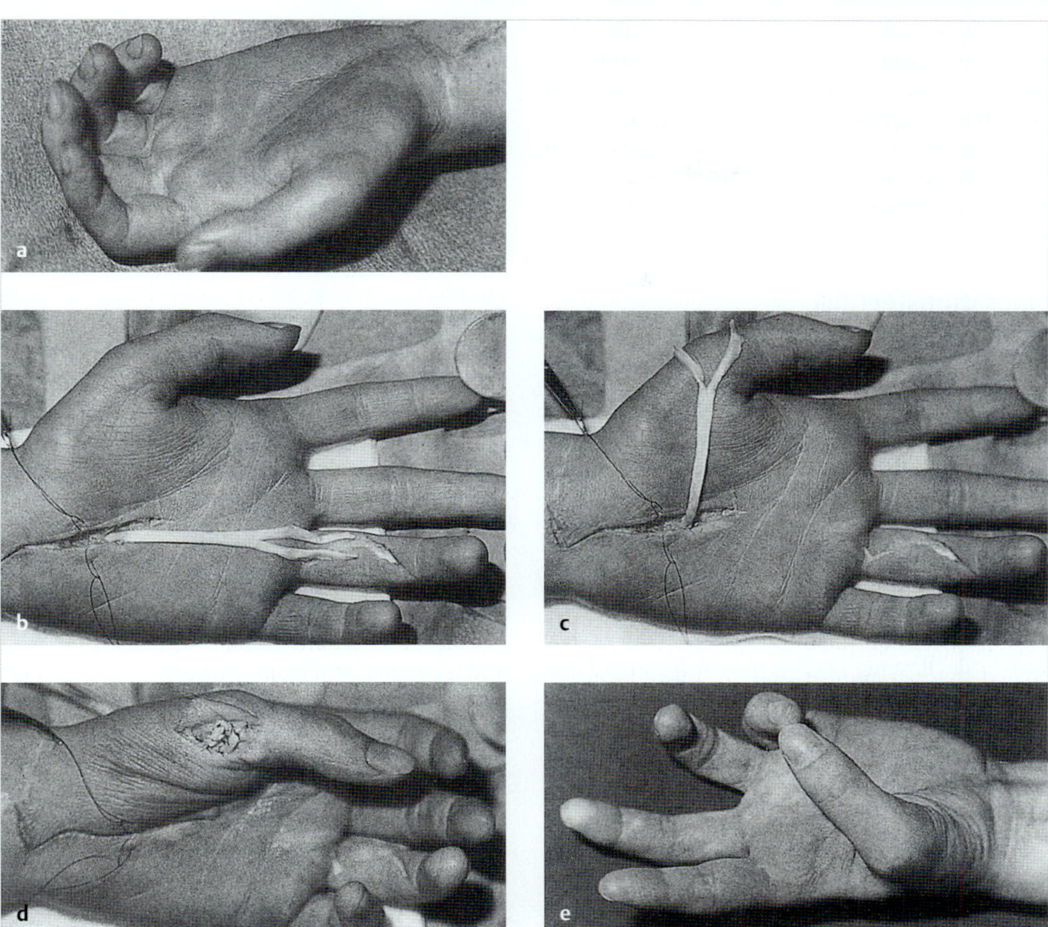

Abb. 11.3 Wiederherstellung der Daumenopposition mithilfe der Sehne des M. flexor digitorum superficialis IV entsprechend ▸ Abb. 11.2c.

a Ausgangssituation mit gut erkennbarer Thenaratrophie.

b Bis zum Karpaltunnel durchgezogene FDS-IV-Sehne.

c In die neue Position gelegte FDS-IV-Sehne.

d Die Sehne ist subkutan verlagert und mit so viel Vorspannung proximal und distal des Grundgelenkspaltes an die Kapsel angenäht, dass eine spontane Oppositionshaltung resultiert.

e Opponierbarkeit nach 6 Monaten.

11.4 Ersatzoperationen bei Ausfall des N. ulnaris

Die Notwendigkeit einer Ersatzoperation ist nach einem alleinigen Ulnarisausfall geringer als bei Ausfällen der Nn. medianus und radialis, da die Betroffenen sich teilweise relativ gut an den Ausfall gewöhnt haben und ihn oft auch ausreichend kompensieren.

Vorrangiges Ziel ist hier die Korrektur der Krallenhand, die dadurch entsteht, dass die Funktionen der Handbinnenmuskulatur (Beugung in den Grundgelenken und Streckung in Mittel- und Endgelenken) ausfällt. Gleichzeitig werden die Grundgelenke durch die intakte Unterarmfingerstreckmuskulatur in Streckstellung und die Mittel- und Endgelenke durch die intakt gebliebenen Beugemuskeln in Beugung gehalten. Fallen bei einer hohen proximalen Ulnarisläsion auch die tiefen Beuger des 4. und 5. Fingers aus, dann ist aus den vorgenannten Gründen die Krallenhandstellung des 4. und 5. Fingers weniger ausgeprägt. 2. und 3. Finger sind bei reiner N.-ulnaris-Parese weniger betroffen, da hier die Mm. lumbricales meist vom N. medianus innerviert werden. Das Problem der Krallenhand liegt vor allem im gestörten Ablauf des Greifaktes (▶ Abb. 10.5).

Die Wiederherstellung der Daumenadduktion und Radialabduktion des Zeigefingers kann in speziellen Fällen ebenfalls sinnvoll sein (▶ Abb. 11.7 u. ▶ Abb. 11.8).

Operationstechnik

Als eines von zahlreichen Verfahren zur Korrektur der Krallenhand [3], [7], [8], [10], [12] zeigt ▶ Abb. 11.4 den Ersatz der Lumbrikalismuskulatur durch die oberflächliche Beugesehne des 3. oder 4. Fingers [3], [8]. Als erstes wird die ausgewählte oberflächliche Beugesehne von einer schrägen palmaren Hautinzision aus an ihrem Ansatz am Mittelgelenk abgetrennt, bis zur Durchtrittsstelle der tiefen Beugesehne über dem Grundglied gespalten und zu einer queren Inzision in der Mitte der Hohlhand hindurch gezogen. Dort wird die Sehne mit dem Skalpell weiter längs gespalten. Sind nur Ring- und Kleinfinger betroffen, reicht die Spaltung in 2 Längssehnen. Bestehen Störungen auch des Mittel- und Zeigefingers, kann die Aufspaltung je nach Bedarf in 3 (wie in ▶ Abb. 11.4 gezeigt) oder in 4 Sehnenstreifen erfolgen oder man verwendet außer der oberflächlichen Mittelfingerbeugesehne noch zusätzlich die des Ringfingers. Mit einer feinen Klemme werden nacheinander die präparierten Sehnenzügel zu dorsoradialen Längsinzisionen über den Fingergrundgliedern hin durchgezogen. Dabei muss darauf geachtet werden, dass die Lumbrikalisersatzsehnen im Bereich der Mittelhandköpfchen palmar der intermetakarpalen Bandverbindungen verlaufen, um die funktionell wichtige Zugrichtung einzuhalten und die Nerven-Gefäß-Bündel nicht zu überkreuzen. Anschließend werden sie an der Streckaponeurose im Bereich der Lumbrikaliseinstrahlung mit feinen Einzelknopfnähten fixiert (▶ Abb. 11.4b). Dabei sollen die Grundgelenke ca. 60° gebeugt, Mittel- und Endgelenke gestreckt sein. Eine gute Spannungsverteilung auf die einzelnen Finger (ulnar etwas mehr als radial) ist wichtig für einen koordinierten Bewegungsablauf im Zusammenspiel der korrigierten Finger.

Weitere dynamische Ersatzoperationen können in zum Teil ähnlicher Weise mit den Sehnen folgender Muskeln durchgeführt werden [7]:

- M. extensor carpi radialis longus,
- M. extensor carpi radialis brevis,
- M. palmaris longus,
- M. extensor digiti minimi,
- M. extensor indicis.

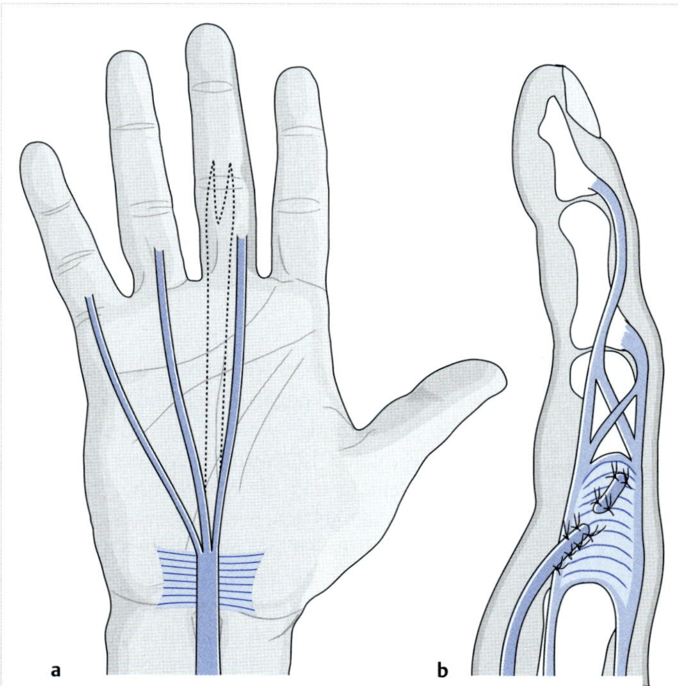

Abb. 11.4 Lumbrikalisersatzoperation unter Verwendung des oberflächlichen Mittelfingerbeugers.
a Aufspaltung und Umsetzung der Sehne auf die von der Funktionsstörung betroffenen Finger.
b Die Sehnenzügel werden am Tractus lateralis der Streckaponeurose fixiert.

Bei Verwendung der 3 erstgenannten Sehnen sind Verlängerungen mit kleinen Sehnentransplantaten notwendig.

Eine weitere Korrekturmöglichkeit der Krallenhand stellt die in ▶ Abb. 11.5 gezeigte Operation (Kapsulodese) nach *Zancolli* [12] dar, bei der die Beseitigung der Grundgelenküberstreckung dadurch erfolgt, dass das straffe Gewebe der beugeseitigen Gelenkkapsel (Fibrocartilago) U-förmig inzidiert, nach zentral verschoben und gedoppelt wird (▶ Abb. 11.5a). Hierdurch sollte ein Streckdefizit von mindestens 10° entstehen. Das vor der Verkürzung der beugeseitigen Gelenkkapsel beidseits von proximal her bis über das Grundgelenk gespaltene Ringband wird nicht wieder vernäht, so dass sich die Beugesehnen von der Unterlage etwas abheben und ein normalerweise kaum vorhandenes Drehmoment auf das Grundgelenk ausüben können (▶ Abb. 11.5b) [10].

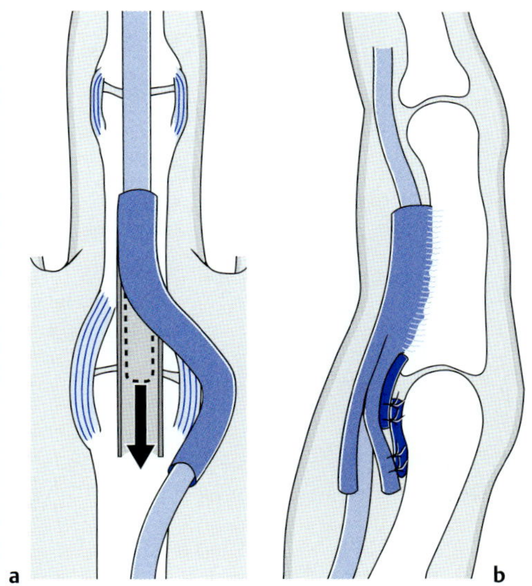

Abb. 11.5 Korrektur der Überstreckhaltung bei Krallenhand durch eine Kapsulodese nach Zancolli.
a Angezeichnete Schnittführung im Boden des Sehnenscheidenkanals über dem Grundgelenk.
b Beugehaltung von ca. 10° und leichte Vorverlagerung der Beugesehnen dadurch, dass die seitlichen Inzisionen der Beugesehnenscheide nicht wieder vernäht werden.

Von Zancolli kommt auch die von uns bevorzugte *Lasso-Operation* [13], [14], bei der die oberflächliche Beugesehne distal abgetrennt und zwischen 1. und 2. Ringband (A1 u. A2 in ▶ Abb. 11.6) aus der Beugesehnenscheide herausgezogen, umgeschlagen und proximal des 1. Ringbands mit sich selbst vernäht wird (▶ Abb. 11.6). Dabei befindet sich der betroffene Finger in einer leichten Beugestellung des Grundgelenks (ca. 15 – 20°) und die Sehne wird vor ihrem Festnähen maximal gespannt, damit auf Dauer die zur Vermeidung einer erneuten Hyperextension notwendige Beugung des Grundgelenks erhalten bleibt. Im eigenen Krankengut konnten mit dieser Methode die besten Langzeitergebnisse erzielt werden.

Nachbehandlung

Bei der hier zuerst angegebenen dynamischen Ersatzoperation wird postoperativ eine ca. 5-wöchige Ruhigstellung mit einer dorsalen Gipsschiene durchgeführt. Dabei bleiben das Handgelenk gestreckt, die Fingergrundgelenke in 80 – 90° gebeugt, die Mittel- und Endgelenke gestreckt. Nach der Gipsbehandlung schließt sich eine vorwiegend aktiv durchzuführende Nachbehandlung mit Training der Handöffnung und des Faustschlusses an.

Bei der beugeseitigen *Grundgelenkkapselraffung nach Zancolli* erfolgt ebenfalls eine 5-wöchige Ruhigstellung mit einer dorsalen Unterarmgipsschiene, die die Grundgelenke in einer Beugehaltung von ca. 80° fixiert und die übrigen Fingergelenke

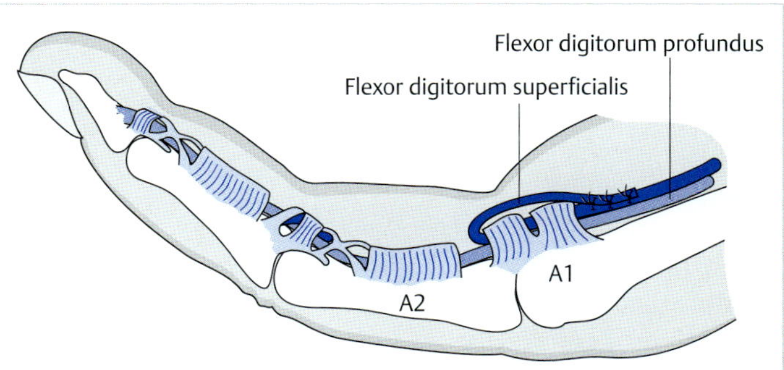

Abb. 11.6 Schema der Lasso-Operation nach Zancolli [13].
Umleiten der distal resezierten Sehne des M. flexor digitorum superficialis (FDS) zwischen den Ringbändern A1 und A2 der Beugesehnenscheide und Vernähen mit sich selbst im Mittelhandbereich proximal des 1. Ringbands (A1).

freilässt. Vielfach ist eine zusätzliche temporäre K-Draht-Fixierung in dieser Haltung für die Zeit der Gipsruhigstellung sinnvoll. Die übrigen Fingergelenke werden von Anfang an aktiv beübt, die Grundgelenke erst nach der Gipsabnahme. Die Operation nach Zancolli kann bei kombinierter N.-ulnaris- und N.-medianus-Läsion für alle 4 Finger II–V sinnvoll sein.

Nach einer *Lasso-Operation* (▸ Abb. 11.6) nach Zancolli wird ebenfalls für ca. 5 Wochen eine dorsale Unterarmgipsschiene angelegt, die das Handgelenk in Neutralstellung fixiert und in den Grundgelenken der Finger II–V eine Streckung über ca. 30° Beugehaltung verhindert; die übrigen Fingergelenke sollen dabei voll streckbar bleiben. Nach 1 Woche wird dann bei angelegt bleibender Schiene vorsichtig mit aktiven Übungen in die Fingerbeugung begonnen.

Ein spezielles Umlerntraining ist hiernach ebenso wenig notwendig wie nach der Gelenkkapselraffung nach Zancolli.

11.4.1 Weitere ersetzbare N.-ulnaris-Funktionen

Ergänzend lassen sich dynamische Ersatzoperationen unter Verwendung von Extensorsehnen auch zur Rekonstruktion der Daumenadduktion und zur Abspreizung des Zeigefingers durchführen mit dem Ziel, einen kräftigen Spitzgriff zwischen Daumen und Zeigefinger wiederherzustellen.

Da jedoch der Verlust dieser Handfunktionen im Allgemeinen als weniger gravierend empfunden wird, sind hier die Erfolgsaussichten wegen mangelnder Motivation des Patienten relativ dürftig und damit auch die Indikation hierfür nur in speziellen Fällen gegeben [10].

Zur *Wiederherstellung der Daumenadduktion* kann z. B. die Sehne des M. flexor superficialis des Ringfingers am peripheren Ende des Karpaltunnels (distal des Retinaculum flexorum) um kräftige Faserzüge der Palmaraponeurose herumgeleitet und von dort entweder subkutan zum radialen Sesambein [2], [4], [14] am Daumengrundgelenk oder zur Sehne des M. adductor pollicis umgeleitet werden (▸ Abb. 11.7).

Die Wiederherstellung der *Radialabduktion des Zeigefingers* erfolgt am einfachsten durch die Transposition der Sehne des M. extensor indicis proprius auf die distalen Anteile bzw. die Sehne des M. interosseus dorsalis 1 (▸ Abb. 11.8) [2].

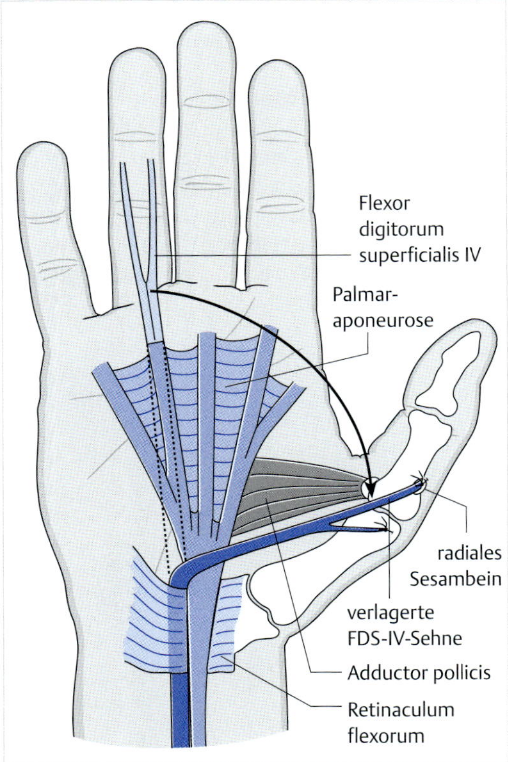

Abb. 11.7 Wiederherstellung der Daumenadduktion mithilfe des M. flexor digitorum superficialis (FDS IV) [4].

Die *Nachbehandlung* erfordert eine ca. 5-wöchige Ruhigstellung mit einer Unterarmgipsschiene, durch die der Daumen in Adduktion und der Zeigefinger in Streckung fixiert werden.

Zum Erlernen der Funktion und Kräftigung der umgesetzten Muskeln schließen sich hand- und ergotherapeutische Übungen bis zu 3 Monaten entsprechend den in Kap. 11.1.3 formulierten Grundsätzen an.

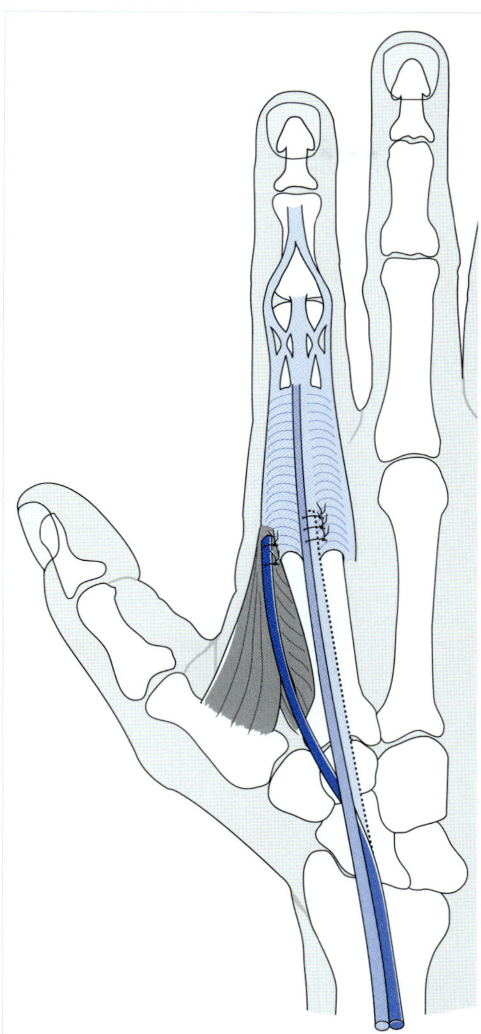

Abb. 11.8 Wiederherstellung der radialen Zeigefinger-stabilität.
Umleitung der ulnaren Extensor-indicis-Sehne auf die Sehne des M. interosseus dorsalis I zur Wiederherstellung der radialen Zeigefingerstabilität bzw. Abduktion [4].

11.5 Ersatzoperationen bei kombiniertem N.-medianus- und N.-ulnaris-Ausfall

Die nicht selten kombinierte Verletzung dieser beiden Unterarmnerven führt zum Ausfall sämtlicher Handbinnenmuskeln bei Verletzungen in einem Bereich bis zum Handgelenk (Mm. interossei, lumbricales, Thenar-u. Hypothenarmuskulatur). Das bedeutet, dass der bei einer isolierten Verletzung eines der beiden Nerven vorliegende Funktionsausfall addiert wird. Hierdurch vermindern sich die spontanen Kompensationsmöglichkeiten ebenso wie die Zahl der möglichen motorischen Ersatzoperationen. Diese werden im Allgemeinen auf die vom Unterarm kommenden Beuger und Strecker begrenzt.

Ziel einer Ersatzoperation bei kombiniertem N.-medianus- und N.-ulnaris-Ausfall muss daher sein:

1. Korrektur der Krallenstellung der Finger II–V (Ulnarisausfall),
2. Wiederherstellung der Daumenopposition (Medianusausfall),
3. Wiederherstellung des Spitzgriffes zwischen Daumen und Zeigefinger (Ulnarisausfall).

Vorrangig sind vor allem die Punkte 1 und 2.

Operatives Vorgehen

Zur Beseitigung der Krallenstellung der Finger II–V kommen alle in Kap. 11.4 dargelegten Maßnahmen infrage (z. B. Lumbrikalisersatz durch oberflächliche Beugesehnen, Kapsulodese nach Zancolli, Lasso-Operation nach Zancolli u. a.), wobei die Kapsulodese den Vorteil hat, oberflächliche Beugesehnen für die Wiederherstellung der Daumenfunktion übrig zu lassen.

Auch die Wiederherstellung der Zeigefingerabduktion kann in der in ▶ Abb. 11.8 dargestellten Weise mithilfe der Sehne des M. extensor indicis proprius erfolgen.

Bezüglich der ausgefallenen Daumenopposition steht die vom N. ulnaris innervierte Hypothenarmuskulatur nicht zur Verfügung. Es verbleiben u. a. die in ▶ Abb. 11.2a u. ▶ Abb. 11.2c dargestellten Möglichkeiten mithilfe einer verlängerten Extensor-carpi-ulnaris-Sehne (▶ Abb. 11.2a) oder einer beim Ulnarisersatz ausgesparten oberflächlichen Beugesehne. Eine gewisse Adduktionsfähigkeit des Daumens wird hiermit ebenfalls erreicht [2], [4], so dass meist auf eine zusätzliche Wiederherstellung dieser Fähigkeit verzichtet werden kann und ein ausreichender Spitzgriff zwischen Daumen und Zeigefinger bereits hierdurch möglich wird.

Stehen nach komplexen, auch die Beugesehnen am Unterarm betreffenden Verletzungen oder hohen proximalen Verletzungen am Oberarm nicht genügend Sehnen zur Verfügung, kommen auch dynamische Thenodesen der Finger II–V oder eine Arthrodese des Daumengrundgelenks, wodurch der Extensor pollicis brevis frei wird, infrage. Näheres hierzu in der weiterführenden Literatur [2].

11.6 Ergänzende motorische Ersatzoperationen an der oberen Extremität

Weitere motorische Ersatzoperationen am Arm betreffen ausgefallene Funktionen im Bereich des Ellenbogengelenks, des Schultergelenks und des Schultergürtels [9].

Sie stellen vor allem eine wertvolle Ergänzung nach partiellen Plexusparesen dar und können in einem mehrere Sitzungen umfassenden Behandlungsplan motorische Ersatzoperationen im Handbereich überhaupt erst sinnvoll werden lassen. Da hier eine eingehende Darstellung des operativen Vorgehens den Rahmen dieses Buches sprengen würde, sei auf die in der Reihe „Bibliothek für Handchirurgie“ erschienene Monografie verwiesen [9]. Zur Information sollen allerdings kurz die wichtigsten Möglichkeiten erwähnt werden.

Die *Beugung im Ellenbogengelenk* ist zu ersetzen bei einem gemeinsamen Ausfall der Mm. biceps, brachialis und brachioradialis. Als Ersatz kommen Verlagerungen des M. latissimus dorsi, des M. pectoralis major, des M. triceps und der Ansätze intakter Unterarmbeugemuskulatur nach proximal im distalen Humerusbereich infrage.

Die *Streckung* kann (falls die Schwerkraft nicht für die Bedürfnisse des Patienten ausreicht) durch Umsetzen ebenfalls des M. latissimus dorsi, des M. brachioradialis, des M. biceps (bei intaktem M. brachialis) und mithilfe dorsaler Deltoideusanteile erfolgen.

Eine *ausgefallene Schulterfunktion* bedarf meist komplexer Umsetzverfahren, wobei die größte Bedeutung der Deltoideusersatz durch eine Ansatzverlagerung des M. trapezius hat, kombiniert mit einem Supraspinatusersatz durch den M. levator scapulae und einem M.-subscapularis-Ersatz durch den M. pectoralis minor [9].

Literatur

[1] Brooks DM. Intermetacarpal bone graft for thenar paralysis. Technique and end-results. J Bone Jt Surg. 1949; 31-B: 511

[2] Buck-Gramcko D, Nigst H. Motorische Ersatzoperationen der oberen Extremität. Bd. II. Hand und Unterarm. Stuttgart: Hippokrates; 1991

[3] Bunnell S. Surgery of the hand. 4th ed. Philadelphia: Lippincott Co.; 1964

[4] Edgerton MT, Brand PW. Restoration of abduction and adduction to the unstable thumb in median and ulnar paralysis. Plast Reconstr Surg. 1965; 36: 150

[5] Littler JW, Cooley GE. Opposition of the thumb and its restoration by abductor digiti quinti transfer. J Bone Jt Surg. 1963; 45-A: 1389

[6] Merle D'Aubigné R, Benassy J, Ramadier JO. Chirurgie orthopÅdique des paralysies. Paris: Masson & Cie.; 1956

[7] Nigst H. Motorische Ersatzoperationen. In: Wachsmuth W, Wilhelm A, eds. Allgemeine und spezielle chirurgische Operationslehre. Dritter Teil. Die Operationen an der Hand. Berlin: Springer; 1972

[8] Omer GE. Evaluation and reconstruction of the forearm und hand after acute traumatic peripheral nerve injuries. J Bone Jt Surg. 1968; 50-A: 1454

[9] Rudigier J. Motorische Ersatzoperationen der oberen Extremität. Band I. Oberarm und Ellenbogen. Buck-Gramcko D, Nigst H, eds. Stuttgart: Hippokrates; 1991

[10] Wintsch K. Ersatzoperationen für Motorik und Sensibilität der Hand. Stuttgart: Enke; 1980

[11] Zachary RB. Tendon Transplantation for radial paralysis. Brit J Surg. 1946; 33: 358

[12] Zancolli EA. Claw-hand caused by paralysis of the intrinsic muscles. J Bone Jt Surg. 1957; 39-A: 1076

[13] Zancolli EA. Correcciön de la Garra digital por parälisis intriuseca. La operaciön del "lazo". Acta orthop Latino Americana. 1974; 1: 65

[14] Zancolli EA. Structural and Dynamic Basis of Hand Surgery. 2nd ed. Philadelphia: Lippincott; 1979

Kapitel 12

Gefäßverletzungen

12 Gefäßverletzungen

12.1 Allgemeines

Seit der Einführung mikrochirurgischer Nahttechniken ist es möglich, verletzte Gefäße im Mittelhand- und Fingerbereich bis zur Mitte von Fingerendgliedern wiederherzustellen [2]. Meist liegt eine Kombination mit Sehnen-, Muskel- oder Nervenverletzungen und im Extremfall eine Amputation vor.

Je nach Ort und Ausdehnung der Gesamtverletzung kommt den betroffenen Arterien eine unterschiedliche Bedeutung zu, beginnend bei Arterienverletzungen, deren Ausfall durch Kollateralen weitgehend kompensiert wird, bis zu Arterienverletzungen mit ungenügendem oder fehlendem Umgehungskreislauf (Minderdurchblutung oder komplette Blutstromunterbrechung).

Da der venöse Rückstrom durch zahlreiche unverletzte Venen gewährleistet bleibt, sind Venenrekonstruktionen meist nur bei der Replantation vollständig amputierter Hand- oder Armteile oder bei Verletzungen wichtiger Hauptvenenstämme wie der V. axillaris nötig [10].

Für den Operateur ist die genaue Kenntnis sowohl der normalen Gefäßanatomie als auch der infrage kommenden Anomalien wichtig, besondere im Bereich der Hohlhandbögen und des Handgelenks (▶ Abb. 12.1) [9]. Häufige Variationen sind z. B. die alleinige Versorgung wichtiger Hand- und Fingerabschnitte durch A. ulnaris und A. radialis bei Fehlen eines oberflächlichen Hohlhandbogens oder das Vorhandensein einer A. mediana (embryonale Hauptarterie der Hand); sie kann den N. medianus durch den Karpaltunnel begleiten und bei kräftiger Ausbildung am Hohlhandbogen beteiligt sein.

Das Wissen um solche anatomischen Variationen ist vor allem dann bedeutsam, wenn es um die Entscheidung geht, eine Arterie zu nähen oder zu ligieren.

Zeitfaktoren (Kap. 13.1.3, ▶ Tab. 13.2) spielen bei vollständiger Unterbrechung des arteriellen Blutstroms vor allem eine Rolle, wenn von der Ischämie Muskulatur betroffen ist. In diesem Fall sollte eine Revaskularisierung innerhalb von 4 – 5 Stunden erfolgen, um Komplikationen wie ischämische Kontrakturen (Kap. 17.1) oder ein *Tourniquet-Syndrom* [7] zu vermeiden.

Unterschiedliche Probleme können auch durch vorbestehende Gefäßerkrankungen (diabetische Veränderungen, Fibrose von Gefäßwandabschnitten, Arteriosklerose im höheren Lebensalter) entstehen.

12.2 Ursachen und Verletzungsformen

Am häufigsten sind glatte Durchtrennungen der Arterien bei Schnitt- oder Stichverletzungen. Gelegentlich kann durch diesen Mechanismus auch eine *Teilverletzung der Arterienwand* hervorgerufen werden [6], [10]. Hinzu kommen Gefäßdurchtrennungen ohne glatte Schnittränder, z. B. bei Kreissägenverletzungen. Die Zerstörungszone der Gefäßstümpfe kann dabei relativ klein sein.

Arteriendurchtrennungen durch Quetschung oder Ausriss bieten größere Probleme, da Intimaschäden bei intakter Adventitia häufig schwer zu erkennen sind. Bei Quetschungen kann ein Hämatom in der Gefäßwand ein Hinweis auf eine zusätzliche Intimaschädigung im jeweiligen Gefäßstumpf sein. Sofern die Zusatzschäden nicht erkannt und entsprechende operative Konsequenzen (Resektion des betroffenen Gefäßabschnittes und Überbrückung mit einem Veneninterponat) versäumt werden, ist trotz einwandfreier Gefäßanastomosen die Gefahr einer Thrombosierung besonders groß.

Weitere Ursachen sind Explosionsverletzungen. Hierbei liegen häufig langstreckige Defekte im Verlauf betroffener Arterien vor.

Ohne dass es sich um eine offene Verletzung handelt, können Arterienwände im Rahmen einer Quetschung oder Kontusion geschädigt und durch ein *intramurales Hämatom* mit nachfolgender Thrombose auch ohne Durchtrennung verlegt werden [6], [10]. Daran ist auch bei Frakturen zu denken (Kap. 12.9).

Durch Abknicken des Gefäßverlaufs oder direkten Druck von Fragmenten auf eine Hauptarterie kann bei Frakturen auch eine geschlossene Gefäßverletzung mit entsprechender Pulslosigkeit vorgetäuscht werden.

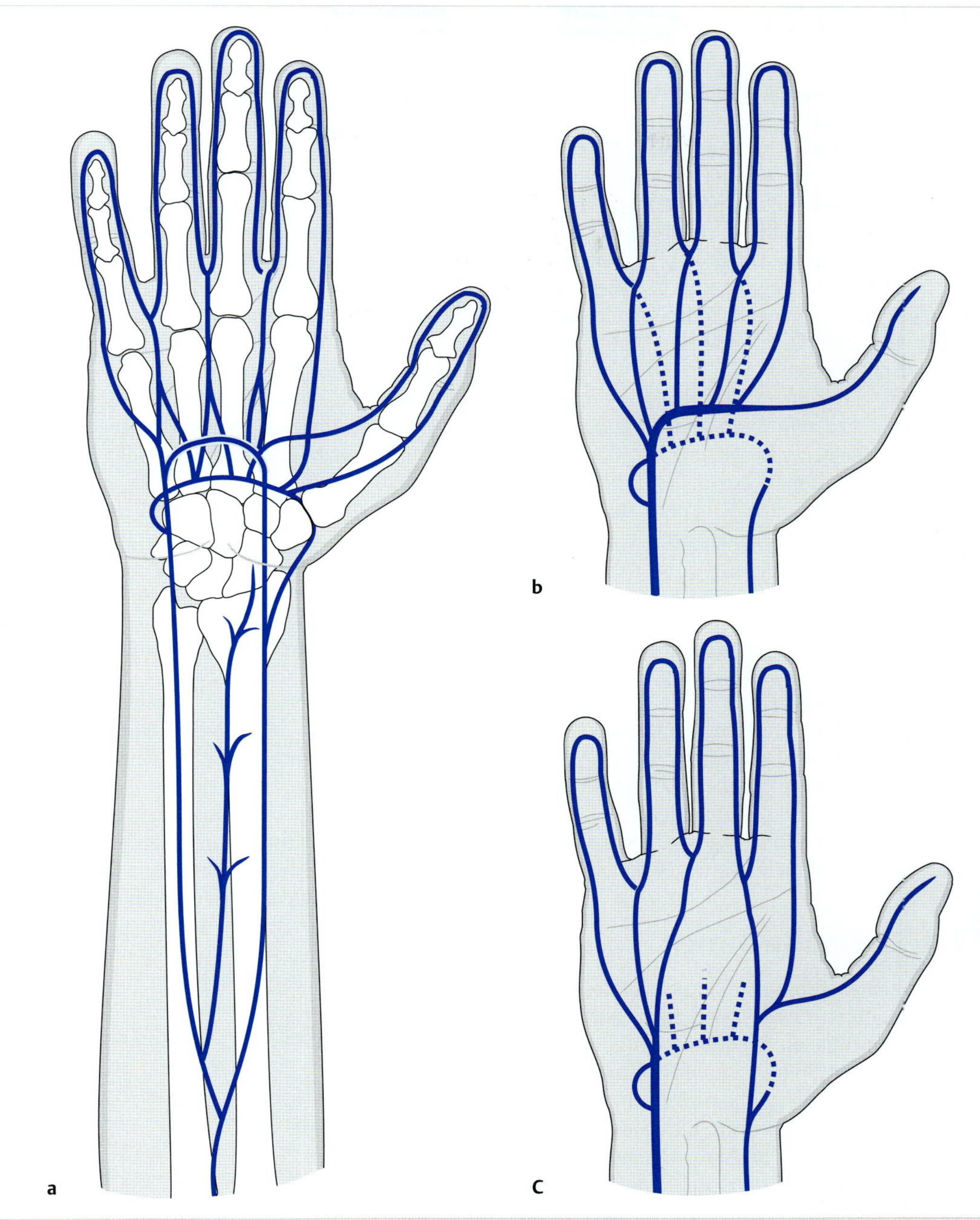

Abb. 12.1 Darstellung des arteriellen Gefäßverlaufs an der Hand (Häufigkeit in Klammern).

a „Normaler" Arterienverlauf (ca. 40 %).

b Unvollständiger oberflächlicher Hohlhandbogen: Die A. ulnaris ist vorwiegend für die Fingerdurchblutung verantwortlich (ca. 20 %).

c Fehlen des oberflächlichen Hohlhandbogens (ca. 30 %).

12.3 Symptome – Diagnostik

Frische offene Verletzungen stellen im Allgemeinen kein diagnostisches Problem dar. Hat sich die Blutung durch reflektorischen Gefäßspasmus oder Thrombosierung der durchtrennten Gefäßstümpfe gestillt, so geben die peripher der Verletzung fehlenden Pulse meist den entsprechenden Hinweis.

Zur Diagnostik gehört auch das Beachten der *Nagelbettdurchblutung*. Dabei wird geprüft, ob sich nach Druck auf den Fingernagel das blasse Nagelbett rasch oder verzögert füllt. Schwierigkeiten können bei mehrfach verletzten Patienten im Schockzustand bestehen.

Während bei offenen Verletzungen die operative Revision die Situation rasch endgültig klärt, können bei geschlossener Verletzung zur Klärung von Gefäßwandkontusionen außer der Erhebung des Pulsstatus und der Beurteilung der Kapillarfüllung im Bereich der Fingernägel folgende zusätzliche Untersuchungen hilfreich sein:

- Als einfache klinische Untersuchung der Allen-Test (Kap. Funktionsprüfungen, ▶ Abb. 1.1), sofern die Art der Verletzung die zur Prüfung notwendige Kompression der Handgelenk- oder Fingerarterien zulässt [1],
- die Ultraschalluntersuchung mit einer Doppler-Sonde als relativ einfache Möglichkeit,
- eine Angiografie, welche die Situation am eindeutigsten klärt und dokumentiert,
- eine Pulsoxymetrie am Fingerendglied, wie sie bei Narkosen routinemäßig angewendet wird.

12.4 Erstmaßnahmen

Im Allgemeinen kann jede Blutung an der oberen Extremität durch einen festen Kompressionsverband und Hochhalten der Extremität zum Stehen gebracht werden. Sollte ausnahmsweise eine Blutsperre erforderlich sein, dann muss man sich von ihrer Effektivität überzeugen, nicht dass durch zu lockeres Anlegen eine Blutstauung einen zusätzlichen Blutverlust provoziert. Steril gesetzte Ligaturen und Klemmen stellen die sicherste und manchmal nicht zu vermeidende Erstmaßnahme dar, um bei einer Verlegung in eine weiterversorgende Klinik einen Blutverlust zu vermeiden. Sie schädigen jedoch die Gefäßstümpfe, die bei der Rekonstruktion nachreseziert werden müssen.

12.5 Indikation zur Gefäßnaht

Liegen außer der Arm- oder Handverletzung keine weiteren Verletzungen vor, dann gibt es keine Kontraindikation gegen die Naht einer durchtrennten Arterie.

Unterbrechungen des Blutstroms im Bereich der Hauptarterien (Axilla, Oberarm und Ellenbogen) sollten rasch beseitigt werden, da andernfalls die Gefahr bleibender Schäden für Hand und Unterarm bis zu Teilamputationen groß ist. Liegen dringlich zu versorgende Begleitverletzungen vor und erscheint die betroffene Hand trotz fehlender Pulse noch ausreichend durchblutet (warme Hand, ausreichende Füllung des Nagelbetts, hellrote Blutung bei einer Stichinzision in die Fingerbeere), dann kann unter weiterer Beobachtung der Extremität eine Gefäßrekonstruktion auch später erfolgen.

Sind A. radialis und A. ulnaris gemeinsam durchtrennt, sind beide Arterien zu nähen. Ist nur eine Arterie verletzt, so kann auf eine Wiederherstellung verzichtet werden, sofern man sich von einer guten retrograden Blutung aus dem peripheren Gefäßstumpf überzeugt hat (Varianten des Hohlhandbogens, s. o.).

Da im Handgelenkbereich Arterienverletzungen meist mit Sehnen- oder Nervendurchtrennungen kombiniert sind, führen wir im Rahmen der Gesamtversorgung die Naht auch einer einzelnen Arterie durch, unter der Vorstellung, dass bei optimaler Durchblutung die Aussicht auf eine ungestörte Heilung der Gesamtverletzung verbessert wird. Bei Verletzungen des Hohlhandbogens kann man auf eine Rekonstruktion verzichten, sofern man sich von einer einwandfreien Fingerdurchblutung überzeugt hat und beide Gefäßstümpfe kräftig pulsieren.

Eine Indikation zur Wiederherstellung besteht im Fingerbereich bei einer Durchtrennung von beiden beugeseitigen Arterien [5], da die sonst verbleibende Mangeldurchblutung des Fingers zu erheblichen Beschwerden bei Kälte und Belastung führt. Die Naht einer einzelnen Fingerarterie bietet sich an, wenn der begleitende Fingernerv ohnehin mikrochirurgisch zu nähen ist.

12.6 Operatives Vorgehen

An der oberen Extremität ist zu unterscheiden zwischen Gefäßverletzungen, die ohne optische Hilfsmittel versorgt werden können (*Makrogefäßchirurgie*) und Gefäßdurchtrennungen, bei deren Naht die Verwendung einer Lupenbrille oder eines

Operationsmikroskopes notwendig wird (*Mikrogefäßchirurgie*). Den Übergang zwischen Makro- und Mikrogefäßchirurgie stellt die Gegend des Handgelenks dar, wobei auch hier optische Hilfsmittel die korrekte Gefäßnaht erleichtern.

Die Grenze mikrochirurgisch nähbarer Gefäße liegt bei 0,3 mm Innendurchmesser [8]. Beim Erwachsenen wird diese Größenordnung etwa in der Mitte des FingerEndglieds erreicht.

12.6.1 Makrogefäßchirurgischer Bereich

Das Aufsuchen der Gefäßstümpfe setzt die genaue anatomische Kenntnis des Gefäßverlaufs und der begleitenden Nervenstämme voraus. Der zentrale Stumpf ist durch Tasten der Pulsation (sofern keine Blutsperre angelegt ist) meist relativ leicht zu finden. Distal wird die betroffene Arterie im gesunden Bereich dargestellt und von dort aus nach zentral auf den Verletzungsbereich hin präpariert. Beide Gefäßstümpfe werden mehrere Zentimeter von der Verletzungsstelle entfernt mit Gummizügeln angeschlungen und mit Gefäßklemmen, die in ihrer Größe und ihrer Kraft dem Gefäßkaliber entsprechen müssen, abgeklemmt. Vor dem Abklemmen werden die Gefäßstümpfe mit einer Heparin-Ringer-Lösung (50 E/ml) angespült. Gegebenenfalls können Gefäßklemmen auch durch eine Oberarmblutsperre ersetzt werden.

Glatte Schnittränder der verletzten Arterie und fehlende Wandhämatome erlauben eine direkte Gefäßnaht. Als Nahtmaterial kommen atraumatische Kunststofffäden zur Anwendung, Fadenstärke zwischen 4–0 (A. axillaris) und 7–0 (A. radialis oder ulnaris). Während bei größeren Arterien von 2 seitlichen Einzelknopfecknähten aus Vorder- und Hinterwand der Arterien fortlaufend genäht werden können, sind bei kleineren Gefäßen (distal der A. cubitalis) ausschließlich Einzelknopfnähte zu verwenden, um eine Einschnürung im Anastomosenbereich zu vermeiden (▶ Abb. 12.2).

Muss ein Gefäßabschnitt wegen langstreckiger Zerstörung oder einer kontusionsbedingten Wandschädigung reseziert werden, erfolgt die Überbrückung des Defekts mithilfe eines ausreichend langen *autologen Venentransplantats* [2], [9] (▶ Abb. 12.3), um spannungsfreie Gefäßanastomosen zu gewährleisten. Die Spannungsfreiheit ist umso wichtiger, je kleiner die Gefäße sind, da sich durch einen axialen Zug das Gefäßlumen verkleinert und dadurch an der Anastomose leichter eine

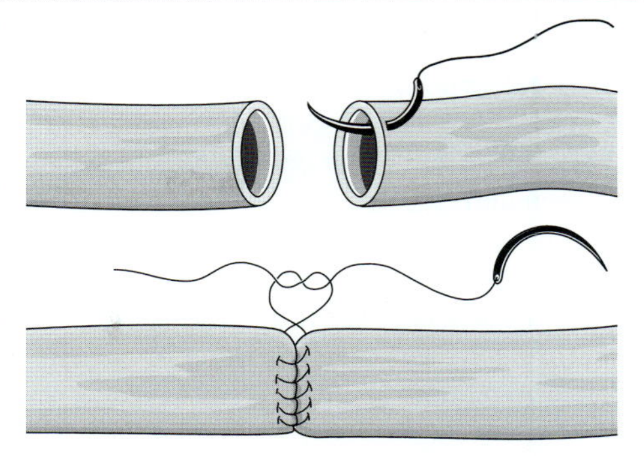

Abb. 12.2 Gefahr der Einengung einer Gefäßanastomose durch fortlaufende Nahttechnik bei kleinen Arterien.

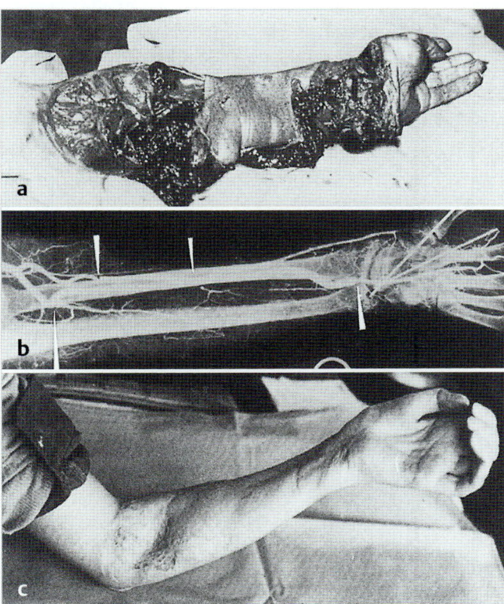

Abb. 12.3 Beispiel für ausgedehnte Gefäßrekonstruktionen mit autologen Venentransplantaten.

- **a** 22 Jahre alter Patient mit schwerster Unterarmzerstörung durch eine Schneidemaschine; Durchtrennung der beugeseitigen Weichteile in mehreren Etagen.
- **b** Angiogramm nach Wiederherstellung der A. radialis durch ein kurzes (obere Pfeile) und der A. ulnaris durch ein langes Veneninterponat (untere Pfeile).
- **c** Endzustand nach 18 Monaten: Primäre Muskel- und Sehnennähte haben eine gute motorische Funktion, sekundäre Nerventransplantationen (langstreckige N.-suralis-Interponate, Kap. Nerventransplantation und Kap. Technik der Transplantatentnahme) eine zufriedenstellende Resensibilisierung der Hand ergeben.

Thrombose entstehen kann. Allerdings dürfen gelenkübergreifende Veneninterponate auch nicht zu lang gewählt werden, da sonst die Gefahr des Abknickens bei der Gelenkbeugung besteht. In einem solchen Fall sollte man sich nicht scheuen, zu kürzen und eine Anastomose erneut zu nähen.

Als *Spendervenen* kommen infrage:

- V. saphena magna vom Ober- oder Unterschenkel,
- V. cephalica oder V. basilica vom Oberarm,
- multiple gerade verlaufende Unterarmvenen,
- Venen vom Handrücken.

Die Auswahl richtet sich nach der Dicke der betroffenen Arterie und der Länge des zu überbrückenden Defekts. Die Entnahme setzt eine schonende Präparationstechnik ohne Zerrung und Quetschung des Transplantats voraus. Kleinere Venenabgänge werden sorgfältig ligiert. Vor dem Einsetzen wird das Transplantat mit Heparin-Ringer-Lösung über eine entsprechende Kanüle gespült und durch Abklemmen eines Endes beim Spülvorgang vorsichtig ausgedehnt [9]. Um eine Verlegung der Strombahn durch Venenklappen zu vermeiden, muss das Transplantat in seiner ursprünglichen Strömungsrichtung eingesetzt werden. Das bedeutet, dass die zukünftig als Arterie Verwendung findende Vene um 180° gedreht werden muss. Die Vereinigung der transplantierten Vene mit den Arterienstümpfen kann in der zuvor beschriebenen Weise durchgeführt werden: fortlaufende Naht bei größeren, Einzelknopfnähte bei kleineren Arterien nach der gleichen Technik, wie sie in ▸ Abb. 12.4 für Mikrogefäßanastomosen dargestellt ist. Häufig wird ein schräges Anschneiden von Arterie und Vene im Anastomosenbereich empfohlen [3], [10]. Bestehen kleinere längs- oder querverlaufende Schnittverletzungen der Arterienwand ohne komplette Durchtrennung, so können diese Verletzungen mit dem erwähnten und der Dicke der Arterienwand angemessenen Nahtmaterial fortlaufend oder mit feinen Einzelknopfnähten nach vorheriger Heparin-Ringer-Spülung geschlossen werden, sofern dies ohne Einengung des Lumens möglich ist. Andernfalls ist eine kurzstreckige Resektion mit nachfolgender End-zu-End-Anastomose günstiger.

12.6.2 Mikrogefäßchirurgischer Bereich

Von Mikrogefäßchirurgie spricht man bei Gefäßdurchmessern von 0,3 – 2 mm. Sie setzt das Vorhandensein geeigneter Mikroinstrumente, eines Operationsmikroskopes und von entsprechend feinem Nahtmaterial (monofile Nylonfäden mit einer Fadenstärke von 9 – 0 – 11 – 0) voraus. Sie umfasst den gesamten Handbereich vom Handgelenk bis zu den Fingerendgliedern.

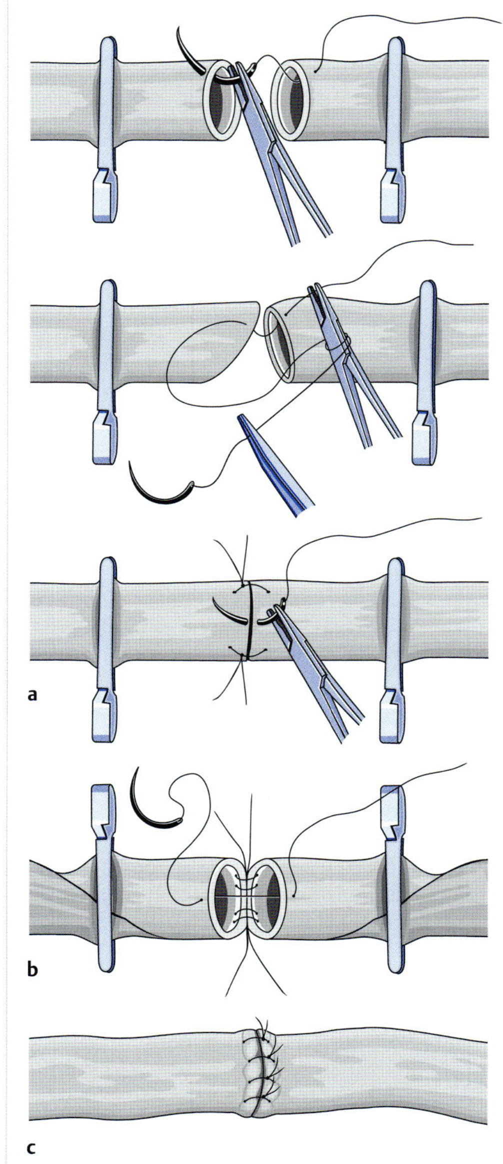

Abb. 12.4 Operationstechnik einer Mikrogefäßanastomose.

a Naht der Vorderwand mit Einzelknopfnähten.

b Drehen des Gefäßes an den als Haltefäden lang gelassenen Ecknähten und Naht der Hinterwand.

c Komplette Mikrogefäßnaht.

Hier ist eine besonders sorgfältige Präparations- und Nahttechnik die Voraussetzung für das Gelingen funktionstüchtiger Gefäßanastomosen. Die durchtrennten Arterienstümpfe werden bis in absolut gesunde Gefäßabschnitte nachreseziert und mit Heparin-Ringer-Lösung angespült. Sofern keine äußere Blutsperre am Oberarm vorliegt, erfolgt das Setzen von feinen Mikroclips. Anschließend wird ein schmaler Adventitiastreifen von 0,5–1 mm Ausdehnung an der Schnittfläche der Anastomose abpräpariert, um die Durchführung einwandfreier Nähte zu gewährleisten. Vor der 1. Naht empfiehlt es sich, die Stümpfe mit der Mikropinzette vorsichtig aufzudehnen und nochmals die Lumina mit Heparin-Ringer-Lösung anzuspülen. Eine spannungsfreie Adaptation ist besonders wichtig, da sonst eine Einengung des Lumens mit Verlegung des Blutstroms und nachfolgender Thrombose entstehen kann.

Bewährt hat sich das in ▶ Abb. 12.4 dargestellte Vorgehen, wobei zuerst an der Vorderwand im Abstand von ca. 120°2 Nähte gesetzt werden, deren Enden als Haltefäden dienen können (▶ Abb. 12.4a). Die Adaptation der Vorderwand wird durch weitere Nähte vervollständigt. Nach Drehen des Gefäßes an den Haltefäden oder den Mikrogefäßklemmen erfolgt die Naht der Hinterwand in gleicher Weise (▶ Abb. 12.4b). Sind die Gefäßstümpfe zum Drehen nicht ausreichend mobil (zu kurze Strecke, unmittelbare Nähe einer Aufzweigung), so kann auch zuerst die Hinterwand mit einer Naht gefasst werden, um dann in 120°-Abständen zunächst weitere Nähte folgen zu lassen. Werden diese als Haltefäden verwendet, erleichtern sie die Durchführung weiterer Einzelknopfnähte. Das Knoten erfolgt mithilfe des Mikronadelhalters und der Mikropinzette, die Fäden sollten hierzu nicht länger als 6 cm sein. Es gilt mit möglichst wenigen Nähten auszukommen. Bei exakter Stichtechnik reichen im Bereich der Fingerarterien 3 bis maximal 6 Einzelknopfnähte. Die Verwendung sog. Approximatoren (hierbei handelt es sich um 2 auf einer Schiene montierte Mikrogefäßklemmen, die auf der Schiene zusammen geschoben werden können) empfiehlt sich aus Platzgründen bei der Versorgung von Hand- und Fingerverletzungen nicht. Außerdem wird bei der Verwendung dieser Geräte das Drehen der Gefäßwand und die Beurteilung der Spannung im Anastomosenbereich erschwert.

Da Mikrogefäßanastomosen hinsichtlich Spannung besonders empfindlich sind, hat sich auch hier das großzügige Einsetzen von Veneninterponaten [1] bewährt. Als Spenderregion eignen sich vor allem kleine Venen an der Beugeseite des Handgelenks, da ihr Kaliber dem der Fingerarterien entspricht.

Das prinzipielle Vorgehen gleicht dem in der Makrogefäßchirurgie. Da auch hier mit feinen Venenklappen zu rechnen ist, müssen die Interponate in Gegenrichtung eingesetzt werden. Allerdings ist ein Kalibersprung nicht immer zu vermeiden. Das Vorgehen in solchen Fällen wird in ▶ Abb. 12.5 gezeigt. Nach Fertigstellung der Anastomose wird wie in der Makrogefäßchirurgie zuerst die distale Gefäßklemme entfernt und danach die proximale.

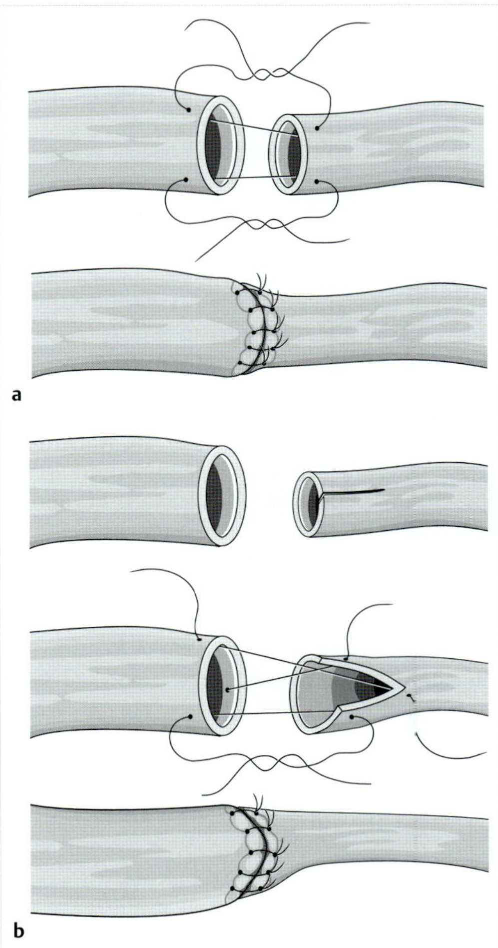

Abb. 12.5 End-zu-End-Anastomosen bei unterschiedlichem Gefäßdurchmesser.
a Vorgehen bei geringem Kaliberunterschied.
b Vorgehen bei großem Kaliberunterschied.

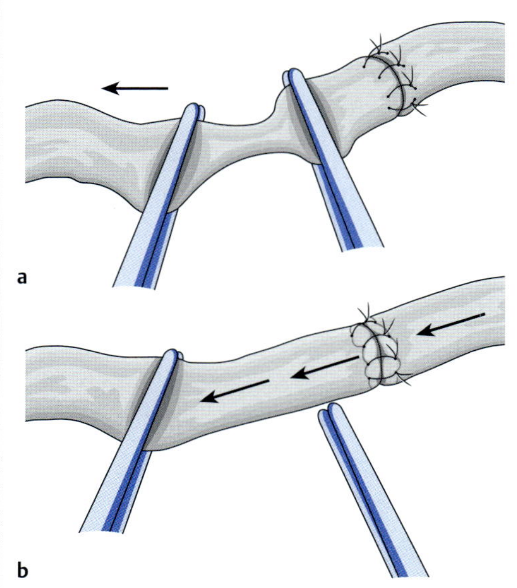

Abb. 12.6 Prüfung der Funktionstüchtigkeit einer Mikrogefäßanastomose.
a Jenseits der Gefäßnaht wird mit 2 Mikropinzetten das Gefäß ausgestrichen.
b Bei intakter Anastomose füllt sich nach Abnehmen der anastomosenahen Pinzette rasch der ausgestrichene Gefäßabschnitt.

Bei kleineren Blutungen dichtet die Anastomose unter einem vorsichtig aufgelegten Präpariertupfer nach wenigen Minuten spontan ab. Andernfalls sind ergänzende Einzelknopfnähte notwendig. Die Überprüfung des Blutstroms kann in der in ▶ Abb. 12.6 gezeigten Weise erfolgen [8].

Intraoperativ erschwert bisweilen ein Gefäßspasmus die Beurteilung der Mikrogefäßanastomose. Man kann in solchen Fällen die Gefäßwand mit einem Lokalanästhetikum beträufeln und muss im Übrigen geduldig abwarten bzw. kann zwischenzeitlich andere mitverletzte Strukturen versorgen.

12.7 Komplikationen

An erster Stelle steht hier die Thrombose im Anastomosenbereich. Als Ursachen kommen im makro- und mikrogefäßchirurgischen Bereich technische Fehler wie Mitfassen der Hinterwand, Gefäßnaht unter Spannung sowie Anastomosen in vorgeschädigten Gefäßwandabschnitten, die nicht ausreichend reseziert wurden, infrage. Auch eine Abknickung, z. B. bei zu langem Veneninterponat, kann zu einem Frühverschluss führen. Die relativ seltene versehentliche Verbindung einer Arterie mit einer Vene kann bedeutungslos bleiben oder zu einer arteriovenösen Fistel führen. Nachblutungen und Thrombosierung der Anastomose können auf dem Boden einer Wundinfektion entstehen [10].

Die Behandlung von Thrombosen im Gefäßnahtbereich erfordert meistens eine Resektion der Anastomose und je nach Ausdehnung dieser Resektion eine neue Naht oder eine Überbrückung durch ein Veneninterponat. Arteriovenöse Fisteln sollten unterbunden werden. Bei einer infizierten Anastomose ist entweder die Resektion des Gefäßes mit der Ligatur seiner Stümpfe erforderlich oder man kann das infizierte Gebiet mithilfe eines langen Veneninterponats und dem Anschluss des Interponats an nicht infizierte Gefäßstümpfe umgehen (unter adäquatem Antibiotikaschutz).

12.8 Nachbehandlung

Diese entspricht im medikamentösen Bereich der Nachbehandlung nach Replantationen und setzt bereits intraoperativ ein, wenn es sich um Hauptarterien handelt, deren erneute Unterbrechung schwerwiegende Schäden hervorrufen würde. Bereits vor dem Freigeben des Blutstroms werden bis zu 500 ml einer niedermolekularen Dextran- oder Stärkelösung (mittleres Molekulargewicht 40 000), z. B. Onkovertin, Rheofusion, Haes usw., infundiert. Zur Vermeidung allergischer Zwischenfälle empfiehlt es sich, bei Dextranen 20 ml Promit (11,5 g/10 ml) zuvor intravenös zu injizieren. Postoperativ kann entsprechend der ▶ Tab. 12.1 die medikamentöse Behandlung weitergeführt werden [2].

Die postoperative Verbandstechnik muss jegliche Einschnürungen vermeiden. Je nach Art der Begleitverletzungen kann eine gut gepolsterte Gipsschiene angebracht sein. Bei alleinigen Gefäßverletzungen reicht jedoch die vorsichtige Lagerung ohne zusätzliche Fixierung im Allgemeinen aus.

Tab. 12.1 Mögliche medikamentöse Nachbehandlung nach der Wiederherstellung wichtiger Gefäßabschnitte und nach Replantationen (Kap. 13.1)

Substanz	Handelsname	Dosierung
niedermolekulares Dextran	Rheofusin; Onkovertin	i. v. 2 × 250 ml tgl. für 6 Tage
Acetylsalicylsäure	Colfarit	p.o 3 × 0,5 g tgl. für 14 Tage
DipyridamoL	Persantin	p. o. 2 × 75 mg tgl. Für 14 Tage
Antibiotika:		
Cephalosporin		i. v. 3 × 2 g tgl. für 6 Tage
Gentamicin		i. m. 2 × 40 mg tgl. für 6 Tage

12.9 Traumatische Thrombosen und Aneurysmen (Hypothenar-Hammer-Syndrom)

12.9.1 Krankheitsbild

Arterielle Wandschäden mit der Ausbildung von Thrombosen oder Aneurysmen kommen durch häufig wiederkehrende Mikrotraumen vor allem an der A. ulnaris im Bereich des Hypothenars vor [4]. Es handelt sich meist um wiederkehrende Spitzenbelastungen lokal begrenzter Abschnitte der Arterienwand beim häufigen Gebrauch von Werkzeugen, deren Stiel dabei fest auf den Hypothenar drückt, oder wenn Patienten ihre Handfläche selbst wiederholt zu festem Schlagen auf Gegenstände verwenden. Die Arterienwand erfährt hierdurch eine Auflockerung ihrer Struktur, die lokal begrenzt entweder direkt zu einem thrombotischen Verschluss oder zu einer kugelförmigen Aussackung (Aneurysma) führt.

Von derartigen Aneurysmen können Mikroembolien in die Fingerarterien streuen. Die Patienten bemerken die hierdurch verminderte Durchblutung der Finger II–V ebenso wie bei einem direkten thrombotischen Verschluss an der Läsionsstelle an einem deutlichen Kältegefühl, gelegentlich verbunden mit Schmerzen. Vor allem bei einem ulnaren Versorgungstyp der Hand (▶ Abb. 12.1b) besteht eine konkrete Gefährdung der Hand oder bei mangelhafter Ausbildung des Hohlhandbogens (▶ Abb. 12.1c) der ulnaren Finger II–V.

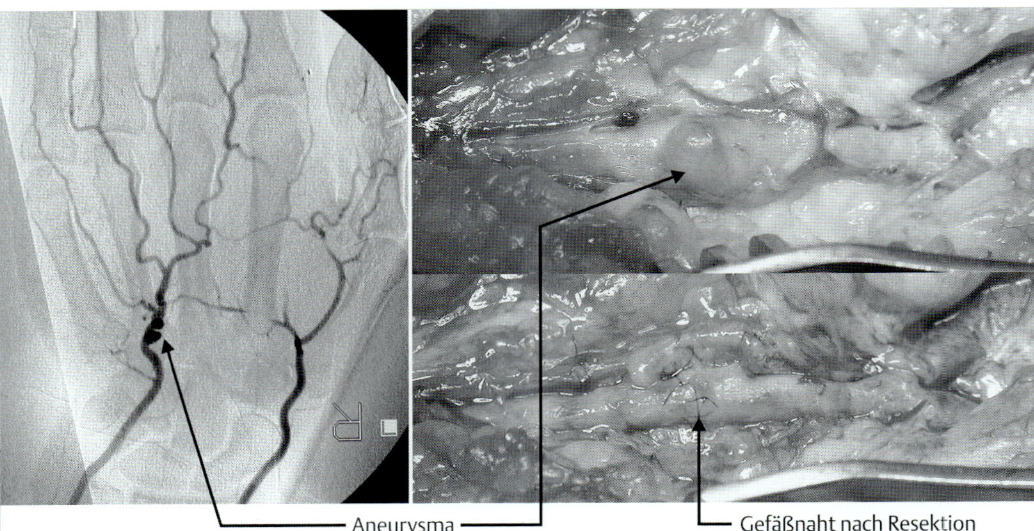

Abb. 12.7 Traumatisches Aneurysma der A. ulnaris bei fehlendem oberflächlichem Hohlhandbogen. Links das Angiogramm, rechts der Operationssitus vor und nach Resektion.

Diagnostik

Der auf Grund der Anamnese entstandene klinische Verdacht wird durch den Allen-Test [1] und definitiv durch eine Angiografie erhärtet (▶ Abb. 12.7).

Therapie

Zunächst ist eine systemische Heparinisierung sinnvoll, durch die sich im Allgemeinen die Durchblutung der Finger rasch wieder verbessert. Bei einem Teil der Patienten kann eine zusätzliche 1-wöchige Sympathikolyse über einen Plexuskatheter ausreichen. Bleibt die Symptomatik bestehen oder liegt ein Aneurysma vor, so muss als definitive Maßnahme eine Resektion des betroffenen Gefäßabschnittes erfolgen. Gelingt eine direkte End-zu-End-Vereinigung (▶ Abb. 12.7) nicht, so sind Veneninterponate (z. B. vom Unterarm) zu verwenden. Eine anschließende Low-dose-Heparinisierung kann nach 1 Woche beendet werden. Die evtl. auslösenden Verhaltensweisen müssen analysiert und geändert werden.

Auch sollte der Patient ein absolutes Rauchverbot einhalten.

Literatur

[1] Allen EV. Thrombangitis obliterans: methods of diagnosis of chronic occlusive arterial lesions distal to the wrist with illustrative cases. Am J Med Sci. 1929; 178: 237

[2] Biemer E, Duspiva W. Rekonstruktive Mikrogefäßchirurgie. Berlin: Springer; 1980

[3] Cooley DA, Wukusch DC. Techniques in Vascular Surgery. Philadelphia: Saunders Co.; 1979. (Gefäßchirurgie – Indikation und Technik. Stuttgart: Schattauer; 1980)

[4] Heitmann C, Pelzer M, Tränkle M, Sauerbier M, Germann G. Das Hypothenar-Hammer-Syndrom. Unfallchirurg. 2002; 105: 833

[5] Kleinert HE, Kasdan ML, Romero JL. Small blood-vessels anastomosis for salvage of severely injured upper extremity. J Bone Jt Surg. 1963; 45-A: 788

[6] Linder E, Vollmar J. Die chirurgische Behandlung akuter Arterienverletzungen und ihrer Folgezustände. Hefte Unfallheilkunde. 1965; 81: 38

[7] Mehl RL, Paul HA, Shorey WL, Schneewind J, Beattle E. Treatment of "toxaemia" after extremity replantation. Arch Surg. 1964; 89: 871

[8] O'Brien B Mc C. Microvascular reconstructive surgery. Edinburgh: Churchill Livingstone; 1977

[9] Poisel S. Deskriptive Anatomie. In: Nigst H, Buck-Gramcko D, Millesi H, eds. Handchirurgie. Bd. 1. Stuttgart: Thieme; Stuttgart 1981

[10] Vollmar J. Rekonstruktive Chirurgie der Arterien. 3. Aufl. Stuttgart: Thieme; 1982. (Reconstructive Surgery of the Arteries. New-York: Thieme-Stratton Inc.; 1980)

Kapitel 13

Amputationsverletzungen

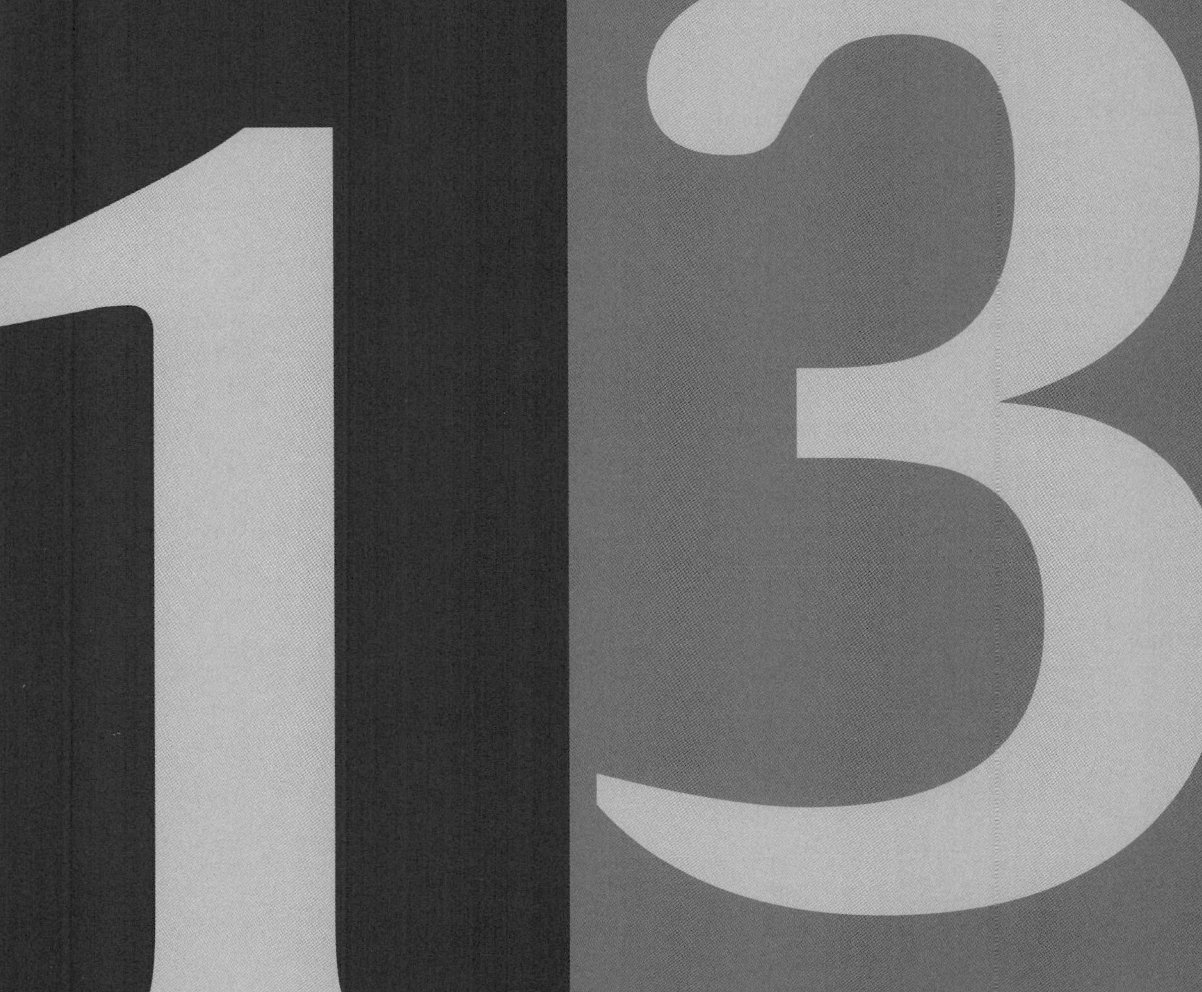

13 Amputationsverletzungen

13.1 Replantationen

13.1.1 Allgemeines

Zur Behandlung von Amputationsverletzungen im Hand- und Fingerbereich haben sich durch mikrochirurgische Verfahren Replantationen als erfolgreiches Standardverfahren etabliert. Dennoch sollte man auch die optimale Versorgung eines Amputationsstumpfs beherrschen, falls eine Replantation nicht sinnvoll oder nicht möglich ist.

Die *Definition der Replantation* geht von der Wiederherstellung der vollständig unterbrochenen Durchblutung in einem total abgetrennten Glied aus. Bei sog. subtotalen Amputationen können für die spätere Funktion wertvolle Strukturen wie einzelne Nerven, Sehnen oder auch Venen aufweisende Hautbrücken erhalten geblieben sein. Liegt noch eine, wenn auch ungenügende Restdurchblutung vor und werden die Hauptblutbahnen wiederhergestellt, so spricht man von einer *Revaskularisation* (Kap. 12.5) [2].

Grundlage für erfolgreiches Replantieren ist das Beherrschen der in den vorgenannten Kapiteln dargelegten Operationsverfahren bezüglich Frakturen, Sehnen-, Nerven- und Gefäßverletzungen. Eine Unterscheidung zwischen Makro- und Mikroreplantation ist insofern sinnvoll, als muskeltragende Amputate eine kürzere Toleranzzeit der Durchblutungsunterbrechung aufweisen und bei Makroreplantationen die Gefäße nicht unter dem Mikroskop genäht werden müssen.

13.1.2 Historische Entwicklung

Voraussetzung für das erfolgreiche Wiederannähen abgetrennter Hand- und Fingerteile war die Entwicklung und Perfektionierung der Mikrochirurgie. 1953 wurde das moderne Operationsmikroskop mit koaxialer Beleuchtung und variabler Vergrößerung (Carl Zeiss) eingeführt. Mit der Verbesserung der Mikroskope, der Verfeinerung des Operationsinstrumentariums und der Nahtmaterialien hat sich seit etwa 1960 außer der Chirurgie der peripheren Nerven [13] auch die der kleinen Blutgefäße entwickelt [4]. 1965 gelang erstmals die erfolgreiche Replantation eines vollständig abgetrennten Daumens in Japan [5]. Über größere Fallzahlen erfolgreich replantierter Finger wird seit 1973 [1], [8] berichtet. Parallel hierzu wurden seit ca. 1972 die Techniken der freien Gewebetransplantationen mit mikrochirurgischem Gefäßanschluss entwickelt. Von diesen Techniken haben für die Handchirurgie die freie Zehentransplantation als Fingerersatz sowie Haut-, Muskel- und Knochentransplantationen Bedeutung erlangt [2], [15].

13.1.3 Behandlung vor der Replantation

Der sachgerechte Umgang mit abgetrennten Körperteilen stellt die erste Voraussetzung für das Gelingen einer Replantation dar (▸ Tab. 13.1). In erster Linie sind Reinigungsmittel zu vermeiden, da Desinfektionsmittel die Gefäßstümpfe zusätzlich schädigen können. Dies gilt für den Amputationsstumpf wie für das Amputat.

Das Einlegen in Lösungen führt, auch wenn es sich um Ringer-Lösung handelt, nach einiger Zeit zu Verquellungen der Gefäßintima in den anzuschließenden Arterien und Venen.

Bei zu tiefer Kühlung (unter 0°C) besteht die Gefahr von Gefrierschäden am Amputat. Vor allem bei der Kühlung auf dem Transport muss dies beachtet werden. Sinn der Kühlung ist die Verlängerung der Zeitspanne, in der ein Amputat an die Blutversorgung angeschlossen sein muss (▸ Tab. 13.2) [2], [7].

Tab. 13.1 Behandlung von Amputationsverletzungen bis zur Replantation.

Körperteil	Maßnahme
Amputationsstumpf	• keine Reinigungsversuche • keine Unterbindungen (wenn möglich) • sterile Kompressionsverbände
Amputat	• keine Reinigungsversuche • kein Einlegen in Lösungen irgendwelcher Art • trocken einwickeln in sterile Kompressen oder Tücher und wasserdicht verpackt auf Eis (▸ Abb. 13.2) oder in einem Replantationsbeutel (▸ Abb. 13.1) transportieren • in der Klinik: steril verpackt in + 4 °C kalten Kühlschrank legen

Transport von Amputaten

Für den Transport wird zur Verpackung meist ein doppelwandiger Plastikbeutel empfohlen (▶ Abb. 13.1), der sich im Rettungsdienst durchgesetzt hat [12].

Diesem Verfahren liegt folgende Überlegung zugrunde: Wasser mit einer Temperatur von + 4 °C hat die höchste physikalische Dichte und ist damit bei dieser Temperatur am schwersten. Daher findet man in einem mit Wasser und Eis gefüllten Gefäß bei Temperaturen der umgebenden Luft zwischen + 10 °C und + 25 °C im Bereich des an der Oberfläche schwimmenden Eises eine Temperatur von 0 °C. Diese Temperatur steigt mit zunehmender Wassertiefe bis auf + 4 °C am Grund eines solchen Behälters an.

Allerdings sollte bei der Verwendung solcher Replantationsbeutel darauf geachtet werden, dass das wasserdicht verpackte Amputat einen Abstand zur an der Wasseroberfläche schwimmenden Eisschicht aufweist (hängender Transport). Alternativ zur Wasser-Eis-Mischung können auch andere Kühlmischungen verwendet werden, sofern eine Kühlung auf ca. + 4 °C erreicht wird.

Gute Erfahrungen haben wir auch mit der einfachen Lagerung eines durch Kompressen und einen wasserdichten Plastikbeutel geschützten Amputats auf Eis (▶ Abb. 13.2) [3], [16]. Selbst bei der Verwendung von anfänglich tiefgefrorenem Eis (−25 °C) verhindern 1 – 2 Kompressenlagen eine zu tiefe Kühlung (▶ Abb. 13.2 u. ▶ Abb. 13.3). Es ist sorgfältig darauf zu achten, dass die Kompressen

Tab. 13.2 Revaskularisationszeiten verschiedener Amputate.

Amputattyp	Revaskularisationszeit
Amputate ohne Muskulatur (z. B. Finger)	ungekühlt: 8 – 12 Stunden gekühlt (+ 4 °C): bis 24 Stunden!
Amputate mit Muskulatur (z. B. Arme)	ungekühlt: 4 – 5 Stunden gekühlt (+ 4 °C): bis 8 Stunden

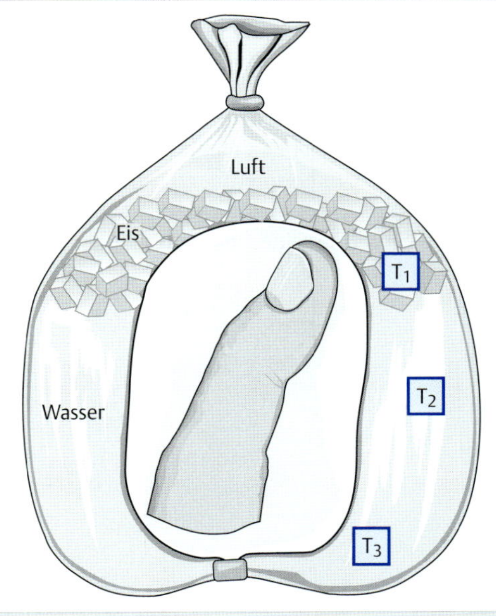

Abb. 13.1 Transport eines Amputats in einem doppelwandigen Replantationsbeutel.
T 1: Temperatur in Eisnähe: ca. 0 °C
T 2: Temperatur ca. 3 – 4 cm unterhalb der Eisschicht: + 2 – + 3 °C
T 3: Temperatur im Abstand von mehr als 6 cm von der Eisschicht: ca. + 4 °C.

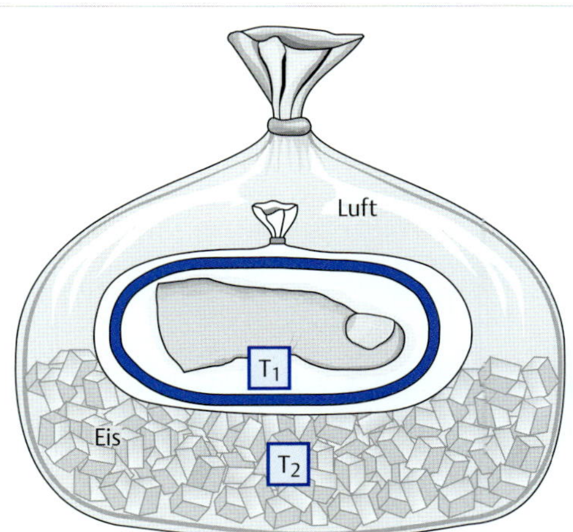

Abb. 13.2 Transport eines durch Kompressen und Plastikbeutel geschützten und auf Eis gelagerten Amputats.
T 1: Temperatur an der dem Eis zugewandten Seite des in Kompressen eingepackten Amputats;
T 2: Eistemperatur (▶ Abb. 13.3 Grafik des Temperaturverlaufs).

nicht verrutschen und das Amputat nicht direkt der Beutelwand anliegt und damit dem Eis zu nahe kommt.

In der Klinik ist ein + 4 °C aufweisender Kühlschrank der geeignete Aufenthaltsort bis zum Replantationsbeginn (nicht das Tiefgefrierfach!). Diese Aufbewahrungsweise ist vor allem wichtig, wenn mehrere Amputate nacheinander replantiert werden sollen.

Bei subtotalen Amputationsverletzungen, bei denen Strukturen wie Beugesehnen, Nerven oder Hautbrücken erhalten sind, sollten lediglich trockene Kompressionsverbände angelegt werden. Ist ein rascher Transport gewährleistet, ergeben sich durch das Fehlen der Kühlung keine wesentlichen zeitlichen Nachteile (▶ Tab. 13.2).

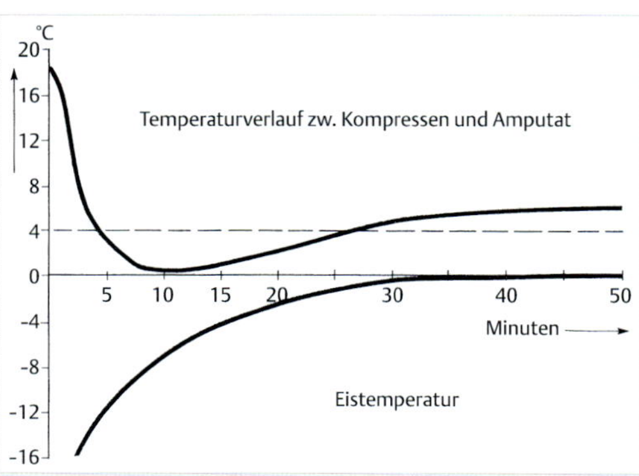

Abb. 13.3 Temperaturverlauf von T 1 und T 2 in ▶ Abb. 13.2. Umgebungstemperatur: + 19 °C, anfängliche Eistemperatur: − 25 °C, Eismenge: entsprechend 250 ml Wasser, Dicke der Kompressenschicht: 0,6 cm.

13.1.4 Indikationsstellung

Der *zeitliche Aufwand* einer einzelnen Fingerreplantation beträgt bei glatten Amputationen 2 – 4, bei ungünstigen Verhältnissen 4 – 6 Stunden. Sind mehrere Finger oder eine ganze Hand betroffen, so kann sich die Operationszeit auf 10 – 12 Stunden verlängern. Nach der Replantation an der oberen Extremität ist bis zur primären Einheilung mit einem stationären Krankenhausaufenthalt von 1 – 3 Wochen zu rechnen. Je nach Art der Amputation, Alter des Patienten, Amputationshöhe und Art des Berufes beträgt die Gesamtdauer der Arbeitsunfähigkeit 3 – 18 Monate. Gerade bei älteren Patienten lässt die erreichbare Beweglichkeit viele Wünsche offen, während die Resensibilisierung mehr vom Zustand der Nervenstümpfe als vom Alter abhängt. Vor diesem Hintergrund stellt sich die Frage nach der Indikation.

Bei der Indikationsstellung sollten, wie in ▶ Tab. 13.3 berücksichtigt, *funktionelle Gesichtspunkte* vorrangig sein. Es gibt eine Reihe von Amputationsverletzungen, bei denen die Notwendigkeit, eine Replantation durchzuführen, außer Frage steht (▶ Abb. 13.4). Demgegenüber fordern vor allem die in der Gruppe der relativen Indikation (▶ Tab. 13.3) zusammengefassten Verletzungen ein eingehendes Gespräch mit dem Patienten, um Sinn und Wert einer Replantation zu klären. So kann z. B. bei intakten Nachbarfingern ein im Mittel- oder Grundgelenk versteifter Finger beim Handarbeiter die verbliebene Handfunktion zusätzlich stören. Als Gegenbeispiel hierzu kann ein isoliert abgetrennter Finger für die persönliche oder berufliche Situation eines Patienten eine spezielle

Tab. 13.3 Indikation zur Replantation.

Indikation	Amputationsverletzung
absolute Indikation	• Amputation mehrerer Finger II – V • Amputation bei gleichzeitiger Verletzung mehrerer Finger II – V • Amputation des Daumens • Amputation der Mittelhand • Amputation der Hand • Amputationsverletzung bei Kindern
relative Indikation	• isolierte Finger II – V bei intakten Nachbarfingern (Ausnahme: besondere berufliche oder persönliche Situation, die dem betroffenen Finger eine besondere Funktion zuweisen) • einzelne Endglieder • einzelne Finger II – V mit zerstörten Grund- oder Mittelgelenken
keine Indikation liegt vor bei	• Zusatzverletzungen von vitaler Bedeutung • unsachgemäßer Behandlung des Amputats (tiefgefroren, Lagerung in Lösungen) • ausgedehnter Zerstörung des Amputats • Amputationen jenseits der Nagelwurzel • fehlender Replantationswilligkeit oder Kooperationsbereitschaft des Patienten

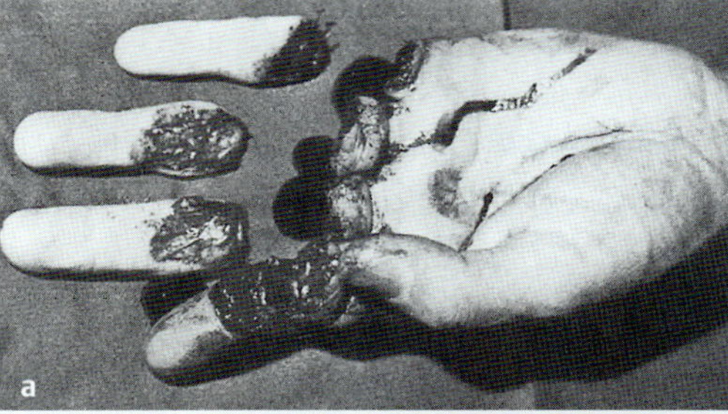

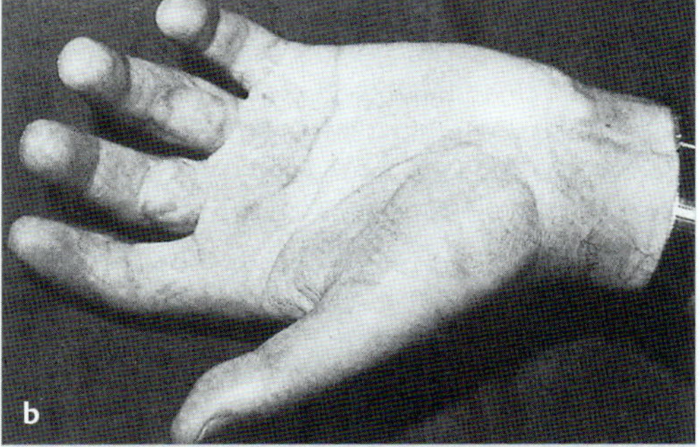

Abb. 13.4 Replantation bei einer Kreissägenamputation aller 4 Finger II–V (Patient 62 Jahre).

a Ausgangssituation. Eindeutige Indikation zur Replantation von wenigstens 2–3 Fingern.

b Zustand 6 Monate nach erfolgreicher Replantation aller 4 Finger II–V.

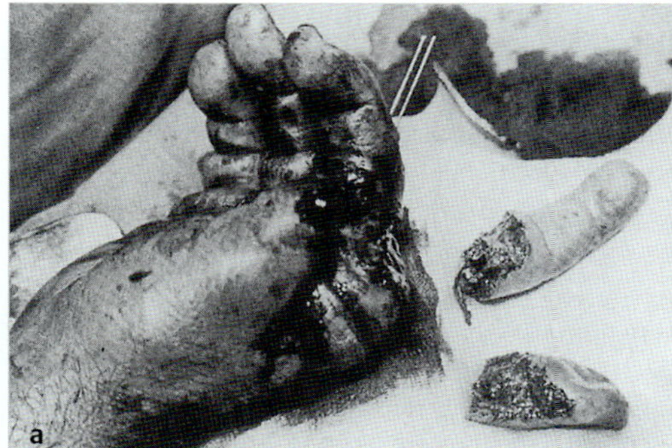

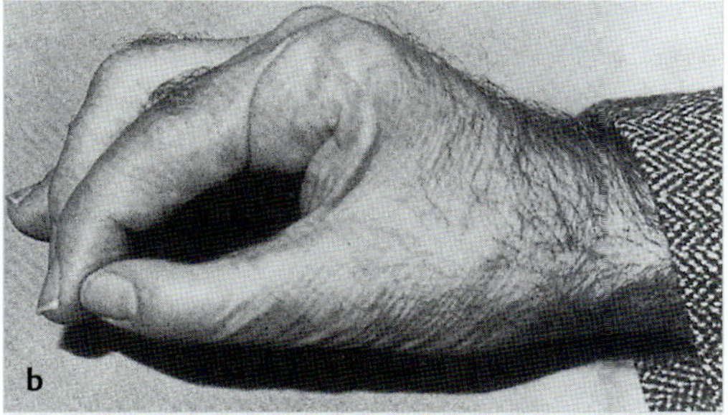

Abb. 13.5 Primäre Transplantation eines abgetrennten Zeigefingers auf den Amputationsstumpf des Daumens bei weit bis in die Fingerbeere hinein zerstörtem Daumenamputat.

a Intraoperativ.

b Nach 1 Jahr.

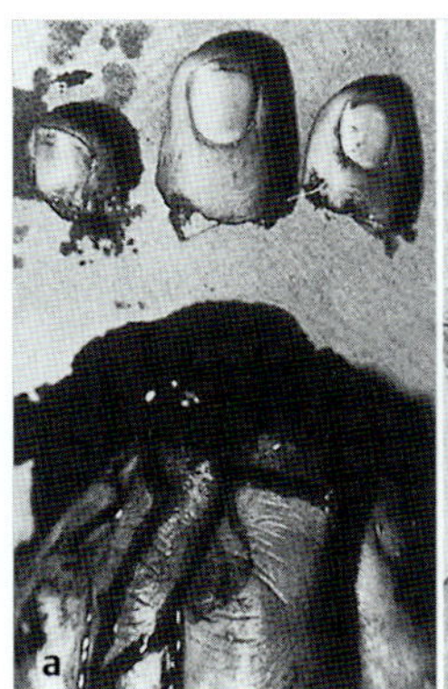

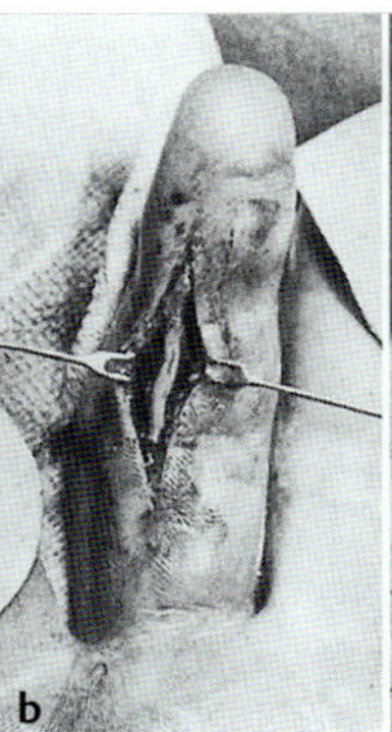

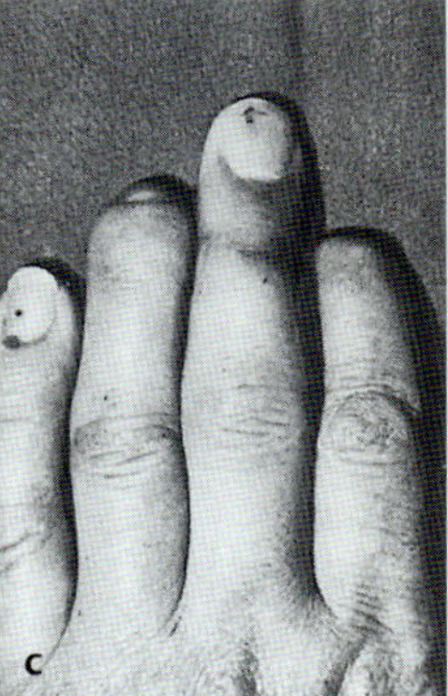

Abb. 13.6 Replantationsgrenzen.

a Durch Ausriss amputiert sind das Ringfingerendglied jenseits der anatomischen Replantationsgrenze, der Mittelfinger im Endgelenk, der Zeigefinger zwischen Endgelenk und Nagelwurzel (keine Replantation möglich wegen Ausriss der Gefäße bis über die Replantationsgrenze hinaus).

b Sekundäre Nerventransplantation am replantierten Mittelfinger.

c Endzustand nach 6 Monaten.

Bedeutung haben, so dass in diesem Fall aus einer relativen eine echte Indikation wird.

Gegenüber diesen Überlegungen spielt das Lebensalter eine untergeordnete Rolle. Nach eigenen Erfahrungen lassen sich auch noch bei Patienten im Alter von über 70 Jahren wertvolle Funktionsgewinne nach erfolgreich durchgeführter Replantation erzielen, wobei auch bei diesen Patienten die Einheilung oft komplikationslos abläuft.

Bei *Mehrfachamputationen*, vor allem wenn der Daumen mitbetroffen ist, kann es sinnvoll sein, ein gut erhaltenes Amputat nicht an den ihm zugehörigen Amputationsstumpf zu replantieren, sondern an den Stumpf eines funktionell wichtigeren Fingers, dessen Amputat infolge zu starker Zerstörung für eine Replantation nicht mehr infrage kommt (▶ Abb. 13.5).

Die anatomische Grenze der Replantierbarkeit mit mikrochirurgischen Mitteln stellt der Nagelfalz im Fingerendglied dar (▶ Abb. 13.6), da hier vor allem Venen in ausreichender Größe fehlen und die Nerven bereits in Endäste aufgezweigt sind [2].

13.1.5 Amputationsarten

Die operativen Voraussetzungen können sich je nach Unfallmechanismus zu Beginn einer Replantation erheblich unterscheiden.

Am günstigsten sind glatte Amputationen ohne zusätzliche Schädigung des Amputats (Beilhieb, Schneidemaschinen). Mit solchen Amputationsverletzungen ist nach eigenen Erfahrungen allerdings nur bei ca. 5 – 10 % der Patienten zu rechnen. Etwas schwieriger zu versorgen sind Kreissägenverletzungen (ca. 50 – 70 %), bei denen durch Zähne im Sägeblatt und deren Schränkung Zerreißungen in den Weichgeweben und Splitterungen in den Knochenstümpfen entstehen. Allerdings betrifft diese Schädigung meist nur einen relativ kleinen Bereich in der unmittelbaren Verletzungszone, so dass nach kurzstreckiger Resektion zerfetzter Strukturen die Bedingungen bezüglich der Einheilung ebenfalls gut sind.

Wesentlich ungünstiger sind Amputationen, die aufgrund von Quetsch- oder Ausrissmechanismen (zum Teil mit Skelettierung des Amputationsstumpfs) entstehen. Bei solchen Verletzungen liegen häufig anfänglich schwer zu erkennende Schädigungen der verschiedensten Strukturen bis weit in das Amputat oder den Amputationsstumpf hinein vor (Kap. 13.1.7).

13.1.6 Operatives Vorgehen

Präoperative Vorbereitung

Vor Beginn der eigentlichen Operation sollten Amputat und Amputationsstumpf unter sterilen Bedingungen gereinigt werden. Dies kann bei starker Verschmutzung vorsichtig mit Äther oder Benzin geschehen, anschließend ist ein kurzes Abwaschen in steriler Ringer-Lösung, ggf. versetzt mit einem gewebefreundlichen Desinfiziens (z. B. Polyvinylpyrrolidon-Jod-Lösung), sinnvoll.

Das Anlegen einer pneumatischen Blutsperre kann zu Beginn die Präparation im Amputationsstumpf erleichtern und hilft, den Blutverlust in Grenzen zu halten. Bei größeren Amputationsverletzungen (mehrere Finger, Hand oder Unterarm) sollten 1 – 2 Blutkonserven bereitgestellt werden.

Beginnt man die eigentliche Operation mit der Präparation des Amputationsstumpfs, so kann während dieser Zeit das Amputat weiterhin bei + 4 °C im Kühlschrank verbleiben.

Operationstechnik

Als erstes werden die zu vereinigenden Strukturen mithilfe von Erweiterungsschnitten dargestellt. Zu stark geschädigte Gewebeabschnitte sind zu resezieren.

Der Knochen wird entsprechend dem Ausmaß der Weichteilschädigung gekürzt und für die Osteosynthese vorbereitet. Bei Amputationen mit Gelenkzerstörungen sind funktionsgerechte Arthrodesen anzustreben (Kap. 7.3). Beugesehnennähte können bereits durch Anlegen des ersten Teiles einer inneren Haltenaht (▶ Abb. 8.10a) vorbereitet werden. Die Präparation der Nerven-Gefäß-Bündel erfolgt zumindest im Finger- und Mittelhandbereich unter dem Operationsmikroskop. Ist auf diese Weise der Stumpf vorbereitet, wird die entsprechende Präparation am Amputat durchgeführt, sofern dies nicht bereits durch einen 2. Operateur erfolgt ist.

Zur *Vereinigung der einzelnen Strukturen* hat sich die in der ▶ Abb. 13.7 gezeigte Reihenfolge bewährt [2].

Als *rasch durchzuführende Osteosynthese* im Fingerbereich genügen häufig 2 parallele Kirschner-Drähte (dieses Verfahren ist in jedem Fall anwendbar) oder eine intraossäre Drahtnaht in Kombination mit einer 2. intraossären Drahtnaht oder einem schrägen Kirschner-Draht (▶ Abb. 5.1bu. ▶ Abb. 5.4d).

Das letztere Verfahren hat den Vorteil einer besseren Stabilität, ist jedoch nicht möglich in gelenknahen Bereichen oder bei längsverlaufenden Splitterverletzungen der Knochenstümpfe, wie sie bei Kreissägenamputationen häufig vorkommen.

An der Mittelhand, der Handwurzel und bisweilen auch an den Fingergrund- und -mittelgliedern kommen auch dorsal anzulegende Mini- oder Kleinfragmentplatten z. B. in Form von Mini-H-Platten (▶ Abb. 13.8), am Handgelenk oder Unterarm Drittelrohrplatten oder Kleinfragmentkompressionsplatten zur Anwendung. Bei fortgeschrittener Ischämiezeit kann eine primär rasch durchgeführte Kirschner-Draht-Osteosynthese, auch wenn sie nicht ideal stabil ist, für die Einheilung ausreichen und unter Umständen später durch eine stabile Plattenosteosynthese ersetzt werden (▶ Abb. 13.10e, ▶ Abb. 13.10f, ▶ Abb. 13.10g).

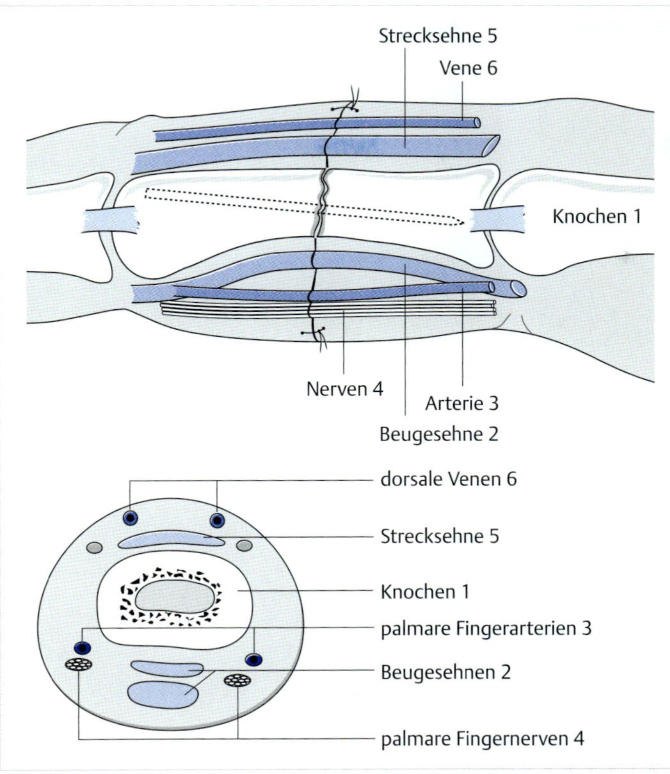

Abb. 13.7 Reihenfolge der bei einer Replantation zu versorgenden Strukturen.

Die *Naht der Beugesehnen* erfolgt in der in Kap. Operationstechnik angegebenen Weise.

Im Fingerbereich sollten *beide beugeseitigen Arterien*, im Mittelhandbereich der oberflächliche Hohlhandbogen und am Handgelenk und Unterarm A. radialis und A. ulnaris rekonstruiert werden (Operationstechnik s. Kap. 12.6.2). Ist bei der Gefäßrekonstruktion eine spannungsfreie Anastomose nicht gewährleistet, so erfolgt die Wiederherstellung durch ein *Mikroveneninterponat* (s. Kap. 12.6.2).

Die Vereinigung der *Nervenstümpfe* wird mithilfe einer kombinierten epi-/perineuralen oder rein perineuralen Nahttechnik durchgeführt (Kap. 10.4.3).

Für die Versorgung der Strecksehnen reichen einfache U-Nähte aus. Sofern möglich, sollte man dabei je nach Höhe der Amputationsstelle die differenzierte Struktur des Streckapparats (Mittelzügel, Seitenzügel, Sehnen der Handbinnenmuskulatur) berücksichtigen.

Die *Technik der Venennaht* entspricht prinzipiell dem Vorgehen, welches bei der Rekonstruktion von Arterien beschrieben wurde (Kap. 12.6.2). Infolge der dünneren Gefäßwand kommt es jedoch leicht zum Kollabieren der Vene und es kann daher etwas schwieriger sein, bei den ersten Nähten das Lumen für die Naht offen zu halten. Hier ist besondere Sorgfalt nötig, um nicht versehentlich bei einer Naht die Gegenwand mitzufassen.

Bezüglich der Anzahl zu rekonstruierender Venen wurde früher ein Verhältnis gefordert von 2 Venen pro genähter Arterie. Inzwischen hat sich jedoch gezeigt, dass am Finger eine und im Handbereich 2 gut durchgängige dorsale Venen zur komplikationslosen Einheilung ausreichen, auch wenn auf der Beugeseite 2 Arterien genäht wurden. Offensichtlich wird zusätzlich durch den zwangsläufig entstehenden raschen Blutdurchfluss bei nur einer rekonstruierten Vene die Thrombosegefahr im Anastomosenbereich vermindert. Eigene Erfahrungen bestätigen hier die Beobachtung von Biemer [2]. Da Venen auf Spannung im Anastomosenbereich besonders leicht mit einer Verengung des Gefäßlumens (Begünstigung eines thrombotischen Verschlusses) reagieren, ist auch bei der Wiederherstellung des venösen Abflusses die großzügige Verwendung von Veneninterponaten angebracht.

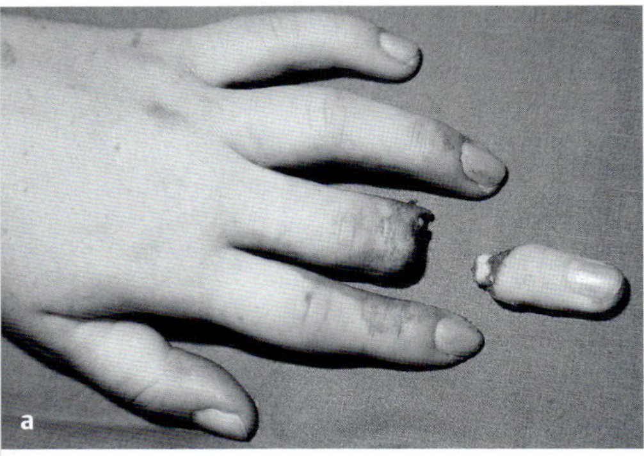

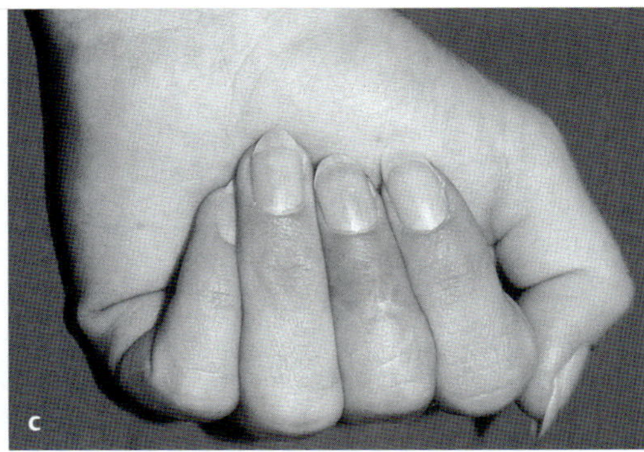

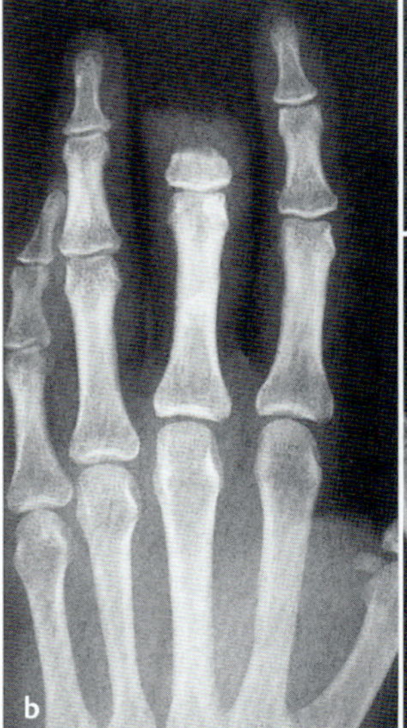

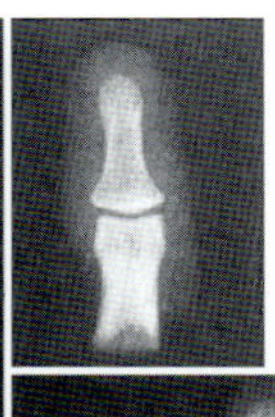

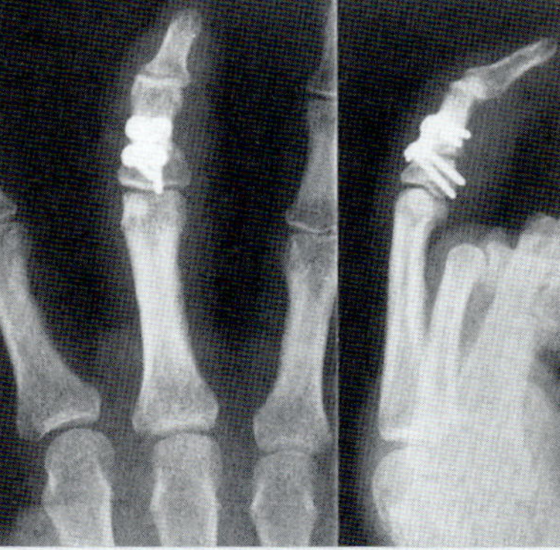

Abb. 13.8 Beispiel für eine Versorgung mit einer Mini-H-Platte.
a Abriss des Mittelfingers durch ein Pferdehalfter.
b Knöcherne Refixierung, bei der die Mini-H-Platte nur eine geringe Freilegung der Knochenränder erfordert und eine sofortige Übungsstabilität gewährleistet.
c Ausheilung.

Wegen der Bedeutung, die der ungehinderte Abfluss nach zentral für das Offenbleiben genähter Venenanastomosen hat, ist beim Hautverschluss mit locker adaptierenden Einzelknopfnähten jegliche Einengung der venösen Ausstrombahn zu vermeiden. Dabei muss auch die postoperative Schwellung im Abtrennungsbereich berücksichtigt werden. Um diesen Forderungen gerecht zu werden, sind häufig kleinere Lappenverschiebungen und das Einsetzen freier Vollhauttransplantate in die angelegten Hilfsschnitte notwendig.

13.1.7 Besonderheiten bei Ausrissamputationen

Da diese die höchste Zahl an Misserfolgen sowohl hinsichtlich der Einheilung als auch der späteren Gebrauchsfähigkeit aufweisen, wurden sie vielfach für eine Replantation als ungeeignet angesehen [3]. Ihre besondere Problematik besteht darin, dass die Abtrennungsstelle der zu versorgenden Strukturen nicht wie bei den übrigen Amputationsverletzungen im äußerlich sichtbaren Amputationsbereich, sondern an unterschiedlichen Stellen im Stumpf oder im Amputat liegt und dass die Struk-

Tab. 13.4 Zusammenstellung der Abtrennungsbereiche bei Ausrissamputationen.

Strukturen	Bevorzugter Abtrennungsbereich und Ausmaß der Schädigung
Knochen (Skelett)	Gelenkbereich (Erwachsene), Wachstumsfugen (Kinder und Jugendliche)
Sehnen	Ausriss weit proximal aus der Unterarmmuskulatur
Nerven	Über eine lange Strecke reißen immer wieder einzelne Faszikel ab; dies führt zu einem spindeligen Auslaufen der Nervenstümpfe. Zusätzlich werden die Faszikel durch Überdehnung geschädigt.
Arterien	Der Abriss erfolgt proximal oder distal des Amputationsbereichs, wobei die 3 Wandschichten einer Arterie unterschiedlich geschädigt werden: z. B. Skelettierung der Media und Intima durch Abstreifen der Adventitia auf der einen Seite der Amputation, während auf der anderen Seite nur der leere Adventitiaschlauch zurück bleibt. Zusätzlich liegen zum Teil weit in die Gefäßstümpfe hinein reichende Läsionen der Intima vor, so dass proximal einer einwandfrei durchgeführten Gefäßanastomose leicht ein thrombotischer Verschluss entstehen kann.
Venen	Hier findet die Durchtrennung meist im Bereich der Hautdurchtrennung statt, wobei die Gefäßstümpfe im Allgemeinen nur kurzstreckig geschädigt sind.
Haut	Häufig liegt eine Skelettierung der Amputationsstümpfe von mehreren Zentimetern vor.

turen infolge Überdehnung zusätzlich geschädigt werden. Die nebenstehende Zusammenstellung zeigt diese Problematik (▸ Tab. 13.4).

Vor allem durch die Veränderungen in den Arterien ist die Replantierbarkeit bei solchen Ausrissverletzungen präoperativ oft schwer abzuschätzen. So kann bei einem Ausreißen der Gefäßbündel bis in die Fingerbeere hinein ein normalerweise nach seiner Amputationshöhe noch gut replantierbares Amputat aufgrund des Ausrissmechanismus inoperabel werden (▸ Abb. 13.6).

Finger II–V

Die Replantation einzeln ausgerissener Finger II–V ist nur ausnahmsweise sinnvoll, wobei kosmetische Gründe überwiegen.

Dies gilt insbesondere für die relativ häufigen Ausrissamputationen des Ringfingers infolge Hängenbleibens am hier getragenen Fingerring. Im Allgemeinen wird der Weichteilmantel von der Mitte des Grundglieds bis zum Endgelenk hin abgestreift. Dort erfolgt dann meist eine Exartikulation, bei Kindern eine Ablösung in der Epiphysenfuge. Gleichzeitig wird die tiefe Beugesehne in voller Länge ausgerissen. In einem Teil dieser Fälle können die Fingerarterien bis in das Endglied hinein beschädigt oder zerstört sein [14].

Da Kürzungen der Amputate nicht unbegrenzt möglich sind, müssen bei der Präparation die intakten Anteile der Nerven-Gefäß-Bündel über entsprechend lange Erweiterungsschnitte auf der Beugeseite des Amputationsstumpfs und des Amputats aufgesucht und reseziert werden (bis zu 2 cm oder mehr von der Abtrennungsstelle entfernt). Zur Wiederherstellung der Durchblutung sind in solchen Fällen defektüberbrückende Veneninterponate (mehrere cm) notwendig, sowohl bei den beugeseitigen Arterien als auch bei den dorsalen Venen.

Die primäre Rekonstruktion der ausgerissenen Beugesehnen ist meist nicht sinnvoll, so dass man sich bei einer Exartikulation im Endgelenk durch den Ausrissmechanismus (z. B. bei Fingerskelettierungen durch Hängenbleiben an einem Ring) zur primären Arthrodese (Kap. 7.3) oder Tenodese (Kap. Alternativen zur Sehnentransplantation und Kap. 17.2.5) in Funktionsstellung entschließen sollte.

Auch die Nerven können häufig nur mithilfe zwischengeschalteter Transplantate wiederhergestellt werden. Diese Maßnahme kann während der eigentlichen Replantation zu aufwendig sein und unter günstigeren Bedingungen nach erfolgreicher Einheilung 4 - 6 Wochen später nachgeholt werden.

Daumen

Im Gegensatz zu den Fingern II–V ist bei einem ausgerissenen Daumen die Rekonstruktion der Originalgefäßbahnen auch mithilfe von Veneninterponaten wegen seiner besonderen Oppositionsstellung den Fingern II–V gegenüber schwierig. Hier besteht die Möglichkeit, über ein langes Veneninterponat die in der Regel am kräftigsten ausgebildete ulnare Daumenarterie – in sicher gesundem Gefäßbereich – mit dem in der Tabatière zu findenden Ast der A. radialis (End-zu-Seit-Anastomose) zu verbinden (▸ Abb. 13.9 u. ▸ Abb. 13.9d).

Die aus dem N. medianus bis zum Unterarm langstreckig ausgerissenen Nerven können an sensible, aus der Tabatière kommende Äste des N. radialis angeschlossen werden (▶ Abb. 13.9d), wodurch sich eine ausreichende Resensibilisierung des replantierten Daumens erreichen lässt. Wegen der zu erwartenden Verwachsungen ist bei diesen Verletzungen im Daumenbereich ein Verzicht auf eine Rekonstruktion der ausgerissenen Beugesehne gerechtfertigt und eine Tenodese oder Arthrodese des betroffenen End- oder Grundgelenks in Funktionsstellung sinnvoll. Durch das Sattelgelenk

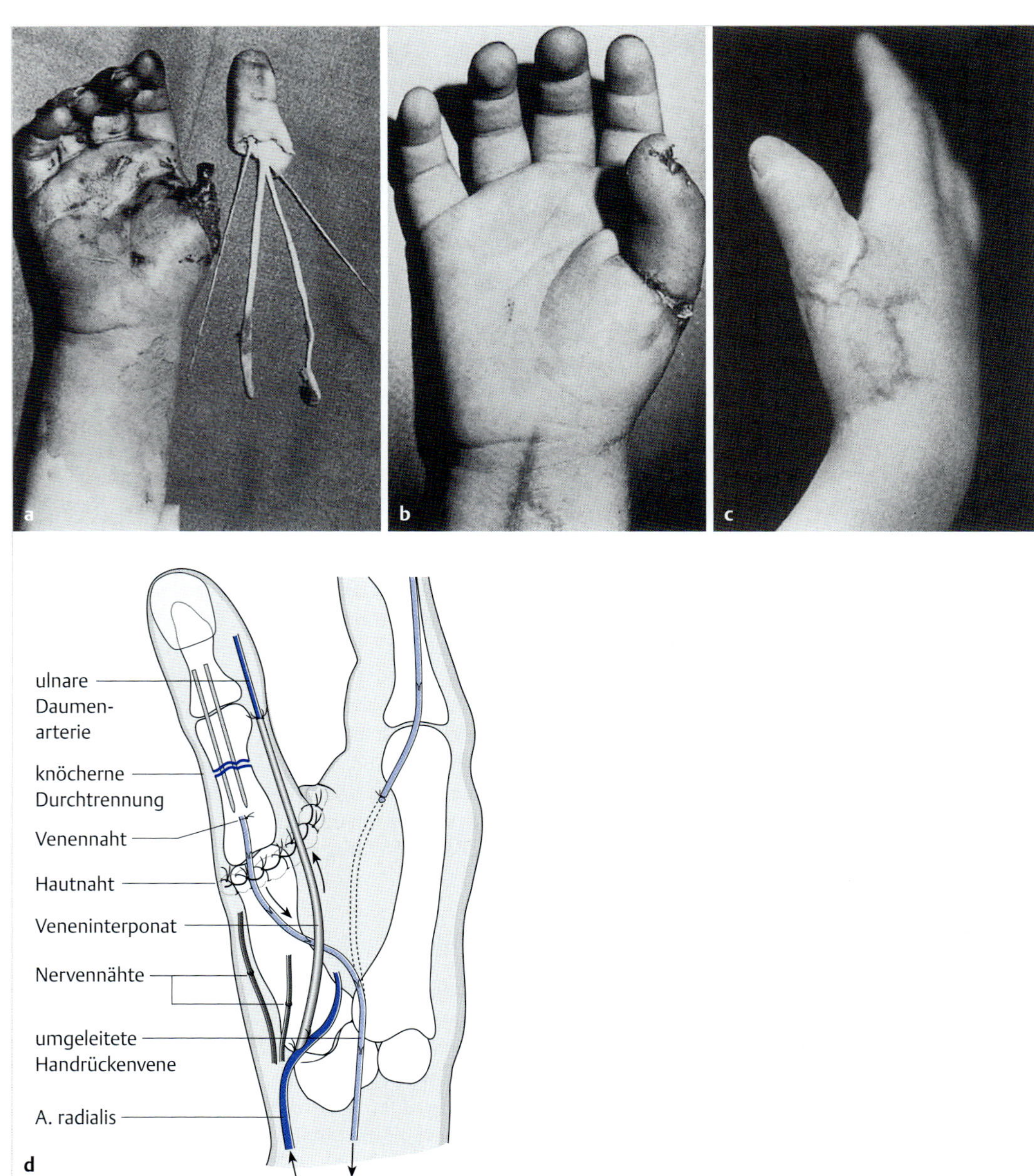

Abb. 13.9 Ausrissamputation eines Daumens bei einem 4-jährigen Jungen (Beispiel einer möglichen Vorgehensweise).
a Ausgangsbefund.
b Nach 1 Monat.
c 6 Monate nach Replantation.
d Schemazeichnung des operativen Vorgehens.

ist eine für die Hauptfunktionen des Daumens noch immer ausreichende Beweglichkeit gegeben. Der venöse Anschluss kann entweder mithilfe eines Interponats oder durch Umleiten einer außerhalb des Ausrissbereichs liegenden dorsalen Mittelhandvene wiederhergestellt werden (► Abb. 13.9d).

Hand

Handausrisse erfolgen im Allgemeinen im Handgelenkbereich (► Abb. 13.10). Während das exartikulierte Amputat zwar häufig gequetscht, aber in seinen Strukturen erhalten ist, erfährt der verbleibende Unterarmstumpf eine teilweise Skelettierung mit Ausriss aller Beuge- und Strecksehnen aus der Muskulatur und den beschriebenen Verletzungen an den Nerven- und Gefäßstümpfen. Da im Unterarmbereich eine radikale Kürzung des Amputationsstumpfs um 10 cm oder mehr möglich ist, können nach rasch durchgeführter Arthrodese zwischen nachreseziertem Radiusstumpf einerseits und der Handwurzel oder Mittelhand andererseits die A. ulnaris und A. radialis meist ohne Veneninterposition mit einer End-zu-End-Anastomose rekonstruiert werden. Die ausgerissenen Beuge- und Strecksehnen werden dann in erhalten gebliebene Sehnenspiegel der zugehörigen Muskulatur eingenäht.

Auch bei den zu rekonstruierenden Nerven (N. ulnaris und N. medianus) ist durch die Kürzung des Amputationsstumpfs die mikrochirurgische Vereinigung gesunder Abschnitte häufig direkt möglich. Andernfalls sollte nach 6 – 8 Wochen eine Nerventransplantation durchgeführt werden. Bedingt durch die Verkürzung kann auch der Hautverschluss im Allgemeinen spannungsfrei und ohne Gefahr einer Behinderung des venösen Abflusses erfolgen.

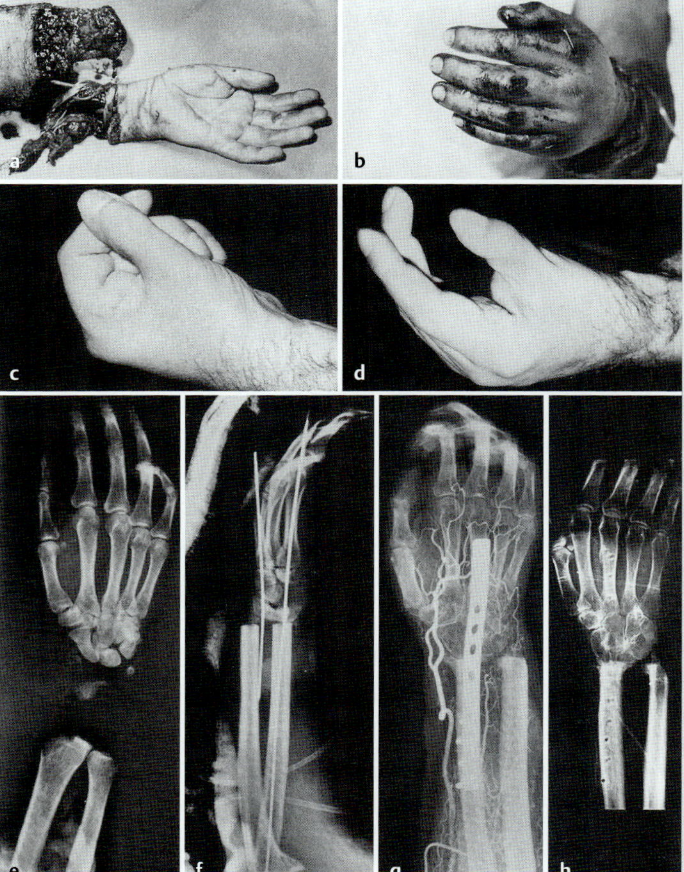

Abb. 13.10 Ausrissamputation der Hand durch eine Transportwalze.
- **a** Ausgangsbefund, wegen Zeitmangels rasche Kirschner-Draht-Osteosynthese zwischen Handwurzel und nachreseziertem Radius.
- **b** Postoperativ deutlich sichtbare Quetschmarken.
- **c** Funktionelles Endergebnis nach 1 Jahr.
- **d** Funktionelles Endergebnis nach 1 Jahr.
- **e** Röntgenologischer Ausgangsbefund, wegen Zeitmangels rasche Kirschner-Draht-Osteosynthese zwischen Handwurzel und nachreseziertem Radius (wie in Teilabbildung a).
- **f** K-Draht-Osteosynthese.
- **g** Wechsel der Osteosynthese nach 4 Wochen, Beseitigung einer traumatischen arteriovenösen Fistel.
- **h** Knöcherne Ausheilung nach Metallentfernung (nach 2 Jahren).

13

13.1.8 Nachbehandlung

In der ersten Woche nach einer Replantation steht die Vermeidung von Thrombosen im Bereich der genähten Gefäßanastomosen im Vordergrund. Die hierzu bewährte medikamentöse Therapie ist bereits in ▸ Tab. 12.1 dargestellt worden. Der lockere, saugfähige und gut gepolsterte Verband muss wegen entstehender Verkrustung in der 1. Woche täglich erneuert werden. Bei postoperativer Lagerung der betroffenen Hand auf ein Kissen etwa in Herzhöhe kann man auf Schienen jeglicher Art meist verzichten.

Zur *Kontrolle der Durchblutungsverhältnisse* sind folgende klinische Prüfungen hilfreich:

- Die Prüfung der Nagelbettdurchblutung im Vergleich zu derjenigen intakter Nachbarfinger. Diese Kontrolle sollte während der ersten 5 Tage mehrmals täglich erfolgen.
- Das vorsichtige Tasten der vor allem in den ersten Tagen nach der Replantation kräftigen Fingerpulse.
- In Zweifelsfällen kann die Fingerbeere skarifiziert werden. An der Farbe des austretenden Blutes erkennt man, ob das Replantat ausreichend arteriell versorgt ist.
- Mithilfe einer Temperatursonde kann eine eintretende Minderdurchblutung erkannt werden. (Die Beachtung von 1 – 3 ist im Allgemeinen ausreichend.)

Nach 6 Tagen wird mit vorsichtigen Bewegungsübungen begonnen. Hat eine 5 Wochen nach der Replantation erfolgte Röntgenkontrolle eine ausreichende Knochenbindung ergeben, werden eventuell verwendete K-Drähte entfernt und die Übungen intensiviert. Ab diesem Zeitpunkt erfolgt die regelmäßige Kontrolle der Reinnervation. Die Arbeitsfähigkeit ist erst nach Wiedererlangung einer ausreichenden Schutzsensibilität gegeben, sofern nicht ergänzende Korrektureingriffe notwendig werden.

13.1.9 Komplikationen

Während *Frühkomplikationen* das Überleben der Replantate gefährden, beeinträchtigen die sog. *Spätkomplikationen* die Gebrauchsfähigkeit des erfolgreich eingeheilten Replantates [11]. Die Bezeichnung Spätkomplikation bezieht sich nur auf den Zeitpunkt der Erkennbarkeit. Die Ursachen sind hingegen in der Art der Verletzung und des operativen Vorgehens bei der Replantation begründet.

In ▸ Tab. 13.5 sind Art, Lokalisation, Ursachen und Behandlung beider Komplikationsformen zusammengestellt.

Unter den Frühkomplikationen ist die *venöse Thrombose* am häufigsten [2], [6], [11]. Sind technische Fehler bei der Fertigstellung der Anastomose die Ursache, so tritt sie innerhalb der ersten beiden Tage nach der Replantation auf. Für spätere Thrombosen sind nicht erkannte Schäden der Venenwände oder Fehler bei der postoperativen Verbandstechnik verantwortlich.

Die *Symptome der venösen Thrombose* sind:

- Bei Betrachtung und Palpation erscheint der Finger gestaut.
- Es tritt eine zunehmende Blauverfärbung auf, die besonders am Nagelbett sichtbar wird.
- Im Bereich der oberen Epithelschichten bilden sich Spannungsblasen aus.
- Bei einer probeweisen Skarifizierung der Fingerbeere mit einem feinen Skalpell entleert sich zunächst dunkles und nach ca. 30 Sekunden hellrotes Blut.

Differenzialdiagnostisch ist bei diesen Zeichen zu bedenken, dass die bläuliche Verfärbung des Nagelbetts auch durch Nagelbetthämatome infolge einer Quetschung des Amputats verursacht sein kann. Ebenso kommt es zu einer harmlosen blasigen Abhebung von Epidermisschichten, wenn Teile des Replantates über eine längere Zeit der Feuchtigkeit ausgesetzt waren (z. B. bei einem durchgebluteten Verband). Es fehlt jedoch dann die Stauung des Replantates und bei der Skarifizierung erscheint sofort hellrotes Blut.

Liegt eine venöse Thrombose vor, kann eine rasche Revision der Venenanastomose das Amputat retten. Meist muss eine Resektion der Anastomose und eine Wiederherstellung mithilfe eines Veneninterponats durchgeführt werden [2], [11].

Völlig anders sind die Symptome bei der *arteriellen Thrombose*. Das zuvor noch prall gefüllte Replantat fühlt sich beim Betasten schlaff und kühler als die Nachbarfinger an. Es sieht blass und etwas fleckig livide verfärbt aus. Außerdem fehlen die sonst über den palmaren Nerven-Gefäß-Bündeln tastbaren arteriellen Pulsationen. Will man das Amputat retten, ist die sofortige Revision der arteriellen Gefäßanastomosen erforderlich.

Im eigenen Krankengut traten derartige thrombotische Verschlüsse im Bereich der rekonstruier-

Tab. 13.5 Komplikationen nach Replantationen peripherer Gliedmaßen.

	Frühkomplikationen	Spätkomplikationen
Art der Komplikation	1. venöse Thrombosen 2. arterielle Thrombosen 3. arteriovenöse Fisteln 4. Thrombosen peripher der Amputationstelle mit Nekrosen 5. Nachblutungen 6. Totalnekrosen trotz intakter Anastomosen 7. Infektion	1. Verwachsungen der Beuge- und Strecksehnen 2. Rupturen der Beugesehnen 3. Ausbleiben der Reinnervation 4. Knochenresorption und Pseudarthrosen 5. Fehlstellungen 6. Ankylosen 7. instabile Gelenke
Lokalisation	1.–2. Gefäßanastomosen, geschädigte Gefäßabschnitte in Anastomosennähe 3. gequetschte Gewebeabschnitte im Amputat 4. Venenstümpfe im Bereich der Amputationsstelle 5. gesamtes Replantat 6. Amputationsstelle	1.–2. Bereich der Sehnennähte 3. Bereich der Nervenstümpfe 4. Osteotomie 5. Osteotomie 6. Bereich zerstörter Gelenke
Ursachen	1.–3. fehlerhafte Nahttechnik, nicht erkannte Schäden in anastomosierten Gefäßen, Verwechslungen von Arterien und Venen 4. Quetschungen des Amputats während des Unfalles 5. Aufgehen thrombosierter Venen unter der antithrombotischen Nachbehandlung 6. falsche Behandlung der Amputate vor der Replantation (Desinfektionslösung, Gefrieren, zu lange Ischämiezeit) 7. unzureichende antibiotische Behandlung	1.–2. Sehnennahttechnik, Problematik der Mobilisierung 3. fehlerhafte Nervennahttechnik, Quetschung oder Überdehnung der Nervenstümpfe 4. instabile Osteosynthese, lokale Durchblutungsprobleme im Knochen, Weichteilinterposition 5. fehlerhafte Osteosynthesetechnik 6.–7. Gelenkzerstörung durch Trauma
Behandlung	1.–3. Revision der Anastomosen (Resektion und Veneninterponate), bei 1. auch 6-stündliche Skarifizierung über 5–6 Tage möglich 4. spätere plastische Korrekturen oder Amputation 5. Ligaturen, vorsichtige Umstechung 6.–7. Reamputation	1.–2. Tendolysen oder 2-zeitige Beugesehnentransplantation oder Arthrodesen (nach 6 Monaten) 3. Nerventransplantation (nach 6–8 Wochen) 4. neue Osteosynthese (zusätzlich evtl. Spongiosa- oder Spanplastik) 5. Korrekturosteotomie 6. Arthrodese oder Gelenkersatz oder Bandplastik

ten Arterien meist bereits vor dem Ende der Operation auf und wurden sofort mit Nachresektion und Einsetzen eines Veneninterponats behandelt. Dank der antithrombotischen Therapie (▶ Tab. 12.1) blieben später auftretende arterielle Thrombosen eine Seltenheit. Sie bedürfen auch dann einer schnellen Reaktion, einer Thrombektomie und einer erneuten Revaskularisation ggf. mit einem Veneninterponat.

Komplikationen seitens der Sehnen sind bei derart komplexen Verletzungen häufig. Da sowohl die Beuge-als auch die Streckseite mit ihren komplizierten Strukturen betroffen sind, kann auch von Sekundäreingriffen wie Tendolysen und Sehnenersatzplastiken meist nur eine mäßige Funktionsverbesserung erwartet werden.

Hingegen sind die Aussichten, zumindest eine gute Schutzsensibilisierung durch eine nachträgliche Nerventransplantation bei anfänglich ausgebliebener Reinnervation zu erzielen, sehr gut.

Die übrigen in ▶ Tab. 13.5 angeführten Spätkomplikationen betreffen Knochen und Gelenke. Bezüglich ihrer Behandlung wird auf die in den entsprechenden Kapiteln dargelegten Behandlungsvorschläge verwiesen (Kap. 5.3.4. und Kap. 7).

13.1.10 Prognosen und Ergebnisse nach Replantationen

Einheilungsraten

Berücksichtigt man die Weltliteratur seit 1975, so findet man Einheilungszahlen zwischen 60 % und 90 %.

Die eigene Statistik weist über einen Zeitraum von 22 Jahren eine 85 %ige Einheilungsrate bezogen auf die Replantationsversuche und eine 95 %ige bezogen auf die durchgeführten Replantationen auf.

Sie zeigt Schwankungen zwischen 79 % und 98 % in 3-Jahres-Statistiken je nach Strenge der Indikationsstellung und Erfahrung des Replantationsteams.

Der größte Teil der intraoperativ aufgegebenen Replantationsversuche fand sich fast ausschließlich bei den ungünstigen Quetsch-Ausriss-Amputationen, bei denen häufig erst unter dem Mikroskop das Ausmaß der Gefäßschädigung erkennbar wurde (▶ Tab. 13.4). Dagegen konnten bei Kreissägen- und glatten Schnittverletzungen nahezu alle begonnenen Replantationsversuche zu Ende geführt werden. Auch der postoperative Verlust war hier gering und meist nur auf Infektionen zurückzuführen.

Zu den durchgeführten Replantationen kommt im Allgemeinen eine etwa gleich große Anzahl an Amputationsverletzungen, bei welchen von vornherein eine mikrochirurgische Replantation nicht möglich ist (68 % Fingerkuppen- und Endgliedamputationen jenseits der Replantationsgrenze, 22% zu ausgedehnte Zerstörungen, 10 % Verzicht auf eine Replantation nach ausführlichem Gespräch mit dem Patienten bei relativer Indikation).

Funktionelle Ergebnisse

Insgesamt ist es schwierig, den subjektiven und objektiven Nutzen, den eine Replantation für den jeweiligen Patienten hat, zu erfassen [2], [16]. Betrachtet man die 2 wichtigsten, objektiv prüfbaren Kriterien wie Sensibilitätswiederkehr und wiedererlangte aktive Beweglichkeit peripher der Abtrennung, so konnten bei den eigenen Patienten bezüglich der Sensibilitätswiederkehr die Ergebnisse zufrieden stellen. Die Rate der sekundär notwendigen Nerventransplantationen lag unter 5% und in allen Fällen war zumindest eine gute Schutzsensibilität, in $^{2}/_{3}$ der Fälle sogar eine 2-Punkte-Unterscheidungsfähigkeit wiedererlangt worden. Demgegenüber lag eine gute aktive Beweglichkeit jenseits der Abtrennung, welche wenigstens die Hälfte der normalen Beweglichkeit erreichte, am Ende der Behandlung nur bei $^{1}/_{4}$ der subtotal amputierten und nur bei $^{1}/_{9}$ der total abgetrennten Gliedmaßen vor. Dabei betrafen die relativ guten Ergebnisse meist Kinder und jugendliche Patienten, bei denen die Amputate keine zusätzliche Schädigung durch Quetschung oder Ausriss erlitten hatten. Dennoch kann der funktionelle Gewinn bei einer guten Sensibilitätswiederkehr und funktionsgerechter Gelenkstellung auch bei eingeschränkter Beweglichkeit groß sein, zumindest bei Amputationen des Daumens oder mehrerer Finger (▶ Abb. 13.4 und ▶ Abb. 13.5).

13.2 Versorgung von Amputationsstümpfen ohne Replantation

13.2.1 Allgemeines

Die Replantation stellt zweifellos die eleganteste Versorgung eines Amputationsstumpfs dar. Dennoch müssen nach wie vor zahlreiche Amputationsverletzungen bei zerstörtem Amputat, bei fehlgeschlagener oder nichtindizierter Replantation auf herkömmliche Weise behandelt werden.

Hierbei gelten folgende Regeln:

- Bei der primären Versorgung soll eine notwendige Nachamputation möglichst sparsam erfolgen.
- Bei Defekten an den Kuppen von Daumen, Zeige- und Mittelfinger ist eine adäquate plastische Deckung einer Nachamputation vorzuziehen.
- Im Daumenbereich ist jeder zusätzliche Längenverlust zu vermeiden.
- Der knöcherne Stumpf soll eine gut gepolsterte und möglichst sensible Bedeckung aufweisen.
- Notwendige sekundäre Nachamputationen sollen in funktionell sinnvollen Fingerabschnitten erfolgen, wobei der Wundverschluss am günstigsten durch eine palmare Lappenbildung erfolgt (▶ Abb. 13.11).

13.2.2 Versorgung der Amputationsstümpfe

Bei jeder Art von Stumpfdeckung, sei es durch eine Hautlappenverschiebung oder durch eine einfache palmare Lappenbildung bei einer Nachamputation, müssen die Knochenflächen z. B. mit einer Luer-Zange geglättet werden, damit keine Kanten die spätere Gebrauchsfähigkeit des Stumpfes beeinträchtigen. Die Sehnenstümpfe werden, sofern sie im Amputationsstumpf zu fassen sind, nach distal vorgezogen und gekappt. Dies geschieht unter Belassen der für die Beweglichkeit des Amputationsstumpfs wichtigen Sehnenabschnitte (z. B. die Ansätze der oberflächlichen, kürzeren Beugesehne und des Mittelzügels der Strecksehne bei einer Amputation des Mittelglieds). Die beugeseitigen Arterien werden ebenso wie stärker blutende Venen durch Unterbindung oder durch Koagulation verschlossen. Die Nervenstümpfe werden mit einer Pinzette oder einer Klemme gefasst, soweit es die Elastizität des Nervs zulässt, hochgezogen und möglichst zentral durchtrennt (▶ Abb. 13.11). Hierdurch retrahiert sich der Nerv und entstehende Neurome gelangen nicht in den Deckungsbereich des Amputationsstumpfs. Sind infolge eines schrägen Amputationsverlaufs seitliche oder dorsale Lappen erhalten geblieben, dann werden diese zur Stumpfdeckung verwendet. Andernfalls sollte die Deckung möglichst mit einem sensiblen palmaren Lappen erfolgen, sofern eine Kürzung des Knochens zu verantworten ist.

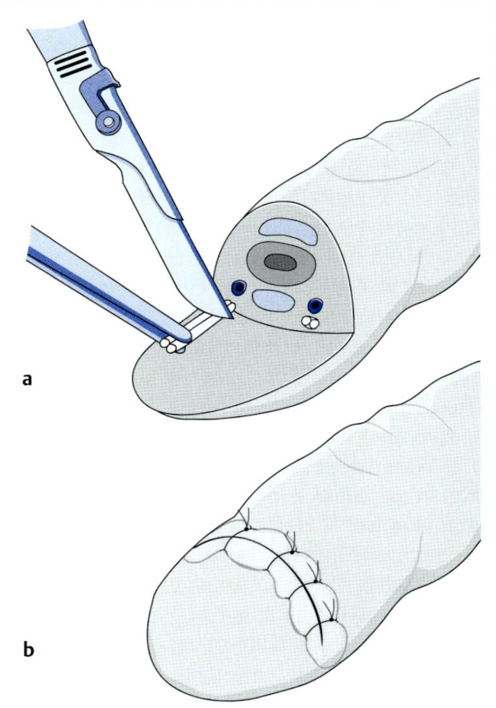

Abb. 13.11 Versorgung eines Amputationsstumpfs unter Bildung eines palmaren Hautlappens.
a Vorziehen der Nervenstümpfe und möglichst proximale Abtrennung.
b Hautverschluss.

Zu vermeiden ist ein Zusammennähen von Beugesehnen mit Strecksehnen über dem knöchernen Amputationsstumpf, da sonst infolge des Zusammenhängens der tiefen Beugesehnen im Karpalkanal eine Behinderung der übrigen Finger II–V resultieren kann.

Die einzelnen Möglichkeiten der plastischen Stumpfdeckung ohne zusätzliche Kürzungen sind eingehend in Kap. 3.6 dargestellt.

13.2.3 Primäre und sekundäre Nachamputationen

Bei einem Teilverlust eines Fingers II–V ist wichtig, dass der Fingerstumpf beim Faustschluss nicht aus der Fingerreihe herausragt. Aufgrund dieser Sachlage kann sowohl bei der Primärversorgung als auch zu einem späteren Zeitpunkt eine Nachamputation sinnvoller sein als eine Erhaltung unter allen Umständen.

Die bekannten Einteilungen bezüglich wichtiger und weniger wichtiger Amputationshöhen (▶ Abb. 13.12) berücksichtigen diese Gegebenheiten nur ungenügend. Wie bei der Indikationsstellung zu einer Replantation ist bei einer Nachamputation die persönliche und berufliche Situation des Patienten zu bedenken und im Gespräch mit dem Patienten sind Länge und Form des Stumpfes festzulegen.

Entsprechend den guten Erfahrungen mit Kniegelenkexartikulationen können auch im Fingerbereich Exartikulationen ohne weitere Knochenkürzung durchgeführt werden, sofern eine gute Hautdeckung gewährleistet ist.

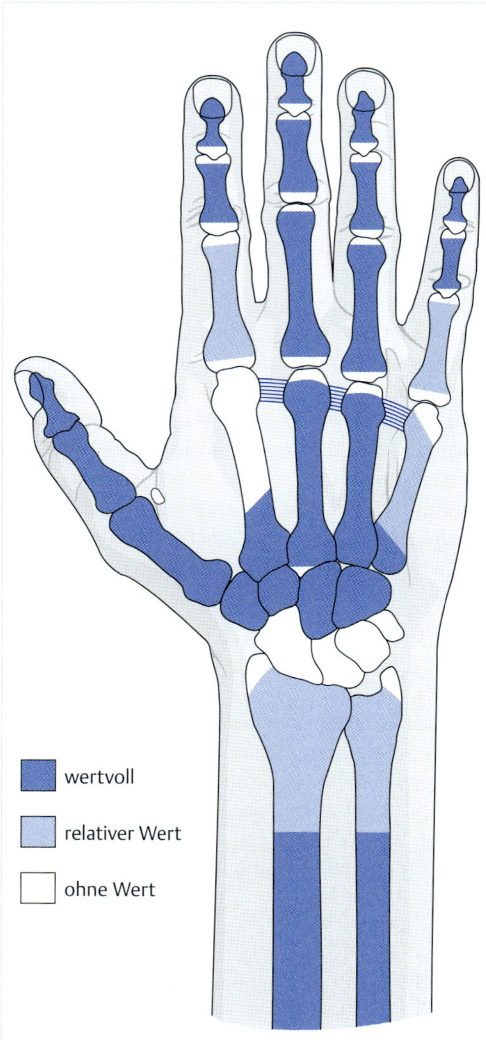

Abb. 13.12 Alte, heute nicht mehr akzeptable Wertung von Amputationshöhen (vgl. Text im Kap. 13.2.3). Dunkelblau: wertvoll; Hellblau: relativer Wert; Weiß: ohne Wert.

Zeige- und Kleinfinger (Handverschmälerung)

Während eine Amputation im Bereich von End- und Mittelglied der Finger II–V bei guter Weichteildeckung im Allgemeinen keine Probleme bereitet, kann ein Amputationsstumpf im Grundgliedbereich des Zeigefingers funktionell bedeutungslos und vom Aussehen her störend sein. In einem solchen Fall und auch bei infektionsbedingter Funktionslosigkeit ist die Nachamputation des 2. Fingerstrahls mit Bildung einer relativ unauffälligen 4-Finger-Hand indiziert (▶ Abb. 13.13 u. ▶ Abb. 13.14).

Operationstechnik

Der um den Finger herumführende Hautschnitt muss gewährleisten, dass die spätere Narbe größtenteils dorsal zu liegen kommt. Die Präparation beginnt auf der Streckseite; die dorsalen Nerven und die Strecksehne werden möglichst weit proximal durchtrennt. Die Sehne des dorsalen M. interosseus I wird an der radialen Grundgliedseite gelöst und nach basisnaher Resektion des 2. Mittelhandknochens radial an der Grundgliedbasis des 3. Fingerstrahls befestigt. Der 2. Mittelhandknochen wird proximal osteotomiert und aus den Weichteilen herausgeschält. Die Stümpfe der beugeseitigen Nerven sollte man in die Handbinnenmuskulatur versenken. Die Enden der Beugesehnen lässt man möglichst weit nach zentral hin zurück gleiten.

Eine entsprechende Nachamputation des 5. Fingers wegen des unauffälligeren Aussehens mit Bildung einer 4-Finger-Hand kann in ähnlicher Weise durchgeführt werden. Man muss sich jedoch bewusst sein, dass die Handverschmälerung die für das Festhalten wichtige ulnare Auflagefläche der Hohlhand verkleinert (z. B. beim Halten von Gegenständen wie Hammer, Beil und Meißel) und dass hierdurch eine handwerkliche Tätigkeit erschwert wird. Selbst ein kurzer Grundgliedstumpf des 5. Fingers kann für einen festen Haltegriff noch nützlich sein.

Entschließt man sich zur Nachamputation, so hat man die Wahl zwischen der basisnahen Resektion im Mittelhandbereich, wie sie zuvor beim 2. Strahl beschrieben wurde (▶ Abb. 13.13c) und einer schrägen Nachresektion im Köpfchenbereich (▶ Abb. 13.12). Auch hier ist bei der Hautinzision darauf zu achten, dass die spätere Narbe dorsal liegt.

Der Vorteil der basisnahen Resektion liegt in der guten Weichteildeckung. Die abgeschrägte Resektion im Köpfchenbereich beachtet hingegen besser die Handbreite und das Lig. metacarpeum profundum zwischen 4. und 5. Mittelhandstrahl bleibt erhalten, wodurch eine abnorme Beweglichkeit des restlichen 5. Mittelhandknochens vermieden wird. Der bei der knöchernen Resektion abgelöste Ansatz des M. abductor digiti minimi wird über den Stumpf des 5. Mittelhandknochens gelegt und mit der Sehne des zum ulnaren Ringfingergrundglied ziehenden M. interosseus vernäht. Die Versorgung der Sehnen- und Nervenstümpfe erfolgt in gleicher Weise wie beim Zeigefinger.

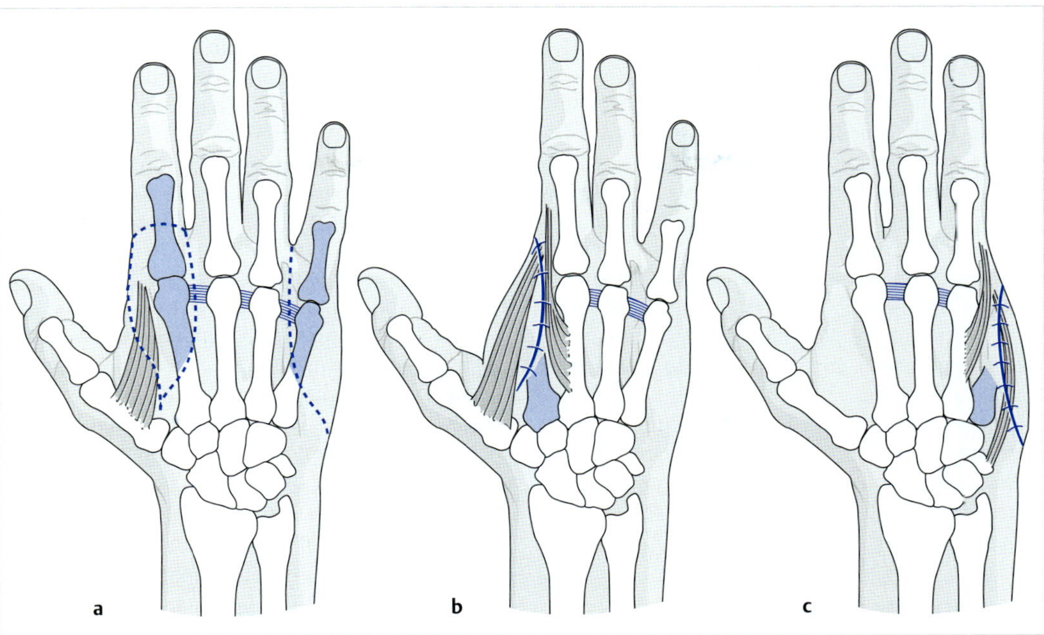

Abb. 13.13 Amputation von Zeige- oder Kleinfinger im Mittelhandbereich).
a Schnittführung.
b Nach durchgeführter Zeigefingeramputation (verlagerter M. interosseus dorsalis I).
c Nach erfolgter Kleinfingeramputation.

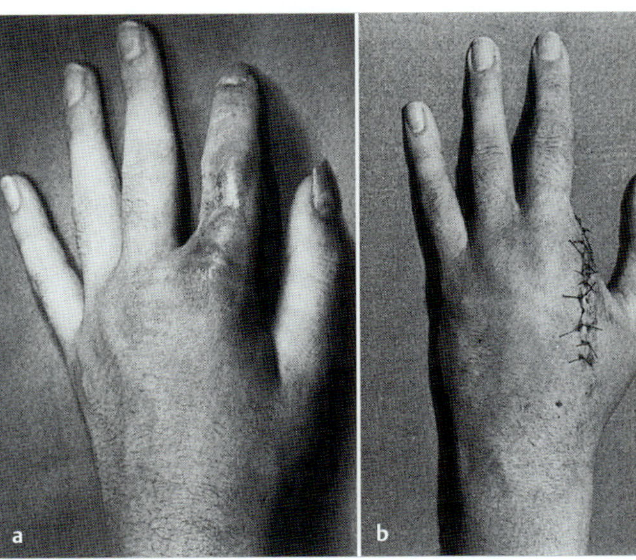

Abb. 13.14 Chronische Osteomyelitis des Zeigefingergrundglieds (Beispiel für eine 4-Finger-Hand).
a Zustand mit Zerstörung des Streckapparats.
b Zeigefingeramputation entsprechend ▶ Abb. 13.13b.

Mittel- und Ringfinger (Handverschmälerung)

Bei Amputationen von Mittel- und Ringfinger sind erhalten gebliebene Grundphalanxstümpfe im Gegensatz zum Zeigefinger funktionell wichtig. Andernfalls können leicht kleinere Gegenstände aus der zugreifenden Hand fallen. Hinzu kommt, dass auf Höhe der Mittelhandköpfchen das Lig. metacarpeum transversum profundum mit seiner Bedeutung für die Stabilität des Handgewölbes verläuft. Man sollte daher mit Nachresektionen im Metakarpalbereich, vor allem bei Schwerarbeitern, zurückhaltend sein.

Wird aus ästhetischen Gründen (Frauen, Kinder) oder, weil außer der Amputation das Grundgelenk zerstört ist, die Entfernung eines Amputationsstumpfs des 3. oder 4. Fingers gewünscht, so kommen 2 Operationsverfahren infrage (▶ Abb. 13.15):

Basisnahe Resektion des Os metacarpale III oder IV

Beim Anlegen des Hautschnittes muss darauf geachtet werden, dass eine einwandfreie Interdigitalfalte zwischen den intakten Nachbarfingern entsteht. Die Schnittführung reicht dorsal bis zur Basis des betreffenden Mittelhandknochens nach proximal. Ist der Knochen basisnah osteotomiert, wird er von seinem Weichteilmantel (Muskel, Bänder) abgelöst und mit dem Fingerstumpf entfernt. Die Resektion der Nerven und Gefäße des betroffenen Fingerstrahls erfolgt auf Höhe der ehemaligen Grundgelenke.

Die Nervenstümpfe lassen sich gut mit verbliebener Handbinnenmuskulatur decken. Die proximalen Sehnenstümpfe werden gekürzt und gleiten nach zentral zurück. Die durch die knöcherne Resektion entstandene Lücke ist durch straffes Vereinigen der benachbarten Weichteile vor allem der Anteile des Lig. metacarpeum transversum (▶ Abb. 13.15b) zu schließen. Eine Entlastung dieser Bandnaht kann man mit kräftigem resorbierbarem Nahtmaterial, welches im distalen Bereich um die benachbarten Mittelhandknochen herumgeführt wird, erreichen. Postoperativ empfiehlt es sich, durch eine entsprechende Verbandstechnik die Verschmälerung der Hand zu unterstützen, bis eine ausreichende stabile Vernarbung eingetreten ist (im Allgemeinen nach 3 – 4 Wochen).

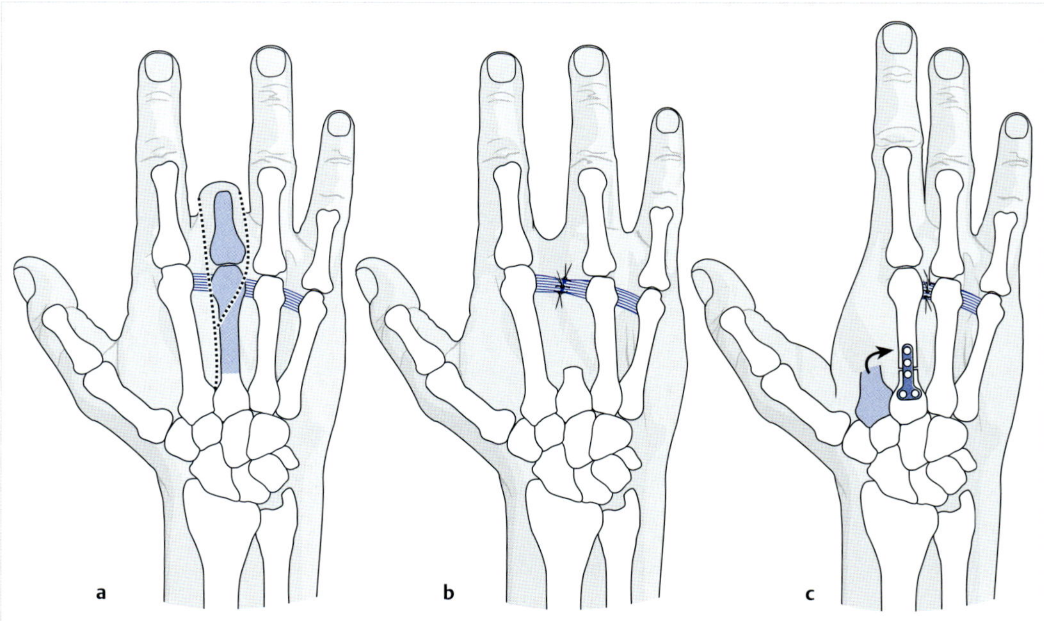

Abb. 13.15 Resektion des 3. Mittelhandstrahls).
a Vorschlag für die Hautinzision.
b Nach basisnaher Resektion erfolgte Naht der Stümpfe des Lig. metacarpeum transversum.
c Alternative Transposition des 2. Fingerstrahls.

Dieser Eingriff bedeutet einen geringeren Aufwand als die nachfolgend beschriebene Fingertransposition (▶ Abb. 13.15c). Allerdings werden bisweilen eine störende Instabilität des Mittelhandgewölbes und eine Änderung der Rotationsverhältnisse der Nachbarfinger nach der Resektion im Mittelhandbereich bemerkt.

Transposition der Nachbarfinger

(2. Strahl bei einer Resektion des 3.; 5. Strahl bei einer Resektion des 4.) Hier ergeben sich im Allgemeinen funktionell stabilere und unauffälligere Ergebnisse (▶ Abb. 13.16) [10]. Die Schnittführung muss ebenfalls eine gute Interdigitalfalte gewährleisten und ist derjenigen bei der einfachen Resektion ähnlich. Die Höhe der basisnahen Osteotomie im betroffenen Mittelhandknochen entscheidet über die Position des Grundgelenks gegenüber den Grundgelenken der Nachbarfinger. Im Allgemeinen sollen die umgesetzten Mittelhandköpfchen die Position einnehmen, die man normalerweise am resezierten Fingerstrahl vorfindet. Zusammen mit dem betroffenen Mittelhandknochen werden aus Platzgründen die dazugehörigen Mm. interossei entfernt und die Versorgung der Sehnen und Nervenstümpfe erfolgt in der zuvor beschriebenen Weise. Danach wird der basisnah durchtrennte Mittelhandknochen des umzusetzenden Fingers auf den vorbereiteten Stumpf des entfernten Fingerstrahls transponiert. Die Verankerung im knöchernen Bereich kann mithilfe kleiner AO-Platten oder bei schrägen Osteotomien mit interfragmentärer Verschraubung durchgeführt werden.

Wird der 5. Finger auf den 4. Strahl transponiert, dann ist im Gegensatz zur Zeigefingertransposition eine leichte Verlängerung notwendig, um das Grundgelenk in die richtige Position zu bringen. Zusätzlich werden nach erfolgter Osteosynthese die verbliebenen Anteile des Lig. metacarpeum profundum miteinander vernäht (▶ Abb. 13.15c).

13.2.4 Nachbehandlung

Bei Amputationsstümpfen im Fingerbereich erfolgt im Allgemeinen keine Ruhigstellung. Der Patient soll zu einer frühzeitigen aktiven Bewegungstherapie angehalten werden. Es ist sinnvoll, den Amputationsstumpf durch anfänglich vorsichtiges und später intensiveres Beklopfen an seiner Spitze abzuhärten [10]. Diese Maßnahme kann zuerst relativ schmerzhaft sein, jedoch zeigt sich bereits nach 14 Tagen eine verminderte Berührungsempfindlichkeit. Liegen reizfreie Stumpfverhältnisse vor und bestehen Probleme bezüglich der Gebrauchsfähigkeit, dann müssen funktionsverbessernde operative Folgeeingriffe erwogen und einer möglichen prothetischen Versorgung gegenübergestellt werden.

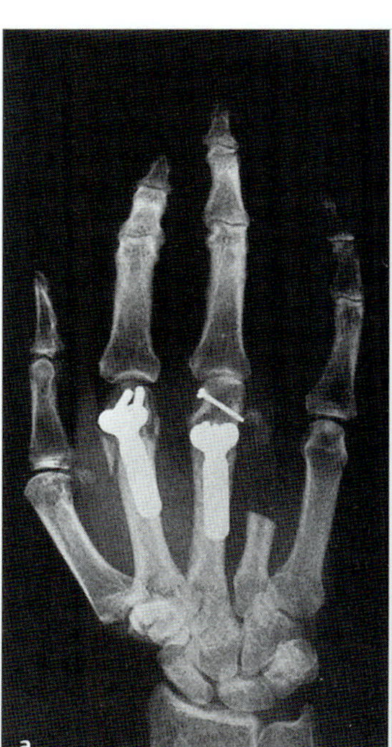

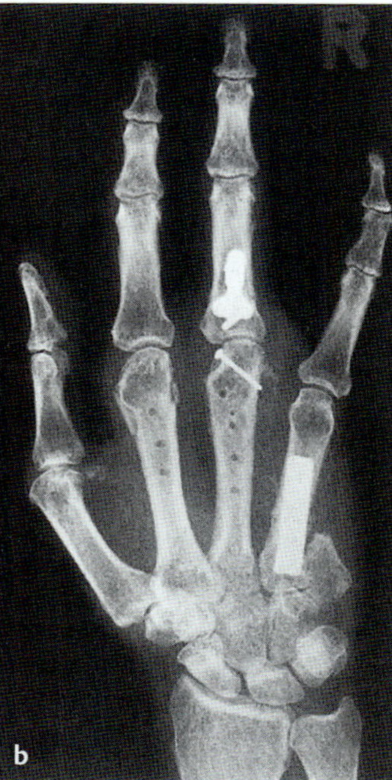

Abb. 13.16 Beispiel für eine Fingerstrahltransposition).

a Röntgenbefund nach operativer Versorgung einer distalen Mittelhandquetschung mit Trümmerfraktur der MC-II-und -III-Köpfchen und Zerstörung des 4. Strahles.

b Im Rahmen der sekundären Korrektur: Umsetzen des 5. Strahles in die Position des 4., gleichzeitig Drehosteostomie an der Basis des Mittelfingergrundglieds wegen einer Rotationsfehlstellung.

13

Bei diesen Prothesen ist zu unterscheiden zwischen den ästhetisch sehr unauffälligen Schmuckprothesen und Prothesen, die eine gewisse Funktion zulassen.

Bei Handamputationen kommen myoelektrische Prothesen infrage, deren Gebrauch ein intensives Erlernen erfordert. Hierbei haben ältere Patienten meist Schwierigkeiten, so dass Hilfsprothesen, die einfache Haltetätigkeiten gestatten, günstiger sein können.

Literatur

[1] American Replantation Mission to China. Replantation in China. Plast Reconstr Surg. 1973; 52: 474

[2] Biemer E, Duspiva W. Rekonstruktive Mikrogefäßchirurgie. Berlin: Springer; 1980

[3] Brug E. Problematik der Replantationschirurgie. Handchirurgie. 1977; 9: 77

[4] Jacobson JH, Suarez EL. Microsurgery in anastomosis of small vessels. Surg Forum. 1960; 11: 243

[5] Komatsu S, Tamai S. Successful replantation of a completely cut-off thumb. Case Report. Plast Reconstr Surg. 1968; 42: 374

[6] Mandel H, Freilinger G, Holle J. Misserfolge und Komplikationen in der Mikrogefäßchirurgie. Handchirurgie. 1977; 9: 63

[7] O'Brien BM, Miller GD. Digital reattachment and revascularization. J Bone Jt Surg. 1973; 55-A: 714

[8] O'Brien BM, MacLeod AM, Miller GD, Newing RK, Hayhurst JW, Morrison WA. Clinical replantation of digits. Plast Reconstr Surg. 1973; 52: 490

[9] Peacock EE Jr. Metacarpal transfer following amputation of a central digit. Plast Reconstr Surg. 1962; 29: 345

[10] Pfenninger B, Waldner-Nilsson B. Ergotherapie bei Erkrankungen und Verletzungen der Hand. 2. Aufl. Berlin: Springer; 1984

[11] Rudigier J, Walde HJ, Grönninger J, Wendling P. Beurteilung und Behandlung postoperativer Komplikationen nach mikrochirurgischen Replantationen. Chir Praxis. 1980; 27: 691

[12] Rudigier J. Die Kühlung von Amputaten auf dem Transport. Dt Med Wochenschr. 1982; 107: 1116

[13] Smith JW. Microsurgery of peripheral nerves. Plast Reconstr Surg. 1964; 33: 317

[14] Sturzenegger M, Büchler U, Frey HP. Ringavulsionsverletzungen: Verfeinerte Indikationsstellung zur Replantation. Handchir Mikrochir Plast Chir. 1988; 20: 255

[15] Zhong-Wei C, Dong-Yue Y, Di-Sheng C. Microsurgery. Shanghai Scientific and Technical Publishers. Berlin: Springer; 1982

[16] Zwank L, Schweiberer L. Ergebnisse von Replantationen im Bereich der Hand. Unfallheilkunde. 1979; 82: 246

Kapitel 14

Sekundär-rekonstruktive Eingriffe nach Fingerverlusten

14

14 Sekundär-rekonstruktive Eingriffe nach Fingerverlusten

14.1 Allgemeines

Ziel derartiger Eingriffe sind die Verbesserung oder Wiederherstellung der Greiffähigkeit nach Amputationen des Daumens oder mehrerer Finger II–V. Mikrochirurgische Verfahren haben auch hier die Möglichkeiten für rekonstruktive Eingriffe erweitert [2], [14].

Es ist nicht sinnvoll, ein einheitliches Vorgehen zu empfehlen. Jeder Fall hat seine besondere Problematik. Im Rahmen dieses Kapitels sollen daher vor allem die gängigsten Möglichkeiten aufgezeigt werden.

14.2 Indikation und Verfahrenswahl

Eine unbedingte Indikation zur Rekonstruktion eines fehlenden Daumens besteht vor allem bei beidseitigen schweren Handverletzungen mit Behinderung der Greiffähigkeit.

Mehrere Verfahren stehen zu Verfügung. Ihre Auswahl hängt von den jeweiligen Ansprüchen des Patienten ab. Neben *funktionellen Überlegungen* spielen in großem Maß auch *ästhetische und psychologische Probleme* eine Rolle. So fällt z. B. manchen Patienten der Entschluss, einen intakten Finger II–V als Daumen umsetzen zu lassen, schwer oder viele Patienten werden von dem Gedanken, eine Zehe als Ersatzdaumen akzeptieren zu müssen, erschreckt. Für einige Verfahren sind normale anatomische Gefäßverhältnisse in dem erhalten gebliebenen Handteil eine wichtige Vorbedingung.

Bei vollständigem oder teilweisem Verlust mehrerer oder aller Finger II–V können Indikationsstellung und Auswahl des infrage kommenden Eingriffs sehr schwierig sein.

Auch hier muss sorgfältig beachtet werden, für welche Funktion der Patient die Hand besonders benötigt.

14.3 Eingriffe bei Daumenverlust

14.3.1 Phalangisation des 1. Mittelhandknochens

Eine *Vertiefung der 1. Zwischenfingerfalte* [6] stellt bei einer ausreichenden Länge des Daumenstumpfs eine einfache und die Greiffähigkeit für manche Patienten ausreichend verbessernde Maßnahme dar. Das Verfahren kommt nicht in Betracht, wenn die Amputation proximal des Grundgelenks erfolgt ist. Außerdem müssen die Weich-

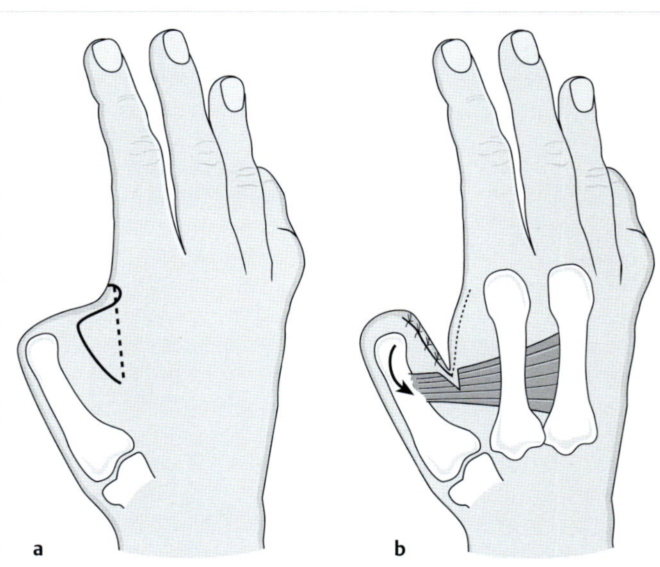

Abb. 14.1 Phalangisation des 1. Mittelhandknochens.
a Z-förmige Schnittführung.
b Nach durchgeführter Versetzung des Ansatzes des M. adductor pollicis oder nach Einkerben dieses Muskels.

teilverhältnisse über dem Daumenstumpf einwandfrei sein.

Bei der operativen Ausführung wird über eine Z-förmige Schnittführung [3] versucht, eine größtmögliche Vertiefung in der Zwischenfingerfalte zwischen 1. und 2. Strahl zu erreichen (▸ Abb. 14.1). Dabei wird der M. adductor pollicis entweder eingekerbt oder sein Ansatz, der sich normalerweise im Grundgelenkbereich befindet, wird nach proximal verlagert und mit dem Periost vernäht.

Das optische und funktionelle Ergebnis stellt vielfach dann zufrieden, wenn es sich um die nichtdominierende, linke Hand handelt oder noch längere Anteile des Grundglieds vorhanden sind.

Eine *spezielle Nachbehandlung* ist im Allgemeinen nicht erforderlich.

14.3.2 Osteoplastische Daumenstumpfverlängerung

Die Verfahren, mithilfe von Knochenspänen und Hautlappen einen Daumenstumpf zu verlängern, sind aufwendiger als das zuvor geschilderte. Der Funktionsgewinn für den Patienten ist jedoch entsprechend größer. Auch kann eine osteoplastische Daumenverlängerung mit der Vertiefung der 1. Zwischenfingerfalte kombiniert werden.

Knochenspaninterposition

Durch die Interposition eines Knochenspans [3], [5] in den Schaft des osteotomierten 1. Mittelhandknochens (▸ Abb. 14.2) lässt sich je nach Dehnbarkeit der umgebenden Weichteile ein Längengewinn von 1 – 1,5 cm erreichen. Der Mittelhandknochen wird dorsal zwischen kurzer und langer Strecksehne dargestellt, mit der oszillierenden Säge quer osteotomiert und distrahiert. Die entstehende Lücke füllt ein vom Beckenkamm entnommener Knochenspan aus. Die Fixierung erfolgt am sichersten mit einer kleinen, möglichst winkelstabilen Platte. Nach 6 – 8 Wochen liegt im Allgemeinen eine stabile knöcherne Einheilung vor.

Gegenüber der unten beschriebenen Kallusdistraktionsmethode bestechen hier die kürzere Einheilungszeit und die frühere Verwendbarkeit der Hand.

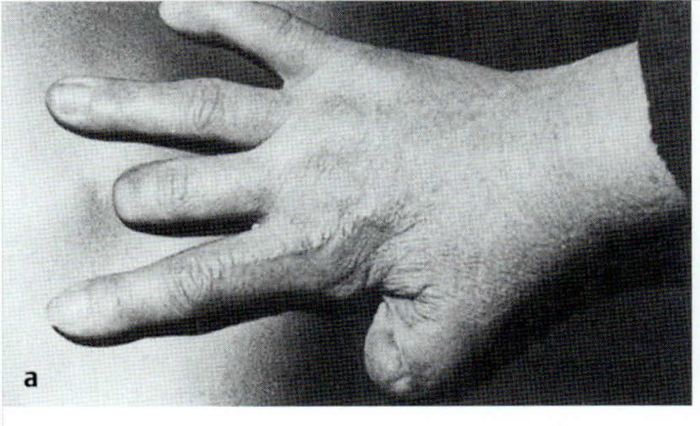
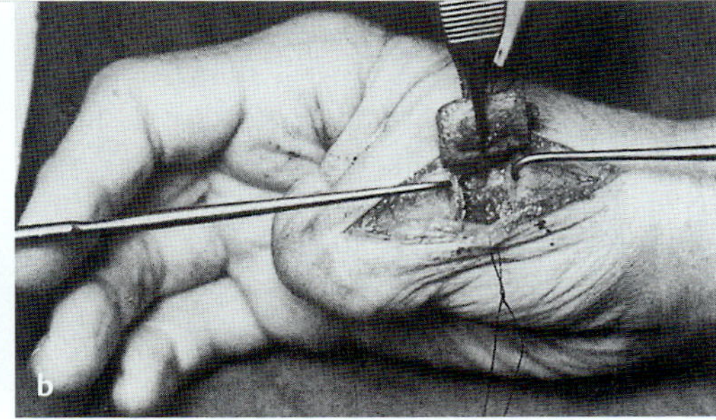
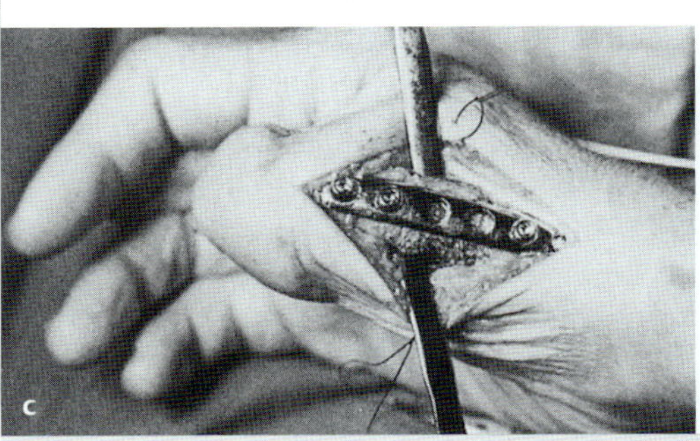
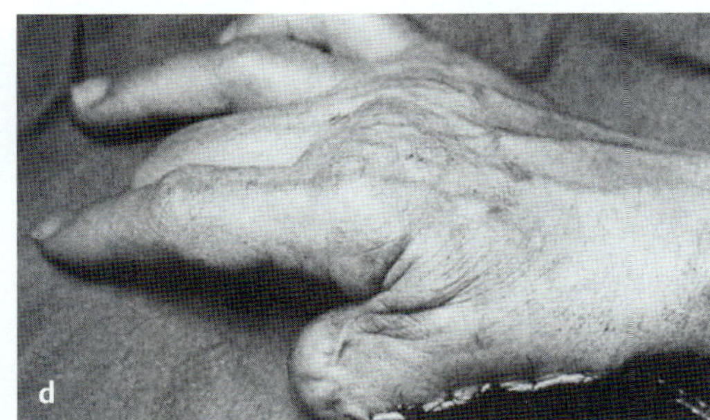

Abb. 14.2 Knochenspaninterposition zur Verlängerung des 1. Strahles.
a Ausgangsbefund.
b Einsetzen des Spanes in das nach der Osteotomie auseinandergezogene Metakarpale I.
c Stabilisierung mit einer Kleinfragmentplatte.
d Postoperativer Zustand.

Gute Weichteilverhältnisse und eine qualitativ hochwertige Deckung des Amputationsstumpfs sind Voraussetzung für diesen Eingriff.

Distraktionsverlängerung (Kallusdistraktion)

Eine weitere gute Möglichkeit, bei einem traumatischen oder angeborenen Fehlen des Daumens die Greiffunktion wieder herzustellen, ist die kontinuierliche Distraktion des osteotomierten 1. Mittelhandknochens.

Die Distraktion selbst dauert ca. 6 Wochen, die anschließende knöcherne Konsolidierung des zwischen den distrahierten Osteotomiestellen entstandenen Kallus kann noch weitere 4 – 6 Monate betragen [9], [10], [11]. Bei Kindern reichen oftmals bereits 2 – 3 Monate aus.

Verlängerungen bis zu 150% der Ausgangslänge sind bei günstiger Weichteilsituation beschrieben. Die Weichteile selbst (Haut, Nerven, Gefäße) verlängern sich durch die langsam erfolgende Distraktion entsprechend mit.

Operatives Vorgehen

Die Operation wird in Blutleere durchgeführt und beginnt mit einer Längsinzision zwischen der Extensor-pollicis-longus- und -brevis-Sehne. In der Mitte des 1. Mittelhandstrahls wird das Periost ebenfalls durch eine Längsinzision gespalten und im vorgesehenen Osteotomiebereich vorsichtig vom Knochen abgelöst. Der 1. Mittelhandknochen wird dann in Schaftmitte unter Schonung des Periostschlauches quer mit einer oszillierenden Säge durchtrennt. Proximal und distal der Osteotomie werden einem Kirschner-Draht ähnliche Schrauben eines Minidistraktors eingebracht und danach der Distraktor selbst mit 2 Backen und der gewindetragenden Distraktionsstange montiert. Bei einigen Distraktoren reicht die einseitige Montage, bei anderen Modellen werden jeweils 2 Kirschner-Drähte proximal und distal verwendet und quer palmarseitig der Strecksehnen platziert, so dass beidseits Distraktionsstangen über ringförmige Bügel befestigt werden können.

Zunächst wird der Osteotomiespalt vorsichtig komprimiert, dies geschieht unter der Vorstellung, dass hierdurch die Knochenregeneration besser angeregt wird [10], [11].

Nach einer Woche wird dann mit der Distraktion begonnen. Diese erfolgt bei einem Teil der Autoren in täglichen Distraktionsschritten von 0,5 – 1 mm über 5 – 6 Wochen [1].

Andere Autoren distrahieren anfangs mehr (bis zu 2,4 mm) und reduzieren gegen Ende des Distraktionszeitraumes hin [11].

Nach Beendigung der Distraktion muss das Gerät weiter montiert bleiben, da mit einer spontanen, ausreichend festen knöchernen Durchbauung bei Erwachsenen erst nach 3 – 6 Monaten zu rechnen ist. Abkürzen kann man diese Zeitspanne, indem man 4 Wochen nach Distraktionsende einen kortikospongiösen Beckenkammspan interponiert.

Im Beispiel der ▶ Abb. 14.3 war im Vertrauen auf die kindliche Knochenregeneration bereits nach 5 Wochen der Distraktor entfernt worden, 2 Wochen später kam es zur Fraktur.

Häufig ist es sinnvoll, die Operation mit einer Vertiefung der 1. Zwischenfingerfalte durch eine Z-Plastik und mit der Einkerbung des M. adductor pollicis (▶ Abb. 14.1) zu kombinieren [11] (▶ Abb. 14.3).

Distale Spanverlängerungen

Da diese Verfahren in der Ära des mikrochirurgischen Daumenersatzes inzwischen historisch sind, sei auf die Literatur verwiesen, z. B. Verlängerung nach Gillies [12] oder die Kombination einer osteoplastischen Aufstockung in Verbindung mit Fernlappenplastiken [8], [13]. Bei speziellen Konstellationen von Verletzungsmustern und anatomischen Gegebenheiten sind sie gelegentlich noch erwägenswert.

Nachbehandlung

Ein ergotherapeutisches Geschicklichkeits- und Krafttraining sollte nach knöcherner Konsolidierung des verlängerten Daumenstumpfs 2 – 3-mal wöchentlich über 2 – 3 Monate erfolgen, um den funktionellen Gewinn auch wirklich auszuschöpfen.

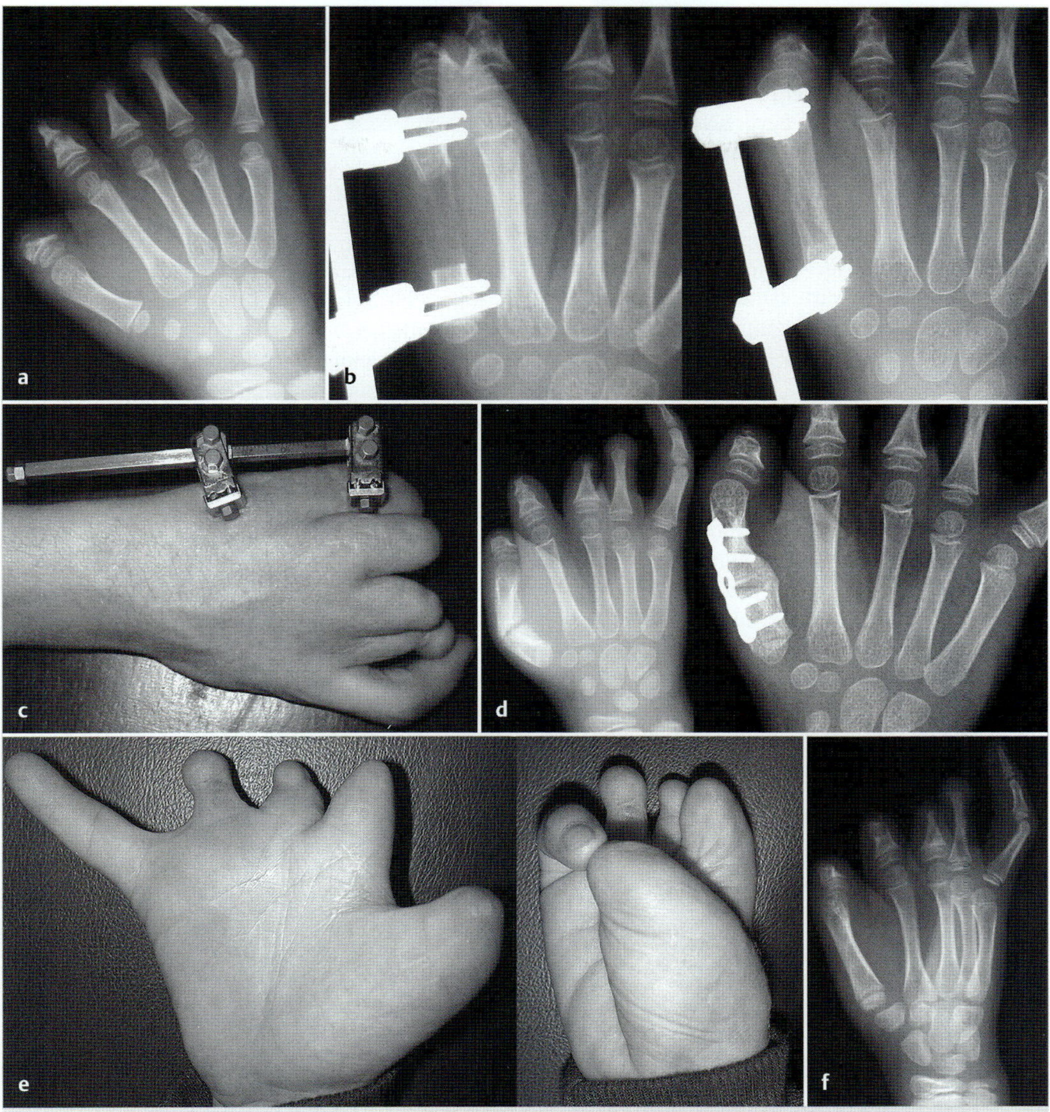

Abb. 14.3 Kallusdistraktion bei einem 7 Jahre alten Patienten mit fehlendem Daumen bei einem komplexen Schnürringsyndrom.
a Ausgangssituation bei bereits vertiefter 1. Interdigitalfalte (▶ Abb. 14.1).
b Röntgenologische Situation nach 6 und 9 Wochen Distraktion.
c Klinische Situation vor Entfernen des Distraktors nach 14 Wochen.
d Fraktur 2 Wochen nach Distraktorentfernung und Ausheilung 6 Wochen nach Stabilisierung mit Platte.
e Funktion 4 Monate nach Beginn der Kallusdistraktion.
f Die Röntgenkontrolle nach 3 Jahren zeigt ein gutes Mitwachsen des distrahierten 1. Mittelhandknochens.

14.3.3 Fingertransposition

Der Ersatz eines amputierten Daumens durch einen intakten oder teilamputierten Finger II–V wurde schon Ende des 19. Jahrhunderts vorgenommen [4]. Verschiedene Handchirurgen arbeiteten das Verfahren der Fingertransposition an einem neurovaskulären Stiel während und kurz nach dem 2. Weltkrieg weiter aus [5], [7]. Auf diesen Vorschlägen basieren die auch heute noch gängigen Operationsverfahren.

Auswahl des Fingers

Grundsätzlich kommt jeder der Finger II–V für einen neurovaskulär gestielten Transfer auf den 1. Mittelhandstrahl infrage. Bevorzugt werden in ihrer Funktion gestörte oder teilamputierte Finger, wodurch der Funktionsverlust am Entnahmeort gering bleibt. Vorausgesetzt werden muss jedoch, dass bezüglich der Sensibilität und Weichteildeckung einwandfreie Verhältnisse vorliegen und dass mit intakten Mittelhandarterien gerechnet werden kann. Lagen Verletzungen bis in den Hohlhandbereich vor, so sollte man präoperativ eine Angiografie durchführen, denn wenigstens eine Mittelhandarterie zum ausgewählten Finger muss intakt sein.

Falls alle Finger II–V unverletzt sind, wird meist der Zeigefinger für die Transposition bevorzugt [3].

Der *Vorteil* einer Fingertransposition ist vor allem in dem guten ästhetischen Ergebnis zu sehen.

Als *Nachteil* gilt gelegentlich, dass neben der Opferung eines intakten Fingers auch Schwierigkeiten bei seiner Verwendung als Daumen entstehen. Das notwendige Umlernen ist bei Kindern weniger problematisch als bei Erwachsenen. Vorschläge, die gestielten Nerven zu durchtrennen und mit Originaldaumenstümpfen mikrochirurgisch zu vernähen, berücksichtigen dieses Problem zwar und der transportierte Finger wird leichter als Originaldaumen empfunden, jedoch opfert man dabei einen Teil der Sensibilität.

Operatives Vorgehen

Zur Präparation der Nerven-Gefäß-Bündel ist die Anwendung optischer Hilfsmittel (Lupenbrille oder Operationsmikroskop) ratsam.

Mikrochirurgische Nahttechniken werden bei versehentlicher Verletzung eines Nervs oder einer Arterie notwendig. Auch kann die mikrovaskuläre Herstellung eines dorsalen Venenabflusses mithilfe einer Mikrogefäßanastomose zwischen entsprechenden Hautnerven bei Verwendung der Finger III–V sinnvoll sein, da hier keine dorsale subkutane Weichteilbrücke erhalten bleibt.

Als Beispiel wird hier die Transposition eines intakten Zeigefingers beschrieben [3], [5]. ▶ Abb. 14.4a zeigt den knöchernen Resektionsbereich. Die Haut in der 1. Zwischenfingerfalte wird als palmarer Lappen abgehoben, darunter werden der Stumpf des 1. Mittelhandknochens und die Strukturen des Zeigefingers präpariert.

Folgende Strukturen trennt man vom 1. Mittelhandknochen ab:

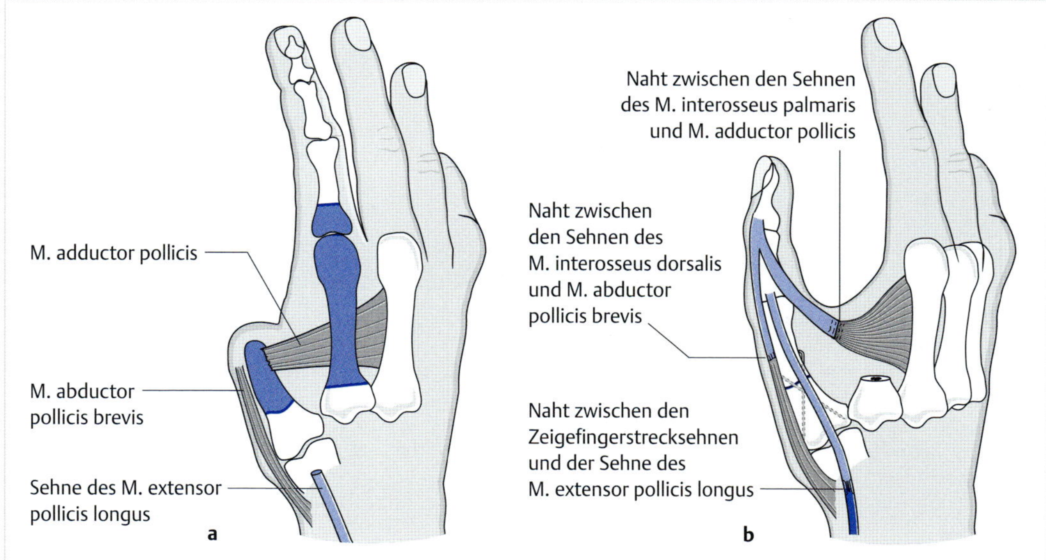

Abb. 14.4 Zeigefingerpollizisation bei Daumenverlust.
a Eingezeichnete knöcherne Resektionsabschnitte (dunkel).
b Die Situation am Ende der Transposition mit knöcherner Fixierung des Ersatzdaumens in ca. 100° Oppositionsstellung und nach Vereinigung der Strukturen des Streckapparats mit den wichtigsten Strecksehnen sowie dem M. adductor pollicis des Daumenstumpfs.

- M. adductor pollicis,
- Ansatz des M. abductor pollicis brevis,
- Sehne des M. extensor pollicis longus,
- sofern vorhanden, den M. flexor pollicis brevis.

Am 2. Mittelhandstrahl stellt man die beiden beugeseitigen Nerven-Gefäß-Bündel zusammen mit ihren feinen Begleitvenen dar. Der ulnare Mittelhandnerv besteht zur Hälfte aus Faszikeln für die Radialseite des Mittelfingers. Sie werden bis in die Gegend des oberflächlichen Hohlhandbogens vorsichtig unter der Lupenbrille aufgespalten. Der zum 3. Finger ziehende Arterienast wird nach der Aufgabelung der Mittelhandarterie unterbunden, so dass auch die ulnare Mittelhandarterie vollständig für den Zeigefinger erhalten bleibt. Die peripheren sehnigen Abschnitte der Mm. interosseus dorsalis I und interosseus palmaris I bleiben am Finger, ihre proximale Muskulatur wird reseziert, die Durchtrennung der Zeigefingerstrecksehne erfolgt in der Mitte der Mittelhand. Damit der Ersatzdaumen die richtige Länge aufweist, ist bei Verwendung eines intakten Zeigefingers eine Resektion an der Basis des Grundglieds und an der Basis des 2. Mittelhandknochens vorzunehmen. Das Zwischenstück, welches das Grundgelenk enthält, wird entfernt.

Der zu transportierende Finger bleibt außer an den beugeseitigen Nerven-Gefäß-Bündeln und einer dorsalen, eine Vene tragenden Weichteilbrücke nur noch an den Beugesehnen gestielt und wird um ca. 100° gedreht auf dem Stumpf des Metakarpale I fixiert (▶ Abb. 14.4b). Die Fixierung kann mithilfe einer kleinen AO-Platte, bei einer schräg erfolgten Osteotomie mit einer kleinen Zugschraube oder auch mit Kirschner-Drähten erfolgen. An die Osteosynthese schließt sich die Naht der beiden Zeigefingerstrecksehnen an den Stumpf der Sehne des M. extensor pollicis longus an. Die Sehne des M. interosseus dorsalis I wird mit dem M. abductor pollicis brevis und die Sehne des M. interosseus palmaris I mit dem M. adductor pollicis vernäht. Mit dem beugeseitigen, zu Beginn der Operation über der 1. Zwischenfingerfalte abpräparierten Hautlappen wird dann die 1. Zwischenfingerfalte wieder spannungsfrei gedeckt. Auf die Tatsache, dass bei schonender Präparation auch vom Zeigefinger zum Handgelenk ziehende dorsale Venen in einem subkutanen Streifen geschont werden können, wurde bereits hingewiesen. Allerdings reichen unter Umständen die feinen Begleitvenen der beugeseitigen Nerven-Gefäß-Bündel, sofern diese bei der Präparation erhalten geblieben sind, für den venösen Rückfluss aus.

Soll ein teilamputierter Finger II–V transplantiert werden, dann muss die Knochenresektion im Mittelhandbereich entsprechend kleiner erfolgen oder sie erübrigt sich ganz.

Nachbehandlung

Wegen der durchgeführten Sehnen- bzw. Muskelnähte ist eine 3-wöchige postoperative Ruhigstellung mit einem entsprechenden Gipsverband notwendig. Daran schließt sich eine zunächst vorsichtige krankengymnastische Übungsbehandlung an, die ab der 5. Woche intensiviert und durch ein ergotherapeutisches Geschicklichkeitstraining ergänzt wird.

14.3.4 Freie Zehentransplantation

Nachdem durch die Fortschritte der Mikrochirurgie die Voraussetzung für eine freie Zehentransplantation mit direktem Gefäß- und Nervenanschluss geschaffen war, wurden anfangs bevorzugt komplette Großzehen als Daumenersatz transplantiert [3].

Aus kosmetischen Gründen wird inzwischen meist nur noch ein Teil des Großzehenweichteilmantels, der das Nagelbett einschließt, mit den plantaren Nerven und der A. metatarsea I bzw. A. dorsalis pedis und der Hälfte der Grund- und Endgliedknochen transplantiert. Das Knochengerüst kann auch z. T. durch kortikospongiöse Beckenkammspäne rekonstruiert werden, die dann mit dem Großzehenweichteilmantel umhüllt werden.

Wegen der geringeren Verstümmelung am Fuß (▶ Abb. 14.5f) wird jedoch bei weitgehend komplettem Fehlen des 1. Mittehandknochens nach wie vor die 2. Zehe bevorzugt [2], [3], [14] (▶ Abb. 14.5).

Indikation zur freien Zehentransplantation

Eine *Indikation* für eine Zehentransplantation besteht vor allem dann, wenn aus irgendwelchen Gründen transponierbare Finger oder Fingerteile nicht zur Verfügung stehen, der Patient dies nicht wünscht oder wenn osteoplastische Daumenstumpfverlängerungen bei problematischen Weichteilverhältnissen nicht infrage kommen.

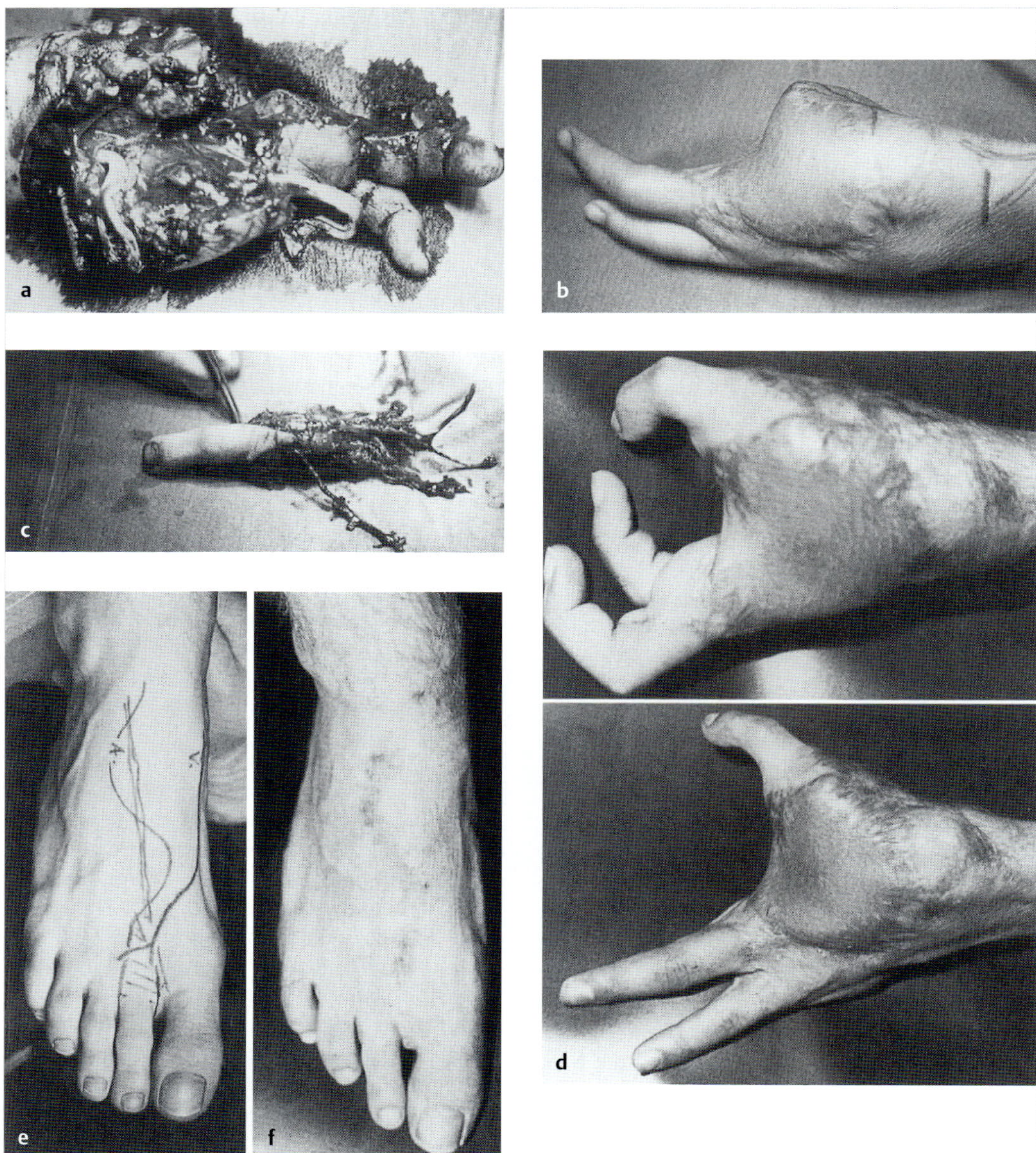

Abb. 14.5 Zweitzehentransplantation.

a Schwerste Handzerstörung mit vollständigem Verlust der ersten 3 Fingerstrahlen (Explosionsverletzung).
b 5 Monate nach primärer Defektdeckung mit einem Leistenlappen.
c Gehobene 2. Zehe des rechten Fußes.
d 3 Monate nach Transplantation.
e Rechter Fuß vor Zehenentnahme.
f Rechter Fuß 3 Monate nach Zehenentnahme.

Operatives Vorgehen bei der Zweitzehentranspantation

Eine präoperative Angiografie der Fußarterien ist empfehlenswert, um die Variationen der A. metatarsea I, die zur Versorgung der transplantierten 2. Zehe wichtig ist, zu erkennen.

Die Zehe wird im Mittelfußbereich gemeinsam mit einem möglichst langen Teil der A. dorsalis pedis, der hier beginnenden V. saphena magna, den Nerven, Beuge- und Strecksehnen entfernt [2], [14]. Die knöcherne Resektion erfolgt proximal des Metatarsaleköpfchens. Der Mittelfuß wird durch kräftige, die Metatarsalia I und III umgreifende Nähte aus resorbierbarem Nahtmaterial verschmälert und die Hautwunde wird unter Bildung einer sauberen Interdigitalfalte, ähnlich wie bei einer Mittelhandnachamputation des 3. und 4. Fingers (Kap. 13.2.3), verschlossen. Nach 4–5 Wochen ist der Fuß wieder belastbar.

Die knöcherne Fixierung des Mittelfußköpfchens auf den Rest des Os metacarpale I wird in einer 100–110° befragenden Oppositionsstellung zur Ebene der Finger II–V durchgeführt. Infrage kommen für die Fixierung: AO-Plättchen, intraossäre Drahtnähte oder K-Drähte. Bezüglich des arteriellen Gefäßanschlusses hat sich eine End-zu-Seit-Anastomose zwischen dem Haupttast der A. radialis in der Tabatière bewährt. Benachbart zu dieser Gefäßanastomose findet man ebenfalls anschlussfähige Handgelenkvenen (z. B. den Anfangsteil der V. cephalica). Die Zehennerven werden an palmare Nervenstümpfe im Thenarbereich, Beuge- und Strecksehnen an die entsprechend präparierten Sehnen des Daumenstumpfs angeschlossen.

Nachbehandlung

Die postoperative Verbandstechnik und medikamentöse Nachbehandlung gleicht dem Vorgehen nach Replantationen (Kap. 13.1.8). Nach 3 Wochen werden die krankengymnastischen Übungen intensiviert. Diese umfassen vor allem aktive und passive Maßnahmen, wobei erst nach 7 Wochen gegen Widerstand geübt werden sollte. Ab diesem Zeitpunkt ist zusätzlich ein ergotherapeutisches Geschicklichkeitstraining sinnvoll. Häufig ist bereits nach ca. 6 Wochen eine gute Schutzsensibilität in der transplantierten Zehe vorhanden, die sehr rasch als brauchbarer Daumen empfunden wird.

14.4 Maßnahmen bei multiplen Verlusten der Finger II–V

Fehlen 1–2 der Finger II–V, so besteht keine Notwendigkeit zu funktionsverbessernden Eingriffen. Auch wenn einer der 3 radialen Finger II–V funktionstüchtig erhalten geblieben ist, verbleibt außer einem Spitzgriff in geringem Umfang auch noch eine Greif- und Haltefunktion, so dass ein zusätzlicher Fingerersatz nur bedingt eine Funktionsverbesserung bringt.

Ist von den Fingern II–V lediglich der Kleinfinger vorhanden, dann kann bei intaktem oder rekonstruiertem Daumen eine entsprechende Umstellungsosteotomie (Dreh- und Abwinkelungsosteotomie) [3], [5], durchgeführt an der Basis des 5. Mittelhandstrahls, die Greiffunktion verbessern (▶ Abb. 14.6). Hierzu wird das Os metacarpale V

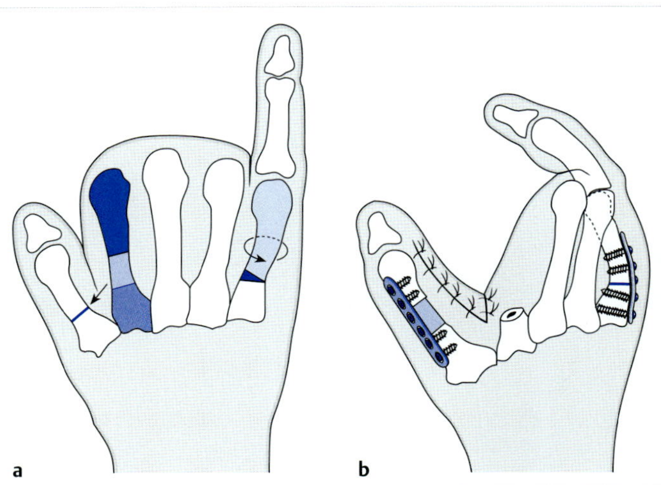

Abb. 14.6 Beispiel für eine Dreh- und Abwinklungsosteotomie des 5. Mittelhandknochens mit gleichzeitiger osteoplastischer Verlängerung des Os metacarpale I.
a Eingezeichnet sind die zu resezierenden bzw. umzusetzenden Knochenabschnitte.
b Nach Daumenverlängerung, Resektion des Metakarpale II mit Neubildung einer vertieften 1. Zwischenfingerfalte zwischen 1. und 3. Mittelhandstrahl und nach Umstellung des 5. Mittelhandstrahls.

14

von einem dorsalen, bogenförmigen Hautschnitt an der Grenze vom proximalen zum mittleren Drittel freigelegt und osteotomiert. Der Mittelhandstrahl wird danach um 45° in Opposition gedreht, eine zusätzliche Abwinklung nach palmar erreicht man durch die Resektion eines kleinen, keilförmigen Knochenstückes. Die Fixierung erfolgt am stabilsten durch eine Plattenosteosynthese.

Sind alle Finger II–V amputiert, kann durch *osteoplastische Verfahren* (Kap. 14.3.2) der 5. Mittelhandstrahl verlängert und in ähnlichen Winkelverhältnissen, wie man sie bei der zuvor beschriebenen Dreh- und Abwinklungsosteotomie anstrebt, aufgebaut werden. Auch hier kommt vor allem, wenn die Köpfchen der Mittelhandknochen fehlen, die freie Transplantation von Fußzehen einzeln oder die Zehen II und III en bloc, gemeinsam gestielt am oben beschriebenen Nerven-Gefäß-Bündel wie bei der alleinigen Transplantation der 2. Zehe, infrage. Die En-bloc-Transplantation der Zehen II und III kann allerdings zu einer erhöhten Spendermorbidität am Fuß führen mit der Notwendigkeit einer orthopädischen Schuhversorgung.

Literatur

[1] Belusa M. Die Distraktionsverlängerung bei der Brachymetakarpie. Handchir Mikrochir Plast Chir. 1994; 26: 298

[2] Biemer E, Duspiva W. Rekonstruktive Mikrogefäßchirurgie. Berlin: Springer; 1980

[3] Buck-Gramcko D. Wiederherstellungschirurgie bei Gliedverlusten. In: Nigst H, Buck-Gramcko D, Millesi H, eds. Handchirurgie. Bd. II. Stuttgart: Thieme; 1983

[4] Guermonprez E. Notes sur quelques resections et restaurations du ponce. Paris: Asselin; 1887

[5] Hilgenfeldt O. Operativer Daumenersatz und Beseitigung von Greifstörungen bei Fingerverlusten. Stuttgart: Enke; 1950

[6] Klapp R. Über einige kleinere plastische Operationen an Fingern und Hand. Dt Z Chir. 1912; 118: 479.

[7] Littler JW. The neurovascular pedicle method of digital transposition for reconstruction of the thumb. Plast Reconstr Surg. 1953; 12: 303

[8] Manninger J. Daumenersatz durch Fingerauswechslung und osteoplastische Methode mit Insellappenplastik nach Verletzungen. Handchirurgie. 1981; 13: 3

[9] Matev LB. Thumb Reconstruction after Amputation at the Metacarpophalangeal Joint by Bone-Lengthening. A Preliminary Report of Three Cases. J Bone Jt Surg. 1970; 52-A: 957

[10] Matev LB. The Bone-Lengthening Method in Hand Reconstruction: Twenty Years Experience. J Hand Surg. 1989; IIA: 376

[11] Pollack HJ. Rekonstruktion des traumatisch amputierten Daumens durch kontinuierliche Distraktion nach Matev. Handchir Mikrochir Plast Chir. 1994; 26: 291

[12] Reid DAC. The Gillies Thumb lengthening operation. Hand. 1980; 12: 123

[13] Varga A. Bewertungskriterien der Ergebnisse und Knochenspan-Resorption nach Daumenrekonstruktion. Handchirurgie. 1981; 13: 10

[14] Zhong-Wie C, Dong-Yue Y, Di-Sheng C. Microsurgery. Shanghai Scientific and Technical Publishers. Berlin: Springer; 1982

Kapitel 15

Besondere Kombinationsverletzungen

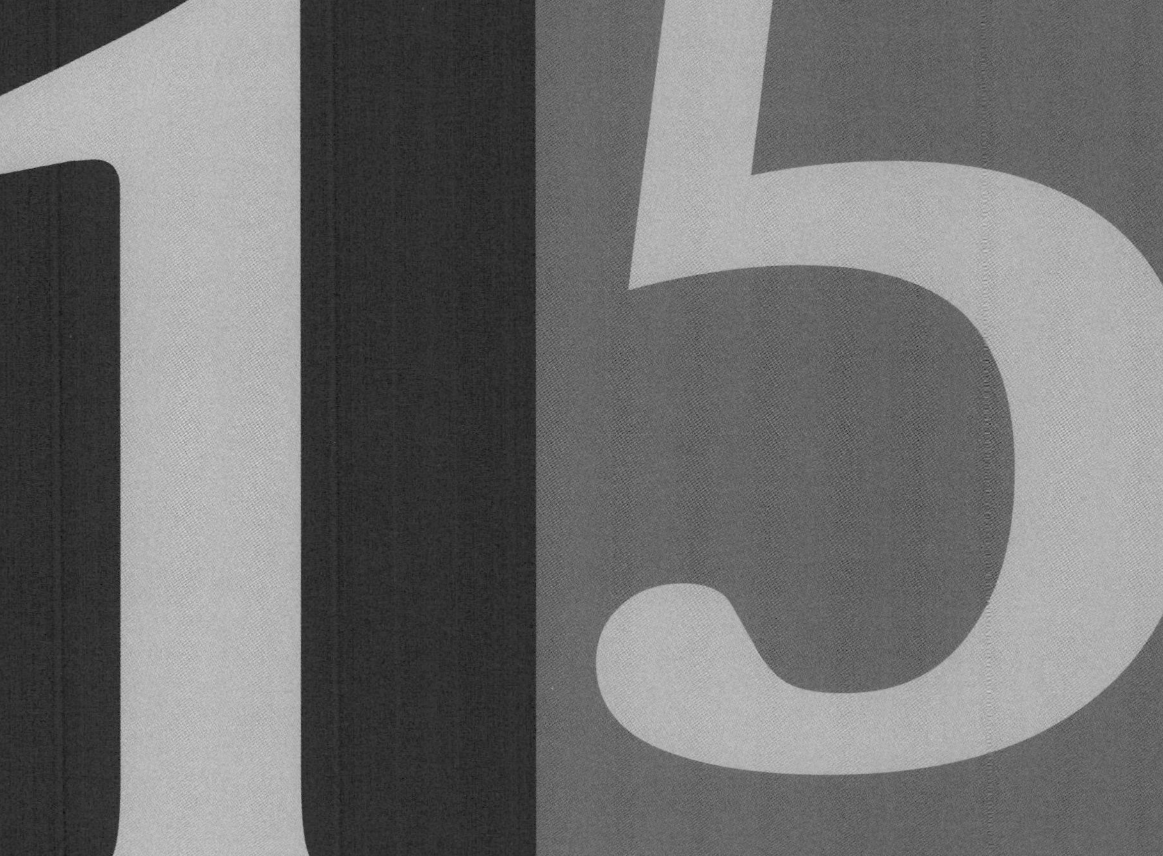

15 Besondere Kombinationsverletzungen

15.1 Allgemeines

Die in diesem Kapitel zusammengefassten komplexen Handverletzungen gehören der Schwere nach in die gleiche Verletzungskategorie wie die in den vorangegangenen Kapiteln behandelten Amputationsverletzungen. Auch hier sind operative Erfahrungen in der Versorgung von Sehnen, Nerven und Frakturen sowie in der plastischen Versorgung des Hautmantels erforderlich.

15.2 Quetschverletzungen

15.2.1 Problematik

Bei geschlossenen wie bei offenen Quetschverletzungen steht neben der direkten Gewebeschädigung eine ausgedehnte Ödembildung der kontusionierten Weichteile im Vordergrund. Die Schwellung kann durch Einblutungen aus Frakturen oder verletzten Hautgefäßen, vor allem in der Frühphase nach der Verletzung, verstärkt werden. Wird der durch die Ödembildung ausgelöste Gewebedruck nicht oder nur unzureichend abgeleitet, so nimmt die Behinderung der Blutzirkulation infolge des vermehrten Spannungszustandes weiter zu (Kap. 17.1.2). Ohne Änderung dieser Situation entstehen ausgedehnte Nekrosen oder ischämische Muskelkontrakturen (Kap. 17.1) und es droht eine Fibrose der im Verletzungsgebiet verlaufenden Nerven und damit ihr Ausfall.

Hinsichtlich der späteren Prognose ist zu bedenken, dass stark kontusionierte Gewebeabschnitte, selbst wenn keine Nekrosen entstehen, zu festen Verwachsungen mit Nachbarstrukturen neigen (z. B. Sehnen mit dem subkutanen Gewebe und dem Knochen, besonders bei zerstörtem Sehnengleitgewebe). Hinzu kommt eine Elastizitätseinbuße und Verhärtung, welche durch das längere Bestehen eines Ödems oder eines Hämatoms zusätzlich begünstigt werden.

15.2.2 Verletzungsarten

Neben alltäglichen Verletzungsvorgängen, die meist nur zu leichteren geschlossenen und weniger problematischen Teilquetschungen von Fingern oder der Mittelhand ohne allzu große Schädigung der tiefer liegenden Strukturen führen, kommen extreme Quetschverletzungen z. B. bei Überrolltraumen durch PKW-oder LKW-Reifen, schweren maschinellen Quetschungen und bei Verletzungen durch Transportwalzen (z. B. Druckereiwalzen) vor [7]. Bei diesen letzten Verletzungsarten kann eine zusätzliche, handschuhartige Hautablederung der direkt kontusionierten Haut in Teilbereichen vorliegen (▶ Abb. 15.1).

15.2.3 Präoperativer Befund

Bei allen Schweregraden von Quetschverletzungen ist präoperativ unbedingt eine Röntgendiagnostik durchzuführen, um das Ausmaß der knöchernen

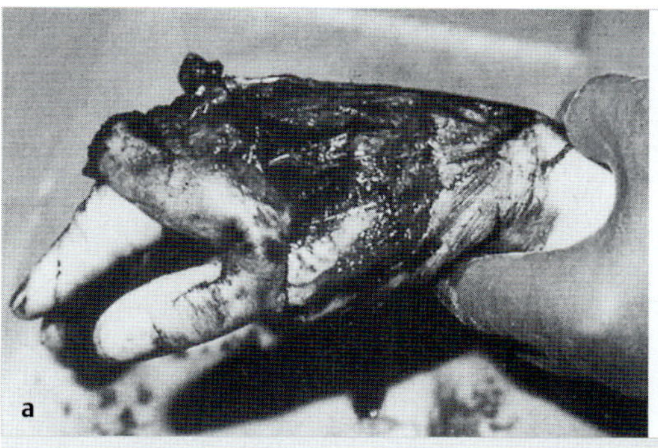

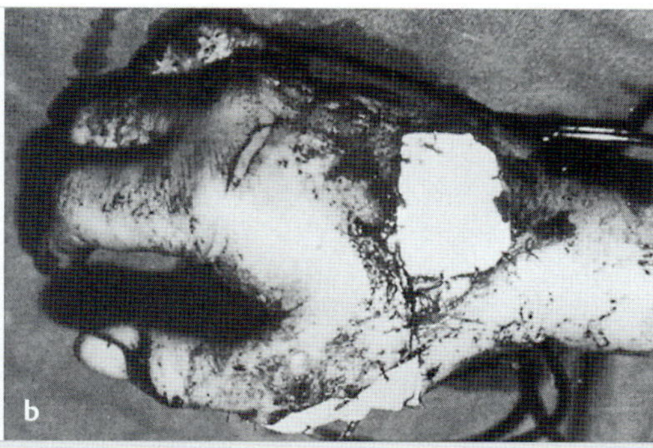

Abb. 15.1 Schwere maschinelle Quetschverletzung.
a Handschuhartige Hautablederung und Quetschung der Mittelhand in einer Transportwalze.
b Nach operativer Stabilisierung der Mittelhandfrakturen und Amputation des 4. Fingerstrahls. In offen gelassenen Hautwunden und Entlastungsschnitten ist Polyurethanschaumstoff-Folie zum vorübergehenden Hautersatz eingenäht.

Schädigung zu erkennen und ggf. die adäquate Frakturbehandlung einleiten zu können.

Bei offenen Verletzungen muss die weitere Untersuchung und Befunderhebung unter sterilen Operationsbedingungen zu Beginn der eigentlichen operativen Versorgung erfolgen. Dabei stellt sich bisweilen heraus, dass selbst bei schwersten Quetschtraumen, z. B. in der Mittelhand, die dort verlaufenden Arterien zum Teil intakt geblieben sind. Offenbar können hier die Nerven-Gefäß-Bündel während des Traumas in die Räume zwischen die Mittelhandknochen ausweichen. Außerdem bestehen mehrfach Kollateralen zu Arterien, die aus dem tiefen Hohlhandbogen entspringen. Zerstört werden die Arterien dann, wenn die Möglichkeit auszuweichen bei zu ausgedehnter Skelettzerstörung fehlt oder wenn das Kraftmaximum an Stellen auftritt, an denen die Gefäße, wie z. B. im Handwurzel- und Handgelenkbereich, direkt dem Knochen aufliegen.

Bei der Befunderhebung kann die Unterscheidung zwischen gesundem, einwandfrei durchblutetem, noch erholungsfähigem und sicher zerstörtem Gewebe sehr schwierig sein. Da deshalb nicht durchblutete Muskel- und Hautteile zurückbleiben können, sind offene Quetschverletzungen besonders infektionsgefährdet.

15.2.4 Behandlung

Hier ist eine Einteilung in geschlossene und offene Quetschverletzungen nur bedingt sinnvoll. Gemeinsam für beide Verletzungsarten ist die Notwendigkeit einer konsequenten Entlastung des Ödems (Kap. Dekompression und Kap. 17.1.3).

Folgende Grundprinzipien müssen bei der operativen Versorgung beachtet werden:

- Durchführung einer sicheren knöchernen Stabilisierung,
- Dekompression aller durch Hämatom oder Ödem gefährdeten Strukturen (Muskulatur, Nerven, Gefäße – Kompartmentsyndrom!),
- eine ausreichende Entfernung sicher zerstörter Haut- und Muskelteile,
- die absolut spannungsfreie Weichteildeckung mit der Möglichkeit einer guten Sekretableitung.

Trotz der Forderung nach Resektion zerstörter Gewebe muss man bei der Primärversorgung bestrebt sein, ein Optimum an Knochen- und Weichteilgewebe zu erhalten, wobei ggf. auch revaskularisierende mikrochirurgische Maßnahmen notwendig werden.

Zwar sollte bereits bei der Erstversorgung eine möglichst komplexe Rekonstruktion angestrebt werden, jedoch kann z. B. bei Nervendefekten zu einem späteren Zeitpunkt unter besseren Bedingungen eine Nerventransplantation erfolgen. Oder es wird eine unter dem Zeitdruck der notwendigen Revaskularisierung durchgeführte K-Draht-Osteosynthese nach Abheilen der Weichteile durch eine stabilere Plattenosteosynthese ersetzt. Auch sollte man daran denken, dass bei solchen schweren Kombinationsverletzungen ein gut geplantes, schrittweises Vorgehen manchmal der sichere Weg ist, um zu einem guten Endergebnis zu gelangen [7]. In solchen Fällen muss man jedoch von Anfang an die weiteren rekonstruktiven Möglichkeiten kennen und diese durch die Art der Primärversorgung bereits vorbereiten.

Knöcherne Stabilisierung

Charakteristisch für schwere Quetschverletzungen sind Stückfrakturen mit zahlreichen längsverlaufenden Frakturlinien im Mittelhand- und Fingerbereich, die bis in die Gelenkflächen reichen (▸ Abb. 5.6). Zur Stabilisierung kommen der Fixateur externe, die Trümmerzone überbrückende Plattenosteosynthesen (ideal sind winkelstabile Platten) oder axiale K-Drähte infrage.

Dekompression

Bei der Dekompression sog. *Kompartmentsyndrome* der Hand und gleichzeitig zur Ödemableitung aus dem Mittelhandbereich ist die Spaltung des Karpaltunnels am wichtigsten (Kap. 17.1.3 und Kap. Offenes operatives Vorgehen) [4], [6], [8]. Diese auch bei geschlossenen Quetschverletzungen ohne knöcherne Verletzungen notwendige Maßnahme kann bei direkter Gewalteinwirkung auf die Handwurzel ergänzt werden durch die Spaltung der Loge de Guyon über dem N. ulnaris (Kap. 19.5.1). Um einer ischämischen Kontraktur der Mm. interossei vorzubeugen, ist zusätzlich eine dorsale Eröffnung der Interdigitalräume [4] zwischen den Mittelhandknochen empfehlenswert. Bei geschlossenen Verletzungen sind diese Maßnahmen von längs verlaufenden Hautschnitten über dem Handrücken aus durchzuführen. Im Mittelhand- und Unterarmbereich müssen, falls hier ausgedehntere Quetschungen vorliegen, die Faszien betroffener Muskelgruppen längs gespalten werden. Falls der Thenar- oder Hypothenarraum (Kap. 16.4.3 u. ▸ Abb. 16.2) betroffen sind, müssen auch diese Räume ähnlich wie bei Abszedierungen eröffnet werden.

Resektion nekrotischer Gewebeteile

Hat man sich überzeugt, dass die arteriellen Hauptblutgefäße intakt sind, erfolgt die Exzision nichtdurchbluteter Muskulatur und Haut. Sind Hauptarterien zerstört, dann ist vor allem bei segmentären Quetschverletzungen, wenn peripher ungeschädigte Hand- oder Fingerteile noch vorhanden sind, eine Wiederherstellung mithilfe von Veneninterponaten sinnvoll (Kap. 12.6) [7]. In solchen Fällen ist vor der Resektion der zerstörten Muskulatur die Revaskularisation durchzuführen, da erst danach eine richtige Beurteilung der Gewebevitalität erfolgen kann.

Weichteildeckung

Bei schweren Quetschungen ist die Vermeidung einer erneuten Spannung beim Verschluss von Verletzungswunden oder Operationsschnitten ebenso wichtig wie eine ausreichende Faszienspaltung, um nicht eine erneute Kompression der tiefer liegenden Gewebeschichten hervorzurufen und die geschädigten, ödematösen Hautareale zusätzlich in ihrer Mikrozirkulation zu stören. Es ist beeindruckend, wie gut sich bisweilen kontusionierte Hautareale an der Hand erholen können, sofern eine völlige Spannungsfreiheit gewährleistet ist und die medikamentöse Nachbehandlung mikrozirkulationsfördernde Maßnahmen einschließt (▶ Tab. 12.1).

Werden Sehnen oder Knochen noch von erholungsfähigen Gewebeteilen wie z. B. lockerem Gleitgewebe bedeckt oder liegt Muskulatur frei, dann werden auch an der Hand die Wunden offen behandelt oder die Deckung verbliebener Defekte wird mit Spalthaut oder vorübergehend mit sog. Ersatzhaut aus polyurethaner Schaumstofffolie durchgeführt (▶ Abb. 15.1 u. ▶ Abb. 15.2). Nach ca. 2 Wochen wird die Kunsthautbedeckung entfernt und bei sauberem, gut durchblutetem Untergrund durch Spalthaut ersetzt (▶ Abb. 15.2d). In Fällen, bei denen sich die Haut erholt hat und das Ödem abgeklungen ist, ist auch nach Mobilisierung der Wundränder der direkte Verschluss des Defekts gerechtfertigt. Liegen Sehnen oder wichtige Knochenabschnitte frei, dann kann man versuchen, nichtgeschädigte Hautareale über diese Bezirke zu schwenken und den Hebedefekt mit Spalthaut oder auch vorübergehend mit Kunsthaut auszufüllen.

Ist dies nicht möglich, kommen vaskulär gestielte Lappenplastiken, wie z. B. ein an der A. radialis oder A. interossea gestielter Unterarmlappen (Kap. 3.4.2) oder auch Fernlappenplastiken wie Leistenlappen, Bauchlappen, Colson-Lappen vom gegenseitigem Arm (Kap. 3.7.3) zur Anwendung. Dies gilt auch für quetschungsbedingte *Skelettierungen*

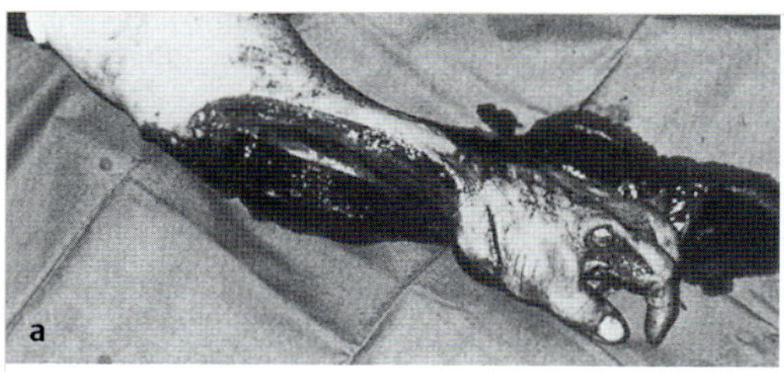

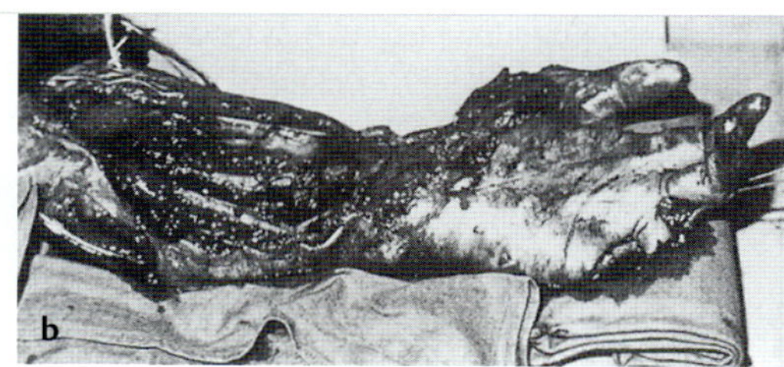

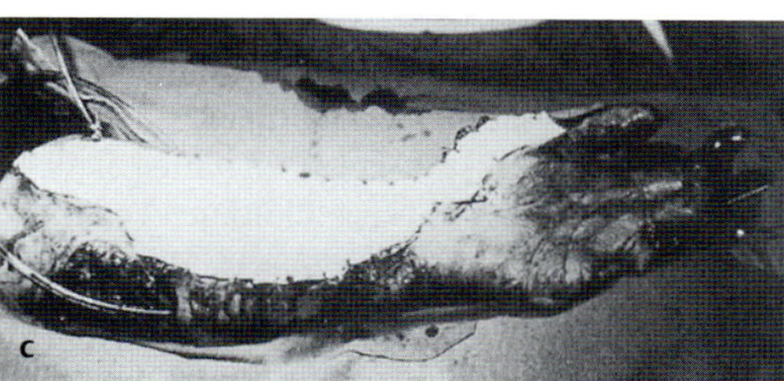

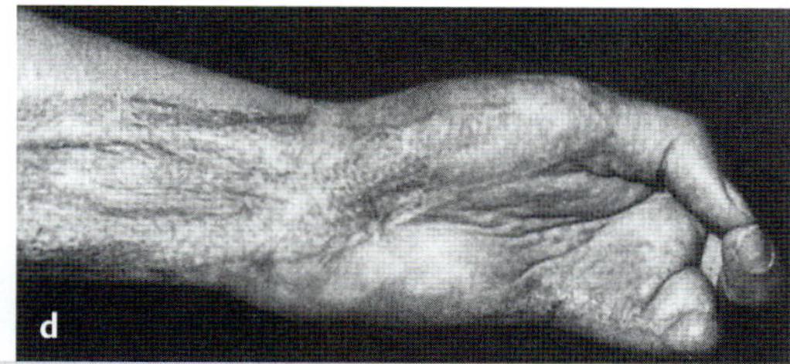

Abb. 15.2 Beispiel für die schrittweise Versorgung einer extremen Quetschverletzung.
a Quetschung von Hand und Unterarm zwischen Eisenbahnpuffern.
b Intraoperative Situation nach Entfernen nicht durchbluteter Muskelteile und der völlig zerstörten Finger IV und V.
c Einnähen von Polyurethanschaumstoff-Folie zum vorübergehenden spannungsfreien Hautverschluss.
d Endergebnis nach 6 Monaten.

wichtiger Hand- und Fingerteile, sofern der Hautmantel nicht mikrochirurgisch wieder angeschlossen oder nach Ausdünnen als freies Vollhauttransplantat wieder eingenäht werden kann.

Bei einzelnen Fingern II–V ist im Allgemeinen wegen der schlechten funktionellen Prognose solcher Verletzungen eine Amputation vorzuziehen.

In jedem Fall muss der lockere Wundverschluss teils durch Einlegen von Redon-Drainagen, teils durch eine lockere Nahttechnik, die Ableitung von Ödemflüssigkeit und anderen Sekreten gewährleisten.

15.2.5 Nachbehandlung

Ziele der Nachbehandlung in den ersten Tagen nach der operativen Versorgung sind:

- *Bekämpfung des Ödems* durch eine angemessene Hochlagerung der betroffenen Hand und eine Ruhigstellung für wenigstens 2–3 Tage, ggf. kombiniert mit der Verabreichung geeigneter Medikamente,
- die *Verbesserung der Mikrozirkulation* in gequetschten Hautarealen durch entsprechende kolloidale Infusionslösungen (Dextran oder Stärke, täglich 500 ml, verabreicht über 4–5 Tage),
- eine *Infektionsprophylaxe* mit Antibiotika, bei offenen Quetschtraumen als Ergänzung zur chirurgischen Wundreinigung und Nekroseabtragung.

Bei offenen Verletzungen, bei denen ein locker adaptierender Wundverschluss durchgeführt wurde, sollten wie bei der Nachbehandlung von replantierten Handteilen saugfähige und gut gepolsterte Verbände, die jegliche Einschnürung vermeiden, angelegt und bei starker Sekretion und der Neigung zur Verkrustung täglich gewechselt werden.

Sofern es der Zustand der verletzten Hand zulässt, beginnen ab dem 3. postoperativen Tag vorsichtige krankengymnastische Übungsbehandlungen. Sind die Knochen-, Sehnen- und übrigen Weichteilverletzungen abgeheilt, muss die Übungsbehandlung intensiviert und konsequent über eine lange Zeitdauer hindurch weitergeführt und durch Ergotherapie (Kap. 1.3.3) ergänzt werden. Noch nach 1 Jahr sind funktionelle Verbesserungen bei konsequenter Durchführung möglich.

Korrigierende *Sekundäreingriffe* am Hautmantel, wie sie bei Teilnekrosen geschädigter Hautareale notwendig werden, erfolgen, sobald sich die Situation der Hand stabilisiert hat (2–3 Wochen nach dem Unfall). Der Zeitpunkt für die Durchführung einer Nerventransplantation bei primär nichtrekonstruierbaren Nervenbahnen ist gegeben, sobald einwandfreie Wundverhältnisse vorliegen sowie frühestens nach 6 Wochen. Die Beseitigung von Narbenkontrakturen, Tendolysen, Kapsulektomien bei eingesteiften Gelenken, Fingertranspositionen bei Verlusten und ähnliche rekonstruktive Eingriffe sollten hingegen frühestens nach 6 Monaten durchgeführt werden, wenn die Weichteile ihre Ödemneigung verloren und eine gewisse Elastizität wiedererlangt haben.

15.3 Explosionsverletzungen

15.3.1 Problematik

Bei diesen Verletzungen findet man häufig ein wirres Durcheinander der gesamten Anatomie und ihrer Strukturen (▶ Abb. 14.5a, ▶ Abb. 15.3, ▶ Abb. 15.4). Teilweise bestehen Substanzdefekte, die sowohl Haut als auch Sehnen und Knochen bis hin zu Teilamputationen betreffen können. Eine genaue Analyse der Situation ist bei diesen Verletzungen in ähnlicher Weise wie bei den schweren Quetschungen häufig erst auf dem Operationstisch möglich.

15.3.2 Entstehungsmechanismus

Im nichtmilitärischen Bereich handelt es sich häufig um Verletzungen bei Jugendlichen, die z. B. mithilfe von Unkrautvertilgungsmitteln Sprengkörper anfertigen oder deren experimentelle Neugier explosive Flüssigkeitsmischungen herstellen ließ. Diese Verletzungen haben im Allgemeinen einen relativ geringen Verschmutzungsgrad. Die betroffenen Gewebeabschnitte werden vorwiegend durch die *Gewalt der Explosion* geschädigt und weniger durch einen *toxisch-chemischen Effekt*, da die Substanzen sich bei der Explosion vollständig verbrauchen oder von vornherein nur eine geringe Gewebetoxizität aufweisen.

Verletzungen mit Schwarzpulver oder mit Munition sowie Beimengungen feiner Eisenspäne zeigen hingegen eine z. T. ausgedehnte Pulverschmauch- und Fremdkörpereinsprengung mit der unangenehmen Spätfolge granulomatöser Gewebereaktionen.

Der *thermische Schaden* ist bei derartigen Explosionsverletzungen im Allgemeinen gering.

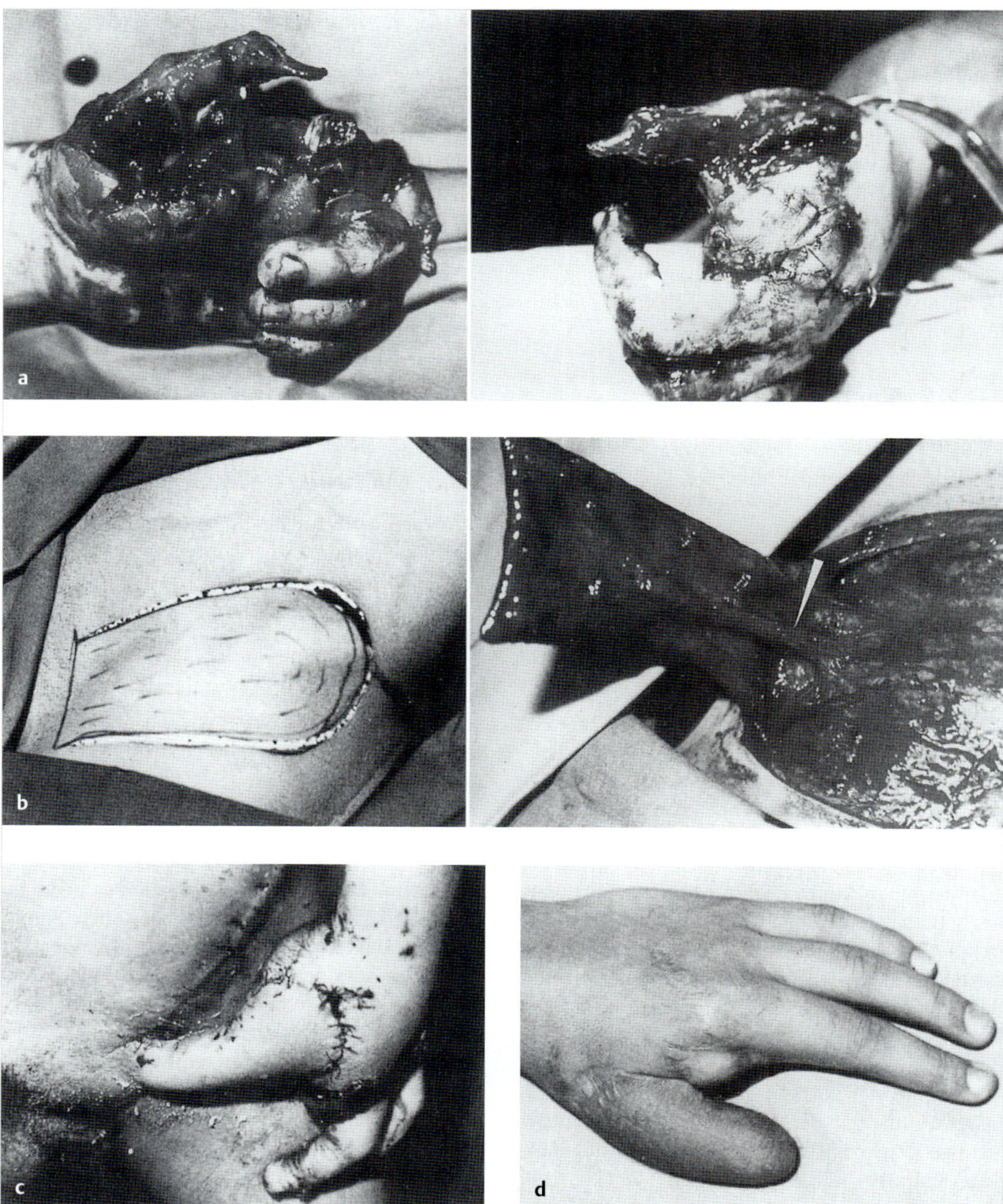

Abb. 15.3 Explosionsverletzung der linken Hand bei einem 16-jährigen Patienten.

a Skelettierung des Daumens, vollständige Zerstörung des Zeigefingers.

b Heben eines Leistenlappens: Die axiale Gefäßversorgung durch die A. circumflexa ilium superficialis und ihre Begleitvenen sind im rechten Bild gut zu erkennen (Pfeil).

c Eingeheilter Leistenlappen vor der Stieldurchtrennung.

d 6 Monate nach dem Unfall vor der Verlagerung eines neurovaskulären Inselläppchens auf die Daumengreifseite.

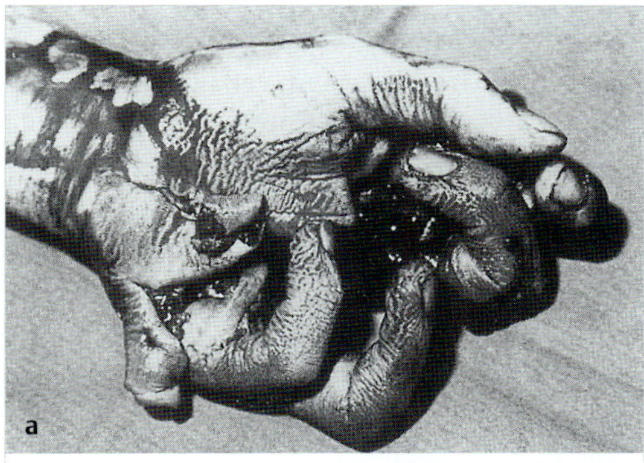

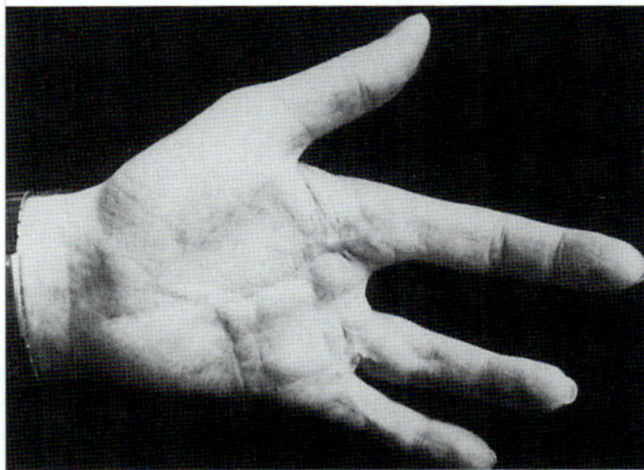

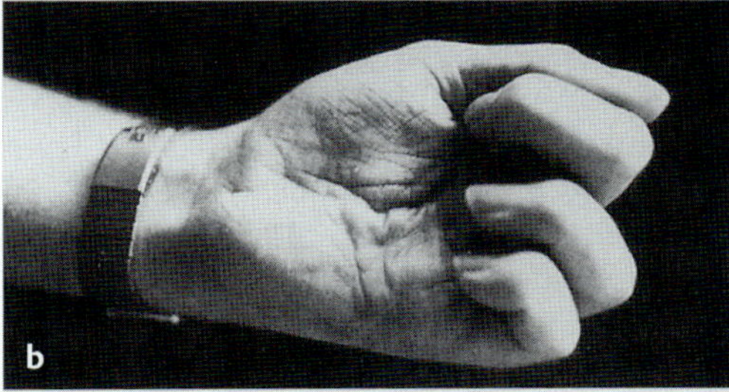

Abb. 15.4 Mittelhandzerstörung durch Explosionsverletzung bei einem 17-jährigen Patienten.

a Ausgangssituation.

b Endergebnis 1 Jahr nach Refixierung der Finger IV und V mit K-Drähten und Miniplättchen, ihrer primären Revaskularisierung mit Mikroveneninterponaten, Amputation des 3. Fingers und Decken des Weichteildefekts in der Hohlhand mit dem von dorsal ernährten Hautmantel dieses Fingers und sekundären Nerventransplantationen.

15.3.3 Präoperativer Befund

Betroffen ist in erster Linie die den Sprengkörper haltende Hand. Jedoch können je nach Explosionsrichtung ernsthafte Begleitverletzungen im Gesichts- oder Thoraxbereich vorliegen. Nicht selten sind beide Hände schwerst verletzt. Das Maximum der Explosionskräfte trifft zumindest in unserem Krankengut sehr oft die Mittelhand (▶ Abb. 15.4), wobei immer wieder zu beobachten ist, dass periphere Fingerabschnitte recht gut erhalten bleiben. Sogar wenn einige Fingerstrahlen aus dem knöchernen Skelettverband herausgerissen sind, können sie gelegentlich, wie die nähere Inspektion zeigt, über intakt gebliebene Kollateralen oder Hauptblutstrombahnen noch ernährt sein. Meistens liegen diese Hand- und Fingerteile im Explosionsschatten vollständig zerstörter Abschnitte.

15.3.4 Behandlung

Die Grundprinzipien der Behandlung entsprechen teilweise den im Abschnitt *Quetschverletzungen* dargelegten Behandlungsvorschlägen.

Eine rasche knöcherne Stabilisierung soll möglichst ohne Beeinträchtigung der noch verbliebenen Restdurchblutung durch Hilfsschnitte erfolgen. Daher kommen als Osteosynthesematerialien vor allem Kirschner-Drähte und in zweiter Linie der Fixateur externe und kurze (winkelstabile) Miniplatten infrage. Bei der knöchernen Fixierung ist von vornherein auf eine Anordnung der refixierten Skelettteile zu achten, die eine möglichst gute Greiffunktion oder die sekundäre Herstellung einer solchen ermöglicht.

Falls periphere Fingerteile intakt geblieben sind, können revaskularisierende Maßnahmen wie die Umleitung von Arterien aus zu sehr zerstörten Fingern oder die Verwendung langstreckiger Veneninterponate sinnvoll werden (▶ Abb. 15.4). Dabei soll der Hauptverletzungsbereich möglichst umgangen werden. Auch bei diesen Verletzungen ist ein spannungsfreier Weichteilverschluss, ggf. ergänzt durch die plastische Deckung freiliegender Knochen und Sehnen mit entsprechenden Lappenplastiken, notwendig. Ist man sich sicher, dass der tiefe Hohlhandbogen intakt ist (wenn es die Verletzung erlaubt: präoperativer Allen-Test, Kap. 1.1.2, oder Angiografie), so können auch an der A. radialis oder A. interossea gestielte Unterarmlappen zur Weichteildeckung verwendet werden (Kap. 3.4.2). Hautdefekte mit erholungsfähigem Untergrund können offen behandelt oder vorübergehend mit dem bereits erwähnten Hautersatz aus Polyurethanfolie (Epigard) gedeckt werden. Bei unproblematischem Untergrund kommt auch primär die Transplantation von Spalthaut oder ausgedünnter Vollhaut infrage.

15.3.5 Nachbehandlung, Sekundäreingriffe

Sowohl die medikamentöse Nachbehandlung wie auch die postoperative Verbandstechnik entsprechen den bei schweren Kombinationsverletzungen allgemein gültigen und im vorangehenden Kapitel über Quetschverletzungen bereits ausgeführten Richtlinien. Die krankengymnastische Übungsbehandlung sollte bereits wenige Tage nach der operativen Versorgung beginnen.

Resensibilisierende Maßnahmen sind relativ frühzeitig (ab der 6. Woche) durchzuführen, rekonstruktiv-plastische Eingriffe jedoch erst nach Erreichen eines vorläufigen Endzustandes meist nach 6 Monaten. Infrage kommen Fingertranspositionen, Zehentransplantationen zur Wiederherstellung von Greiffunktionen (▸ Abb. 14.5) und die Beseitigung von Narbenkontrakturen. Die Notwendigkeit zu Tendolysen und sekundären Beuge- und Strecksehnenoperationen ist eher selten gegeben, da bei der Explosion die Sehnen der Krafteinwirkung häufig standhalten und Verwachsungen der Sehne mit dem umgebenden Gewebe bei frühzeitiger Übungsbehandlung relativ selten sind.

15.4 Schussverletzungen

15.4.1 Problematik

Bei Durchschüssen durch die Hand ist im Allgemeinen das Ausmaß der Zerstörung geringer als bei Explosionsverletzungen. Meist beschränkt sich der Schaden auf die Umgebung des Schusskanals, dessen Verlauf allerdings völlig unterschiedlich sein kann. So fanden sich im eigenen Krankengut Durchschüsse, bei denen Knochen, Sehnen und Nerven nicht verletzt waren, andererseits Durchschüsse, z. B. quer durch die Handwurzel, bei denen nur knöcherne Anteile verletzt wurden oder aber Zerstörungen von Teilen des Handskeletts mit zusätzlicher Verletzung von Sehnen, Gefäßen und Nerven. Bei einer Verletzung im Mittelhandbereich war jedoch nie die Durchblutung der erhalten gebliebenen Anteile gefährdet. Bei Durchschüssen durch Finger sind die Bedingungen allerdings anders. Hier kommt bei unterbrochener arterieller Gefäßversorgung der Verzicht auf einen solitär betroffenen Finger vor einem wenig aussichtsreichen Revaskularisations- oder Replantationsversuch infrage.

15.4.2 Operative Behandlung

Trifft das Geschoss in seinem Verlauf z. B. auf einen Mittelhandknochen, so entsteht im Allgemeinen ein knöcherner Defekt mit angrenzender Trümmerzone. Bei solchen Verletzungen mit Knochendefekten bietet sich in erster Linie der Minifixateur externe in geeigneter Dimension an. Hiermit kann die Distanz der intakt gebliebenen Knochenteile beidseits des Defekts gehalten und eine Stabilisierung erreicht werden, die eine primäre Abheilung ermöglicht.

Die primäre infektfreie Abheilung steht bei der Erstversorgung völlig im Vordergrund. Rekonstruktive Eingriffe sollten erst sekundär bei einwandfreien Hautverhältnissen erfolgen.

Zunächst wird der Schusskanal nach sorgfältigem Débridement mit möglichst ausgiebigem Entfernen von Geschosspartikeln, Knochensplittern oder Pulverschmauch drainiert und es werden zur Infektprophylaxe Antibiotikaträger (PMMA-Minikette oder Sulmycin-Schwämmchen) eingelegt. Die Ein- und Ausschussstelle sollte möglichst offen abheilen, wobei fallweise eine täglich zu wechselnde Auflage mit Epigard gerechtfertigt sein kann. Liegen nach 5 – 6 Tagen saubere Wundverhältnisse vor, können Drainage und eine evtl. eingelegte Minikette entfernt werden.

Sind die Defekte im Weichteilmantel größer, so dass ihre spontane Abheilung zu lange dauern würde, kann zu diesem Zeitpunkt auch der Hautmantel z. B. mit einer Schwenklappenplastik oder anderen geeigneten Verfahren verschlossen werden (Kap. 3.3.3). Nach 5 – 6 Wochen sind bei infektfreien Verhältnissen weitere rekonstruktive Maßnahmen wie die Implantation eines kortikospongiösen Beckenkammspanes zur Beseitigung des knöchernen Defekts, evtl. mit Änderung des Osteosyntheseverfahrens (z. B. Platte statt Fixateur externe) oder Nerventransplantationen im Mittelhand- und Fingerbereich sowie Beugesehnenersatzplastiken und Strecksehnenverlagerungen möglich (Kap. 5.4.1, Kap. 10.4.3, Kap. 8.5, Kap. 9.4).

Allerdings kann es sinnvoll sein, bei komplexen Verletzungen die globale Rekonstruktion auf mehrere Sitzungen in mehrwöchigen Abständen zu verteilen.

Die *Nachbehandlung* muss sich vor allem auf die Bedürfnisse dieser rekonstruierten Strukturen einstellen.

15.5 Einspritzverletzungen unter hohem Druck

15.5.1 Problematik

Diese sehr ernstzunehmenden Verletzung stellen die Sonderform einer Fremdkörpereinsprengung dar (▶ Abb. 15.5). Sie sind je nach der injizierten Substanz (Farbe, Öle, Lösungsmittel, Sand, gasförmige Stoffe, flüssiger Kunststoff) in ihrer Gefährlichkeit für die betroffenen Handabschnitte unterschiedlich zu beurteilen.

Leicht wird wegen des zunächst harmlos erscheinenden Verletzungsbildes – gesehen wird häufig nur eine kleine Stichverletzung – die Tragweite der Verletzung unterschätzt. Dieser Unterschätzung stehen jedoch im Endresultat ausgedehnte Gewebenekrosen mit schweren Funktionseinbußen gegenüber. In der amerikanischen Literatur wird die Rate an notwendigen Teilamputationen mit 70% angegeben [2]! Die Situation ist vor allem dann problematisch und äußerst dringlich, wenn die eingedrungenen Substanzen gewebetoxisch sind.

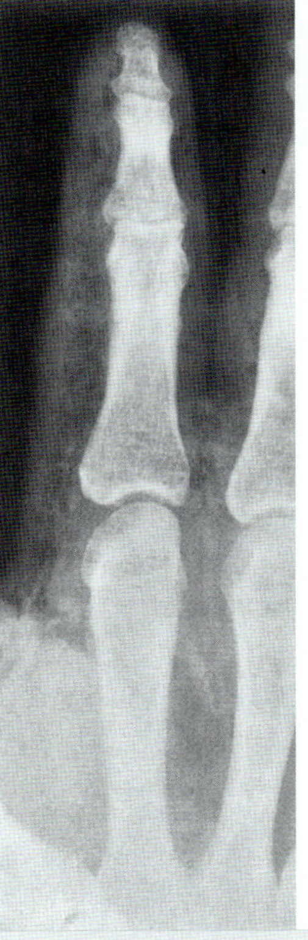

Abb. 15.5 Injektionsverletzung.
Versehentliche iatrogene Injektion von H_2O_2 beim Ausspülen einer Gelegenheitswunde. Hier wird im Röntgenbild die Gasansammlung in den Weichteilen gut sichtbar. Ähnlich kann ein Röntgenbild nach Injektion von öligen Substanzen aussehen. (Auch dieser Fall endete trotz frühzeitiger Spaltung wegen ausgedehnter Nekrosen mit der Zeigefingeramputation.)

15.5.2 Entstehungsmechanismus

Über eine relativ kleine Wunde werden infolge des hohen Druckes von *Farbspritzpistolen, Gebläsen oder hydraulischen Apparaten* große Mengen der jeweiligen Substanz injiziert. (Ein Mechanismus wie in ▶ Abb. 15.5 stellt die Ausnahme dar.) Findet bei beugeseitigen Verletzungen eine Eröffnung der Sehnenscheiden statt, dann ist der Ausbreitungsweg in die Hohlhand und von dort über den Karpaltunnel bis zwischen die Muskulatur des proximalen Unterarmes vorgegeben [2], [9]. Auf der Dorsalseite von Hand und Fingern begünstigt die lockere Beschaffenheit des Bindegewebes zwischen der Haut und dem Sehnengleitgewebe die flächenhafte Ausbreitung.

15.5.3 Symptomatik

Das klinische Erscheinungsbild kann je nach Menge und Art der eingespritzten Substanz variieren. Die Symptomatik reicht von anfänglicher Schmerzarmut mit geringer Bewegungseinschränkung (daher die Gefahr, die Situation zu unterschätzen) bis zu monströser Schwellung mit Ausbildung eines schmerzhaften Kompartmentsyndroms und ischämischer Weißverfärbung über abgehobenen oder überdehnten Hautarealen.

Wertvolle Anhaltspunkte über die Ausdehnung der Fremdmaterialinjektionen können in 2 oder mehr Ebenen angefertigte Röntgenbilder geben. Sei es, dass die Substanzen direkt kontrastgebend sind oder dass indirekte Zeichen wie Gasansammlungen in den Weichteilen oder die Verdrängung von Weichteilschatten entsprechende Schlüsse zulassen (▶ Abb. 15.5). Unbehandelt kann allein aufgrund der durch die Einspritzung ausgelösten Durchblutungsstörung eine trockene Nekrose der betroffenen Finger und Handabschnitte entstehen (▶ Abb. 15.6) [2], [8], [9]. In Abhängigkeit von der Art der Substanzen folgen ausgedehnte Entzündungsreaktionen. Bei ätzenden oder toxischen Materialien erfolgt zudem eine rasche Ausbreitung der Nekrosezone mit nachfolgender Gangrän, die

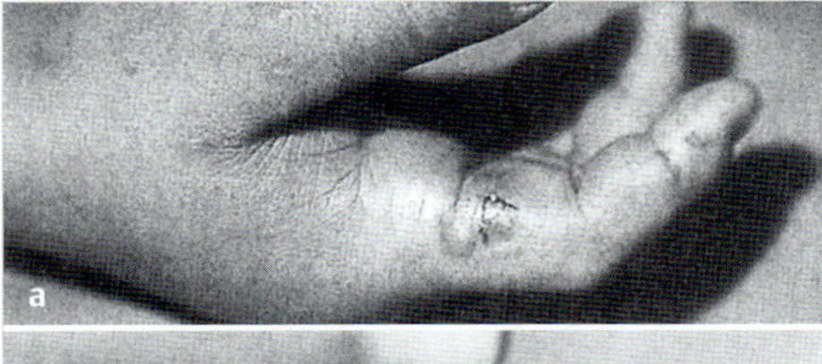

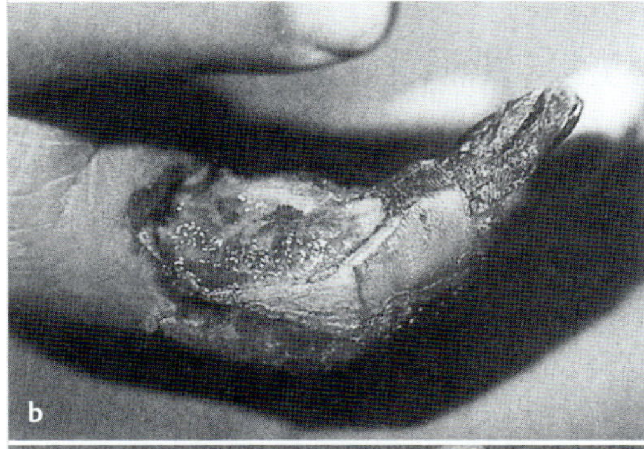

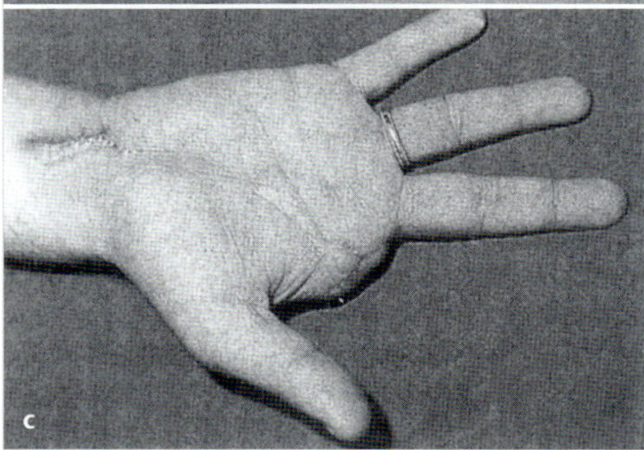

Abb. 15.6 Verlauf einer Hochdruckinjektionsverletzung mit öliger Substanz.
a Harmlos aussehende kleine Verletzungsstelle am Zeigefinger.
b Fingerteilnekrose trotz sofortiger Ausräumung bis in den Unterarm hinein.
c Endergebnis mit noch als Narben erkennbaren Inzisionen.

zum vollständigen Handverlust führen kann. Kommt es bei weniger toxischen Substanzen zu einer Erholung, so drohen ausgedehnte Vernarbungen und Verwachsungen mit entsprechender Behinderung von Sehnen und Gelenken [2], [8]. Mit in die Zonen der Minderdurchblutung und Entzündung einbezogene Nervenabschnitte werden irreversibel geschädigt und vernarben im Allgemeinen vollständig. Dauerhaft schmerzhafte Endzustände können die Folge sein.

15.5.4 Operatives Vorgehen

Ziel jeder Behandlung muss die rasche Druckentlastung des aufgetriebenen Gewebes und die möglichst vollständige Entfernung der injizierten Substanz sein. Nur hierdurch kann das Ausmaß der Schädigung begrenzt werden. Die notwendige operative Freilegung wird unter sterilen Operationsbedingungen und in Blutsperre durchgeführt. Bei Verletzungen auf der Beugeseite werden die in der Beugesehnenchirurgie gebräuchlichen Schnittführungen verwendet (▶ Abb. 8.7).

Eine großzügige Freilegung unter Anwendung der in der Beugesehnenchirurgie gebräuchlichen Schnittführung (▶ Abb. 8.7) ist in jedem Fall angezeigt, unter Umständen von der primär die Verletzungsstelle aufweisenden Fingerbeere bis zur Unterarmmitte. Der Karpaltunnel wird dabei freigelegt und das Retinaculum flexorum (Lig. carpi transversum) gespalten [2], [8], [9]. Betroffene Sehnenscheiden werden gefenstert, wichtige Ringbänder in diesen Sehnenscheiden sollten jedoch geschont werden. Hierbei und bei der weiteren Darstellung der Nerven und Gefäße sind präzise anatomische Detailkenntnisse erforderlich. Zusammen mit der möglichst vollständigen Ausräumung müssen bereits nekrotisierte Gewebeteile entfernt werden, wobei jedoch wichtige Sehnen und im Verletzungsgebiet verlaufende Nerven-Gefäß-Bündel geschont werden müssen. Der Hautverschluss erfolgt wie bei allen komplexen Handverletzungen mit locker adaptierenden und spannungsfreien Nähten, wobei auch hier wiederum eine gute Sekretableitung über kleine Redon-Drainagen und in saugfähige, täglich zu wechselnde Verbände gewährleistet sein muss.

15.5.5 Nachbehandlung

Je nach Ausmaß des intraoperativ festgestellten Schadens können eine 1 – 2-wöchige Ruhigstellung mit einer Gipsschiene oder eine frühzeitige krankengymnastische Übungsbehandlung, die anfangs vor allem aktiv durchzuführen ist, angebracht sein. Wegen der Gefahr ausgedehnter Vernarbungen und Kontrakturen ist diese Übungsbehandlung längere Zeit (bis zu 6 Monate) weiterzuführen. Auch nach diesen Verletzungen können sekundär-rekonstruktive Eingriffe wie Neurolysen mit Nerventransplantationen, Tendolysen und die Korrektur von Narbenkontrakturen notwendig sein.

Treten trotz aller primären operativen Bemühungen ausgedehnte Weichteilnekrosen auf, müssen nach der Demarkierung und erfolgter Nekroseabtragung auch hier entsprechende plastische und rekonstruktive Maßnahmen (Lappenplastiken, zweizeitige Sehnentransplantationen, motorische Ersatzoperationen) durchgeführt werden.

15.6 Bissverletzungen

15.6.1 Menschen- und Tierbisse

Bissverletzungen von Menschen und den bei uns heimischen Tieren haben eine doppelte Komponente. Zum einen der rein mechanische Schaden mit meist relativ glatter Durchtrennung wichtiger Strukturen (Haut, Sehnen, Nerven, Gefäße, Muskeln, evtl. auch Knochen), der im Allgemeinen kombiniert ist mit einem zusätzlichen Quetschtrauma der umgebenden Weichteile. Zum zweiten die große Infektionsgefahr mit hochvirulenten Erregern aus der Mundhöhle des zubeißenden Lebewesens (▶ Abb. 15.7). Zur speziellen Situation bei Giftschlangen siehe Kap. 15.6.2.

Durch *Menschenbisse* werden nicht selten die Strecksehnen im distalen Mittelhandbereich verletzt (Faustschlag gegen Zahnreihe). Die durchtrennten Sehnenstümpfe sind dabei häufig proximal der Hautwunde zu suchen, vor allem wenn die Hand zur Faust geballt war (Kulissenphänomen).

Die Versorgung knöcherner Verletzungen ist jedoch wegen der nach wie vor nicht zu unterschätzenden Infektionsgefahr auf ein unbedingt erforderliches Maß (Kirschner-Drähte, Minifixateur externe, solitäre Schrauben) zu beschränken. Die Versorgung von Sehnen-, Nerven- oder ausnahmsweise vorliegenden Gefäßverletzungen ist nach den auch sonst gültigen Regeln durchzuführen (Kap. 8, Kap. 9, Kap. 10, Kap. 11).

Die zusätzliche anamnestische Klärung des Tetanusimpfstatus und die Frage nach Tollwutverdacht mit eventuellen Impfungen sind selbstverständlich.

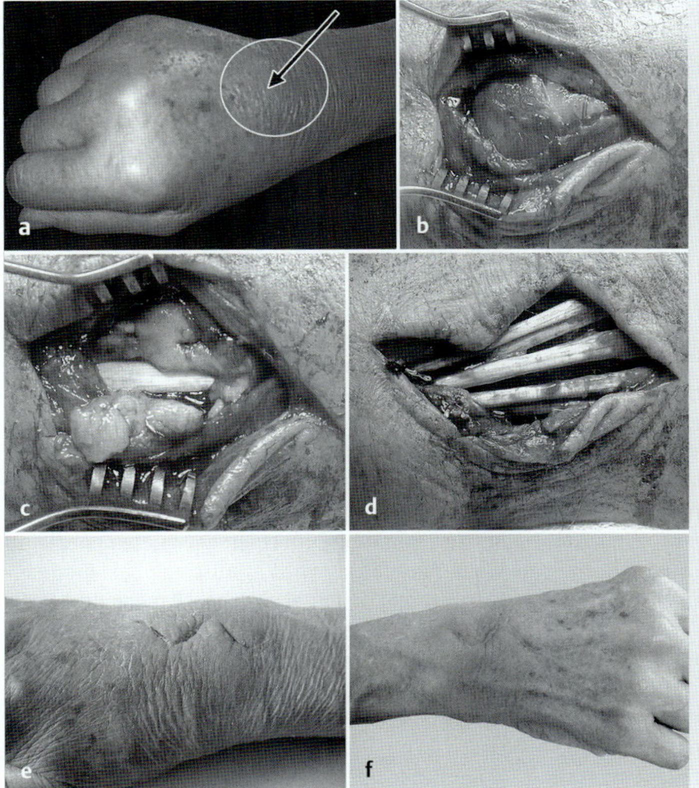

Abb. 15.7 Katzenbiss – Verlauf.

- **a** Schwellung und Rötung über dem Handrücken trotz 3-tägiger Antibiotikagabe, schmerzhaft blockierte Fingerbeweglichkeit, Bissstelle (Pfeil) verheilt.
- **b** Nach Spalten des 4. Strecksehnenfaches: verdickter Sehnenscheidensack.
- **c** In derbe aufgequollene Synovia eingebettete Strecksehnen (histologisch: Nekrosen mit Bakterien durchsetzt; Mikrobiologie: kein Wachstum – Folge der Antibiotikagabe?).
- **d** Nach vollständiger Synovektomie.
- **e** Anhaltendes Wundödem nach 3 Wochen (Fortführen der unmittelbar nach der Synovektomie begonnen Physiotherapie).
- **f** Freie Funktion der Stecksehnen und abgeklungenes Ödem nach 5 Wochen.

Bissverletzungen durch Hunde führen häufig zu Splitterfrakturen der Phalangen und der Mittelhand als Folge der großen Krafteinwirkung beim Zubeißen. Da es mehr die im Querschnitt runden Reißzähne des Hundes sind, die zur Verletzung führen, stellen durchtrennte Sehnen, Nerven oder Arterien eher eine Ausnahme dar. Stets ist jedoch eine starke, durch die Quetschung der Weichteile ausgelöste Schwellung vorhanden.

Bei *Katzenbissen* steht vor allem das Problem der Infektion mit relativ unbekannten und schwer nachzuweisenden Erregern mit nicht selten protrahiertem Verlauf der Infektion im Vordergrund (Kap. 16.1.1) (▶ Abb. 15.7). Die Mixtur aus aeroben und anaeroben Bakterienarten in der Mundflora einer Katze kann sehr aggressiv sein. Es handelt sich meist um Pasteurellen, Staphylokokken und Meningokokken. Relativ gefährlich kann zudem eine Kontamination mit Capnocytophaga canimorsus sein. Etwa die Hälfte der Wunden entzündet sich. Eine sofortige Antibioseprophylaxe z. B. mit Augmentan und eine mehrtägige Beobachtung sind dringend indiziert. Ernsthafte mechanische Verletzungen tiefer gelegener Strukturen sind bei Katzenbissen wegen der Kleinheit des Gebisses eher selten.

Abzugrenzen ist die ebenfalls hierzu gehörende sog. *Katzenkratzkrankheit* (Lymphadenitis infectiosa). Sie geht ebenfalls von Biss- oder Kratzwunden vor allem junger Katzen aus und wird durch Bartonellen verursacht, ein Erreger, der auch in Katzenflöhen nachzuweisen ist. Am Ort der Infektion (z. B. Finger) entstehen eine Rötung und/oder ein meist kleiner papulopustulöser Primäraffekt, gefolgt von einer schmerzhaften Schwellung regionärer Lymphknoten (z. B. Ellenbeuge). Diese können einschmelzen und abszedieren.

Allgemeinsymptome wie Fieber, Schüttelfrost, Gelenk- und Muskelschmerzen kommen vor.

Therapeutisch kommen Antibiotika, u. a. Gentamycin oder Tetracyclin, infrage sowie die operative Entfernung eingeschmolzener Lymphknoten mit Entleerung und Drainage eines eventuellen Abszesses. Bei unkompliziertem Verlauf ist mit einer spontanen Rückbildung nach 1–2 Monaten zu rechnen.

Bei der chirurgischen Behandlung ist es heute bei Bissverletzungen von Menschen, Hunden und sonstigen Haustieren zu verantworten, nach einem sorgfältigen, die wichtigen Strukturen schonenden Wunddébridement eine definitive operative Versorgung unter antibiotischer Abdeckung (Breitbandantibiotikum) mit Einlegen lokaler Antibiotikaträger (PMMA-Miniketten oder antibiotikahaltige Kollagenschwämmchen) durchzuführen, falls eine tägliche Wundkontrolle – möglichst durch den Operateur selbst – gewährleistet ist. Sollte sich wider Erwarten und trotz aller Vorsichtsmaßnahmen eine Infektion zeigen, ist es ein leichtes, die Hautwunde zu öffnen und die früher übliche offene Wundbehandlung doch noch durchzuführen.

15.6.2 Schlangenbisse

Bissverletzungen durch Giftschlangen [5]im Handbereich stellen besondere Verletzungsarten dar, die eher den Einspritzverletzungen (Kap. 15.5) verwandt sind als den infektionsauslösenden sonstigen Tier- oder Menschenbissen.

Derartige Bissverletzungen sind zwar in Europa und insbesondere in Deutschland selten, werden jedoch auch bei uns immer wieder bei Haltern oder Pflegern exotischer Schlangen im Hand- und Fingerbereich beobachtet. Sie erfordern vor allem die internistische Antitoxinbehandlung [1].

Nach möglichst unter intensivmedizinischen Bedingungen erfolgter Gabe von jeweils auf die Schlangenart abgestimmten Sera, meist kombiniert mit einer i. v. Kortisongabe und Durchführung der üblichen Tetanusprophylaxe, kann ein ausgedehntes toxisches Ödem auftreten.

Ob hier neben der internistischen Allgemeintherapie (z. B. Kortikoide, kreislaufstabilisierende Maßnahmen, in schweren Fällen auch Beatmung und Dialyse) eine Spaltung der Haut und der Faszienräume sinnvoll ist, ist umstritten.

Während Bisse durch heimische Schlangenarten meist harmlos sind und eher die untere Extremität betreffen, sind die Empfehlungen für Sofortmaßnahmen bei Schlangenbissen in den einzelnen Kontinenten unterschiedlich.

Als Alternative zum Abbinden der betroffenen Gliedmaße (Finger, Hand, Unter- oder Oberarm) bis zur Betreuung in einer geeigneten medizinischen Einrichtung wird in Australien als Erstmaßnahme einer festen elastischen Bandagierung, die den Lymphrückstrom und die Blutzirkulation reduziert, der Vorzug gegeben. Ergänzend erfolgen die Ruhigstellung der Extremität und des gesamten Patienten sowie die Identifizierung der Schlangenart.

Bei Giftschlangen aus Asien, Afrika, dem Nahen und Mittleren Osten wird nur eine ausreichend dosierte Antiserumgabe als zentrale Behandlungsmaßnahme zusammen mit der intensivmedizinischen Betreuung zur Beherrschung einer Verbrauchskoagulopathie oder eines temporären Nierenversagens für sinnvoll erachtet. Vor chirurgischen Maßnahmen, wie Exzision der Bissstelle oder Faszienspaltungen, wird gewarnt [5].

In den USA hingegen wird bei Schlangen mit neurotoxischen und mikromolekularen Giften neben der Antiserumgabe auch eine In- oder Exzision an der Bissstelle, möglichst rasch nach erfolgtem Biss, noch immer empfohlen [5]. Bei einem exzessiven Ödem erfolgt hier auch eine Spaltung der Haut und Faszienräume, die sich von der Bissstelle über das Ödem hinaus nach proximal erstrecken sollte, bei betroffener Hand ggf. bis in den Oberarmbereich hinein [5], [10].

Dieses Vorgehen soll der Ableitung des toxischen Ödems und der Vermeidung von kompartmentbedingten Gewebenekrosen dienen. Die Schnittführungen sollten dabei möglichst handchirurgische Grundsätze beachten (W- und zickzackförmige Inzisionen, ▶ Abb. 3.1, ▶ Abb. 3.1b und ▶ Abb. 8.7).

Nach 4–6 Tagen ist das Ödem soweit abgeklungen, dass im Allgemeinen ein direkter Verschluss dieser Inzisionen möglich ist [3].

Literatur

[1] Bader A. Bisse durch nicht einheimische Giftschlangen. Inauguraldissertation, Johann Wolfgang von Goethe-Universität Frankfurt a. M.; 1976

[2] Carter PR. Common Hand injuries and infections. Philadelphia: Saunders Company; 1983

[3] Kuzbari R, Seidler D, Dentinger M. Lokale Komplikationen nach einem Giftschlangenbiß. Handchir Mikrochir Plast Chir. 1994; 26: 48

[4] Lanz U. Ischämische Muskelnekrosen. Berlin: Springer; 1979

[5] Mebs D. Gifttiere (Ein Handbuch für Biologen Toxikologen, Ärzte und Apotheker). 2. Aufl. Stuttgart: Wissenschaftliche Verlagsgesellschaft mbH; 2000

[6] Rahmel R. Das schwere Quetschtrauma der Hand. Chir Plast Reconstr. 1969; 6: 37

[7] Rudigier J, Müller HA, Walde HJ. Schrittweise Rekonstruktion bei Mittelhandzerstörung durch Quetschung. Handchirurgie. 1981; 13: 138

[8] Scharizer E. Besondere Verletzungen. In: Nigst H, Buck-Gramcko D, Millesi H, eds. Handchirurgie. Bd. II. Stuttgart: Thieme; 1983

[9] Stark HH, Ashworth CR, Boyes JH. Paintgun injuries of the hand. J Bone Jt Surg. 1967; 49-A: 637

[10] Werber KD, Matts G. Chirurg. Behandlung von Schlangenbissen. Vortrag Nr. 49. 28. Symposium der Dtschsprachigen AG für Handchirurgie. Hannover; 1987

Kapitel 16

Infektionen

16 Infektionen

16.1 Allgemeines

Eitrige Infektionen an der Hand sind aufgrund der anatomischen Verhältnisse gekennzeichnet durch die Gefahr einer raschen und komplikationsträchtigen Ausbreitung in tiefere Gewebeschichten sowie entlang anatomisch vorgegebener Kanäle (Sehnenscheiden, Karpaltunnel) und Kammern (z. B. von Faszien abgetrennter Bereich der Thenar- oder Hypothenarmuskulatur und der unter der Palmaraponeurose gelegene Hohlhandraum).

Dorsalseitig ist das Subkutangewebe sehr locker und leicht verschieblich, so dass auch hier einer raschen Ausbreitung sowohl in die Interdigitalräume als auch über den Handrücken kein Hindernis entgegensteht.

Um diesen Gefahren mit ihren schwerwiegenden Folgen für die weitere Gebrauchsfähigkeit der Hand zu begegnen, ist trotz der Möglichkeit einer wirksamen antibiotischen Behandlung eine rechtzeitige, sachgerecht und konsequent durchgeführte chirurgische Behandlung unerlässlich (bei ausgedehntem Befund unter stationären Bedingungen).

Lediglich intradermal ablaufende Infektionen wie eine Lymphangitis ohne Einschmelzung des Ausgangsherdes, ein Erysipel und das Erysipeloid sind Infektionen, die nicht operativ behandelt werden sollten [7].

16.1.1 Symptome – Diagnostik

Wegen der guten Durchblutungsverhältnisse wird normalerweise eine Infektion im Handbereich sehr rasch mit einer durch Hyperämie ausgelösten *Rötung*, einer lokalen *Überwärmung* und deutlicher *Schwellung* beantwortet. Der Patient empfindet meist frühzeitig starke Schmerzen mit Spannungsgefühl vor allem bei entzündlichen Prozessen auf der besonders sensiblen Beugeseite. Je nach Art der Erreger oder Abwehrlage des Patienten liegen zusätzlich eine *Lymphangitis* mit Anschwellen der Lymphknotenstationen in der Ellenbeuge und der Achselhöhle sowie eine Erhöhung der Körpertemperatur vor. Ausgedehntere eitrige Prozesse sind im Allgemeinen von schweren septischen Allgemeinerscheinungen mit Schüttelfrost und septischen Temperaturen begleitet.

Bissverletzungen von Haustieren sowie insbesondere auch Kratzverletzungen von Katzen (s. u.) können aufgrund des Erregerspektrums bisweilen eine geringe Anfangssymptomatik verursachen (Kap. 15.6). Allgemeinsymptome wie z. B. Fieber können fehlen (▶ Abb. 15.7). Die Gefährlichkeit solcher Infektionen wird daher oft unterschätzt und eine chirurgische Behandlung erst dann eingeleitet, wenn bereits tiefere Strukturen (vor allem Sehnen, Knochen) mitbetroffen sind. Daher ist der Verlauf bei solchen Verletzungen besonders sorgfältig zu beobachten. Meist handelt es sich um gramnegative Keime wie Pasteurella multocida. Weitere seltene und nur mühsam zu identifizierende Keime können zusätzlich vorliegen.

Sind Sehnenscheiden oder Gelenke miteinbezogen, so werden die befallenen Finger und Handabschnitte in einer leichten Beugehaltung geschont.

Bei einer *Sehnenscheidenphlegmone* ist zudem der gesamte betroffene Abschnitt extrem druck- und klopfempfindlich und die passive Streckung löst heftigste Schmerzen aus [9]. Ausgedehntere beugeseitige Infekte werden zusätzlich dorsal von einer ödematösen Schwellung begleitet.

Röntgenaufnahmen sind bei jedem Verdacht auf tiefer gehende Infektionen notwendig, um eine knöcherne Mitbeteiligung nachzuweisen bzw. auszuschließen.

Fehlt eine Verletzungswunde, sind differenzialdiagnostisch die heute seltenen, hämatogen entstehenden Infektionen (z. B. Lues, Gonorrhö, Tuberkulose) von allgemeinen Systemerkrankungen mit entzündlicher Symptomatik (z. B. chronische Polyarthritis oder Gicht) abzugrenzen. Auch hier ergeben Anamnese und Röntgendiagnostik ▶ Abb. 16.15 und ▶ Abb. 16.16) bereits präoperativ Hinweise auf die Art der Erkrankung.

16.1.2 Ursachen

Relativ häufig nehmen Infektionen an der Hand ihren Ausgang von kleinen, kaum bemerkten und daher unbehandelt gebliebenen Bagatellverletzungen, die primär mit hoch virulenten Erregern oder bei Nichtbeachten der Verletzung auch nachträglich kontaminiert wurden [8], [10]. Die häufigsten Erreger sind heute Staphylokokken (vor allem Staphylococcus aureus) mit meist abszedierenden Entzündungen, gefolgt von Streptokokken, die eher phlegmonöse oder z. T. auch nekrotisierende Entzündungen hervorrufen können, und E. coli.

Mischinfektionen mit mehreren pathogenen Keimen werden in einer Häufigkeit von 40–80% der Fälle angegeben [7].

Feine Stichverletzungen oder in die Tiefe verschleppte Fremdkörper (Dornen, Splitter u. a.) können besonders heimtückisch sein, wenn über einem in der Tiefe nach einigen Tagen entstehenden Infekt die Haut bereits verheilt ist.

Eine besondere Infektionsgefahr besteht wegen der hochgradigen Keimvirulenz bei Verletzungen, die im Zusammenhang mit Fleischverarbeitung entstehen, sowie bei Bissverletzungen (sowohl Menschen- als auch Tierbisse, Kap. 15.6) [3].

Begünstigende Faktoren für das Auftreten eitriger oder phlegmonöser Entzündungen sind wie an allen Körperbereichen auch an der Hand eine schlechte allgemeine Abwehrlage, Allgemeinerkrankungen wie Diabetes mellitus, das Vorliegen eines unzureichend drainierten Hämatoms und eine Mangeldurchblutung des Verletzungsgebietes.

16.1.3 Ausbreitungswege

Der Aufbau des subkutanen Fettgewebes an der Beugeseite mit senkrecht zu Knochen, Sehnenscheiden oder der Palmaraponeurose ziehenden Septen erlaubt die rasche Ausbreitung einer zunächst oberflächlich gelegenen Infektion in tiefere Gewebeschichten. Hinzu kommt, dass der spontane Durchbruch eines Abszesses nach außen durch die Festigkeit der palmaren Haut bei beugeseitigen Eiterungen behindert ist [6]. Gelangt eine tiefe, abszedierende Infektion in die Nähe einer Sehnenscheide, kann es zu ihrer Durchwanderung und zur raschen Ausbreitung im gesamten Sehnenscheidenkanal kommen (▶ Abb. 16.1) [4], [9], [10], [11]. Außerdem ist jederzeit ein Übergreifen auf den Knochen oder ein benachbartes Gelenk möglich.

Eine wegen der im Allgemeinen rechtzeitig einsetzenden Behandlung selten gewordene Sonderform der eitrigen Sehnenscheidenentzündung stellt die sog. V-*Phlegmone* dar, bei der sich eine Infektion des 5. Fingers über dessen meist durchgehende Sehnenscheide in den für die Beugesehnen der Finger II–V gemeinsamen Sehnenscheidensack im Handwurzelbereich fortsetzt, dort in die benachbarte Sehnenscheide des langen Daumenbeugers eindringt und diese in voller Länge ebenfalls infiziert; oder die Infektion geht vom Daumen aus und nimmt den umgekehrten Weg [4], [6], [9], [10]·[11]. Da die Finger II–IV keine

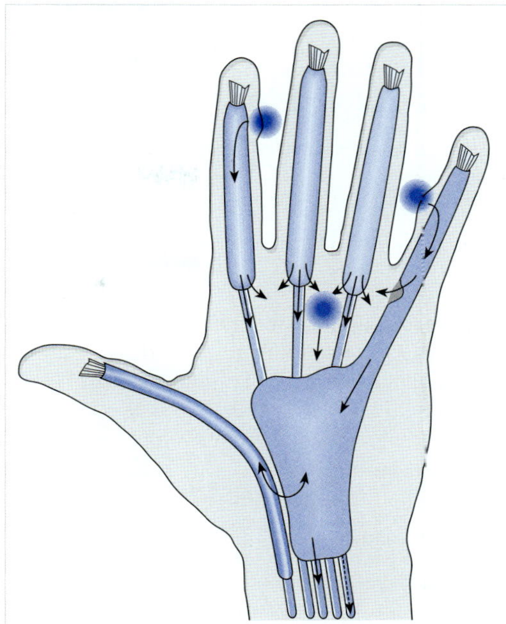

Abb. 16.1 Sehnenscheidenphlegmonen.
(1) Ausbreitung von Infektionen der Finger II–V über die Sehnenscheiden in die tiefe Hohlhand, von wo die Entzündung über den Karpaltunnel den Sehnenscheidensack unterkriechen und auf den Unterarm (Parona-Raum) übergreifen kann.
(2) Entstehung der sog. V-Phlegmone bei Infektionen am Kleinfinger oder Daumen über die durchgehenden Sehnenscheiden ihrer Beugesehnen und den Sehnenscheidensack im Handgelenkbereich, aus dem ebenfalls ein Durchbruch zum Unterarm möglich ist.

durchgehenden Sehnenscheiden besitzen, können sie ausgespart bleiben.

Im Mittelhandbereich werden unter der derben Palmaraponeurose und unter den Muskelfaszien 3 von Septen getrennte Räume unterschieden, in denen sich eitrige Prozesse ausbreiten (▶ Abb. 16.2) [4], [6]. Da wegen der hier vorhandenen Septen und Faszienverhältnisse eine seitliche Ausbreitung erschwert ist, kann es unbehandelt entweder über den Karpaltunnel entlang der Beugesehnen oder über die Guyon-Loge (Kap. 19.5.1) entlang der A. und des N. ulnaris zum Übergreifen auf den distalen Unterarm zwischen M. pronator quadratus und Membrana interossea auf der einen und den Beugesehnen und ihrer Muskulatur auf der anderen Seite (Parona-Raum) kommen [6], [10]·[11]. Nach distal ist eine Ausbreitung im lockeren Fettgewebe entlang der Nerven-Gefäß-Bündel durch

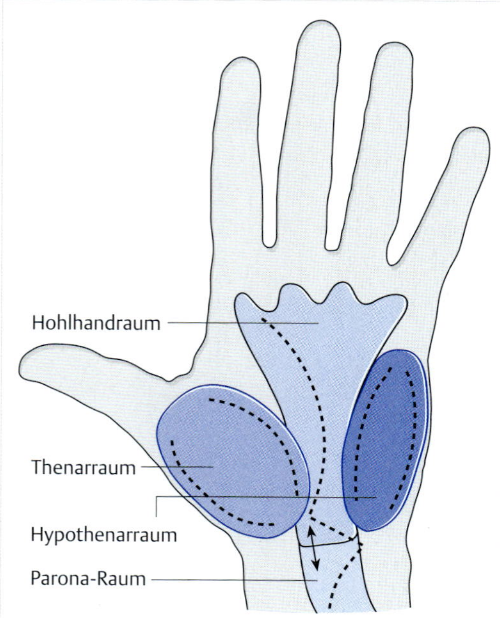

Abb. 16.2 Subfasziale Räume, in denen sich Mittelhandinfektionen ausbreiten können.
Mögliche Schnittführungen sind gestrichelt eingezeichnet. TR: Thenarraum; HR: Hohlhandraum; HTR: Hypothenarraum; PR: Parona-Raum am distalen Unterarm.

die als Montikuli bezeichneten Fenster der Palmarfaszie in die Interdigitalräume möglich. Primär oder sekundär entzündliche Prozesse in diesem Bereich setzen sich leicht in das lockere Bindegewebe des Handrückens zwischen Subkutis und Strecksehnen fort [9].

16.1.4 Behandlungsrichtlinien

- Die operative Ausräumung eines Abszesses sollte erfolgen [4], [9], [10]·[11], sobald der Infektionsherd lokalisiert werden kann. Bei Zuwarten riskiert man ein Übergreifen auf Sehnenscheiden, Gelenke oder Knochen. Bereits der Verdacht auf eine Abszedierung kann eine Operationsindikation darstellen.
- Bei der Wahl des Narkoseverfahrens sind lokale Infiltrationen wegen der Gefahr einer Keimverschleppung und der eingeschränkten Wirksamkeit der Lokalanästhetika im entzündlichen Gebiet abzulehnen. Infrage kommen bei Prozessen im Endgliedbereich eine Leitungsanästhesie nach Oberst (s. Kap. 2.6.1), bei zentraleren Prozessen axillare oder supraklavikulare Armplexusanästhesien (s. Kap. 2.6.4) und eine Allgemeinnarkose [4], [9].
- Eine Blutsperre ist zur Erlangung der notwendigen Übersicht unumgänglich. Auf eine Blutleere muss wegen der Gefahr einer Keimverschleppung beim Auswickeln des Armes verzichtet werden [4], [9].
- Die Hautinzisionen sollen zur Vermeidung von Nervenverletzungen und späteren Kontrakturen möglichst den in der Handchirurgie üblichen Richtlinien entsprechen (▸ Abb. 3.1, ▸ Abb. 3.1b und ▸ Abb. 8.7). Sie sind unmittelbar über dem Infektionsherd anzulegen und haben in ihrer Größe eine gute Übersicht als Voraussetzung für eine sachgemäße Ausräumung ohne Verletzung von Nerven, Gefäßen und Sehnen zu gewährleisten.
- Der Infektionsherd muss vollständig einschließlich aller Gewebenekrosen ausgeräumt und großzügig nach außen drainiert bzw. offen gehalten werden. Tamponaden jeglicher Art ermöglichen ein Weiterbestehen der Infektion und sind daher zu unterlassen. Bei ausgedehnteren Befunden ist eine tägliche Spülbehandlung über die eingelegte Drainage angebracht.
- Das gewonnene infektiöse Material sollte in jedem Fall zur bakteriologischen Untersuchung mit einer Bestimmung der Empfindlichkeit auf Antibiotika eingesandt werden. Mischinfektionen sind häufig, und eine bereits begonnene Antibiotikabehandlung muss ggf. entsprechend dem Antibiogramm umgestellt werden.
- Eine systemische Behandlung mit Antibiotika ist bei allen gravierenden Befunden zunächst unter Verwendung eines Breitbandantibiotikums und nach Vorliegen des bakteriologischen Untersuchungsergebnisses gezielt durchzuführen. Lokal kann die Anwendung von Antibiotika im Rahmen einer Spülbehandlung oder in Form eines zeitweisen Einlegens einer Gentamycin-PMMA-Minikette (▸ Abb. 16.16, ▸ Abb. 16.17) sinnvoll sein [1].
Resorbierbare, mit Gentamycin versetzte Kollagenschwämmchen haben sich ebenfalls bewährt, wenn es nicht auf eine Platzhalterfunktion der Minikette für eine spätere Spongiosaplastik (▸ Abb. 16.17) ankommt. Handbäder mit milden desinfizierenden Polyvinylpyrrolividon-Jod-Lösungen (Betaisodona), durchgeführt nach Abklingen der unmittelbar akuten Phase, haben nach eigenen Erfahrungen einen guten Einfluss auf die weitere Abheilung.

- Die postoperative Ruhigstellung mit Hochlagerung der betroffenen Hand für 1 – 2 Tage – bei komplizierender Knochen-, Gelenk- und Sehnenbeteiligung auch länger – ist ebenfalls ein wichtiger Faktor für das Abklingen der Entzündung [9]. Dabei ist auf eine funktionsgerechte Gelenkstellung zu achten. Wird beim täglich durchzuführenden Verbandswechsel ein ausreichender Rückgang der akuten Symptomatik festgestellt, so soll der Patient angehalten werden, die nichtbetroffenen Gelenke und Finger wieder aktiv zu beüben.

Die weitere *Nachbehandlung* wird in den speziellen (nachfolgenden) Kapiteln dargestellt.

16.2 Weichteilinfektionen im Fingerbereich (Panaritien)

16.2.1 Paronychie (Nagelwallinfektion, periunguales Panaritium)

Liegt nur eine mäßige Schwellung mit Rötung im Bereich des Nagelwalls vor, kann zunächst unter täglicher Beobachtung konservativ mit Handbädern in antiseptischen Lösungen (z. B. PVP-Jod-Lösungen), mit einer Ruhigstellung durch Schienenlagerung und ggf. antibiotisch behandelt werden.

Kommt es hierunter zu einer Verschlimmerung oder Eiterbildung, muss unbedingt operativ behandelt werden.

Eiterungen des Nagelwalls können je nach Ausmaß und Lokalisation unter Betäubung mit einer Leitungsanästhesie nach Oberst durch Abschieben, Abheben und Inzision der Weichteile in ausreichendem Abstand vom benachbarten Nagelrand (▶ Abb. 16.4) oder über verschiedene seitliche Schnittführungen (▶ Abb. 16.3 und ▶ Abb. 16.5) entlastet werden. Ist nach dem Eingriff für einige Tage ein guter Abfluss gewährleistet, kommt es im Allgemeinen rasch zur Abheilung. Eine Keilexzision (▶ Abb. 16.5) des seitlichen Nagelwallbereichs ist meist nur bei hartnäckig rezidivierenden Eiterungen und beim Einwachsen des Nagels erforderlich.

Ist die proximale Nagelmatrix mitbetroffen, müssen darüber liegende Nagelteile entfernt werden, um einen ungehinderten Sekretabfluss zu gewährleisten. Der Restnagel sollte als Schiene für den nachwachsenden neuen Nagel verbleiben, die Matrix darf durch den Eingriff nicht zusätzlich geschädigt werden (▶ Abb. 16.6, ▶ Abb. 16.7).

Die proximale Teilresektion des Nagels sollte zur Drainage des Eiters ausreichen. Radiäre Inzisionen des Nagelwalls im Bereich der Nagelwurzel oder türflügelartige Lappenbildungen und Einlegen von Gummilaschen führen häufig zu hässlichen Nagelwachstumsstörungen, die allerdings auch allein durch die Infektion selbst verursacht werden können.

Komplikationen wie ein Übergreifen des Infekts auf das Endgelenk oder den Knochen kommen vor, sind jedoch die Ausnahme, da eine Abszessperforation der hier relativ dünnen dorsalen Haut nach außen eher möglich ist als im palmaren Fingerbereich.

16.2.2 Panaritium subunguale (Nagelbettinfektion)

Die *proximale Eiterung* an der Nagelwurzel entsteht meist infolge der Ausbreitung einer Nagelwallinfektion. Sie wird durch die Exzision der abgehobenen Nagelteile gemeinsam mit entsprechenden Maßnahmen am Nagelwall (siehe Paronychie) bereinigt (▶ Abb. 16.6).

Die *distale subunguale Infektion* ist häufig die Folge einer Stichverletzung unter dem freien Nagelrand (z. B. durch Nadeln, Holzsplitter oder Dornen). Sie kann am sichersten durch eine kleine, den Nagel mitumfassende Keilexzision (▶ Abb. 16.7) zur raschen Abheilung gebracht werden.

Differenzialdiagnostisch kommen vor allem kleine schmerzhafte Glomustumoren (Kap. 21.7.3) oder ein subunguales Melanom, bei dem jedoch nur selten eine Schmerzsymptomatik vorliegt (Kap. 21.3), infrage.

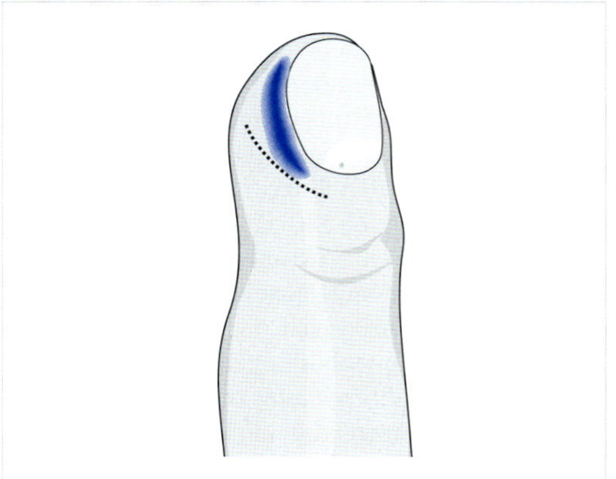

Abb. 16.3 Standardschnittführung bei Eiterung des Nagelwalls (Paronychie) .

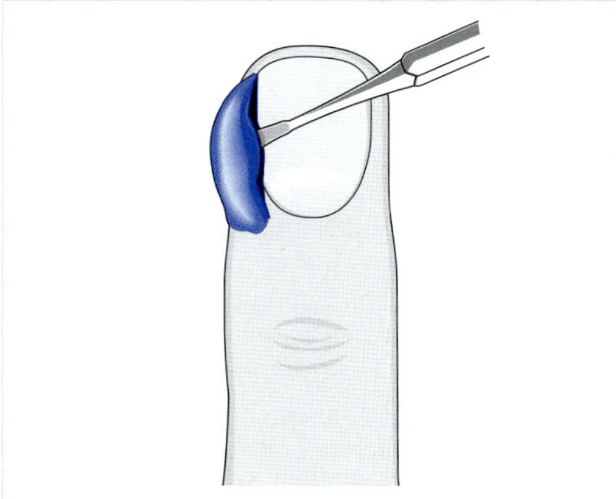

Abb. 16.4 Eröffnen einer Paronychie durch Abschieben und Inzision des Nagelwalls.

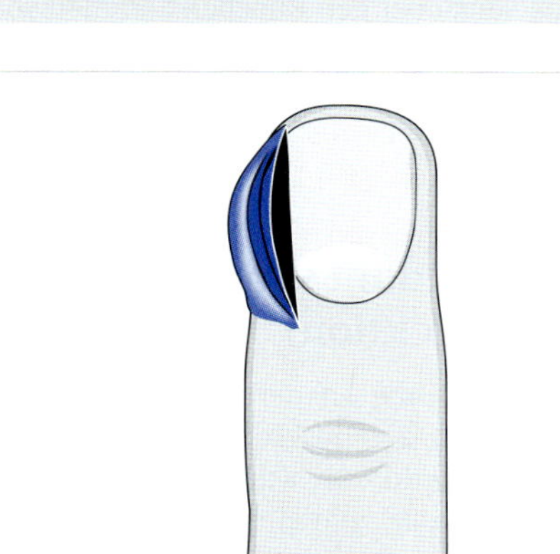

Abb. 16.5 Seitliche Keilexzision bei rezidivierender seitlicher Paronychie.

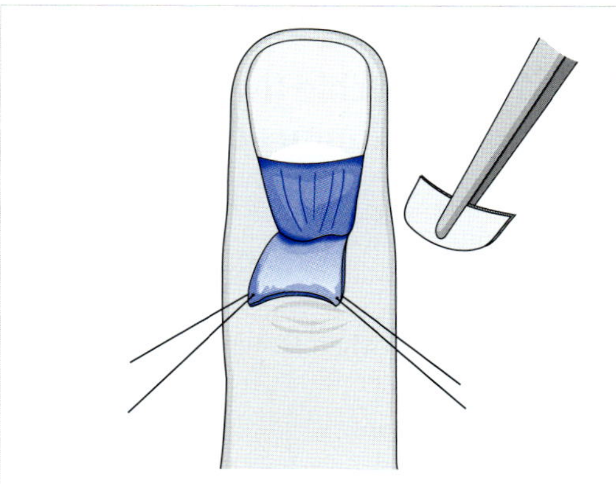

Abb. 16.6 Proximales subunguales Panaritium: Abheben des proximalen Nagelwalls von der Nagelwurzel nach einer türflügelartigen Inzision zur Infektionsausräumung und Entfernung des proximalen Nagels.

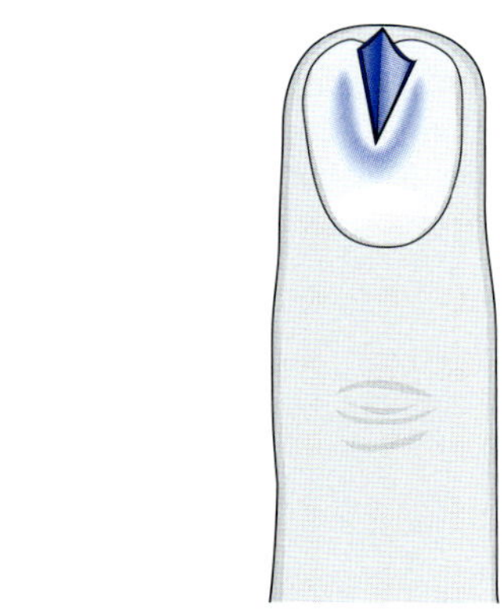

Abb. 16.7 Distales subunguales Panaritium: distale Keilexzision.

16.2.3 Panaritium cutaneum und Kragenknopfpanaritium

Bei einer unter dem Epithel, jedoch innerhalb der Kutis gelegenen Eiteransammlung genügt meist die tangentiale Blasenabtragung mit der Schere oder einem Skalpell. Eine genaue Inspektion des Wundgrundes ist anzuschließen, um einen in die Tiefe reichenden Fistelgang (Kragenknopfpanaritium) zu erkennen. Im Verdachtsfall muss die Operation entsprechend erweitert werden (siehe Behandlung des Panaritium subcutaneum). Verdächtig auf ein Kragenknopfpanaritium (▶ Abb. 16.9) sind vor allem heftige Schmerzen [4]. In einem solchen Fall kommuniziert eine tiefe Abszesshöhle

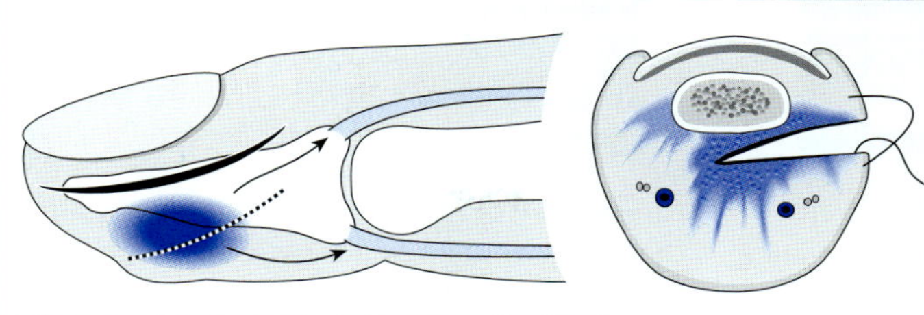

Abb. 16.8 In den Hautleisten schräg angelegte Inzision zur Vermeidung einer Hautnekrose (Vorsicht bezügl. neuraler Strukturen).

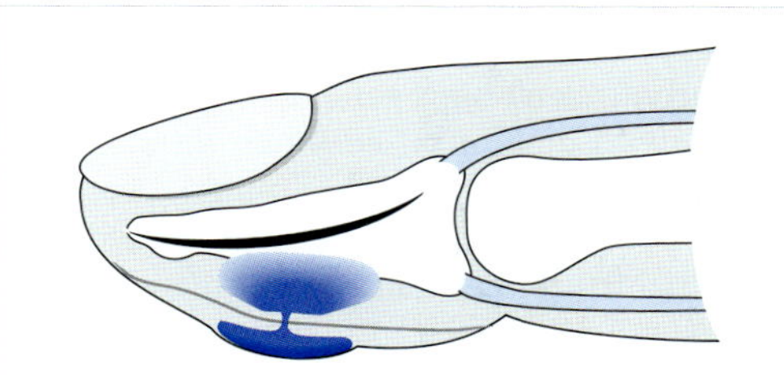

Abb. 16.9 Kragenknopfpanaritium (Kommunikation der beiden Eiterhöhlen).

über eine Fistelöffnung mit der kutanen Eiterblase. Wird nur diese behandelt, kann der in der Tiefe weiter bestehende Prozess wiederum auf Knochen, Gelenke oder Sehnenscheiden übergreifen.

Ein Übergreifen vom Endglied in andere Handbereiche geschieht in erster Linie über die Sehnenscheide. Ein direktes Weiterwandern ins Mittelglied wird meist durch das feste Bindegewebe im Bereich der Beugefalte verhindert. Das gleiche gilt auch für Infektionen im Mittelglied.

Nicht nur im Fingerbereich, sondern auch in der Hohlhand kommen Kragenknopfpanaritien vor. Bei dieser Lokalisation werden die beiden Abszesshöhlen durch die Palmaraponeurose getrennt; einer Ausbreitung im tiefen Hohlhandbereich muss ebenfalls durch eine vollständige Ausräumung entgegengewirkt werden.

16.2.4 Panaritium subcutaneum

Am *Fingerendglied* erfolgt die Eröffnung am günstigsten durch einen seitlichen Längsschnitt [11], der bis zur Fingerkuppe vorgezogen werden kann (▶ Abb. 16.8). Allerdings lassen sich bei ausgedehnter Abszedierung mit drohender Perforation weiter palmar gelegene Schnittführungen über dem Punctum maximum des Prozesses nicht vermeiden, Sensibilitätsstörungen und unangenehme Narbenbildungen sind dann jedoch eher möglich, selbst wenn die Spaltlinien der Haut berücksichtigt wurden.

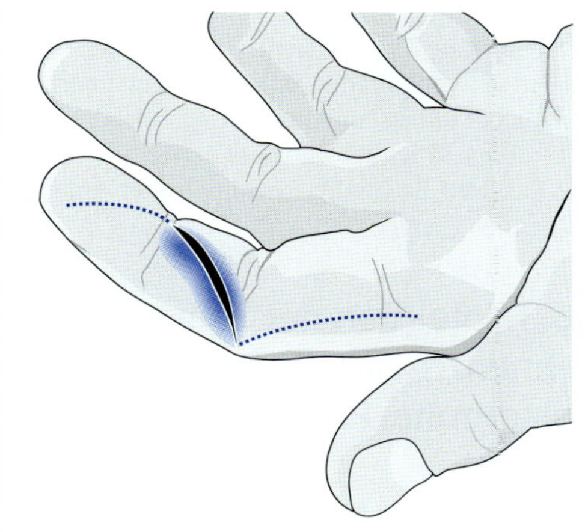

Abb. 16.10 Panaritium subcutaneum.
Schräge Schnittführung bei Eiterung über Mittel- und Grundglied, die im Bedarfsfall W-förmig erweitert werden kann.

Ein sog. Froschmaulschnitt, semizirkulär um die Fingerkuppe herum, sollte wegen der Beeinträchtigung der Sensibilität und der Durchblutungsverhältnisse der Fingerbeere mit der Gefahr ausgedehnter Nekrosen nicht verwendet werden [4], [7], [11]!

Bei subkutanen Eiterungen am *Fingermittel- und Fingergrundglied* ist nach eigener Erfahrung die in der Beugesehnenchirurgie angewendete schräg oder W-förmig über das Fingerglied verlaufende Schnittführung am günstigsten (▶ Abb. 16.10). Sie ergibt die beste Übersicht bei der operativen Freilegung und ermöglicht am sichersten die Schonung der Nerven-Gefäß-Bündel sowie eine genaue Beurteilung des fibrösen Sehnenscheidenkanals. Außerdem kann sie im Falle einer Sehnenscheidenmitbeteiligung problemlos erweitert werden. Spätere Sensibilitätsausfälle sind bei dieser Schnittführung am wenigsten zu befürchten. Eine Gegeninzision, wie sie bei den zum Teil noch immer angegebenen dorsolateralen Schnittführungen empfohlen wird [4], [9], ist bei sorgfältiger Infektausräumung und Einlegen einer kleinen sperrenden Drainage in einen Wundwinkel im Allgemeinen nicht erforderlich.

16.2.5 Nachbehandlung

Eine spezielle krankengymnastische Behandlung oder Ergotherapie ist nach Abheilen einer auf die Kutis oder Subkutis beschränkt gebliebenen Infektion im Allgemeinen nicht erforderlich, sofern der Patient nicht zu einer *sudeckähnlichen Symptomatik* neigt (Kap. 23). Verdächtig hierfür sind Schonhaltung und anhaltende Schmerzen auch nach Abklingen der klinischen Entzündungszeichen.

In diesen Fällen ist frühzeitig mit einer vorsichtigen aktiven Bewegungstherapie unter Anleitung erfahrener Therapeuten zu beginnen.

16.3 Infektion der Sehnen und Sehnenscheide (Sehnenscheidenphlegmone, Panaritium tendinosum)

16.3.1 Entstehung und Problematik

Die Sehnenscheiden und die dazugehörigen Sehnen können direkt im Rahmen einer Stich-, Biss- oder Schnittverletzung sowie indirekt durch Übergreifen eines anderen Weichteilinfekts infiziert werden (bezüglich Symptomatik und Diagnostik s. Kap. 16.1).

Wird die operative Entlastung einer Sehnenscheideneiterung hinausgezögert, kann es als Folge der Druckerhöhung, die durch die Eiteransammlung und ödematöse Gewebeschwellung in der Sehnenscheide entsteht [4], zur Minderdurchblutung mit nachfolgender Beugesehnennekrose kommen. Zusätzlich droht die Entleerung in den mittleren Faszienraum der Hohlhand.

16.3.2 Primärbehandlung

Operatives Vorgehen

Dieses besteht beim Verdacht einer Sehnenscheideninfektion zunächst in einer ausreichenden Freilegung des proximalen Sehnenscheidenendes in der distalen Hohlhandbeugefalte. Der primäre Infektionsherd bleibt dabei zunächst abgedeckt, um eine Keimverschleppung zu vermeiden [2], [11]. Nach Eröffnung der Sehnenscheide – unter Schonung des proximalen Ringbands – werden die freigelegten Sehnen inspiziert. Bestätigt sich dabei der Verdacht auf eine Sehnenscheidenphlegmone nicht (klare Synovialflüssigkeit und normales Sehnengewebe), so wird nach Abnehmen eines Abstriches die Operationswunde verschlossen und steril abgedeckt. Anschließend erfolgt die Behandlung des primären Infektionsherdes am Finger ohne nochmalige Eröffnung des Sehnenscheidenkanals.

Entleert sich aus der Sehnenscheide über dem Fingergrundgelenk hingegen Eiter oder trübes Sekret, so wird diese auch an ihrem distalen Ende über dem Fingermittelglied eröffnet. Der Hautschnitt soll dabei eine W-förmige Erweiterung (▸ Abb. 16.10) zulassen und den primären Infektionsbereich miterfassen. Ist dieser ausgeräumt, wird über dünne weiche Plastikkatheter – eingelegt in die proximal und distal eröffnete Sehnenscheide – das gesamte eitrige Sekret unter Verwendung antibiotikahaltiger Ringer-Lösung (z. B. Refobacin, Nebacetin o. a.) [5], [11] ausgespült, bis die Spülflüssigkeit klar wird. Die Spülbehandlung ist 2-mal täglich über die aus der locker adaptierten Haut herausgeleiteten Katheter 3 – 4 Tage lang fortzusetzen (▸ Abb. 16.11a).

Falls die Spülung zu große Schmerzen verursacht, ist vor dem Spülen die wiederholte Betäubung des Armplexus über einen bei der Erstoperation bereits gelegten axillären Plexuskatheter sinnvoll.

Zeigt sich intraoperativ eine Sehnennekrose, erkennbar an einer Strukturauflösung, dann sollte der gesamte Sehnenscheidenkanal freigelegt und unter Erhaltung der für spätere rekonstruktive Maßnahmen wichtigen Ringbänder vollständig ausgeräumt werden (▸ Abb. 16.11b u. ▸ Abb. 16.11c). In das Bett der entfernten Sehnensequester wird unter die Ringbänder eine Redon-Drainage bis zum Abklingen der Entzündung eingelegt [4].

Nachbehandlung

Sind bei erhalten gebliebenen Sehnen die Entzündungszeichen und entzündungsbedingten Schmerzen abgeklungen, so müssen aktive und passive Bewegungsübungen 6 – 8 Wochen lang unter Berücksichtigung der Schmerzgrenze, nach 1 – 2 Wochen zunehmend intensiver, durchgeführt werden, da sonst mit Beugekontrakturen (Schrumpfungsvorgänge im fibrösen Sehnenscheidenkanal) und verwachsungsbedingten Blockierungen der Beugesehnen zu rechnen ist.

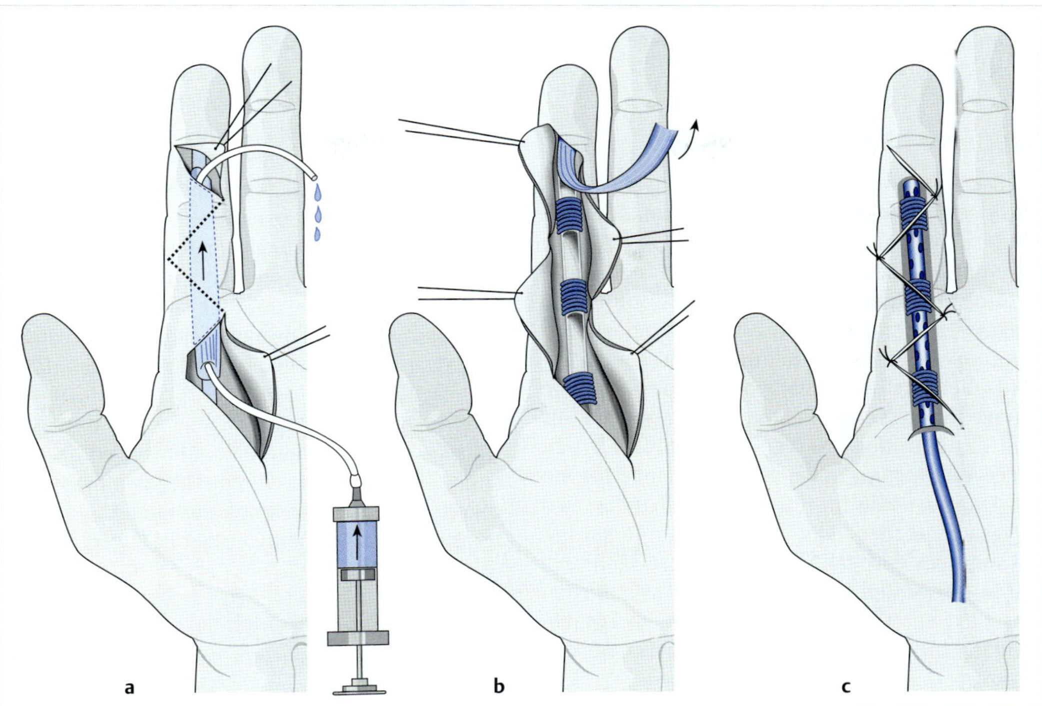

Abb. 16.11 Vorgehen bei einer Sehnenscheidenphlegmone.
a Spülbehandlung einer infizierten Sehnenscheide.
b Entfernen der Beugesehne bei eingetretener Nekrose.
c Einlegen einer Redon-Drainage unter die erhalten gebliebenen Ringbänder.

16.3.3 Sekundäreingriffe

Wurden bei der Infektausräumung die Beugesehnen entfernt, so kann 8 – 12 Wochen nach Abklingen aller Entzündungszeichen eine zweizeitige Rekonstruktion (Kap. Operatives Vorgehen) erfolgen (1. Sitzung: Einlegen eines Silikonsplintes, 2. Sitzung: Sehnentransplantation). Vor diesem Eingriff ist jedoch mit einer entsprechenden Übungsbehandlung für eine möglichst gute passive Beweglichkeit der Fingergelenke zu sorgen.

Auch wenn die Beugesehnen erhalten geblieben sind, führen meist ausgedehnte Verwachsungen und der Untergang des Sehnengleitgewebes zu einer mehr oder weniger vollständigen Blockierung der Fingerbeweglichkeit. 3 – 4 Monate nach Abheilung der Infektion kann in diesen Fällen durch eine ausgedehnte Tendolyse, bei der die Ringbänder geschont werden müssen, und der eine intensive krankengymnastische Nachbehandlung folgt, die Funktion zum Teil wiederhergestellt werden. Liegen allerdings vollständige Verlötungen der Sehnen mit der Sehnenscheide vor, so ist die nachträgliche Resektion mit Rekonstruktion der Ringbänder (Kap. Operatives Vorgehen) bei einer zweizeitigen Beugesehnentransplantation nach eigenen Erfahrungen sinnvoller als eine langstreckige Tendolyse (Kap. Operatives Vorgehen).

16.4 Weichteilinfektion der Mittelhand und Handwurzel

16.4.1 Interdigitalphlegmone

Entstehung und Ausbreitung

Eitrige Entzündungen im Interdigitalbereich, die außer von kleinen Hautverletzungen auch von Ekzemen ausgehen können, führen infolge der ödematösen Schwellung zu einer auffallenden Abspreizung der beiden benachbarten Finger. Sie können sich entlang der Nerven-Gefäß-Bündel in Richtung Hohlhand, nach distal in die seitlichen Fingerweichteile entlang der Sehnen der Mm. lumbricales und interossei und nach dorsal in das lockere Subkutangewebe des Handrückens ausbreiten [8].

Operative Maßnahmen

Bei der operativen Behandlung sollten möglichst Inzisionen, welche die Schwimmhautfalte nicht durchtrennen, angelegt werden [4], [9], [11], um eine ungünstige Narbenbildung mit einer Abspreizbehinderung, die allerdings auch durch die Infektion selbst entstehen kann, zu vermeiden.

Zur vollständigen Ausräumung müssen ggf. sowohl die distale Palmaraponeurose über eine schräge beugeseitige Hautinzision gespalten als auch das betroffene Nerven-Gefäß-Bündel bis zu seiner Aufzweigung in die jeweiligen Fingernerven und Fingerarterien im distalen Mittelhandbereich dargestellt werden. Gute eigene Erfahrungen liegen mit dem Einlegen von Antibiotikaträgern wie PMMA-Miniketten oder Sulmycin-Schwämmchen zusätzlich zur Drainage vor, wobei eine PMMA-Kette meist bereits ab dem 6. Tag entfernt werden kann.

16.4.2 Hohlhandphlegmone

Entstehung und Symptome

Die Infektion des unter der Palmaraponeurose gelegenen mittleren Raumes der Mittelhand entsteht als Folge einer tief reichenden Verletzung, einer Durchwanderung bei oberflächlichem *Schwielenabszess* in der Art eines Kragenknopfabszesses (Kap. 16.2.3) und als Fortsetzung von Interdigital- oder Sehnenscheidenphlegmonen.

Eine gelegentlich vorgenommene Unterscheidung zwischen tiefer und oberflächlicher Hohlhandphlegmone [7] ist bei den klinischen Gegebenheiten und einer nicht zu unterscheidender Symptomatik und Therapie wenig hilfreich.

Hand und Finger sind auch dorsal prall geschwollen. Das Allgemeinbefinden ist durch heftige Schmerzen und schweres Krankheitsgefühl mit Fieber und Schüttelfrost erheblich gestört.

Operative Maßnahmen

Die rasche operative Entlastung von einem bogenförmig parallel zum Thenar angelegten Hautschnitt aus (▸ Abb. 16.2) verhindert das weitere Übergreifen auf den Handrücken, die Handwurzel und den distalen Unterarm (Parona-Raum). Die Palmaraponeurose im unmittelbaren Entzündungsbereich wird reseziert [4], [11], die Hohlhand intraoperativ wie bei der Sehnenscheidenphlegmone mit einer antibiotischen oder gewebeschonenden antiseptischen Lösung (z. B. Polyvinylpyrolidon-Jod-Lösung) ausgiebig gespült, das Wundgebiet nach außen drainiert und auch die übrigen Behandlungsgrundsätze von Kap. 16.1.4 werden konsequent angewendet. Droht der Prozess über den Karpaltunnel auf den Unterarm überzugreifen, so müssen das Retinaculum flexorum (Lig. carpi transversum) und die distale Unterarmfaszie gespalten und zusätzlich Spüldrainagen eingelegt werden (▸ Abb. 16.12) [11]. Bei auf Gentamycin empfindlichen Erregern kann das ca. 1-wöchige Einlegen von PMMA-Miniketten über die hohe lokale Konzentration des aus den ovalen Kugeln freigesetzten Antibiotikums oder das Einlegen resorbierbarer Antibiotikaträger (z. B. gentamycin-

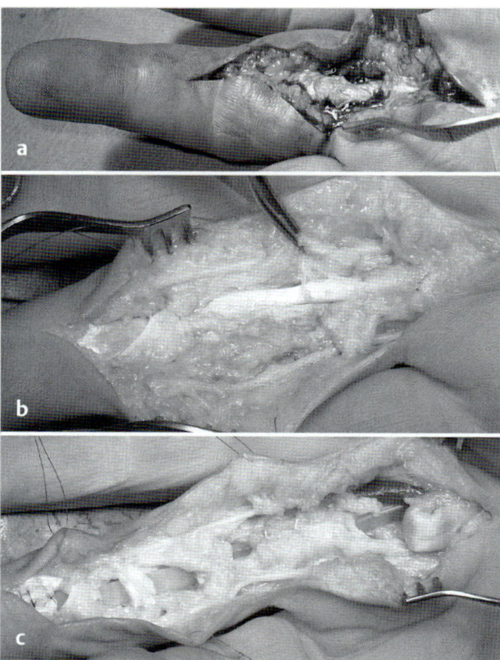

Abb. 16.12 Sehnenscheidenphlegmone nach Schnittverletzung.
a Eröffnung 1 Woche nach Verletzung mit sequestrierter oberflächlicher Beugesehne vor Entfernung.
b Nach 4 Monaten vergeblicher Übungsbehandlung massive Verwachsungen der verbliebenen tiefen Beugesehne im gesamten Sehnenscheidenkanal.
c Nach Resektion: Splinteinage, Ringbandrekonstruktion und Vorbereitung der späteren Sehnentransplantation.

haltige Kollagenschwämmchen) ebenfalls rasch zur Abheilung führen [1]. Die Hautinzision bleibt offen oder die Wundränder werden locker adaptiert. Bei der Erweiterung des Hautschnittes über dem Karpaltunnel und Handgelenk ergeben abgewinkelte Inzisionen (▶ Abb. 19.2c) am ehesten zufrieden stellende Narben.

Zusätzlich erfolgen eine Ruhigstellung mit einer dorsalen Oberarmschiene und eine intravenöse Therapie zunächst mit einem Breitbandantibiotikum, das nach Eintreffen des veranlassten Antibiogramms ggf. durch ein erregerspezifisches Antibiotikum ersetzt wird.

16.4.3 Thenar- und Hypothenarphlegmonen

Symptomatik

Bei einer Infektion des *Thenarraumes* ist neben dem Daumenballen meist auch der Interdigitalraum zwischen Daumen und Zeigefinger prall geschwollen, wodurch der Daumen abgespreizt gehalten wird.

Die Allgemeinsymptome sind ähnlich wie bei einer Hohlhandphlegmone (Schüttelfrost, hohes Fieber, schweres Krankheitsgefühl).

Operative Maßnahmen

Die Schnittführung verläuft je nach Befund leicht bogenförmig über dem Daumenballen oder an seinem ulnaren Rand (▶ Abb. 16.2). Um versehentliche Verletzungen der zum Daumen ziehenden Nerven-Gefäß-Bündel zu vermeiden, werden diese bei der operativen Ausräumung am ulnaren Rand der Daumenballenmuskulatur dargestellt. Dorsale Gegeninzisionen [8] sind nur bei ausgedehntem Mitbefall des 1. Interdigitalraumes und einer Infiltration des M. adductor pollicis notwendig.

Die seltenen Infektionen des Kleinfingerballens laufen innerhalb der Muskelfaszie zwischen oder unter der Muskulatur ab. Als Zugang empfiehlt sich ein kleiner Längsschnitt über dem Maximum der Schwellung (▶ Abb. 16.2). Nach Eröffnen der Hypothenarfaszie wird der Infektionsherd durch die Muskulatur hindurch aufgesucht und diese in Faserrichtung längs gespalten. Sorgfältiges Ausräumen und ausreichende Drainage sind neben den übrigen Behandlungsgrundsätzen die wichtigsten Voraussetzungen für die Abheilung.

Nachbehandlung

Hier gelten die gleichen Grundsätze wie nach Infektionen der Sehnen und Sehnenscheiden (Kap. 16.3.2), wobei die krankengymnastische Übungsbehandlung über einen Zeitraum von bis zu 3 Monaten notwendig sein kann.

16.5 Eitrige Gelenkentzündungen (an Fingergelenken auch als Panaritium articulare bezeichnet)

Ursachen

Eitrige Gelenkentzündungen entstehen durch direkte traumatische Gelenkeröffnungen (Biss, Stich, Schnitt) oder nach Gelenkeingriffen. Infizierte Hautwunden über der Streckseite des Gelenks kommen ebenfalls als Ursprung infrage. Demgegenüber ist der metastatische Befall oder die Durchwanderung bei benachbartem Weichteilpanaritium weniger häufig [11].

Symptome

Beugehaltung und schmerzhafte Gelenkschwellung sowie heftig klopfende Schmerzen, die besonders deutlich nachts empfunden werden, ergeben in Verbindung mit der Anamnese rasch die richtige Diagnose und Abgrenzung von anderen entzündlichen Gelenkerkrankungen (Kap. 20.1 und Kap. 20.2).

Als weitere Allgemeinsymptome können Fieber und Schüttelfrost hinzukommen.

Therapie

Eine konservative Behandlung mit funktionsgerechter Ruhigstellung und systemischer Antibiotikagabe ist nach einer Punktion des entzündlichen Gelenkergusses dann möglich, wenn das Punktat noch serös ist. Das Einspritzen antibiotikahaltiger Lösungen ist meist unzureichend und daher nicht mehr zeitgemäß. Bei einer akuten bakteriellen Gelenkinfektion hilft nur eine rasche Gelenkeröffnung mit mehrtägiger antibakterieller Spüldrainagebehandlung bei gleichzeitiger Ruhigstellung des Gelenks und systemischer Antibiotikagabe, den Gelenkschaden mit Knorpel- und Knochenzerstörungen in Grenzen zu halten und ein Übergreifen auf Sehnenscheiden und Knochen zu verhindern.

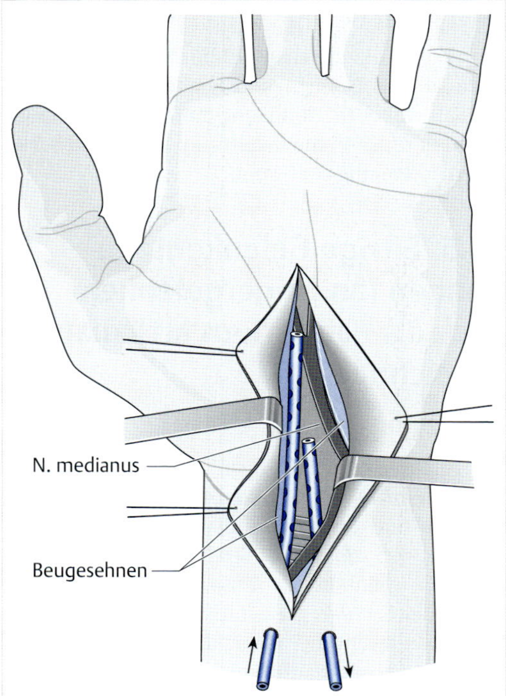

Abb. 16.13 Einlegen von Spüldrainagen nach Übergreifen einer Hohlhandphlegmone auf den Karpaltunnel und den distalen Unterarm.

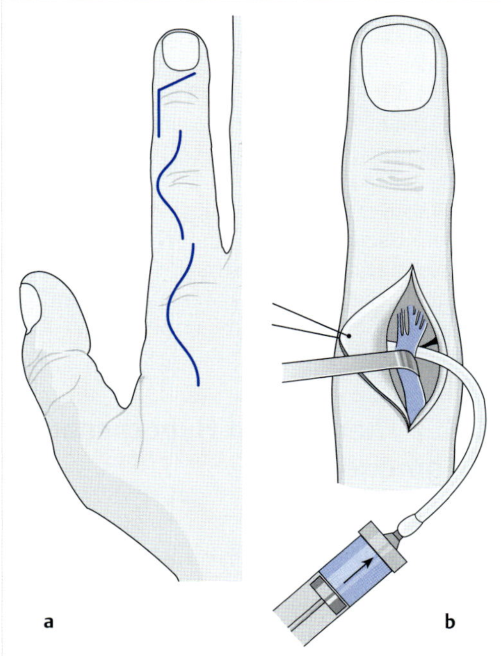

Abb. 16.14 Fingergelenkempyem.
a Mögliche Hautschnitte.
b Beispielhaft ist hier das Mittelgelenk neben dem Strecksehnenmittelzügel eröffnet; ein feiner Plastikkatheter ist zur Spülbehandlung in den dorsalen Gelenkrezessus eingelegt.

Die Eröffnung erfolgt wie bei einer Synovektomie (Kap. Fingergelenke) von dorsalen bogenförmig (Grund- und Mittelgelenk) oder abgewinkelt (Endglied) um das betroffene Gelenk herumgeführten Hautschnitten aus. Neben der Strecksehne wird durch eine parallele Längsinzision in das Gelenk eingegangen. Nach Entfernen des gewucherten Synovialgewebes und ausgiebiger Gelenkspülung kann in den dorsalen Gelenkrezessus ein dünner Plastikkatheter als Spüldrainage für 2 – 3 Tage eingelegt werden (▶ Abb. 16.13). Der Hautverschluss erfolgt durch locker adaptierende Hautnähte, die Spülungen werden ohne großen Druck 2-mal täglich mit dem Verbandswechsel durchgeführt. Liegen bereits Knorpel- und Knochennekrosen vor, so müssen diese entfernt und ggf. in den hierdurch entstandenen Raum für 8 – 10 Tage Gentamycin-PMMA-Miniketten oder ein resorbierbares Gentamycin-Kollagenschwämmchen eingelegt werden (▶ Abb. 16.14).

Nachbehandlung

Postoperativ gelten folgende Regeln:

- Ruhigstellung durch Fingerschienen (End- und Mittelgelenke gestreckt, Grundgelenke 70 – 80° gebeugt!) bis zum Abklingen der akuten Symptomatik,
- systemische Gabe eines knochengängigen Antibiotikums, zunächst entsprechend dem Keimverdacht, nach Vorliegen des Antibiogramms gezielt für wenigstens 2 Wochen (evtl. bis zu 2 Monaten) [7],
- nach Abklingen der akuten Symptomatik sollte mit einer allmählich zu steigernden Übungsbehandlung begonnen werden: aktives und passives Durchbewegen auch unter Zug und mit Beachten der Schmerzgrenze.

Sekundäreingriffe

Sofern es in fortgeschrittenen Fällen mit ausgedehnter Gelenkzerstörung nicht im weiteren Verlauf spontan zur funktionsgerechten Verknöcherung kommt, sind im Bereich der Endgelenke nach vollständigem Abklingen des Infekts (frühestens nach 2 Monaten) funktionsgerechte Arthrodesen (▸ Abb. 16.14) und im Bereich von Grund- und Mittelgelenken Arthroplastiken zu erwägen (Kap. 7.3 und Kap. 7.4). Eine Implantation von Fingergelenksendoprothesen sollte frühestens 6 Monate nach sicher abgeheilter Infektion und unter Antibiotikaschutz erfolgen.

16.6 Knochenentzündungen (am Finger auch als Panaritium ossale bezeichnet)

Entstehung, Prognose

Die eitrige Infektion des Knochens im Finger-Hand-Bereich stellt eine verhängnisvolle Komplikation nach primär offenen Frakturen, nach infizierten Osteosynthesen, nach tiefen Bissverletzungen oder nach unzureichend behandelten Weichteilinfektionen dar (z. B. Übergreifen eines Panaritium subcutaneum am Endglied). Eine hämatogene Osteomyelitis ist im Handbereich von untergeordneter Bedeutung [4]. Da bei diesen Infektionen die umgebenden Weichteile wie Sehnen, Sehnengleitgewebe, Haut oder auch die benachbarten Gelenke in den entzündlichen und zur Sequestrierung neigenden Prozess miteinbezogen sind, muss zumindest im Fingerbereich nach der Abheilung mit schweren Funktionseinbußen gerechnet werden.

Symptomatik, Diagnostik

Anfänglich lässt sich im klinischen Erscheinungsbild eine Osteomyelitis nicht von tieferen Weichteilinfektionen abgrenzen. Die Symptome klopfender Schmerz, Schwellung, Schonhaltung, je nach Erreger auch Schüttelfrost und Fieber, sind die gleichen. Eine gesicherte Frühdiagnose ist nur durch eine MRT-Untersuchung möglich!

Eine länger bestehende Fistelung oder charakteristische Veränderungen im Röntgenbild stellen bereits Spätsymptome dar. Diese bestehen in umschriebenen Entkalkungen mit zunehmender Strukturauflösung und Osteolysen (▸ Abb. 16.15).

Therapie

Die Therapie besteht in der operativen Entfernung von Sequestern, in der sicheren Ableitung einer eitrigen Sekretion nach außen, in einer konsequenten

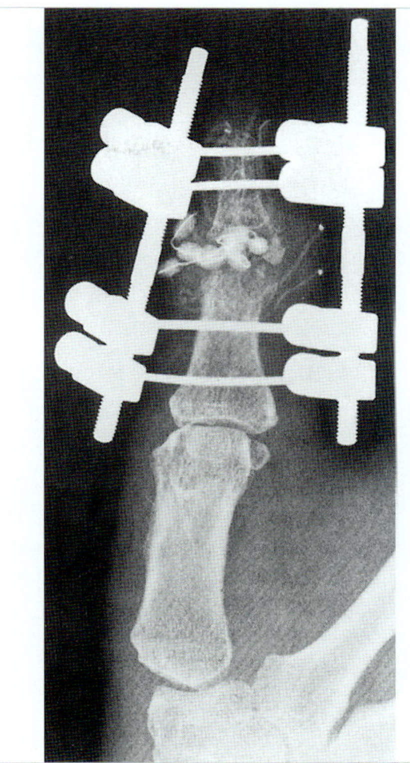

Abb. 16.15 Durch Infektion zerstörtes Daumenendgelenk.
Nach Sequesterentfernung wurde eine Gentamycin-PMMA-Minikette eingelegt und mit einem Minifixateur externe ruhig gestellt. Nach 2 Wochen erfolgten die Kettenentfernung und die Durchführung einer funktionsgerechten Arthrodese.

Ruhigstellung bei funktionsgerechter Fingerhaltung und in der systemischen Applikation knochengängiger Antibiotika, auf die der bakteriologisch nachgewiesene Erreger sensibel ist. Bei geeignetem Erregerspektrum hat sich auch hier das vorübergehende Einlegen von Gentamycin-PMMA-Miniketten [1] für die Dauer von 8 – 10 Tagen bewährt (▸ Abb. 16.16). Liegen nach der Sequesterentfernung größere Knochendefekte evtl. gemeinsam mit Defekten oder Verwachsungen des Streckapparats vor, sollte man bei einzelnen Fingern, mit Ausnahme des Daumens, mit dem Patienten die Vorteile einer Fingeramputation (Durchführung s. Kap. 13.2.3) gegenüber langwierigen rekonstruktiven Maßnahmen wie Spongiosaplastik, Tendolysen, Hauttransplantation mit oftmals enttäuschendem funktionellem Endergebnis erörtern, zumal diese erst nach Abklingen des Infekts möglich werden.

Bei besonderer persönlicher Situation ist jedoch auch hier unter konsequenter Behandlung ein Wiederherstellungsversuch gerechtfertigt (▶ Abb. 16.17).

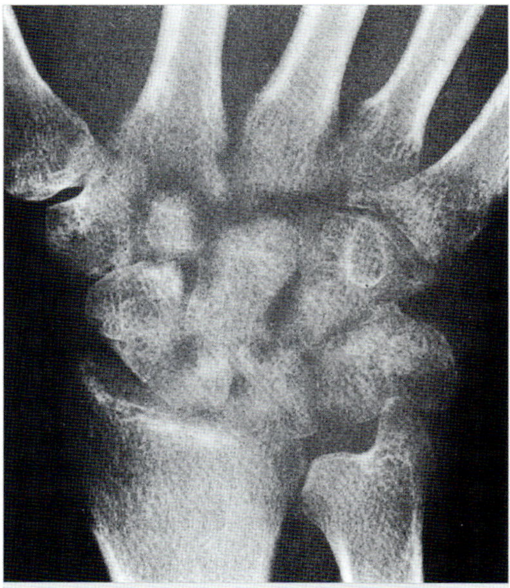

Abb. 16.16 Infiziertes Handwurzelskelett.

Im Gegensatz zu einzelnen Fingern II–V sollte der Daumen in jedem Fall erhalten werden.

Zur notwendigen Ruhigstellung können Gips oder ein in der Größe entsprechend ausgewählter Fixateur externe (vor allem zur Defektüberbrückung) verwendet werden.

Nach sicherem Abklingen der Infektionszeichen kommen mit einiger Aussicht auf Erfolg Spongiosaplastiken oder das Einsetzen eines kortikospongiösen Spanes evtl. mit einem Wechsel des Osteosyntheseverfahrens (statt Minifixateur externe K-Drähte, Schrauben oder Plättchen) infrage (▶ Abb. 16.18).

Nachbehandlung

Sie orientiert sich an den Verhältnissen der umgebenden Weichteile, insbesondere an Verklebungen der Sehnen. Tendolysen sind jedoch frühestens 6 Monaten nach durchgehender Infektfreiheit sinnvoll. Dies gilt sowohl für Beugesehnen (Kap. 8.6) als auch für Strecksehnen.

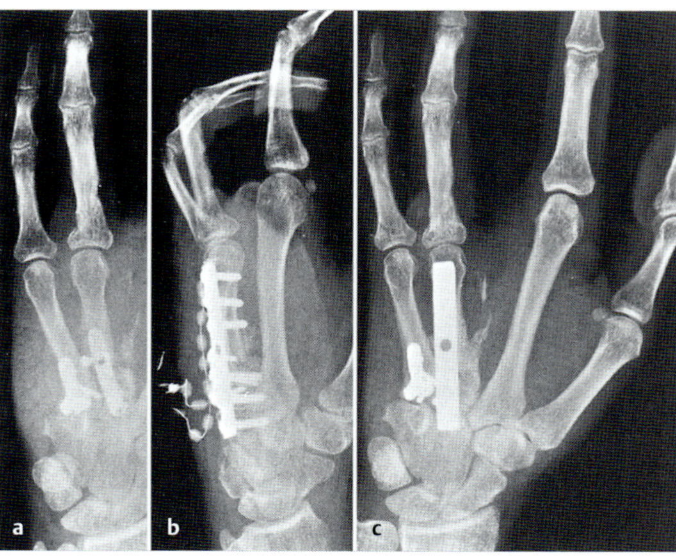

Abb. 16.17 Infizierte Mittelhandosteosynthese.

- **a** Infektionsbedingte Lockerung einer Plattenosteosynthese im Mittelhandbereich (Erreger: Staphylococcus aureus).
- **b** Reosteosynthese und Einlegen einer Gentamycin-PMMA-Minikette (für 1 Woche).
- **c** Knöcherne Ausheilung bei reizfreien Weichteilen (nach 2 Monaten).

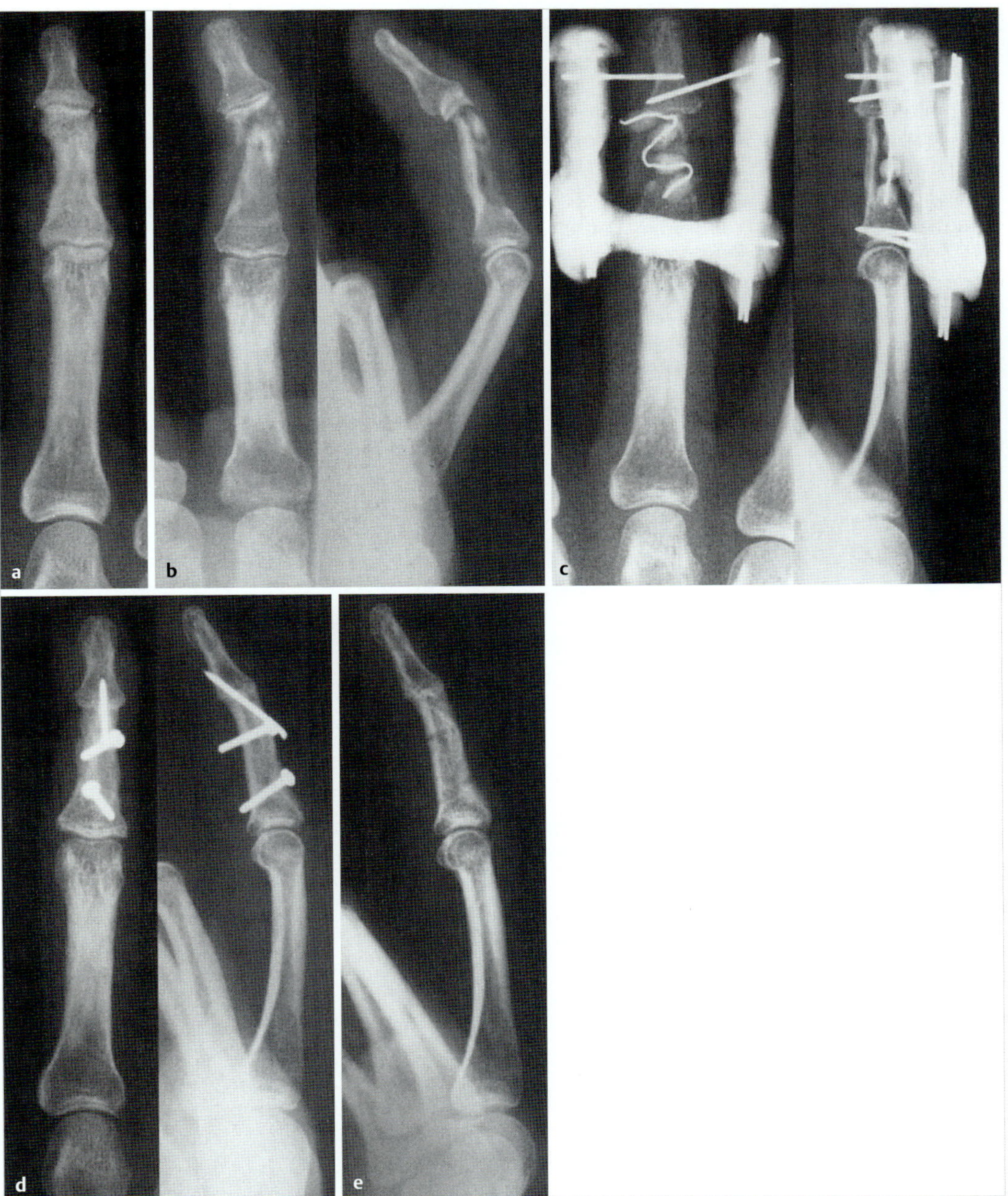

Abb. 16.18 Osteomyelitis des Mittelfingermittelglieds nach Hundebiss.

- **a** Ausgangsröntgenbild unmittelbar nach dem Biss.
- **b** Sequestrierendes Panaritium ossale.
- **c** Ausräumen der infizierten Knochensequester, temporäres Einlegen einer PMMA-Minikette und Stabilisierung mit selbstgefertigtem Fixateur externe (aus Palacos und feinen Kirschner-Drähten).
- **d** Spanplastik 2 Wochen nach Sequesterausräumung.
- **e** Ausheilungsbild nach Metallentfernung.

Literatur

[1] Asche G. Behandlung und Behandlungsergebnisse von Infektionen der Hand mit Gentamycin-PMMA-Miniketten. Zbl Chir. 1983; 108: 641

[2] Böhler J. Zur Diagnose und Therapie von Weichteilinfektionen an der Hand. Hefte Unfallheilkunde. 1971; 107: 221

[3] Carter PR. Common hand injuries and infections. Philadelphia: Saunders Company; 1983

[4] Geldmacher J, Flügel M. Infektionen. In: Nigst H, Buck-Gramcko D, Millesie H, eds. Handchirurgie. Bd. 1. Stuttgart: Thieme; 1981

[5] Huber 0, Tipold E. Behandlung der eitrigen Sehnenscheidenentzündungen durch Spüldrainage. Akt Chir. 1970; 5: 161

[6] Lampe EW. Die chirurgische Anatomie der Hand (mit besonderer Berücksichtigung von Infektionen und Verletzungen). CIBA Pharmaceutical Co. 1969; 21: 3

[7] Rieger H, Brug E. Das Panaritium. München: Hans Marseille; 1992

[8] Robins RHC. Infections of the hand: A review based on 1000 consecutive cases. J Bone Jt Surg. 1952; 34-B: 567

[9] Saegesser M. Das Panaritium. Berlin: Springer; 1938

[10] Titze A, Herzberg E. Die eitrigen Entzündungen an Fingern und Hand. Chir Praxis. 1971; 15: 403

[11] Wachsmuth W. Eingriffe bei Eiterungen der Hand und Finger. In: Wachsmuth W, Wilhelm A, eds. Die Operationen an den Extremitäten. 3. Teil: Die Operation an der Hand. Berlin: Springer; 1972

Kapitel 17

Muskulär und neuromuskulär bedingte Kontrakturen

17

17 Muskulär und neuromuskulär bedingte Kontrakturen

17.1 Ischämische Kontrakturen

17.1.1 Krankheitsbild und Differenzialdiagnose

Das klassische Bild der ischämischen Muskelkontrakturen, wie sie Volkmann bereits im 19. Jahrhundert als posttraumatische Komplikation beschrieben hat [17], betrifft die an der Unterarmbeugeseite gelegene Muskulatur einschließlich der für die Unterarmumwendbewegungen verantwortlichen Muskeln (▶ Abb. 17.1).

Die Finger weisen meist eine krallenhandähnliche Stellung mit Beugung in End- und Mittelgelenken und Streckung in den Grundgelenken auf. Sie können nur bei maximaler Beugung des Handgelenks in gewissem Umfang passiv geöffnet werden; dies ist bei gelenkbedingten Kontrakturen nicht möglich (Differenzialdiagnose s. ▶ Tab. 17.1). Das Handgelenk wird je nach Ausdehnung des Prozesses mehr oder weniger gebeugt; hinzu kommt häufig eine fixierte Pronationshaltung.

Ausgelöst durch die gleichzeitige Schädigung von N. ulnaris und N. medianus liegen unterschiedlich ausgeprägte sensible und trophische Störungen im Handbereich vor (Atrophie der Handbinnenmuskeln, kalte, trockene und livide Haut).

Isolierte Kontrakturen einzelner oder mehrerer Handbinnenmuskeln und einzelner Muskelgruppen am Unterarm mit jeweils entsprechender Symptomatik kommen ebenfalls vor [2], [4], [5] (Kap. 17.1.2).

Charakteristisch für die *Kontraktur der Mm. interosseis*ind eine spontan eingenommene mittlere

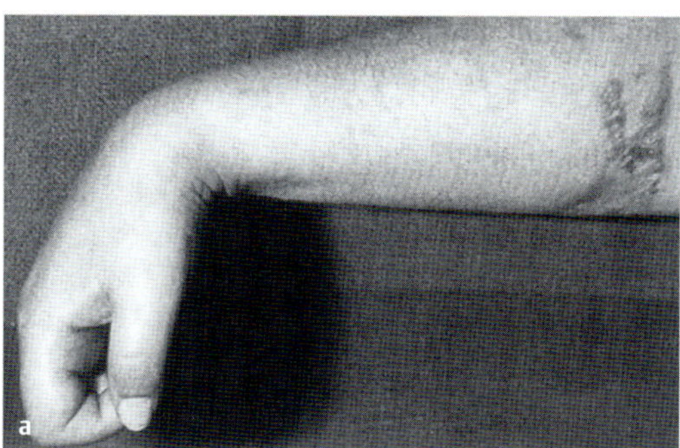

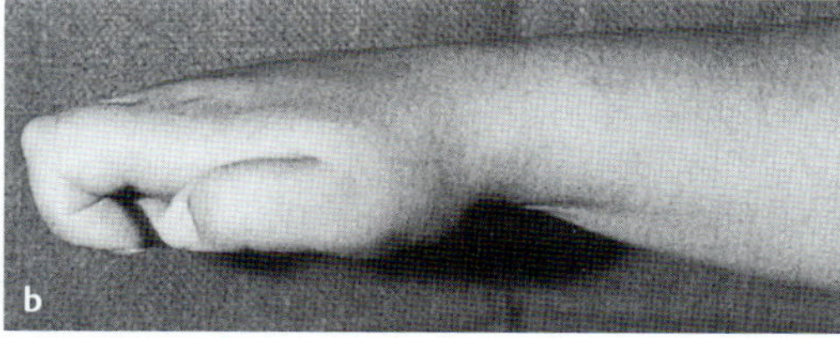

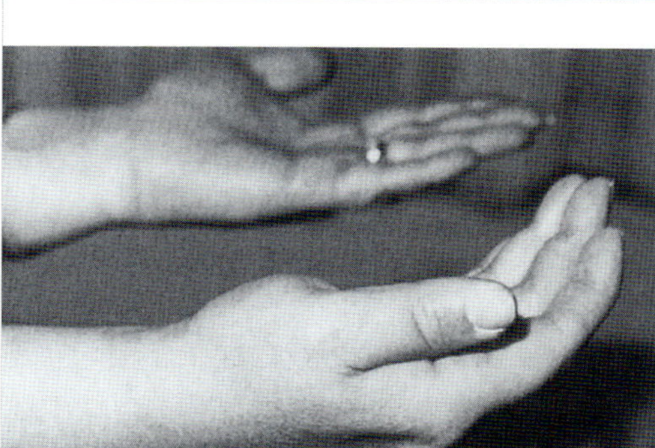

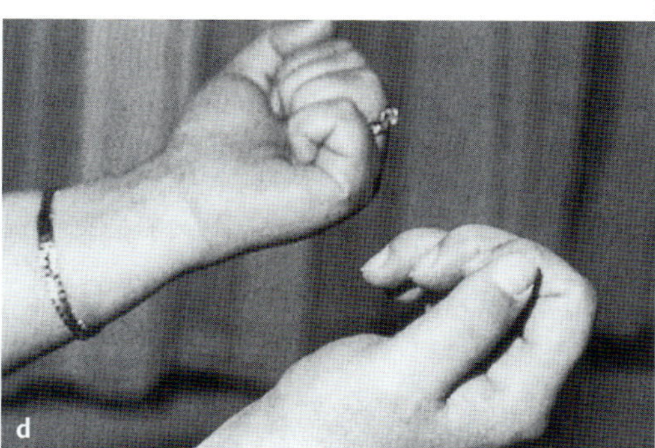

Abb. 17.1 Beugesehnenverlängerung bei ischämischer Beugekontraktur.
a Ischämische Kontraktur der Fingerbeugemuskulatur am Unterarm durch einschnürenden Gipsverband (beachte die narbig verheilte Druckstelle am Unterarm).
b Bei der (unvollständigen) Streckung des Handgelenks verstärkt sich die Beugung der Mittel- und Endgelenke.
c Streckung 1 Jahr nach Verlängerung der Beugesehnen.
d Beugung 1 Jahr nach Verlängerung der Beugesehnen (▶ Abb. 17.3) und konsequenter postoperativer Ergotherapie.

Tab. 17.1 Differenzialdiagnose der wichtigsten Finger- und Handkontrakturen.

Kontrakturform	Ursachen	spezieller Befund	Operationen
Gelenkkontrakturen (Kap. 7.6)	Kapselschrumpfung nach Gelenkverletzung und bei lange bestehenden Kontrakturformen	weitere Beugung aktiv möglich, Streckung defizitär	Kapsulektomie
Tendinöse Kontrakturen (Kap. 8.7)	Sehnenverletzung oder abgelaufene Sehnenscheidenphlegmonen	weiter Beugung nur passiv möglich	Tendolyse oder zweizeitige Beugesehnenersatzplastik
Narbenkontrakturen der Haut (Kap. 3.3.1 und Kap. 4.1 ▶ Abb. 4.2)	Hautverletzungen, falsch angelegte OP-Schnitte, sekundär geheilte Wunden, Verbrennungen	sichtbare Hautveränderung, weitere Beugung möglich	plastische Korrekturen
Ischämische Kontrakturen (Kap. 17.1)	Kompartmentsyndrome nach Frakturen, Quetschungen, einschnürende Verbände	Streckung häufig möglich bei maximaler Beugung des Handgelenks	Z-Verlängerungen, Muskelansatzverlagerungen, -transpositionen, -transplantationen usw.
Spastische Kontrakturen (Kap. 17.2)	zentralnervöse Ausfälle nach Schädelhirnverletzungen, Schlaganfällen oder bei andern neurologischen Erkrankungen	Fingerstreckung häufig möglich bei max. Beugung des Handgelenks, verlangsamte Motorik, langsames Aufdehnen häufig möglich	Muskeltranspositionen, Muskelansatzverlagerung, selten gezielte Neurotomie
Dupuytren-Kontrakturen (Kap. 18.1)	Veränderungen und Schrumpfungsvorgänge in der Palmaraponeurose	charakteristische subkutane Knoten und Strangbildungen, weiter Beugung aktiv möglich	Entfernung der Palmaraponeurose, Z-Plastiken

Beugehaltung der Finger II–V im Grundgelenk bei leichter Überstreckung des Mittelgelenks und die Unfähigkeit, Mittel- und Endgelenke beugen zu können, wenn passiv das Grundgelenk in Streckhaltung fixiert wird [3]. Das klinische Bild gleicht häufig einer *Schwanenhalsdeformität*, wie sie auch aufgrund anderer Erkrankungen (Kap. Schwanenhalsdeformität) entsteht.

17.1.2 Entstehung und Verlauf

Für die den Erkrankungsprozess auslösende Mangeldurchblutung kommen als Ursachen infrage:

- Frakturen mit ausgedehnten subfaszialen Hämatomen (insbesondere bei ungenügender Reposition),
- direkte Quetschtraumen mit ausgedehnter Weichteilschädigung und entsprechender Ödembildung in den Faszienräumen der Muskulatur,
- zu spät versorgte Verletzungen wichtiger Hauptarterien mit unzureichender Kollateralisierung, wobei die Muskulatur durch die Mangeldurchblutung rascher irreversibel geschädigt wird als Sehnen, Haut oder Knochen,
- unsachgemäß ausgeführte und zu spät kontrollierte Gipsverbände, die von vornherein zu eng angelegt wurden oder bei der Zunahme einer Weichteilschwellung (nach Frakturreposition oder operativen Eingriffen) zusätzlich den Arm oder die Hand einschnüren.
- Kontrakturen der Unterarm- und der Handmuskeln werden auch bei Patienten beobachtet, die nach längerer Bewusstlosigkeit (z. B. Schlaftabletten-, Alkoholintoxikation u. a.) auf einer Hand liegend aufgefunden werden [2], [4].

Für die besondere Gefährdung der Beugemuskulatur am Unterarm ist die relativ straffe Struktur des umgebenden Fasziengewebes verantwortlich. Hierdurch kann wie bei den Kompartmentsyndromen der unteren Extremität (Faszienlogensyndromen, Tibialis-anterior-Syndrom) [8] keine spontane Entlastung einer in der Faszienloge entstehenden Druckerhöhung nach außen erfolgen.

Das durch die primäre Schädigung ausgelöste Ödem kann nicht ausweichen und führt über eine weitere Druckerhöhung zur zusätzlichen Drosselung der noch vorhandenen Restdurchblutung.

Nach dem Zerfall der muskulären Zellstrukturen kommt es zum allmählichen Abbau der Nekrose und zum Ersatz durch narbig schrumpfendes Bindegewebe und damit zur Kontraktur. Diese nimmt innerhalb der nächsten Monate zu, bis nach ca. 3 –

6 Monaten ein Endzustand erreicht ist, welcher die Gebrauchsunfähigkeit der betroffenen Hand bedeutet.

N. ulnaris und N. medianus sind häufig miteinbezogen, wobei sowohl die schwellungsbedingte Mangeldurchblutung als auch eine spätere Einschnürung durch die einsetzenden Schrumpfungsvorgänge in der umgebenden Muskulatur die Nervenstämme schädigen können. Im eigenen Krankengut waren unter anderem bei Patienten, die mit ischämischen Muskelkontrakturen zugewiesen wurden, versehentlich paravenöse Injektionen vorausgegangen und es wurden Fasziенspaltungen am Unterarm bei ödematöser Schwellung der Unterarmbeugemuskeln nach Starkstromverletzungen durchgeführt, die jedoch aufgrund der strombedingten Muskelschädigung die Kontrakturen nicht verhindern konnten.

17.1.3 Präventive Maßnahmen

Unterbrochen wird der verhängnisvolle Entstehungsprozess durch eine frühzeitige Druckentlastung der Faszienlogen am *Unterarm* (innerhalb von 4 – 6 Stunden). Gefäßverletzungen sollten zu diesem Zeitpunkt bereits rekonstruiert sein. Nach der zu diesem Zweck durchgeführten Faszienspaltung (z. B. Fascia antebrachii anterior der Beugemuskeln) sollte zunächst auch die Hautinzision bis zum Rückgang der Schwellung einige Tage unter einer sterilen Abdeckung offen bleiben.

Für den *Handbereich* stellt die Spaltung des Karpaltunnels und der proximalen Palmaraponeurose die wichtigste druckentlastende Maßnahme dar. Situationsbedingt ist eine ergänzende Längsspaltung der Thenar- und Hypothenarfaszie und der dorsalen Metakarpalräume – Mm. interossei – sinnvoll [8]. Die Hautinzisionen werden auch hier erst nach Abklingen des Ödems sekundär verschlossen und bis dahin steril mit Fettgaze und saugfähigen Verbandskompressen abgedeckt.

17.1.4 Operative Möglichkeiten und Indikationen

Da bei einer ischämischen Kontraktur durch konservative Behandlungsmaßnahmen, wie sie die Verwendung von Quengelschienen und die Durchführung einer intensiven krankengymnastischen Übungsbehandlung darstellen, keine entscheidende Verbesserung der Situation erzielt werden kann [5] und da die Funktionsbehinderung gravierend ist, sollte frühzeitig der Entschluss zur operativen Behandlung gefasst werden.

Die *Zielsetzung* besteht dabei in erster Linie in der Wiederherstellung einer gebrauchsfähigen Grundstellung von Fingern und Gelenken. Inwieweit darüber hinaus ein möglichst großes Maß an Bewegungsfähigkeit wiedererlangt werden kann, hängt neben dem Ausmaß der Muskelschädigung, von der Wahl des Operationsverfahrens und sehr wesentlich von der Mitarbeit des Patienten ab.

Bei den zu Verfügung stehenden Operationsverfahren ist eine Einteilung möglich in:

- Eingriffe, welche lediglich die Verkürzung der kontrakten Muskulatur ausgleichen und damit eine gebrauchsfähigere Ausgangsstellung für Hand und Finger anstreben,
- Eingriffe, bei denen die untergegangene Muskulatur oder deren Funktion ersetzt wird.

Zur *ersten Gruppe* (Längenausgleich anstrebende Operationen) gehörten in historischer Zeit Verkürzungsoperationen am Skelett wie Verkürzungsosteotomien des Radius und der Ulna sowie die Resektion der beiden Handwurzelreihen [5], [12].

Demgegenüber haben bei noch nachweisbarer Restfunktion in den betroffenen Muskelgruppen folgende Verfahren ihre Indikation behalten:

- Ablösung und Verlagerung der Muskelansätze vom Ursprung nach distal (Deinsertionsoperationen) [5], [6], [12],
- Verlängerung der Beugesehnen [5], [12].

Bei exakter Durchführung und konsequenter Nachbehandlung (Krankengymnastik und Ergotherapie) kann hierdurch in vielen Fällen eine sinnvolle Funktionsverbesserung erzielt werden (▶ Abb. 17.1c u. ▶ Abb. 17.1d).

Bei den Operationen der *zweiten Gruppe* (Ersatzoperationen) wird die narbig geschrumpfte Muskulatur reseziert, dadurch die Kontraktur beseitigt und die Funktion durch Umsetzen von Sehnen intakt gebliebenen Streckmuskeln [14] oder durch eine freie Muskeltransplantation mit mikrochirurgischem Gefäß-Nerven-Anschluss [19] wiederhergestellt. Diese Operationsverfahren sind vor allem indiziert, wenn keine ausreichende Restkontraktilität der geschädigten Muskulatur mehr vorliegt.

Gemeinsam mit diesen Eingriffen an der Muskulatur werden Neurolysen des N. medianus und N. ulnaris empfohlen [5].

17.1.5 Operationen

Ursprungsverlagerung der Beugemuskulatur am Unterarm

Bei Kontrakturen im Unterarmbereich wird die Operation in Blutleere und von einem längsverlaufenden ulnarseitigen Hautschnitt, der proximal des Condylus humeri medialis beginnt und bis zum Karpaltunnel reicht, ausgeführt. Nach der Verlagerung des N. ulnaris aus dem Sulcus n. ulnaris vor den Kondylus auf die Beugeseite (s. Kap. 19.5.2) wird neben der zu schonenden Sehne des M. biceps und auf dem distalen M. brachialis der N. medianus zusammen mit der A. brachialis und ihren Begleitvenen dargestellt (▶ Abb. 17.2a) und bei sorgfältiger Schonung aller abgehenden Muskeläste nach distal freipräpariert. Eingeschnürte Nervenabschnitte sind dabei aus den Narben zu befreien. Je nach Zustand des Nervenstranges kann eine zusätzliche intraneurale Neurolyse (Kap. Offenes operatives Vorgehen) einzelner Abschnitte sinnvoll sein. Nach vollständiger Längsspaltung der beugeseitigen Unterarmfaszie folgen die scharfe Abtrennung der Beugemuskelursprünge vom Epicondylus medialis sowie die Lösung der Beugemuskulatur vom Periost der Ulna, von der Membrana interossea und vom Periost des mittleren Radius (M. flexor pollicis longus). Die sehnigen Ansätze des M. biceps und M. brachialis bleiben erhalten. Bei einer Verletzung der A. interossea anterior kann diese unterbunden werden [6].

Durch die anschließende passive Streckung von Fingern und Handgelenk gleitet die abgelöste Muskulatur ca. 4–8 cm nach distal (▶ Abb. 17.2b) und

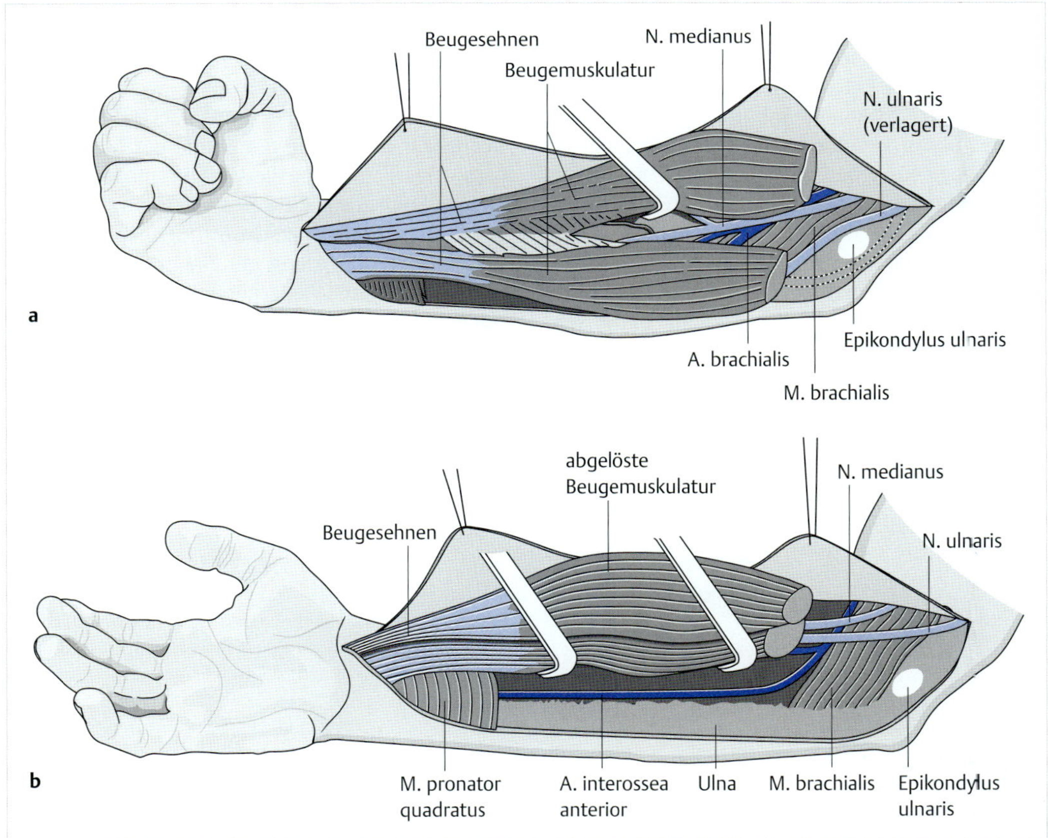

Abb. 17.2 Ursprungsverlagerung der Beugemuskulatur bei ischämischer Kontraktur.
a Nach Abtrennen der Beugemuskulatur vom Condylus ulnaris (einschließlich M. pronator teres) und der Verlagerung des N. ulnaris auf die Beugeseite sind der N. medianus und die A. brachialis freigelegt.
b Die Beugemuskulatur ist zusätzlich von der Ulna, der Membrana interossea und dem Radius abgelöst und hat sich nach Streckung der Finger und des Handgelenks nach distal verlagert.

kann dort am Periost der Ulna mit Einzelknopfnähten refixiert werden. Eine sorgfältige Blutstillung nach Öffnen der Blutsperre mit Einlegen von Redon-Saugdrainagen und die Hautnaht ohne Faszien- oder Subkutannähte beenden den Eingriff.

Sehnenverlängerung

Alternativ zur Ansatzverlagerung der kontrakten Muskulatur nach distal können die Sehnen der betroffenen Beugemuskeln im Bereich des Handgelenks und distalen Unterarmes entweder Z-förmig verlängert (siehe Verlängerung der langen Daumenbeugesehne, ▶ Abb. 8.13) werden oder man durchtrennt die oberflächlichen Beugesehnen peripher in Hohlhandmitte und die tiefen Beugesehnen im eröffneten Karpaltunnel (▶ Abb. 17.3). Nach Streckung des Handgelenks und der Finger erfolgt die End-zu-End-Vereinigung der längeren proximalen Stümpfe der oberflächlichen Beugesehnen mit den längeren peripheren Stümpfen der tiefen Beugesehnen (▶ Abb. 17.3) in einer der üblichen Sehnennahttechniken (▶ Abb. 8.10). Auf die meist stärker fibrös veränderte tiefe Beugemuskulatur wird dabei entweder verzichtet oder man kann ihre proximalen Sehnenstümpfe zusätzlich Seit-zu-Seit an die oberflächlichen Beuger annähen.

Um eine gute Ausgangsposition für die später mit Einschränkungen wiedererlangte Greif- und Beugefunktion zu erhalten, sollte man bei der Sehnenverlängerung auf einen vollständigen Längenausgleich verzichten und eine leichte Beugestellung von 10–20° in allen Fingergelenken bei gestrecktem Handgelenk anstreben (▶ Abb. 17.1c und ▶ Abb. 17.3).

Der operative Zugang entspricht einer erweiterten zickzackförmigen Hautinzision, wie sie in kleinerer Ausführung bei der offenen Operation des Karpaltunnelsyndroms (▶ Abb. 19.2c) angelegt wird.

Sehnentranspositionen

In Fällen mit stärksten Kontrakturen und kaum noch vorhandener Kontraktionsfähigkeit der geschädigten Muskulatur bietet sich wie bei den motorischen Ersatzoperationen nach Nervenausfällen (Kap. 11) die Transposition intakt gebliebener Muskeln und Sehnen als Kraftspender an, nachdem zuvor eine Exzision oder zumindest Verlängerung aller kontrakten Beugemuskeln und eine Neurolyse des N. medianus und N. ulnaris durchgeführt wurde [5], [12], [14].

Infrage kommen die Umleitung der Sehne des M. extensor carpi radialis longus oder des M. brachioradialis um den Radius herum und ihre Befestigung auf die nach der Nekroseentfernung verbliebenen peripheren Stümpfe der tiefen Beuger der Finger II–V sowie der Sehne des M. extensor carpi ulnaris, die um die Ulna herumgeführt und mit der Sehne des M. flexor pollicis longus vernäht wird. Diese zuletzt genannte Sehne kann auch über eine Verlängerung mit einem freien Sehnentransplantat zur Wiederherstellung der Daumenoppositionsfähigkeit am Daumengrundgelenk beidseits des Gelenkspalts reinseriert werden (Kap. 11.3).

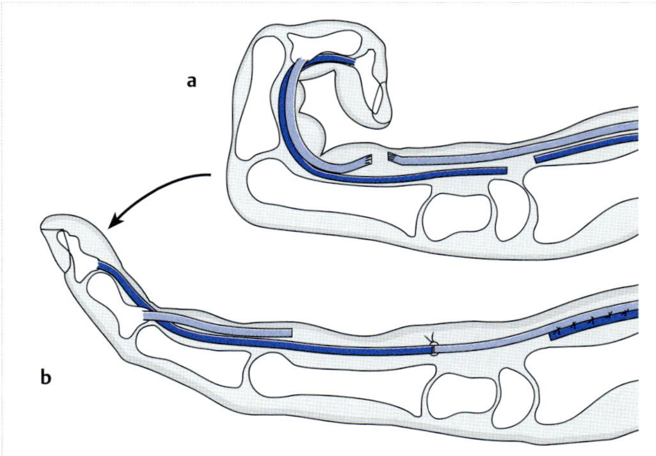

Abb. 17.3 Sehnenverlängerung bei ischämischer Kontraktur.
a Zum Ausgleich der Muskelkontraktur werden die Beugesehnen stufenförmig durchtrennt und
b der lange distale Stumpf der tiefen mit dem langen proximalen Stumpf der oberflächlichen vernäht. (Um der beeinträchtigten Kontraktilität der geschrumpften Muskulatur Rechnung zu tragen, wird auf eine vollständige Streckung (bzw. Längenausgleich) verzichtet.)

Freie mikrochirurgische Muskeltransplantationen

Diese im Erfolgsfall eleganteste Wiederherstellung der Beugemuskulatur wurde erstmals 1973 in China mit gutem funktionellem Endergebnis bei einer ischämischen Kontraktur der Unterarmbeugemuskulatur durchgeführt [19].

Als Transplantatmuskeln kommen unter anderem der M. gracilis, der M. latissimus dorsi, der M. pectoralis major und der mittlere Teil des M. rectus femoris, entnommen mit ihren Nerven-Gefäß-Bündeln, infrage.

Nach der Exstirpation der untergegangenen Beugemuskulatur und nach der Befestigung des Muskeltransplantats am Epicondylus humeri ulnaris wird sein Nerven-Gefäß-Bündel nerval an motorische Äste des N. medianus, arteriell an die A. brachialis (End-zu-Seit-Anastomose) oder A. radialis (End-zu-End- oder End-zu-Seit-Anastomose) und venös an Kubitalvenen mit mikrochirurgischer Operationstechnik (▶ Abb. 12.4) angeschlossen. Die tiefen Beugesehnenstümpfe am distalen Unterarm werden mit Vorspannung in die transplantierte Muskulatur eingenäht (▶ Abb. 17.4). Wegen der relativ geringen Ischämietoleranz der Muskulatur sollte der arterielle Anschluss am Unterarm möglichst innerhalb von 2 Stunden nach der Transplantatentnahme erfolgt sein.

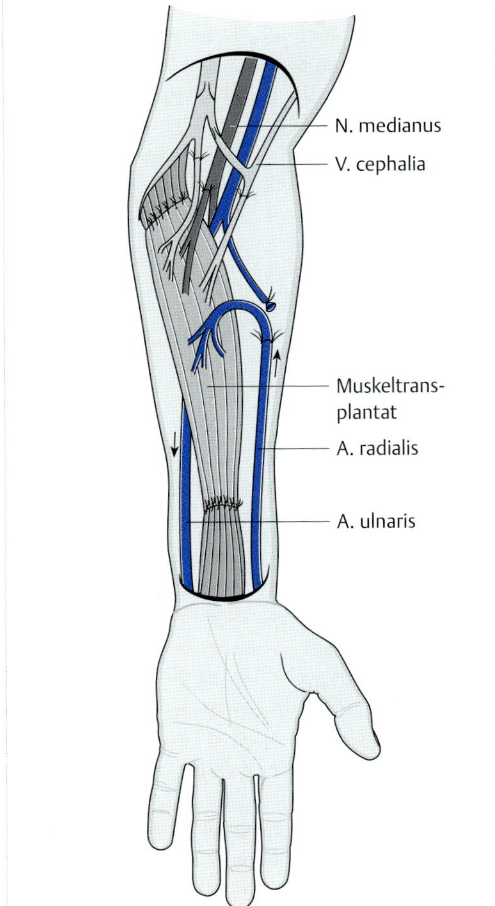

Abb. 17.4 Schemazeichnung einer freien Muskeltransplantation (Teile des M. pectoralis major oder M. gracilis) zum Ersatz kontrakter Unterarmbeugemuskeln.

Die postoperative medikamentöse antithrombotische Behandlung entspricht derjenigen nach Replantationen (▶ Tab. 12.1). Mit einer Reinnervation des transplantierten Muskels bei gelungener Nervennaht kann nach 6 – 12 Monaten gerechnet werden [19].

Postoperativ ist eine 4-wöchige Ruhigstellung mit einer dorsalen Gipsschiene bis zum Einheilen der Sehnen in die transplantierte Muskulatur notwendig.

Operationen bei Kontrakturen im Handbereich

Im Handbereich sind ebenfalls *Deinsertionsoperationen* bei Kontrakturen der Mm. interossei möglich. Dabei werden die Mittelhandknochen von dorsal freigelegt, das Periost längs eingeschnitten, die Muskelansätze zirkulär vom Knochen abpräpariert und nach distal abgeschoben [3].

Alternativ bietet sich eine *Exzision der Strecksehnenseitenzügel* an (▶ Abb. 17.5) [9]·[5], [12]. Hierbei wird die Streckaponeurose dorsal freigelegt und beidseits des Strecksehnenmittelzügels werden die Sehnen der Mm. lumbricales und interossei gemeinsam mit den queren Fasern der Streckaponeurose exzidiert. Lediglich die grundgelenknahen Fasern bleiben erhalten, damit es hier nicht zu einer Überstreckung kommt. Nach der Exzision lassen sich Mittel- und Endgelenk auch bei gestrecktem Grundgelenk vollständig beugen. Die aktive Streckung in beiden Gelenken erfolgt über den erhalten gebliebenen Mittelzügel und die von diesem abgehenden Seitenzügel.

Bei *Adduktionskontrakturen* des Daumens werden die fibrotisch geschrumpften Muskeln (vor allem M. adductor pollicis und M. interosseus dorsalis I) an ihren Ansätzen und Ursprüngen abgetrennt oder weitgehend exstirpiert.

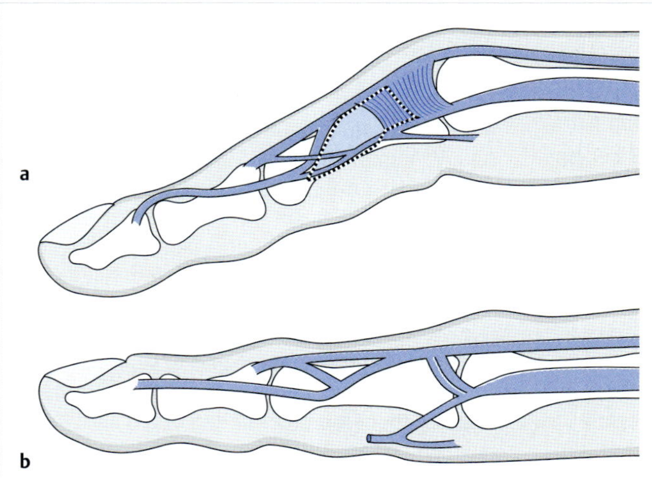

Abb. 17.5 Exzision der Seitenzügel des Streckapparats über dem Grundglied (nach Littler) .
a Verhältnisse vor der Operation (der zu resezierende Abschnitt ist markiert).
b Entspannung der Streckaponeurose nach der Exzision.

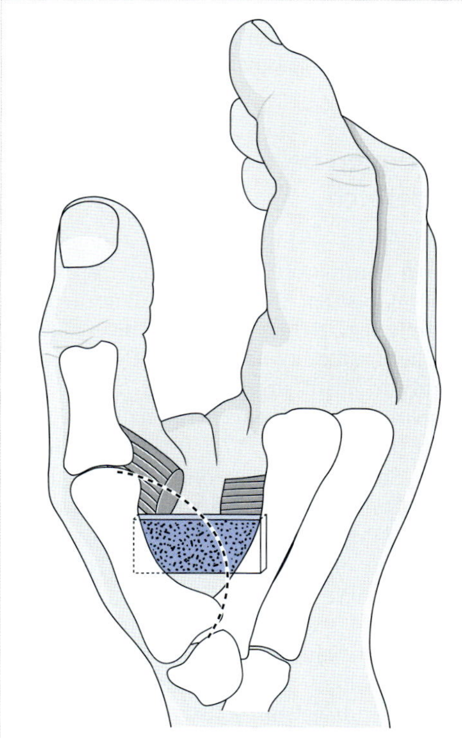

Abb. 17.6 Knochenspanimplantation zwischen Os metacarpale I und II in Oppositionsstellung des Daumens nach Durchtrennung der kontrakten Thenarmuskulatur (eingezeichnet ist hier der M. adductor pollicis). Der dorsale Hautschnitt ist gestrichelt angedeutet.

Ist die Haut der 1. Zwischenfingerspalte mitgeschrumpft, so sind evtl. zusätzliche Lappenplastiken erforderlich. Die erzielte Oppositionsstellung kann durch eine Knochenspanverblockung zwischen 1. und 2. Mittelhandknochen fixiert werden (▸ Abb. 17.6). Die Stabilisierung des Spanes erfolgt am einfachsten für 4–5 Wochen mit 2 Kirschner-Drähten.

Ist die Thenarmuskulatur allein betroffen und die Unterarmmuskulatur intakt, dann kann auch eine Opponensplastik mit dem M. flexor digitorum superficialis IV (Kap. 11.3, ▸ Abb. 11.2c) oder dem verlängerten M. palmaris longus (▸ Abb. 17.7) erfolgreich sein.

17.1.6 Nachbehandlung

Bei Sehnenverlängerungen, Sehnentranspositionen und Ursprungsverlagerungen wird postoperativ die erreichte Hand- und Fingerstellung mit einer dorsalen Unterarmgipsschiene für ca. 4 Wochen gesichert oder es wird bei einer Sehnenverlängerung eine „dynamische Fixierung" wie bei frischen Beugesehnenverletzungen angelegt.

Bei Transpositionen (Kap. 11) wird erst nach 5 Wochen mit aktiven Übungen begonnen.

Demgegenüber sind nach erfolgter Ursprungsverlagerung der Muskulatur bereits 2–3 Tage nach der Operation 2-mal täglich aktive Bewegungsübungen aus der Schiene heraus möglich. Die auch nach der Gipsentfernung konsequent über mehrere Monate weitergeführte Übungsbehandlung dient vor allem der Kräftigung erhalten gebliebener Restmuskelfasern.

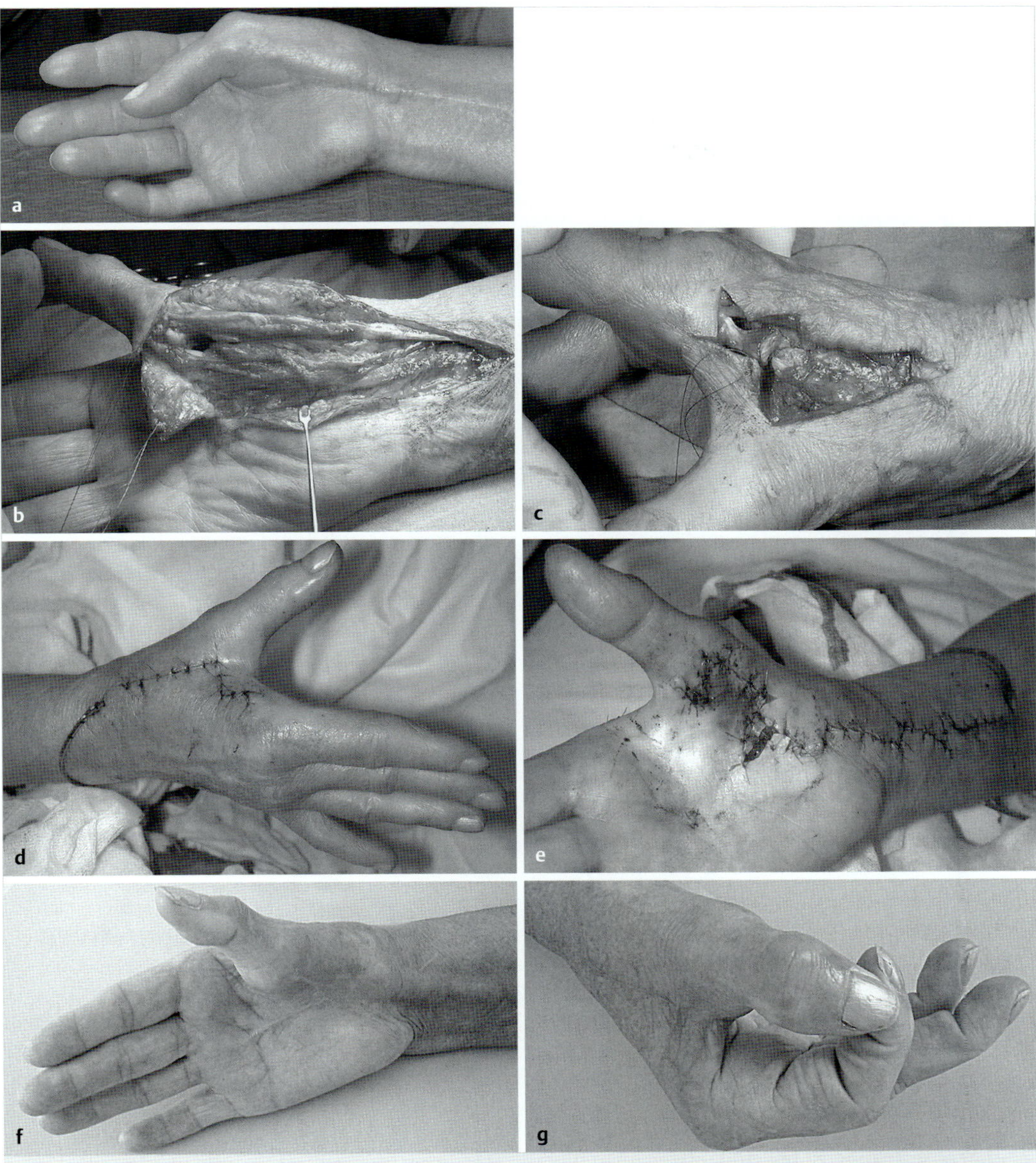

Abb. 17.7 Ischämische Kontraktur der Thenarmuskulatur nach > 12-stündigem Liegen auf der Hand infolge Einnahme eins überdosierten Narkotikums.

a Durch kontrakte Muskulatur in die Hand eingeschlagener Daumen, dadurch keine Greiffunktion.

b Abgelöste Ansätze der Thenarmuskulatur im Bereich des Grundgelenks und Ersatz des M. opponens durch einen an der Palmaris-longus-Sehne angeschlossenen Faszienstreifen.

c Lösen der Kontraktur in der 1. Interdigitalfalte durch teilweises Deinserieren des M. interosseus dorsalis I und teilweiser Z-Verlängerung seiner Sehne im Zeigefingergrundgliedbereich.

d Postoperative Aufnahme.

e Postoperative Aufnahme.

f Funktionsaufnahme 6 Monate nach dem Eingriff: Streckung.

g Funktionsaufnahme 6 Monate nach dem Eingriff: Beugung und Spitzgriff.

17.2 Spastische Kontrakturen

Wenngleich spastische Kontrakturen in der Möglichkeit der operativen Behandlung zum Teil einige Ähnlichkeit mit ischämischen Kontrakturen aufweisen, so ist jedoch die Gesamtproblematik wegen der zentralnervösen Störung größer und der durch eine Operation an der Hand zu erreichende Erfolg nicht sicher abschätzbar.

17.2.1 Ursachen und Krankheitsbild

Für spastische Kontrakturen im Handbereich kommen zerebrale und spinale Schädigungen in jedem Lebensalter infrage (Traumen, Folgen neurochirurgischer Operationen, neurologische Erkrankungen).

Der Ausfall einer korrekten zentralnervösen Steuerung führt zu Störungen des funktionellen Gleichgewichtes zwischen einzelnen Muskelgruppen, begleitet von Teilparesen und Muskelspasmen.

Die Dyskoordination kann individuell sehr verschieden ausgeprägt sein und beispielsweise zwischen kleinen Handmuskeln einerseits, langen Beugemuskeln andererseits oder zwischen Streckern und Beugern sowie in vielfältigen anderen Kombinationen vorliegen.

Die größte Bedeutung haben für den Fingerbereich die spastisch ausgelöste *Schwanenhalsdeformität* und für den Gesamthandbereich die spastische Beugehaltung von Handgelenk und Fingern, meist kombiniert mit einer Pronationsstellung (▸ Abb. 17.7). Dabei lässt der durch Überaktivität der Beuger ausgelöste Spasmus ein Öffnen der Hand für Greiffunktionen häufig nicht mehr zu.

17.2.2 Diagnostik

Die Diagnosestellung ist bei eindeutiger Anamnese einfach. Die Analyse des Musters der neuromuskulären Störungen kann jedoch auch für den Erfahrenen bei der relativen Seltenheit und der großen Variabilität schwierig sein.

Besteht der Verdacht, dass außer der spastischen Fehlhaltung zusätzlich Muskel- oder Gelenkkontrakturen vorliegen, so kann beispielsweise bei Beugekontrakturen von Hand und Fingern die *Blockade des N. medianus in der Ellenbeuge* mit einem Lokalanästhetikum (Kap. N. ulnaris am Handgelenk) die Abgrenzung ermöglichen [1], [13]. Nach einer Nervenblockade ist bei reiner Spastik die Kontraktur aufgehoben, bei der Spastik mit teilweise muskulär bedingter Kontraktur ist sie gebessert. Liegt zusätzlich eine fixierte Gelenkkontraktur an den Fingern vor, so erlaubt auch die passive Beugung des Handgelenks keine Streckung in den Fingergelenken, bei muskulären Kontrakturen ist dies hingegen möglich.

17.2.3 Konservative Behandlung

In leichteren Fällen oder falls Zweifel an der Operationsindikation bestehen, sollte man zunächst den Erfolg einer konsequent durchgeführten krankengymnastischen/ergotherapeutischen Übungsbehandlung abwarten. Dabei soll unter anderem versucht werden, die Koordination der Bewegungsabläufe bei Greifbewegungen zu verbessern, indem einerseits der Patient lernt, die spastisch hypertonen Muskelgruppen zu relaxieren und indem andererseits eine Kräftigung und Tonisierung der überdehnten und häufig hypotonen antagonistischen Muskulatur angestrebt wird. Das zeitweise Tragen von stellungskorrigierenden Schienen zwischen den Übungsbehandlungen kann dabei hilfreich sein (Dehnung der spastisch kontrakten, Entspannung der überdehnten Muskelgruppen). Auch die postoperative Übungsbehandlung verfolgt die gleichen Ziele.

Auch mit lokalen Botulinustoxininjektionen konnten Teilerfolge erzielt werden.

17.2.4 Indikation zur operativen Behandlung

Grundvoraussetzungen für operative Maßnahmen sind der Wunsch des Patienten nach einer Funktionsverbesserung und seine damit verbundene Bereitschaft zur Mitarbeit bei der notwendigen krankengymnastischen Übungsbehandlung. Auch rein kosmetische Gesichtspunkte können bei der Indikationsstellung den Ausschlag geben.

Gegen eine Operation sprechen neben fehlender Kooperationsfähigkeit auch schwere sensorische Störungen (z. B. aufgehobene 2-Punkte-Unterscheidungsfähigkeit, gestörtes Raumgefühl u. Ä.) [13].

17.2.5 Operative Behandlung

Da handchirurgische Operationen die zentrale Ursache der Erkrankung nicht beeinflussen, kann ihre Zielsetzung nicht die Beseitigung der spastischen Funktionsstörung sein. Letztlich lassen sich nur aufgehobene oder erheblich gestörte Greiffunktionen in gewissem Umfang verbessern und eine Korrektur extremer Fehlstellungen erreichen.

Da in Allgemeinnarkose wie in Regionalanästhesie die Spastik verschwindet, sind hier die präoperative Planung und das genaue intraoperative Einhalten der vorgesehenen Operationsschritte besonders wichtig!

Operationen am Unterarm

Bei den häufigsten spastischen Fehlstellungen – Beugestellung des Handgelenks und der Finger sowie Pronationshaltung des Unterarmes – sind folgende Operationsverfahren aussichtsreich:

- In Fällen, bei denen die 3 genannten Beugefehlstellungen gemeinsam vorliegen, kann bisweilen eine zufrieden stellende Korrektur durch eine Ursprungsverlagerung der Beugemuskulatur am Epicondylus humeri ulnaris erreicht werden [13], [16]. Die operative Durchführung gleicht dem bei der ischämischen Kontraktur angegebenen Vorgehen (Kap. 17.1.4).
- Bei ausgeprägt spastischer Pronationskontraktur ist eine Tenotomie im distalen Bereich des M. pronator teres kurz vor dem sehnigen Ansatz an der Beugeseite des proximalen Radius indiziert. Die Sehne kann auch an ihrem Ansatz abgelöst, durch ein Fenster in der Membrana interossea auf der Dorsalseite des Radiusschaftes herumgeleitet und am radialen Periost refixiert werden, so dass der Muskel vom Pronator zum Supinator wird [18].
- Als weitere sinnvolle operative Maßnahme kommt die Umsetzung der Sehne des M. flexor carpi ulnaris auf die Sehnen der Mm. extensores carpi radialis longus et brevis infrage, sofern die Fingerextension gut gelingt und nur die Handgelenkstreckung behindert ist [7], [16] (▶ Abb. 17.7).

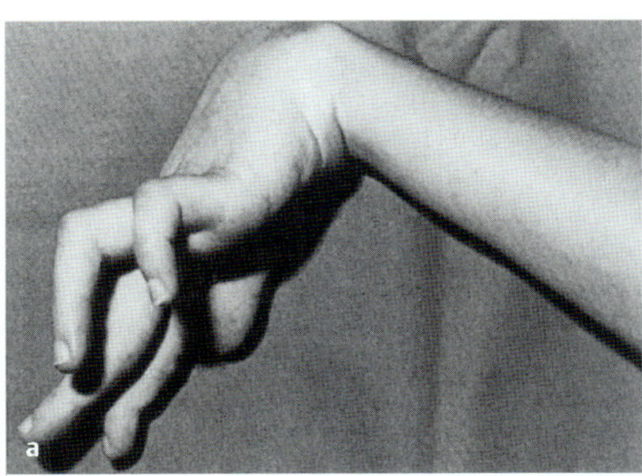
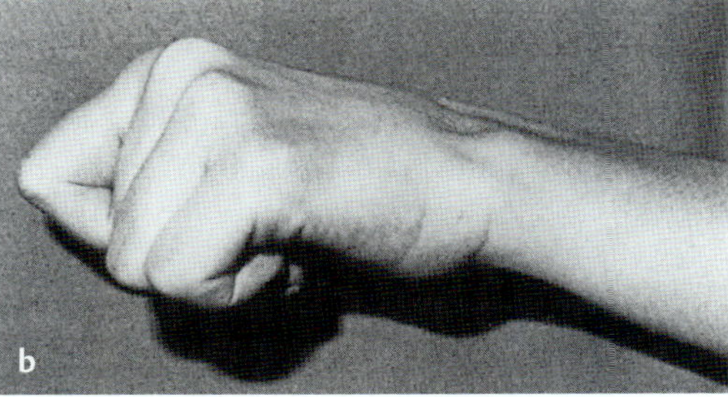
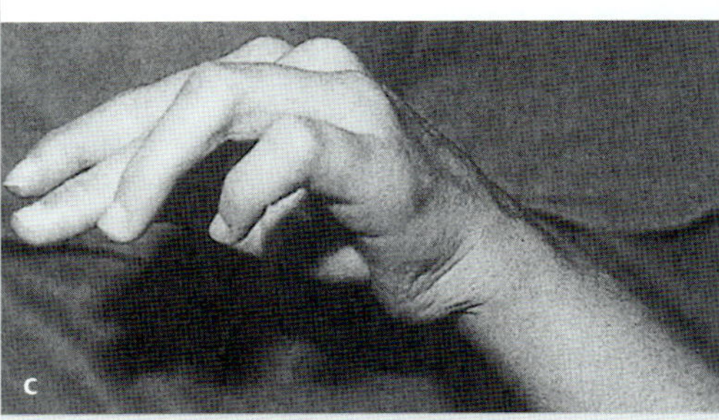
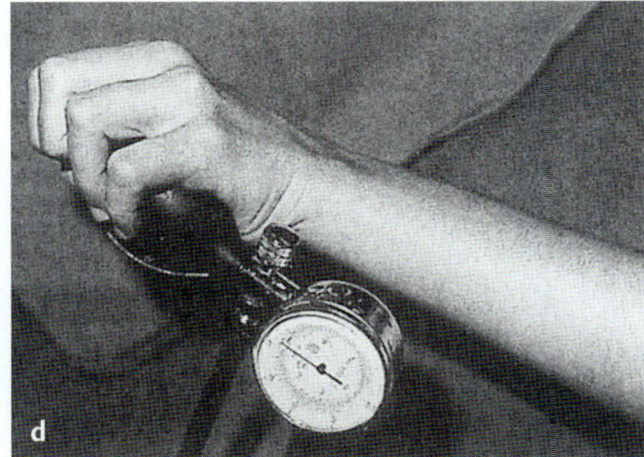

Abb. 17.8 Operative Behandlung einer spastisch kontrakten Hand.
a Nach großer Willensanstrengung ist ein aktives Öffnen der Finger bei gebeugtem Handgelenk möglich.
b Wegen des vorherrschenden Spasmus der Beugemuskulatur gelingt dies nicht bei gestrecktem Handgelenk.
c Zustand 6 Monate nach Umleiten der Sehne des M. flexor carpi ulnaris auf die Extensoren der Finger II–V durch ein Fenster in der Membrana interossea hindurch (▶ Abb. 11.1) und der Sehne des M. palmaris longus auf die Sehne des M. extensor pollicis brevis um den Radius herum.
d Durch die operative Behandlung und postoperative Ergotherapie ist eine Greiffähigkeit wiedererlangt worden, die die Benutzung für einfache Halte- und Hilfsfunktionen ermöglicht.

- Gute Erfolge im Bereich der Finger II–V sind auch durch das Umsetzen der oberflächlichen Fingerbeuger II – V durch die Membrana interossea auf die Strecksehnen zu beobachten. Hierdurch wird die spastische Beugeseite geschwächt und die Streckseite gestärkt (evtl. in Kombination mit 2. und 3. sinnvoll).

Bei alleiniger Behinderung der Fingerextension kann die Sehne des M. flexor carpi ulnaris auch auf die Sehne des M. extensor digitorum communis transponiert werden [13] (▶ Abb. 17.8). Die Sehne des M. flexor carpi ulnaris wird am Os pisiforme abgetrennt, bis zur Mitte des Unterarmes freipräpariert, um die Ulna herumgeleitet oder durch ein Fenster in der Membrana interossea zu den in Handgelenknähe freigelegten Strecksehnen durchgezogen und mit diesen vernäht. Dabei ist auf eine leichte Vorspannung bei einer Dorsalextension des Handgelenks von ca. 30° oder einer Überstreckung der Finger – je nach Ziel der Operation – zu achten. Das genaue operative Vorgehen entspricht dem anderer Sehnentranspositionen, wie sie im Kap. 11 beschrieben werden.

Weitere Möglichkeiten sind die Transposition des M. brachioradialis auf den M. extensor pollicis longus bei einem spastisch in die Hohlhand eingeschlagenen Daumen, die Raffung der Sehnen des M. abductor pollicis longus und des M. extensor pollicis brevis oder der Transfer einer Palmaris-longus-Sehne auf diese beiden genannten Extensorsehnen.

Bezüglich der Indikation, der Auswahl und Durchführung weiterer operativer Eingriffe am Unterarm wie Tenotomie, Osteotomie, Tenodese, Arthrodese und die Transpositionsmöglichkeiten anderer Muskeln sei wegen der besonderen Spezialität auf die weiterführende Literatur verwiesen [13], [18].

Operationen an den Fingern

An den Fingern II–V kann isoliert oder in Kombination mit anderen Kontrakturen eine *spastische Schwanenhalsdeformität* mit zunehmender Überstreckung in den Mittelgelenken und Beugung in den Fingerendgelenken entstehen. Zugrunde liegt hier eine Tonuserhöhung der langen Streckmuskeln am Unterarm oder der Mm. interossei [15], die meist durch zerebrale Prozesse (z. B. Morbus Parkinson, Enzephalitis u. a.) ausgelöst wird, sich in einigen Fällen jedoch nicht auf eine erkennbare neurologische Grunderkrankung zurückführen lässt.

Operativ kommen neben anderen Verfahren [18] als sicherste Maßnahmen eine *Mittelgelenkarthrodese* in 20 – 30° Beugestellung (Technik Kap. 7.3) oder eine *Tenodese des Mittelgelenks* (▶ Abb. 17.9) infrage [13], [15]. Hierzu kann ein Schenkel der kurzen Beugesehne abgetrennt, durch ein Bohrloch in der Grundgliedkortikalis durchgezogen und mit sich selbst und der Sehnenscheide bei leichter Beugestellung des Mittelgelenks straff vernäht werden. Die Beugestellung wird für 4 – 5 Wochen mit einem transartikulären Kirschner-Draht gesichert (▶ Abb. 17.9).

Bei Vorliegen einer alleinigen Spastik in den Mm. interossei wird auch über erfolgreiche selektive Neurotomien des motorischen Astes für die kleinen Handbinnenmuskeln aus dem N. ulnaris berichtet [11].

Bei schweren Formen können allerdings alle Verfahren, bei denen das Mittelgelenk erhalten bleibt, versagen und es bleibt nur die Arthrodese als funktionsverbessernde Maßnahme.

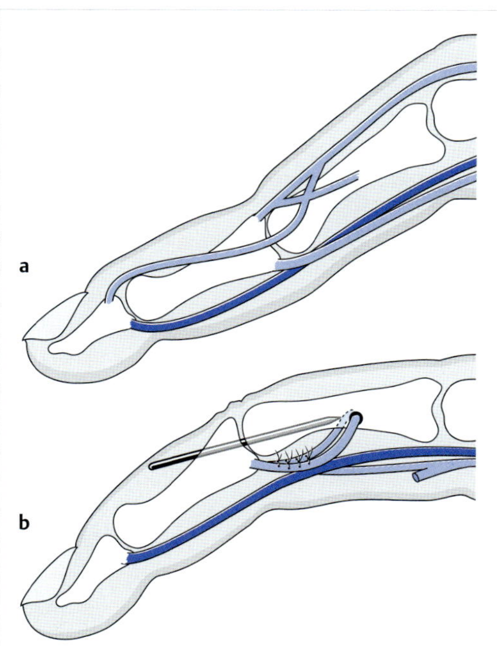

Abb. 17.9 Tenodese im Mittelgelenk nach Schöllner. Möglichkeit einer Tenodese im Mittelgelenk nach Schöllner [13] bei spastischer Schwanenhalsdeformität mithilfe eines Teiles der oberflächlichen Beugesehne.
a Ausgangssituation.
b Nach Tenodese und temporärer Kirschner-Draht-Blockierung des Gelenks.

17.2.6 Nachbehandlung

Unmittelbar an eine ursprungsversetzende Operation schließt sich die 5–6-wöchige Fixierung der erreichten Stellung mit einer dorsalen Unterarmgipsschiene an. Bereits am Tag nach der Operation wird die Übungsbehandlung der Finger und nach 3 –4 Wochen die der gesamten Hand aus der Schiene heraus aufgenommen und mit der gleichen Zielsetzung wie bei der alleinigen konservativen Behandlung (Kap. 17.2.3) über mehrere Monate konsequent weitergeführt.

Bis zum Einheilen transponierter Sehnen muss bei diesen Eingriffen ebenfalls eine Gipsfixierung für 5–6 Wochen durchgeführt werden, erst dann kann das eigentliche Training des transponierten Muskels erfolgen. Sofern die Transposition nur die Handgelenkstrecker stärken soll, kann auch hier bereits kurz nach der Operation mit Fingerübungen bei angelegter palmarer Unterarmgipsschiene begonnen werden.

Literatur

[1] Braun RM, Mooney V, Nickel VL. Flexor origin release for pronation-flexion deformity of the forearm and hand in the stroke patient. J Bone Jt Surg. 1970; 52-A: 907

[2] Buck-Gramcko D. Die ischämische Kontraktur der Hand. Chir Praxis. 1969; 13: 75

[3] Bunnell S. Ischaemic contracture, local, in the hand. J Bone Jt Surg. 1953; 35-A: 88

[4] Conner AN. Prolonged external pressure as a cause of ischaemic contracture. J Bone Jt Surg. 1971; 53-B: 118

[5] Düben W. Wiederherstellungschirurgie bei ischämischer Kontraktur des Unterarmes und der Hand. In: Nigst H, Buck-Gramcko D, Millesi H, eds. Handchirurgie. Bd. 11. Stuttgart: Thieme; 1983

[6] Gosset P. La désinsertion chirurgicale des muscles de la loge antérieure de l'avant-bras dans le traitement des contractures et rétractions ischémiques. Sem Hôp Paris. 1956; 32: 509

[7] Green WT, Banks HH. Flexor carpi ulnaris transplant and its use in cerebral palsy. J Bone Jt Surg. 1962; 44-A: 1343

[8] Lanz U. Ischämische Muskelnekrosen. Berlin: Springer; 1979

[9] Littler JW. The finger extensor mechanism. Surg Clin N Amer. 1967; 47: 415

[10] Nittner K. Stereotaktische Hirnoperationen. Möglichkeiten und Grenzen bei infantilen Zerebralparesen. Verh dtsch orthop Ges. 1967; 53: 397

[11] De Salamanca E. Swan-Neck deformity: mechanism and surgical treatment. The Hand. 1976; 8: 215

[12] Schink W. Die Eingriffe bei Kontrakturen, vasomotorischen und trophischen Störungen. In: Wachsmuth W, Wilhelm A, eds. Die Operationen an den Extremitäten. 3. Teil: Die Operationen an der Hand. Berlin: Springer; 1972

[13] Schöllner D. Spastische Hand, In: Nigst H, Buck-Gramcko D, Millesi H, eds. Handchirurgie. Bd. 1. Stuttgart: Thieme; 1981

[14] Seddon HJ. Volkmann's contracture: treatment by excision of the infarct. J Bone Jt Surg. 1956; 38-B: 152

[15] Swanson AB. Treatment of the swan-neck deformity in the cerebral palsied hand. Clin Orthop. 1966; 48: 167

[16] Swanson AB. Surgery of the hand in cerebral palsy and muscle origin release procedures. Surg Clin N Amer. 1968; 48: 1129

[17] Volkmann R. Die ischaemischen Muskellähmungen und -kontrakturen. Zbl Chir. 1881; 8: 801

[18] Zancolli EA, Zancolli E Jr. Surgical rehabilitation of the spastic upper limb in cerebral palsy. In: Lamb W, ed. The Paralysed Hand. Edinburgh: Churchill Livingstone; 1987

[19] Zong-Wei C, Dong-Yue Y, Di-Sheng C. Microsurgery. Shanghai Scientific and Technical Publishers. Berlin: Springer; 1982

Kapitel 18

Dupuytren-Kontraktur

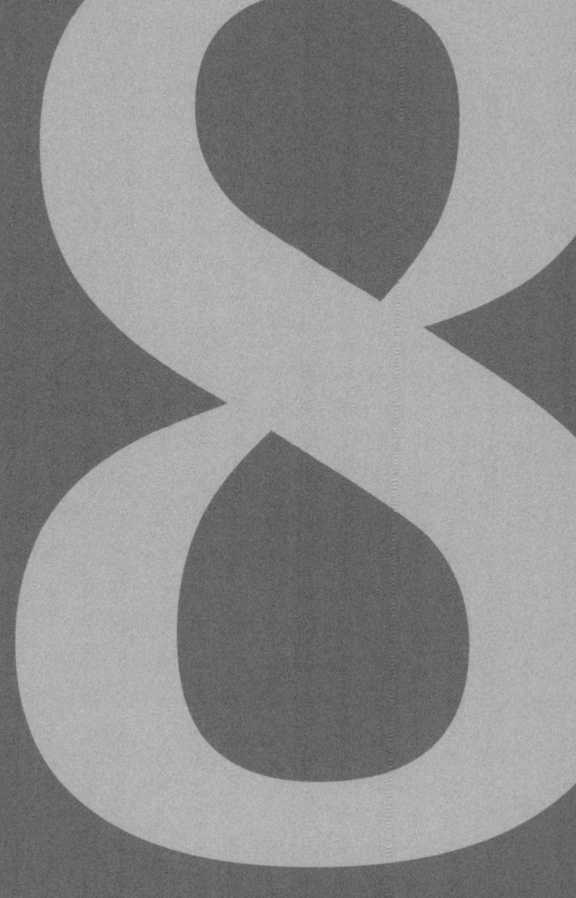

18 Dupuytren-Kontraktur

18.1 Charakteristik des Krankheitsbilds

Bei der als „Dupuytren-Kontraktur" (Synonym: Palmarfibromatose) bezeichneten Erkrankung handelt es sich um anfangs knotige oder flächenhafte Veränderungen im hohlhandseitigen Bindegewebe mit der Tendenz, in späteren Stadien derbe Kontrakturstränge bis in die Finger hinein auszubilden.

Lokalisation

Bevorzugt tritt die Erkrankung in der durch kräftige längs- und querverlaufende Faserzüge aufgebauten Palmaraponeurose auf (▸ Abb. 18.1 u. ▸ Abb. 18.2) – am häufigsten im ulnaren Bereich über dem 4.–5. Mittelhandstrahl [11]. Jedoch können die typischen Knoten und Kontrakturstränge in jedem faszienartig strukturierten Bindegewebebereich der Hand entstehen.

Atypische Lokalisationen sind als Strangbildungen über dem Thenar oder gelegentlich als Indurationen über dem Karpaltunnel und über dem Fingerstreckapparat auf der Rückseite der Mittelgelenke zu beobachten. Diese imponieren hier als subkutane Verdickungen und werden als *Knöchel- oder Fingerknötchenpolster (Knuckle Pads)* bezeichnet (▸ Abb. 18.2). Ihre histologische Untersuchung ergibt das für den Morbus Dupuytren charakteristische histomorphologische Bild.

Zusätzliche Kontrakturstränge, die über der Sehne des M. abductor digiti minimi in den ulnaren Kleinfingerbereich hinein verlaufen, sind dagegen relativ häufig. Auch in den Ligg. interdigitalia (▸ Abb. 18.1) findet man nicht selten Kontrakturstränge, die das Abspreizen der Finger und damit die Hautpflege in den Interdigitalfalten behindern.

In der 1. Zwischenfingerfalte führen sie zur Behinderung der Abspreiz- und Oppositionsfähigkeit des Daumens. Knoten und Stränge kommen auch isoliert an der Beugeseite von Fingergrund- und Mittelgliedern vor.

Histomorphologie

Morphologisch findet der Pathologe in dem resezierten Fasziengewebe charakteristische Ansammlungen einer speziellen Art von Fibroblasten, in denen sich als Besonderheit kontraktile Elemente nachweisen lassen [14], [15]. Durch diese Myofibroblasten soll die geordnete Bündelstruktur des Fasziengewebes zerstört und durch neu gebildetes Kollagengewebe ersetzt werden, in welchem entsprechende Schrumpfungsvorgänge wie in Narbengeweben ablaufen. Im Allgemeinen sind diese Zellen zahlreicher in den Knoten und seltener in den geschrumpften Kontraktursträngen zu finden.

Im angloamerikanischen Sprachraum spricht man auch von einer *„tumorähnlichen Erkrankung"* (tumor like disease).

In Abhängigkeit von Faserveränderungen und Zahl der Fibroblasten werden verschiedene Stadien der Fibroblastenproliferation beschrieben [13], [15] mit Konsequenzen hinsichtlich der weiteren Prognose.

Proliferationsstadien mit zahlreichen Fibroblastenansammlungen lassen eher ein Rezidiv oder ein Fortschreiten der Erkrankung in nichtresezierten Abschnitten der Palmaraponeurose erwarten als Involutionsstadien mit Vorherrschen der Stränge aus Bindegewebefasern mit nur noch wenigen oder gar keinen Ansammlungen von Fibroblasten.

Ätiologie

Eine eindeutige auslösende Ursache dieses Krankheitsbilds ist auch heute, mehr als 170 Jahre, nachdem Dupuytren erkannt hat, dass es sich um eine Erkrankung der Hohlhandfaszie und nicht um eine Schrumpfung der Beugesehnen handelt [3], unbekannt.

Eine genetisch festgelegte Bereitschaft des Hohlhandbindegewebes auf verschiedene von außen hinzukommende Schädigungsfaktoren mit der Ausbildung von Knoten und Kontraktursträngen zu reagieren, wird im Allgemeinen als Voraussetzung für die Entstehung einer Dupuytren-Kontraktur akzeptiert [11], [13]. Auffallend ist das gehäufte familiäre Auftreten in mehreren Generationen und das weitgehende Fehlen der Erkrankung bei Afrikanern und Asiaten.

Als Zusatzfaktoren werden diskutiert: Alkoholabusus und andere chronische Intoxikationen mit Leberschädigung, Diabetes mellitus, chronische mechanische Irritationen, Traumata und lokale Infektionen [3], [4], [13], [16]. Vor allem die Kombination Alkoholabusus und Dupuytren-Kontraktur ist relativ häufig anzutreffen. Bevorzugt erkrankt das männliche Geschlecht (6-mal häufiger im eige-

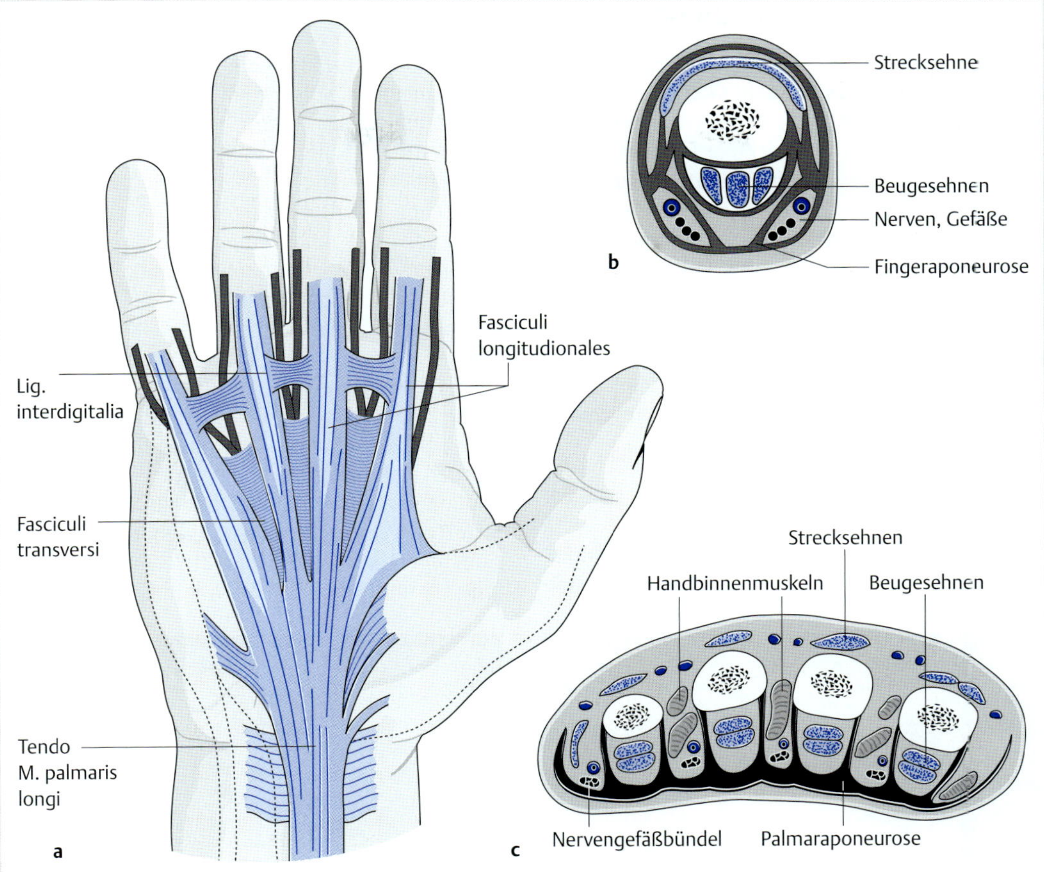

Strecksehne
Beugesehnen
Nerven, Gefäße
b
Fingeraponeurose
Fasciculi longitudionales
Lig. interdigitalia
Fasciculi transversi
Strecksehnen
Handbinnenmuskeln
Beugesehnen
Tendo M. palmaris longi
a
c
Nervengefäßbündel
Palmaraponeurose

Abb. 18.1 Palmare Fasersysteme.

a Palmaraponeurose. In fensterartigen Aussparungen der Längsfaserzüge, die bevorzugt Kontrakturen bei der Erkrankung bekommen, sind die Mittelhand-Nerven-Gefäß-Bündel angedeutet (von hier erfolgt die Blutversorgung für die distalen Hautbezirke der Hohlhand).

b Querschnitt. Fasersysteme im Fingerbereich.

c Querschnitt. Mit der Palmaraponeurose zusammenhängende und in die Tiefe ziehende Fasersysteme im Mittelhandbereich. Die unmittelbare Nähe zu den Nerven-Gefäß-Bündeln, Sehnen und Muskeln ist gut erkennbar.

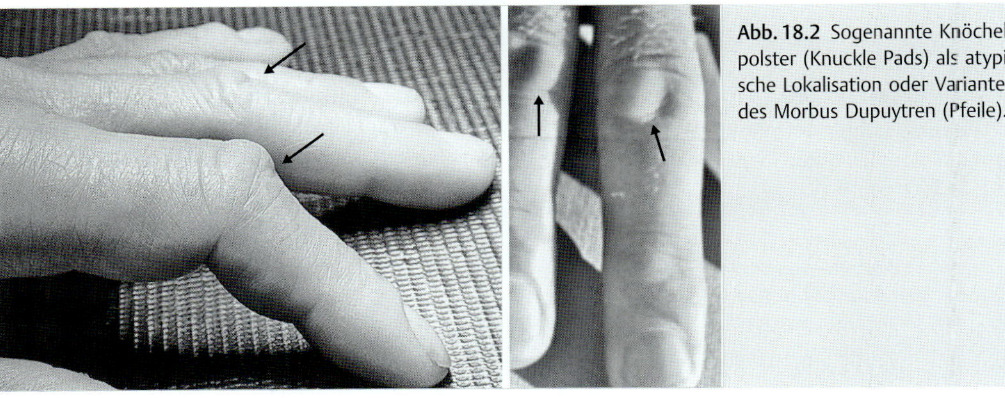

Abb. 18.2 Sogenannte Knöchelpolster (Knuckle Pads) als atypische Lokalisation oder Variante des Morbus Dupuytren (Pfeile).

nen Krankengut). Die meisten Patienten sind älter als 50 Jahre.

Gleichartige Veränderungen findet man auch im Bereich der Fußsohle. Sie werden mit dem Namen *Ledderhose*, der 1897 über knotige Irritationen in der Plantaraponeurose berichtete [10], in Verbindung gebracht und weisen in den meisten Fällen die gleichen histomorphologischen Befunde auf, wie sie für die Dupuytren-Erkrankung charakteristisch sind. Ein verwandtes Krankheitsbild ist auch die *Induratio penis plastica*, die durch entsprechende Verhärtungen im Bindegewebe der Tunica albuginea zu Knickbildungen des Penis vor allem bei der Erektion führt. Gelegentlich sind alle 3 Krankheitsbilder bei demselben Patienten gemeinsam festzustellen.

Erscheinungsformen

Die Dupuytren-Kontraktur weist große individuelle Unterschiede hinsichtlich des Erscheinungsbildes, der Progredienz, der Lokalisation, des Schweregrades und der Rezidivneigung auf.

Neben den nachfolgend angegebenen Stadieneinteilungen, die dokumentarisch den Schweregrad der Fingerkontraktur berücksichtigen, unterscheidet man knotige, strangförmige und eher flächenhaft indurative Formen sowie typische von atypischen Lokalisationen (▶ Abb. 18.3) [5].

Die Stränge können dünn und sehnenartig, mit der Haut wenig zusammenhängend, vorkommen (▶ Abb. 18.3c) und damit leicht zu präparieren sein oder sie sind dick und mit Teilen der Subkutis eng verwachsen (▶ Abb. 18.3a).

Die eher flächenhaft indurative Form bezieht meist größere Hautareale ein, führt zu grübchenförmigen Einziehungen, vor allem im Bereich der distalen Hohlhandfalte und neigt weniger zur Ausbildung von Fingerkontrakturen als der strangförmige Typ. Wegen der engen Beziehungen zum Korium der Haut ist die operative Entfernung erschwert und Komplikationen wie Durchblutungs-

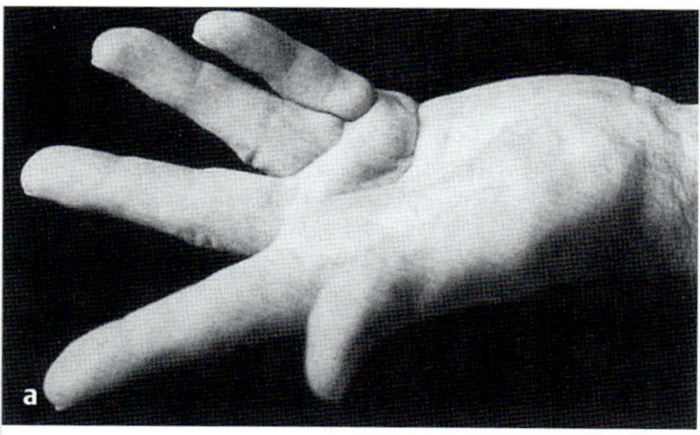

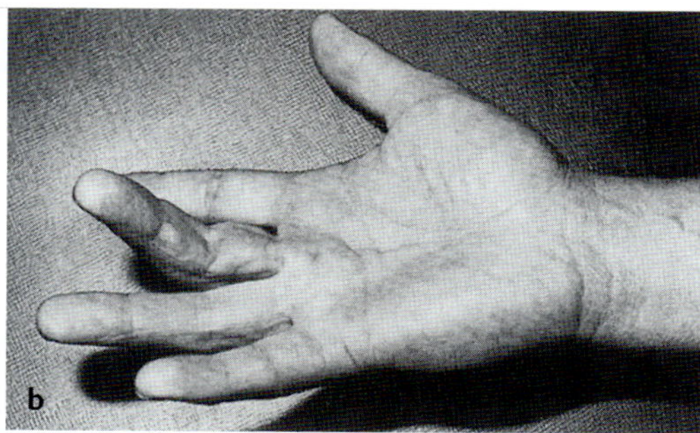

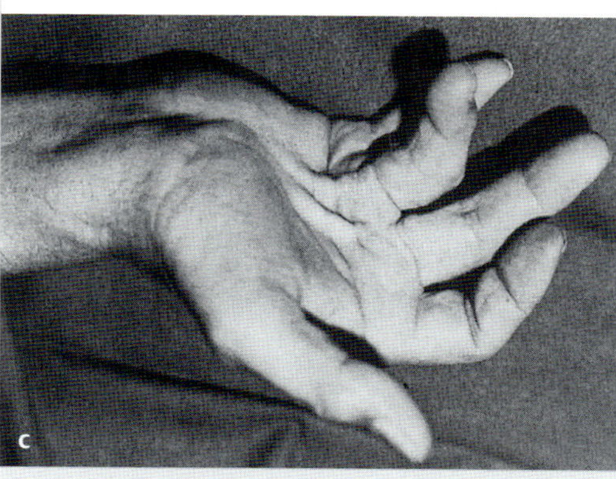

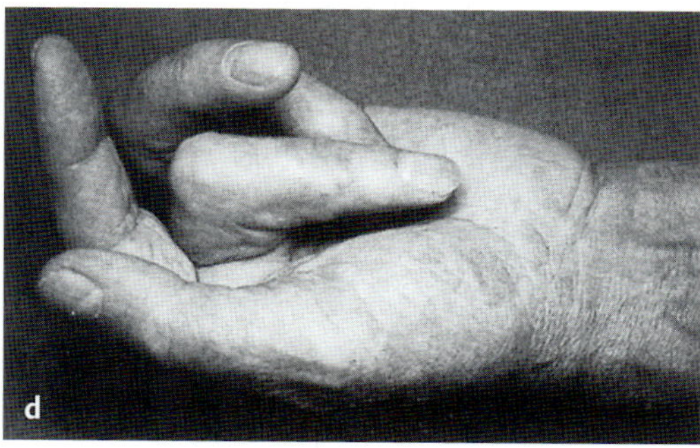

Abb. 18.3 Formen und Stadien von Dupuytren-Kontrakturen.
a Flächenhaft indurative Form mit Befall der 4. Zwischenfingerfalte durch Strangbildung im Lig. interdigitale; Stadium II n. Iselin oder Stadium I n. Tublina.
b Isolierter Strang über dem mehr als 45° kontrakten Mittelfinger; Stadium III n. Iselin oder Stadium II n. Tublina.
c Strangförmiger Befall von 3. und 4. Finger; Stadium II am 3. Finger; Stadium III am 4. Finger (n. beiden Einteilungen).
d Weitgehendes Endstadium mit Kontraktur im Stadium IV am 3. und 5. Finger (n. beiden Einteilungen).

störungen und Ödemneigungen mit Schwellungszuständen sind häufiger. Zwischen beiden Typen kommen verschiedene Mischformen und Kombinationen vor.

Stadieneinteilung

Vor allem aus Gründen der Dokumentation und Vergleichbarkeit wurden verschiedentlich Einteilungen in 4 – 5 Schweregrade vorgeschlagen. Dabei findet der Grad der Fingerkontraktur Beachtung, wohingegen der Grad der Einbeziehung von Kutis, Nerven und Gefäßen in die pathologischen Veränderungen unberücksichtigt bleibt.

Gebräuchlich sind unter anderem die Einteilungen nach *Iselin und Dieckmann* [5], [8]:

- Stadium I: Knoten in der Hohlhand ohne Streckbehinderung
- Stadium II: Beugekontraktur im Grundgelenk
- Stadium III: Beugekontraktur im Grund- und Mittelgelenk
- Stadium IV: Beugekontrakturen im Grund- und Mittelgelenk, Überstreckhaltung im Endgelenk

oder nach Tublina, Michon u. a. [5], [13]:

- Stadium 0: keine Kontrakturen
- Stadium I: Kontrakturen von 0 – 45°
- Stadium II: Kontrakturen von 45 – 90°
- Stadium III: Kontrakturen von 90 – 135°
- Stadium IV: Kontrakturen über 135°

(Bei diesem Schema ist für die Gradangabe das Gesamtausmaß der Fingerkontraktur maßgebend, es wird nicht nach den einzelnen Fingergelenken differenziert.)

18.2 Krankheitsverlauf

Bei typischem Verlauf beginnt die Erkrankung mit der Ausbildung von knotigen Verdickungen in straffen Faserzügen der Palmaraponeurose über dem 4. und 5. Mittelhandstrahl in der Gegend der queren Hohlhandfurche. Je nach Typ der Erkrankung bilden sich danach in Zeiträumen von einigen Monaten bis Jahren zunehmend strangförmige oder mehr flächenhaft knotige Veränderungen aus. Unbehandelt kommt es im Allgemeinen zum Fortschreiten der Kontraktur bis zum Stadium IV, in welchem der betroffene Finger gebrauchsunfähig ist und wegen der fixierten Beugehaltung mit Mazerationen der Haut zusätzlich zur Behinderung auch ein hygienisches Problem darstellt.

Nicht erkrankte Nachbarfinger werden bei diesem Stadium ebenfalls in der Streckung behindert. Schmerzen treten im Allgemeinen nur ausnahmsweise auf, wenn Knoten auf Finger- oder Mittelhandnerven drücken. Selbst bei ausgeprägten Veränderungen werden Sensibilitätsstörungen eher selten angegeben.

Die zeitliche Entwicklung einer Dupuytren-Kontraktur vom Stadium I bis zum Stadium IV ist individuell sehr unterschiedlich. Sie reicht von einer raschen Progredienz innerhalb weniger Monate bis zu jahrzehntelangem langsamem Fortschreiten. Schubweise Verläufe und Stillstand in jedem Stadium sind keine Seltenheit. Trotz der relativen Gutartigkeit der Erkrankung kommen auch Verläufe vor, die einen fulminanten Charakter aufweisen und bei denen die Veränderungen selbst nach ausgedehnten Resektionen der Palmaraponeurose in den übrigen Fasersystemen der palmaren Hand rasch erneut auftreten und ohne Exstirpation zu atypischen Kontrakturformen führen.

18.3 Konservative Behandlungsmöglichkeiten

Unter den verschiedensten konservativen Behandlungsverfahren, die empfohlen und wohl auch angewandt wurden, scheint am ehesten eine Röntgenbestrahlung in Frühstadien Aussicht auf eine Beeinflussung der Bindegewebeveränderung zu haben. Verschiedentlich wurde über einen hierdurch erzielten Stillstand berichtet [17]. Weniger eindeutig sind Berichte über die Anwendung von Ultraschall, Kortisoninjektionen und der längerfristigen Einnahme von Vitamin E [13]. Im Allgemeinen gelten diese Maßnahmen als ungeeignet, die Progression der Erkrankung zu beeinflussen.

18.3.1 Enzymatische Fasziotomie

Als zumindest kurzfristig effektiv hat sich die Injektion von Enzymen in die Strangformationen erwiesen.

Hyaluronidase: Nur kurzfristige Teilerfolge wurden erzielt durch Unterspritzungen mit einem Gemisch aus Hyaluronidase und Trypsin [6], [9].

Kollagenase: Einen gewissen Stellenwert als Alternative zur Operation hat die schon in den 90er Jahren in den USA entwickelte Injektion des Kollagen abbauenden Enzyms Kollagenase in isolierte Kontrakturstränge erlangt.

Für diese Behandlung kommen gut tastbare, direkt unter der Haut liegende, kontrakte Strangformationen in Frage. Nach der Injektion wird 24–48 Stunden abgewartet, um danach in örtlicher Betäubung den betroffenen Finger mit einer dosierten Kraft passiv zu strecken. Hierdurch zerreißt der im Idealfall an der Injektionsstelle schwächer gewordene Strang und der Finger wird aktiv besser streckbar. Meist wird diese Prozedur noch 1–2-mal in Abständen von 30 Tagen wiederholt.

Nach den Injektionen sind Schwellungen mit gelegentlichen Blutergüssen und Lymphknotenschwellungen beschrieben. Weitere Gefahren sind das Einreißen der mit dem Strang verwachsenen Haut oder, bei zu tiefer Injektion des Enzyms, Schäden an den Strukturen der Beugesehnen und Beugesehnenscheiden (Ringbänder) bis hin zu Rupturen. Auch können gelegentliche Schädigungen der Fingernerven nicht ausgeschlossen werden. Allergische Reaktionen sind möglich.

Da bei dieser Methode sowohl das benachbarte Stranggewebe als auch in die Tiefe abgehende oder in die Sehnenscheide eingewachsene Stränge belassen werden, kann es leichter als nach einer sorgfältigen operativen Entfernung nach einiger Zeit zur erneuten Strangbildung mit erneuter Kontraktur kommen.

Nicht indiziert ist die Kollagenasebehandlung bei sehr ausgedehnten Befunden und flächenhaft in die Haut eingewachsenen Knoten und breiten Strangformationen.

Die Rezidivrate wird in früheren Arbeiten nach 2 Jahren mit 25 % angegeben [12].

Für die Nachbehandlung sind Schienenlagerungen oder auch Quengelbehandlungen erforderlich.

Die beschriebene enzymatische Strangdurchtrennung konkurriert mit einem älteren, sehr ähnlichen Verfahren, der sogenannten Nadelfasziotomie (Kap. 18.4.2), die keine Kosten für ein relativ teures Enzym verursacht. Vorteile gegenüber der Nadelfasziotomie sind nur schwer erkennbar.

18.4 Operative Behandlung

18.4.1 Indikation

Bei der Indikationsstellung zur operativen Behandlung ist zu bedenken:

- Es handelt sich um eine gutartige Erkrankung.
- Sie kann in jedem Stadium zu einem vorübergehenden oder auch anhaltenden Stillstand kommen.
- Eine ernsthafte Behinderung liegt erst ab dem Stadium III vor.
- Die operative Behandlung weist einige ernstzunehmende Komplikationsmöglichkeiten auf.
- Durch das Verletzen der fibrösen Hohlhandstrukturen bei einer Operation kann bisweilen die Ausweitung der Erkrankung provoziert werden (vor allem von Bedeutung bei einer Op der Stadien I und III.)

Berücksichtigt man diese Punkte, dann ergibt sich erst eine Operationsindikation, wenn gerade eben eine Beuge- oder Adduktionskontraktur eines oder mehrerer Finger vorliegen oder wenn sich bei eher flächenhafter Verlaufsform der Prozess in der Hohlhand auf mehrere Mittelhandstrahlen ausdehnt. Bei isolierten Knoten- und Strangbildungen ohne Fingerkontraktur ist bis auf die seltenen Fälle, in denen durch Druck auf Mittelhandnerven Sensibilitätsstörungen oder Schmerzen auftreten, eine abwartende Haltung angebracht.

Da die Operation in Regionalanästhesie ausgeführt werden kann, besteht wegen des Allgemeinzustands auch bei alten Patienten selten eine Kontraindikation.

18.4.2 Verfahrenswahl

Grundsätzlich stehen 5 operative Behandlungsmöglichkeiten zur Verfügung: die Fasziotomie, die Nadelfasziotomie, die begrenzte Strangexzision, die totale Fasziektomie und die partielle Fasziektomie.

Da jede Dupuytren-Kontraktur ihre eigenen Besonderheiten aufweist, sind immer wieder Variationen in der Operationsplanung sinnvoll wie zusätzliche Schnittführungen für atypisch lokalisierte Stränge oder ein zweizeitiges Vorgehen im Abstand von 2 – 3 Monaten bei einem ausgedehnten Befund mit Kontrakturen aller Finger II–V. Bei beidhändigem Vorkommen sollte vor der Operation der 2. Hand abgewartet werden, bis der Patient die zuerst operierte Hand wieder problemlos einsetzen kann.

Fasziotomie

Bei der Fasziotomie als einfachster Maßnahme werden die subkutanen Kontrakturstränge ohne Entfernung des befallenen Fasziengewebes durchtrennt. Dieses Verfahren wurde von Dupuytren empfohlen [3]. Da es jedoch in wenigen Monaten zu ausgeprägten Rezidiven kommt, ist dieses Vorgehen nur als vorbereitender Eingriff gerechtfertigt, wenn schwerste Strangkontrakturen vorliegen und die Ausgangssituation für eine ausgedehnte Fasziektomie verbessert werden soll [1].

Nadelfasziotomie

In Frankreich wurde die offene Fasziotomie erfolgreich zur sogenannten **Nadelfasziotomie** weiterentwickelt und hat dort in der Behandlung der Dupuytren Kontraktur weite Verbreitung gefunden. Hierbei wird mit einer größeren Hohlnadel das Stranggewebe an verschiedenen Stellen subkutan mehr oder weniger vollständig eingeschnitten und danach der Finger vom Operateur aufgedehnt.

Indikation

Die Nadelfasziotomie ist ambulant in Lokalanästhesie durchführbar und kommt vor allem für alte Hochrisikopatienten, bei denen ein mögliches Rezidiv eine untergeordnete Rolle spielt oder bei denen z. B. eine Antikoagulation nicht abgesetzt werden kann, oder zur Vorbereitung einer radikaleren Operation bei Stadien 3–4 infrage.

Vorgehen

Zuerst werden die Einstichstellen über den Kontraktursträngen markiert. Nach der Desinfektion der Hand wird die Haut an den markierten Stellen mit Lokalanästhetikum oberflächlich betäubt, dabei sollten möglichst die tieferliegenden Fingernerven nicht mitbetäubt werden. Anschließend wird an den markierten Stellen nacheinander eine scharfe Kanüle eingebracht und die Bindewebstränge werden an mehreren Punkten durchtrennt (▶ Abb. 18.4).

Der Operateur achtet dabei auf die Sensibilität und die Beugesehnenfunktion. Danach wird der Finger passiv gestreckt, wodurch die Stränge oft hörbar nachgeben und eine Verbesserung der aktiven Streckfähigkeit eintritt. Dabei sind kleinere Einrisse der Haut bei direktem Strangkontakt zu den Hautschichten nicht immer zu vermeiden.

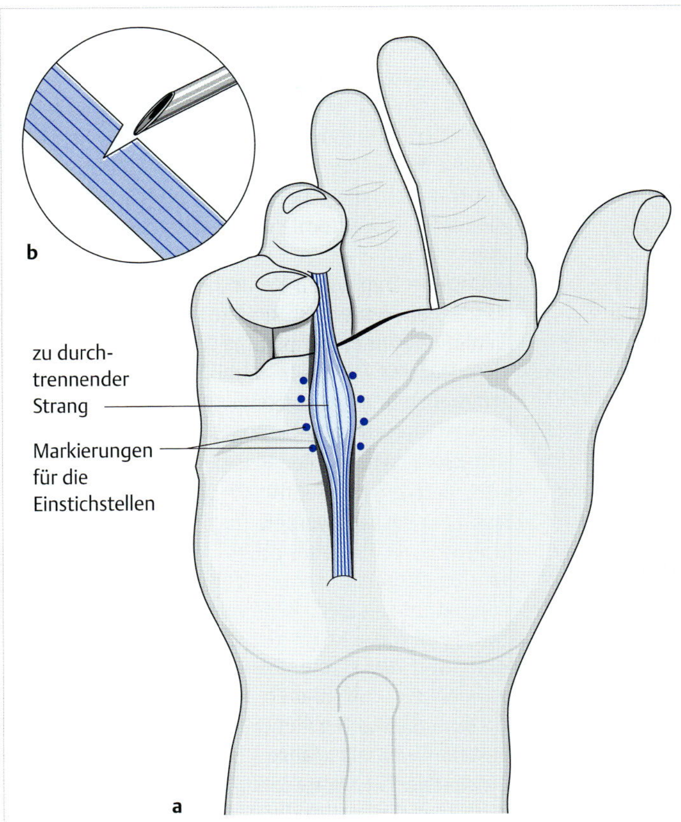

Abb. 18.4 Prinzip der Nadelfasziotomie.
a Situs mit Markierungen für die Lokalanästhesie und Einstichstellen zur Strangdurchtrennung.
b Einkerben des Kontrakturstrangs mit einer scharfen Injektionskanüle.

Diese werden mit Pflaster abgedeckt. Zur Vermeidung eines Hämatoms wird ein leicht komprimierender Verband angelegt. Das Tragen einer Nachtschiene für 5 Wochen ist empfehlenswert.

- Vorteile
  - Der Hauptvorteil **gegenüber der offenen Fasziektomie** ist die schnellere Genesung bzw. Rückkehr zur normalen Aktivität, da die komplikationsträchtige und oft langwierige Wundheilungsphase wegfällt.
  - Die Nadelfasziotomie kann wiederholt werden.
- Nachteile
  - Die Rückfallrate (Rezidiv) ist erhöht im Vergleich zur offenen Fasziektomie.
  - Sehr ausgedehnten Befunden und flächenhaft in die Haut oder Sehnenscheiden eingewachsenen Knoten und breite Strangformationen kommen für diese Behandlung nicht in Frage.

Begrenzte Strangexzision

Das dritte operative Verfahren, die begrenzte Strangexzision, bei der lediglich das befallene Gewebe entfernt wird, ist als kleiner Eingriff für die Hand relativ schonend und garantiert im Allgemeinen einen raschen Heilungsverlauf [6]; es weist ebenfalls eine hohe Rezidivrate auf. Vor allem wird häufig eine rasche Ausbildung neuer Veränderungen in benachbarten Bindegewebeabschnitten beobachtet. Hierbei mag die Irritation der belassenen Nachbarfasersysteme durch das Operationstrauma als auslösender Faktor anzusehen sein.

Totale Fasziektomie

Wesentlich günstiger bezüglich der Rezidivgefahr ist die radikalere totale Fasziektomie [5], [13]. Hierbei werden auch gesunde Anteile des Hohlhandbinnengewebes über benachbarten Fingerstrahlen entfernt, wodurch ein rasches Neuauftreten weiterer Knotenbildungen seltener wird. Bei einer totalen Fasziektomie mit ihrer ausgedehnten Präparation kann jedoch der Heilverlauf bisweilen durch eine ausgeprägte Ödemneigung und länger bestehende subkutane Verhärtung als Folge einer ausgedehnten subkutanen Vernarbung gekennzeichnet sein.

Partielle Fasziektomie

Im eigenen Krankengut hat es sich bewährt, bei stärkeren Fingerkontrakturen (Stadien III und IV) in hohem Lebensalter eine partielle Fasziektomie durchzuführen. Denn für die älteren Patienten steht in solchen Stadien die Wiedererlangung einer guten Fingerbeweglichkeit bei möglichst ungestörter Wundheilung im Vordergrund. Liegen weniger kontrakte Stadien oder eine mehr flächenhafte Verlaufsform mit Befall mehrerer Längsfaserzüge in der Palmaraponeurose vor, dann ist eine totale Fasziektomie vorzuziehen, vor allem, wenn es sich um jüngere Patienten mit schneller Progredienz der Veränderungen handelt.

18.4.3 Präoperative Vorbereitung

Wenn schlecht zu säubernde Beugefalten im Bereich ausgeprägter Kontrakturen vorliegen, sind am Tag vor dem Eingriff mehrmalige Handbäder in mild desinfizierenden Lösungen angebracht. (Gute eigene Erfahrungen bestehen mit stark verdünnter Polyvinylpyrrolividon-Jod-Lösung.) Die Säuberung und Kürzung von Fingernägeln gehört wie bei jedem handchirurgischen Wahleingriff ebenfalls zur Vorbereitung.

Als vorbereitender Eingriff bei Kontrakturen vor allem im Stadium IV wird auch ein Aufdehnen der Kontrakturstränge mit einem Fixateur externe über einen Zeitraum von 3 – 5 Wochen durchgeführt (ähnlich wie bei einer Kallusdistraktion) und daran die eigentliche Operation unter besseren Bedingungen angeschlossen [2].

Eine besondere Bedeutung bei der Dupuytren-Kontraktur hat das präoperative Aufklärungsgespräch, in welchem das genaue operative Vorgehen besprochen und in angemessener Weise auf Komplikationen hingewiesen wird. Dies betrifft vor allem Nervenverletzungen und postoperative Wundheilungsstörungen bei ausgedehnten Befunden. Weitere Gesprächsinhalte sollten die bisweilen mehrmonatige postoperative Behandlungsdauer und die einzelnen Phasen der postoperativen Abheilung sein.

18.4.4 Schnittführungen

In der Literatur werden zahlreichen Schnittführungen angegeben, die verschiedene Vor- und Nachteile hinsichtlich der präparatorischen Übersicht und der Gefährdung der Hautdurchblutung aufweisen.

Ohne dass andere Verfahren als ungeeignet angesehen werden können, haben sich als Standardinzisionen hauptsächlich 2 Schnittführungen durchgesetzt:

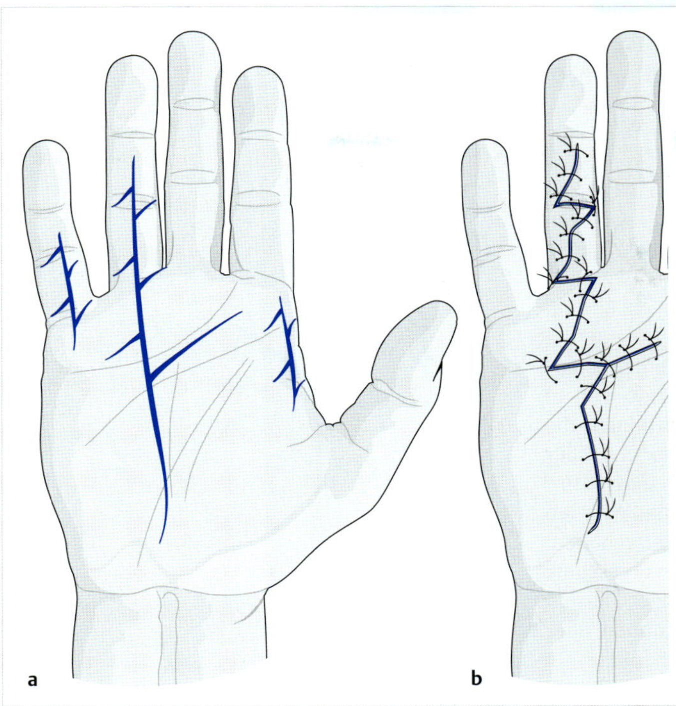

Abb. 18.5 Totale Z-Plastik nach Iselin zur Durchführung einer partiellen Fasziektomie.
a Primäre Schnittführung. Der Winkel der Hilfsschnitte sollte 60° betragen. Zusätzlich sind doppelte Z-Plastiken eingezeichnet für Strangentfernungen am 5. Finger und in der 1. Interdigitalfalte.
b Schnittverlauf nach der Umwandlung am Ende der Operation.

- Für die partielle Fasziektomie empfiehlt sich die totale Z-Plastik in der von Iselin [8] angegebenen Weise (▶ Abb. 18.5).
- Für eine vollständige Fasziektomie die Mercedes-Stern- oder Y-förmige Inzision in Hohlhandmitte nach Millesi [13] (▶ Abb. 18.7).

Beide Verfahren berücksichtigen die Durchblutungsverhältnisse in der Hohlhand und erlauben einen sicheren Überblick über das Operationsgebiet. Dies ist wichtig, um eine unbemerkte Verletzung der Nerven-Gefäß-Bündel zu vermeiden. Allerdings ist die starre Handhabung einer bestimmten Schnittführung bei dem Variationsreichtum der Erkrankung nicht sinnvoll.

18.4.5 Partielle und totale Fasziektomie (operatives Vorgehen)

Soll eine *partielle Fasziektomie* unter Anwendung einer totalen Z-Plastik (▶ Abb. 3.6) durchgeführt werden (▶ Abb. 18.6 und ▶ Abb. 18.8), dann erfolgt zuerst ein längs verlaufender Hautschnitt in der Mitte über dem tastbaren Kontrakturstrang vom distalen Mittelglied bis zur Handwurzel hin. Vor der eigentlichen Präparation werden die seitlichen Hilfsschnitte in einem Winkel von 60° zum Längsschnitt

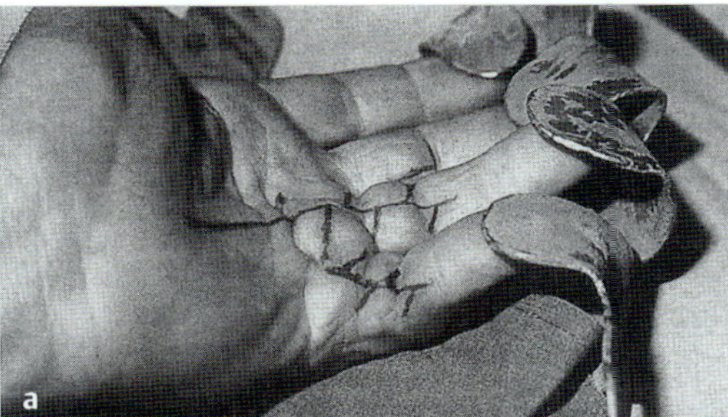

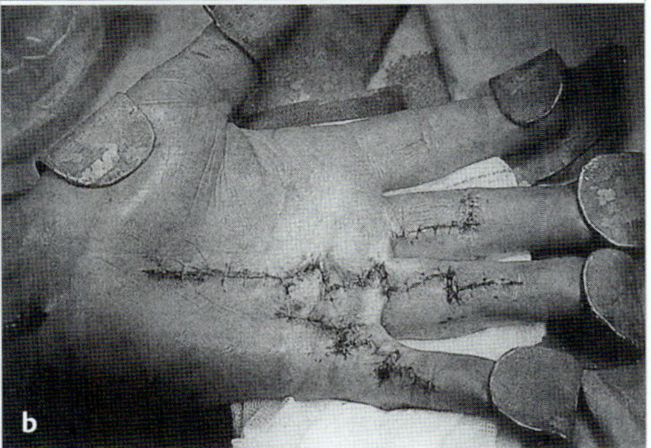

Abb. 18.6 Beispiel zur Zeichnung in ▶ Abb. 18.5: mehrfache Z-Plastiken bei Kontrakturen der Finger IV u. V im Stadium II–III nach Iselin und Dieckmann.
a Präoperative Zeichnung der Schnittführung.
b Postoperativ nach erfolgter Z-Plastik.

angelegt, wodurch bei der späteren zickzackförmigen Umwandlung ein optimaler Längengewinn auf Kosten der bei diesen Kontrakturen meist reichlich vorhandenen Hautbreite möglich ist (Kap. 3.3.1).

Es ist empfehlenswert, im Fingerbereich die Hilfsschnitte in der Nähe der Beugefalten anzulegen (▶ Abb. 18.5, ▶ Abb. 18.6 und ▶ Abb. 18.8), damit nach erfolgter Verschiebung der dreieckigen Hautläppchen die querverlaufende Narbe exakt in die Beugefalte zu liegen kommt.

Bei der in ▶ Abb. 18.5, ▶ Abb. 18.6 und ▶ Abb. 18.8 gezeigten Schnittführung kann die schräge Hilfsinzision in Hohlhandmitte bei Bedarf über das für die Lappenverschiebung notwendige Maß nach radial verlängert werden, wodurch die partielle Fasziektomie ggf. auch auf Faserzüge über dem 3., evtl. auch über dem 2. Strahl ausgedehnt werden kann. Die einzelnen Hautzipfel werden mit Haltenähten gefasst und auseinander gehalten.

Ist eine vollständige Fasziektomie vorgesehen, bietet sich die Freilegung nach Y-förmiger Inzision an (▶ Abb. 18.7), evtl. mit Zusatzinzisionen über betroffenen Fingergrund- und -mittelgliedern.

Dass die Längsinzision bei einer totalen Z-Plastik genau über der Strangmitte erfolgt, ist deshalb wichtig, weil hier im Allgemeinen das Korium der Haut ohne subkutane Fettgewebeschicht bis zu den pathologischen Bindegewebeveränderungen heranreicht. Wird der Schnitt neben einen solchen Bezirk gelegt, kann es vorkommen, dass die im Korium verbliebenen kleinen Blutgefäße für die jenseits des Stranges gelegenen Hautbezirke nicht ausreichen und diese nekrotisch werden.

Die Präparation mit einem scharfen Skalpell, dessen Klinge im Laufe der Operation mehrfach erneuert werden muss, erfolgt auf dem derben Faserwerk der Hohlhandfaszie. Das gefäßführende subkutane Fettgewebe sollte möglichst an der Haut verbleiben.

Der Erfüllung dieser Forderungen sind an Stellen, an denen die Dupuytren-Erkrankung bis an das Korium heranreicht, Grenzen gesetzt. Hier sind Kompromisse zwischen der radikalen Entfernung der pathologischen Veränderungen und einer ungestörten Wundheilung notwendig, wobei im Zweifelsfall eher kleinere Hautbezirke mitexzidiert werden (Kap. 18.4.6).

Ist die Palmaraponeurose samt der zu den Fingern ziehenden Stränge und Knoten im angestrebten Ausmaß freigelegt, beginnt ihre systematische Entfernung unter Mitnahme der in die Tiefe reichenden Bindegewebesepten. Nach der proximalen Abtrennung der Palmaraponeurose im Bereich des Retinaculum flexorum (Lig. carpi transversum) erfolgt die Präparation vorsichtig nach distal bis über den oberflächlichen Hohlhandbogen. Bei der totalen Fasziektomie wird dabei auch der zur Thenarmuskulatur ziehende motorische Abgang des N. medianus dargestellt. Die weitere Entfernung erfolgt danach von radial nach ulnar bis zum Hauptkontrakturstrang, indem die intertendinösen Septen nacheinander parallel zu den Nerven-Gefäß-Bündeln abgetrennt werden. Durch Anklemmen lässt sich die Palmaraponeurose straff nach proximal und ulnar halten, wodurch die Präparation und Durchtrennung der Septen erleichtert wird. Um die Nerven-Gefäß-Bündel in diesen Abschnitten sicher zu schonen, kann man mit einer feinen gebogenen Klemme auf den Nerven von proximal nach distal entlangfahren und das auf der Klemme aufgeladene Fasziengewebe mit dem Skalpell durchtrennen. Hat man radial den

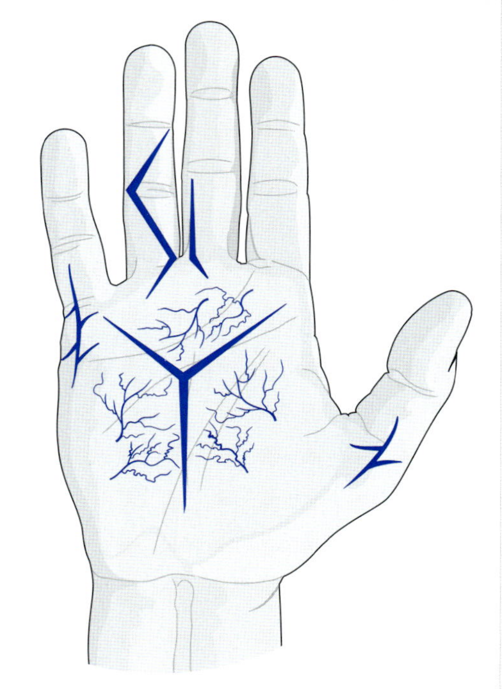

Abb. 18.7 Y-förmige Inzision nach Millesi zur totalen Fasziektomie.
Mögliche Schnittführungen für zusätzliche Strangentfernungen im Fingerbereich sind ergänzend über dem M. abductor digiti minimi und über dem Daumengrundgelenk eingezeichnet.

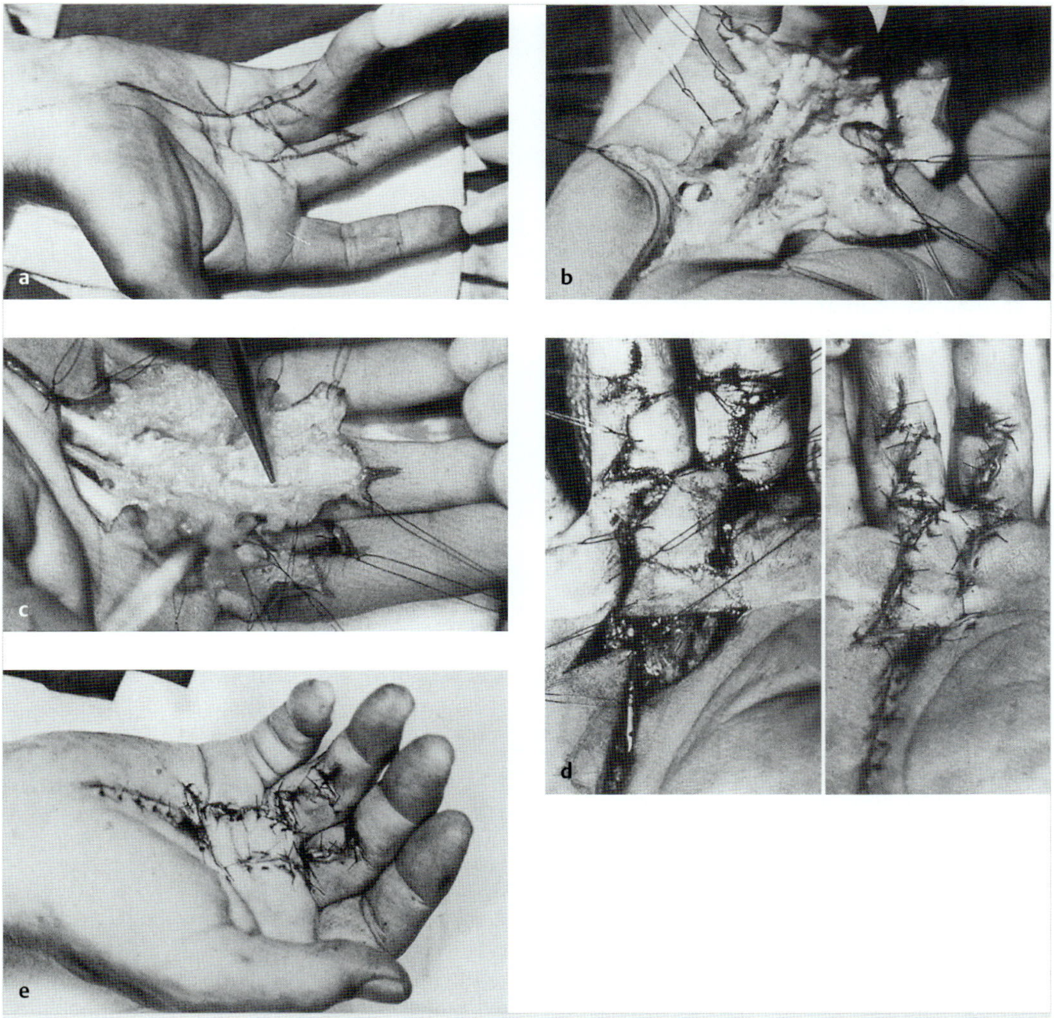

Abb. 18.8 Partielle Fasziektomie mithilfe multipler Z-Plastiken.
a Eingezeichnete Schnittführung.
b Der zu entfernende Teil der Palmaraponeurose ist freigelegt.
c Operationssitus nach Faszienentfernung (die Pinzettenspitze zeigt auf einen Fingernerv).
d Verlagerung der Hautdreiecke am Ende der Operation.
e Der unmittelbar postoperative Befund.

Hauptkontrakturstrang erreicht, dann folgt die entsprechende Präparation von der Ulnarseite auf den Kontrakturstrang zu.

Zusätzlich zu anderen Fingern ziehende Stränge werden zunächst in Höhe der Ringbänder von der Palmaraponeurose abgetrennt und später separat entfernt. Die nachfolgende Präparation des in die betroffenen Finger ziehenden Hauptstranges kann erschwert sein, wenn in die Kontraktur Fasern, die in tieferen Abschnitten zu den Beugesehen parallel verlaufen, miteinbezogen sind. Hierdurch können die Mittelhand- und Fingernerven entweder angehoben sein oder sie ziehen direkt durch einen solchen Kontrakturstrang hindurch. Deshalb hat in diesem Abschnitt der Operation vor der Entfernung des erkrankten Gewebes eine subtile schrittweise Präparation der Nerven-Gefäß-Bündel nach distal zu erfolgen, bis diese wieder in veränderungsfreien Fettgewebeschichten zu finden sind. Innige Verbindungen der in die Finger hineinziehenden Stränge

mit Ringbändern und Sehnenscheiden müssen scharf mit dem Skalpell oder der Schere gelöst werden. Meist enden die Kontrakturstränge im proximalen Bereich des Mittelglieds. Bisweilen verlassen sie die Medianlinie und ziehen nach ulnar oder radial, wobei die Nerven-Gefäß-Bündel entweder verlagert oder ummauert werden – mit entsprechenden Folgen für die Präparation.

Sind Palmaraponeurose und Hauptstrang entfernt, folgt die Exzision zusätzlicher Kontrakturstränge an Nachbarfingern von separaten Inzisionen über ihren Grund- und Mittelgliedern. Im Allgemeinen ist es für die Durchblutungsverhältnisse sicherer, dabei eine Hautbrücke zur Hohlhandinzision hin zu erhalten. Auf eine Strecke von 1 – 1,5 cm wird dabei der Strang subkutan und streng über dem Sehnenscheidenkanal mit der Schere präpariert. Bei Y-förmiger Abzweigung eines Stranges im Bereich der Schwimmhaut mit einer Adduktionskontraktur zwischen beiden Fingern (▶ Abb. 18.3) muss jedoch im Interesse des hierbei oftmals verlagerten Nerven-Gefäß-Bündels die Fingerinzision in die Schnittführung der Hohlhand übergehen.

Die Art zusätzlicher Inzisionen über den Fingergrund- und Mittelgliedern kann variieren. Bei stärkeren Kontrakturen sind eine doppelte Z-Plastik, bei seitlicher Stranglage ein mediolateraler Längsschnitt und bei Strängen in Fingermitte ohne stärkere Kontrakturen auch eine W-förmige Schnittführung angebracht (▶ Abb. 18.7).

Wichtig für eine ungestörte Wundheilung ist es in solchen Fällen, auf eine ausreichende Blutversorgung der Hautareale im distalen Hohlhandbereich durch die von den Mittelhandarterien zu den Hautarealen ziehenden Gefäße zu achten. Dies gelingt am besten, wenn das im distalen Bereich der Palmarfaszie zwischen den längs verlaufenden Faserzügen vorhandene Fettgewebe neben den Fingergrundgelenken nicht von den Nerven-Gefäß-Bündeln einerseits und vom Hautareal andererseits abgetrennt wird.

Sind alle zur Exzision vorgesehenen Faserzüge entfernt, wird die Blutleere nach ca. $1^1/_2$ Stunden beendet. In der ca. 10 Minuten betragenden Phase der Hyperämie wird die natürliche Blutstillung unterstützt, indem man vorgewärmte feuchte Kompressen in das Wundgebiet unter mildem Druck einlegt. Blutgefäße, die danach immer noch bluten, werden vorsichtig mit der bipolaren Pinzette koaguliert.

Wurde eine ausgedehnte Fasziektomie durchgeführt, so sollte eine außerhalb der Schnittführung ausgeleitete Redon-Saugdrainage eingelegt werden. Bei kleineren Wundflächen reichen in den Verband abgeleitete Wundwinkeldrainagen aus. Der Hautverschluss bei der totalen Z-Plastik erfolgt bei gestreckten Fingern unter Durchführung der vorgesehenen Lappenverschiebungen, wodurch die anfängliche Längsinzision am Ende der Operation mehrfach zickzackförmig umgestaltet ist (▶ Abb. 18.5, ▶ Abb. 18.6, ▶ Abb. 18.8d u. ▶ Abb. 18.8e).

18.4.6 Fasziektomieergänzende Eingriffe

Spaltung des Retinaculum flexorum

Da eine ausgedehnte Entfernung der Hohlhandfaszie eine für Handverhältnisse große Wundfläche mit entsprechender Ödemneigung darstellt, hat sich im eigenen Krankengut zur Verbesserung des Lymphabflusses über den Karpaltunnel die zusätzliche Spaltung des ohnehin im distalen Abschnitt dargestellten Retinaculum flexorum (Lig. carpi transversum) subkutan nach proximal zur Prophylaxe postoperativer Schwellungszustände bewährt.

Kapsulektomie an der Mittelgelenkbeugeseite

Beim Stadium IV mit ausgeprägter Fingerkontraktur besteht auch nach Entfernung der Stränge häufig die Streckhemmung im Mittelgelenk infolge der eingetretenen Gelenkkapselveränderungen weiter. In solchen Fällen lässt sich die Streckfähigkeit durch eine Resektion des geschrumpften fibrösen Kapselgewebes über dem palmaren Gelenkspalt entsprechend dem im Kap. 7.6.1 geschilderten Vorgehen erheblich verbessern.

Plastischer Hautersatz

Bei innigen Verwachsungen der Knoten und Stränge mit der Haut oder bei einer zusätzlichen Narbenkontraktur bei Rezidiven kann die Exzision des betroffenen Hautareals notwendig werden. Zur Deckung des Defekts kommen lokale Verschiebelappenplastiken wie z. B. ein seitlicher Schwenklappen (Kap. 3.3.3), gekreuzte Finger-Lappenplastiken (▶ Abb. 3.9) und freie Vollhauttransplantationen (Kap. 3.2) infrage, wobei Lappenplastiken wegen ihrer besseren Belastbarkeit und geringeren Schrumpfungsneigung vorzuziehen sind.

„Open-Palm"-Technik

Ist der Wundverschluss im Hohlhandbereich schwierig, so kommt bei Ersteingriffen auch die sog. „Open-Palm"-Technik infrage [18]. Hierbei bleibt im Bereich der Hohlhandbeugefalte ein querovaler Anteil der Schnittführung offen. Er soll entweder in der Hohlhandbeugefalte selbst liegen oder zumindest parallel zu ihr verlaufen (▶ Abb. 18.9). Unter 1–2-tägigen sterilen Verbandswechseln (Kap. 18.4.7) heilt die offen gelassene Operationswunde innerhalb von 2–3 Wochen zu einer strichförmigen Narbe ab. Diese ist im Allgemeinen von einer Narbe nach Hautnaht in diesem Bereich nicht zu unterscheiden. Dieses Vorgehen ist im Zweifelsfalle einer Hautnaht unter Spannung vorzuziehen.

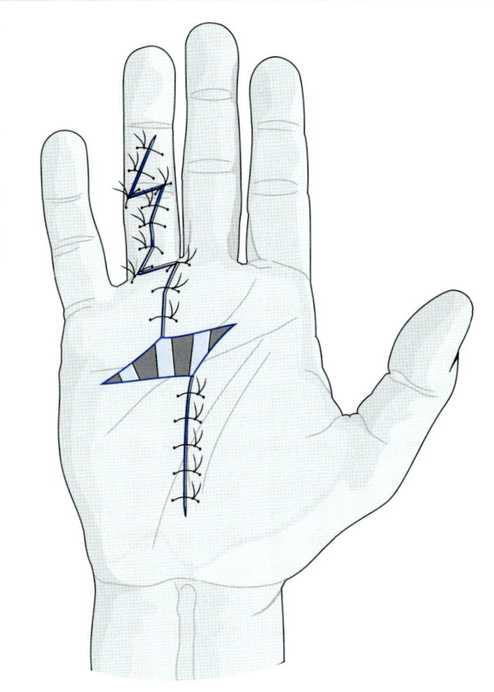

Abb. 18.9 Schematische Darstellung der offen bleibenden Teile der Hautnaht im Bereich der Hohlhandbeugefalte bei der „Open-Palm"-Technik.

18.4.7 Nachbehandlung

Verbandstechnik

Nach ausgedehnten Faszienentfernungen ist die korrekte postoperative Verbandstechnik von besonderer Bedeutung, damit unter der von ihrer natürlichen Unterlage abgetrennten palmaren Haut der Hohlhand kein Hämatom entsteht.

Bewährt hat sich das Anlegen eines Druckverbandes mit einer gut gepolsterten dorsalen Unterarmgipsschiene als Gegenlager. Die Gipsschiene reicht bis zu oder knapp über die Grundgelenke hinaus und fixiert nur das Handgelenk. In der Hohlhand wird auf einem unmittelbar der Wunde anliegenden Salbentüllverband aus Kompressen, Stahlwolle und Wattebinden ein gleichmäßig der Wölbung entsprechendes festes Polster gebildet. Durch relativ straffes Wickeln mit einer elastischen Binde liegt unter diesem Druckpolster die Haut fest ihrem neuen Untergrund an. Der Sog einer eingelegten Redon-Drainage unterstützt diese Maßnahme. Um die am 1. postoperativen Tag beginnende frühfunktionelle Übungsbehandlung zu ermöglichen, bleiben Mittel- und Endgelenke der Finger II–V frei. Der Druckverband muss am Abend nach der Operation kontrolliert und ggf. etwas gelockert werden. Auf die konsequente Hochlagerung der operierten Hand für einige Tage ist zu achten. Die Gipsschiene wird nach 10 Tagen entfernt.

Übungsbehandlung

Die krankengymnastische Nachbehandlung sollte je nach Schwere des Falles selbsttätig oder unter physiotherapeutischer Anleitung bis über das meist nach 3 Wochen beginnende Indurationsstadium hinaus weitergeführt werden. Spätestens nach 12 Wochen gewinnt das als Folge der subkutanen Vernarbung verhärtete Gewebe bei komplikationsfreiem Verlauf wieder an Elastizität und Geschmeidigkeit. Durch Hautpflege mit entsprechenden Salben kann dieser Prozess unterstützt werden.

In schwierigen Fällen ist nach Entfernen der ersten Gipsschiene das Anlegen einer sorgfältig angepassten Nachtschiene in Streckstellung des Fingers sinnvoll (für weitere 6–10 Wochen). Während des Tages soll der Patient frei bewegen. Dieses Vorgehen ist z. B. nach Anwendung der „Open-Palm"-Technik angebracht.

18.4.8 Komplikationen

Die intraoperative Verletzung palmarer Nerven oder Arterien im Finger- oder Mittelhandbereich kann auch bei größter Erfahrung des Operateurs nicht immer vermieden werden, vor allem, wenn es sich um Rezidiveingriffe oder um flächenhaft indurative Formen der Dupuytren-Kontraktur handelt. Eine solche Nervendurchtrennung sollte jedoch intraoperativ bemerkt und mit mikrochirurgischen Epi- oder Perineuralnähten (Kap. 10.4.3) unter dem Operationsmikroskop behoben werden. Die mikrochirurgische Naht einer einzelnen Mittelhand- oder Fingerarterie ist nur bei sichtbarer Minderdurchblutung nach Öffnen der Blutsperre notwendig; sie ist jedoch auch im Hinblick auf evtl. eintretende Rezidive mit nachfolgenden Operationen zu empfehlen. Fehlen bei Rezidivoperationen durch vorangegangene Eingriffe bereits Blutgefäße, können in ungünstigen Fällen nach der Narbenentfernung partielle Fingernekrosen entstehen, die eine Amputation notwendig werden lassen.

Hautnekrosen und Wundheilungsstörungen entstehen ebenfalls als Folge einer Minderdurchblutung der Hautränder. Ursachen für eine solche Minderdurchblutung können eine ungeeignete Schnittführung und eine zu ausgedehnte Abhebung der oberflächlichen Hautschichten vom subkutanen Fettgewebe sein. Kleinere Wundrandnekrosen heilen im Allgemeinen spontan und ohne größere Narbenbildung ab. Bei ausgedehnteren Nekrosen empfiehlt sich die frühzeitige Exzision mit anschließender Deckung durch ein freies Hauttransplantat (Kap. 3.2). Meist lassen sich jedoch die Durchblutungsverhältnisse bereits beim intraoperativen Öffnen der Blutsperre feststellen und der Ausbildung ausgedehnter Hautnekrosen kann durch primäre Lappenverschiebungen und Hauttransplantationen begegnet werden.

Eine weitere, sehr ernstzunehmende Komplikation ist das postoperative Hohlhandhämatom, welches unbehandelt zu ausgeprägten Bewegungsbehinderungen, zu einer Verstärkung der postoperativen Ödemneigung und zu bleibenden Verhärtungen in der Hohlhandfläche führen kann. Auslösende Faktoren sind eine unzureichende intraoperative Blutstillung, ein unkorrekt angelegter Druckverband und eine nichtfunktionierende Redon-Saugdrainage. Die Behandlung dieser Komplikation besteht in einer frühzeitigen Hämatomausräumung.

Nahtdehiszenzen und Infektionen können ebenfalls zu narbigen Beeinträchtigungen des Endergebnisses führen mit der Notwendigkeit späterer Narbenkorrekturen (Kap. 3.3.1).

18.4.9 Rezidiveingriffe

Nach sorgfältig durchgeführten Ersteingriffen sind echte Rezidive eher selten. Meist handelt es sich um ein Fortschreiten der Erkrankung in bislang nichtoperierten Faszienbereichen. Hier gelten dann ähnliche Bedingungen wie bei der Erstoperation.

Kommt es tatsächlich zu erneuten Kontrakturen im Bereich bereits voroperierter Finger, so können außer im Operationsgebiet zurückgebliebenen und erneut gewucherten Fibroblasten auch von der Erkrankung unabhängige Narbenkontrakturen vorliegen. Diese können häufig auf eine Sekundärheilung mit Superinfektion oder auf lokale Minderdurchblutung oder auf im vorliegenden Hauttyp zu suchende Besonderheiten zurückgeführt werden. Besonders gefährdet für solche Narbenkontrakturen sind jahrzehntelange Raucher und Patienten mit generalisierter Arteriosklerose.

Die Behandlung echter Rezidivkontrakturen im voroperierten Gebiet ist besonders schwierig, da die narbig geschrumpfte Haut kaum noch Verschieblichkeit oder Eigenelastizität aufweist. Hinzu kommt häufig eine besonders unangenehme Einbeziehung der Mittelhand- oder Fingernerven und Arterien in den Narbenbereich. Nach eigenen Erfahrungen eignen sich hier die in ▶ Abb. 3.8 und in ▶ Abb. 18.10 angegebenen seitlichen Schwenklappen vor allem im Bereich der palmaren Fingerseiten sehr gut, um verbleibende Defekte nach Strangentfernung bei neu gebildeten Kontrakturen zu decken. Die in diesen seitlichen Hautlappen meist noch vorhandene Elastizität erlaubt im Allgemeinen in der besonders beharrlich durchzuführenden Nachbehandlung eine gute passive Streckbarkeit. Alternativ kommen Cross-Fingerläppchen infrage. In aussichtslosen Fällen mit ausgedehnten Narbenfeldern, eingesteiftem oder arthrotischem Mittelgelenk sowie bei vorgeschädigten Fingernerven ist jedoch nur die Amputation des betroffenen Fingers sinnvoll. Dabei kann man jedoch häufig dorsale Hautanteile erhalten und nach Entfernen des Fingerskeletts als Schwenklappen zur Sanierung von kontrakten Narbenfeldern im Hohlhandbereich verwenden.

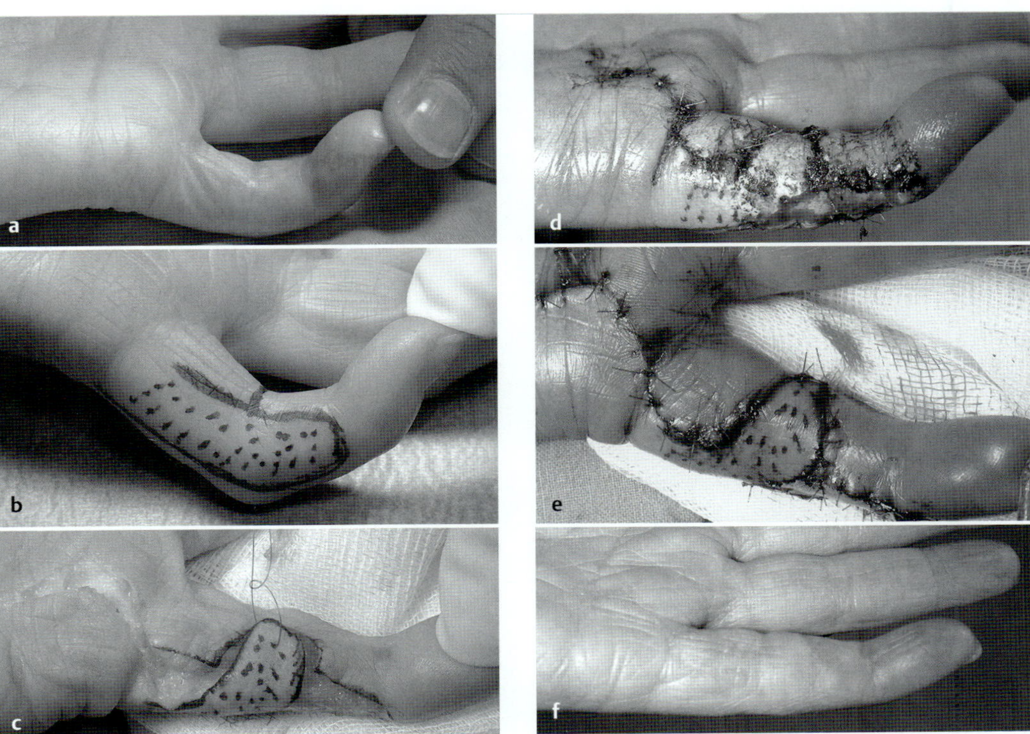

Abb. 18.10 Behandlung einer Rezidivkontraktur mit einem seitlichen Schwenklappen.
a Ausgangssituation.
b Eingezeichneter Lappen.
c Gehobener Lappen.
d Eingenähter Lappen.
e Nach 1 Woche (ausgedünnte Vollhaut im Hebedefekt).
f Nach 3 Monaten (Lappen und Vollhaut unauffällig integriert).

Die krankengymnastische Nachbehandlung muss hier besonders konsequent erfolgen: 3-, später 2-mal wöchentlich über 5 – 6 Monate mit passiven Dehnungsübungen, aktive, die Kraft der Handbinnenmuskel steigernden Fingerübungen gegen Widerstand und entsprechendem Training der Beugemuskeln. In den ersten Wochen kann zudem eine vorsichtige Fingerquengelbehandlung sinnvoll sein (Kap. 7.6.1, ▶ Abb. 7.35).

Literatur

[1] Bunnell S. Surgery of the Hand. 4. ed. Philadelphia: Lippincott Co.; 1964

[2] Borchardt B, Lanz U. Die präoperative kontinuierliche Extensionsbehandlung hochgradiger Dupuytrenscher Kontrakturen. Handchir Mikrochir Plast Chir. 1995; 27: 269

[3] Dupuytren G. Legons orales de clinique chirurgicale faites a l'Hotel-Dieu de Paris. Bd. 1. Paris: Germer BailliÉre; 1832

[4] Geldmacher J. Dupuytrensche Kontraktur. Handchirurgie. 1970; Suppl. 1: 10

[5] Geldmacher J. Die Eingriffe bei der Dupuytrenschen Kontraktur. In: Wachsmuth W, Wilhelm A, eds. Allgemeine und spezielle Chirurgische Operationslehre. 3. Teil. Die Operationen an der Hand. Berlin: Springer; 1972

[6] Hueston JT. Limited fasciectomy for Dupuytren's contracture. Plast Reconstr Surg. 1961; 27: 569

[7] **Hueston JT.** Enzymic fasciotomy. Hand. **1971**; 3(1): 38–40

[8] Iselin M, Dieckmann GD. Traitement de la maladie de Dupuytren par plastie en Z totale. Presse mod. 1951; 59: 1394

[9] Lamb DW, Kuczynski K, eds. The practice of hand surgery. Edinburg: Blackwell Scientific Publications; 1981 470–518

[10] Ledderhose G. Zur Pathologie der Aponeurose des Fußes und der Hand. Langenbecks Arch klin Chir. 1897; 55: 694

[11] Ling RSM. The genetic factor in Dupuytren's disease. J Bone Jt Surg. 1963; 45-B: 709

[12] McCarthy DM. The long-term results of enzymatic fasciotomy. J Hand Surg 1992; 17B: 356

[13] Millesi H. Dupuytren-Kontraktur. In: Nigst H, Buck-Gramcko D, Millesi H, eds. Handchirurgie. Bd. 1. Stuttgart: Thieme; 1981

[14] Noack W, Weingärtner KR. Ultrastrukturelle Untersuchungen an der Palmarfaszie beim Morbus Dupuytren. Z Orthop. 1979; 118: 323
[15] Salamon A, Hamori J. Die Rolle des Myofibroblasten in der Pathogenese der Dupuytrenschen Kontraktur. Handchirurgie. 1980; 12: 113
[16] Theisinger W. Zur Dupuytrenschen Kontraktur in der Unfallbegutachtung. Mtschr Unfallheilk. 1969; 72: 220
[17] Vogt HJ, Hochschau L. Behandlung der Dupuytrenschen Kontraktur. Münch Med Wschr. 1980; 122: 125
[18] Wulle C. Die „Open-Palm"-Technik bei der Dupuytrenschen Kontraktur. Handchir Mikrochir Plast Chir. 1991; 23: 193

Kapitel 19

Nervenkompressionssyndrome

19 Nervenkompressionssyndrome

19.1 Allgemeines

Jeder der 3 Hauptnervenstämme durchzieht anatomische Engpässe, in denen Nervenirritationen auftreten können (▶ Abb. 19.1, ▶ Abb. 19.10, ▶ Abb. 19.10b, ▶ Abb. 19.10c, ▶ Abb. 19.13). Zum Teil handelt es sich um knöcherne Kanäle mit straffem, bindegewebigem Dach, zum Teil um Muskulatur mit Sehnenspiegeln. Durch Vermehrung des Inhaltes (Tumor, Ödem, Bindegewebe, verdicktes Sehnengleitgewebe) oder Einengung der Durchtrittsstelle (z. B. Muskelhypertrophie, Verhärtung oder Schrumpfung von Retinakula) entsteht ein Missverhältnis zwischen Nervengröße und Weite des Nervenlagers.

19.2 Diagnostik und Differenzialdiagnosen

Kompressionssyndrome müssen differenzialdiagnostisch von anderen Schmerzzuständen an der oberen Extremität abgegrenzt werden (▶ Tab. 24.1). Bei einem Teil der Fälle ist aufgrund der Anamnese, des charakteristischen Beschwerdebildes und der klinischen Untersuchung die Diagnose eindeutig zu

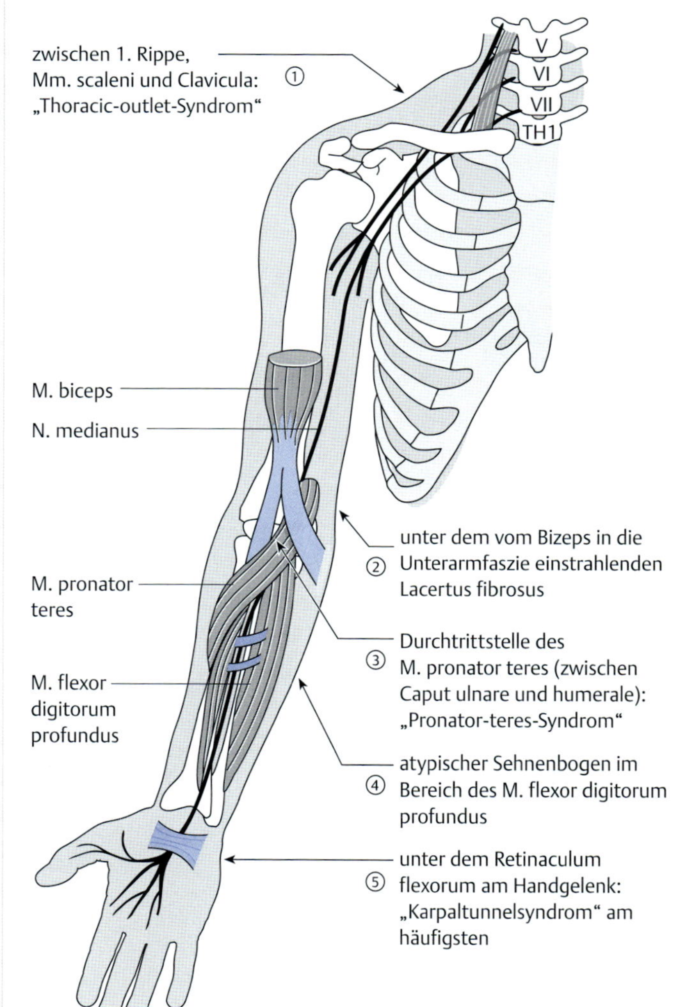

Abb. 19.1 N.-medianus-Engpasssyndrome.
Am häufigsten kommen vor: 5, 3 u. 1, selten 2 u. 4. Weitere Kompressionen sind in Einzelfällen im distalen Humerusbereich durch Knochenrinnen und fibröse Bänder zum Kondylus hin beschrieben (knapp proximal von 2).

stellen. Dennoch kann es schwierig sein, die Nervenkompressionssyndrome gegenüber Schmerzzuständen abzugrenzen, die durch Armplexusirritationen, HWS-Veränderungen, spinale Prozesse, chronische Reizzustände an Sehnen (Tendovaginitiden) und Muskelansätzen (z. B. Styloiditis radii, Epicondylitis humeri radialis) ausgelöst werden.

Mischbilder aus verschiedenen Ursachen kommen vor und bedürfen präoperativ einer subtilen neurologischen Abklärung, auf welche nur bei eindeutigem klinischem Beschwerdebild verzichtet werden kann. Sie besteht vor allem in der Bestimmung der motorischen und sensiblen Nervenleitgeschwindigkeit vor und nach den physiologischen Engstellen im Verlauf der betroffenen Nerven und in elektromyografischen Ableitungen, die Rückschlüsse auf die Innervation der betroffenen Muskulatur ermöglichen. Deutliche Verzögerungen der Nervenleitgeschwindigkeit bestätigen den klinischen Verdacht auf ein Nervenkompressionssyndrom. Bei länger bestehender Nervenkompression kommt es zum Abklingen der Schmerzsymptomatik und zu charakteristischen sensiblen und motorischen Ausfällen im Versorgungsgebiet des betroffenen Nervs.

Röntgenaufnahmen, evtl. ergänzt durch ein CT, sind dann sinnvoll, wenn sich Traumen in der Anamnese finden oder der Verdacht auf pathologische Gelenkprozesse besteht.

MRT-Untersuchungen sind bei Verdacht auf das Vorliegen anatomischer Besonderheiten oder zur Abklärung von Weichteilprozessen oder sonstiger seltener Kompressionsfaktoren sinnvoll, vor allem, wenn keine eindeutigen neurophysiologischen Messergebnisse zu erzielen waren.

19.3 Indikation zur operativen Behandlung

Bei klinisch eindeutiger Symptomatik oder bei nachgewiesenen Veränderungen der Nervenleitgeschwindigkeit und des Elektromyogramms sollte im Interesse des Patienten mit der operativen Dekompression des betroffenen Nervs nicht gezögert werden. Der Entschluss zur Operation hängt jedoch in erster Linie vom klinischen Beschwerdebild oder den bereits aufgetretenen Ausfällen ab, da elektroneurologische Untersuchungen, die unter Ruhebedingungen durchgeführt werden, noch vielfach Normalwerte aufweisen können, obwohl unter funktioneller Beanspruchung der betroffenen Extremität eine klinisch eindeutige Symptomatik besteht. Die als konservative Maßnahme empfohlene Ruhigstellung auf einer Gipsschiene [15], [16] hat auch bei leichteren Fällen mit geringer Symptomatik selten einen dauerhaften Therapieerfolg.

Auch uncharakteristische Armschmerzen können nach eigenen Erfahrungen bei elektrophysiologischem Nachweis einer Nervenirritation häufig durch eine Dekompression des betroffenen Nervs günstig beeinflusst werden. Dies gilt selbst, wenn die Schmerzsymptomatik dem betroffenen Nerv nicht direkt zugeordnet werden kann und man eher an ein HWS-Syndrom denkt.

19.4 N.-medianus-Kompressionssyndrome

19.4.1 Karpaltunnelsyndrom (KTS)

Anatomie

Der Karpaltunnel als Durchtrittsstelle des N. medianus in den Handbereich wird auf 3 Seiten von Handwurzelknochen begrenzt. Den Boden bilden Os capitatum, Os trapezoideum und Os lunatum, die ulnare Begrenzung der Hamulus ossis hamati, die radiale Wand das Tuberculum ossis scaphoidei und das Os trapezium (▶ Abb. 19.2b). Als Dach spannt sich quer das derbe Retinaculum flexorum (ältere synonyme Bezeichnung: Lig. carpi transversum) aus (▶ Abb. 19.2a). Der Inhalt dieses Tunnels besteht aus den Fingerbeugesehnen und dem oberflächlich gelegenen N. medianus, der sich entweder während seines Verlaufs im Karpaltunnel oder peripher des Kanales in sensible Mittelhandnerven und den motorischen Thenarast aufzweigt. Der Verlauf dieses motorischen Astes kann variieren, z. B. Verlassen des Nervenstammes auf der ulnaren Seite mit Überkreuzen des Nervs nach radial oder proximales Abzweigen u. a. [10]. Im Handgelenkbereich kurz vor dem Eintritt in den Karpaltunnel verläuft der N. medianus ulnarseitig neben der Sehne des M. flexor carpi radialis und unter der Sehne des M. palmaris longus. Parallel zieht hier ein sensibler, aus dem Hauptstamm abgehender Nervenast zur Hohlhand (R. palmaris n. mediani). Dieser Ast sollte ebenso wie der motorische Thenarast bei der operativen Behandlung geschont werden.

Nach einer Durchtrennung können unangenehme elektrisierende Missempfindungen im Narben-

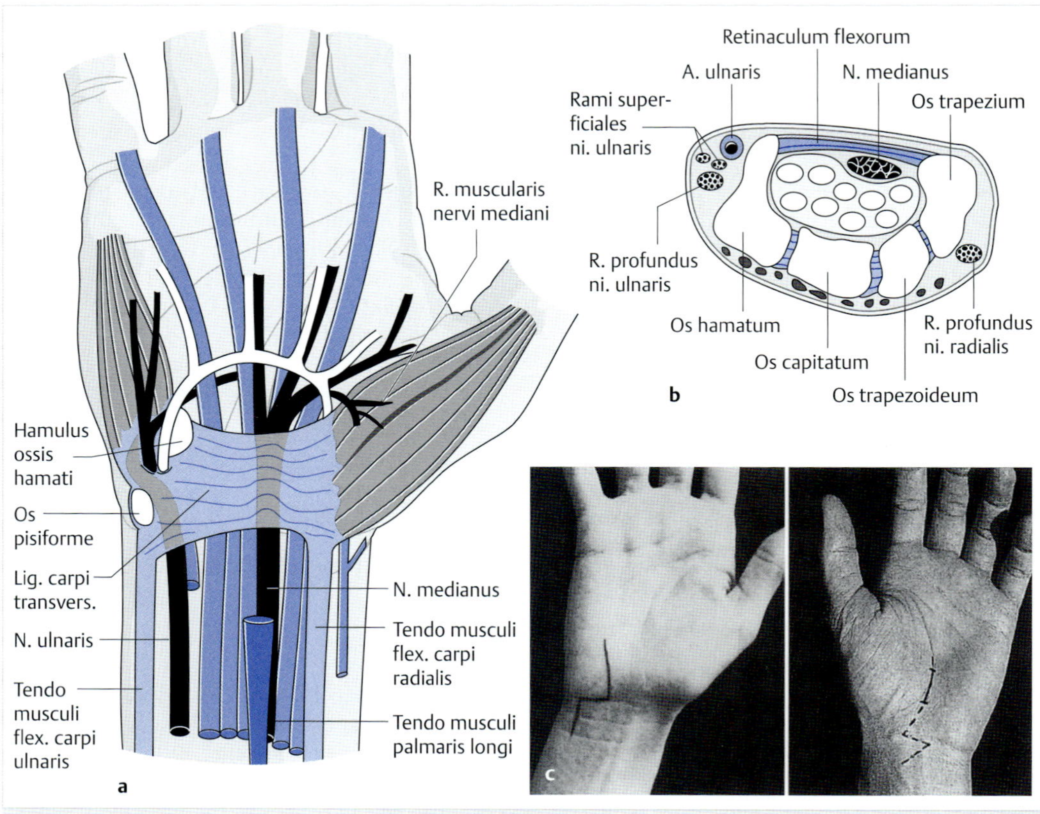

Abb. 19.2 Anatomie der Nervenengpässe am Handgelenk.
a Der N. medianus durchläuft den Karpaltunnel unter dem Retinaculum flexorum. Der N. ulnaris tritt in die Guyon-Loge gemeinsam mit der A. ulnaris ein. Ihre markanten Seitenbegrenzungen sind radial der Hamulus ossis hamati und ulnar das Os pisiforme.
b Schematischer Querschnitt durch den peripheren Bereich des Karpaltunnels.
c Mögliche Hautschnitte über dem Karpaltunnel (rechts) oder der Guyon-Loge (links).

bereich zurückbleiben und das postoperative Ergebnis beeinträchtigen. Dies gilt auch für größere Seitenäste dieses R. palmaris.

Ursachen

Die chronische Form der Erkrankung tritt vorwiegend im mittleren und höheren Lebensalter unter Bevorzugung des weiblichen Geschlechtes auf [15], [16]. Dabei stehen degenerative Veränderungen des Bindegewebes, häufig auch eine Vermehrung des Sehnengleitgewebes, rheumatische Prozesse mit Veränderungen der Handwurzel und synovitische Schwellungen des Sehnengleitgewebes an der Spitze einer Liste zahlreicher Ursachen, wie sie im Nachfolgenden zusammengefasst sind.

Zusammenstellung möglicher Ursachen für ein Karpaltunnelsyndrom:

- *Degenerativ-idiopathisch* [16],
- *Systemerkrankungen:* chronische Polyarthritis; Sklerodermie; Lupus erythematodes; Neurofibromatose; kindliche Mukopolysaccharidosen und Mukolipidosen [13] (▶ Abb. 19.6),
- *endokrine Erkrankungen* (z. B. Diabetes mellitus, Amyloidose, chronische Nierenerkrankungen mit Dialyse usw.),
- *entzündliche Erkrankungen* (häufig akute Symptomatik),
- *Traumata:* Frakturen im distalen Handwurzel- und Handgelenkbereich, Handwurzelluxationen, ausgedehnte Sehnenverletzungen mit Sehnenkallus, Hämatome, Handödeme nach Quetschungen, Verbrennungen oder Insektenstichen (häufig akute Symptomatik),
- *Tumoren:* Handgelenkganglien, Neurinome, Lipome u. a.,

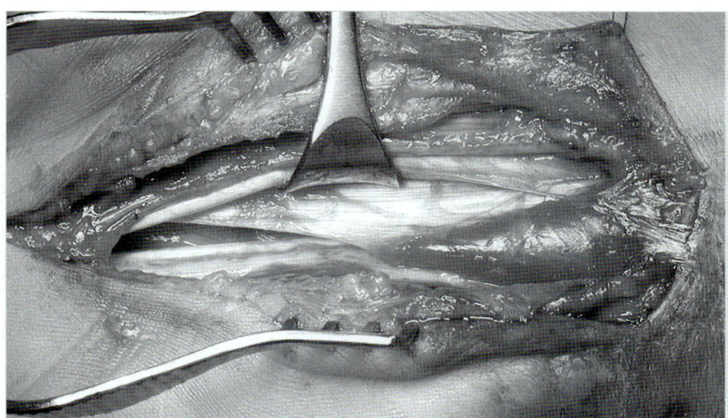

Abb. 19.3 Anomalie: In den Karpaltunnel hineinreichender Muskelbauch einer sehr breit durch den Kanal hindurchziehenden oberflächlichen Beugesehne (funktionelle Nervenkompression).

- *anatomische Besonderheiten* (hieran ist vor allem bei jüngeren Patienten zu denken): atypische Sehnenverläufe (▸ Abb. 19.3), atypische Handbinnenmuskeln, bis zum Handgelenk reichende Muskelbäuche des M. palmaris longus oder anderer Beugemuskeln, eine auf dem Nerv verlaufende kräftige A. mediana usw. [18].

Symptome – Diagnostik

Im Gegensatz zur klassischen Symptomatik bei der degenerativ-idiopathischen Form können die Beschwerden in den Gruppen 4, 5 und 6 in Ruhe rasch zurückgehen. Oftmals treten sie nur unter Arbeitsbelastung auf. Das EMG und die Nervenleitgeschwindigkeit fallen in solchen Fällen normal aus.

Gleichzeitig mit einem CTS kann ein peripheres Ulnariskompressionssyndrom (Kap. 19.5.1) oder stenosierende Tendovaginitiden (Kap. 20.4.1, Kap. 20.4.3) auftreten [15].

Die Symptomatik beginnt bei der *chronischen Verlaufsform* im Allgemeinen mit Parästhesien und Hypalgesien in der Hohlhand und den radialen 3–4 Fingern entsprechend dem Versorgungsgebiet des N. medianus. Der vom N. ulnaris versorgte 5. Finger und die Ulnarseite des 4. Fingers bleiben ausgespart. Hinzu kommt ein Schwellungsgefühl der Hand und Schmerzen, die den Patienten häufig nachts aufwachen lassen. Sie bessern sich durch Massieren und Schütteln der Hände, unterbrechen aber oft nach kurzer Zeit erneut den Schlaf. Später werden die Fingerbewegungen mühsam, da in der Enge des Karpaltunnels nicht nur der Nerv, sondern auch die Beugesehnen irritiert und behindert werden.

Die meist ausstrahlenden Schmerzen können den gesamten Arm bis in die Schulter- und Rückengegend erfassen.

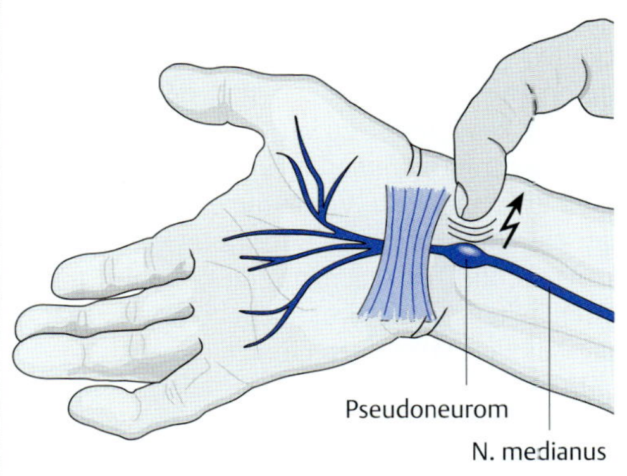

Abb. 19.4 Hoffmann-Tinel-Zeichen.
Perkussion des N. medianus am Eingang des Karpaltunnels durch den Mittelfinger des Untersuchers. Besteht eine Erweiterung des Nervs (Pseudoneurom) vor seiner eigentlichen Einschnürung im Karpaltunnel, so wird hierdurch eine elektrisierende Missempfindung ausgelöst.

Spätzustände weisen eine sichtbare Atrophie der Thenarmuskulatur [12] mit Behinderung der Daumenopposition auf.

Bei ausgeprägter Symptomatik kann durch Beklopfen des Nervenstammes an seinem Eintritt in den Karpaltunnel eine elektrisierende Missempfindung (▸ Abb. 19.4) (*Hoffmann-Tinel-Zeichen*, Kap. 10.4.6) ausgelöst werden.

Als weitere klinische Untersuchung steht der *„Phalen-Test"* zu Verfügung. Hierbei wird das Handgelenk des Patienten bei supiniertem Unterarm maximal gebeugt, wodurch sich der Druck auf den N. medianus im Karpaltunnel weiter erhöht. Entsteht hierdurch innerhalb einer Minute eine Missempfindung im Versorgungsgebiet des N. medianus, so kann dies als Hinweis für ein Nervenkompressionssyndrom im Karpaltunnelbereich gewertet werden.

Zweifellos am aussagekräftigsten sind *elektromyografische bzw. elektroneurografische* Untersuchungen. Hier gilt vor allem die Verlängerung der distalen motorischen Latenz (elektrischer Reiz vor dem Karpaltunnel, Reizantwort in der Thenarmuskulatur, Strecke 6 cm) auf Werte über 4 ms (Millisekunden) als pathologisch. Entsprechendes gilt für sensible Latenzen, wobei diese beiden Messungen nicht beide pathologisch sein müssen, um ein Karpaltunnelsyndrom zu beweisen. Auch schließen Normalwerte ein operationswürdiges Karpaltunnelsyndrom nicht aus (s. u.).

Unbedingt erforderlich ist eine subtile elektroneurophysiologische Untersuchung vor geplanten Rezidivoperationen, um beispielsweise eine Polyneuropathie auszuschließen und damit ggf. eine unnötige Reoperation zu vermeiden.

Standardröntgenaufnahmen der Handwurzel und eine tangentiale Aufnahme des Karpaltunnels oder ein Computertomogramm können knöcherne Ursachen, die zur Einengung des Kanales führen, klären helfen. Sie sind vor allem bei vorangegangenen Handgelenktraumen empfehlenswert.

MRT-Untersuchungen sind vor allem bei jungen Patienten mit dem Verdacht auf das Vorliegen anatomischer Besonderheiten oder auf seltene Kompressionsfaktoren (siehe ▶ Abb. 19.3) hilfreich, vor allem, wenn keine eindeutigen neurophysiologischen Messergebnisse zu erzielen waren.

Für die Operationsindikation ist jedoch nach wie vor die *Anamnese* mit der Schilderung der Beschwerden, ergänzt durch die oben genannten klinischen Prüfungen, welche bei der Abgrenzung gegenüber anderen Kompressionssyndromen hilfreich sein können, maßgebend.

Offenes operatives Vorgehen

Die wichtigste operative Maßnahme ist unabhängig von der Vorgehensweise die Spaltung des Retinaculum flexorum.

Mit der offenen Vorgehensweise, bei der alle wesentlichen Strukturen dargestellt und der Karpaltunnelinhalt revidiert wurde, konkurriert seit Beginn der 90er-Jahre die aus den Vereinigten Staaten kommende „endoskopische Spaltung“ des Retinaculum flexorum. Dieses Verfahren wird von vielen Handchirurgen (national und international) nach wie vor sehr kritisch gesehen [5], [8], zumal es in Fällen, bei denen zusätzlich zur Spaltung des Retinakulums eine Tenosynovektomie oder aufgrund der Anamnese eine Revision des Karpaltunnels indiziert ist, nicht infrage kommt.

Da nur das offene Vorgehen ggf. notwendig werdende weitere operative Ergänzungen erlaubt, sei zuerst hierauf eingegangen.

Um eine gute Übersicht und Darstellung der wesentlichen Strukturen zu gewährleisten, erfolgt die Operation in Blutleere. Die zu favorisierende Z-förmige Schnittführung (▶ Abb. 19.2c) berücksichtigt die Verläufe der Hautfalten und hinterlässt unauffällige Narben. Die Schnittführung läuft nach distal in der Daumenfalte aus und sollte, um eine vollständige Spaltung zu ermöglichen, bis zum oberflächlichen Hohlhandbogen reichen (▶ Abb. 19.2b). Sofern vorhanden, wird die Sehne des M. palmaris longus abgetrennt und unter ihr der Nerv vor seinem Eintritt in den Karpaltunnel dargestellt. In ausgeprägten Fällen ist er an dieser Stelle kolbenartig aufgetrieben (▶ Abb. 19.5, ▶ Abb. 19.6) (Pseudoneurom). Um den meist radialseitig parallel zum Hauptstamm verlaufenden R. palmaris n. mediani sicher zu schonen, sollte auch dieser Hautnerv schonend dargestellt und ggf. aus derbem Fasziengewebe freipräpariert werden. Kräftigere Seitenäste, die gelegentlich das Retinaculum flexorum (Lig. carpi transversum) nach ulnar hin überqueren, sollte man bei der Spaltung des Retinakulums schonen, um eine postoperative Überempfindlichkeit im Narbenbereich zu vermeiden. Das Retinakulum wird danach über dem Nerv schrittweise mit dem Skalpell oder einer Schere bis in die distal angrenzende Palmaraponeurose hinein gespalten. Dabei ist vor allem auf einen atypischen Abgang des motorischen Thenarastes [10] zu achten (Kap. 19.4.1).

Eine ergänzende *Epineurotomie oder intraneurale Neurolyse* [4], [19] kann sinnvoll werden, wenn der Nerv intraoperativ eine starke Einschnürung aufweist (▶ Abb. 19.5, ▶ Abb. 19.6), die ausgeprägte Symptomatik länger besteht (entsprechend pathologischer EMG-Befund), das den Nerv umgebende Epineurium induriert ist und es zur Ausbildung einer Atrophie der Daumenballenmuskulatur gekommen ist. Durch diese Maßnahme lässt sich die postoperative Erholung des Nervs in vielen Fällen verbessern. Hierbei wird das Epineurium im eingeschnürten Bereich gespalten, um den Nervenfaszikeln wieder etwas mehr Raum zu verschaffen.

Weitergehende intraneurale Präparationen stellen die *epifaszikuläre* und die *interfaszikuläre Epineurotomie* dar. Dabei werden die Nervenfaszikel unter dem Operationsmikroskop und mit entspre-

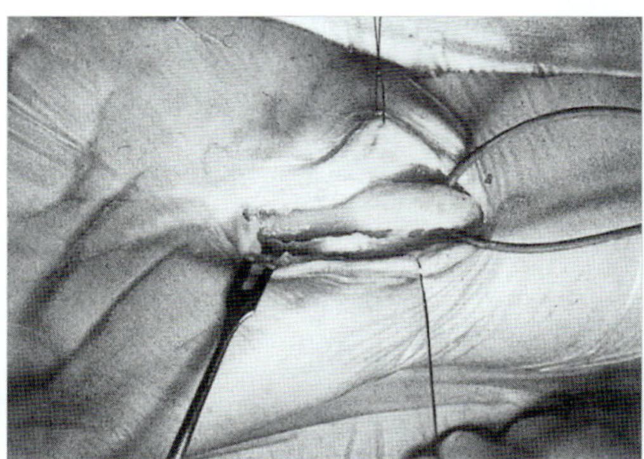

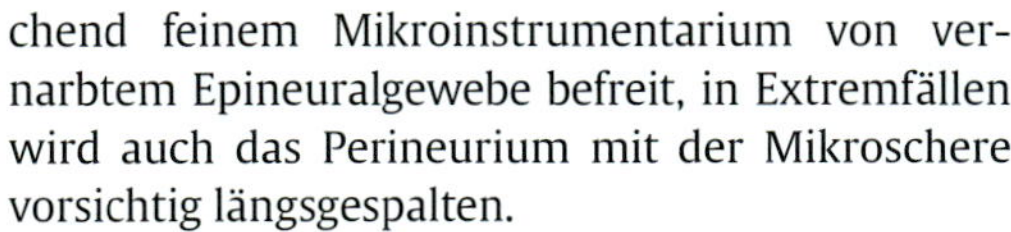

Abb. 19.5 Karpaltunnelsyndrom.
Prästenotische Auftreibung des N. medianus bei einer 58-jährigen Frau. Intraoperativer Befund.

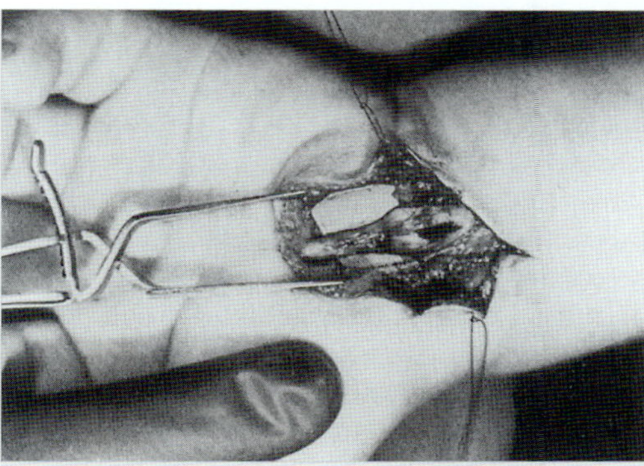

Abb. 19.6 Karpaltunnelsyndrom.
8 Jahre altes Mädchen mit Mukopolysaccharidose. Prästenotische Auftreibung des N. medianus.

chend feinem Mikroinstrumentarium von vernarbtem Epineuralgewebe befreit, in Extremfällen wird auch das Perineurium mit der Mikroschere vorsichtig längsgespalten.

Der Wert dieser Maßnahme ist umstritten, zumal durch die intraneurale Präparation die nerveneigenen Blutgefäße zumindest teilweise zerstört und möglicherweise neue Vernarbungen provoziert werden.

Eine zusätzliche sinnvolle operative Maßnahme bei einer Daumenballenatrophie stellt die separate Neurolyse des motorischen Thenarastes bis in seine Eintrittsstelle in die Muskulatur hinein dar [15].

Zur Erfassung und Beseitigung von pathologischen Prozessen oder anatomischen Besonderheiten sollte man nach Eröffnen des Karpaltunnels eine Revision seines Inhaltes und seiner knöchernen Wände anschließen. Chronisch verdicktes Sehnengleitgewebe als häufig auslösender Faktor sollte reduziert und Handgelenkganglien, Nerventumoren oder atypische Muskeln entfernt werden. Etwas Gleitgewebe muss jedoch erhalten bleiben, um intertendinöse Verwachsungen zu vermeiden. Bei sehr weit in den Karpalkanal hineinreichenden Muskelbäuchen ist auch eine Resektion dieser Muskelanteile soweit sinnvoll, dass sie nicht mehr bei der Fingerstreckung oder -beugung in den Kanal hineingleiten. Zur Vermeidung schmerzhafter Verwachsungen des N. medianus nach Epineurotomien oder bei Rezidivoperationen mit adhärenter Hautnarbe kann eine lockere Bedeckung mit ulnarseitig gestieltem Sehnengleitgewebe oder einem ulnar gestielten Fettlappen aus dem Hypothenar erfolgen.

Zur Vermeidung eines postoperativen Hämatoms, welches zu einer derben subkutanen Narbenbildung führen kann, ist nach Öffnen der Blutleere eine sorgfältige Blutstillung und das Einlegen einer Drainage für 1–2 Tage notwendig. Verschlossen wird lediglich die Hautwunde.

Postoperativer Verlauf und Nachbehandlung

Nach Abklingen des postoperativen Wundschmerzes ist in vielen Fällen eine rasche Besserung der präoperativen Symptomatik zu beobachten. Bei ausgeprägten Befunden bilden sich jedoch Sensibilitätsstörungen und muskuläre Ausfälle erst nach einigen Wochen bis Monaten zurück. In veralteten Fällen können auf Dauer Ausfälle zurückbleiben.

Während die Finger frühzeitig bei hochgelagertem Arm bewegt werden sollen, ist für das Handgelenk eine Schonung durch eine kleine Gipsschiene für ca. 1 Woche sinnvoll. Vor allem bei Patienten, die zu sudeckähnlichen Zuständen neigen, ist eine Führung und Anleitung zum Einsetzen der Hand durch erfahrene Krankengymnasten oder Ergotherapeuten notwendig.

Endoskopisches Vorgehen

Mehrere *Methoden* sind beschrieben, wobei vor allem die Verfahren nach Chow und Agee Anhänger gefunden haben.

Bereits in den 70er-Jahren war es vielfach geübte Praxis, nur den Anfangsteil des Karpaltunnels von einem kleinen Hautschnitt im Bereich der Handgelenkbeugefalte aus freizulegen und das Retinakulum mit halb geöffneter Schere bis in die Hohlhand hinein zu spalten. Da relativ häufig Verletzungen einzelner Medianusäste im Bereich seiner Aufzweigungen in sensible Mittelhandnerven und des motorischen Thenarastes oder unvollständige Spaltungen vorkamen, hatte sich in den 70er-Jahren allgemein das offene Vorgehen durchgesetzt, zumal in vielen Fällen die Symptomatik infolge unerkannt gebliebener Anomalien weiter bestanden hatte.

Der Nachteil des offenen Vorgehens war jedoch die häufige Verletzung querer sensibler Nervenästchen aus dem R. cutaneus n. radialis (▶ Abb. 19.2) im Subkutanbereich zwischen Haut und Retinakulum, so dass der postoperative Verlauf nicht selten durch eine lange anhaltende Überempfindlichkeit der Narbe gekennzeichnet war.

Die *endoskopische Vorgehensweise* versucht nun, die Gefahren der früher geübten subkutanen Spaltung ohne Sichtkontrolle durch verfeinertes Instrumentarium und Einsatz eines Endoskopes zu vermeiden und die Vorteile des gedeckten Verfahrens (weniger Narbenprobleme, weniger postoperative Beschwerden) gegenüber dem offenen Verfahren zu gewährleisten. Allerdings verzichten beide o. g. Methoden auf die Darstellung und eventuelle Neurolyse des motorischen Thenarastes und die Möglichkeit, vermehrtes und chronisch verdicktes Sehnengleitgewebe resezieren zu können, wobei zu bedenken ist, dass die Vermehrung des Kanalinhaltes infolge einer chronischen Synovitis häufig erst ein Karpaltunnelsyndrom auslöst und die Resektion des verdickten Gleitgewebes ein zusätzlicher Dekompressionsfaktor vor allem in Hinblick auf die Vermeidung eines Rezidivs darstellt.

Auch eine zuverlässige Nervenbeurteilung bezüglich fibrosiertem Epineurium und ggf. seine Spaltung sind genauso wenig möglich wie ein Erkennen der in den letzten Jahrzehnten zahlreich beschriebenen Anomalien.

Bedeutsame Komplikationen, über die sowohl in der angelsächsischen Literatur, aber auch auf amerikanischen und deutschen handchirurgischen Tagungen berichtet wurde, sind vor allem Verletzungen von sensiblen Mittelhandnerven, inkomplette Spaltungen des Retinakulums und gelegentliche Verletzungen des N. ulnaris als Folge einer Fehlplatzierung von Rinne und Endoskop [6], [8]. Hinzu kommen Verletzungen des oberflächlichen arteriellen Hohlhandbogens mit entsprechender Blutung. Auch ist die Durchtrennung eines atypisch ulnarseitig aus dem Medianus abgehenden und dann im Retinakulum quer nach radial zur Thenarmuskulatur ziehenden motorischen Nervenasts (in ca. 0,5 – 1% zu erwarten) mit anschließendem Ausfall der Thenarmuskulatur nicht zu vermeiden (▶ Abb. 19.7, ▶ Abb. 19.7b, ▶ Abb. 19.7c).

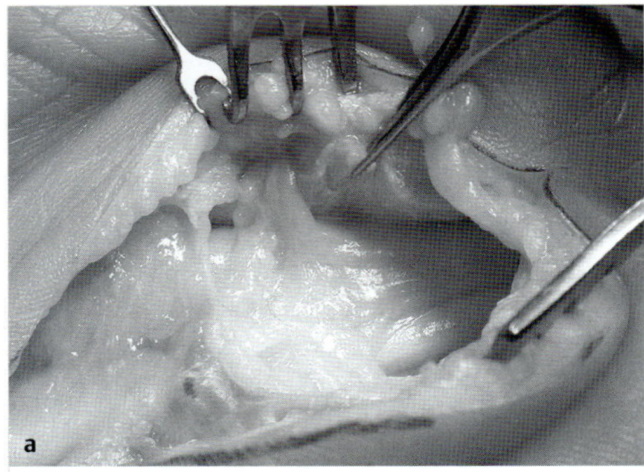

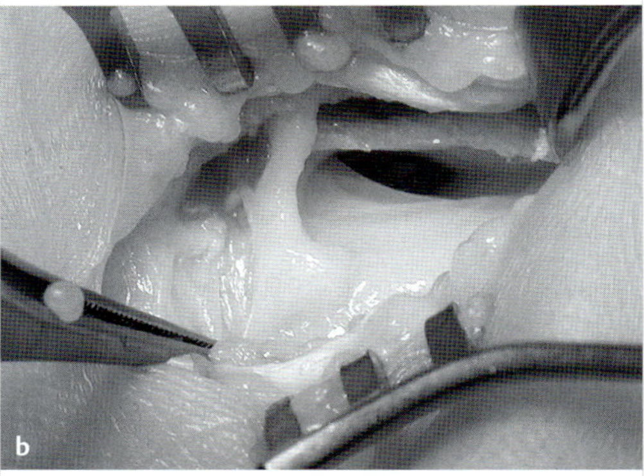

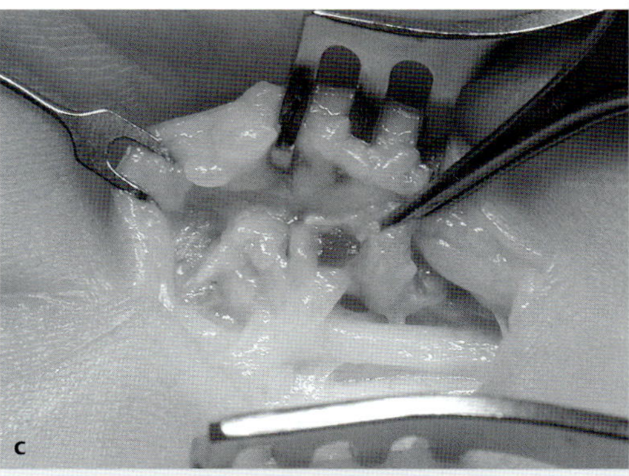

Abb. 19.7 Beispiele für mögliche Abgänge des motorischen Thenarastes.

a Normaler radialer Abgang des motorischen Thenarastes am Ausgang des Karpaltunnels.

b Ulnarseitiger Abgang des motorischen Thenarastes mit intraligamentärem Verlauf vor der Spaltung des Retinakulums (maximale Verletzungsgefahr!).

c Motorischer Thenarast in 4 Portionen aufgefächert mit normalem Abgang.

Die meisten Komplikationen werden auf technische Fehler beim Platzieren des Instrumentariums und beim Vorgehen während der Spaltung zurückgeführt. Gefordert wird daher eine genaue Beachtung der jeweiligen operativen Anleitung. Insbesondere dürfen die Gefahren vor allem bezüglich der instrumentellen Fehlplatzierung nicht unterschätzt werden.

Verfahren nach Chow

Als Narkoseform wird vor allem die Lokalanästhesie mit einer milden Sedierung empfohlen, so dass Patient und Operateur während des Eingriffs miteinander sprechen können. Eine Blutsperre wird nur vorbereitet durch vorsorgliches Anlegen einer pneumatischen Druckmanschette, die nur dann kurzzeitig gefüllt wird, wenn eine störende Blutung auftritt (nach Meinung des Autors der Methode in ca. 5% der Fälle). Lokalanästhesie und Kommunikationsmöglichkeiten mit dem Patienten sollen vor allem der Vermeidung versehentlicher Nervenverletzungen dienen.

Die Ein- und Austrittsstellen (▸ Abb. 19.8) des Instrumentariums proximal und distal des Karpaltunnels werden an der an dem Armtisch ausgelagerten Hand mit Lokalanästhetikum infiltriert. Die Markierung dieser Stellen erfolgt mit einem sterilen Zeichenstift. Die Eintrittsstelle liegt nach Angabe des Urhebers der Methode [3] 1 cm proximal der Hohlhandbeugefalte zwischen der Palmarislongus-Sehne und dem aus N. und A. ulnaris gebildeten Nerven-Gefäß-Bündel. Ein Bezugspunkt ist der tastbare proximale Pol des Os pisiforme. Zeichnet man an einer normal großen Hand von diesem Punkt ausgehend eine Linie 1 cm nach radial, so hat man das ulnare Ende der queren Hautinzision erreicht. Das radiale Ende stellt die tastbare Palmaris-longus-Sehne dar, welche freigelegt wird (▸ Abb. 19.8). Distal wird bei abduziertem Daumen eine quere Linie markiert. Diese schneidet sich mit einer Senkrechten in der Mitte zwischen 3. und 4. Fingerstrahl. Von diesem Schnittpunkt aus wird in Verlängerung der Winkelhalbierenden 1 cm nach proximal ulnar eine Linie angezeichnet und von dort quer nach ulnar die distale Inzision markiert (▸ Abb. 19.8). Hand und Finger liegen zu Beginn der Präparation entspannt und ohne Hyperextension auf einer weichen Unterlage. Nachdem die quere proximale Hautinzision erfolgt ist, wird durch stumpfs Spreizen des Subkutangewebes (hierdurch sollen kleine Venen und Nervenäste geschont werden) die Unterarmfaszie dargestellt und längs inzidiert. Dies erfolgt so weit wie möglich unter Sicht des Auges nach distal.

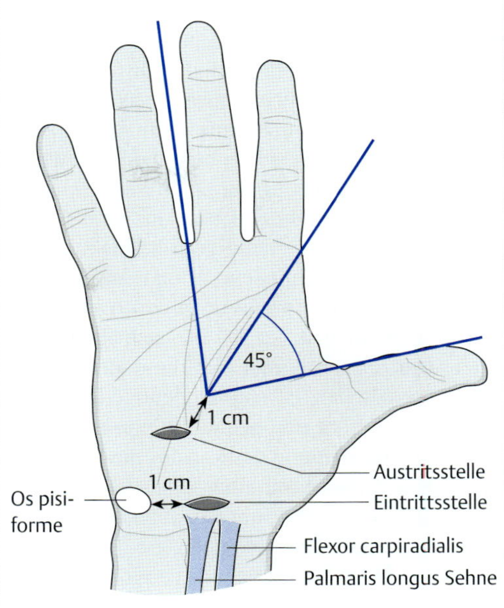

Abb. 19.8 Ein- und Austrittsstellen des Instrumentariums beim Vorgehen nach Chow [3].

Mit einem kleinen gebogenen Dissektor wird zunächst das aus A. und N. ulnaris bestehende Nerven-Gefäß-Bündel, welches relativ oberflächlich unter der ulnaren Faszie zu finden ist, dargestellt. Anschließend werden die Beugesehnen der Finger II–V identifiziert und möglichst vollständig nach radial weggehalten. Mit dem gebogenen Dissektor wird dann der Eingang des Karpaltunnels unter dem Retinakulum ausgetastet und vom Verlauf des ulnaren Nerven-Gefäß-Bündels abgegrenzt. Anschließend wird der vom ringförmigen Arbeitsschaft umgebende Trokar eingeführt, wobei die Spitze zunächst auf die Basis des Hamulus ossis hamati gerichtet ist. Er wird dann am Hamulus entlang nach oben unter das Retinakulum weitergeführt. Spannt sich hierbei sichtbar das ulnare Nerven-Gefäß-Bündel, ist von einer Fehlplatzierung und einer Gefahr für A. und N. ulnaris auszugehen und eine Neuplatzierung durchzuführen. Nunmehr werden Handgelenk und Finger maximal hyperextendiert, wodurch Sehnen und andere Strukturen in die Tiefe gelangen sollen. Der Trokar wird vorsichtig nach distal weiter vorgeschoben. Sobald sein konisches Ende den Bereich des Retinakulums passiert hat, gelangt der Trokar in den angezeichneten Bezirk der distalen Inzision. Nach Ausführen dieser kleinen Inzision wird der distale Teil der Hohlhand samt Hohlhandbogen nach unten gedrückt, und Trokar und Arbeitsschaft werden durch die Inzision hindurch geschoben. Die Hand wird in Hyperextensionsstellung auf einer entsprechenden Halterung fixiert und der Trokar aus dem Arbeitsschaft, dessen offene Rinne zum Retinakulum hin zeigt, entfernt. Anschließend erfolgt das Einführen des Endoskopes von proximal in den Arbeitsschaft (▸ Abb. 19.9). Im distalen Teil des nach oben gerichteten Schlitzes sollte man nun die queren Retinakulumfasern sehen. Ist eine eindeutige Identifizierung nicht möglich und behindert eine feine membranartige Auskleidung des Kanales die Sicht, dann wird dieses Gewebe mit einer kleinen Hakensonde von distal her vorsichtig abgeschoben, bis eindeutig die Faserstruktur zu erkennen ist (gelegentlich muss danach das Endoskopende gereinigt werden).

Um sicher zu gehen, dass im distalen Bereich in der Nähe des Karpaltunnelausganges nicht versehentlich ein ulnarer Medianusast aufgeladen wurde, kann man mit der Hakensonde vorsichtig im Gewebe einhaken und daran ziehen. Da der Patient nur an den Inzisionsstellen lokal betäubt wurde, gibt er in einem solchen Fall Schmerzen, die in den Mittel- oder Ringfinger ausstrahlen, an und der Arbeitskanal muss in der zuvor beschriebenen Weise neu und zwar 1 – 2 mm ulnarwärts platziert werden. Danach ist diese Kontrolle unbedingt zu wiederholen. Dies zeigt, wie wichtig es ist, endoskopisch nicht in Armplexusanästhesie oder Vollnarkose vorzugehen.

Hat man sich von der korrekten Lage des Arbeitskanals überzeugt und das distale Retinakulumende eindeutig identifiziert, wird dieses mithilfe verschiedener kleiner Hakenmesser unter endoskopischer Kontrolle vorsichtig von distal nach proximal durchtrennt. Zuerst wird ein Messer ver-

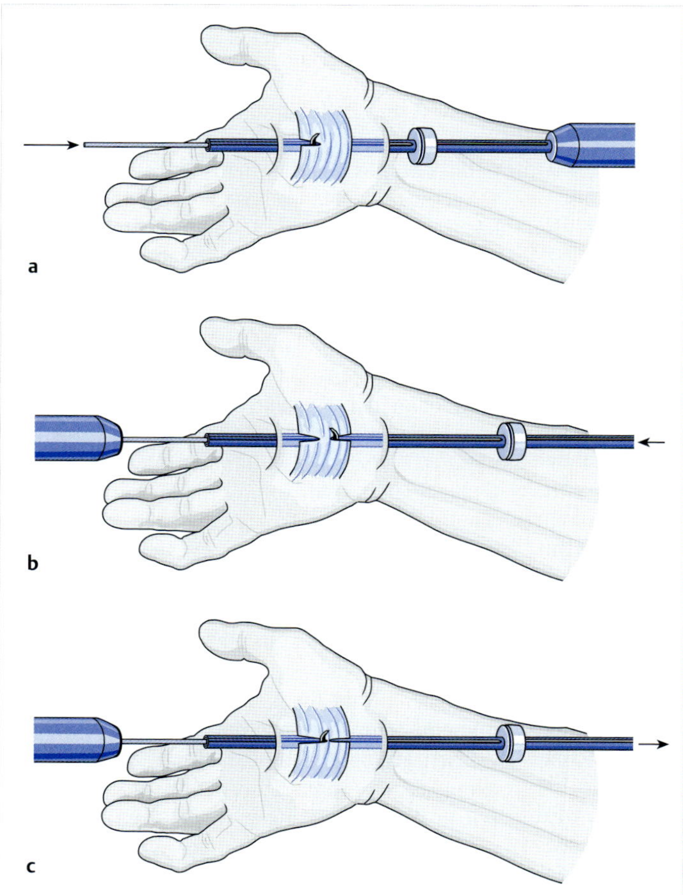

Abb. 19.9 Endoskopische Spaltung der distalen Retinakulumanteile mit verschiedenen Hakenmessern (nach Chow).

- **a** Das Endoskop ist von proximal in den Arbeitsschaft eingeführt. Mit verschiedenen kleinen Hakenmessern wird im Arbeitskanal von distal unter endoskopischer Sicht der distale Retinakulumanteil gekerbt und durchtrennt.
- **b** Das Endoskop ist nach distal umgesetzt und die proximalen Anteile des Retinakulums werden eingekerbt (siehe Text).
- **c** Das Endoskop ist nach distal umgesetzt und die Durchtrennung des Retinakulums wird mit Hilfe eines Hakenmessers von distal vervollständigt (siehe Text).

wendet, mit welchem der distale Rand des Retinakulums durch Vorschieben von distal nach zentral eingekerbt wird, danach ein dreieckiges und hakenförmiges Messer, mit welchem der mittlere Teil erst von unten eingekerbt und dann durch Ziehen durchtrennt wird. Nach Umsetzen des Endoskops in den distalen Teil der Arbeitsrinne wird auch der proximale Bandteil in gleicher Weise durchtrennt (▸ Abb. 19.9b, ▸ Abb. 19.9c). Mit einer Sonde kontrolliert man danach die Vollständigkeit der Spaltung und, falls einzelne Fasern bei einem besonders dicken Retinakulum erhalten geblieben sind, wird mit dem dreieckförmigen Messer nachgearbeitet. Nach der anschließenden Entfernung des Endoskops wird der Trokar wieder in die Arbeitsrinne eingeführt und beides nach proximal herausgezogen.

Die Hautinzision wird mit jeweils einer Einzelknopfnaht verschlossen. Nach Anlegen eines leichten, nichteinschnürenden Verbands erfolgt die Prüfung der aktiven Fingerbeweglichkeit einschließlich der Daumenopposition und auch der Sensibilität im Bereich der vom Medianus innervierten Finger.

Die *Nachbehandlung* besteht darin, dass der Patient angehalten wird, die Hand sofort für leichtere Tätigkeiten einzusetzen, dabei jedoch das Handgelenk in den ersten 3 Wochen nicht stärker zu beugen. Bezüglich der Arbeitsunfähigkeit wird auch bei der endoskopischen Methode ein Zeitraum von 5 – 6 Wochen bei Handarbeitern, bei Patienten, die die Hand weniger intensiv einsetzen, von 3 – 4 Wochen angegeben.

Endoskopische Spaltung nach Agee

Eine weite Verbreitung als endoskopisches Alternativverfahren hat das Vorgehen nach Agee mit einem speziellen, sehr gut zu handhabenden Instrumentarium erlangt [1].

Hierbei wird versucht, mit einer queren Hautinzision über dem Handgelenk im Bereich der Handgelenkbeugefalten auszukommen. Der Arbeitskanal mit dem entsprechenden Messer und einem feinen Endoskop werden an einem gut zu bedienenden Handgriff befestigt. Die Präparation bzw. Vorbereitung des Instrumentenlagers erfolgt mit speziellen Sonden. Der Arbeitskanal wird im ulnaren Bereich des Retinakulums in Richtung auf den 4. Finger eingeführt. Erst nach sicherer Identifizierung der queren Faserstrukturen des Retinakulums erfolgt dann unter Videokontrolle die Spaltung von distal nach proximal. Die genauen Details sind der Operationsbeschreibung der Hersteller (Firma 3 M) zu entnehmen.

Ist eine sichere Identifizierung der Strukturen nicht möglich, wird auf die offene Vorgehensweise übergegangen, die ohnehin beim Vorliegen einer schweren Beugesehnensynovitis oder bei anatomischen Veränderungen der Handwurzel (Arthrose, Arthritis) nach den Empfehlungen des Urhebers dieser Methode zu bevorzugen ist.

Dieses Verfahren ist bei Beachtung obiger Kontraindikationen gut praktikabel und kann in allen Anästhesieformen durchgeführt werden. Lediglich die relativ hohen Material- und Anschaffungskosten können ein Problem darstellen.

Minimalinvasive Alternative zum endoskopischen Vorgehen

Beste eigene Erfahrungen als ähnlich schonende Alternative zur relativ teuren endoskopischen Spaltung nach Agee bestehen mit einer Vorgehensweise, bei der das Retinakulum von einer 1,5 – 2 cm großen Inzision distal in der Linea vitalis durchtrennt wird (▸ Abb. 19.2c, durchgezogene Linie). Von dieser Inzision aus kann nach Einsetzen eines Wundspreizers das distale Ende des Retinakulums und die sich hier aufzweigenden Medianusäste einschließlich des motorischen Thenarastes offen freipräpariert werden. Auch kann auf einen intraligamentär im Retinakulum verlaufenden motorischen Thenarast geachtet werden.

Das gesamte Retinakulum lässt sich durch Anheben der Weichteilbrücke mit einem schmalen Langenbeck-Haken und nach Einstellen einer OP-Lampe schräg von distal nach proximal auf das OP-Gebiet unter direkter Sichtkontrolle von peripher nach zentral spalten. Falls die Spaltung des proximalen Drittels Schwierigkeiten bereitet, kann man den N. medianus mit einer flachen geschlossenen Schere weghalten und den proximalen Bereich mit einem kleinen Hakenmesser von proximal nach distal durchtrennen. Wichtig ist zusätzlich das Einsetzen eines kleinen Wundspreizers, welcher die Sicht durch Weghalten des subkutanen Fettgewebes gewährleistet.

Von der distalen Inzision gelingt in gewissem Umfang auch eine Tenosynovektomie, wobei zunächst der N. medianus und seine Aufzweigungen identifiziert und vorsichtig nach radial weggehalten werden müssen. Dabei werden die Finger II–V zuerst fast zur Faust hin gebeugt und später voll gestreckt. Atypisch angelegte und weit in den Karpalkanal hineinreichende Muskelbäuche der Mm. lumbricales können ebenfalls erkannt und ggf. reduziert werden. Eine Epineurotomie, die bei einer ausgedehnten Fibrosierung des Hüllgewebes indiziert sein kann, ist allerdings nur im distalen Bereich mit der notwendigen Sicherheit möglich.

Sollte diese Maßnahme notwendig sein, muss entweder der Hautschnitt nach proximal erweitert und konventionell in offener Weise vorgegangen werden oder man komplettiert diese Maßnahme von einer zusätzlichen schrägen Inzision proximal des Retinakulum über der Handgelenkbeugefalte. Diese Maßnahme ist auch bei einer weit nach proximal reichenden Synovitis zur Komplettierung der Synovektomie zu empfehlen.

Von solchen Doppelinzisionen aus werden schon länger von einzelnen Handchirurgen mit gutem Erfolg und wenig postoperativen Narbenproblemen Karpaltunnelspaltungen durchgeführt [2], [25]. Der Anfänger sollte zunächst zur eigenen Sicherheit und Kontrolle der vollständigen Spaltung die Technik der Doppelinzision bevorzugen.

Durch die hier dargelegte Vorgehensweisen sind die Vorteile des offenen Vorgehens wie direkte Beurteilung des Situs mit Möglichkeit zur Tenosynovektomie und Erkennen wichtiger anatomischer Varianten mit den Vorteilen des endoskopischen Verfahrens, die in der geringeren Morbidität bestehen, gut zu kombinieren.

Nachbehandlung

Die Nachbehandlung entspricht bei deutlich geringerer Schmerzsymptomatik dem Vorgehen nach offener Operation (Kap. 19.4.1).

Komplikationen

Postoperativ auftretende Komplikationen sind in den meisten Fällen auf intraoperative Ereignisse zurückzuführen. Einem sog. frühen Rezidiv liegt oftmals eine unvollständige Spaltung des Retinakulums zugrunde. Vor allem das unveränderte Weiterbestehen der präoperativen Schmerzsymptomatik erweckt diesen Verdacht und sollte Anlass für eine erneute Revision sein.

Eine weitere Komplikation stellt die versehentliche *Durchtrennung des R. muscularis* dar. Wird sie intraoperativ erkannt, hat die primäre mikrochirurgische Naht Aussicht auf eine erfolgreiche Reinnervation der Daumenballenmuskulatur. Andernfalls ist zu einem späteren Zeitpunkt die Wiederherstellung der Opponierbarkeit mithilfe einer motorischen Ersatzoperation (▶ Abb. 11.2 und ▶ Abb. 11.3) zu erwägen.

Weniger schwerwiegend ist die Verletzung des sensiblen R. palmaris; hier droht bei oberflächlicher Lage des durchtrennten Nervenasts eine schmerzhafte Neurombildung, die am ehesten durch eine Verlagerung des proximalen Nervenstumpfs in die Tiefe behandelt werden kann. Führen die Verletzungen kleinerer Nervenabzweigungen zur Überempfindlichkeit in der Narbenumgebung, so kann bisweilen ein physiotherapeutisches Abhärtungstraining die Situation verbessern (Kap. 1.3.3 und Kap. 13.2.4).

Verwachsungen des N. medianus mit Sehnen, wie sie z.B durch zu radikale Synovektomien verursacht werden können, oder mit der Narbe im Karpaldach können zu Schmerzen beim Beugen und Strecken der Finger oder des Handgelenks führen und bedürfen einer Neurolyse (s. u.).

Behandlung von Rezidiven

Echte Rezidive liegen dann vor, wenn die Operation zunächst erfolgreich war und zumindest eine mehrmonatige deutliche Verbesserung oder Beschwerdefreiheit vorlag. (Ggf. erfolgte neurophysiologische Kontrollen zeigen zunächst Besserung der mdL und einige Zeit später wieder eine Verschlechterung.) Hierbei stößt man nicht selten auf ausgedehnte Verwachsungen im ehemaligen Operationsgebiet.

Auch wird gelegentlich über ein überhaupt nicht gespaltenes Retinakulum und unversehrte anatomische Verhältnisse in Karpaltunnel mit entsprechenden juristischen Konsequenzen berichtet! Nach Beobachtungen im eigenen Krankengut und auch Berichten langjährig erfahrener Kollegen gibt es jedoch Fälle, bei denen die Heilung eines korrekt durchtrennten Retinakulums offenbar ohne erkennbare Narbe erfolgen kann, so dass der Erstoperateur zu Unrecht beschuldigt wird! Für das Vorliegen einer solchen Situation spricht vor allem eine mehrmonatige Besserung oder Beschwerdefreiheit nach der Erstoperation.

Durchführung von Neurolysen

Neurolysen sollten immer mit dem Operationsmikroskop durchgeführt werden. Sie umfassen zunächst das meist vernarbte Gleitgewebe des Nervs, das ihm z. B. bei Gelenkbewegungen axiale Bewegungen erlaubt, das sog. Paraneurium, und anschließend das äußere und ggf. auch zusätzlich das innere Epineurium (Kap. 10.1.1). Dieses Hüll- und Stützgewebe darf man nicht radikal entfernen, sondern man soll sich streng auf eindeutige Narbenbereiche beschränken (optische Vergrößerung!), da sonst durch die weitere Zerstörung der hier verlaufenden Blut- und Lymphgefäße das Problem vergrößert wird. Anschließend ist eine gute Bedeckung mit einem ellenseitig gestielten Lappen aus Sehnengleitgewebe oder einem aus dem Hypothenar präparierten Fettlappen notwendig [6].

19.4.2 Pronator-teres-Syndrom

Anatomie

Unterhalb der Ellenbeuge verläuft der N. medianusvom ulnaren Bizepsrand kommend zwischen den beiden Köpfen des M. pronator teres (Caput ulnare, Caput humerale) und gibt hier den kräftigen N. interosseus anterior ab, der sensibel Teile des Handgelenks einschließlich der Handwurzel, motorisch den M. flexor pollicis longus, den radialen Teil des M. flexor digitorum profundus und den M. pronator quadratus innerviert. Zahlreiche anatomische Variationen im Bereich der Kreuzungsstelle des N. medianus mit dem Pronator teres werden beschrieben [21].

Symptome und klinische Funktionsprüfung

Die Symptomatik dieses Krankheitsbilds entspricht teilweise der des wesentlich häufigeren Karpaltunnelsyndroms. Taubheit und Parästhesien in den von N. medianus innervierten Fingern, Schmerzen im Bereich von Handwurzel und Unterarm sowie die Schwäche der Thenarmuskulatur sind weitgehend gleichartig ausgeprägt. Es fehlen jedoch die typischen nächtlichen Schmerzen und das Hoffmann-Tinel-Zeichen über dem Handgelenk am Karpaltunneleingang.

Neben den elektrophysiologischen Ableitungen, die meist eine Leitungsverzögerung proximal des Handgelenks ergeben, sind eine Reihe klinischer Funktionsprüfungen sinnvoll [11], um außer einer Bestätigung auch Hinweise auf die Lokalisation der Irritation zu erhalten.

Häufig lässt sich ein Schmerz durch Druck auf den Nervenstamm an seiner Durchtrittsstelle auslösen (▶ Abb. 19.10). Bei aktiver Pronation gegen den Widerstand des Untersuchers kann es zur Steigerung der Schmerzintensität kommen (▶ Abb. 19.10b). Eine weitere Irritationsmöglichkeit durch den von der distalen Bizepssehne zur Unterarmfaszie ziehenden Lacertus fibrosus wird durch Beugen des Unterarmes gegen den Widerstand des Untersuchers geprüft (▶ Abb. 19.10c). Die Prüfung auf eine Irritation durch einen Sehnenbogen des M. flexor digitorum superficialis zeigt ▶ Abb. 19.10d.

N.-interosseus-anterior-Syndrom

Eine isolierte Kompression dieses rein motorischen Nervenasts aus dem N. medianus wird ebenfalls beobachtet [11]. Innervation: M. flexor pollicis longus, M. flexor digitorum profundus, M. pronator quadratus. Hier sind häufig einschnürende Bindegewebefasern distal des M. pronator teres der auslösende Faktor. Als Leitsymptom gelten in solchen Fällen Schmerzen, der Verlust oder eine Schwäche der Endgliedbeugung im Zeige- oder Mittelfinger und Daumen mit entsprechender Störung des Spitzgriffes (▶ Abb. 19.10d). Zusätzlich ist der M. pronator quadratus betroffen. Hier ist die Pronation bei gebeugtem Ellenbogen gegen den Widerstand eines Untersuchers im Vergleich mit der gesunden Seite deutlich schwächer. Da bei Ellenbogenbeugung der M. pronator teres weitgehend seine pronierende Eigenschaft verliert, wird hierdurch die Funktion des M. pronator quadratus geprüft.

Ursachen

Als auslösende Faktoren kommen infrage:

- Vernarbungen nach phlegmonösen Entzündungen, Verbrennungen und Quetschungen,
- anatomische Variationen mit atypischen Muskelansätzen, intramuskulär ausgebildeten Sehnenspiegeln oder einer muskulären Hypertrophie eines Teiles des M. pronator teres infolge einseitiger Belastung.

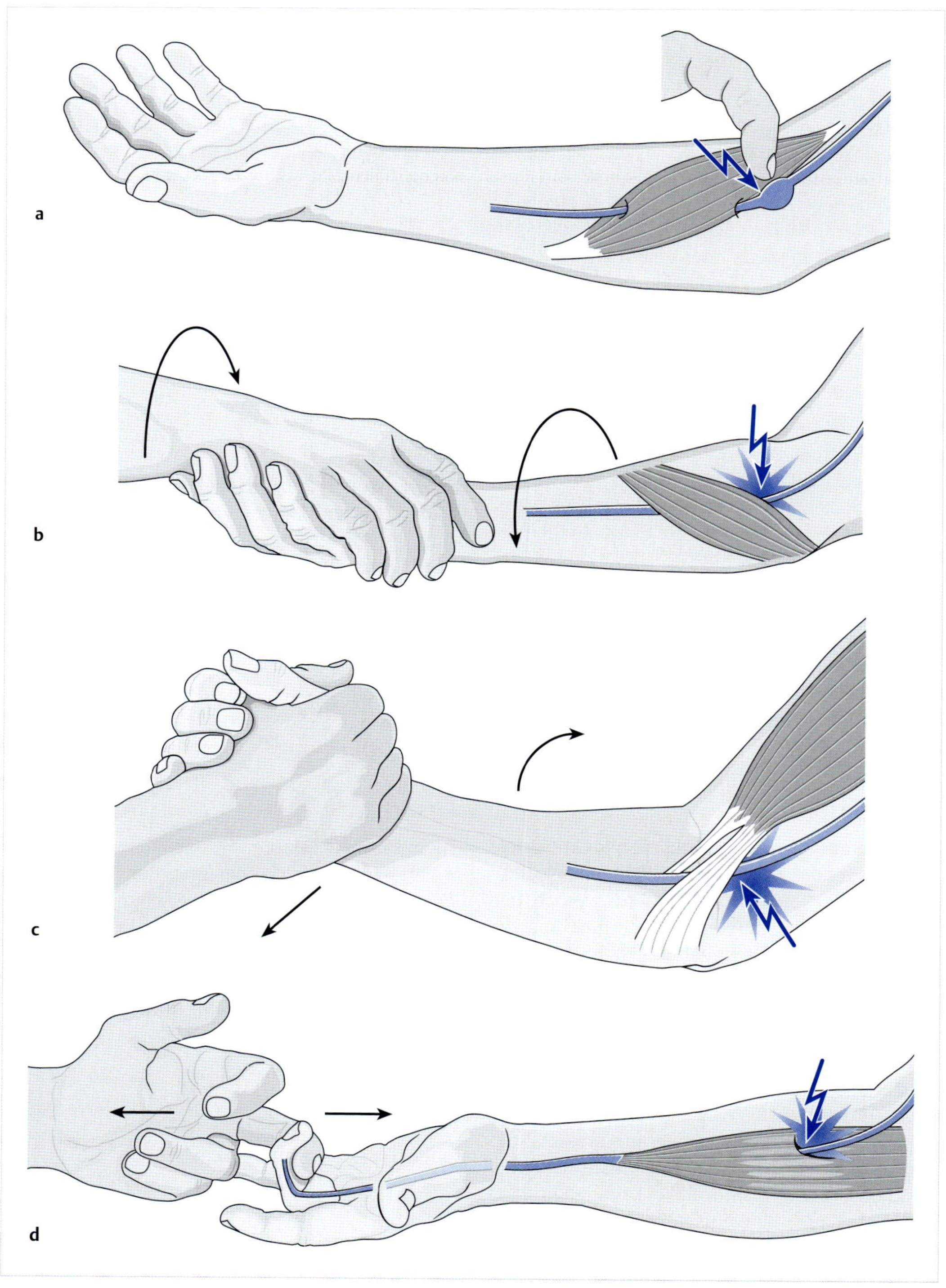
a
b
c
d

◄ **Abb. 19.10** Klinische Prüfung eines Pronator-teres-Syndroms.
a Perkussion des N. medianus an seiner vermuteten Eintrittsstelle in den M. pronator teres (zuvor Palpation, die bei Druck bereits schmerzhaft sein kann).
b Der Patient proniert die Hand gegen den Widerstand des Untersuchers. Der Ellenbogen darf nur leicht gebeugt sein, da sonst der M. pronator teres nicht ausreichend gespannt ist und die Pronation überwiegend durch den M. pronator quadratus erfolgt.
c Zur Differenzialdiagnose wird eine N.-medianus-Kompression durch den Lacertus fibrosus des M. biceps ausgeschlossen, indem der Unterarm gegen den Widerstand gebeugt wird.
d Test, mit wie viel Kraft der Patient den Spitzgriff zwischen Daumen und Mittelfinger gegen die Bemühungen des Untersuchers aufrechterhalten kann. Treten hierbei Schmerzen im proximalen Medianusverlauf auf, kann eine Kompression durch einen atypischen Sehnenbogen des M. flexor digitorum profundus oder eine Irritation des aus dem N. medianus abgehenden N. interosseus anterior vorliegen (bei fehlenden Sensibilitätsstörungen). In diesem Fall sollte zusätzlich in gleicher Weise auch der Spitzgriff zwischen Daumen und Zeigefinger getestet werden.

Operative Behandlung

Eine gute Übersicht ergibt eine stufenförmige Hautinzision, die ulnarseitig der Bizepssehne beginnt, quer über die Ellenbeuge bis zum ulnaren Rand des M. flexor carpi radialis und an diesem nach distal bis über den M. pronator teres weiterzieht (► Abb. 19.11). Der als Lacertus fibrosus (Nr. 2 in ► Abb. 19.1) bezeichnete Teil der Bizepsaponeurose wird durchtrennt und der N. medianus wird in der Tiefe zwischen den Muskelbäuchen des M. flexor carpi radialis und M. brachioradialis neben der A. brachialis dargestellt. Die weitere Präparation erfolgt von proximal auf den Schlitz im M. pronator teres zu, der je nach intraoperativem Befund eingekerbt oder in der Mitte vorsichtig aufgespalten wird.

Anschließend wird die Austrittsstelle des Nervs distal des Muskels dargestellt und auch hier auf evtl. zu spaltende sehnige Anteile untersucht. Einschnürende Fasern werden durchtrennt; auch der während des Durchtrittes durch den Muskel abgehende N. interosseus anterior wird revidiert, wobei auf Aufzweigungen am distalen Pronatorrand sorgfältig zu achten ist. Zusätzlich wird nach atypischen Sehnenbögen distal des M. pronator teres im Bereich des M. flexor digitorum profundus gefahndet.

Am Ende der in Blutleere ausgeführten Operation ist auf eine sorgfältige Blutstillung zu achten und eine Redon-Drainage einzulegen.

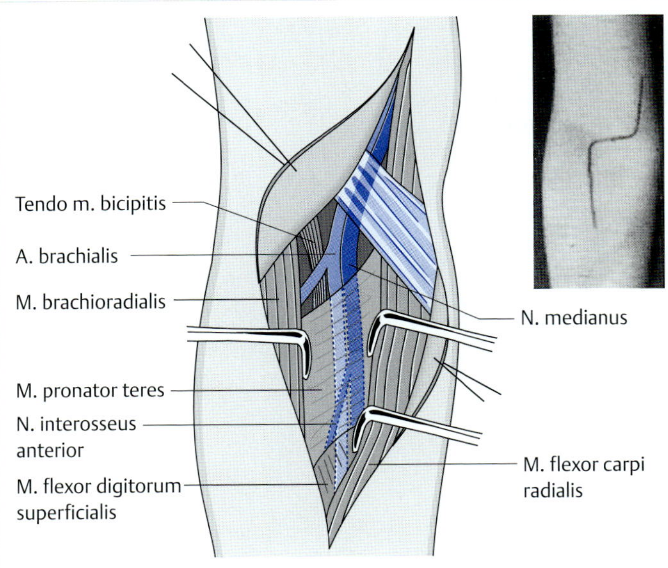

Abb. 19.11 Operationssitus beim Pronator-teres-Syndrom.

Nachbehandlung

Postoperativ ist, falls muskuläre Ausfälle vorgelegen haben, eine krankengymnastische Übungsbehandlung angebracht, die vor allem eine Kräftigung der Unterarmmuskeln zum Ziel hat. Falls die Koordination und Geschicklichkeit der Hand gestört war, sind auch hier entsprechende ergotherapeutische Übungen sinnvoll.

19.5 N.-ulnaris-Kompressionssyndrome

19.5.1 Distales N.-ulnaris-Kompressionssyndrom

Anatomie

Der Eintritt des N. ulnaris in den Handbereich erfolgt gemeinsam mit der A. ulnaris in einer von dem französischen Chirurgen Felix Guyon 1861 beschriebenen tunnelartigen Faszienloge über der Beugeseite des Handgelenks (▶ Abb. 19.12) [7]. Diese „Loge de Guyon“ liegt im Gegensatz zum Karpaltunnel oberflächlich und wird radial vom Hamulus ossis hamati und ulnar vom Os pisiforme begrenzt

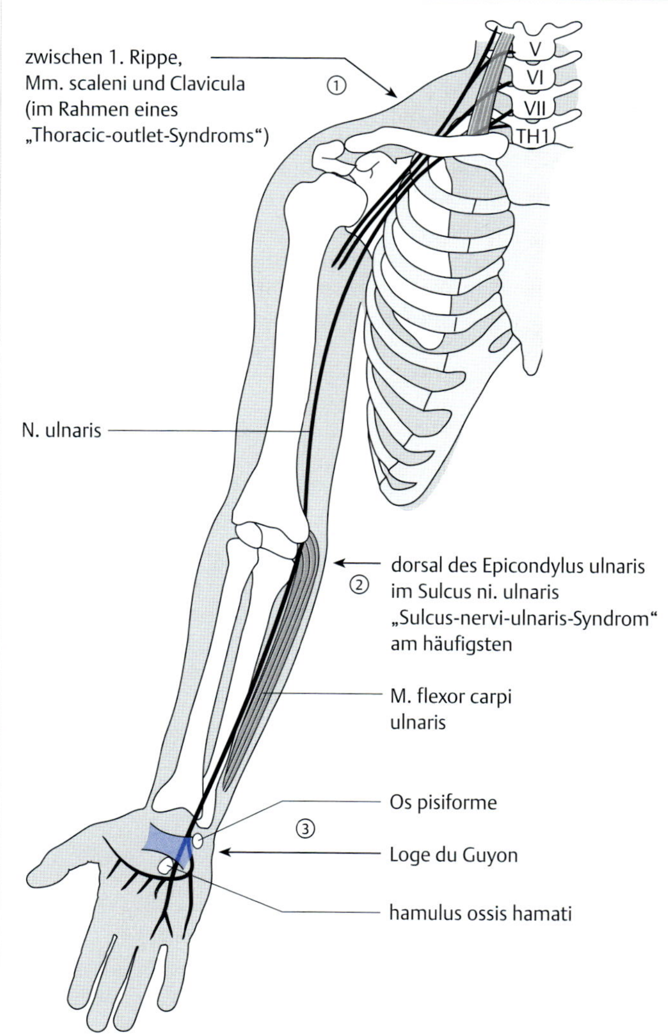

Abb. 19.12 N.-ulnaris-Engpasssyndrome.
Engpassstellen: am häufigsten ist der Bereich 2 betroffen.

(▶ Abb. 19.2). Den Boden bilden ulnare Ausläufer des benachbarten Karpaltunneldaches (Retinaculum flexorum) und das Lig. pisohamatum. Das Dach besteht aus oberflächlichen Faserzügen, die ebenfalls mit dem Retinaculum flexorum sowie mit der Aponeurose der Sehne des M. palmaris longus und dem Ansatz des M. palmaris brevis in Verbindung stehen. Distal geht der Kanal in eine Sehnenarkade, an der der M. flexor digiti minimi brevis seinen Ursprung hat, über. Diese muss bei der operativen Spaltung durchtrennt werden. Innerhalb oder proximal dieses Kanals erfolgt die Aufteilung des N. ulnaris in einen oberflächlichen, sensiblen (4. und 5. Finger) und einen tiefen, motorischen Ast (für die Muskulatur des Hypothenar und die Handbinnenmuskeln, s. auch ▶ Tab. 10.1).

Symptome

Das Syndrom tritt wesentlich seltener als ein Karpaltunnelsyndrom oder ein proximales Kompressionssyndrom auf, da Faktoren wie chronische Synovitiden mit auf die Umgebung übergreifenden Reizzuständen wegen des Fehlens von Sehnen in der Guyon-Loge wegfallen.

Das Beschwerdebild kann erheblich variieren, da je nach Ursache, anatomischer Lage und Aufzweigung der Nervenäste eine komplette oder auch nur teilweise Kompression vorliegen kann. Charakteristische Schmerzen und Parästhesien mit Taubheitsgefühl im 5. und bisweilen auch im 4. Finger können fehlen, wenn beispielsweise nur der R. profundus betroffen ist. Eine entsprechende Schwäche mit sichtbarer Atrophie der vom N. ulnaris innervierten Handbinnenmuskeln, wobei vor allem der Ausfall des M. interosseus dorsalis I zwischen Daumen und Zeigefinger beeindruckt (▶ Abb. 11.6), sollte Anlass für eine weitere elektroneurologische Abklärung sein. Ein distales N.-ulnaris-Kompressionssyndrom kann auch mit einem Karpaltunnelsyndrom gemeinsam auftreten und zu einer Mischsymptomatik führen. Elektromyogramm und Bestimmung der Nervenleitgeschwindigkeit sowohl des N. medianus als auch des N. ulnaris im Vergleich mit der Gegenseite sichern in solchen Fällen die klinische Verdachtsdiagnose.

Ursachen

Neben ätiologisch nicht zu klärenden Fällen werden akute oder chronische Traumen (Hamulusfrakturen, Schnittverletzungen) ein Begleitödem bei traumatisch bedingten Thrombosen oder Aneurysmen der A. ulnaris (Ulnaris-Hammer-Syndrom) oder anatomische Besonderheiten als auslösende Faktoren angegeben. Hinzu kommen Tumorbildungen wie z. B. ulnare Handgelenkganglien, welche sich in die Guyon-Loge hinein entwickeln (▶ Abb. 21.4), Lipome oder Neurinome sowie arthrotische oder rheumatische Veränderungen im Bereich der Handwurzelgelenke [9], [11], [14], [15], [20].

Operative Behandlung

Von einer kleinen stufenförmigen Inzision über dem N. ulnaris erfolgt von proximal die Darstellung des Nervs und der ihn begleitenden A. ulnaris (▶ Abb. 19.2a, ▶ Abb. 19.2b). Der Nerv wird unter Spaltung des bindegewebigen Daches der Loge de Guyon nach distal bis in die Sehnenarkade der Hypothenarmuskulatur hinein einschließlich seiner Aufzweigungen freigelegt und von einschnürenden Faserzügen oder Kompression ausübenden Tumoren befreit, wobei sorgfältig der nach ulnar in die Tiefe abgehende motorische Ast (▶ Abb. 19.2a) revidiert wird. Um eine erneute Vernarbung durch ein sich organisierendes Hämatom zu verhindern, sind eine sorgfältige Blutstillung nach Öffnen der Blutleere und das Einlegen einer Drainage notwendig. Der Wundverschluss besteht lediglich in exakt adaptierenden Hautnähten.

Nachbehandlung

Bei muskulären Ausfällen sind vor allem aktive Bewegungsübungen unter krankengymnastischer Anleitung zweckmäßig, ergänzt durch Ergotherapie, um die einsetzende Regeneration zu fördern.

19.5.2 Proximales N.-ulnaris-Kompressionssyndrom

Anatomie

Der N. ulnaris zieht von der medialen Bizepsfurche kommend zur Dorsalseite des Epicondylus medialis humeri, durchläuft hier die als Sulcus n. ulnaris bezeichnete Knochenrinne, deren Dach proximal von straffem, ligamentärem Bindegewebe und distal vom Arcus tendineus des M. flexor carpi ulnaris (▶ Abb. 19.13 u. ▶ Abb. 19.14a) gebildet wird. Distal des knöchernen Kanals zieht er zwischen den beiden Köpfen des M. flexor carpi ulnaris, die er mit Rr. musculares innerviert, wieder auf die Unterarmvorderseite und gelangt auf dem dorsoulnaren Anteil des M. flexor digitorum profundus weiter nach distal.

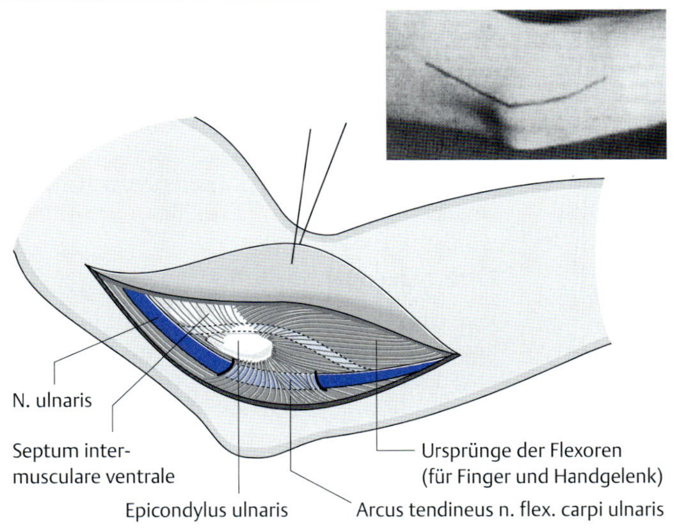

Abb. 19.13 Operationssitus bei proximaler N.-ulnaris-Kompression im Sulcus n. ulnaris (subkutane Verlagerung vor dem Condylus ulnaris).

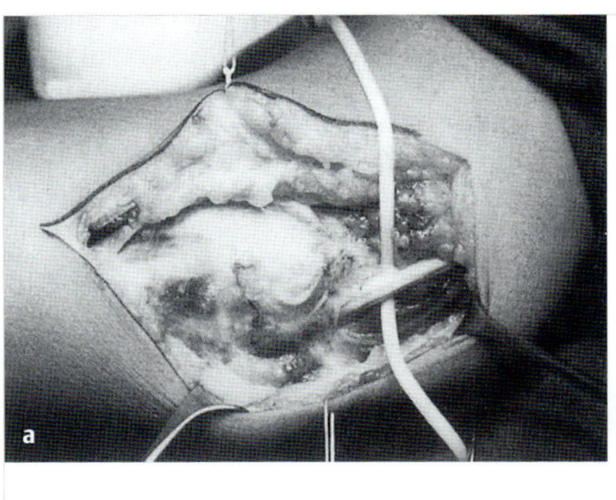

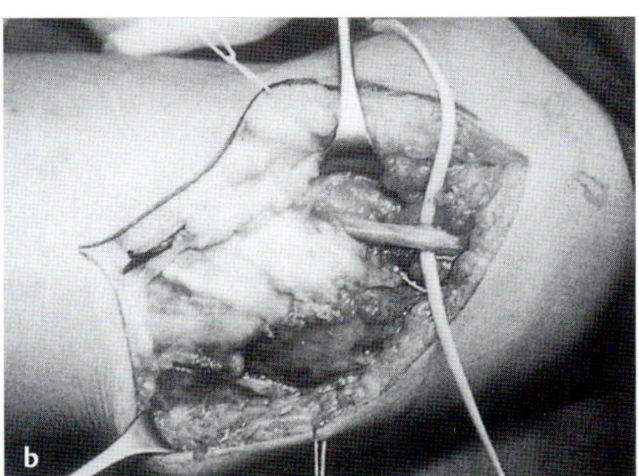

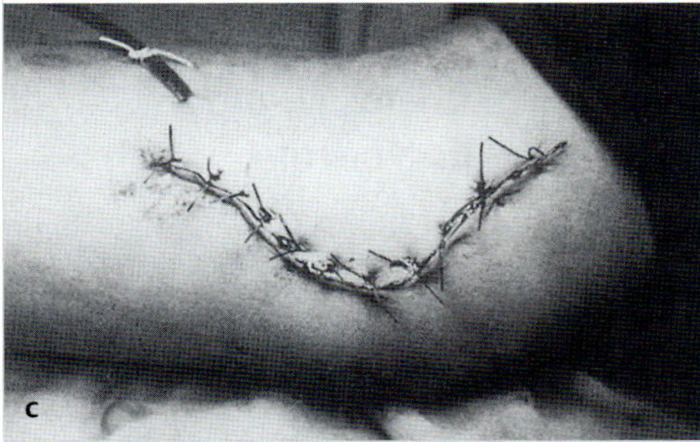

Abb. 19.14 Submuskuläre Verlagerung des N. ulnaris aus dem Sulkus.
a Eintritt des Nervs in den Sulkus zu Beginn der Operation.
b Verlagerter Nerv beim Eintreten in die Muskulatur, die bereits wieder am Kondylus refixiert ist.
c Hautinzision nach Wundverschluss.

Symptome

Charakteristisch sind Parästhesien mit Einschlafen der vom N. ulnaris innervierten Finger (ulnare Hälfte des Ringfingers, ganzer Kleinfinger) (Stadium I–II). Zu beobachten ist vielfach auch ein Dehnungsschmerz bei forcierter Beugung des Ellenbogengelenks. Häufig kann auch hier durch Perkussion am Eingang des Kanals ein *Hoffmann-Tinel-Zeichen* ausgelöst werden.

Besteht die Nervenkompression über längere Zeit, kommen die charakteristischen Ausfälle der Ulnarisparese hinzu (Stadium III) (▶ Tab. 10.1), u. a. mit sichtbarer Atrophie der zugehörigen Handbinnenmuskulatur, verminderter Schweißsekretion mit negativem Ninhydrin-Test (S. 245) und abgeflachten Papillarleisten. Elektroneurografische Untersuchungen können im Anfangsstadium oder bei Verwachsungen des Nervs ohne Einengung normal ausfallen. Dadurch sollte jedoch bei entsprechender klinischer Symptomatik und fassbarem anatomischen Befund (z. B. Röntgenaufnahmen des Ellenbogens, evtl. auch Tangentialaufnahmen bei maximaler Beugung) die operative Behandlung nicht verzögert werden.

Ursachen

Infrage kommen:

- Veränderungen des Knochenkanals nach Frakturen im kondylären Humerusbereich,
- direkt den Nerv im Sulkus treffende Traumen,
- pathologische Prozesse im Ellenbogengelenk (Arthrosen, chronische Polyarthritis, Gicht),
- Tumoren (Gelenkganglien, Lipome u. a.) [14], [15],
- anatomische Varianten in oder über dem Dach des Sulcus n. ulnaris, beispielsweise das Vorliegen eines M. epitrochleoanconeus [22], [24].
- Einschnürende Bindegewebsarkaden oder Faszienanteile am Eintritt des Nerven in die Muskulatur am Ausgang des Sulcus.

Operative Behandlung

Neurolyse ohne Verlagerung

Die alleinige Neurolyse wird in den letzten Jahren zunehmend bei leichterer Symptomatik als ausreichend angesehen. Von einem bogenförmigen dorsoulnaren Schnitt über dem Condylus ulnaris (▶ Abb. 19.13) wird der Nerv proximal seiner Eintrittsstelle in den Sulkus im unvernarbten Bereich dargestellt. Dabei ist auf Hautäste des N. cutaneus antebrachii medialis, die den Hautschnitt gelegentlich kreuzen, zu achten. Sie sollten, um keine schmerzhaften Neurome zu produzieren, geschont werden. Die weitere Präparation erfolgt unter Spaltung des bindegewebigen Daches sowie des Arcus tendineus m. flexoris carpi ulnaris nach distal bis zum Abgang des 1. Muskelastes. Auch nach weiteren proximal gelegenen fibrösen Bandverwindungen wird geschaut.

Der Eingriff kann auch **minimal invasiv** erfolgen über einen ca. 2 cm großen Hautschnitt senkrecht zum Nervenverlauf und nach Einsetzen eines passenden Spekulums oder relativ langer, schmaler Langenbeckhaken sowie unter Verwendung eines Endoskops geeigneter Größe.

Subkutane Verlagerung

Bei ausgeprägter Symptomatik (Stadium II–III) oder einer Luxationstendens des Nerven aus dem Sulcus n. ulnaris empfiehlt sich zusätzlich zur Neurolyse die subkutane Verlagerung des Nervs auf die Beugeseite. Um seine Abknickung über den proximalen oder distalen Rand des straffen Septum intermusculare mediale zu vermeiden, muss dieses im beugeseitigen Kondylenbereich streifenförmig reseziert werden. Zur Sicherung der neuen Nervenposition ist die Subkutis mit einigen Nähten dorsoulnar an verbliebene Anteile des Septum intermusculare anzuheften. Nach sorgfältiger Blutstillung und Einlegen einer Redon-Drainage in den leeren Sulkus beendet die Hautnaht den Eingriff.

In Fällen mit deutlich erkennbarer Fibrose des Epineuriums ist eine zusätzliche Epineurotomie oder sogar eine intraneurale Neurolyse angebracht (selten!) (OP-Mikroskop und Mikroinstrumentarium wie beim Karpaltunnelsyndrom, Kap. 19.4.1).

Werden Frakturen im Kondylenbereich operativ versorgt, so ist die gleichzeitige Verlagerung des N. ulnaris als prophylaktische Maßnahme empfehlenswert, insbesondere, wenn eine Irritation des Nervs in seinem normalen Verlauf durch Osteosynthesematerial möglich wäre.

Submuskuläre Verlagerung

Bei posttraumatischen Veränderungen des Condylus ulnaris oder sehr kräftig ausgebildeten Muskelansätzen kann die etwas aufwendigere submuskuläre Verlagerung unter die Flexoren [9] günstiger sein. Hierzu wird die Muskulatur an ihrem Ansatz am Condylus ulnaris Z-förmig abgetrennt und der freipräparierte Nerv zwischen ulnarem Kondylus und abgelösten Muskelansätzen auf der Beugeseite nach radial verlagert. Nach submuskulärer Verlagerung des Nervs wird die Muskulatur wieder unter leichter Verlängerung mit langsam resorbierbarem Nahtmaterial reinseriert (▶ Abb. 19.14).

Nachbehandlung

Eine postoperative Schonung ist bei der subkutanen Verlagerung für die ersten 10 Tage angebracht, wobei das Ellenbogengelenk jedoch bereits am Tage nach der Operation vorsichtig bewegt werden darf (z. B. geführte Bewegungen aus einer gut gepolsterten Schiene heraus).

Spezielle krankengymnastische Maßnahmen sind meist nicht sinnvoll; eher ein funktionelles Einsatztraining (Ergotherapie).

Die Dauer der postoperativen Übungsbehandlung richtet sich nach der Schwere und der Dauer der zurückbleibenden neurologischen Symptomatik. Die Endergebnisse bezüglich der sensiblen und motorischen Erholung sind bei ausgeprägten Veränderungen nicht sicher vorhersehbar. Der Verlauf ist häufig langwierig.

19.6 N.-radialis-Kompressionssyndrome

19.6.1 Proximale Kompression im Hiatus n. radialis

Anatomie

Nachdem der N. radialis den Humerusschaft dorsal umlaufen hat, gelangt er im distalen Oberarmbereich durch das Septum intermusculare radiale auf die Vorderseite des radialen Kondylus (Hiatus n. radialis) und verläuft dort weiter zwischen dem M. brachialis und dem M. brachioradialis. Unmittelbar bevor der Nerv das Septum erreicht, verläuft er unter dem sehnigen Ursprung des Caput laterale m. tricipitis. Im Bereich des Septums oder kurz distal davon geht der N. cutaneus antebrachii dorsalis zur sensiblen Versorgung der Unterarmrückseite ab (▶ Abb. 19.15, ▶ Abb. 19.16).

Symptome

Schmerzen knapp unterhalb des radialen Ellenbogenbereichs herrschen im Allgemeinen vor (DD: Tennisellenbogen), wobei typisch ist, dass diese beim morgendlichen Erwachen fehlen, mit dem Benutzen des Armes tagsüber manifest werden und abends als dumpfer Dauerschmerz empfunden werden. Später können Parästhesien und Taubheitsgefühle im Versorgungsgebiet sowohl des N. cutaneus antebrachii posterior als auch des R. superficialis n. radialis, der den dorsoradialen Handbereich sensibel innerviert, hinzukommen. Sie weisen in Kombination mit einer deutlichen motorischen Schwäche in den radialen Handgelenk- und Fingerstreckern (bis hin zur kompletten Lähmung) auf das proximale N.-radialis-Kompressionssyndrom hin. Eine elektromyografische Sicherung der Diagnose gelingt im Allgemeinen erst bei ausgeprägten Befunden, selten in Anfangsstadien.

Ursachen

Neben direkten und indirekten Traumen sowie tumorösen Prozessen werden Zusammenhänge mit muskulärer Hypertrophie (M. extensor carpi radialis brevis) oder tendinösen Überlastungssyndromen gesehen [17] und differenzialdiagnostisch der Epicondylitis humeri radialis gegenübergestellt [9], [17].

Weiterhin werden fibröse Einengungen im Bereich des Radiohumeralgelenks oder fibröse Arkaden kurz vor oder am Eintritt in den M. supinator beschrieben [11]. Auch wird zum Teil empfohlen, bei der operativen Behandlung eines „Tennisellenbogens“ (Epicondylitis humeri radialis) gleichzeitig eine Neurolyse des N. radialis je nach Symptomatik entweder am Hiatus oder im Supinatorbereich durchzuführen [17].

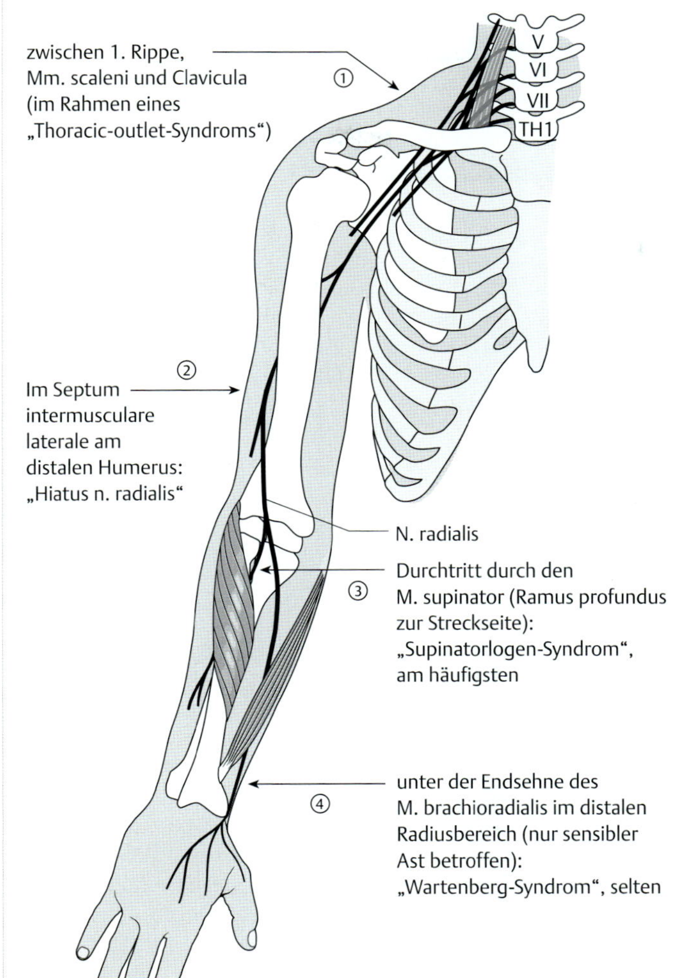

Abb. 19.15 N.-radialis-Kompressionssyndrome: Engpassstellen. Beachte die Pronationshaltung des Unterarmes in dieser Zeichnung (d. h. der Oberarm ist beugeseitig, der Unterarm streckseitig dargestellt). Weitere Einengungen durch atypische Muskel-Sehnen-Anteile sind als Einzelfälle auch im axillaren Bereich sowie im sonstigen Verlauf beschrieben.

Operative Behandlung

Über eine dorsoradiale Längsinzision am distalen Oberarm wird der Nerv am radialen Trizepsrand aufgesucht. Als Leitstruktur kann der N. cutaneus antebrachii dorsalis das Aufsuchen des N. radialis im Septum intermusculare radiale erleichtern. Der Hiatus und über den Nerv hinziehende Fasern des Trizepsursprunges werden gespalten und narbige oder tumoröse Veränderungen beseitigt. Nach Einlegen einer Redon-Drainage wird lediglich die Haut vernäht.

Nachbehandlung

Spezielle postoperative Maßnahmen sind ebenso wie beim nachfolgend beschriebenen distalen Kompressionssyndrom nicht notwendig. Während eine präoperative Schmerzsymptomatik bei indiziertem Eingriff rasch abklingt, bilden sich eine muskuläre Schwäche oder Paresen nur zögernd, bei längerem Bestehen oftmals nur unvollständig zurück. Hier kann eine mehrmonatige krankengymnastische oder ergotherapeutische Übungsbehandlung zum Wiedererlangen einer ausreichenden Kraft notwendig sein.

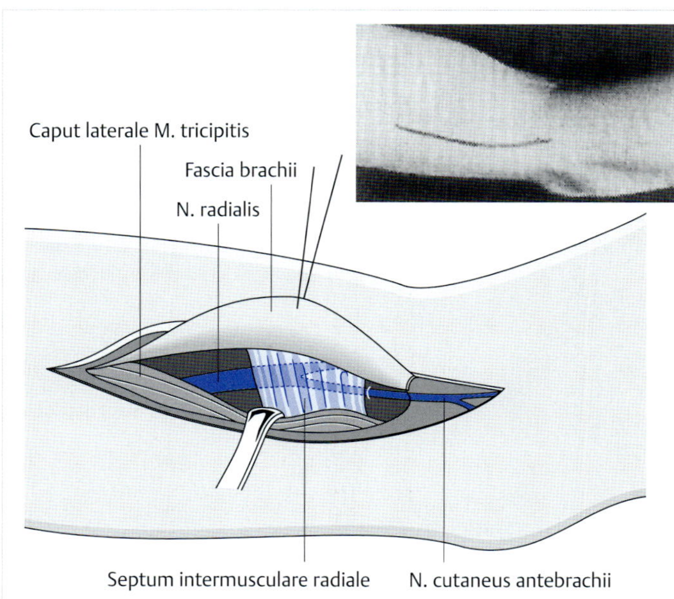

Abb. 19.16 Operationssitus bei proximaler N.-radialis-Kompression im Hiatus n. radialis.

19.6.2 Distale N.-radialis-Kompression im Supinatorbereich

Synonyme: Supinatorlogensyndrom, N.-interosseus-posterior-Syndrom

Anatomie

Der nach seinem Durchtritt durch den Hiatus n. radialis im Ellenbogenbereich zwischen den Mm. brachialis und brachioradialis verlaufende Nerv teilt sich in Höhe oder knapp distal des Ellenbogengelenks in einen rein sensiblen R. superficialis, der mit der A. radialis auf der Beugeseite nach distal zieht, und einen R. profundus, der den M. supinator durchläuft, dadurch auf die Streckseite gelangt und dort die Extensoren innerviert. Sein Endast ist der rein sensible N. interosseus antebrachii posterior (N. introsseus dorsalis), der zum Handgelenk zieht (▸ Abb. 19.15, ▸ Abb. 19.19).

Symptome

Bei der Kompression des R. profundus im Durchtrittsbereich durch den Supinator fehlen im Gegensatz zur proximalen Kompression im Allgemeinen sensible Ausfälle. Es kommt zu Schmerzen, die vom radialen Epikondylus in den Unterarm bis zum Handgelenk hin ausstrahlen können und bisweilen nur schwer von einer Epicondylitis humeri radialis abzugrenzen sind sowie zu einer Streckschwäche der Finger.

Bei der klinischen Untersuchung soll zuerst der Epicondylus humeri radialis, der Bereich des Radiusköpfchens und der Verlauf des N. radialis im M. supinator palpiert werden. Im sog. Supinationstest lässt sich häufig ein Druckschmerz über der Eintrittsstelle in den M. supinator auslösen, der sich bei Supination der Hand oder Streckung des Mittelfingers, beides ausgeführt gegen einen Widerstand, verstärkt (▸ Abb. 19.17) [9]. Daran sollte sich der sog. Mittelfingertest (▸ Abb. 19.18) anschließen. Hierbei wird der Arm des Patienten im Ellenbogen, im Handgelenk und im Fingerbereich voll gestreckt. Übt der Untersucher einen Druck auf den Mittelfinger aus, treten beim Vorliegen einer Irritation des N. radialis wesentlich stärkere Schmerzen auf als bei Widerstand gegen die benachbarten Finger.

Weiterhin kann ggf. ein Schmerz bei passiver Beugung von Fingern und Handgelenk am gestreckt gehaltenen Arm im Bereich des M. supinator und des Muskelbauches des M. extensor carpi radialis brevis ausgelöst werden. Die Handgelenkstreckung bleibt wegen der weiter proximal erfolgenden Innervation schmerzfrei erhalten. Eine elektroneurologische Abklärung ergibt nur in ausgeprägteren Fällen zusätzliche Hinweise.

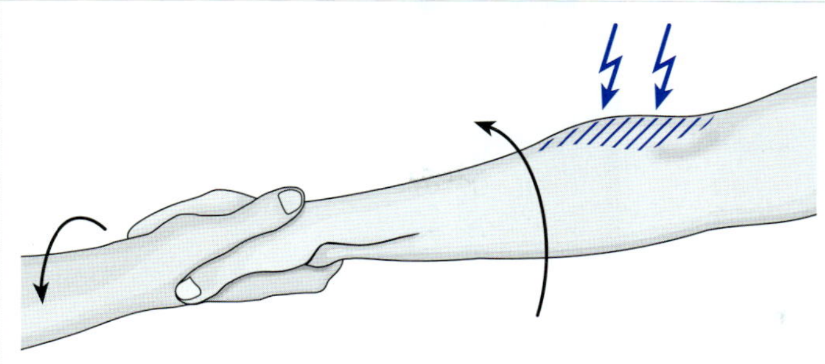

Abb. 19.17 Supinationstest zur Prüfung eines Supinatorlogensyndroms. Beim Versuch, den Unterarm gegen den Widerstand des Untersuchers zu supinieren, kommt es zu Schmerzen im Supinatorbereich.

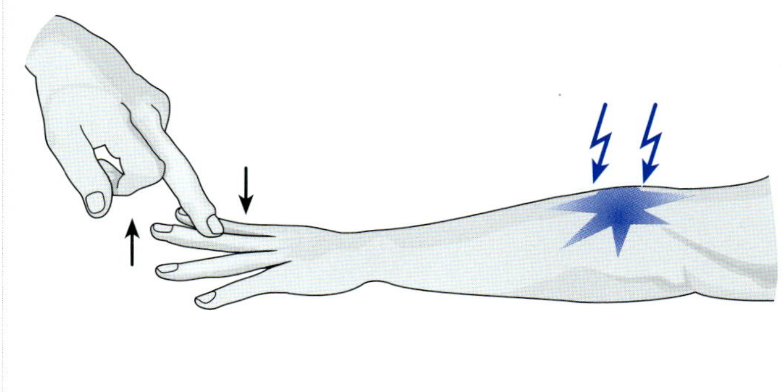

Abb. 19.18 Mittelfingertest zur klinischen Prüfung eines Supinatorlogensyndroms.
Der Patient hält Ellenbogen, Handgelenk und Finger voll gestreckt und versucht, dem Druck des Untersuchers auf den Mittelfinger Widerstand zu leisten. Bei einem Supinatorlogensyndrom kommt es hierbei zu Schmerzen im Supinatorbereich, die nicht so ausgeprägt sind, wenn der Untersucher versucht, andere Finger zur Beugeseite zu drücken.

Ursachen

Anatomische Besonderheiten mit straffer Ausbildung der quer über den R. profundus an seiner Eintrittsstelle in den M. supinator ziehenden Bindegewebefasern können in Kombination mit einer funktionellen Überlastung der Supinatormuskulatur und der Extensoren eine Irritation des tiefen Radialisastes hervorrufen. Hinzu kommen Folgezustände nach Unterarmverletzungen, abgelaufenen Entzündungen sowie tumoröse Ursachen [9], [15].

Operative Behandlung

Da meist die Kompression am Supinatoreingang erfolgt, reicht es bisweilen aus, nur den Eingang zu spalten. Hierzu wird der N. radialis von einem geschwungenen Hautschnitt aus dargestellt. Er beginnt radial der distalen Bizepsfurche über dem M. brachialis und verläuft danach am ulnaren Rand des M. brachioradialis zum proximalen Unterarm (▶ Abb. 19.19). Zwischen diesen beiden Muskeln wird der Nerv aufgesucht und unter Schonung seiner abgehenden Äste bis zum Eintritt des R. profundus in den M. supinator dargestellt. Dort angetroffene Einschnürungen durch bindegewebige Faserzüge, Sehnenspiegel oder tumoröse Neubildungen werden entfernt. Die Wunde wird nach Einlegen einer Drainage mit der Hautnaht verschlossen.

Die zusätzliche dorsoradiale Freilegung der Nervenaustrittsstelle in den M. supinator ist präparatorisch aufwendiger, erhöht aber die Sicherheit hinsichtlich einer vollständigen Dekompression. Hierzu kann man vorsichtig parallel zum Nerv durch den Nervenkanal im M. supinator eine stumpfe Sonde hindurchführen. Über der tastbaren Sondenspitze von einem separaten Hautschnitt aus oder auch nach einer geeigneten Erweiterung des vorgegebenen Hautschnittes kann man die Austrittsstelle freilegen und den Nerven von einschnürenden Fasern auch in diesem Bereich befreien.

Nachbehandlung

Diese entspricht dem Vorgehen beim proximalen N.-radialis-Kompressionssyndrom.

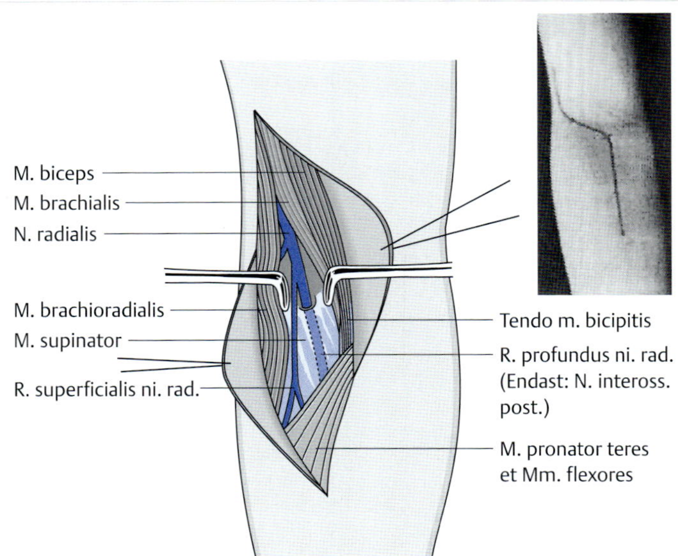

Abb. 19.19 Operationssitus bei distaler N.-radialis-Kompression im Bereich des M. supinator.

19.6.3 Irritationen des sensiblen Radialisendastes (Wartenberg-Syndrom)

Zu Parästhesien im dorsalen Bereich von Daumen- und Zeigefinger, dem Versorgungsgebiet des sensiblen Radialisendastes, kann es kommen, wenn nach einem vorangegangenen Trauma dieser Nervenast unter der Sehne des Brachioradialis etwa 6 – 8 cm proximal des Processus styloideus radii irritiert wird. Beschrieben sind auch Irritationen durch Armbänder oder Handschellen [23].

Die Schmerzsymptomatik verstärkt sich bei Bewegungen des Handgelenks, auch wiederholte Pro- und Supinationsbewegungen können die Symptomatik auslösen. Differenzialdiagnostisch ist eine Tendovaginitis stenosans de Quervain abzugrenzen, wobei der Finkelstein-Test auch hierbei durchaus irreführenderweise positiv ausfallen kann. Bei anhaltenden Beschwerden ist die operative Freilegung mit Neurolyse und einer evtl. Z-Verlängerung der Brachioradialissehne sinnvoll.

Eine spezielle Nachbehandlung ist danach jedoch im Allgemeinen nicht notwendig.

Literatur

[1] Agee JM, McCarroll HR, Tortosa RD, Beny DA, Szabo RM, Peimer CA. Endoscopic release of the carpaltunnel syndrome. J Hand Surg. 1992; 17A: 987

[2] Biyani A, Downes EM. An open twin incision technique of carpaltunnel decompression with reduced incidence of scar tenderness. J Hand Surg. 1993; 18: 331

[3] Chow JCY. The Chow technique of endoscopic release of the carpal ligament for carpaltunnel syndrome: Four years of clinical results. Arthroscopy. 1993; 9: 301

[4] Curtis RM. Eversmann WW. Internal neurolysis as an adjunct to the treatment of the carpal tunnel syndrome. J Bone Jt Surg. 1973; 55: 733

[5] Erdmann MWH. Endoscopic carpal tunnel decompression. J Hand Surg. 1994; 19B: 5

[6] Frank U, Giunta R, Krimmer H, Lanz U. Neueinbettung des N. medianus nach Vernarbung im Karpalkanal mit der Hypothenar-Fettgewebsplastik. Handchir Mikrochir Plast Chir. 1999; 31: 317

[7] Guyon R. Note sur une disposition anatomique propre a la face anterieure de la region du poignet et non encore decrite par le docteur. Bull Soc Anat de Paris. 1861; 6: 184

[8] Kelly CP, Pulisetti D, Jamieson AM. Early experience with endoscopic carpal tunnel release. J Hand Surg. 1994; 19B: 10

[9] Kopell HP, Thompson WAL. Peripheral entrapment neuropathies. Baltimore: William & Wilkins; 1963

[10] Lanz U. Anatomical variations of the median nerve in the carpal tunnel. J Hand Surg. 1977; 2: 44

[11] Lister G. The Hand. Diagnosis and Indications. 3. ed. New York: Churchill Livingstone; 1993

[12] Marie P, Foix C. Atrophie isolee de l'eminence thenar d'origine né vritique. Rev neurol. 1913; 26: 647

[13] Minen ME, Schimke RN. Carpal tunnel syndrome in pediatric mucopolysaccharidoses. J Neurosurg. 1975; 43: 102

[14] Mumentahler M. Die Ulnarisparesen. Stuttgart: Thieme; 1961

[15] Nigst H. Nervenkompressionssyndrome an den oberen Gliedmaßen. In: Nigst H, Buck-Gramcko D, Millesi H, eds. Handchirurgie. Bd. I. Stuttgart: Thieme; 1981

[16] Phalen GS. Tbc carpal-tunnel-Syndrome. J Bone Jt Surg. 1966; 48 A: 211

[17] Roles NC, Maudsley RH. Radial tunnel syndrome. Resistant tennis elbows a nerve entrapment. J Bone Jt Surg. 1972; 54-B: 499

[18] Rudigier J, Bohl J. Nervusmedianus-Kompressionssyndrom durch atypischen Hohlhandmuskel. Handchirurgie. 1985; 17: 27

[19] Samii M. Intraneurale Neurolyse des Nervus medianus beim Karpaltunnelsyndrom. Handchirurgie. 1976; 8: 117

[20] Seddon HJ. Carpal ganglion as a cause of paralysis of the Jeep branch of the ulnar nerve. J Bone Jt Surg. 1952; 34-B: 386

[21] Spinner M. The anterior interosseus nerve Syndrome. J Bone Jt Surg. 1970; 52-A: 84

[22] Wachsmuth W, Wilhelm A. Der Musculus epitrochleoanconeus und seine klinische Bedeutung. Mschr Unfallheilk. 1968; 71: 1

[23] Wartenberg R. Cheiralgia paraesthetica (Isolierte Neuritis des Ramus superficialis nervi radialis). Z Ges Neurol. Psychiat. 1932; 141: 145

[24] Wilhelm A. Neues über Druckschäden des N. ulnaris und N. radialis. Handchirurgie. 1970; 2: 143

[25] Zimmerli W. Doppelinzision zur Operation des Karpaltunnelsyndroms. 14 Jahre Erfahrung. Helv Chir Acta. 1991; 58: 395

Kapitel 20

Erkrankungen von Gelenken und Sehnengleitgewebe

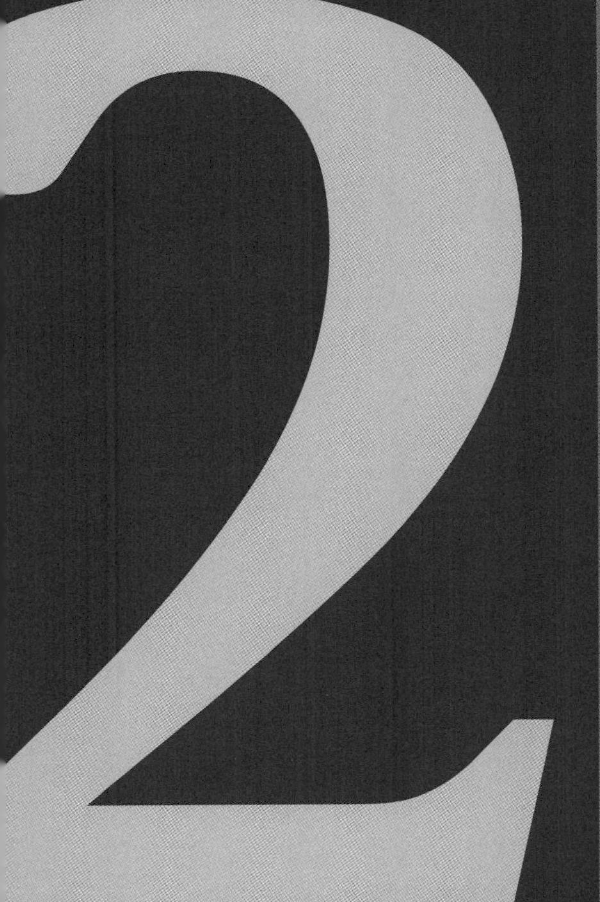

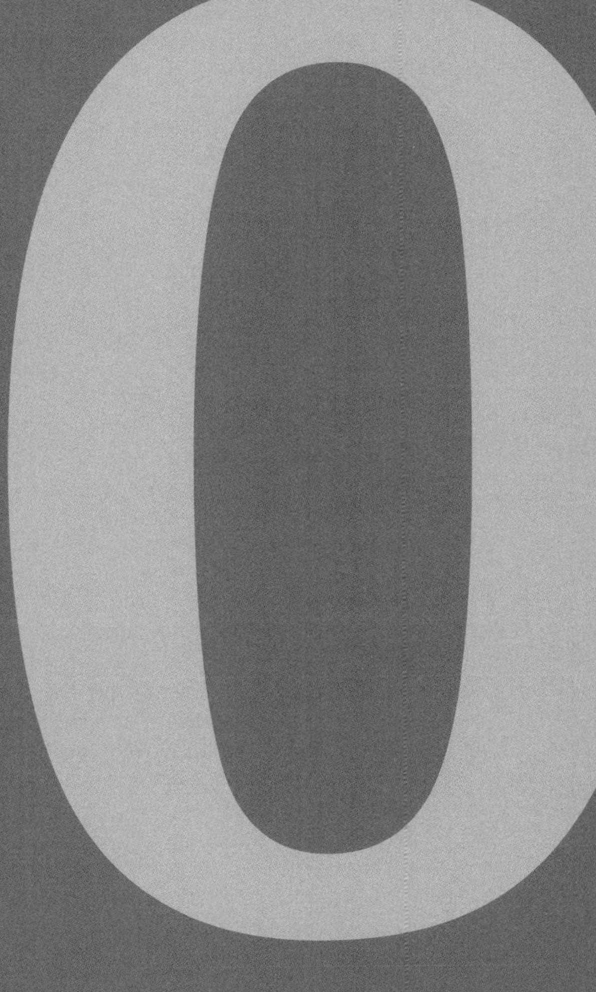

20 Erkrankungen von Gelenken und Sehnengleitgewebe

20.1 Chronische Polyarthritis

Krankheitsbild

Bei der chronischen Polyarthritis (CP) als häufigster entzündlicher Gelenkerkrankung im Handbereich handelt es sich um eine *abakterielle Systemerkrankung*. Unter den zahlreichen allgemeinen Veränderungen und Symptomen stellt der Befall des Gleitgewebes von Sehnen und Gelenken die schwerwiegendste Manifestation dar. Viele pathologische Befunde weisen auf immunologische Vorgänge hin [3], [6]. Betroffen ist vorwiegend das weibliche Geschlecht im Alter zwischen 40 und 60 Jahren. Auffallend sind der oftmals symmetrische Befall zahlreicher Fingermittel- und -grundgelenke an beiden Händen und die Ausbildung gelenknaher Knochenveränderungen im Röntgenbild (subchondrale Osteoporose, Usuren) bereits in relativ frühen Stadien der Erkrankung (▶ Abb. 20.1). Später bilden sich bereits durch die Überdehnung von Gelenkkapselstrukturen, Sehnenscheiden und anschließend durch die zunehmende Zerstörung der Gelenkflächen, der Bänder und Sehnen charakteristische Deformitäten mit fatalen funktionellen Folgen aus.

Im Fingerbereich sieht man unter anderem

- die *Schwanenhalsdeformität* (Kap. Schwanenhalsdeformität),
- die *Knopflochdeformität* (Kap. Knopflochdeformität),
- eine *Achsenabweichung* in den Fingergrundgelenken nach ulnar, welche häufig mit Beugekontrakturen kombiniert vorkommt (Kap. Ulnare Fingerdeviation),
- die *90/90-Deformität des Daumens*, die der Knopflochdeformität an den Fingern II–V entspricht (Kap. Deformitäten im Daumenbereich).

Hinzu kommen Subluxationen und Luxationen vor allem der Fingergrundgelenke. Sehnenrupturen, die durch den Befall der Sehnengleitgewebe entstehen, können die aus den Deformierungen resultierenden funktionellen Einbußen verstärken.

Die Krankheit verläuft häufig schubweise und das Ansprechen der Erkrankungen auf die konservative antirheumatisch-immunologische Behandlung ist individuell sehr unterschiedlich. Rasche Verläufe mit akutem Beginn und fast bösartiger Zerstörungsneigung werden ebenso wie langsames Fortschreiten mit relativ milden entzündlichen Schüben und Phasen lang andauernder Remissionen beobachtet.

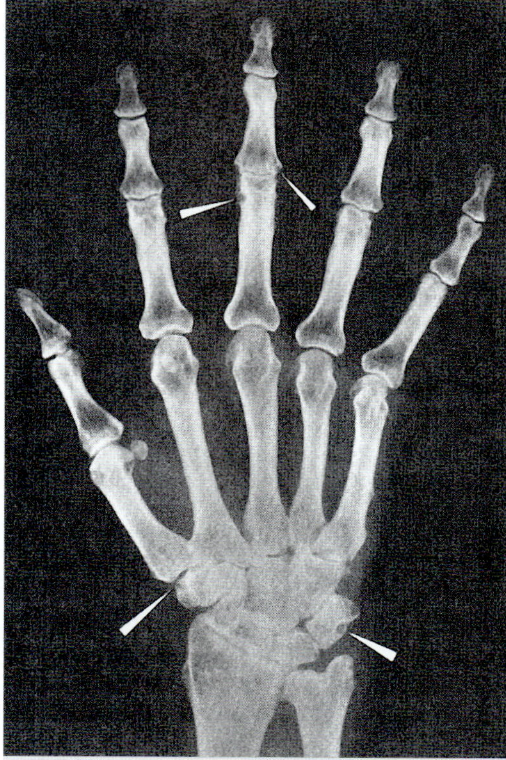

Abb. 20.1 Frühes Stadium einer CP mit Gelenkspaltverschmälerung und Arrosionen der gelenknahen Kortikalis an Finger- und Handwurzelgelenken (Pfeile).

Diagnose

Die Diagnose wird aufgrund des klinischen und röntgenologischen Befunds, der Rheumaserologie (Rheumafaktoren nur in ca. 70% positiv) und durch die histologische Untersuchung des bei einer Synovialektomie gewonnenen Materials gestellt.

Pathomechanismus der Deformierungen

Die Gelenkveränderungen beginnen mit einer entzündlichen Proliferation der Gelenkinnenhaut oder des Sehnengleitgewebes (der sogenannten

Synovialis) und einem Gelenkerguss. Der wichtigste Zerstörungsfaktor stellt die aggressive Wucherung der Synovialis dar. Sie wächst über Knorpelteile, arrodiert die Kortikalis an der Knochen-Knorpel-Grenze und dringt dort in Markräume zwischen Spongiosabälkchen ein. Dadurch wird das Gelenk sowohl von der Knorpelseite als auch von der Knochenseite her zerstört [3], [11], [13].

Enzyme, die im Rahmen der Entzündung beim Zerfall von Leukozyten freigesetzt werden und den Knorpel angreifen, sollen im Gegensatz zu bakteriellen Prozessen bei der CP von untergeordneter Bedeutung sein [4].

Ein weiterer Zerstörungsfaktor stellt die intraartikuläre Volumenzunahme durch Erguss und Synovitis dar. Hierdurch kommt es zu Überdehnungen der Kapsel- und Bandanteile mit entsprechender Lockerung und nachfolgenden Subluxationen. An den Sehnen führt eine Infiltration der aggressiven Synovialis zwischen die Sehnenfasern zur zunehmenden Strukturauflockerung und bei weiterem Fortschreiten zu Spontanrupturen.

Die Schmerzhaftigkeit der akuten Synovitis, die den Patienten zur Schonung von Fingern und Hand zwingt, kann über eine muskuläre Atrophie zu einem weiteren Verlust der stabilen Gelenkführung beitragen. Zusätzlich treten durch die Erkrankung selbst Muskelveränderungen auf.

Chirurgische Möglichkeiten und Indikationsstellung

Die operativen Eingriffe haben entweder eine *präventive*, den weiteren Zerstörungsprozess aufhaltende Zielsetzung oder sie sollen helfen, den Funktionsverlust bei bereits eingetretenen Zerstörungen ganz oder zumindest teilweise zu beseitigen (*rekonstruktive Zielsetzung*).

Präventive Eingriffe sind Synovektomien, d. h. die operative Entfernung der aggressiv proliferierten Synovialis in befallenen Gelenken und in den Gleitgeweben (Tenosynovektomie).

Hierdurch wird der im vorangehenden Abschnitt beschriebene Pathomechanismus der Gelenk- und Sehnenzerstörung unterbrochen oder zumindest hinausgezögert. Zusätzlich wird die quälende Schmerzsymptomatik beseitigt.

Die Indikation zur *Synovektomie* ist gegeben, wenn trotz konsequent durchgeführter, konservativer Behandlung die Gelenkschwellung anhält. Sie wird dringlich, wenn die ersten Zeichen einer Knochen-Knorpel-Beteiligung im Röntgenbild sichtbar sind. Bei weitergehenden Zerstörungen muss man abwägen, ob noch eine Synovektomie indiziert ist oder nicht schon Arthrodesen oder ein Gelenkersatz zum Funktionserhalt sinnvoll sind.

Im Sehnenbereich wird eine Synovektomie ebenfalls zwingend bei drohenden Sehnenrupturen, wenn die vermehrte und verdickte Synovialis in den Sehnenscheiden und Sehnenfächern zunehmend zu Strukturauflockerungen führt oder wenn durch die Gewebevermehrung zusätzlich eine Nervenkompressionssymptomatik, z. B. im Karpaltunnel, entsteht.

Die Indikation für *rekonstruktive, funktionsverbessernde Eingriffe* ist weniger eindeutig zu stellen. Sie hängt neben den jeweiligen operativen Möglichkeiten wesentlich von der Einstellung des Patienten ab, wie er seine Behinderung empfindet und wie er mit ihr zurechtkommt.

Die Auswahl der Eingriffe (Arthroplastiken, Endoprothesenimplantationen, funktionsgerechte Arthrodesen und seltener Umstellungsosteotomien) orientiert sich am Zerstörungsgrad, am Befallsmuster sowie am Zustand der Nachbargelenke. Die Vor- und Nachteile dieser zum Teil sich ergänzenden, zum Teil miteinander konkurrierenden Verfahren sind dabei genau abzuwägen.

Die zarten, dünnen Haut- und Weichteilverhältnisse mit leichter Verletzbarkeit, ausgeprägten osteoporotischen Veränderungen und die Zeitdauer bestehender Deformierungen sind weitere Faktoren, die bei der Auswahl und Durchführung der zu Verfügung stehenden Operationsverfahren berücksichtigt werden müssen.

20.1.1 Synovektomie

Die operative Entfernung der Synovialis wird sowohl als alleiniger Eingriff im Rahmen der protektiven Frühsynovektomie durchgeführt als auch ergänzend bei rekonstruktiven Eingriffen, um hier den Erfolg der Korrekturoperation nicht durch ein Rezidiv zu gefährden.

Handrücken und Handgelenk (Strecksehnen/Gelenk)

Auf der Streckseite ist vor allem das Sehnengleitgewebe über dem Handrücken und in den Sehnenfächern über dem distalen Radius betroffen. Die Tenosynovitis kann isoliert oder im Regelfall gemeinsam mit einer Handgelenksynovitis oder einer Synovitis des distalen Radioulnargelenks

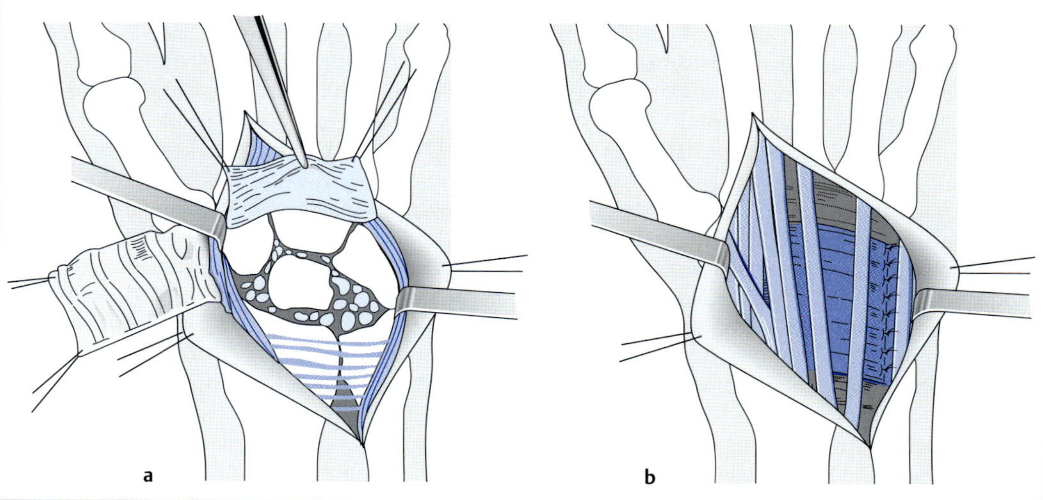

Abb. 20.2 Handgelenksynovektomie.
a Zur Freilegung des Handgelenks sind die distalen Anteile des Retinaculum extensorum nach radial und die Handgelenkkapsel nach distal abpräpariert.
b Der präparierte Retinakulumstreifen wird nach der Synovektomie unter den Strecksehnen auf die Handgelenkkapsel aufgenäht.

vorliegen und imponiert als schmerzhafte Schwellung. Die Beweglichkeit der Sehnen ist durch den Befall der Sehnenfächer häufig eingeschränkt.

Die Freilegung erfolgt von einem geraden, schrägen oder S-förmig geschwungenen Hautschnitt über der Handwurzel. Die distalen $^{2}/_{3}$ des Retinaculum extensorum mit seinen Sehnenfächern werden dargestellt, ulnarseitig am 6. Sehnenfach (Extensor carpi ulnaris) abgelöst und bis zum 1. Sehnenfach nach radial abpräpariert (▶ Abb. 20.2a). Hier bleibt das Retinakulum gestielt. Während der Präparation muss auf die relativ kräftigen dorsalen Hautäste des N. radialis und N. ulnaris zu beiden Seiten des Operationsgebiets ebenso wie auf größere längsverlaufende Venen geachtet werden. Über dem schrägen 3. Sehnenfach ist besondere Vorsicht geboten, um die Sehne des M. extensor pollicis longus, die hier die radialen Handgelenkextensoren im 2. Sehnenfach überkreuzt, nicht zu verletzen und um das mit der hier befindlichen Knochenrinne verwachsene Retinakulum nicht versehentlich einzuschneiden.

Mit einer geeigneten Synovektomiezange (feine Luer-Zange) und einem feinen scharfen Skalpell werden die Strecksehnen und die eröffneten Sehnenfächer möglichst radikal von gewuchertem Synovialgewebe befreit. Synoviale Sehneninfiltrate werden ebenfalls zwischen zu schonenden Sehnenfasern entfernt. Am Boden des 4. Strecksehnenfachs kann bei entsprechender Schmerzsituation eine Resektion des N. interosseus posterior erfolgen. Fehlt eine Synovitis des Handgelenks, so wird der Retinakulumstreifen unter den Strecksehnen durchgezogen, mit seinem ulnarseitigen Resektionsrand über der Sehne des M. extensor carpi ulnaris an seine ursprüngliche Basis wieder angeheftet (▶ Abb. 20.2b) und der Eingriff nach Einlegen einer Redon-Drainage und sorgfältiger Blutstillung durch die Hautnaht beendet.

Liegt eine Beteiligung des Handgelenks vor, so wird dessen Gelenkkapsel nach der Tenosynovektomie über dem Radiokarpalgelenk eröffnet. Dort wird die Synovia ebenfalls möglichst vollständig entfernt, wobei intakte schräg und quer verlaufende Bänder des Handgelenks und der Handwurzel und zwischen den einzelnen Handwurzelknochen (Ligg. transversa und interossea) nicht zusätzlich verletzt werden sollten, um keine weitere Subluxationsstellungen zu provozieren. Eventuelle Knochensporne, die ihrerseits zu Sehnenrupturen führen können, werden abgetragen.

Ist das *Ellenköpfchen* zerstört oder behindert es bei untergegangenem distalen Radioulnargelenk die Handumwendbewegungen, so wird es reseziert.

Über der queren Inzision der dorsalen Handgelenkkapsel wird nach der Synovektomie das Retinakulum wie zuvor beschrieben unter den Strecksehnen durchgezogen und mit Nähten fixiert (▶ Abb. 20.2b). Zur Verbesserung einer eingeschränkten Handgelenkbeugefähigkeit kann es auch in die Gelenkkapsel zu deren Erweiterung eingenäht werden.

Häufig liegt auch eine isolierte *Synovitis im distalen Radioulnargelenk* zwischen Ulnakopf und gegenüberliegender Handwurzel oder in der Sehnenscheide der über das distale Ulnaende ziehenden Sehne des M. extensor carpi ulnaris vor. Auch hier kann man mit einer rechtzeitig durchgeführten sorgfältigen Synovektomie von einem dorsal längs über dem Radioulnargelenk verlaufenden Hautschnitt aus die Zerstörung vermeiden oder hinauszögern. Meist werden dabei fragmentierte Diskusanteile mitentfernt. Danach ist die Gelenkkapsel zur Vermeidung sekundärer Ulnakopfluxationen nicht nur zu nähen, sondern evtl. sogar zu raffen.

Ist die Bandführung im distalen Radioulnargelenk noch einigermaßen stabil, ist auch eine arthroskopische Synovektomie und partielle Diskusresektion möglich.

Beugesehnen

Bei einer *Synovitis im* Karpaltunnel erfolgt die Freilegung der Sehnen in gleicher Weise wie bei der Operation eines Karpaltunnelsyndroms, welches ohnehin durch die Schwellungen des Sehnengleitgewebes häufig ausgelöst wird (Kap. 19.4.1 Ursachen).

An den Fingern II–V kann die gesamte Sehnenscheide vom 1. Ringband über dem Mittelhandköpfchen bis zum Endglied betroffen sein. Die Freilegung erfolgt hier von der in der Beugesehnenchirurgie üblichen W-förmigen Schnittführung (▶ Abb. 8.7). Der Sehnenscheidenkanal wird an mehreren Stellen bei Belassung intakt gebliebener Ringbänder gefenstert; von dort aus erfolgt die Synovektomie beider Beugesehnen (▶ Abb. 20.3). Sind durch eine länger bestehende Synovitis die Ringbänder zerstört, so ist eine Ringbandrekonstruktion notwendig.

Sie kann durchgeführt werden, indem einer der beiden Schenkel der kürzeren oberflächlichen Beugesehne im Bereich der Aufspaltung abgetrennt, schräg über die verbleibenden Sehnenzüge umgeleitet und an der Basis der Sehnenscheide fixiert wird (▶ Abb. 20.4).

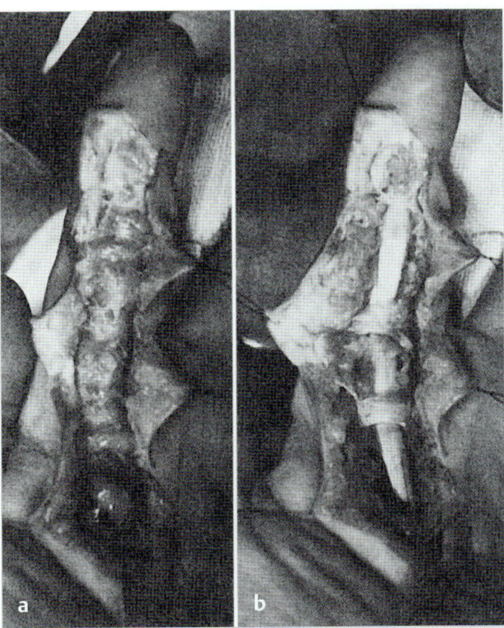

Abb. 20.3 Beugesehnensynovektomie (Zeigefinger).
a Synovitis im Sehnenscheidenkanal. Die Sehnenscheide ist in voller Länge infiltriert.
b Nach der Synovektomie erhalten gebliebene Ringbänder.

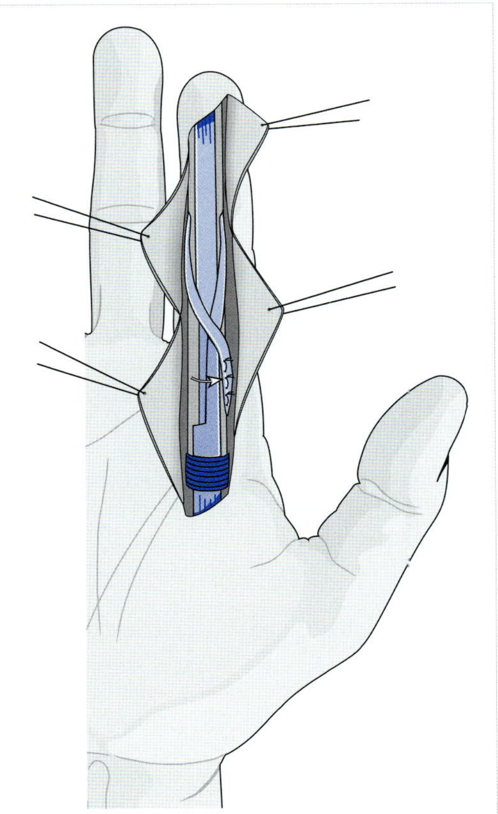

Abb. 20.4 Ersatz eines Ringbands durch einen Teil der oberflächlichen Beugesehne nach Zerstörung des fibrösen Sehnenscheidenkanals durch infiltrierende Synovialitis.

Fingergelenke

Sehr häufig sind die Fingergrundgelenke (MP-Gelenke), an den Fingern II–V auch die Mittelgelenke (PIP-Gelenke) und am Daumen auch das Endgelenk (DIP-Gelenk) betroffen, selten hingegen die Endgelenke der Finger II–V (DIP-Gelenke) – im Gegensatz zur Psoriasisarthritis.

Frühzeitige Synovektomien sind an diesen noch nicht zerstörten Gelenken operationstechnisch relativ einfach durchzuführen.

Grundgelenke

Sind mehrere (3 oder 4) Grundgelenke befallen, so empfiehlt sich die operative Freilegung von einer queren dorsalen Hautinzision über den Mittelhandköpfchen. Bei einzeln befallenen Gelenken reicht eine bogenförmig um die Ulnaseite des Gelenks herumgeführte dorsale Inzision als Zugang aus (▸ Abb. 16.14a). Die über dem Gelenk von der Streckseite seitlich zu den Sehnen der Handbinnenmuskeln ziehenden Faserzüge (▸ Abb. 9.1) werden ca. 2 mm radial der Sehne parallel zu ihrem Verlauf durchtrennt und die Sehne wird nach ulnar weggehalten. Nach Eröffnen der eigentlichen Gelenkkapsel kann die gewucherte Synovialis im dorsalen Rezessus und bei Längszug am Finger auch in den seitlichen Abschnitten nahezu vollständig entfernt werden. Eine maximale Beugung des Fingers im Grundgelenk und ein gleichzeitiges Anheben des Mittelhandköpfchens mit einem feinen Einzinkerhaken ermöglicht im Allgemeinen auch die Ausräumung des beugeseitigen Gelenkrezessus. Anschließend wird die Inzision im radialen Anteil des sog. Sehnenhäubchens wieder vernäht. Der Eingriff muss häufig kombiniert werden mit der Behandlung einer ulnaren Fingerabweichung, einer Zentrierung der Strecksehnen über der Gelenkmitte (Kap. 9.2.4, ▸ Abb. 9.27) und anderen Korrekturen.

Das Vorgehen am Daumengrundgelenk ist gleichartig, der Zugang erfolgt entweder wie bei der Versorgung einer ulnaren Seitenbandläsion (Kap. 6.3) oder das Gelenk wird zwischen den Sehnen des M. extensor pollicis longus und M. extensor pollicis brevis freigelegt und synovektomiert.

Mittelgelenke (PIP-Gelenke)

Als Zugang hat sich eine bogenförmige dorsoulnar (am kleinen Finger dorsoradial) um das Gelenk herumgeführte Hautinzision bewährt (▸ Abb. 16.14). Darunter wird der Mittelzügel der Streckaponeurose dargestellt. Beidseits dieses Strecksehnenzügels wird die Gelenkkapsel längs eröffnet und die Synovia im dorsalen Rezessus unter dem Mittelzügel entfernt. Wenn eine weitergehende Synovitis bis in den beugeseitigen Gelenkrezessus hin vorliegt, empfiehlt sich die Durchtrennung des ulnaren (am kleinen Finger des radialen) Seitenbandes [8], [13]. Danach kann das Gelenk aufgeklappt und die Synovektomie auch im beugeseitigen Bereich vervollständigt werden. Anschließend werden Seitenband und durchtrennte Faserzüge zwischen Mittel- und Seitenzügel genäht. Auch nach einer Seitenbanddurchtrennung mit nachfolgender Naht ist ohne Nachteil für den Patienten eine frühzeitige aktive Übungsbehandlung möglich (2.–3. Tag nach der Operation). Lediglich ein seitliches Verkanten des betroffenen Fingers ist zu vermeiden.

Endgelenke (DIP-Gelenke)

Eine gelegentlich notwendige Synovektomie der Endgelenke kann in gleicher Weise wie bei den Mittelgelenken von einer L-oder Y-förmig dorsal über dem Gelenk angelegten Schnittführung erfolgen (ggf. auch hier mit Durchtrennung eines Seitenbandes) (▸ Abb. 16.14). Allerdings sind diese Gelenke häufig so verändert, dass gleich die Durchführung einer Arthrodese (▸ Abb. 7.10 und ▸ Abb. 7.11) günstiger ist.

Daumensattelgelenk

Ein betroffenes Daumensattelgelenk wird vom gleichen Zugang wie bei der offenen Reposition einer Bennett-Fraktur (Kap. 5.3.5, ▸ Abb. 5.24) aus eröffnet und bei gleichzeitigem Zug am Daumen von Wucherungen der Synovialis befreit. Die radialen Bandverbindungen zwischen der Basis des 1. Mittelhandknochens und dem Os trapezium werden anschließend gerafft und evtl. mit einem kleinen Sehnenstreifen verstärkt.

20.1.2 Rekonstruktive Maßnahmen an Sehnen und Bändern

Behandlung von Sehnenrupturen bei der chronischen Polyarthritis

Die Indikation zur operativen Behandlung ist bei jeder frischen Sehnenruptur dringlich. Die Wiederherstellung kann wie bei posttraumatischen Sehnendefekten erfolgen durch (Kap. 9.4)

- Sehnentransplantation,
- Sehnentransposition,
- Annähen des distalen Sehnenstumpfs an eine Sehne mit verwandter Funktion und Verlaufsrichtung.

Eine direkte Sehnennaht kommt wegen der Zerstörung der Sehnenstruktur im Rupturbereich nur selten infrage. Liegt die Ruptur längere Zeit zurück, so sind die unter 2. und 3. genannten Möglichkeiten der Sehnentransposition vorzuziehen, da bereits degenerative Veränderungen in der zugehörigen Muskulatur eingetreten sind (▶ Abb. 20.5).

Die einzelnen Verfahren sind für die Strecksehnen (Kap. 9.4) und für die Beugesehnen (Kap. 8.5) weiter oben beschrieben.

Schwanenhalsdeformität

Bei dieser in fortgeschrittenen Stadien der chronischen Polyarthritis relativ häufigen Deformität werden in schwanenhalsähnlicher Weise Grund- und Endgelenk in Beugung und das Mittelgelenk in Überstreckstellung gehalten (▶ Abb. 20.6). Da-

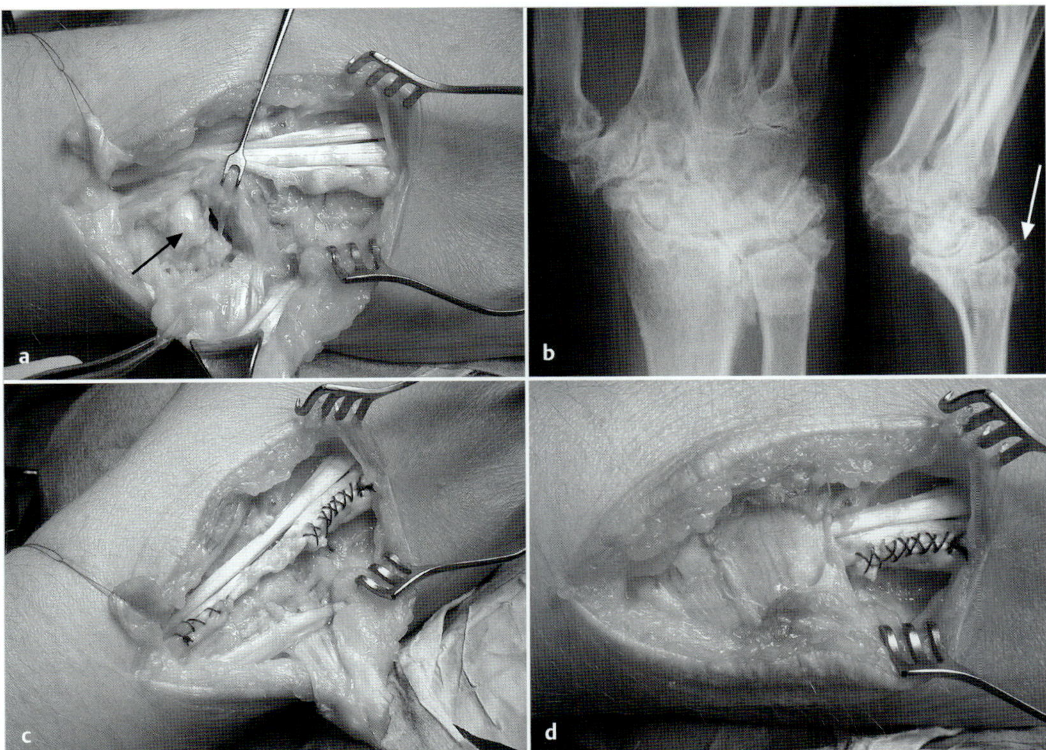

Abb. 20.5 Strecksehnenruptur durch rheumatische Handwurzeldestruktion.
a 4. und 5. Sehnenfach sind eröffnet, das Ulnokarpalgelenk ist dargestellt, die ulnaren Strecksehnen sind an der hinteren Kante des Ellenkopfes (Pfeil) durchgescheuert.
b Das Röntgenbild zeigt den rheumatisch bedingten karpalen Kollaps und den scharfkantig veränderten Ulnakopf (Pfeil).
c Nach Abtragen der Knochenkanten und Anhängen der Strecksehne D IV an D III mit einer fortlaufenden Seit-zu-Seit-Naht. Das ulnarseitig gestielte Strecksehnenretinakulum ist gut erkennbar.
d Nach Naht des Strecksehnenretinakulums.

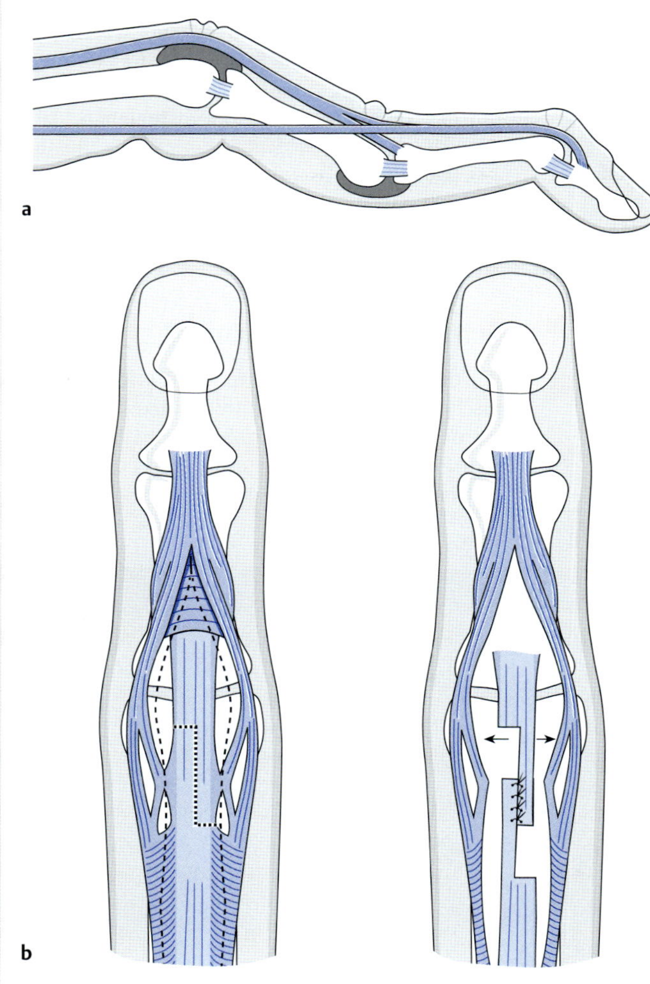

Abb. 20.6 Schwanenhalsdeformität.
a Die Seitenzügel und die Sehnen der Handbinnenmuskulatur sind nach dorsal über das Mittelgelenk gerutscht.
b Schematische Darstellung einer Z-Verlängerung des Strecksehnenmittelzügels und einer Verlagerung der seitlichen Sehnenzügel nach lateral und palmar.

durch ergibt sich eine Behinderung des Faustschlusses und des Spitzgriffes zwischen Daumen und betroffenem Finger. Zugrunde liegen vor allem Änderungen in den Spannungsverhältnissen des Strecksehnenmittelzügels und eine Verlagerung der Zugrichtung der Handbinnenmuskeln. Ursächlich kommen hierfür Schwellungen der Synovialis in dorsalen Abschnitten des Grund- und Endgelenks und in den palmaren Anteilen des Mittelgelenks [13] oder eine beginnende palmare Subluxation in den Grundgelenken [6] infrage. Begünstigt wird dies durch eine zusätzliche Synovitis im Bereich der Beugesehnenscheiden und deren Überdehnung.

Bei leichteren Formen ist nur der Beginn des Beugevorganges erschwert. Sobald die Seitenzügel über die Kondylen des Grundgliedköpfchens gerutscht sind, gelingt noch der Faustschluss. In Spätstadien ist die Fehlstellung fixiert.

Die Deformität kann auch ohne Polyarthritis im Rahmen spastischer Erkrankungen oder ohne erkennbare Ursache bei Jugendlichen auftreten. In diesen Fällen kommen auch die Verfahren der beugeseitigen Tenodese infrage (Kap. 17.2.5).

Die Aussichten auf einen dauerhaften operativen Korrekturerfolg sind trotz der zahlreich vorgeschlagenen Operationsverfahren gering. Bei erhaltener Gelenkstruktur, wenn zumindest eine passive Beugefähigkeit vorliegt, kann man neben anderen Möglichkeiten [6], [13] versuchen, den Mittelzügel Z-förmig zu verlängern und dabei durch paralleles Einschneiden der seitlichen Sehnenfasern die Seitenzügel zu mobilisieren (▶ Abb. 20.6b). In ausgeprägten Fällen zeigen jedoch funktionsgerechte Arthrodesen der Mittelgelenke am ehesten eine gewisse Funktionsverbesserung.

Knopflochdeformität

Auch bei der im Rahmen einer chronischen Polyarthritis auftretenden *Knopflochdeformität* gilt der Behandlungserfolg im Gegensatz zur posttraumatisch entstandenen (Kap. 9.2.2) als unsicher [6], [13]. Dies ist unter anderem darauf zurückzuführen, dass hierbei die Veränderungen nicht nur die Sehnen allein, sondern auch Strukturen des Gelenks selbst (Seitenbänder, Kapselgewebe, beugeseitige fibröse Gelenkplatte) betreffen.

Meist liegt eine durch die synoviale Schwellung des Mittelgelenks ausgelöste Überdehnung oder eine durch synoviale Infiltration verursachte Zerstörung des Strecksehnenmittelzügels über dem Mittelgelenk vor. Wie bei der posttraumatischen Knopflochdeformität rutscht das Grundgliedköpfchen daraufhin zwischen den Seitenzügeln nach dorsal hindurch und es kommt zur charakteristischen Beugestellung im Mittelgelenk bei gleichzeitiger Überstreckung im Endgelenk (▶ Abb. 9.17).

In Fällen mit knöchern wenig zerstörtem Gelenk kann gleichzeitig mit der Synovektomie eine Raffung oder Reinsertion des Mittelzügels mit temporärer Kirschner-Draht-Arthrodese für 5 Wochen (▶ Abb. 9.18) [6] und gleichzeitiger Raffung der Verbindungszüge zwischen den beiden Seitenzügeln über der Basis des Mittelglieds oder ein anderes Verfahren (▶ Abb. 9.21, ▶ Abb. 9.22, ▶ Abb. 9.23, ▶ Abb. 9.24, ▶ Abb. 9.25) versucht werden. Liegen gröbere Gelenkzerstörungen vor, so kann man bei guten Hautverhältnissen und erhaltenem Streckapparat eine Endoprothesenimplantation [14], [15] oder bei ungünstigen Verhältnissen, bei denen auch die passive Streckfähigkeit aufgehoben ist, eine funktionsgerechte Arthrodese, die zusätzlich eine sichere Schmerzfreiheit bewirkt, durchführen.

Deformitäten im Daumenbereich

Im Bereich des Daumens kann eine der *Knopflochdeformität* der Finger II–V ähnliche Fehlstellung auftreten (▶ Abb. 20.7). Durch eine Synovitis kommt es zur Überdehnung oder infiltrativen Auflockerung der dorsalen Gelenkkapselanteile des Daumengrundgelenks und der über das Grundgelenk ziehenden und an der Basis des Grundglieds ansetzenden Sehne des M. extensor pollicis brevis. Es handelt sich um den entsprechenden Mechanismus wie bei der Überdehnung des Strecksehnenmittelzügels an den Fingern II–V. Die dorsoulnar über das Grundgelenk zum Endgelenk ziehende Sehne des M. extensor pollicis longus kann dabei nach ulnar abgedrängt werden, wobei diese Abweichung durch den Zug der ulnar mit dieser Sehne zusammenhängenden Aponeurose des M. adductor pollicis verstärkt wird (▶ Abb. 20.6). Auch die in die radiale Streckaponeurose einstrahlenden Fasern der Ansätze der Daumenballenmuskeln (in erster Linie des M. abductor pollicis brevis) rutschen auf der Gegenseite

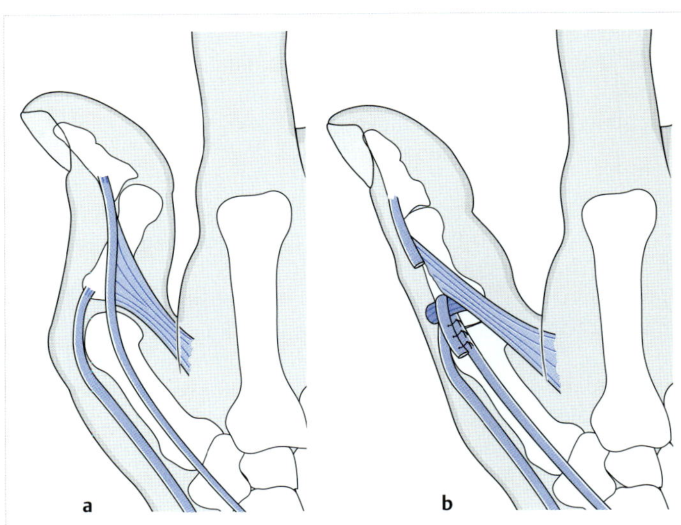

Abb. 20.7 Operation zur Korrektur der Knopflochdeformität des Daumens (90/90-Deformity) [11].

a Präoperativ ist die Sehne des M. extensor pollicis longus von ihrem normalen dorsalen Verlauf über dem Grundgelenk nach ulnar abgewichen.

b Nach Abtrennung der langen Daumenstrecksehne und Reinserierung am Periost der Grundgliedbasis unter Doppelung des Sehnenendes resultiert eine normale Stellung des Daumens.

vor die Beugeachse des Daumengrundgelenks. Gleichzeitig kommt es hierdurch zur Überstreckung des Daumenendgelenks. Die im Extremfall rechtwinklige Beuge- und Streckfehlstellung der beiden Daumengelenke hat zur englischen Bezeichnung *Ninety-to-Ninety-Deformity* geführt.

Eine die Gelenkfunktion erhaltende Korrektur ist meist nur in Anfangsstadien möglich. Sie wird kombiniert mit einer Synovektomie und besteht im Allgemeinen in einer Raffung der Sehne des Extensor pollicis brevis und in einer Durchtrennung der langen Daumenstrecksehne über der Mitte des Daumengrundgliedes. Diese wird dann unter einem queren Periostreifen an der Basis des Grundglieds durchgezogen, distal umgeschlagen und relativ straff proximal des Gelenks mit sich selbst vernäht [11], [12]. Zusätzlich empfiehlt sich für 5 Wochen eine temporäre Kirschner-Draht-Arthrodese. Die Streckung im Endgelenk erfolgt durch die weiterhin in die distal verbliebene Streckaponeurose einstrahlenden und von den genannten Handbinnenmuskeln herkommenden seitlichen Faserzüge (▸ Abb. 20.6b).

Im Falle einer weitergehenden Gelenkzerstörung kann, sofern das Sattelgelenk beweglich ist, eine Arthrodese des Grundgelenks (Kap. 20.1.3) in Streckstellung und unter leichter knöcherner Verkürzung am günstigsten sein.

Eine weitere funktionell im Daumenbereich störende Fehlstellung, die in einer Adduktion des 1. Mittelhandstrahls bei gleichzeitiger Überstreckstellung oder Subluxation im Grundgelenk besteht, wird durch Veränderungen im Daumensattelgelenk (Karpometakarpalgelenk I) ausgelöst. Hier kommt eine Sattelgelenkarthroplastik (Kap. 7.4.3), kombiniert mit einer Ablösung der Ursprünge der kontrakten Daumenadduktionsmuskulatur infrage (M. interosseus dorsalis I am Metakarpale I und Durchtrennung der Aponeurose des M. adductor über dem Grundgelenk).

Ulnare Fingerdeviation

Diese relativ häufige (30 – 40%) und für die CP charakteristische Deformität (▸ Abb. 20.8) wird durch das Zusammenspiel mehrerer Faktoren verursacht [6].

Eine Überdehnung der Kollateralbänder und des Strecksehnenhäubchens infolge der synovialen Schwellung im Bereich der Grundgelenke stellen die Voraussetzung für ihr Entstehen dar. Die Abweichung zur Ellenseite kann dann durch die normalerweise auch an der gesunden Hand vorkommende ulnare Zugrichtung der Strecksehnen ausgelöst werden. Sie verstärkt sich, wenn durch eine Synovitis des distalen Radioulnargelenks das Handgelenk nach radial gehalten wird. Sie ist gleichsam fixiert, wenn die Strecksehnen von der Mitte des Mittelhandköpfchens in die ulnare Interdigitalgrube neben dem Grundgelenk abgerutscht sind. In solchen Fällen besteht zusätzlich ein aktives Streckdefizit im Grundgelenk (Kap. 9.2.4). Der von radial gegen die Finger II–V gerichtete Druck des Daumens beim Zupacken und Veränderungen in den Handbinnenmuskeln (teils Atrophien, teils Tonuserhöhungen) kommen hinzu.

Operativ stehen neben der Synovektomie folgende 3 Maßnahmen zur Verfügung:

- Die Raffung des radialen Kollateralbandes; dabei werden beide Seitenbänder vom Mittelhandköpfchen abgelöst, das radialseitige möglichst mit einer kleinen Knochenlamelle, mit der es weiter proximal am Köpfchen refixiert wird [1] (▸ Abb. 20.9),
- die Beseitigung der Strecksehnenverlagerung über dem Grundgelenk nach einem der in ▸ Abb. 9.27 gezeigten Verfahren,
- am Zeigefinder die Verstärkung des für die Radialabduktion des Zeigefingers zuständigen M. interosseus dorsalis I durch ein Umsetzen der Extensor-indicis-proprius-Sehne auf die radialen Anteile der Streckaponeurose (▸ Abb. 20.9).

Für ein dauerhaft zufrieden stellendes Ergebnis empfiehlt es sich, alle 3 Maßnahmen zu kombinieren und bei stärkeren Abweichungen durch eine Sehnendurchtrennung der ulnaren Mm. interossei zu ergänzen. Zusätzlich sollten stets eine Synovektomie des distalen Radioulnargelenks oder andere sinnvolle Korrekturen, die die Radialabduktion des Handgelenks beseitigen (z. B. radiokarpale Arthrodese), erfolgen.

Bei *Zerstörung der Gelenkfläche* ist es sinnvoll, Arthroplastiken oder Kunstgelenkimplantationen mit den genannten Maßnahmen zu kombinieren (Kap. 20.1.4, ▸ Abb. 20.11).

Die postoperative *Nachbehandlung* besteht zunächst in einer 3-wöchigen Ruhigstellung auf einer die Finger nach radial haltenden, beugeseitigen Gipsschiene. Diese wird nach 3 Tagen täglich 1 – 2-mal für Übungen, bei denen jedoch eine Ulnarabweichung der Finger vermieden werden muss, und bei der die Gelenke vorsichtig geführt durchbewegt werden, abgenommen. Später empfiehlt

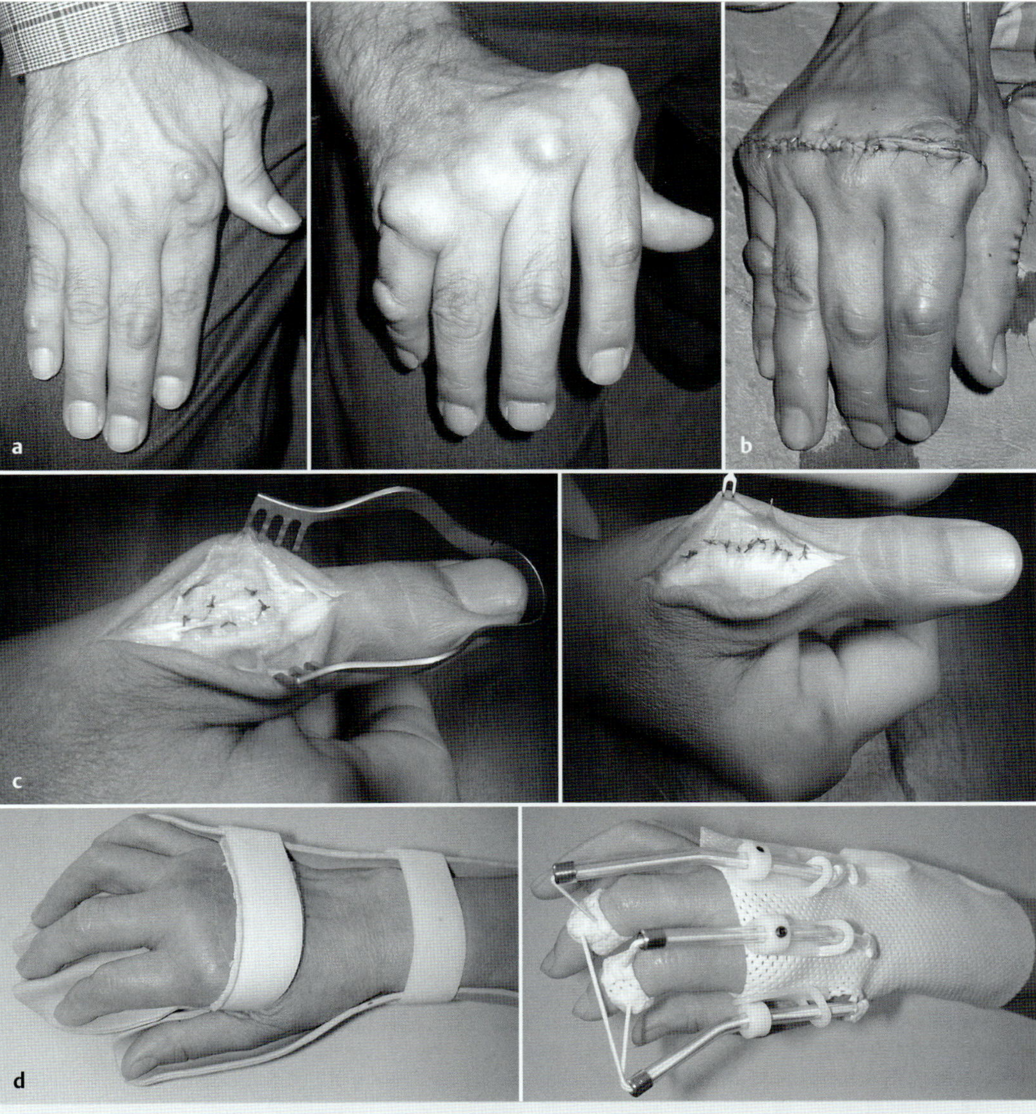

Abb. 20.8 Fingerdeformitäten bei chronischer Polyarthritis.

a 90/90-Deformität des Daumens und durch Abrutschen der Strecksehnen nach ulnar verursachte ulnare Fingerdeviation der Finger II–V, dazu zahlreiche Rheumaknoten.

b Nach Synovektomie der Grundgelenke und Neuzentrieren der Strecksehnen der Finger II–V (s. ▶ Abb. 20.9 und ▶ Abb. 9.27).

c Links: Korrektur der Extensor-Pollicis-longus-Sehne entsprechend ▶ Abb. 20.7. Rechts: Zusätzliche Straffung des Sehnenhäubchens.

d Nachbehandlung mit einer Nachtlagerungsschiene (links) und einer dynamischen Schiene (rechts).

sich in vielen Fällen eine mehrmonatige Weiterbehandlung mit Lagerungsschienen für die Nacht und speziellen dynamischen Schienen, deren genaue Darstellung den Rahmen dieses Buches sprengen würde, so dass auf die weiterführende Literatur verwiesen wird [9].

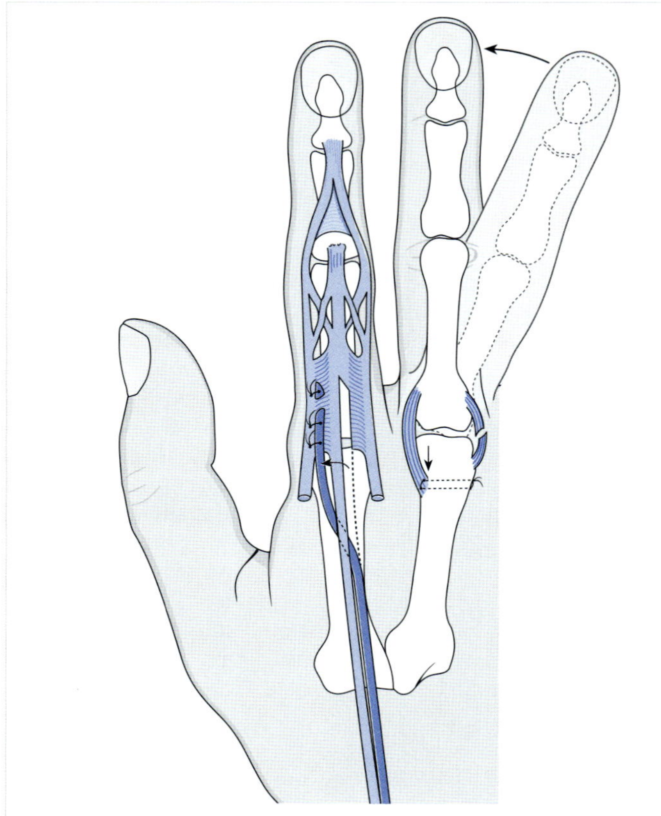

Abb. 20.9 Korrekturen der ulnaren Fingerdeviation.
Am 3. Finger ist das radiale Kollateralband mit einer Knochenlamelle nach proximal versetzt, das ulnare bleibt durchtrennt. Am Zeigefinger ist die Sehne des M. extensor indicis proprius auf die radialen Faserzüge des Streckapparats nach dessen Raffung und nach der am 3. Finger gezeigten Seitenbandverlagerung umgesetzt (weitere Maßnahmen ▸ Abb. 9.27).

20.1.3 Arthrodesen

Indikation

Arthrodesen zerstörter Gelenke haben unter anderem bei der chronischen Polyarthritis den Effekt, dass mit dem knöchernen Durchbau der Krankheitsprozess für dieses Gelenk beendet ist und eine Stabilität erreicht wird. Wegen des vollständigen Bewegungsverlustes kommt dieses Verfahren jedoch nur an bestimmten Gelenken und nach eingehenden Überlegungen bezüglich des Befallsmusters an der Gesamthand, der Erkrankungsprogredienz und der funktionellen Ansprüche des Patienten infrage.

Für eine Arthrodese geeignet sind das Handgelenk einschließlich der Handwurzelgelenke, das Daumengrund- und Endgelenk, sofern im Sattelgelenk eine ausreichende Beweglichkeit vorhanden ist, und die Endgelenke der Finger II–V. Ungeeignet sind die Grundgelenke der Finger II–V, bei denen bevorzugt Kunstgelenke eingesetzt werden.

An den Mittelgelenken hat man sich mit Ausnahme des Zeigefingermittelgelenks je nach Gesamtsituation der Hand zwischen der Arthrodese und bewegungserhaltenden Arthroplastiken oder Kunstgelenkimplantationen zu entscheiden.

Operative Voraussetzungen

Bei der Auswahl und Durchführung der Arthrodeseverfahren sind die Besonderheiten der Skelett- und Weichteilverhältnisse des Rheumatikers wie Osteoporose, leichte Verletzlichkeit der Haut und evtl. veränderte Festigkeit der Sehnenstrukturen sowie die oftmals aufgrund der antirheumatischen Medikation verzögerte knöcherne Durchbauung zu berücksichtigen.

So ist das Auftragen von Osteosynthesematerial unter den Weichteilen mit der Gefahr von Sehnenrupturen und Hautnekrosen unbedingt zu vermeiden. Dies gilt vor allem für die bei arthrotischen oder posttraumatischen Veränderungen idealen Platten- oder Schraubenosteosynthesen (Kap. 7.3).

Operatives Vorgehen

Die schwierigen Verhältnisse bei der chronischen Polyarthritis werden z. B. in dem von Mannerfelt für die Handgelenkarthrodese angegebenen Verfahren berücksichtigt [9]. Nach einer Resektion des in den Zerstörungsprozess des Handgelenks miteinbezogenen Ellenköpfchens werden die Gelenkflächen zwischen Radius und proximaler Handwurzelreihe sowie zwischen den Handwurzelknochen untereinander und das 3. Karpometakarpalgelenk entknorpelt und sparsam reseziert. Von einem ulnarseitig vorgebohrten Knochenfenster im 3. Mittelhandknochen wird ein Rushpin in die Markhöhle dieses Mittelhandknochens eingefädelt und über die Handwurzel in den Radius unter Bildwandlerröntgenkontrolle eingeschlagen. Der Einschlaghaken des Rushpins verbleibt dabei ohne Gefahr für Haut oder Strecksehnen im Intermetakarpalraum zwischen 3. und 4. Mittelhandknochen. Durch eine zusätzliche Metallklammer, die einerseits im distalen Radius und andererseits im Metakarpale III oder einem Handwurzelknochen befestigt wird, erfolgt die Sicherung der Rotationsstabilität. Kombiniert wird diese Operation häufig mit einer Synovektomie der Strecksehnen.

Bei unkomplizierten Hautverhältnissen ist jedoch auch bei der chronischen Polyarthritis eine Handgelenkarthrodese mit speziellen, wenig auftragenden vorgeformten Arthrodeseplatten aus Titan möglich (▸ Abb. 7.22) mit dem Vorteil einer früheren Gebrauchsfähigkeit der Hand.

An den für eine Arthrodese infrage kommenden Fingergelenken ist es bei schwierigen Hautverhältnissen ratsam, lediglich 2 – 3 Kirschner-Drähte zur Osteosynthese der resezierten Gelenkfläche zu verwenden. Diese sollten sich wie bei Korrekturosteotomien (▸ Abb. 5.29) und Frakturen (▸ Abb. 5.4) nicht im Arthrodesenspalt kreuzen. Infolge der abgestuften Feinheit der modernen Implantate kommen jedoch auch Schrauben- und Plattenosteosynthesen (Kap. 7.3) infrage. Die angegebenen Winkelmaße für die Versteifung gelten auch hier.

20.1.4 Arthroplastiken – Endoprothesen

Indikation

Seit etwa 1970 hat in der Rheumachirurgie der Hand zunehmend der Ersatz zerstörter Gelenke durch künstliche Implantate die in den Jahrzehnten zuvor entwickelten Methoden der Resektions- und Interpositionsarthroplastiken an Fingergrundgelenken und am Daumensattelgelenk in ihrer Bedeutung zurückgedrängt.

Vor allem die von Swanson entwickelten Silikonimplantate [14], [15] haben weite Verbreitung gefunden. Die Vorteile dieser Verfahren gegenüber Arthroplastiken mit körpereigenem Material bestehen bei der chronischen Polyarthritis in der meist besseren Beweglichkeit mit guter Seitenstabilität, einer Korrektur der Achsenabweichung und einer geringen Rezidivgefahr hinsichtlich des Auftretens erneuter Fehlstellungen und sie lassen sich vor allem in den Grundgelenken der Finger II – V relativ einfach implantieren. Die Silikonimplantate nehmen eine Mittelstellung zwischen Arthroplastik und endoprothetischem Fingergelenkersatz ein. Ihre unverändert große Verbreitung gegenüber anderen Kunstgelenken [6] mag darin begründet sein, dass sie für den osteoporotischen Knochen aufgrund ihrer relativ lockeren und elastischen Verankerung und der Gewebefreundlichkeit des Materials eine geringe Belastung darstellen und dass man auch beim Auftreten von Komplikationen wie Materialbruch und Infektion noch immer die Möglichkeit zur Arthrodese oder Arthroplastik hat. Bei den Silikonimplantaten für die Finger II – V spielen die an der Handwurzel oder am Handgelenk häufig zu beobachtenden und durch Silikonabrieb verursachten Knochengranulome offenbar keine Rolle (wenig Reibung, nur elastische Verformung beim Beugen).

Eine wichtige Voraussetzung für Arthroplastiken und die Implantation von Endoprothesen sind jedoch intakte Sehnenverhältnisse.

Operatives Vorgehen

Resektionsarthroplastik

Als Beispiel für eine Resektionsarthroplastik, mit der eine funktionell wertvolle Beweglichkeit wiedererlangt oder bewahrt werden kann, sei hier unter verschiedenen Möglichkeiten [7], [13] das Verfahren nach Vainio [16] angeführt (▸ Abb. 20.10). Hierbei werden nach der Resektion des zerstörten Mittelhandköpfchens die Seitenbänder von ihrem Ansatz am Köpfchen abgetrennt und geschont. Die in Höhe der knöchernen Resektion ebenfalls durchtrennte Strecksehne wird aus dem nach beiden Seiten zu den Sehnen der Handbinnenmuskeln abgehenden Fasergewebe ausgelöst. Der distale Sehnenstumpf wird zwischen Grundglied und

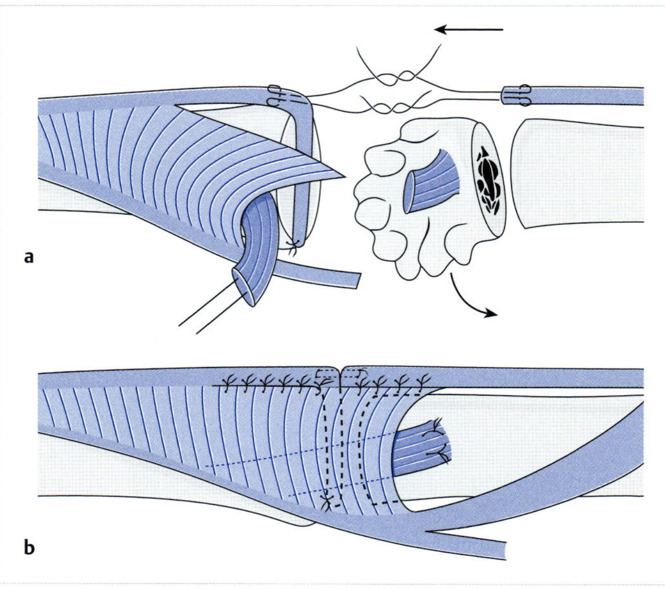

Abb. 20.10 Resektionsarthroplastik nach Vainio.
a Köpfchenresektion mit Interposition des distalen Strecksehnenstumpfs zwischen Grundphalanxgelenkfläche und verbleibendem Mittelhandknochenstumpf, dessen Resektionsränder abgerundet werden.
b Die Kollateralbänder sind refixiert, der proximale Strecksehnenstumpf über dem neu gebildeten Gelenk ist wieder an die distale Strecksehne angenäht, ebenso das seitliche intertendinöse Gewebe, das Strecksehnenhäubchen, zwischen Strecksehne und Handbinnenmuskulatur.

Mittelhandknochen interponiert und an der beugeseitigen Gelenkkapsel fixiert. Das Annähen des proximalen Sehnenstumpfs an den distalen über der Rückseite des neu gebildeten Gelenks ermöglicht wieder die Fingerstreckfähigkeit. Die Seitenbänder werden über transossäre Nähte dorsolateral am verbliebenen Mittelhandknochen sorgfältig reinseriert und die zuvor abgetrennten seitlichen Anteile des Streckapparats wieder auf die Strecksehnen angeheftet (▶ Abb. 20.10b). Zusätzlich kann eine Durchtrennung der ulnaren Interosseussehnen beim Vorliegen einer ulnaren Fingerdeviation notwendig werden. Der postoperative elastische Bindenverband erlaubt eine frühzeitige Beweglichkeit der nichtoperierten Gelenke und hält die Grundglieder nach dorsal und radial für ca. 4 Wochen fixiert.

Grundgelenkersatz durch Swanson-Implantate

Zur Implantation der Silastikkörper (▶ Abb. 20.11) wird der meist nach ulnar neben das Gelenk abgewichene Strecksehnenapparat parallel zur Strecksehne oder in der Sehnenmitte längs inzidiert und zur Seite gehalten. Nach knochennaher Abtrennung der Seitenbänder am Metakarpalköpfchen wird dieses am Übergang zur Metaphyse reseziert. Zur besseren Auflage des verdickten Prothesenmittelstückes mit seinen Querschenkeln sind an der Basis des Grundglieds und an der Resektionsfläche des Metakarpale kleine quere Knochenrinnen sinnvoll. Nach entsprechendem Ausfräsen der beiden Markhöhlen werden mithilfe resterilisierbarer Probekörper die geeignete Implantatgröße bestimmt und der Originalsilastikkörper möglichst schonend eingesetzt. Außerdem ist darauf zu achten, dass keinerlei scharfe Knochenkanten das Mittelstück des Silastikkörpers verletzen können, da sonst eine frühzeitige Zerstörung des Implantates droht. Deswegen werden, sofern es die Knochenstruktur erlaubt, seit einigen Jahren kragenartige Metallmanschetten um die zentralen Teile der Silikonzapfen herum aufgesetzt (▶ Abb. 20.11b u. ▶ Abb. 20.11c). Das radiale Seitenband wird am Periost des Mittelhandknochens reinseriert und der Streckapparat ggf. durch radiale Raffnähte über die Gelenkmitte anatomiegerecht rezentriert.

Um das Silastikimplantat herum bildet sich innerhalb weniger Wochen zusätzlich zu verbliebenen Gelenkkapselresten eine feste Bindegewebekapsel aus, die dem Gelenk eine weitere Stabilität verleiht. Postoperativ schließt sich eine Ruhigstellung mit einer palmaren Gipsschiene in 30° Beugestellung der Grundgelenke an. Nach ca. 5 Tagen beginnt die überwiegend aktive Übungsbehandlung, die zunehmend intensiviert und mehrere Monate weitergeführt wird. Sie kann durch das Tragen entsprechender dynamischer Spezialschienen [10] ergänzt werden.

Weitere Verwendung fanden Silikonimplantate bei zerstörtem Daumensattelgelenk. Hierbei wur-

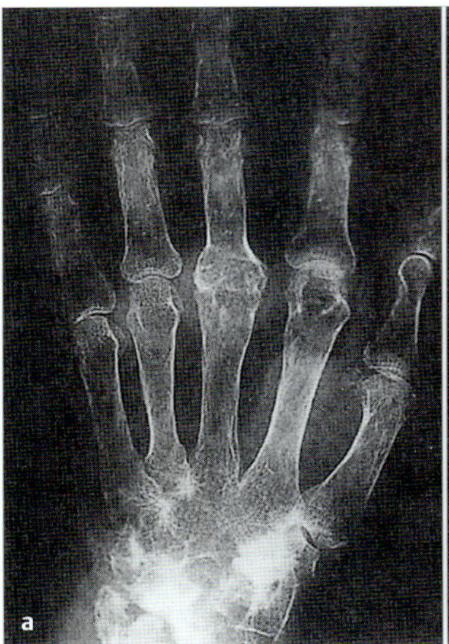

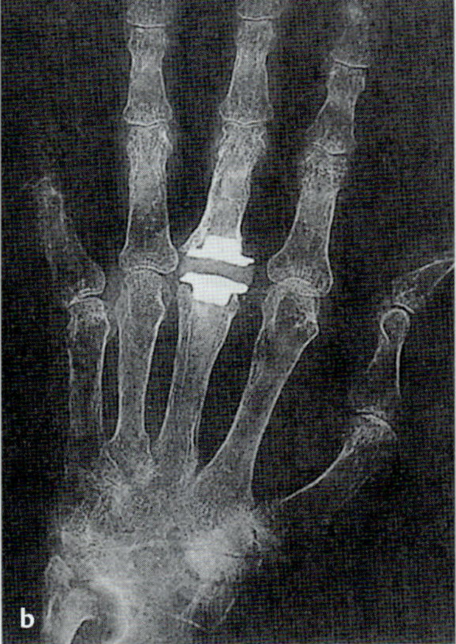

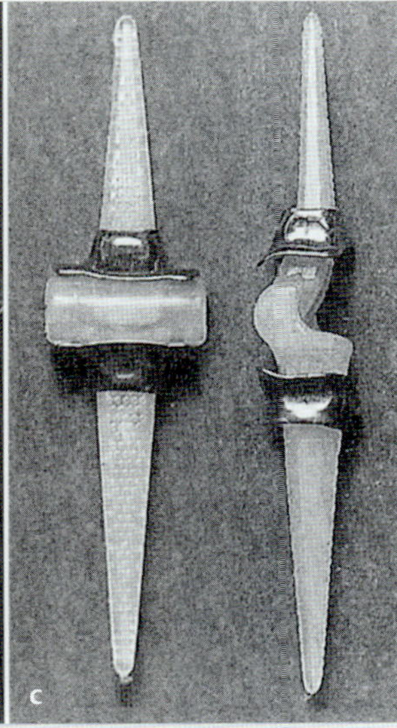

Abb. 20.11 Grundgelenkersatz an Fingern II–V durch eine Swanson-Endoprothese.
a Zerstörtes Mittelfingergrundgelenk bei ausgeprägter chronischer Polyarthritis.
b In das Grundgelenk des Mittelfingers implantierte Endoprothese; erkennbar sind eine knöcherne Sklerosierung um den Silikonkörper im Mittelhandknochen und die Metallmanschetten.
c Die Prothese vor dem Einsetzen. Die seitliche Aufnahme verdeutlicht den Aufbau des beweglichen Mittelstückes, die Metallmanschetten sind aufgesetzt.

de das resezierte Os trapezium durch ein Silikonimplantat ersetzt. Der Nachteil gegenüber einer Sehneninterpositionsarthroplastik (Kap. 7.4.2) war der kaum zu vermeidende Silikonabrieb, der häufig heftige Fremdkörperreaktionen auslöste. Dies gilt auch für den Mond- oder Kahnbeinersatz bei nichtrheumatischen Veränderungen (Kap. 7.4.2). Dass bei den Fingerprothesen diese Problematik nicht aufgetreten ist, dürfte damit zusammenhängen, dass hier der Silikonkörper auf seine Eigenelastizität beansprucht wird und gegenüber Nachbarknochen weniger Abrieb entsteht.

Am Handgelenk sind die Swanson-Implantate durch titanbeschichtete Metallendoprothesen mit Keramikkopf und Polyethylenpfanne nach Meuli oder ähnliche Modelle anderer Entwickler wegen der besseren Stabilität abgelöst worden. Im Gegensatz zur Arthrodese bleibt hierdurch im Allgemeinen eine Gesamtbeweglichkeit in dorsopalmarer Richtung von 60–80° möglich, wodurch mehr Feinmotorik als bei einer Arthrodese erhalten bleibt (▸ Abb. 20.12).

Komplikationen

Auf die Gefahr, die sich durch die geringe Festigkeit des Knochens, des Sehnengewebes und der Haut ergeben, wurde bereits hingewiesen (Kap. 20.1). Nur durch eine überlegte schonende Operationstechnik und bei Verwendung von Implantaten, die den Verhältnisse bei der chronischen Polyarthritis Rechnung tragen, lassen sich Komplikationen wie Implantatlockerungen mit zusätzlicher Knochenzerstörung, provozierte Sehnenrupturen und Weichteilnekrosen auf Ausnahmefälle beschränken.

Nach einer Synovektomie können durch ein erneute Wucherung, ausgehend von zurückgelassenem Gewebe, Rezidive entstehen oder es drohen, falls überdehnte Bänder und Sehnen nicht oder zu stark gerafft werden, instabile Gelenke und die in den vorangehenden Abschnitten erwähnten Fehlstellungen.

Wird bei der Beugesehnensynovektomie im Sehnenscheidenbereich der Finger auf eine Rekonstruktion zerstörter Ringbänder verzichtet, so kann ein lästiges subkutanes Vorspringen der Sehnen die Gebrauchsfähigkeit erheblich beeinträchtigen (Kap. 8.1, ▸ Abb. 8.4).

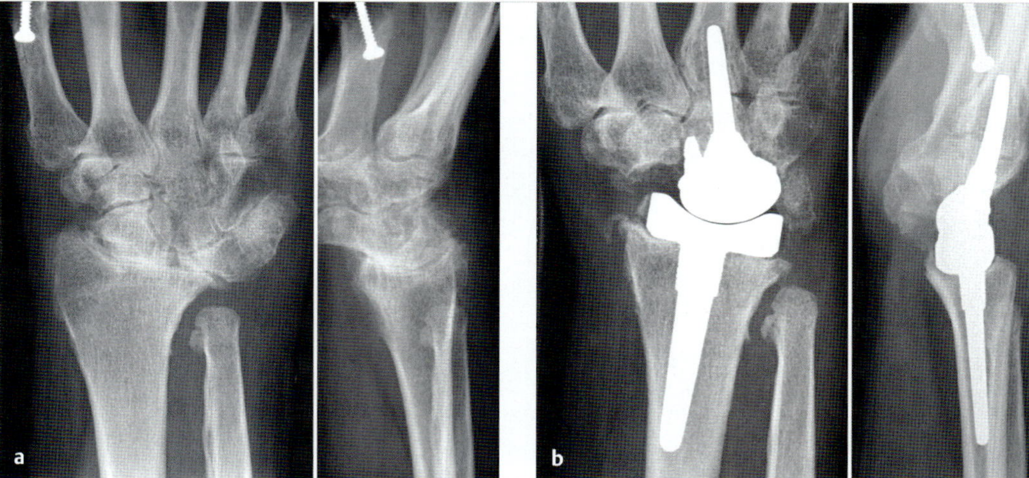

Abb. 20.12 Beispiel für die Implantation einer Handgelenkendoprothese bei chronischer Polyarthritis.
a Schmerzhafte Ausgangssituation mit ellenseitig verlagerter und weitgehend kollabierter Handwurzel.
b Röntgenkontrolle 3 Jahre nach der Prothesenimplantation bei schmerzfreier Funktion.

Kommt es bei Arthroplastiken nach einiger Zeit wieder zu den alten Fehlstellungen, können fehlende bzw. ungenügende Seitenbandkorrekturen, Fehler in der Nachbehandlung oder ein erneutes Fortschreiten der Erkrankung die Ursache sein.

Gelenkendoprothesen können brechen, auslockern, dabei dislozieren oder den Knochen zusätzlich zerstören. Je nach röntgenologischem und funktionellem Befund kann es sinnvoll sein, die Implantate zu belassen, auszuwechseln oder durch eine Arthroplastik oder Arthrodese zu ersetzen. Operationstechnische Mängel (z. B. Verletzungen des Silastikkörpers bei einer Protheseninplantation) können das Auftreten derartiger Komplikationen begünstigten.

Auf die Gefahr einer sog. Silikonsynovitis als Reaktion auf Abriebpartikel bei Silikonprothesen im Handwurzelbereich wurde in den entsprechenden Kapiteln (s. Kap. 7.2) hingewiesen.

20.2 Weitere Gelenkentzündungen

Von handchirurgischer Bedeutung und differenzialdiagnostisch zur chronischen Polyarthritis abzugrenzen ist die *Psoriasisarthritis* (stets negative Rheumaserologie), die histomorphologisch der chronischen Polyarthritis ähnliche Gelenkzerstörungen verursacht. Sie befällt häufiger die Fingerendgelenke und tritt oftmals nur an den Gelenken einer der beiden oberen oder unteren Extremitäten auf. Die chirurgische Therapie ist die gleiche wie bei der chronischen Polyarthritis [13].

Zahlreiche Infektionskrankheiten (viral oder bakteriell, einschließlich des rheumatischen Fiebers) können von entzündlichen Gelenkschwellungen begleitet sein. Allerdings fehlt hier meist die bei der chronischen Polyarthritis verhängnisvolle Vermehrung der Synovia und mit dem Ende der Erkrankung verschwinden auch die Gelenksymptome.

Lediglich der direkte Befall eines einzelnen Gelenks durch Bakterien, Pilze oder Parasiten, begleitet von einer eitrigen Arthritis, führt zur ödematösen Schwellung und häufig zu einer fibrinösen Belegung der Synovia mit einer Zerstörung aneinander liegender Knorpelkontaktzonen und einem destruktiven Übergreifen des synovialen Pannusgewebes auf den Knorpel im Bereich der Knochen-Knorpel-Grenze.

Therapeutisch sind die rasche Gelenkeröffnung, eine mehrtägige antibakterielle Spül- und Drainagebehandlung bei gleichzeitiger Ruhigstellung des Gelenks und systemischer Antibiotikagabe in der Lage, den Gelenkschaden in Grenzen zu halten. Die Therapie im Einzelnen ist im Kap. 16.5 angegeben.

Abakterielle Arthritiden wie unbehandelte Gichterkrankungen können über Einlagerungen von Harnsäurekristallen in Knorpel und in gelenknahe Knochenmarksräume ebenfalls zur Gelenkzerstörung führen [11].

20.3 Arthrosen

Neben den entzündlichen Gelenkerkrankungen (Arthritiden) führen

- posttraumatische Fehlbelastungen (z. B. bei nicht stabil verheilten Seitenbandverletzungen) oder Stufenbildungen und
- Polyarthrosen mit zum Teil unbekannter Ätiologie ebenfalls zu schmerzhaften Zerstörungen der knorpeligen Gelenkflächen (posttraumatische Arthrose, Kap. 7.3 und Kap. 7.4).

Bei manchen Formen der Polyarthrosen werden bestimmte Gelenke im Handbereich bevorzugt. Im Gegensatz zur chronischen Polyarthritis sind dies die Endgelenke, hin und wieder die Mittelgelenke und selten die Grundgelenke.

Häufig ist die idiopathische Arthrose des Daumensattelgelenks (*Rhizarthrose*) (▶ Abb. 7.26 u. ▶ Abb. 7.27), die alleine oder im Rahmen einer Polyarthrose und an beiden Händen auftritt. Ein gehäuftes familiäres Vorkommen wird beobachtet. Röntgenologisch finden sich Gelenkspaltverschmälerungen, Sklerosierungen an der Grenze zwischen spongiösem Knochen und Knorpel und in späteren Stadien knöcherne Exophyten und Subluxationen.

Die operative Behandlung kann in *schmerzausschaltenden Operationen, Ersetzen der Gelenke durch Resektions-Interpositions-Arthroplastiken* (Kap. 7.4 und Kap. 20.1.4), *im künstlichen Gelenkersatz* (Kap. 7.5 und Kap. 20.1.4) (▶ Abb. 20.12) oder *in funktionsgerechten Arthrodesen* (Kap. 7.3) bestehen.

Bei leichteren Formen ist bisweilen bei älteren Patienten eine Besserung der Schmerzsymptomatik durch eine vorsichtig dosierte Röntgentiefenbestrahlung zu erreichen [13].

20.4 Tendovaginitiden

Entzündungs- und Reizzustände des Sehnengleitgewebes entstehen überwiegend an Stellen, an denen Sehnen in Sehnenscheiden unter fibrösen Bändern oder in Knochenrinnen verlaufen. Entweder sind zeitweise Überlastungen, z. B. bei intensivem Ausüben ungewohnter Arbeiten, oder eine allmähliche Abnahme der Elastizität fibröser Bandstrukturen auslösende Faktoren einer solchen Tendovaginitis. Neben einer auf diese Weise ausgelösten Tendovaginitis stenosans sind auch rheumatische (Kap. Beugesehnen), tuberkulöse, bakterielle und durch Fremdkörper (z. B. Seeigelstachel, ▶ Abb. 20.13) verursachte Formen bekannt.

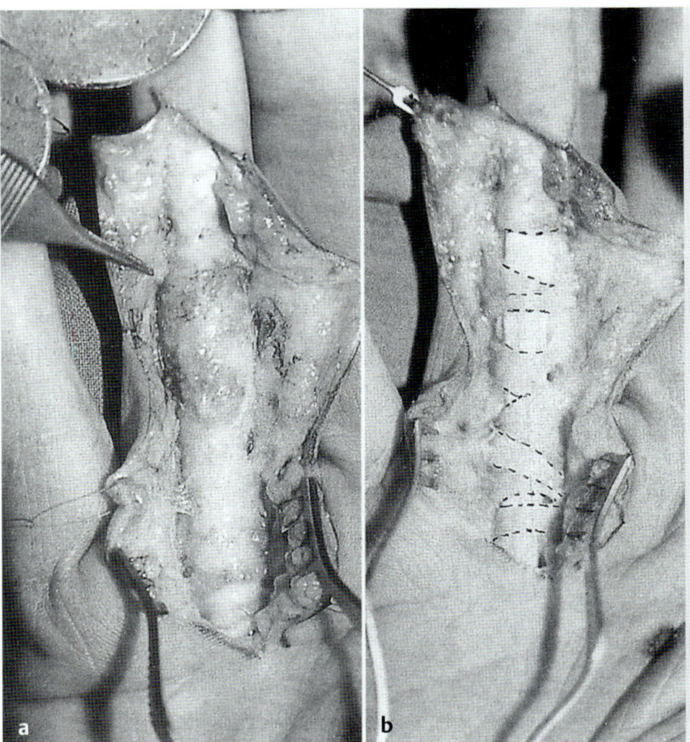

Abb. 20.13 Durch Seeigelstachel ausgelöste chronische Tendovaginitis der Sehnenscheide des 4. Fingers mit Beugehemmung.
a Ausgangsbefund.
b Nach erfolgter Synovektomie mit weitgehend erhaltenen Ligg. anularia und cruciformia.

Die operative Behandlung weist bei allen typisch oder atypisch lokalisierten Tendovaginitiden immer das gleiche Grundprinzip auf: Die Spaltung eines einengenden Ringbands oder bei ausgeprägter Synovialitis eine Synovektomie des Gleitgewebes über verschiedene Fenster in der fibrösen Sehnenscheide mit Bewahrung oder Wiederherstellung der wichtigsten Ringbandstrukturen (▶ Abb. 20.13).

20.4.1 Tendovaginitis stenosans de Quervain

Diesem Krankheitsbild [2] liegt ein schmerzhafter Reizzustand des Sehnengleitgewebes im 1. Strecksehnenfach über dem Processus styloideus radii unmittelbar vor der Tabatière zugrunde. Die Schmerzen treten meist allmählich auf, strahlen in Richtung Daumen und entlang des Unterarmes nach zentral hin aus und verstärken sich beim Zupacken oder Halten von Gegenständen.

Ätiologie

Die Erkrankung wird meist ausgelöst durch eine übermäßige Beanspruchung der das Sehnenfach durchziehenden Sehnen des M. abductor pollicis longus und M. extensor pollicis brevis bei ungewohnten intensiven Arbeitsbelastungen. Sie beginnt mit einer unspezifischen entzündlichen Schwellung des Sehnengleitgewebes und ruft eine in späteren Stadien auch äußerlich erkennbare bindegewebige Verdickung des osteofibrösen Sehnenfachs hervor. Die hierdurch entstehende Einengung des Sehnenfachs behindert zusätzlich die Sehnengleitfähigkeit und der einmal in Gang gesetzte schmerzhafte Prozess der Tendovaginitis stenosans unterhält sich selbst, bis er durch den operativen Eingriff unterbrochen wird.

Diagnostik

Die Abgrenzung von einer einfachen *Styloiditis radii*, die meist eine seltene Insertionstendopathie des M. brachioradialis darstellt, gelingt problemlos durch den Provokationstest nach Finkelstein [5]. Dabei wird der Daumen des Patienten vom Untersucher in die Hohlhand hinein adduziert, dort festgehalten und das Handgelenk nach ulnar hin abgewinkelt (▶ Abb. 20.14). Meist kann diese Bewegung nicht zu Ende geführt werden, da die hierdurch verursachte Anspannung der Sehne und ihre Bewegung im 1. Sehnenfach die Schmerzen unerträglich werden lässt. Ein weiteres Indiz für die Tendovaginitis stenosans de Quervain ist die tast- oder sichtbare Verdickung des betroffenen Sehnenfachs.

Indikation zur Operation

Da konservative Maßnahmen wie eine 3-wöchige Ruhigstellung in Gips oder Kortikoidinjektionen nur selten die Symptome dauerhaft beseitigen, erspart der frühzeitige Entschluss zur operativen Behandlung dem Patienten einen langen Leidensweg.

Operatives Vorgehen

Die operative Freilegung des 1. Sehnenfachs erfolgt von einem queren oder längsverlaufenden Hautschnitt über der Radialseite des Processus styloideus radii, wobei erfahrungsgemäß die Längsinzi-

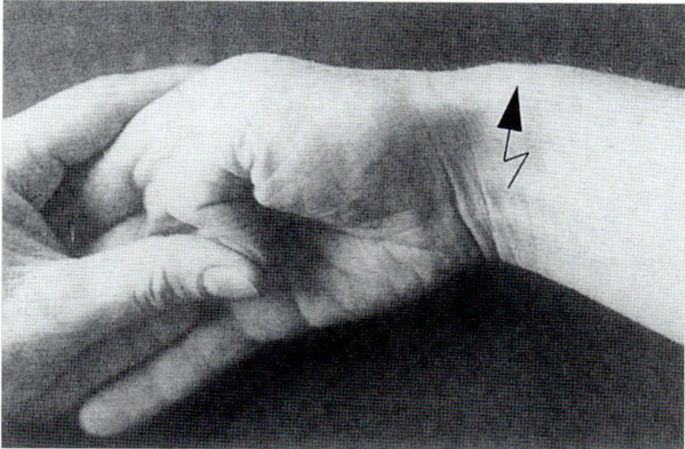

Abb. 20.14 Provokationstest nach Finkelstein.

sion eine bessere Übersicht zulässt (▶ Abb. 20.15). Auf den von der A. radialis kommenden und schräg über den proximalen Teil des Sehnenfachs ziehenden R. superficialis n. radialis ist dabei sorgfältig zu achten. Mit der Möglichkeit, dass dieser Hautnerv in 2 bis 3 weitere Äste aufgespalten ist oder atpyisch verläuft, muss gerechnet werden.

Nach der vollständigen Längsspaltung des häufig sehr derben Sehnenfachs werden die Sehnen mit dem Sehnenhäkchen herausgehoben und das Fach genau inspiziert. Denn nicht selten verläuft die Sehne des M. extensor pollicis brevis oder eine zusätzliche Sehne des M. abductor pollicis longus separat in einem eigenen ebenfalls einschnürenden, kleinen Sehnenfach. Wird diese Situation übersehen und das zusätzliche Fach nicht gespalten, bestehen die Beschwerden des Patienten weiter, während sie sonst nach Abklingen des normalen Wundschmerzes rasch verschwinden.

Eine spezielle Nachbehandlung ist nicht erforderlich.

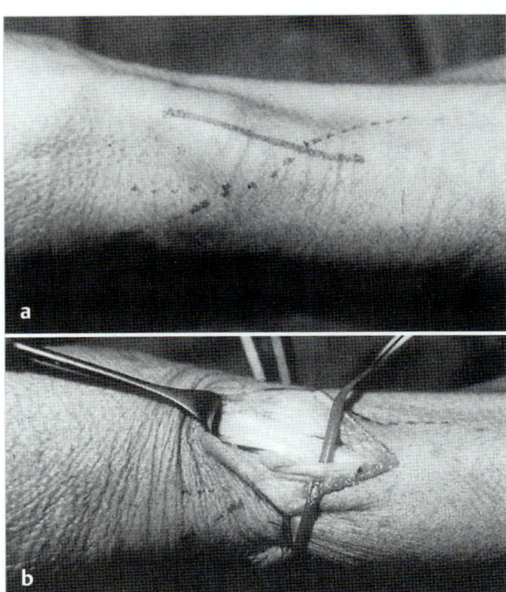

Abb. 20.15 Spaltung des 1. Sehnenfachs bei einer Tendovaginitis stenosans de Quervain.
a Hautinzision und vermuteter Verlauf des N.-radialis-Astes sind über dem Processus styloideus radii angezeichnet. Beachte die deutlich sichtbare Schwellung des 1. Sehnenfachs.
b Freigelegte Sehnen nach erfolgter Längsspaltung, angezügelter sensibler N.-radialis-Ast.

20.4.2 Tendovaginitis stenosans in weiteren Strecksehnenfächern

Im eigenen Krankengut war mehrmals der charakteristische Befund einer Tendovaginitis stenosans auch im 5. Strecksehnenfach zu beobachten. Dabei war die Strecksehne des Kleinfingers knötchenartig verdickt und konnte nur ruckartig unter dem ebenfalls verdickten Retinakulum durchgezwängt werden. Klinisch imponierte ein schnellender Kleinfinger wie bei einer Tendovaginitis stenosans im Bereich der Beugesehnen (siehe nachfolgendes Kapitel). Die Schmerzsymptomatik war gering ausgeprägt. Die Spaltung des Retinakulums über dem betroffenen Sehnenfach beseitigte auch hier zuverlässig die Symptomatik.

Noch seltener sind entsprechende Reizzustände auch im Bereich der Sehnenfächer 2, 3 und 6 zu beobachten. Sie werden in entsprechender Weise operativ behandelt.

20.4.3 Schnellender Finger (Digitus saltans)

Krankheitsbild

Die *Prädilektionsstelle* für diese Tendovaginitis stenosans der Fingerbeugesehnen ist das 1. Ringband am Beginn des fibrösen Sehnenscheidenkanals (A1 in ▶ Abb. 8.3) über den Mittelhandköpfchen. Die Erkrankung kommt angeboren bei Säuglingen, gelegentlich bei Kleinkindern (im Allgemeinen ist in dieser Patientengruppe der Daumen betroffen) und am häufigsten jenseits des 50. Lebensjahres vor.

Zumindest beim Erwachsenen handelt es sich weniger um eine Stenosierung durch das Ringband als vielmehr um eine umschriebene Verdickung der Sehne oder ihres Gleitgewebes. Für ihre Entstehung werden degenerative Prozesse oder eine zeitweilige Überbelastung angenommen.

Proximal und distal des Ringbands bleibt die verdickte Sehne hängen. In Anfangsstadien kann der Patient durch erhöhten Kraftaufwand die Blockade überwinden, wodurch bei Beugung oder Streckung das charakteristische Schnellen zustande kommt. Später bleibt der betroffene Finger in Streck- oder am häufigsten in Beugestellung fixiert. Bei einer länger dauernden Fixierung in Beugung kann zusätzlich eine Kapselkontraktur im benachbarten Fingermittelgelenk entstehen.

Bei der klinischen Untersuchung tastet man häufig über der Beugeseite des Grundgelenks beim Bewegen des betroffenen Fingers die für das Schnappphänomen verantwortliche Verdickung der Beugesehnen. Eine Schmerzsymptomatik ist unterschiedlich ausgeprägt und betrifft nur den kurzen Zeitraum des Schnellens. Vielfach werden auch leichte Schmerzen im Bereich des Streckapparats über dem Mittelgelenk oder Grundglied angegeben als Folge des erhöhten Kraftaufwandes während der gewaltsamen Streckung.

Indikation zur Operation

Die operative Behandlung soll frühzeitig erfolgen, bevor eine fixierte Bewegungsbehinderung eingetreten ist. Konservative Maßnahmen wie eine Kortisoninjektion in den Anfangsteil des Sehnenscheidenkanals oder eine vorübergehende Ruhigstellung können nur in frühen Phasen und dann meist nur kurzfristig die Situation bessern.

Operatives Vorgehen

Da der Eingriff sehr einfach in einer Leitungsanästhesie am Handgelenk oder in der Mittelhand (Kap. 2.6.2 und Kap. 2.6.3) durchgeführt werden kann, belastet er den Patienten wenig und ist daher auch in hohem Lebensalter möglich (▶ Abb. 20.4).

Um die neben den Beugesehnen verlaufenden Nerven-Gefäß-Bündel sicher zu schonen, ist eine zumindest kurzzeitige Blutsperre wünschenswert, falls nicht durch Einsetzen eines Wundspreizers bereits eine ausreichende Blutstillung erreicht wird. Die Blutsperre wird oft auch ohne Betäubung des Oberarmes für 5 – 10 Minuten mit einer über 250 mm Hg aufgepumpten Blutdruckmessmanschette toleriert.

Bei Verwendung eines adrenalinhaltigen Lokalanästhetikums zur Mittelhandanästhesie (Kap. 2.6.2) erübrigt sich eine Blutsperre.

Über dem Mittelhandköpfchen des betroffenen Fingerstrahls wird in der Hohlhandbeugefalte oder parallel zu ihr und beim Daumen in der Grundgelenkbeugefalte eine kleine quere Inzision angelegt. Danach wird das 1. Ringband dargestellt und vollständig gespalten (▶ Abb. 20.16). Sicherheits-

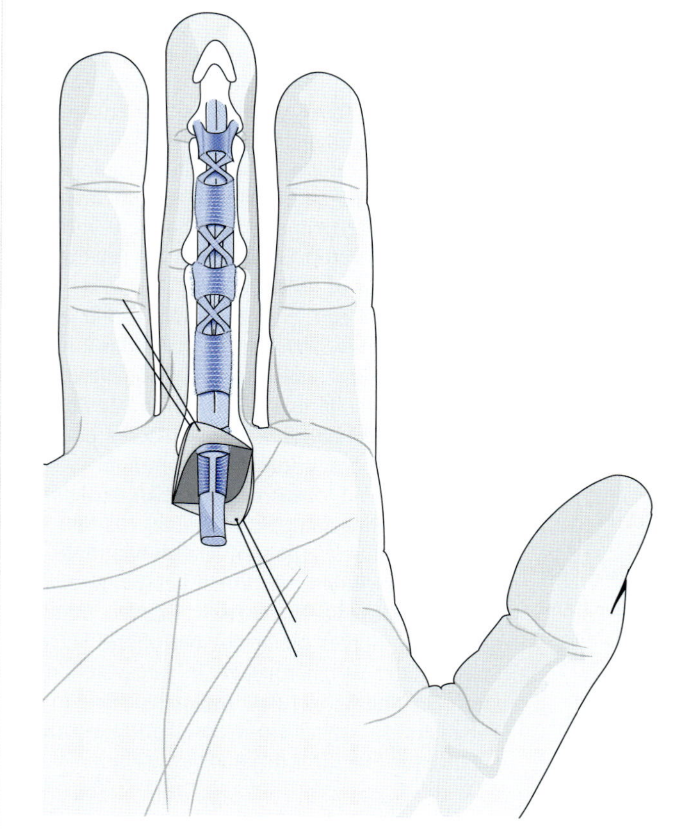

Abb. 20.16 Spaltung des 1. Ringbands über dem Mittelhandköpfchen eines Fingers.

halber wird die Spaltung des Sehnenscheideneinganges im Bereich der Finger II–V auf ca.1 – 1,5 cm verlängert. Ein störendes Bogensehnenphänomen (Kap. 8.1) ist durch die alleinige Spaltung dieses einen Ringbands nicht zu befürchten. Es ist davon auszugehen, dass es mit leichter Erweiterung wieder zusammenwächst.

Von der ausreichenden Spaltung überzeugt man sich durch die Prüfung der Sehnenbeweglichkeit. Um keine pathologischen Besonderheiten wie einen Sehnentumor, infiltrierende Synovitis usw. zu übersehen, ist eine genaue Inspektion der beiden Beugesehnen nach Anheben mit einem Sehnenhäkchen und bei maximaler Fingerbeugung angebracht. Eine spezielle postoperative Nachbehandlung ist nicht erforderlich. Der Patient wird lediglich ermahnt, frühzeitig den Finger aktiv zu bewegen. Über eine bisweilen in den ersten Wochen relativ feste Narbensituation, die sich nach ca. 6 Wochen zurückbildet, sollte man den Patienten präoperativ informieren.

Minimalinvasive perkutane Ringbandspaltung

Dieses elegante Verfahren ist im Bereich der Finger II–V, jedoch nicht am Daumen (wegen des überkreuzenden radialen Fingernervs!!!), bei einer eindeutigen Schnappsymtomatik geeignet und führt bei kurzer Operationsdauer meist zu einer schnelleren Einsetzbarkeit des betroffenen Fingers (Viele Patienten sind schon ab dem 1. postoperativen Tag beschwerdefrei.).

Der Eingriff kann sehr gut in Mittelhandanästhesie (Kap. 2.6.2) durchgeführt werden.

Meist ist der Bereich des betroffenen A1-Ringbands mit dem Sehnenknötchen knapp distal der Holhandbeugefalte gut zu tasten, insbesondere auch das ruckartige Durchgleiten des Sehnenknötchens durch das Ringband beim aktiven oder passiven Bewegen des Fingers.

Zusätzlich kann man sich daran orientieren, dass der Abstand zwischen der Mittelgelenk- und der Grundgliedbeugefalte genauso groß ist wie der Abstand zwischen der Grundgliedbeugefalte und dem proximalen Ende des Ringbands, dessen Länge 10–12 mm beträgt (▶ Abb. 20.17). Die benachbarten Nervengefäßbündel verlaufen beidseits in einer Entfernung von ca. 5–8 mm zur Längsachse des betroffenen Fingers [18].

Über eine ca. 2 mm große längs verlaufende Stichinzision wird ein 15er-Skalpell auf dem distalen Bereich des Ringbands eingeführt und senkrecht auf dem meist verhärteten Ringband platziert und dieses in die Tiefe gedrückt. Dabei hört und fühlt man meist deutlich wie die Skalpellklinge das Ringband durchtrennt [7]. Dieser Vorgang wird dann 3–4-mal in Längsrichtung weiter proximal wiederholt. Danach sollte das Ringband vollständig gespalten sein, was sehr gut daran zu erkennen ist, dass der Patient (da die Operation In peripherer Leitungs- oder Lokalanästhesie erfolgt,) noch auf dem Op-Tisch jetzt den Finger ohne Schnappen aktiv frei bewegen kann. Ist dies ausnahmsweise nicht der Fall, muss von einer unvollständigen Ringbandspaltung ausgegangen und das Herunterdrücken des Skalpells in Teilbereichen vorsichtig wiederholt werden. Falls auch danach in seltenen Fällen die Symptomatik weiterbesteht, kann der 2 mm längs verlaufende Hautschnitt nach proximal verlängert, der Ringbandbereich dargestellt und die Spaltung offen komplettiert werden.

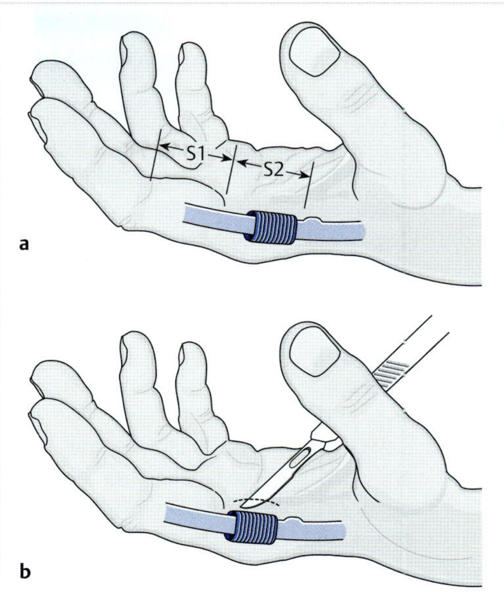

Abb. 20.17 Minimalinvasive, perkutane Ringbandspaltung.
a Position des zu spaltenden A1-Ringbands. S 1 (Entfernung Mittelgelenksbeugefalte zur Grundgliedbeugefalte) und S 2 (Grundgliedbeugefalte zum proximalen Rand der Ringbands) sind gleich lang.
b Schrittweise perkutane Spaltung des Ringbands von peripher nach proximal mit einer 15er Skalpellklinge über eine 2 mm lange, längs verlaufende Miniinzision.

Postoperativ reicht bei einfachem Op-Verlauf ein geschlossener Pflasterschutzverband für 2–3 Tage aus.

Komplikationen

Eine zu ausgedehnte Spaltung der Beugesehnenscheide kann vor allem am Daumen zu einem bogensehnenartigen Hervortreten der Beugesehne unter die Haut mit entsprechender schmerzhafter Beugebehinderung führen (Kap. 8.1). Hier sollte man sich auf die Spaltung des sich zwischen den Sesambeinen ausspannenden A1-Ringbands unbedingt beschränken. Am Daumen kann es auch relativ leicht zu einer Verletzung des schräg durch das OP-Gebiet verlaufenden radialen Fingernervs kommen (durch sorgfältige Darstellung vor der Spaltung zu vermeiden, ansonsten sofortige Nervennaht)!

Rezidive sind selten, beim Ausbleiben des Erfolges ist auch an das Vorliegen anderer anatomischer Ursachen zu denken (Kap. 20.4.4).

20.4.4 Weitere Schnappphänomene

In seltenen Fällen können Schnappphänomene der Finger II–V auch durch Verdickungen der Synovia in distalen Bereichen der Sehnenscheiden oder an der Durchtrittsstelle der tiefen durch die oberflächliche Beugesehne ausgelöst werden.

Auch eine Behinderung der Strecksehnenseitenzügel um das Mittelgelenk herum infolge anatomischer Veränderungen des Grundgliedköpfchens ist als seltene Schnappursache beim Beugevorgang beschrieben [16].

An das Vorliegen derartiger Situationen ist zu denken, wenn trotz sorgfältiger Spaltung des 1. Ringbands das Schnappphänomen weiter besteht. Eine präoperative Abgrenzung ist oftmals nicht möglich.

Literatur

[1] Curtis M. Traitement de l'inclination cubitale des articulations metacarpophalangiennes dans l'arthrite rhumatismale par recul du ligament collateral radial. Rev Chir orthop. 1968; 54: 335

[2] De Quervain F. Über eine Form von chronischer Tendovaginitis. Corresp Bl Schweiz Ärzte. 1895; 25: 389

[3] Fassbender HG. Pathologie rheumatischer Erkrankungen. Berlin: Springer; 1975

[4] Fassbender HG. Neue Aspekte der Rheumaforschung. Lebensversicherungsmedizin. 1984; 5: 107

[5] Finkelstein H. Stenosing tendovaginitis at the radial styloid process. J Bone Jt Surg. 1930; 12: 509

[6] Gschwend N. Die operative Behandlung der chronischen Polyarthritis. 2. Aufl. Stuttgart: Thieme; 1977

[7] Hoffmann R, Dierks U-E. Perkutane Ringbandspaltung am Finger. Ambulant Chir 2008; 4: 25

[8] Lipscomb P R. Synovectomy of the distal tow joints of the thumb and fingers in rheumatoid arthritis. J Bone Jt Surg. 1967; 49-A: 1135

[9] Mannerfelt L. Handgelenksarthrodese. Orthopäde. 1973; 2: 31

[10] Mannerfelt L. In: Hohmann D, Uhlig R, eds. Orthopädische Technik. 9. Aufl. Stuttgart: Thieme; 2005

[11] Mohr W. Gelenkkrankheiten – Diagnostik und Pathogenese makroskopischer und histologischer Strukturveränderungen. Stuttgart: Thieme; 1984

[12] Nalebuff EA. Restoration of balance in the rheumatoid thumb. Lausanne: Anglo-scandinavian Symposium of Hand Surgery; 1967 (hrsg. von Stack HG. The Brit. Club for Surg. of the Hand)

[13] Stellbrink G. Erkrankungen der Gelenke. In: Nigst H, Buck-Gramcko D, Millesi H, eds. Handchirurgie. Bd. 1. Stuttgart: Thieme; 1981

[14] Swanson AB. Flexible implant resection arthroplasty in the hand and extremities. St. Louis: Mosby; 1973

[15] Swanson AB. Reconstructive surgery in the arthritic hand and foot. CIBA Pharmaceutical Co. 1979; 31: 6

[16] Tsuge K. Atlas der Handchirurgie. Kap. 18: Tendovaginitis stenosans. Übers. u. bearb. von C. Weißer und K. Lanz. Stuttgart: Hippokrates; 1990

[17] Vainio K, Reiman L, Pukki T. Results of arthroplasty of the metacarpophalangeal joints in rheumatoid arthritis. Reconstr Surg Traumat. 1967; 9: 1

[18] Wilhelmi BJ, Mowlavi A, Neumeister et al. Safe treatment of trigger finger with longitudinal and transverse landmarks: an anatomic study of the border fingers for percutaneous release. Plast Reconstr Surg 2003; 112 (4): 993

Kapitel 21

Tumoren

21 Tumoren

21.1 Allgemeines

Auch im Handbereich können alle an den Extremitäten vorkommenden Tumoren auftreten. Gutartige Tumoren sind die Regel. Bösartige Neubildungen sind die Ausnahme, ebenso wie Fernmetastasen anderer Organtumoren. Auch bestehen Unterschiede in der Prognose.

Symptome – Diagnostik

Tumoröse Veränderungen werden mit Ausnahme einiger Knochentumoren im Allgemeinen vom Patienten selbst relativ frühzeitig bemerkt, da wegen der engen Innervationsdichte und der großen Mobilität der Strukturen im Handbereich bei vielen Tumoren frühzeitig Beschwerden auftreten (Gefühlsstörungen, Schmerzen, Fremdkörpergefühl usw.). Hinzu kommt, dass die Hand ständig der eigenen und fremden Blickkontrolle ausgesetzt ist.

Aufgrund der *Anamnese*, der *Lokalisation* und des *Palpationsbefunds* lässt sich differenzialdiagnostisch ein bakteriell-entzündlicher Prozess ausschließen und bei einigen Weichteiltumoren eine häufig zutreffende Verdachtsdiagnose stellen. Vielfach sichert jedoch erst die operative Freilegung und die histologische Untersuchung die Diagnose. Zur Feststellung von Funktionsverlusten ist außerdem eine sorgfältige Befunderhebung hinsichtlich Sensibilität, Finger- und Handgelenkbeweglichkeit notwendig.

Standardröntgenaufnahmen sind nicht nur bei Knochentumoren sinnvoll, sondern auch zum Ausschluss oder zur Feststellung von Druckatrophien des Knochens bei verdrängend wachsenden Tumoren, von Gelenkveränderungen, die Ganglien provozieren können oder von Fremdkörpern und Verkalkungen im Tumorbereich.

Die *Kernspintomografie* (hochauflösende Spulen vorausgesetzt!) kann bei unklaren Schwellungen im Handgelenk- und Thenarbereich wertvolle differenzialdiagnostische Hinweise geben; z. B. Abgrenzung von Ganglien gegenüber atypisch weit nach distal reichenden oder hypertrophierten Muskelbäuchen der Beugemuskulatur. Bei Knochentumoren ist auch oftmals die Abgrenzung von tumorösen gegenüber entzündlichen Veränderungen möglich oder man erhält wertvolle differenzialdiagnostische Hinweise zur Art des Tumors. Die *Szintigrafie* ist hier zu unspezifisch.

Eine *Angiografie* dient der Auskunft über Art und Ausdehnung eines Gefäßtumors.

Indikation zur Operation

Lassen sich äußerlich oder im Röntgenbild sichtbare Tumoren aufgrund ihrer Lokalisation oder des klinischen Befunds einer bestimmten Gruppe gutartiger Tumoren eindeutig zuordnen (z. B. Handgelenkganglien oder Enchondrome), so besteht keine Dringlichkeit für die operative Entfernung. Hier hängt die Indikation ab von den Beschwerden, von ästhetischen Gesichtspunkten oder bei Knochentumoren auch von der Frakturgefahr.

Rasches Wachstum und klinisch nicht zu klärende Zuordnung zu einer gutartigen Tumorgruppe sollten hingegen Anlass zur möglichst raschen und vollständigen Tumorentfernung sein. Nach Vorliegen des histologischen Untersuchungsergebnisses ist die weitere Behandlung festzulegen.

Primär verstümmelnde Eingriffe zum Zwecke sicherer Radikalität sind nur fallweise angebracht bei sicher bekannter Tumordiagnose oder, wenn durch den Tumor die Hand bereits funktionslos geworden ist.

Operatives Vorgehen

Die operative Behandlung besteht bei *gutartigen Tumoren* in einer sorgsam die Nachbargebilde wie Nerven, Gefäße, Sehnen usw. schonenden Exzision. Bei Knochentumoren kommt ggf. eine Defektauffüllung mit autologen spongiösen Knochenspänen (Beckenkamm) infrage.

Während die meisten gutartigen Geschwulstbildungen ohne funktionelle oder ästhetische Einbußen entfernt werden können, erfordert das Vorgehen bei *bösartigen Neubildungen* genaue Überlegungen hinsichtlich lokaler Radikalität, plastisch-rekonstruktiver Maßnahmen (Kap. 3.3, Kap. 13.2.3 und Kap. 14), einer zusätzlichen axillaren Lymphknotenausräumung sowie alternativen Behandlungsverfahren wie Strahlen- oder Chemotherapie. In Einzelfällen kommt auch das Einfügen des chirurgischen Eingriffs in eine zeitlich abgestimmte Kombinationsbehandlung mit allen 3 genannten Behandlungsverfahren infrage [6], [13].

21.2 Epitheliale Tumoren

21.2.1 Warzen

Es handelt sich um eine virusbedingte Hyperplasie der Epidermis mit ausgeprägter Vermehrung der Hornschicht.

Sie können überall im Bereich der Hand einzeln oder in Gruppen sowie in unterschiedlicher Größe auftreten.

Die Gutartigkeit, die spontane Rückbildungsneigung und das gute Ansprechen auf lokale Vereisung oder eine konsequent 3–4 Wochen durchgeführte Ätzbehandlung, z. B. mit einem Silbernitratstift, selbst bei großen entstellenden Warzen lassen eine operative Entfernung nur in hartnäckigen Fällen notwendig werden. Sie besteht bei kleineren Warzen im Auskratzen mit einem scharfen Löffel, bei größeren in ihrer Exzision.

21.2.2 Epithelzysten

Synonym: Epidermoidzysten

Charakteristik: Diese prallelastischen Tumoren bestehen aus Zysten, die unter der eigentlichen Kutis liegen. Sie sind mit weißem käsigem Material (Proteine, Cholesterin, Fettsäuren) gefüllt. Ihre Wand besteht histologisch aus Plattenepithel [14].

Ätiologisch werden bei der Entstehung Zusammenhänge mit früheren Verletzungen (Stich, Schnitt u. a.) angenommen, bei denen Epidermisinseln in die Subkutis geraten sind [12].

Die *Hauptlokalisation* stellen die Fingerbeugeseite und der Hohlhandbereich dar.

Therapeutisch verhindert nur die vollständige Ausschälung von einem den Hautfaltenverlauf berücksichtigenden Schnitt aus ein Rezidiv.

21.2.3 Basaliome

Charakteristik: Diese für das höhere Lebensalter typischen und semimalignen Tumoren bestehen aus infiltrierend wachsenden Zellnestern und Zellsträngen, die an ihrem Rand eine palisadenförmige Anordnung aufweisen. In der Mitte bildet sich durch Tumor- und Gewebezerfall ein fibrinbelegtes Ulkus (Ulcus rodens), der Rand ist oftmals derb und leicht aufgewulstet. Der Tumor führt zur lokalen Destruktion, rezidiviert, wenn bei der Exzision Tumorreste zurückbleiben und metastasiert nur in extrem seltenen Fällen einer weitergehenden Entartung, die mit unzureichender Behandlung bei längerem Tumorbestehen in Zusammenhang gebracht wird [14].

Ätiologisch gilt vor allem eine übermäßige Sonnenbestrahlung als möglicher auslösender Faktor.

Die *Hauptlokalisation* betrifft die lichtexponierten dorsalen Hand- und Fingerabschnitte.

Therapie: Außer der radikalen Exzision mit plastischer Deckung kommt gelegentlich bei hinfälligen Patienten auch eine Röntgenbestrahlung infrage.

Meist hat der Tumor die Kutis selbst nicht verlassen und man findet nach seiner Exzision am Handrücken intaktes Strecksehnengleitgewebe vor, das ein gutes Lager für ausgedünnte Vollhauttransplantate darstellt. Daher werden aufwendigere Lappenplastiken nur selten notwendig.

21.2.4 Morbus Bowen

Charakteristik: Diese als Präkanzerose anzusehende Hautveränderung fällt durch eine Hypertrophie der Epidermis mit vermehrter Verhornung und mikroskopisch in der Basalzellschicht nachweisbaren polymorphen monströsen Zellen auf. Sie betrifft vor allem den Fingerbereich.

Die *Diagnose* wird meist aufgrund einer Biopsie gestellt.

Ätiologie: Zusammenhänge mit Arsen werden diskutiert [14].

Die *Therapie* besteht in einer vollständige Exzision der flächenhaften Hautveränderungen. Da zumindest in Anfangsstadien kein infiltratives Wachstum vorliegt, kann auf dem verbliebenen Sehnengleitgewebe eine Defektdeckung mit ausgedünnter Vollhaut erfolgen.

Nach mehrfachem Rezidivieren kann allerdings auch eine Fingeramputation notwendig werden. Auch kann bei Rezidiven die histologische Diagnose plötzlich *epitheloides Sarkom* lauten (Kap. 21.4.4).

21.2.5 Karzinome

In den meisten Fällen handelt es sich um *Plattenepithelkarzinome* (ältere oder synonyme Bezeichnung: *Pflasterepithelkarzinom, Stachelzellkarzinom, Spinaliom).*

Charakteristik: Der Tumor zeigt einen wallförmigen Rand mit zentraler Verhornung oder Ulzeration oder ein pilzförmiges, an überschießendes Granulationsgewebe erinnerndes Tumorwachstum (▶ Abb. 21.1). Histologisch sieht man unregelmäßige vielgestaltige Epithelstränge mit invasivem

Wachstum. Einzelne Untergruppen zeigen Unterschiede bezüglich des Malignitätsgrades, der Metastasierungstendenz und der Altershäufigkeit [14].

Ätiologie: Als auslösender Faktor kommen im Handbereich vorwiegend eine übermäßige Licht- oder Röntgenstrahlenexposition sowie Jahrzehnte zuvor erlittene Verbrennungsschäden infrage. Hyperkeratotische präkanzeröse Vorstadien sind häufig.

Die *Diagnose* wird meist aufgrund von Probeexzisionen gestellt.

Therapeutisch sollte sich daran eine Exzision in sicher gesunden Bereichen anschließen (histologische Untersuchung der Absetzungsränder!). Die Defektdeckung kann, wenn, wie dies häufig der Fall ist, keine Infiltration des Sehnengleitgewebes vorliegt, mit ausgedünnter Vollhaut erfolgen (▶ Abb. 21.1b), andernfalls müssen außer bei sehr alten Patienten auch Sehnenanteile reseziert und aufwendigere Lappenplastiken mit sekundärer Sehnentransplantation durchgeführt werden.

Unter den Karzinomen der Hautanhangsgebilde sind im Handbereich gelegentlich *Schweißdrüsenkarzinome* zu beobachten, die wegen ihrer ausgeprägten Neigung, lokale Haut- und Lymphknotenmetastasen zu bilden, eine ungünstige Prognose aufweisen [14].

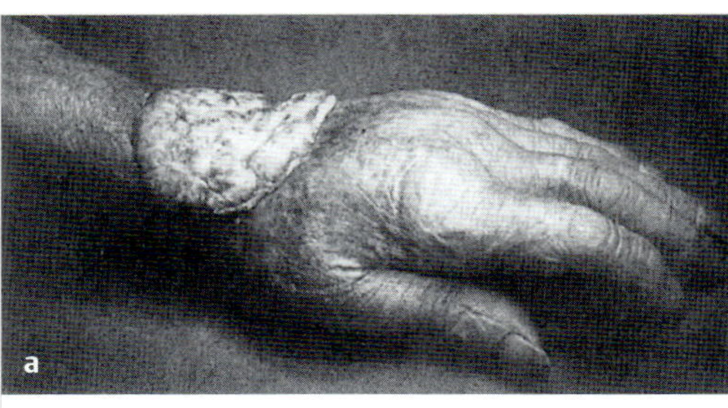

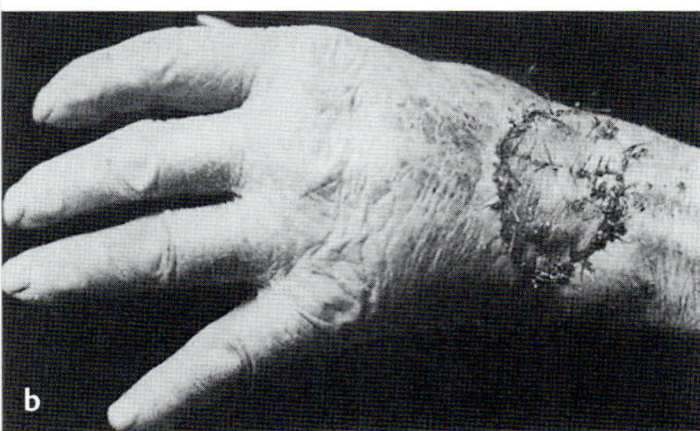

Abb. 21.1 Beispiel für die Behandlung eines Plattenepithelkarzinoms.

a Ausgedehntes Plattenepithelkarzinom über der Handwurzel bei eine 84 Jahre alten Patienten.

b 10 Tage nach Tumorextirpation und Vollhauttransplantation.

21.3 Maligne Melanome

Charakteristik: Verschiedene Typen des malignen Melanoms sind von dessen möglichen Vorstufen und gutartigen pigmentierten Nävi (im Handbereich eher selten) abzugrenzen.

Die Tumoren bestehen aus atypischen polymorphen rundlich oder spindelig ausgebildeten Nävuszellen mit unterschiedlichem Pigmentgehalt (Melanin), so dass die Tumoren keineswegs dunkel erscheinen müssen. Eine Heilung durch chirurgische Maßnahmen ist nur dann möglich, wenn der teils ulzerierende, teils eine reaktive Epithelverdickung hervorrufende Tumor nicht bereits durch infiltratives Wachstum Anschluss an Lymphgefäße bekommen hat.

Ätiologisch entstehen ca. 30% der Melanome aus präexistenten gutartigen Nävuszellen, die übrigen aus scheinbar gesunder Haut oder prämalignen melanotischen Hautveränderungen.

Lokalisation: Speziell handchirurgisch ist das subungual lokalisierte maligne Melanom bedeutsam, welches auch als spezieller Melanomtyp angesehen wird [14]. Die Prognose des Tumors gilt im Einzelfall als unberechenbar.

Therapeutisch kommt in erster Linie die chirurgische Exzision weit im Gesunden mit anschließender Hauttransplantation infrage. Bei subungualen Melanomen ist die Fingeramputation erforderlich (▶ Abb. 21.2), im Falle der Finger II–V

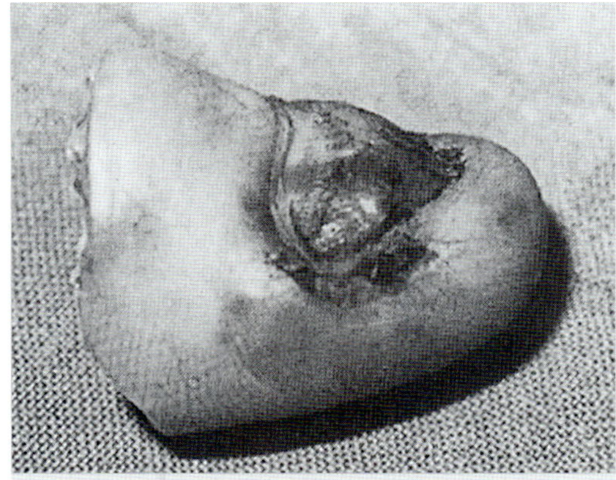

Abb. 21.2 Subunguales malignes Melanom in einem wegen des Tumors amputierten Daumenendglied.

auf Höhe des Grundgelenks. Bei Tumoren in der Interdigitalfalte wird die Entfernung beider Fingerstrahlen im Mittelhandbereich empfohlen [2], [10]. Ergänzende axilläre Lymphknotenentfernungen und Chemotherapie sind fallweise zu erörtern.

21.4 Bindegewebstumoren

21.4.1 Ganglien

Charakteristik: Sie stellen zahlenmäßig die häufigsten gutartigen Geschwulstbildungen im Handbereich dar. Dabei handelt es sich um prallelastische, unterschiedlich große Gebilde, die häufig gestielt einer Gelenkkapsel, einer Sehnenscheide oder einem Ringband aufsitzen. Sie können über den Stiel mit dem Gelenk in Verbindung stehen. Ihr Inhalt ist dickflüssig bis gallertartig. Auf die Rezidivneigung von10–20 % sollte der Patient präoperativ hingewiesen werden.

Ätiologie: Zur Entstehung werden degenerative Veränderungen im Gelenkkapselgewebe bei Überlastungen, chronischen Reizzuständen (z. B. bei Arthrosen) oder eine eigenständige myxomatöse Neubildung diskutiert [17].

Lokalisation: Die Handgelenkganglien findet man dorsal, beugeseitig radial und ulnar mit unterschiedlicher Symptomatik.

An den Fingerend- und -mittelgliedern treten sie gelegentlich im dorsolateralen Bereich und meist im Zusammenhang mit arthrotischen Veränderungen auf.

Die typische Lokalisation für ein Ringbandganglion stellt die Sehnenscheide über dem Grundglied oder der Grundphalanx der Finger II–V dar.

Im Bereich einzelner Handwurzelknochen kommen auch mit dem Gelenkspalt kommunizierende Zysten, die mit typischem Endothel ausgekleidet sind und als *intraossäre Ganglien* bezeichnet werden (▶ Abb. 21.7).

Symptomatik: Dorsale Handgelenkganglien.

(▶ Abb. 21.3) führen oft frühzeitig durch ihre Größenzunahme zu einer Irritation des die dorsale Handwurzel innervierenden N. interosseus dorsalis mit dumpfen belastungsabhängigen Schmerzen und einem Schwächegefühl in der Hand [5].

Bei beugeseitiger ulnarer Lokalisation kann das Ganglion zu einer Kompression des N. ulnaris am Eingang oder im Verlauf der Guyon-Loge (Kap. 19.5.1) führen (▶ Abb. 21.4). Gelegentlich wird nur der motorische R. profundus n. ulnaris komprimiert, wodurch eine Atrophie der Handbinnenmuskeln ohne Sensibilitätsstörung entsteht. Beugeseitig radial gelegene Ganglien weisen häufig ein geringes Beschwerdebild auf.

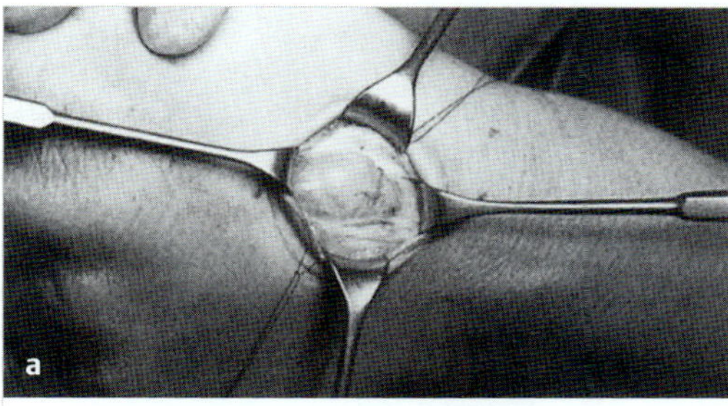

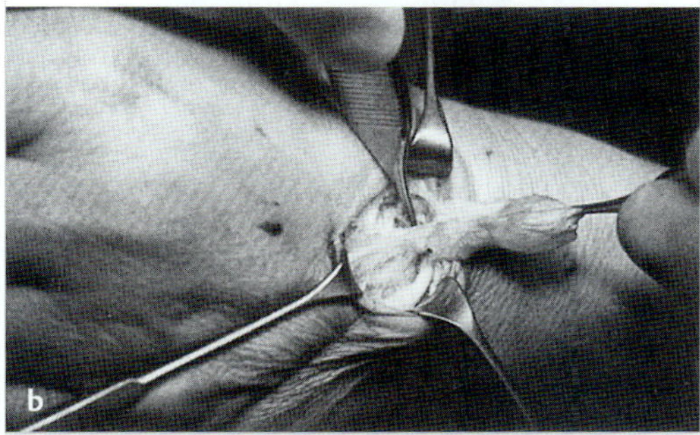

Abb. 21.3 Dorsales Handgelenkganglion.
a Sichtbar zwischen den Strecksehnen der Finger II–V.
b Der zur Handwurzel reichende Stiel (Pinzettenspitze).

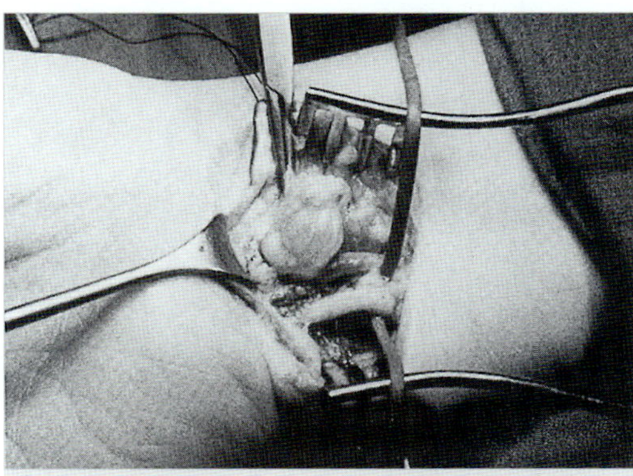

Abb. 21.4 Freipärariertes ulnares Handgelenkganglion, welches A. ulnaris und N. ulnaris am Eingang der Guyon-Loge (Kap. 19.5.1) komprimiert hatte.

Endgelenkganglien führen oft zu einem rillenartigen Fehlwachstum des Fingernagels (▶ Abb. 21.5, ▶ Abb. 21.6).

Im Fingerbereich kommt es bei Ringbandganglien häufig zu sehr lästigen Missempfindungen durch Druck auf benachbarte Fingernerven.

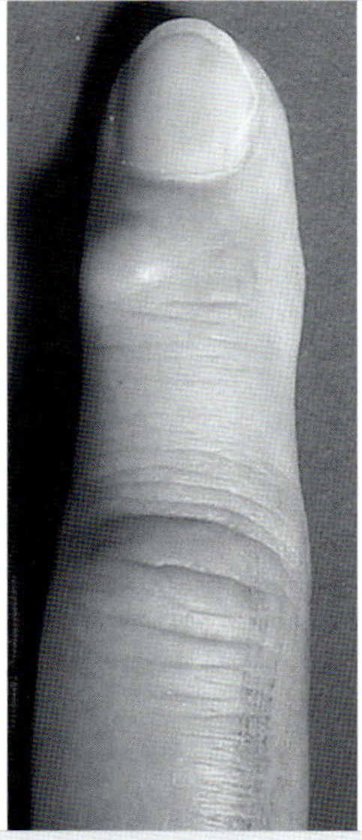

Abb. 21.5 Oberflächliches gelenknahes Endgelenksganglion.

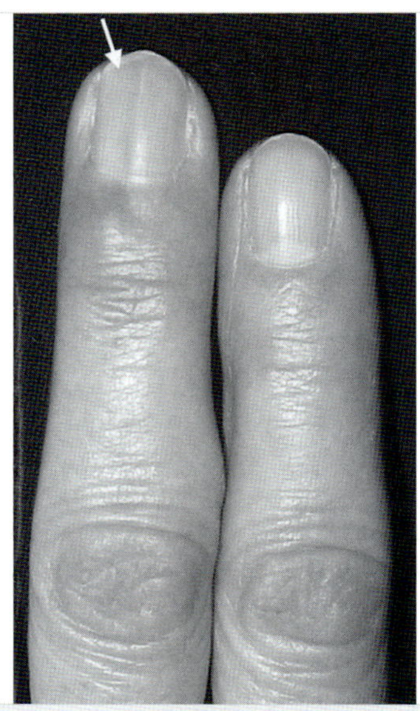

Abb. 21.6 Tief liegendes Endgelenkganglion mit Druck auf die Nagelwurzel und dadurch charakteristischer Rillenbildung im Fingernagel (Pfeil).

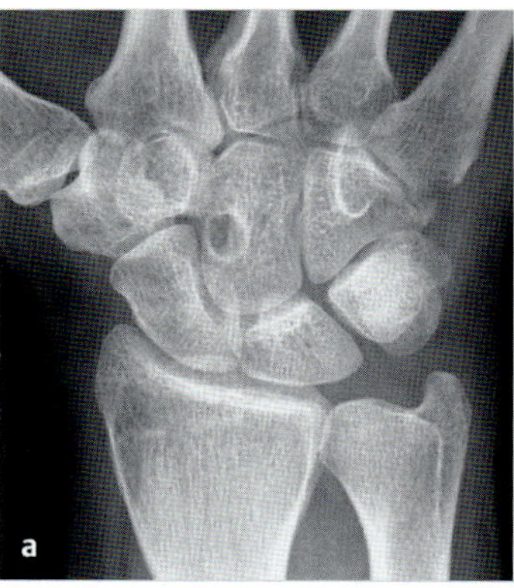

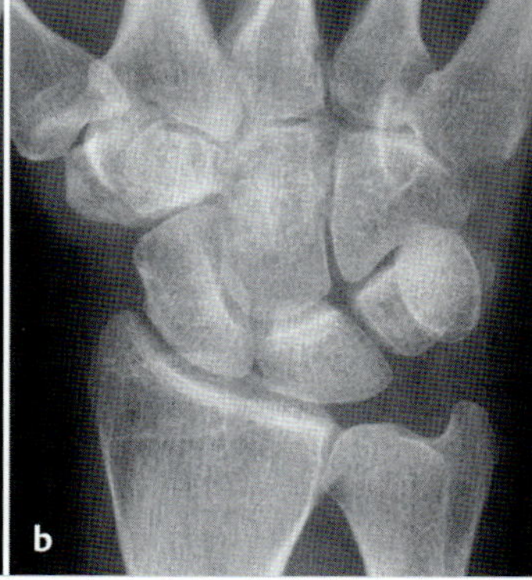

Abb. 21.7 Intraossäres Ganglion im Os capitatum; wegen Schmerzen Ausräumung und nach Ausfräsen der knöchernen Zystenwand. Auffüllen mit Beckenkammspongiosa von dorsal.
a Ausgangsbefund.
b Ausheilung nach 3 Monaten (Schmerzfreiheit).

Intraossäre Ganglien können für belastungsabhängige Schmerzen des Handgelenks verantwortlich sein (▶ Abb. 21.7).

Diagnostik: Die bei der Palpation prallelastische Konsistenz der Tumoren und ihre charakteristischen Lokalisationen sichern schon weitgehend die Diagnose. Zusätzliche Röntgenbilder sind bei Verdacht auf arthrotische Veränderungen indiziert, in jedem Fall jedoch bei Endgelenkganglien, die stets auf dem Boden eines arthrotischen Reizzustandes entstehen. Die Kernspintomografie hilft zuverlässig, bei Handgelenkschmerzen kleinere, äußerlich noch nicht sichtbare Ganglien zu erkennen und zu lokalisieren.

Therapie: Auf konservative Behandlungsmaßnahmen wie das Zerdrücken oder Veröden eines Ganglions folgt im Allgemeinen rasch ein Rezidiv. Bei kleineren dorsalen Handgelenkganglien lässt sich bisweilen die Schmerzsymptomatik durch die Injektion von ca. 2 ml eines Lokalanästhetikums zwischen den zu vermutenden Zystenstiel und den N. interosseus dorsalis beseitigen.

Grundsätzlich ist jedoch die radikale Exzision in Blutleere das adäquate Behandlungsverfahren. Bei beugeseitig radial gelegenen Ganglien ist vor allem auf die in unmittelbarer Nachbarschaft verlaufende A. radialis zu achten. Um die Rezidivgefahr möglichst gering zu halten, muss ein vorhandener

Stiel bis zu seinem Ausgangspunkt an der Gelenkkapsel verfolgt und mit einem Gelenkkapselanteil reseziert werden. Eine Naht der Gelenkkapsel ist nicht erforderlich, lediglich die Hautinzision wird vernäht.

Postoperativ sollten das Handgelenk 1 – 2 Wochen geschont, die Finger jedoch bereits ab dem 1. postoperativen Tag bewegt werden.

Die relativ häufigen *Endgelenkganglien* werden in Leitungsanästhesie nach Oberst und in Fingerblutleere meist über eine längs verlaufende Hautinzision zusammen mit dem regelmäßig zum Gelenk verlaufenden Stiel entfernt. Die an dieser Seite häufig vorhandenen arthrotische Randzacken oder kleine freie Gelenkkörper müssen, um einem Rezidiv vorzubeugen, mitentfernt werden. Die Nagelwurzel ist sorgfältig zu schonen. Das durch den Druck der Zyste entstandene rillenförmige Nagelfehlwachstum normalisiert sich im Allgemeinen nach der Ganglienentfernung.

Ringbandganglien werden am sichersten in Blutleere über eine ca. 1 – 1,5 cm große, längs verlaufende Hautinzision über dem meist reiskorngroßen Tumor im proximalen Grundgliedbereich freigelegt. Dabei empfiehlt es sich, den benachbarten Nerv eines Fingers darzustellen. Anschließend wird das Ganglion gemeinsam mit einem kleinen, seine Basis tragenden Stück Sehnenscheide entfernt.

Intraossäre Ganglien können durch Ausräumen und Ausfüllen mit spongiösem Knochenmaterial beseitigt werden (▶ Abb. 21.7).

21.4.2 Keloide

Definition: Keloide stellen Narbenwucherungen bei individueller Disposition unbekannter Ursache dar. Im Gegensatz zu hypertrophischen Narben entstehen sie primär in tieferen Hautschichten und bleiben nicht auf den Bereich des auslösenden Traumas beschränkt, sondern können zeitlich und örtlich begrenzt weiter wachsen [14]. Daher kann man sie im weiteren Sinne den Bindegewebetumoren zuordnen. Histologisch findet man ausgedehnte Ansammlungen relativ großer Fibrozyten und ein unregelmäßiges hyalinisiertes Kollagenfasernetz.

Klinisch hat man den Eindruck, dass durch eine Hautnaht geänderte Spannungsverhältnisse eine Rolle spielen und dass exaktes Nähen unter Berücksichtigung des präoperativen Spaltlinienverlaufs der Haut die Gefahr einer Keloidbildung reduziert.

Therapie: Die operative Exzision aus kosmetischer Indikation sollte erst einige Monate nach Abschluss des Keloidwachstums durchgeführt werden. Vielfach bilden sich Keloide zurück oder werden durch Angleichung an das normale Hautniveau oder die normale Hautfarbe unauffällig. Größere Flächen sind mit Vollhauttransplantaten zu decken.

21.4.3 Fibrome

Charakteristik: Es handelt sich um bindegewebefaserreiche, relativ zellarme Tumoren, die langsam wachsen und differenzialdiagnostisch gegenüber Epithelzysten, Ganglien, Knotenbildungen bei Dupuytren-Kontraktur und neurogenen Tumoren abzugrenzen sind (▶ Abb. 21.8). Eine Sonderform stellen an den Fingerenden Fibrokeratome mit exophytärem Wachstum und hyperkeratotischer Epidermis dar [8].

Therapie: Die operative Entfernung gelingt im Allgemeinen problemlos, die Rezidivgefahr ist gering.

21.4.4 Fibrosarkome

Charakteristik: Diese bösartigen Bindegewebetumoren entstehen aus dem Bindegewebe der Subkutis, der Faszie, der Sehnen oder Sehnenscheiden und sind gekennzeichnet durch infiltrativ-destruktives Wachstum.

Eine hämatogene oder lymphogene Metastasierung ist möglich. Je nach dem morphologischen Überwiegen einzelner Zellanteile werden reine Fibrosarkome, epitheloide Sarkome, Myxofibrosarkome oder Fibroxanthosarkome unterschieden.

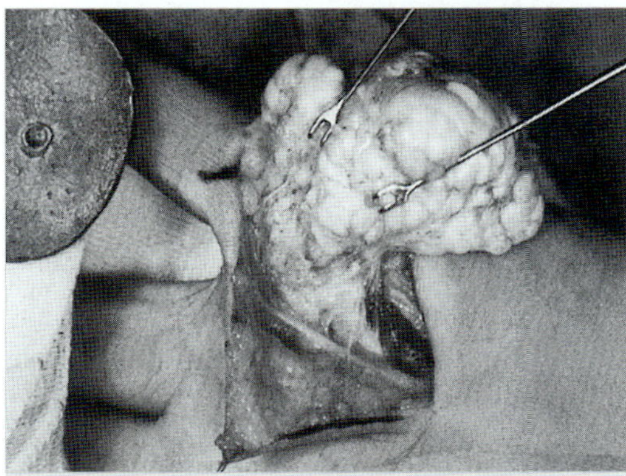

Abb. 21.8 Großer fibromatöser Tumor der ulnaren Hohlhand.

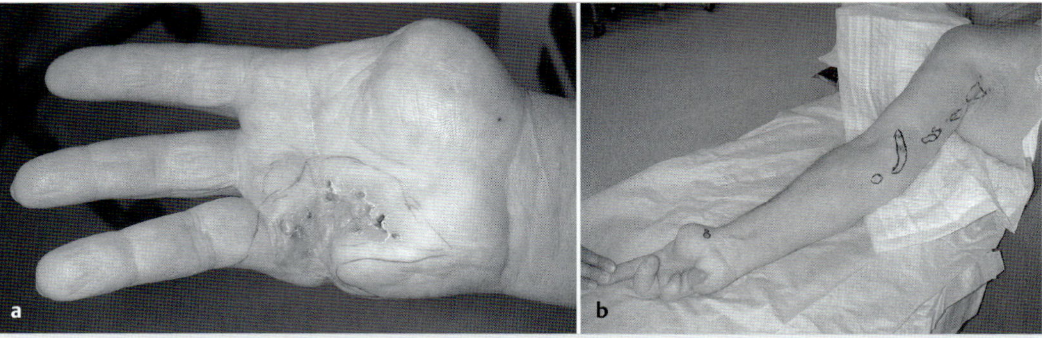

Abb. 21.9 Epitheloides Sarkom. Verlauf bei einem 57-jährigen Patienten, der 4 Jahre zuvor eine Hand- oder Armamputation strikt abgelehnt hatte.
a Lokales Rezidiv.
b 6 Monate nach lokaler Entfernung von Lymphknotenmetastasen erneute Lymphknotenrezidive.

Eine histologische Abgrenzung gegenüber benignen „Pseudosarkomen" kann schwierig sein [14].

Symptome: In Anfangsstadien sind Fibrosarkome leicht mit benignen Neubildungen zu verwechseln. Kontinuierliche Größenzunahme und Destruktion lokaler Strukturen, z. B. Ulzeration, lassen den Verdacht auf Malignität entstehen.

Therapie: In Abhängigkeit vom histologischen Malignitätsgrad, dem Lebensalter und dem Vorliegen von Metastasen muss abgewogen werden zwischen großzügiger lokaler Tumorexzision mit plastischer Deckung und Teilamputation mit Entfernung eines Finger- oder Mittelhandstrahls (▶ Abb. 21.9). Radikalere Amputationen im Ober- oder Unterarmbereich sind nur ausnahmsweise notwendig.

21.4.5 Lipome

Charakteristik: Diese gutartigen, vom Ernährungszustand unabhängigen Tumoren bestehen aus gelapptem Fettgewebe, welches durch eine zarte Bindegewebekapsel zusammengefasst und in feine Bindegewebesepten unterteilt wird. Eine stärkere Ausbildung der Bindegewebeanteile führt zur Bezeichnung Fibrolipom, Gefäßreichtum zur Bezeichnung Angiolipom.

Lokalisation: Im Handbereich werden Hohlhand oder die Gegend des Daumenballens bevorzugt. Zum Teil bestehen Verbindungen zum Sehnengleitgewebe [1].

Therapie: Die sorgfältige operative Entfernung ist im Allgemeinen problemlos möglich. Eine maligne Entartung ist nicht zu befürchten, zumal Liposarkome, die im Handbereich extrem selten sind, per se und nicht aus präexistenten Lipomen entstehen.

21.5 Tumoren der Synovialis

Diese Tumoren entstehen im Bereich von Sehnengleitgeweben der Finger und Mittelhand.

21.5.1 Benignes Synovialom

Synoviom, Riesenzelltumor der Sehnenscheide, frühere Bezeichnung: xanthomatöser Riesenzelltumor

Charakteristik: Die im Handbereich häufigen Tumoren wachsen langsam, sind von höckeriger derber Konsistenz und bestehen aus charakteristischen vielkernigen Riesenzellen, umgeben von spindeligen und ovalären Zellen. Vor allem peripher sind Hämosiderinablagerungen und fettsubstanzspeichernde Schaum- oder Xanthomzellen (gelbliches Aussehen) zu finden.

Die Bindegewebeseptierung mit trabekelartiger Ausbildung bewirkt das gelappte makroskopische Aussehen (▶ Abb. 21.10) [14].

Symptome: Im palmaren Fingerbereich können diese im Allgemeinen schmerzlosen Tumoren durch ihr verdrängendes Wachstum zu röntgenologisch erkennbaren Knochenatrophien in der Kortikalis führen [12].

Therapie: Die operative Entfernung bedarf großer präparatorischer Sorgfalt, da Nerven-Gefäß-Bündel mitten durch diese Tumoren hindurch ziehen können und da alle dem Tumor angehörigen Zellelemente vollständig entfernt werden müssen, um Rezidive zu vermeiden [15]. Erschwert wird dies durch das teilweise Fehlen der ohnehin nur dünnen Tumorkapsel [8], [14].

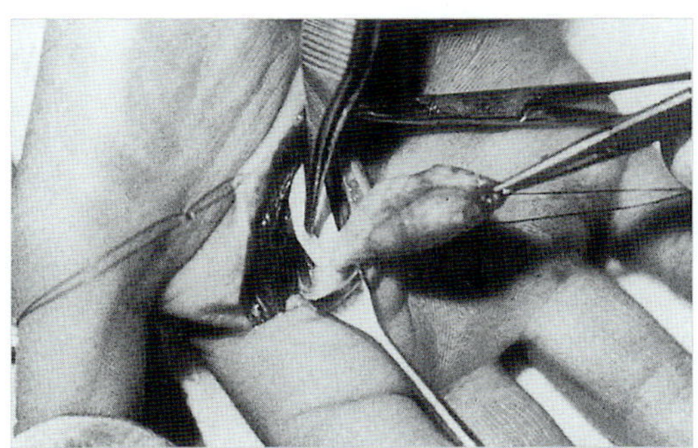

Abb. 21.10 Benignes Synovialom, ausgehend vom Gleitgewebe der Zeigefingerbeugesehnen (Pinzettenspitze).

Treten Rezidive auf, ist auch dabei nicht mit einer malignen Entartung zu rechnen.

21.5.2 Malignes Synovialom

Charakteristik: Dieses synoviale Sarkom neigt neben seinem infiltrativen Wachstum frühzeitig zur hämatogenen Metastasierung in die Lunge. Histologisch unterscheidet man zwischen monophasischen und biphasischen Sarkomen, je nach der prozentualen Zusammensetzung aus epithelialen und spindeligen Tumorzellen [14].

Symptome: Wegen der Symptomarmut wird die Diagnose im Allgemeinen erst durch die histologische Untersuchung gestellt.

Therapie: Radikale Amputationen sind nur sinnvoll, wenn keine Metastasierung erkennbar ist (Röntgenbild der Lunge, Ultraschalluntersuchung des Oberbauches, Kernspintomografie des Oberbauches, der Lunge und des Schädels, evtl. Szintigrafie). Einfache Tumorexstirpationen im makroskopisch gesunden Gewebebereich führen im Allgemeinen rasch zu einem neuen lokalen Rezidiv. Fallweise ist eine zusätzliche Radio- oder Chemotherapie in Erwägung zu ziehen. Die Prognose hinsichtlich der Lebenserwartung ist jedoch ungünstig.

21.6 Tumoren des Nervengewebes

Mit Ausnahme des als Pseudotumor aufzufassenden traumatischen Neuroms (Kap. 10.7) kommen echte, von Nervenfasern ausgehende Geschwülste an der Hand und am Unterarm eher selten vor. Es sind meist Tumoren der Hüllzellen (Schwann-Zellen), des Nervenbindegewebes (Neurofibrome) und intraneural wachsende Lipome oder Fibrolipome.

21.6.1 Neurilemmom

Synonyme: Schwannom, Neurinom

Charakteristik und Lokalisation: Dieser an peripheren Nerven der oberen Extremität relativ häufige Tumor wächst meist expansiv im Nerv. Dabei spannen sich die intakten Nervenfaszikel über dem Tumor aus. Histologisch findet man spindelige Tumorzellen, die oft bandartig unter Wirbelbildung angeordnet sind. Differenzialdiagnostisch ist an ein „Malignes Schwannom“ zu denken (Kap. 21.6.3).

Ätiologie: Elektronenmikroskopisch und histochemisch lässt sich eine Verwandtschaft mit Schwann-Zellen nachweisen [14].

Symptome: Außer einer sichtbaren Schwellung wird gelegentlich über Schmerzen, Sensibilitätsstörungen oder motorische Ausfälle [12], die mit einer Kompression der intakten Nervenfaszikel durch den Tumor zu erklären sind, berichtet.

Therapie: Nach einer Längsinzision des Epineuriums über dem Nerv werden durch sorgfältige mikrochirurgische Präparation die ausgespannten intakten Nervenfaszikel vom Tumor abgelöst und dieser damit aus dem Nervenstrang herausgeschält. Lediglich das Faszikelbündel, von welchem die Geschwulst ausgeht, muss bisweilen reseziert werden. Die Rezidivgefahr ist gering, erkennbare neurologische Ausfälle bleiben meist nicht zurück (▶ Abb. 21.11).

21.6.2 Neurofibrome

Diese von Fibroblasten und Schwann-Zellen ausgehenden Tumoren kommen solitär oder generalisiert im Rahmen der „Neurofibromatosis von Recklinghausen“ vor. Wegen der Neigung, nach operativer Entfernung zu rezidivieren und dabei maligne zum Neurofibrosarkom zu entarten [12], [14], ist zumindest bei der generalisierten Erkrankung eine operative Zurückhaltung angebracht.

Therapie: Die operative Präparation kann dadurch, dass unbeteiligte Nervenfaszikel mitten durch den Tumor hindurch ziehen, schwierig sein. Gegebenenfalls müssen Teile der Nervenfaszikel reseziert und der Defektbereich durch Nerventransplantate überbrückt werden (Technik Kap. 10.4.3).

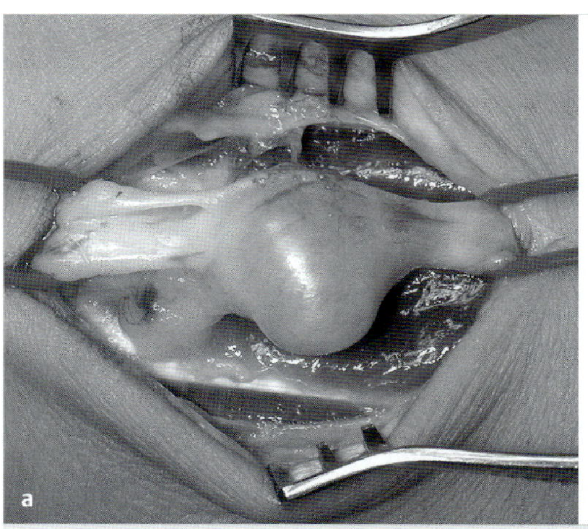
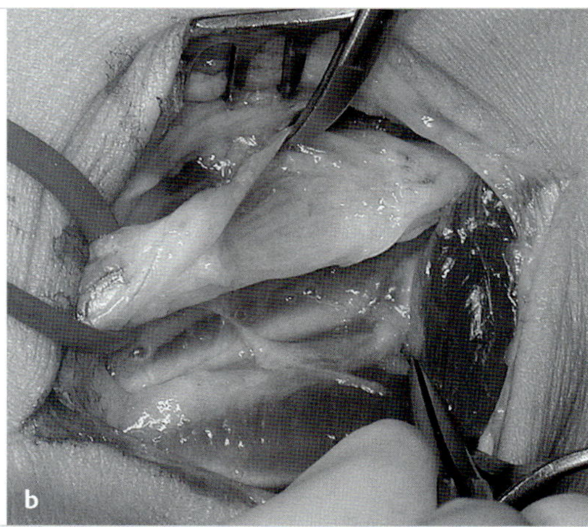

Abb. 21.11 Neurinom (Schwannom im N. medianus am distalen Unterarm.
a Der von einem Faszikel ausgehende Tumor.
b Nach Resektion verbliebene Höhlung. Weder vor noch nach der Operation erkennbare Ausfälle. Dies ist häufig aber nicht immer der Fall.

21.6.3 Malignes Schwannom

Charakteristik und Lokalisation: Dieser von den Schwann-Zellen ausgehende Sarkomtyp wird in der Hälfte der Fälle bei Patienten mit einer Neurofibromatosis von Recklinghausen beobachtet (bis 4 % der Patienten nach einer Latenzzeit von 10–20 Jahren). Ansonsten kommt dieser Tumor gelegentlich auch isoliert und unabhängig von dieser Erkrankung vor, meist ausgehend von größeren Nervenstämmen [9]. Im eigenen Krankengut fand sich ein malignes Schwannom proximal des Karpaltunnels am distalen Unterarm, dem N. medianus aufsitzend (▸ Abb. 21.12).

Das *typische Lebensalter* für diese Tumoren wird zwischen 20 und 50 Jahren angegeben. Experimentell können an Labortieren Injektionen chemischer Karzinogene in Nervennähe derartige Tumoren auslösen. Ob der Tumor ausschließlich von Schwann-Zellen ausgeht oder zumindest teilweise von anderen Zellen des Nervenhüllgewebes abzuleiten ist, ist ungeklärt.

Symptome: In Fällen, in denen keine von-Recklinghausen-Erkrankung vorliegt, kommt es zu einer allmählich zunehmenden Schwellung mit ähnlicher Symptomatik wie beim benignen Schwannom (Neurolemmom, Kap. 21.6.1). Die neurologische Symptomatik ist mit gelegentlichen Schmerzen, Sensibilitätsstörungen, Parästhesien und motorischer Schwäche sehr variabel. Der klinische Tastbefund bei Lokalisationen am Unterarm und der Hand erinnert von der prallelastischen Konsistenz her an ein Ganglion. In Zweifelsfällen hilft vor allem die Kernspintomografie in der präoperativen Differenzialdiagnose weiter.

Liegt eine Neurofibromatosis von Recklinghausen vor, so sind rasches Wachstum eines vorbestehenden Neurofibroms oder eine von diesem ausgehende Schmerzsymptomatik verdächtig und sollte Anlass für eine Entfernung zur histologischen Untersuchung sein. Die äußere Form des an dem Nervenstamm festsetzenden Tumors ist spindelig bis oval. Die Abgrenzung zu einem benignen Schwannom (Neurilemmom) kann schwierig sein, da die Anzahl der Mitosen bei beiden Tumoren häufig hoch ist und daher als alleiniges Malignitätskriterium ausfällt. Der Histologe wünscht deshalb stets größere Materialproben, um weitere Unterscheidungskriterien wie perivaskuläre Hyalinisierung, Art der Tumorkapsel und sonstige zelluläre Anteile untersuchen zu können.

Prognose: Die 5-Jahres-Überlebensrate wird bei allein vorkommenden Tumoren mit ca. 50%, in Kombination mit einer Neurofibromatose von Recklinghausen mit 23% angegeben. Tritt das maligne Schwannom als Komplikation einer Neurofibromatose von Recklinghausen auf, so werden in ca. 80% der Fälle lokale Rezidive und in 60% Fernmetastasen, die sich innerhalb von 2 Jahren entwickeln (Lunge, Leber, Subkutangewebe und Knochen) beobachtet. Regionale Lymphknotenmetastasen sind nur in weniger als 2% der Fälle zu beobachten. Angaben bei alleinigem solitärem Vorkommen fehlen, jedoch wird hier der Grad der Malignität als deutlich geringer angesehen [9].

Therapie: Operativ werden radikale lokale Exzisionen, evtl. mit sekundärer Nerventransplantation, oder gelegentlich auch Amputationen empfohlen. Das Ausräumen von Lymphknotenstationen ist entsprechend obiger Statistik nicht notwendig. Nachbestrahlungen oder Chemotherapie werden fallweise ebenfalls als sinnvoll angesehen. Im eigenen, jedoch nur wenige Fälle umfassenden Krankengut haben wir gute Erfahrungen mit einer ausgedehnten sorgfältigen lokalen Exzision und einer Nachbestrahlung bei solitärem Vorkommen des Tumors.

21.7 Tumoren der Blut- und Lymphgefäße

Von handchirurgischem Interesse sind vorwiegend Hämangiome (▶ Abb. 21.13, ▶ Abb. 21.14), die in verschiedenen histologisch abgrenzbaren Untergruppen vorkommen [8], [13], wobei z. B. auch Tumoren mit verschieden ausdifferenzierten zusätzlichen Bindegewebeanteilen wie das in ▶ Abb. 21.15 gezeigte Angiolipoleiomyom vorkommen sowie Glomustumoren (▶ Abb. 21.17).

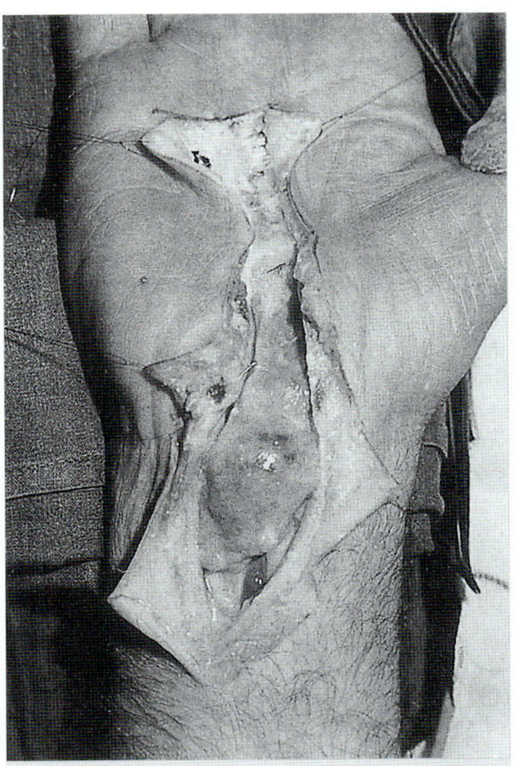

Abb. 21.12 Malignes Schwannom, dem N. medianus in Handgelenknähe aufsitzend.
Der Tumor nahm bei der Präparation seinen Ausgang von einem Nervenfaszikel, welcher mitreseziert wurde. Die Diagnose wurde erst postoperativ nach histologischer Aufarbeitung des Präparates gestellt. Nach einer Nachbestrahlung blieb der Patient mehr als 9 Jahre rezidivfrei.

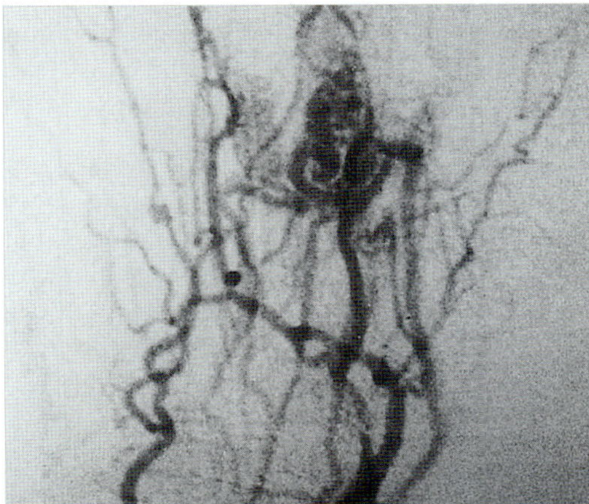

Abb. 21.13 Angiographisch dargestelltes kavernöses Hämangiom am Handrücken (i. V. DAS-Technik).

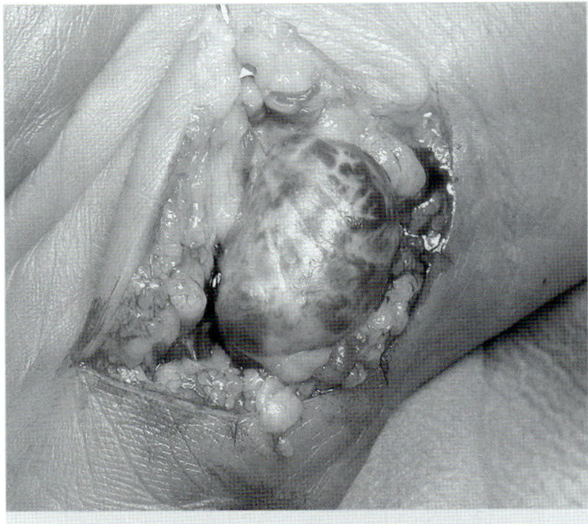

Abb. 21.14 Operative Entfernung eines kavernösen Hämangioms aus der Loge de Guyon.

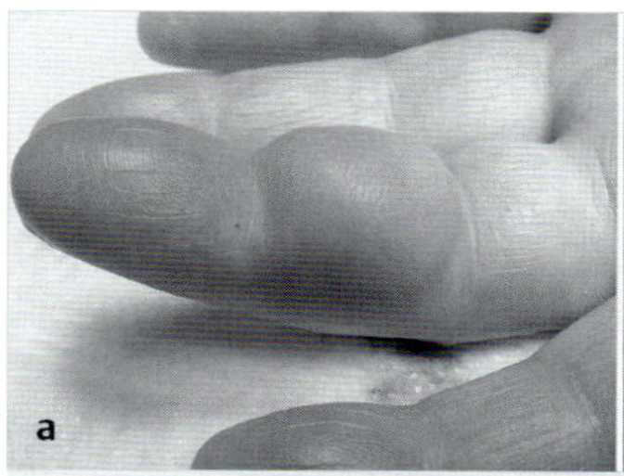

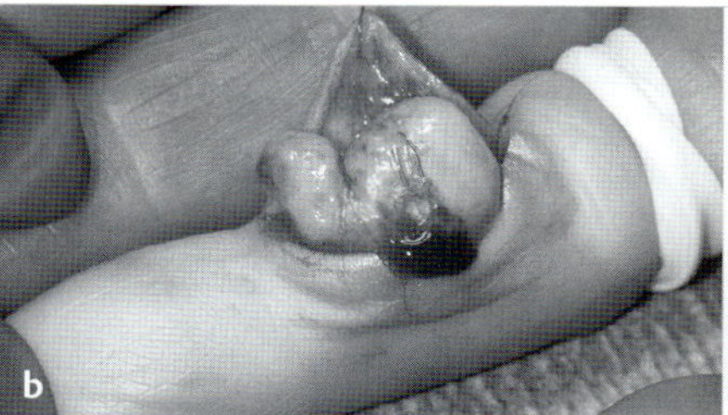

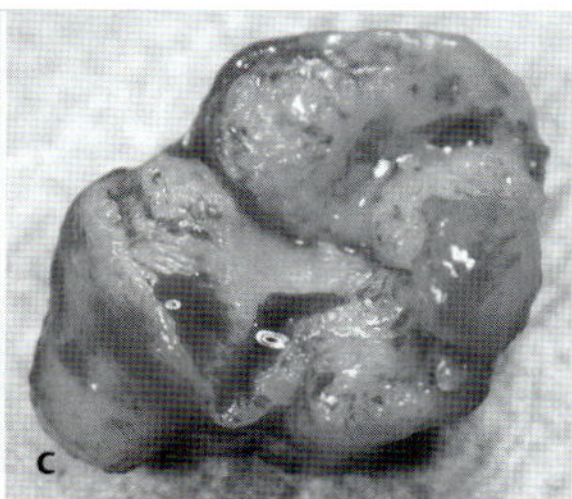

Abb. 21.15 Angiolipoleiomyom.
a Ausgangsbefund.
b Intraoperativ.
c Aufgeschnittenes Präparat.

21.7.1 Hämangiome

Teils handelt es sich um Gefäßfehlbildungen (z. B. Naevi flammei), teils um echte Tumoren wie z. B. kavernöse Hämangiome (▶ Abb. 21.13, ▶ Abb. 21.14).

Charakteristik. Häufig findet man ein infiltratives, jedoch nichtdestruktives Wachstum dieser Tumoren, die je nach Typ kapilläre oder größere mit Endothel ausgekleidete und mit Blut gefüllte Hohlräume aufweisen.

Symptome: Die Tumoren sind äußerlich gut wegdrückbar, schimmern bei subkutaner Lage bisweilen bläulich durch und können gelegentlich Schmerzen verursachen.

Der *Verlauf* ist im Einzelfall sehr unterschiedlich. Ein Teil der Hämangiome kann rasch wachsen, dann zum Stillstand kommen und sich wieder zurückbilden. Andere werden durch ein relativ ungehemmtes Wachstum oder die Verletzlichkeit der über dem Tumor liegenden, oft nur dünnen Hautschichten zu einem ernsthaften funktionellen und chirurgischen Problem.

Therapie: Nach präoperativer angiografischer Feststellung der Ausdehnung, eventuell ergänzt durch eine MRT-Diagnostik, kommt unter verschiedenen Behandlungsverfahren an der Hand vor allem die möglichst vollständige operative Entfernung infrage, wobei bisweilen ein Vorgehen in mehreren Sitzungen sinnvoll sein kann. Müssen größere Hautareale mitentfernt werden, so sind Vollhauttransplantationen oder Verschiebelappenplastiken notwendig.

21.7.2 Eruptives Angiom

ältere Synonyme: Granuloma teleangiectaticum, pyogenes Granulom

Charakteristik und Symptomatik: Dieser zu den kapillären angiomatösen Neubildungen zählende Tumor [14] wurde lange Zeit fälschlich unter der Diagnose „pyogenes Granulom" als superinfizierte granulomatöse Neubildung nach kleineren Hautdefekten angesehen [8]. Charakteristisch ist eine kragenähnliche Einschnürung des pilzförmigen, leicht exulzerierenden und dann blutenden Tumors an der Basis durch ein verbreitertes weißliches Epithel und eine teilweise Überkrustung (▶ Abb. 21.16).

Lokalisation: Diese kapillären Hämangiome sind gerne in Nagelnähe, bisweilen auch an der Greifseite der Finger zu finden.

Therapie: Die Behandlung besteht in einer sparsamen Exzision. Alternativ kann auch eine Ätzbehandlung mit Silbernitrat erfolgreich sein.

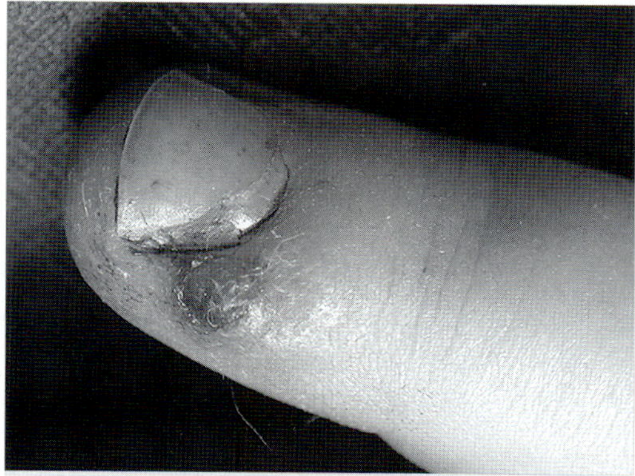

Abb. 21.16 Eruptives Angiom (Synonym: pyogenes Granulom) bei einem 2-jährigen Kind.

21.7.3 Glomustumoren

Charakteristik: Es handelt sich um gutartige Geschwulstbildungen der besonders in Fingerbeeren, Nagelbett und Nagelfalz vorkommenden Glomera cutanea (Synonym: Heyer-Großer-Organe). Sie stellen arteriovenöse Anastomosen dar und bestehen aus feinsten, aufgeknäuelt in einer bindegewebigen Kapsel zusammengefassten Blutgefäßen. Dazwischen findet man epitheloide Zellen und zahlreiche Nervenfasern (Funktion: Kontrolle und Steuerung der Hautdurchblutung?) [16], [18]. Die scharf begrenzten Tumoren enthalten die gleichen Zellelemente [14] (▸ Abb. 21.17).

Lokalisation: Sie treten im Allgemeinen solitär auf, können auch multipel, im Fingerbereich speziell unter dem Fingernagel vorkommen [12].

Symptome: Die unterschiedlich großen, bisweilen bläulich durchschimmernden Knötchen verursachen anfallsartig heftige Schmerzen, die ein charakteristisches Leitsymptom darstellen [8], [12], [14], [18].

Diagnose: Die aufgrund der Schmerzen und der Lokalisation entstandene Verdachtsdiagnose kann durch ein Kernspintomogramm gesichert werden (▸ Abb. 21.17a).

Therapie: Die Behandlung besteht in der vollständigen operativen Entfernung. Bei Tumoren im Nagelbett wird der Fingernagel ganz oder teilweise entfernt (▸ Abb. 21.17c u. ▸ Abb. 21.17d) und nach der Tumorexstirpation zur Schienung des nachwachsenden Nagels wieder reponiert (▸ Abb. 3.14).

21.7.4 Arteriovenöse Fisteln (spontane, nichttraumatische)

Charakteristik: Hierbei handelt es sich um häufig entsprechend der Herzfrequenz pulsierende Schwellungen, über denen meist auch ein Schwirren tastbar ist. Angiologisch lässt sich ein mehr oder weniger großes Shuntvolumen nachweisen. Bisweilen entsteht hierdurch eine kardiale Belastung. Peripher des Fistelgebiets kann es zur Minderdurchblutung des betroffenen Fingers oder Handabschnittes kommen.

Ätiologie und Lokalisation: Eine echte Tumorneubildung scheint nicht vorzuliegen. Eher handelt es sich insbesondere bei jungen Patienten um Gefäßfehlbildungen, die zu direkten arteriovenösen Verbindungen in Mittelhand- oder Fingerbereich führen und als Tumor imponieren.

Therapie: Selbst sorgfältige Skelettierung der Hauptarterien in betroffenen Mittelhand- und Fingerabschnitten mit Ligatur der abgehenden Gefäße sowie weitestgehender Resektion des arteriovenösen Fistelgebiets führt im Allgemeinen nicht zur Rezidivvermeidung. Meist bilden sich sofort neue AV-Verbindungen, bisweilen in noch größerer Zahl als vor der Operation. Möglicherweise bestehen

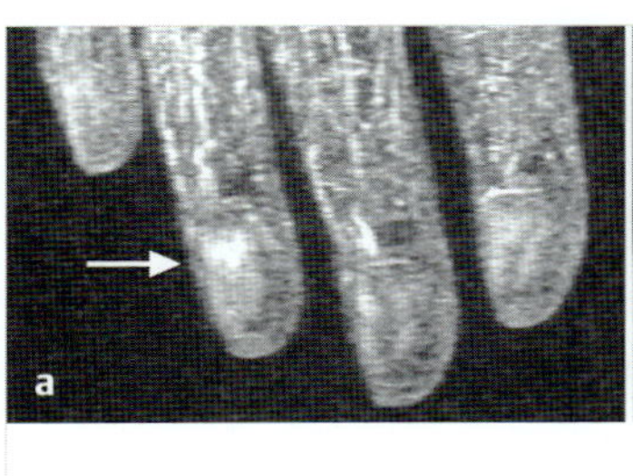
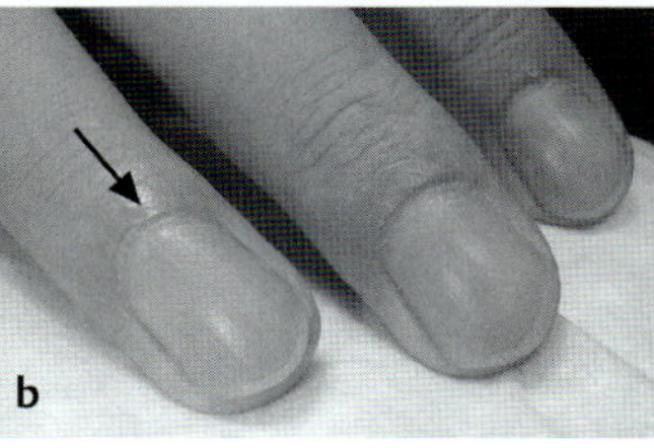
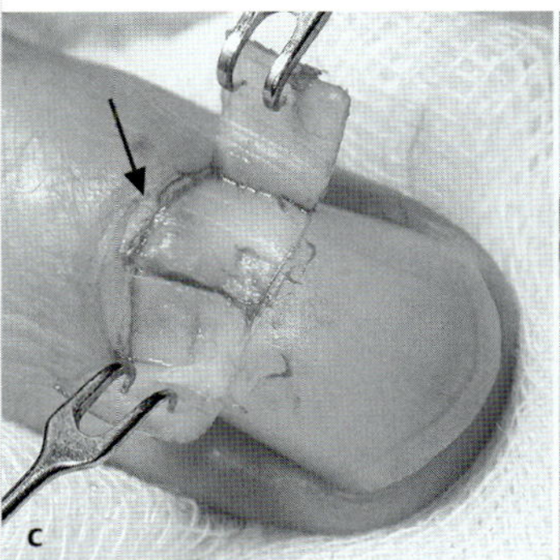
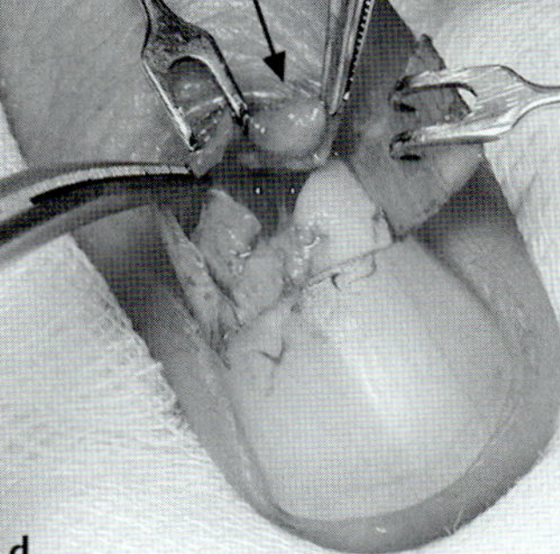

Abb. 21.17 Glomustumor.
a Lokalisation und Diagnosestellung in der Kernspintomografie (MRT) (Pfeil).
b Relativ unauffälliger klinischer Befund (Pfeil).
c Erkennbarer Tumor nach Freilegen des proximalen Nagelbetts (Pfeil).
d Exstirpation.

auch solche intraossär weiter. Eine definitive Beseitigung scheint nur durch radikalere operative Maßnahmen wie Teilamputationen möglich zu sein, die jedoch lediglich bei ernsthaften kardialen Problemen infolge eines zu hohen Shuntvolumens indiziert sind. Vorbeugen kann man dieser Komplikation, vor allem wenn es sich um Fisteln im Mittelhandbereich handelt, durch konsequentes Tragen von speziell angepassten, elastischen Kompressionshandschuhen, die so gewählt werden müssen, dass keine Stauung im Fingerbereich entsteht.

21.8 Tumoren des Handskeletts

21.8.1 Benigne Knochentumoren

Enchondrom

Charakteristik und Lokalisation: Dieser häufigste Knochentumor der Hand [3] imponiert im Röntgenbild als zystische Auftreibung der Phalangen und Mittelhandknochen (bevorzugt im metaphysären Bereich). Außerdem fallen die extrem verdünnte Kortikalis und eine teilweise knöcherne Septierung auf (▶ Abb. 21.18). Im Gegensatz zu zentraleren, stammnahen Chondromen ist die Gefahr der malignen Entartung extrem gering [4], [7]. Ausgefüllt sind die Zysten mit glasigem, relativ weichem Gewebe, welches mikroskopisch aus typischen Knorpelzellen und hyaliner Knorpelgrundsubstanz besteht [4], [7].

Symptome: Häufig werden die Tumoren entweder als Zufallsbefunde bei Röntgenuntersuchungen aus anderen Gründen oder als Ursache von spontanen oder pathologischen Frakturen bemerkt.

Therapie: Die Behandlung besteht in einer sorgfältigen Tumorausräumung von einem ausreichend großen Knochenfenster aus. Zurückbleibende Tumorreste führen zum Rezidiv. An die Ausräumung schließt sich im Allgemeinen eine Auffüllung mit autologer Beckenkammspongiosa an. Allerdings gibt es Kollegen, die die alleinige Ausräumung für ausreichend halten. Liegt eine Spontanfraktur ohne Dislokation vor, kann zunächst die knöcherne Abheilung abgewartet werden. Selten muss auf eine geeignete, den zystisch veränderten Bereich überbrückende Osteosynthese zusätzlich zur Spongiosaplastik zurückgegriffen werden.

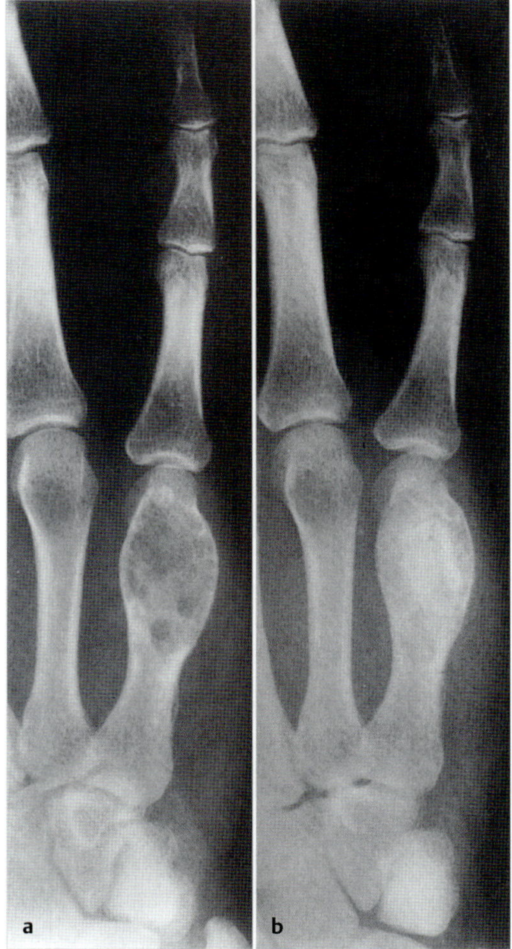

Abb. 21.18 Enchondrom im Metakarpale V.
a Präoperativ.
b Nach Ausräumen und Auffüllen mit Spongiosa.

Osteochondrom

Synonyme: periostales Chondrom, Ekchondrom

Charakteristik: Der ebenfalls mit Knorpelgewebe verwandte Tumor entwickelt sich zwischen dem Periost und der Außenseite des Knochens, er zerstört die normale metaphysäre Kortikalis. Durch Knochenanbau entstehen charakteristische Knochenleisten, die vor allem bei multiplem Vorkommen an Exostosen erinnern (▶ Abb. 21.19) [6].

Symptome: Entdeckt wird der Tumor meist im Kindesalter als Zufallsbefund bei Röntgenuntersuchungen aus anderen Ursachen oder wegen einer allmählich auffallenden Deformierung.

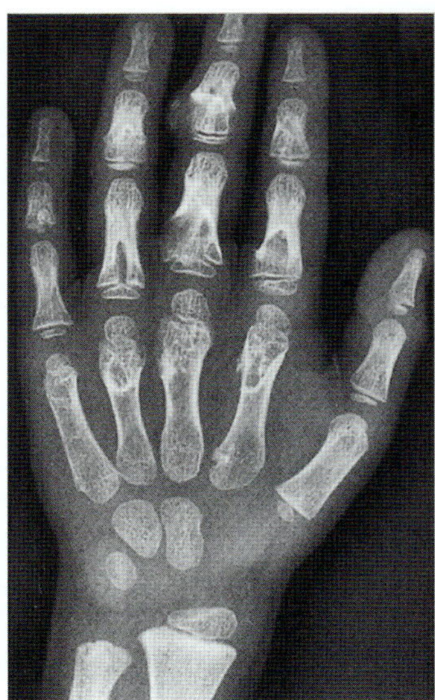
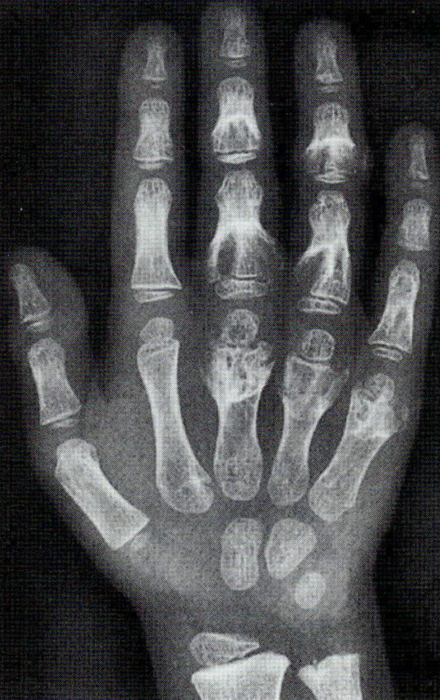

Abb. 21.19 Multiple Osteochondrome an Metakarpalia und Phalangen beider Hände bei einem 7-jährigen Jungen. Vollständig ausgespart sind nur die Daumen.

Schmerzen fehlen im Allgemeinen. Im Rahmen von pathologischen Frakturen bei Chondromen muss beachtet werden, dass die histologische Abgrenzung zum Chondrosarkom mitunter schwierig ist und entsprechend exakte klinische Angaben an den Pathologen erforderlich sind.

Therapie: Die vollständige operative Entfernung gelingt gelegentlich nur durch eine segmentäre Resektion des betroffenen Knochenabschnittes mit anschließender Implantation eines autologen kortikospongiösen Spanes in den entstehenden Defekt [12]. Bei geringer Knochendestruktion ist nach sorgfältiger Ausräumung unter Mitentfernung des den Tumor umgebenden Periostes eine Auffüllung lediglich mit spongiösem Knochen gerechtfertigt.

Osteoidosteom

Charakteristik: Bei dieser neoplastischen Knochenveränderung handelt es sich im Allgemeinen um eine röntgenologisch erst nach einiger Zeit erkennbare Verdickung und Sklerosierung der Knochenkortikalis. Im Zentrum dieses Prozesses lässt sich bisweilen eine scharf begrenzte Aufhellung erkennen, die aus Osteoid und zellreichem fibrovaskulärem Gewebe besteht [6] und als „Nidus“ bezeichnet wird. Allerdings kommen gelegentlich auch Tumoren mit Sitz im spongiösen Bereich vor (▶ Abb. 21.20).

Lokalisation: Der häufiger an der Tibia, dem Femur und dem Humerus vorkommende Tumor ist gelegentlich auch am distalen Radius und dem Handskelett anzutreffen [4], [6] (▶ Abb. 21.21).

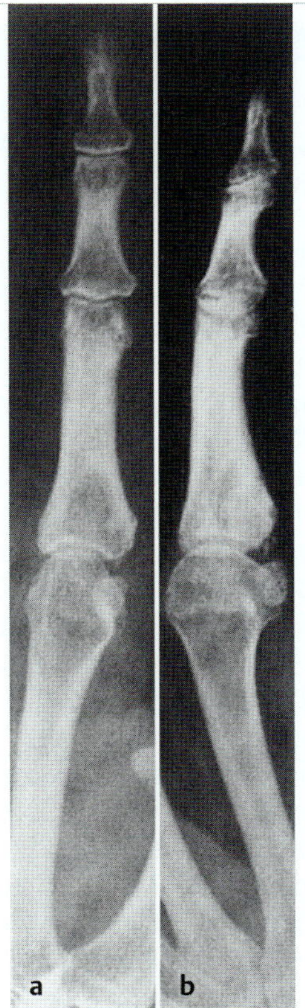

Abb. 21.20 Osteoidosteom vom spongiösen Typ.
a Tumor an der Grundgliedbasis.
b Nach Resektion und Einfügen eines kortikospongiösen Knochenstücks.

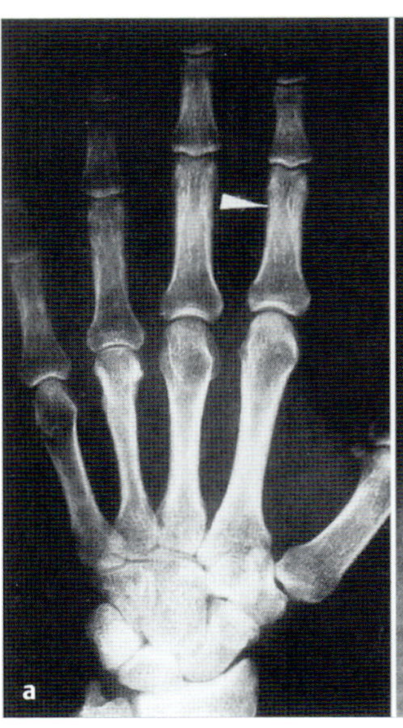
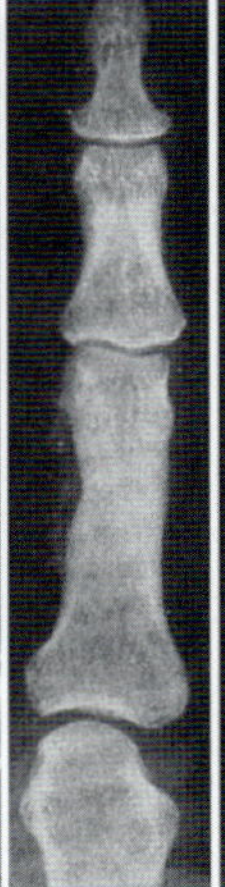
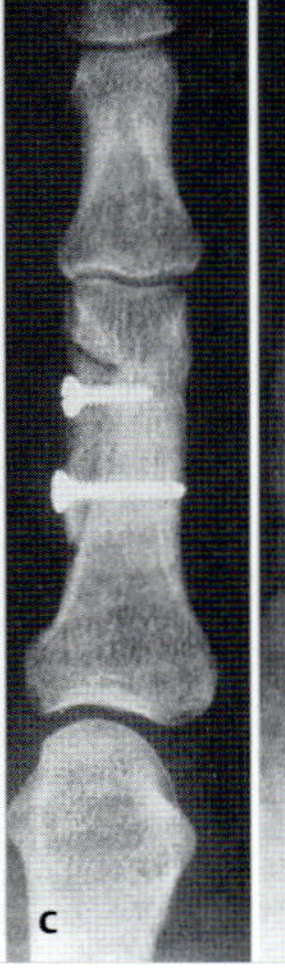
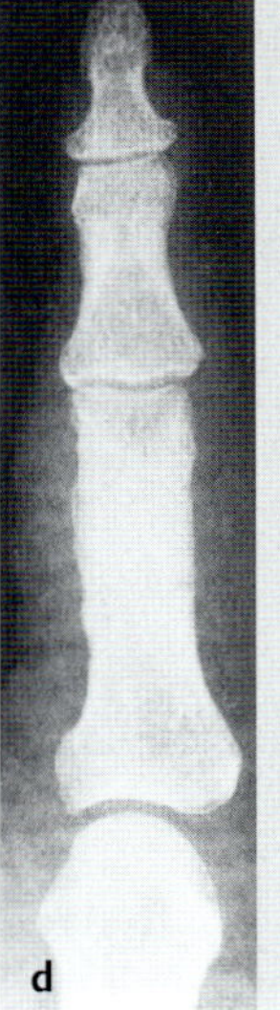

Abb. 21.21 Kortikales Osteoidosteom.
a Osteoidosteom an der ulnaren Grundgliedkortikalis des Zeigefingers. Szintigrafische Sicherung der Lokalisation war erfolgt (Pfeil).
b Missglückter Versuch einer lokalen Resektion und Nidusentfernung, weiter anhaltende Schmerzen.
c Nachresektion und Spanersatz. Danach dauerhafte Schmerzfreiheit.
d Ausheilung nach Metallentfernung.

Die *Ätiologie* dieses Tumors ist weitgehend unklar.

Symptome: Als typisches Leitsymptom gilt ein andauernder, belastungsunabhängiger und vor allem nachts quälender Schmerz. Aber auch uncharakteristische Beschwerden können durch diesen Tumor hervorgerufen werden.

Diagnostik: Die diagnostische Schwierigkeit bei diesem oft sehr spät erkannten Tumor besteht darin, dass Nidus und Randsklerose erst einige Zeit nach Auftreten der Schmerzsymptomatik röntgenologisch sichtbar ausgebildet sind. Hier können im Handbereich der Einsatz der Dreiphasenszintigrafie und vor allem die Kernspintomografie wertvolle Hinweise auf das mögliche Vorliegen eines solchen Tumors geben [4]. Die durch Osteoidosteome verursachten Schmerzen sprechen bisweilen sehr gut auf Prostaglandinhemmer an, was man sich z. B. durch probatorische Gabe von ASS auch diagnostisch zunutze machen kann.

Therapie: Nur bei sicherer Entfernung des Nidus aufgrund einer genauen röntgenologischen Lokalisationsdiagnostik verschwindet die quälende Schmerzsymptomatik. Die Schwierigkeiten, die hierbei bestehen, zeigt ▸ Abb. 21.21. Daher können von vornherein ausgedehntere Resektionen kombiniert mit wiederherstellenden Maßnahmen sinnvoll sein.

Riesenzelltumoren des Knochens

Synonym: Osteoklastom

Charakteristik: Der Tumor imponiert im Röntgenbild ähnlich wie ein Enchondrom als zystische Veränderung mit Verdrängung und Rarefizierung der normalen Knochenstruktur (▸ Abb. 21.22). Histologisch findet man zwischen spindeligen mesenchymalen Zellen und zahlreiche Kerne aufweisenden Riesenzellen Bindegewebe mit herdförmiger Kollagenisierung, Osteoid- und Geflechtknochenneubildung sowie Nester aus Siderophagen [6], [13].

Ätiologie: Ein endostaler Ursprung wird angenommen.

Symptome: Neben einer unterschiedlichen Schmerzsymptomatik wird der Tumor bisweilen anlässlich einer pathologischen Fraktur oder als Zufallsbefund bei einer Röntgenuntersuchung aus anderer Ursache entdeckt.

Lokalisation: Der Tumor findet sich vorwiegend im epiphysären oder metaphysären Bereich. Im Gegensatz zu zentraler gelegenen Lokalisationen sind diese Tumoren im Handbereich fast immer gutartig, aber rezidivfreudig.

Therapie: Da Rezidive entarten können, muss die Ausräumung sehr sorgfältig erfolgen, ggf. mit Resektion des ganzen Tumorabschnittes und Aufbau des Knochens mit Knochenspänen. Eine sorgfältige klinische und radiologische Nachkontrolle über mehrere Jahre ist zu fordern [6].

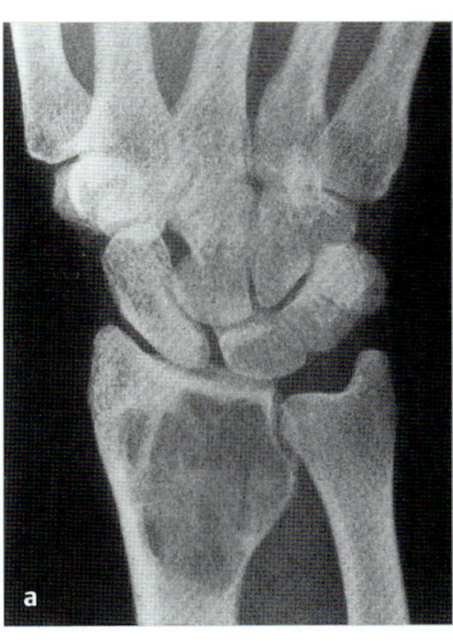

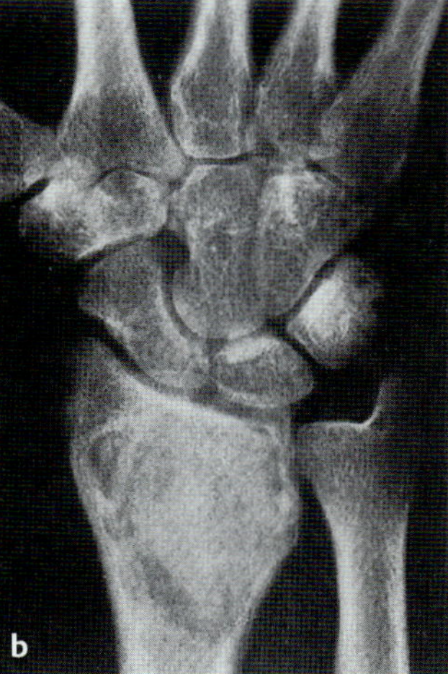

Abb. 21.22 Riesenzelltumor des Knochens im distalen Radius einer 28-jährigen Patientin.
a Ausgangsbefund.
b Nach operativer Ausräumung und Auffüllen mit Beckenkammspongiosa.

Weitere gutartige Knochentumoren

Die stets gutartigen *kartilaginären Exostosen* kommen ebenso wie an anderen Skelettabschnitten auch am Handskelett und an Radius und Elle vor und können Anlass zu Funktionsstörungen sein (Achsenabweichungen, Behinderungen von Sehnen und Gelenken) (▸ Abb. 21.23). Ihre Resektion kann aus diesen Gründen, aber auch wegen des häufig störenden Aussehens, notwendig sein.

Differenzialdiagnostisch zu Enchondromen und Riesenzelltumoren kommen intraossäre Epidermoidzysten, aneurysmatische Knochenzysten (▸ Abb. 21.24) und seltener Knochenfibrome oder zystische Knochenusuren als Manifestation einer Sarkoidose infrage. Meist wird die Diagnose erst intraoperativ oder durch das histologische Untersuchungsergebnis geklärt. Die Therapie besteht in allen Fällen in der Ausräumung und Defektauffüllung mit autologer Knochenspongiosa.

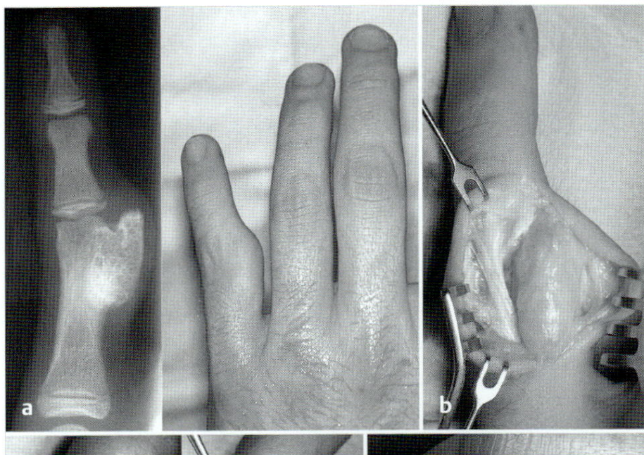

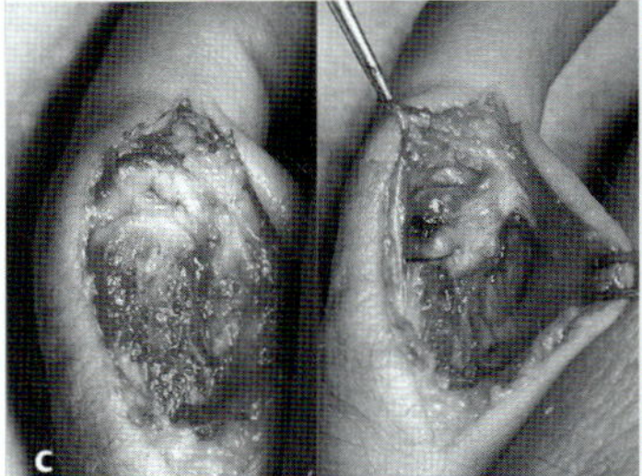

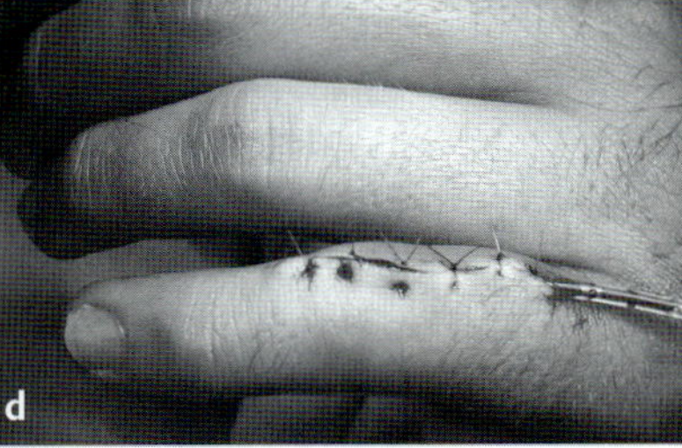

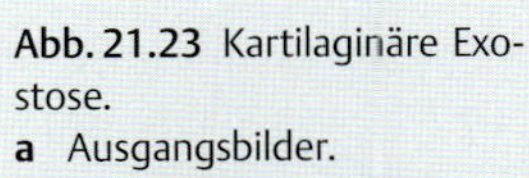

Abb. 21.23 Kartilaginäre Exostose.
a Ausgangsbilder.
b Operationssitus mit verlagertem Streckapparat.
c Nach Abtragen (links) und transossärer Wiederherstellung des radialen Seitenbands (rechts).
d Am Ende der Operation.

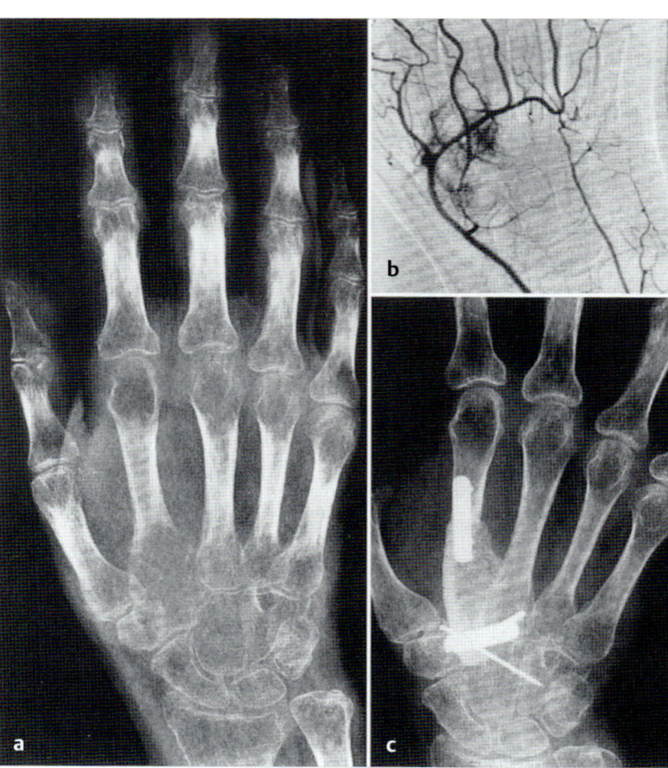

Abb. 21.24 Aneurysmatische Knochenzyste an der Basis des MC II.
a Ausgangsröntgenbefund.
b Präoperatives Angiogramm.
c Nach Resektion und Ersatz durch einen kortikospongiösen Beckenkammspan.

21.8.2 Maligne Knochentumoren

Im Hand- und im distalen Unterarmbereich kommen, wenn auch selten, das *Chondrosarkom*, das *osteogene Sarkom* und auch das *Ewing-Sarkom* vor.

Chondrosarkom und osteogenes Sarkom

Für beide Knochentumoren gilt, dass die Prognose von der im Einzelfall nichtvorhersehbaren Metastasierungstendenz in die Lunge abhängt [3], [6].

Symptome: Im eigenen Krankengut fehlte im Allgemeinen eine Schmerzsymptomatik. Auffällig war meist eine langsam zunehmende Schwellung. Spontanfrakturen und präoperative Abgrenzungsprobleme gegenüber einem benignen Enchondrom kamen ebenfalls vor.

Therapie: Im Allgemeinen kann man sich mit der Entfernung des betroffenen Finger- und Mittelhandstrahls begnügen. Beim osteogenen Sarkom wird über gute Erfolge mit einer sich an die operative Entfernung anschließenden Polychemotherapie berichtet [4]. Hinsichtlich des operativen Verhaltens bei Durchführung der Fingerstrahlamputation sei auf Kap. 13.2.3 verwiesen.

Ewing-Sarkom

Charakteristik. Die Geschwulstbildung nimmt ihren Ausgang vom Stützgewebe des Knochenmarkes und besteht aus dicht gelagerten Tumorzellen mit runden Kernen und ohne erkennbare Zellgrenze, die zwischen Knochenbälkchen und in das Knochenmark infiltrieren [4], [7].

Symptome und Differenzialdiagnose: Wegen des Auftretens von Schmerzen, Fieber und einer periostalen Reaktion kommen Verwechslungen mit entzündlichen Knochenprozessen vor (Probeexzision!).

Lokalisation: Im Allgemeinen bevorzugt der Tumor die Diaphyse der langen Röhrenknochen, doch kommen auch periphere Lokalisationen wie z. B. im distalen Radius, in der distalen Ulna (▸ Abb. 21.25), in der Mittelhand und den Fingern vor [6], [13].

Therapie: Bei diesem malignen Tumortyp hat sich ebenfalls die Kombination zwischen prä- und postoperativer Polychemotherapie, lokaler Knochenresektion und Röntgenbestrahlung sehr gut bewährt (6, 13).

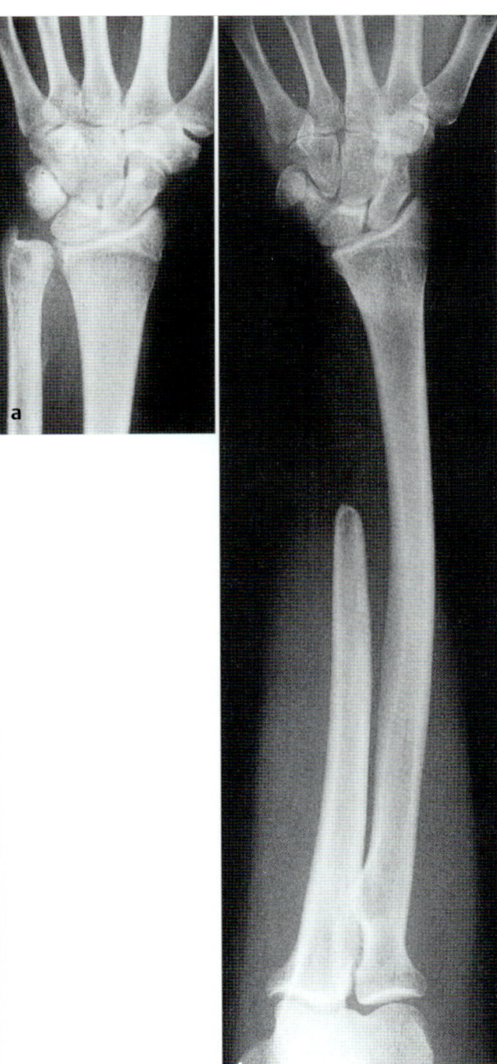

Abb. 21.25 Ewing-Sarkom der distalen Elle bei einer 17-jährigen Patientin.
a Tumorbedingte Strukturveränderung.
b 2 Jahre nach Resektion, Chemotherapie und Nachbestrahlung des gesamten Ellenbereichs.

Metastasen

Skelettmetastasen maligner Tumoren sind im Handbereich zwar eher selten, kommen jedoch grundsätzlich in allen Bereichen der Hand mit einer gewissen Bevorzugung der Endphalanx [7], [11] vor. Es handelt sich vor allem um Karzinommetastasen [7], [11].

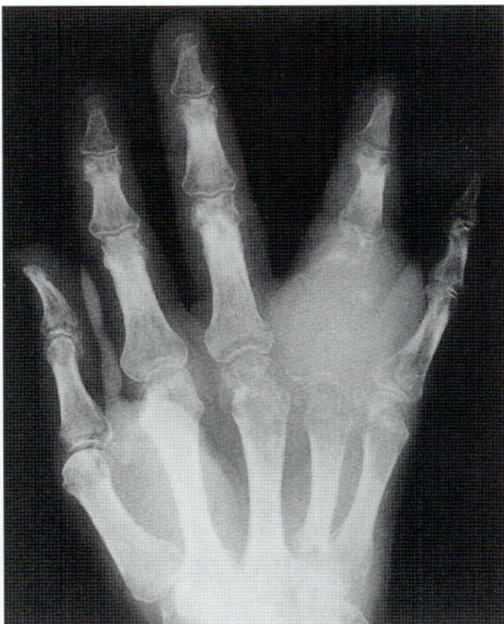

Abb. 21.26 Hypernephrommetastasen der Grundphalanx des Ringfingers.

Differenzialdiagnose: Neben gutartigen Tumorosteolysen muss auch an ein Panaritium ossale oder an eine Manifestation der Sarkoidose im Handskelett gedacht werden [7].

Therapie: Wegen der meist desolaten Gesamtsituation sind häufig nur begrenzte Resektionen oder die selektive Amputation einzelner Fingerstrahlen ohne allzu großen Funktionsverlust sinnvoll. So wurde bei dem Fall der ▶ Abb. 21.26 lediglich der betroffene Ringfinger amputiert.

Literatur

[1] Booher RJ. Lipoblastic tumors of the hands and feet. Review of the literature and report of 33 cases. J Bone Jt Surg. 1965; 47-A: 727

[2] Bünte H. Die chirurgische Therapie des malignen Melanoms. Chir Praxis. 1984; 33: 377

[3] Carroll RE. Tumors of the hand skeleton. In: Flynn JE, ed. Hand surgery. Baltimore: Williams & Wilkins; 1966

[4] Dahm M, RudigierJ, LohrJ, Schaub T, Antoniadis A. Diagnose und Therapie des Osteoid-Osteoms an der Hand. Chir Praxis. 1989; 40: 615

[5] Dellon AL, Seif SS. Anatomie dissections relating the posterior interosseus nerve to the carpus, and the etiology of dorsal wrist ganglion pain. J Hand Surg. 1978; 3: 326

[6] Dominok GW, Knoche HG. Knochengeschwülste und geschwulstähnliche Knochenerkrankungen. 3. Aufl. Stuttgart: Gustav Fischer; 1982

[7] Drewes J, Sailer R, Schmitt-Gräff A. Malignommetastasen der Hand. Handchirurgie. 1981; 13: 296

[8] Düben W, Gadzaly D. Die Eingriffe bei Tumoren. In: Wachsmuth W, Wilhelm A, eds. Die Operationen an den Extremitäten. 3. Teil. Die Operationen an der Hand. Berlin: Springer; 1972

[9] Enzinger FM, Weiss SW. Soft tissue tumors. St. Louis: Mosby; 1988

[10] Geldmacher J, Tonak J, Hertnanek R. Das maligne Melanom. Handchirurgie. 1984; 16 (Suppl.): 55

[11] Kerin R. Metastatic Tumors of the Hand. J Bone Joint Surg. 1983; 65-A: 1331

[12] Nigst H. Tumoren. In: Nigst H, Buck-Gramcko D, Millesi H, eds. Handchirurgie. Bd. I. Stuttgart: Thieme; 1981

[13] Mirra J M. Bone Tumors – Diagnosis and Treatment. Philadelphia; Lippincott Co.; 1980

[14] Schnyder UW. Histopathologie der Haut. In: Doerr W, Seifert G, Uehlingen E, eds. Spezielle pathologische Anatomie. Teil 2. Stoffwechselkrankheiten und Tumoren. Bd. VII. Berlin: Springer; 1979

[15] Stack HG. Tumors. In: Pulvertaft RG, ed. Clinical Surgery. Bd. VII. The Hand. London: Butterworth; 1966

[16] Stack HG. Geschwülste der Hand. Handchirurgie. 1969; 1: 134

[17] Stellbrink G, Englert M. Die ganglioplastischen Tumoren der Hand. Handchirurgie. 1970; 2: 152

[18] Verdan C. Chirurgische Behandlung der Hämangiome der Gliedmaßen unter besonderer Berücksichtigung ihrer Lokalisation an der Hand. Handchirurgie. 1969; 1: 140

Kapitel 22

Angeborene Fehlbildungen

22 Angeborene Fehlbildungen

22.1 Allgemeines

Ätiologie

Bei der Entstehung angeborener Fehlbildungen sind von Bedeutung:

- Endogene Faktoren, die man auf genetische Ursachen (z. B. bei den einfacheren Polydaktylieformen) und auf nichterbliche chromosomale Fehlbildungen zurückführen kann (z. B. gehäuftes Vorkommen bestimmter Fehlbildungen bei Trisomie 13 und 21),
- exogene Faktoren wie Virusinfektionen und Missbildungen hervorrufende Medikamente in der 4.–8. Woche nach der Befruchtung sowie andere frühembryonale Entwicklungsstörungen (z. B. Schnürringe, Kap. 22.2.2).

Zusätzlich können generalisierte Stoffwechselerkrankungen mit Skelettfehlbildungen (z. B. Mukopolysaccharidosen) auch im Handbereich Deformierungen hervorrufen. Eine operative Korrektur ist meist nicht möglich, wohl aber die operative Behandlung negativer Begleiterkrankungen wie z. B. Karpaltunnelsyndrome.

Operationszeitpunkt und Indikationsstellung

Bei der Indikation zur operativen Korrektur und bei der Auswahl des Operationszeitpunkts sind im Einzelfall funktionelle, kosmetische und psychosoziale Aspekte zu berücksichtigen (z. B. problemloses Umlernen im Säuglings- und Kleinkindesalter, gehänselt werden durch Kinder in Kindergarten und Schule usw.). Hinzu kommen Überlegungen, ob die vorliegende Fehlbildung bei zu später Korrektur im Laufe des weiteren Wachstums zusätzliche Deformierungen hervorrufen kann.

Verfeinerte handchirurgische Operationstechniken, ggf. unter Verwendung des Operationsmikroskops, und die modernen schonenden Allgemeinnarkosen lassen solche Eingriffe bereits im frühen Säuglingsalter zu. Andererseits kann es bei einigen Fehlbildungen nützlich sein, zunächst die Ausbildung und die Entwicklung röntgenologisch sichtbarer Knochenkerne abzuwarten.

Wenn dies von der Art der Fehlbildung möglich ist, wird im eigenen Krankengut die operative Korrektur erst nach 10 Monaten durchgeführt, um die Gefahren der notwendigen Vollnarkose zu minimieren.

Während bei vielen „typischen Fehlbildungen" das Behandlungskonzept eindeutig sein kann, ist es bei seltenen und komplexen Fällen dringend empfehlenswert, speziell in der Chirurgie der angeborenen Fehlbildung erfahrene Chirurgen hinzuzuziehen.

Diagnostik

Sie besteht in einer genauen morphologischen Bestandsaufnahme mit Standardröntgenbildern und einer sorgfältigen klinischen Funktionsprüfung der Hand. Falls nicht vor der Vorstellung bereits erfolgt, ist auch eine pädiatrische Abklärung weiterer Fehlbildungen an den inneren Organen oder eines komplexen Fehlbildungssyndroms indiziert.

22.2 Überwiegend weichteilassoziierte Störungen

22.2.1 Syndaktylie

Krankheitsbild

Unter dem Begriff Syndaktylie wird die Verbindung zweier oder mehrerer Nachbarfinger verstanden (▶ Abb. 22.1, ▶ Abb. 22.5), welche sowohl allein als auch in Kombination mit anderen Fehlbildungen und generalisierten Syndromen auftreten kann.

Der Schweregrad reicht von einfachen Hautbrücken bis zu knöchernen Verschmelzungen vorwiegend im Bereich der Endglieder (Röntgendiagnostik).

Operationszeitpunkt

Zur Vermeidung von Wachstumsstörungen vor allem des längeren Fingers wird die frühzeitige operative Trennung (1.–2. Lebensjahr) empfohlen [7]. Dies gilt bei sehr weit nach distal ausgedehntem Befund, besonders bei der Tendenz zu knöchernen Verschmelzungen im Endgliedbereich und bei mehrere Finger betreffenden Befunden (Operationen evtl. bereits vor 6 Monaten).

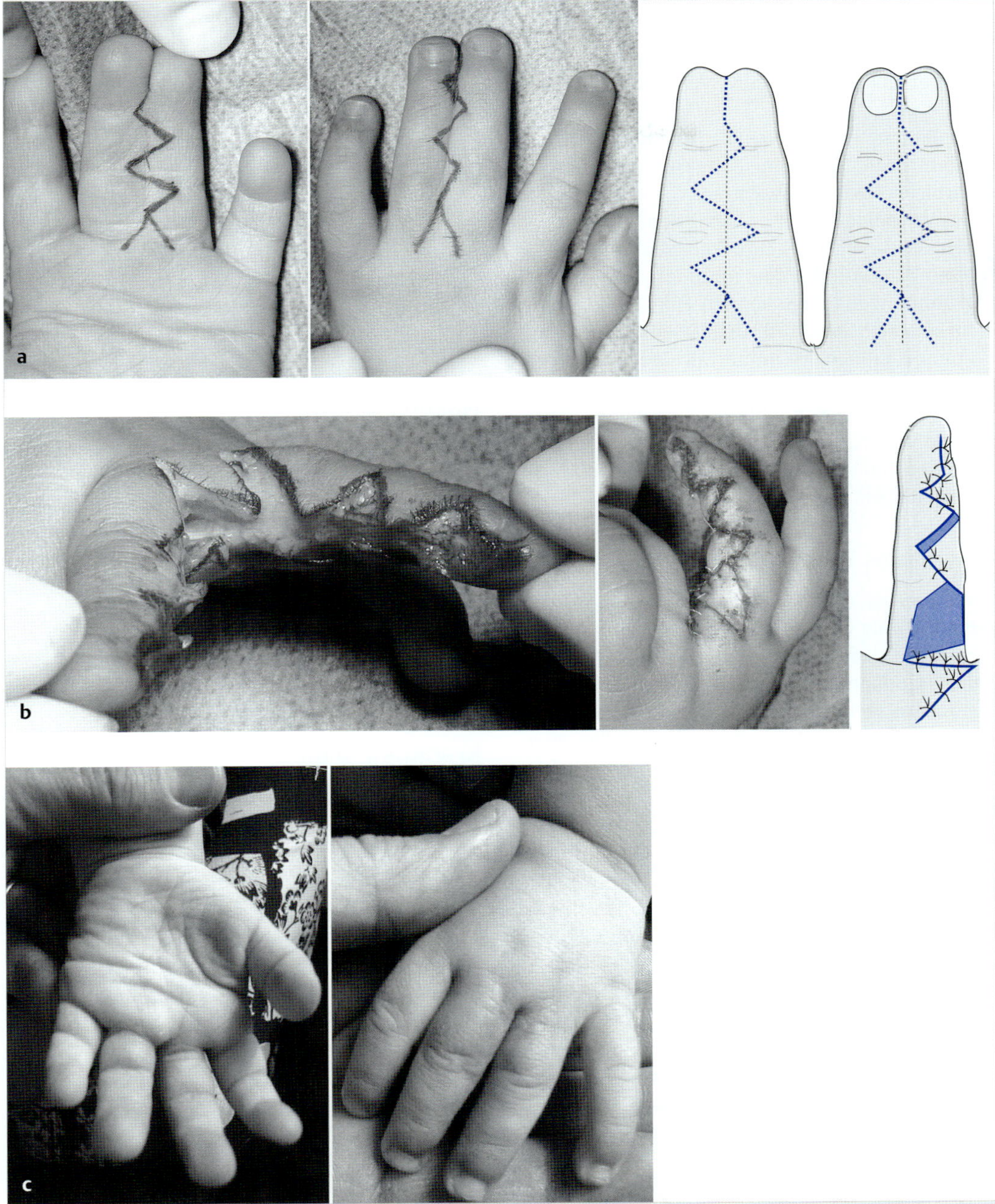

Abb. 22.1 Isolierte Syndaktylie zwischen 3. und 4. Finger links bei einem 14 Monate alten Jungen.

a Eingezeichnete Schnittführung palmar und dorsal mit Schemazeichnung.

b Nach Trennung der Finger (links) und Wundverschluss (rechts) mit Deckung der Trennungsstelle durch teils vernähte Hautzipfel, teils eingefügte Hauttransplantate (gleichmäßig verteilt auf beide Finger).

c Ergebnis 8 Wochen nach der Operation.

Operative Grundsätze

Drei operative Behandlungsgrundsätze sind bei jedem der üblichen Trennungsverfahren zu beachten:

- Die Bildung einer einwandfreien Interdigitalfalte (Kommissur) zur Vermeidung eines erneuten narbigen Zusammenwachsens.
- Das Vermeiden seitlich längsverlaufender Narben, die wegen ihres Zurückbleibens im weiteren Wachstumsverlauf mitunter zu Fingerverkrümmungen führen können. Durch eine zickzackförmige Schnittführung lassen sich derartige Komplikationen fast immer verhindern.
- Beim Vorliegen von Syndaktylien zwischen 3 benachbarten Fingern sollten nur ausnahmsweise beide Verbindungen in einer Sitzung getrennt werden, um eine Minderdurchblutung des mittleren Fingers sicher zu vermeiden.

Operatives Vorgehen

Unter den verschiedenen infrage kommenden Verfahren [7] hat es sich im eigenen Krankengut bewährt, die Interdigitalfalte aus 2 dreieckförmigen Zeller-Hautläppchen [9], [16], [24] zu bilden und zu sichern, wobei die Dreieckspitzen jeweils bis zur Basis des Gegenläppchens reichen sollen. Hierdurch entsteht in der Interdigitalfalte ein problemarmer schräger Narbenverlauf.

Zu Beginn wird beuge- und dorsalseitig eine relativ spitzwinklige zickzackförmige Schnittführung (► Abb. 22.1) vorgezeichnet [8], [16].

Bei der Präparation der Nerven-Gefäß-Bündel muss man auf eine mögliche periphere Aufteilung der Interdigitalnerven gefasst sein. In solchen Fällen ist der Nerv anteilmäßig bis über die Interdigitalfalte nach zentral mikrochirurgisch zu trennen [7]. Bei einer sich distal aufteilenden Fingerarterie wird der schwächere Ast unterbunden. Die Hautzipfel der Beuge- und Dorsalseite werden so vollständig wie möglich, jedoch spannungsfrei miteinander vernäht und verbleibende Defekte werden großzügig mit gut ausgedünnten Vollhauttransplantaten ausgefüllt (Entnahmestelle: z. B. aus der Leiste). Diese nehmen nach ihrem Einheilen besser am allgemeinen Wachstum teil als Spalthauttransplantate. Bei kleinen Kindern ist für die Hautnähte die Verwendung *resorbierbaren Nahtmaterials* zu empfehlen, da sich hierdurch die meist schwierige Fadenentfernung erübrigt.

Besteht bereits eine Synostose im Bereich der Endphalanx – meist kombiniert mit der Ausbildung eines gemeinsamen Nagelbetts – werden beide Strukturen (Fingernagel und Knochen) in der Mitte möglichst glatt mit einem scharfen Skalpell getrennt. Der fehlende Nagelwall wird ebenfalls durch ein Vollhautransplantat, welches im Säuglingsalter auch auf dem durchtrennten Knochen anheilt, neu gebildet.

Rezidive kommen auch bei sorgfältigster Operationstechnik vor. Sie betreffen nur den Bereich der Interdigitalfalte, die dann gelegentlich nach einigen Jahren in ähnlicher Weise (evtl. unter Verwendung eins freien Vollhauttransplantats) nachkorrigiert wird.

Nachbehandlung

Nach Abheilen der Operationswunde unter einem innen lockeren, außen eher festen Fettgazeverband ist bei einfachen Syndaktylien keine spezielle Nachbehandlung erforderlich. Bei komplexen Syndaktylien mit Verkrümmung oder zusätzlicher Beugekontraktur kann jedoch eine speziell auf das Kleinkindesalter abgestimmte Ergotherapie oder Krankengymnastik notwendig sein.

22.2.2 Schnürringe

Krankheitsbild

Es handelt sich um zirkuläre narbige Einschnürungen an Fingern oder am distalen Unterarm. Diese angeborenen Veränderungen betreffen Haut- und subkutane Abschnitte bis zum Fasziengewebe (Unterarm). Sie können isoliert oder gemeinsam mit anderen Fehlbildungen (Syndaktylie, fehlende Finger) auftreten [14]. Als Extremform ist die intrauterine Fingeramputation, bei der nur noch konisch zulaufende Fingerstümpfe vorhanden sind, anzusehen [7].

Ätiologie

Es werden intrauterine Abschnürungen durch nichtaufgelöste Amnionreste oder genetische Ursachen diskutiert [19].

Indikation

Die Indikation zur frühzeitigen operativen Behandlung ist wegen der Gefahr eines zunehmenden Lymphstaus gegeben. Fehlen Finger, so sind verlängernde Maßnahmen der noch vorhandenen Stümpfe (z. B. Distraktion, Kap. 14.3.2 Distrakti-

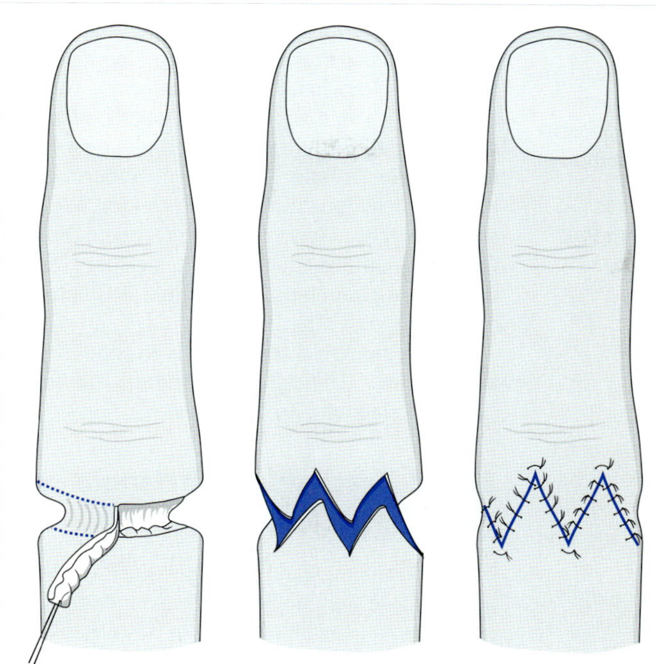

Abb. 22.2 Schnürring.
Links: Angeborener zirkulärer Narbenschnürring. Mitte und rechts: Nach Exzision wird die Narbe durch eine multiple Z-Plastik zickzackförmig umgewandelt (Kap. 3.3.1 und Kap. 3.3.2).

onsverlängerung [Kallusdistraktion], ▶ Abb. 14.3) gegenüber einer Fingertransposition oder Zehentransplantation abzuwägen.

Operatives Vorgehen

Das den Schürring bildende Narbengewebe wird bis zur Faszie hin vollständig entfernt. Gleichzeitig wird die Ausbildung einer neuen zirkulären Narbe mithilfe einer multiplen Z-Plastik verhindert (▶ Abb. 22.2). Bisweilen wird ein zweizeitiges Vorgehen empfohlen [11], indem in einer 1. Sitzung nur ein Teil der Z-Plastiken angelegt wird. Bei sorgfältiger Operationstechnik ist dies jedoch nicht obligat [7].

22.2.3 Kamptodaktylie

Krankheitsbild

Als Kamptodaktylie werden angeborene oder sich im Laufe des Wachstums entwickelnde Beugekontrakturen der Fingermittelgelenke bezeichnet. Vorwiegend betroffen sind 4. oder 5. Finger. Der Grad der Kontraktur ist unterschiedlich. Dem Krankheitsbild liegen u. a. eine veränderte Ausbildung des Fingerstreckapparats und Ursprungsanomalien der Mm. lumbricales zugrunde [11], [15], [23]. Bei einem Großteil der Fälle bleibt die Ursache unbekannt.

Indikation

Eine operative Revision ist bei den unsicheren kausalen Behandlungsmöglichkeiten nur bei einer echten Funktionsbehinderung durch stärkere Kontrakturen angezeigt. Auf die mögliche Erfolglosigkeit der operativen Behandlung ist dabei hinzuweisen.

Operative Behandlungsmöglichkeiten

Infrage kommen die Resektion zu weit distal ansetzender Lumbrikalismuskeln, welche die tiefe Beugesehne am Durchgleiten durch das Ringband über dem Grundgelenk beim Streckvorgang behindern [23] oder – meist Erfolg versprechender und daher vom Autor selbst am häufigsten praktiziert – die Transposition der oberflächlichen Beugesehne auf die Streckaponeurose [13] in Anlehnung an motorische Ersatzoperationen bei N.-ulnaris-Lähmungen (▶ Abb. 10.4). Gegebenenfalls ist die zusätzliche beugeseitige Kapselresektion an den betroffenen Mittelgelenken sinnvoll (Kap. 7.6.1).

Die Vielzahl der weiteren Behandlungsvorschläge wie Z-Verlängerung der Beugesehnen am Unterarm, Arthrodesen, Umstellungsosteotomien, Hauttransplantationen, Einsetzen von Fingerendoprothesen usw. unterstreicht die therapeutischen Schwierigkeiten mit oft enttäuschenden postoperativen Ergebnissen selbst bei konsequent durchgeführter krankengymnastischer Nachbehandlung.

22.3 Störungen im Bereich der Fingergelenke

22.3.1 Klinodaktylie

Krankheitsbild

Diese Fehlentwicklung führt im Bereich der Fingergelenke zu einer Schrägstellung der Fingerachse und der Gelenkflächen. Sie kommt alleine oder kombiniert mit anderen Missbildungen vor [11]. Betroffen sind vor allem Daumen, Zeige- und Kleinfinger.

Zugrunde liegen kann am Daumengrundglied, aber auch an den Mittelgliedern von Zeige- und Kleinfinger, eine bogenförmig ausgebildete Epiphysenfuge [7], [11], die zu einer mehr oder weniger ausgeprägten Dreieckform führt. Dieses dann als *Deltaphalanx* (▸ Abb. 22.3) bezeichnete Fingerglied [12] ist zusätzlich verkürzt.

Operatives Vorgehen

Die Achsenkorrektur erfolgt durch eine Keilosteotomie oder Knochenkeilimplantation im subkapitalen Bereich der betroffenen Phalanx möglichst erst am Ende der Wachstumsperiode, wenn nicht funktionelle Gründe überwiegen. Andernfalls ist trotz zunächst ausreichender Korrektur mit einer erneuten Achsenabweichung zu rechnen. Die operative Durchführung erfolgt in gleicher Technik wie bei posttraumatischen Korrekturosteotomien (▸ Abb. 5.31 u. ▸ Abb. 22.3).

Zusätzliche Weichteilkorrekturen sind bei der knöchernen Umstellung häufig notwendig (Schwenkklappen-, Z-Plastiken usw.).

22.3.2 Brachymesophalangie

Krankheitsbild

Diese Erkrankung kann wie eine Klinodaktylie imponieren. Sie stellt die Sonderform einer dreigliedrigen Daumenausbildung dar. In das Gelenk zwischen Grund- und Endphalanx ist ein mehr oder weniger dreieckförmiges rudimentäres Mittelglied miteingebaut, wodurch eine Achsenabweichung entsteht (▸ Abb. 22.4) [7].

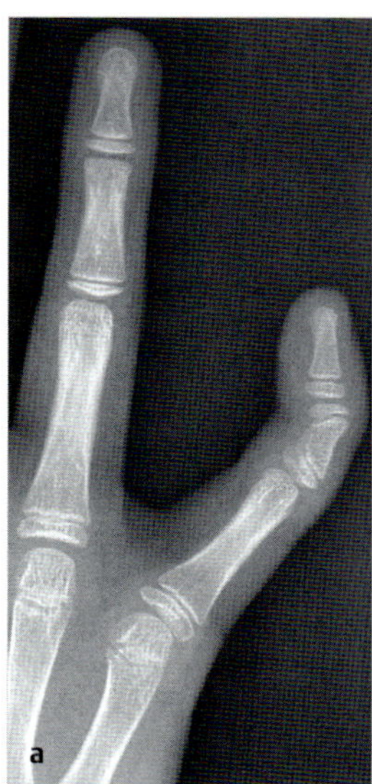

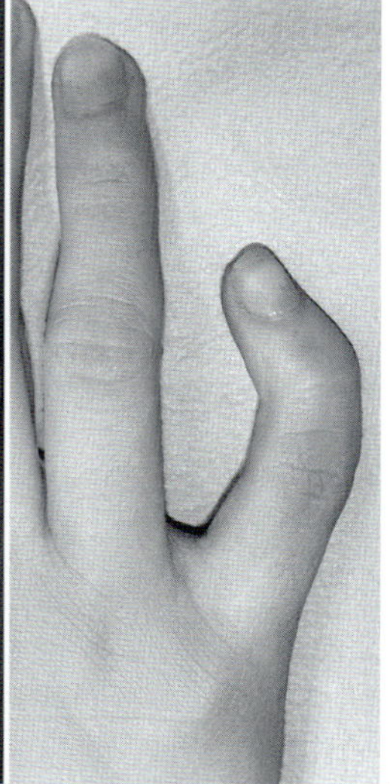

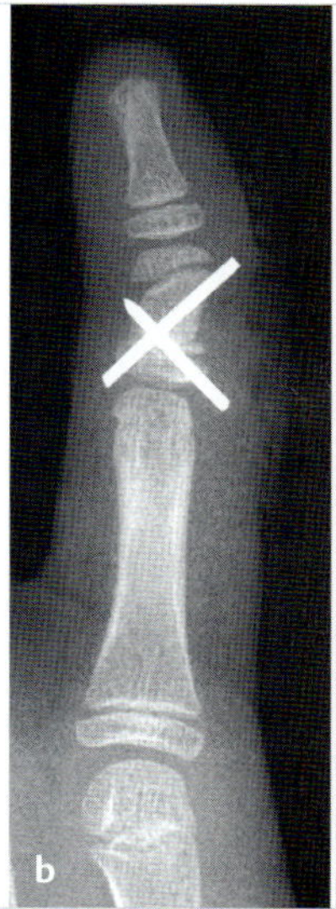

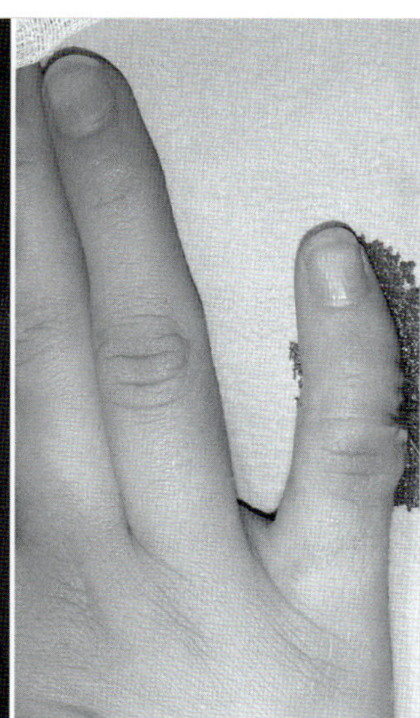

Abb. 22.3 Deltaphalanx.
An beiden Kleinfingern sind bei einem 11 Jahre alten Mädchen die Mittelglieder zur Deltaphalanx ausgebildet.
a Ausgangsbefund.
b Nach Umstellung der Deltaphalanx und K-Draht-Fixierung.

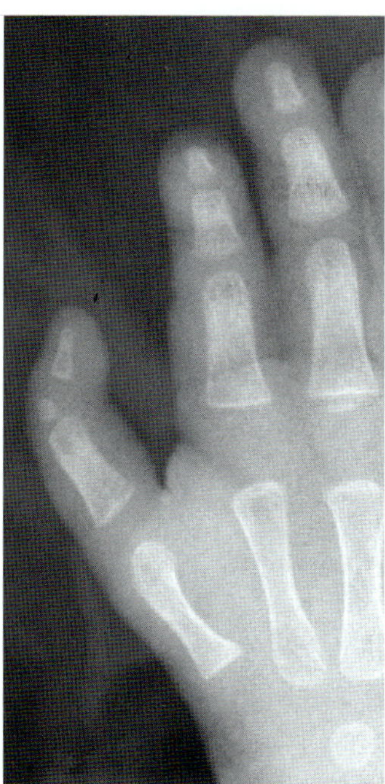

Abb. 22.4 Beispiel für eine Brachymesophalangie bei einem 8 Monate alten Mädchen.

Operatives Vorgehen

Therapeutisch kommt eine frühe Exstirpation des Rudimentes mit einer Kapsel- und Seitenbandraffung infrage; danach können sich die verbleibenden Gelenkflächen im Laufe des weiteren Wachstums aneinander angleichen. In einem späteren Lebensalter verbleibt die Möglichkeit einer Korrekturosteotomie im Grundgliedköpfchenbereich oder einer operativen Vereinigung des rudimentären zusätzlichen Fingergliedes mit dem eigentlichen Endglied.

22.3.3 Hypo- und Aplasie der Fingergelenke

Synonym: Symphalangie

Die operative Behandlung einer solchen knöchernen Verschmelzung zweier Fingerglieder ist nur bei Vorliegen ungünstiger Achsenverhältnisse sinnvoll. Sie besteht in einer Korrekturosteotomie.

Versuche, eine Beweglichkeit mithilfe von Fingerendoprothesen oder Arthroplastiken zu erzielen, sind wegen möglicher zusätzlicher Fehlbildungen im Sehnen-Band-Apparat fragwürdig (▸ Abb. 22.12).

22.4 Komplexe, die Zahl und Länge von Handteilen betreffende Fehlbildungen

22.4.1 Polydaktylie und Polysyndaktylie

Krankheitsbild

Angeborene zusätzliche Finger oder Fingerteile stellen eine relativ häufig vorkommende Fehlbildung dar [11]. Die Skala reicht von locker nur durch einen dünnen Gewebestiel mit der Hand verbundenen rudimentären Anhängseln über akzessorische Fingerteile, Doppelanlagen einzelner Fingerglieder bis zur Ausbildung kompletter zusätzlicher Finger. Diese Polydaktylie kann wie in unserem Beispiel (▸ Abb. 22.5) in Kombination mit weiteren Fehlbildungen (Syndaktylie, Kamptodaktylie, atypische Epiphysen usw.) und symmetrisch an beiden Händen (und Füßen) vorkommen. Eine familiäre Häufung, allerdings in verschiedener Ausprägung, ist bisweilen zu beobachten.

Operatives Vorgehen

Die Behandlung besteht in der Entfernung der überzähligen Fingerteile und in plastischen Korrekturen. Sie muss den jeweiligen Gegebenheiten entsprechend differenziert erfolgen, sowohl hinsichtlich der Reihenfolge beim Vorliegen mehrerer Fehlbildungen als auch bezüglich der Anpassung der Operationstechnik an den Ausbildungsgrad überzähliger Finger.

Kleine akzessorische Fingeranlagen neben einem weitgehend normal ausgebildeten Daumen oder den Fingern II–V werden vollständig entfernt. Die im Überschuss vorhandene Haut über dem Fingerrudiment wird zum spannungsfreien Weichteilverschluss verwendet, wobei längsverlaufende Narben wegen ihrer Neigung, im weiteren Wachstum Kontrakturen auszubilden, durch zickzack- oder bogenförmige Schnittführungen zu vermeiden sind.

Bei der Exartikulation eines hypoplastischen Fingerpartners in einem gemeinsamen Gelenk muss gelegentlich ein Seitenband aus nicht benötigten Kapsel- oder Sehnenteilen am verbleibenden Hauptfinger rekonstruiert werden [6]. In Einzelfällen können zusätzliche Sehnenverlagerungen sinnvoll sein. Nervenstümpfe sind wie bei allen

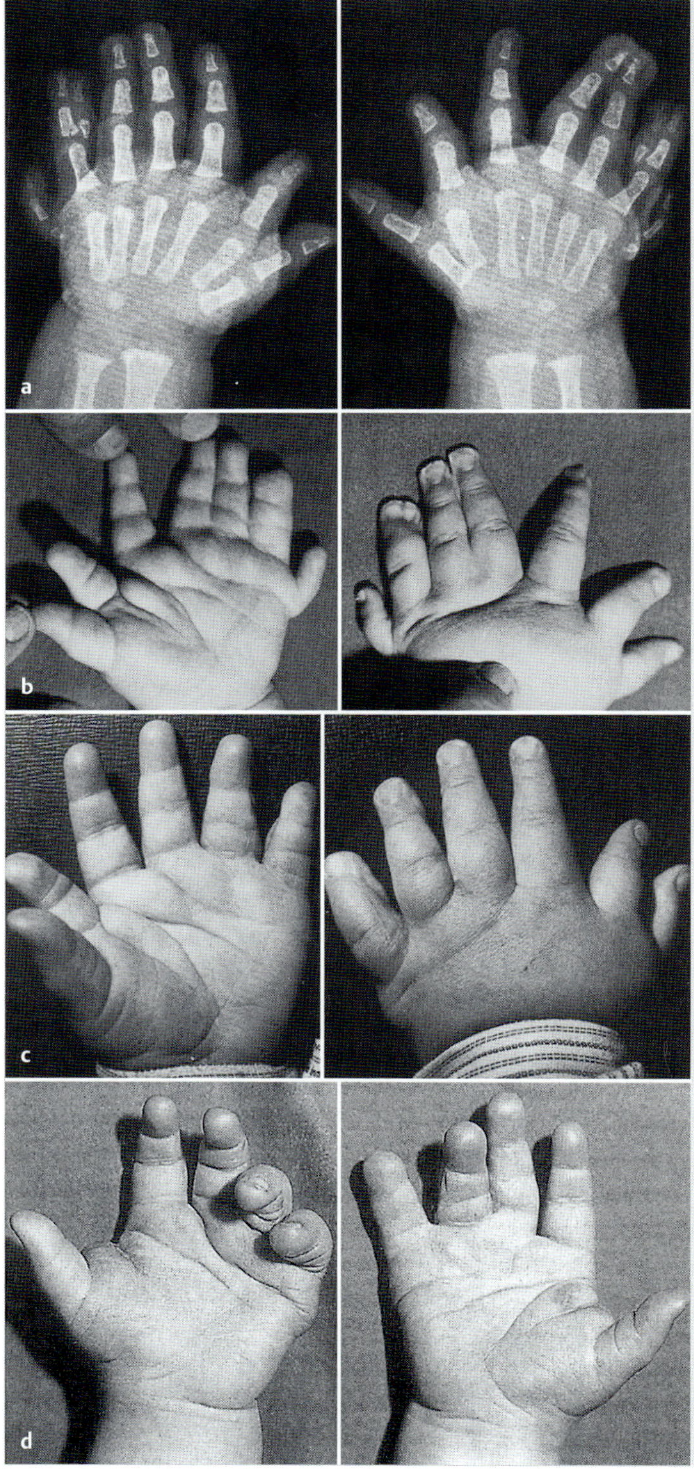

Abb. 22.5 Polysyndaktylie an beiden Händen (und beiden Füßen).

a Röntgenbilder beider Hände, Alter: 9 Monate.

b Präoperativer Befund an der linken Hand.

c 1 Jahr nach Trennung der Syndaktylien und Amputation des zusätzlichen Kleinfingerrudimentes. Die Entfernung des überzähligen ulnaren Daumens steht zu diesem Zeitpunkt noch aus.

d 6 Monate nach Entfernen der überzähligen ulnaren Daumen beidseitig im Mittelhandbereich.

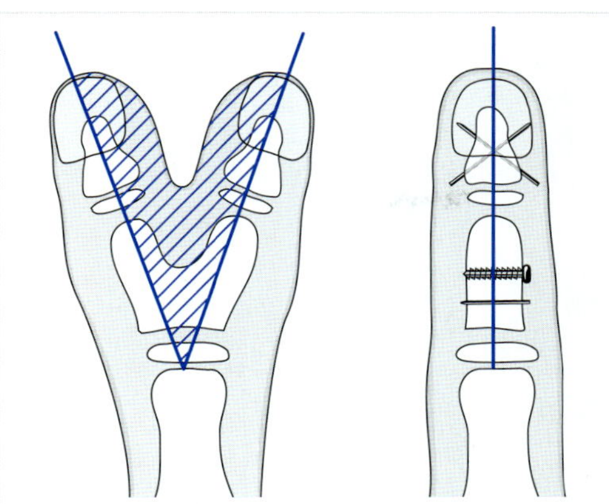

Abb. 22.6 Schema einer Keilexzision nach Cloquet bei partieller Fingerdoppelanlage.

Amputationen zur Verhinderung neurombedingter Schmerzen möglichst in die Muskulatur zu verlagern.

Doppelanlagen vor allem am Daumen können bei annähernd gleicher Ausbildung der Partner nach einer Keilexzision der jeweils einander zugewandten Seiten zu einem Finger vereinigt werden (▶ Abb. 22.6) [6], [11].

22.4.2 Oligodaktylie und Oligosyndaktylie

Krankheitsbild

Zu dieser der Polydaktylie entgegengesetzten Fehlbildung gehört sowohl das vollständige Fehlen als auch die hypoplastische Ausbildung ganzer Fingerstrahlen (▶ Abb. 22.8, ▶ Abb. 22.9). Meist liegt eine Kombination mit anderen Fehlbildungen (Syndaktylie, Brachydaktylie, Synostosen, Klumphand usw.) vor. Am Daumen reicht die Problematik über 4 Schweregrade von fehlenden Sehnen oder Muskeln bei Verschmächtigung des Daumens (Grad I–II) über das nur teilweise Fehlen des Metakarpale I (Grad III) bis zum Flottieren eines kleinen Daumenrudiments (Grad IV) oder seinem kompletten Fehlen [7].

Operatives Vorgehen

Funktionsverbessernd sind im Bereich der Finger die Trennung einer bestehenden Syndaktylie, eine Drehosteotomie mit Sehnen- oder Muskelverlagerungen, die Entfernung störender deformierter Fingerteile.

Daumenhypoplasie

Daumenhypoplasien können oftmals mittels Sehnen oder Muskelverlagerungen gelegentlich auch durch eine zusätzliche Knochentransplantation mit gutem funtionellem Endergebnis behandelt werden (▶ Abb. 22.7). Das Fehlen des Daumens (Daumenaplasie) wird im Kindesalter am besten durch eine Pollizisation behandelt [7] (▶ Abb. 22.8).

Daumenaplasie

Bei der Daumenaplasie ist die *Pollizisation* eines intakten Zeige- oder eines anderen Fingers II–V das optimale Standardverfahren (▶ Abb. 22.8). Hierbei entspricht die ca. 12 Schritte umfassende Operationstechnik teilweise dem bei traumatischen Fingerverlusten beschriebenen Vorgehen (Kap. 14.3.3). Das nichtangelegte Daumensattelgelenk muss hierbei durch das mittransferierte Grundgelenk der Finger II–V des Spenderfingers ersetzt werden.

Die Operationsschritte im Einzelnen:

1. Sorgfältiges Anzeichnen und Ausführen der dorsalen und palmaren Schnittführung.
2. Mikrochirurgische Präparation der beiden beugeseitigen Nerven-Gefäß-Bündel mit Spaltung des ulnaren Mittelhandnervs und Ligatur des zum Mittelfinger abgehenden Arterienastes.
3. Spalten der Beugesehnenscheide über dem Grundgelenk.
4. Darstellen und Durchtrennen des tiefen Hohlhandbandes zwischen Zeige- und Mittelfinger.
5. Ablösen der Lumbricales- und Interosseiansätze auf Höhe des Grundgelenks.
6. Präparation auf der Zeigefingerrückseite mit Darstellen und Schonen des dorsoulnaren Fingernervs und der in der Nähe verlaufenden Venen sowie Abtrennen beider Seitenzügel vom Strecksehnenmittelzügel.
7. Osteotomie in der subkapitalen Wachstumsfuge des Os metacarpale II mit subperiostalem Auslösen und Exartikulieren des proximalen Metakarpalteiles im Karpometakarpalgelenk. Hierbei weitere Präparation der am Periost verbleibenden Mm. interossei.
8. Umsetzen des Fingers als Daumen mit Einstellen und Nahtfixierung im Karpometakarpalgelenk bei 90° gekipptem Metakarpalköpfchen (= Überstreckung des ehemaligen Grundgelenks) und in einer Oppositionsstellung von ca. 150°.

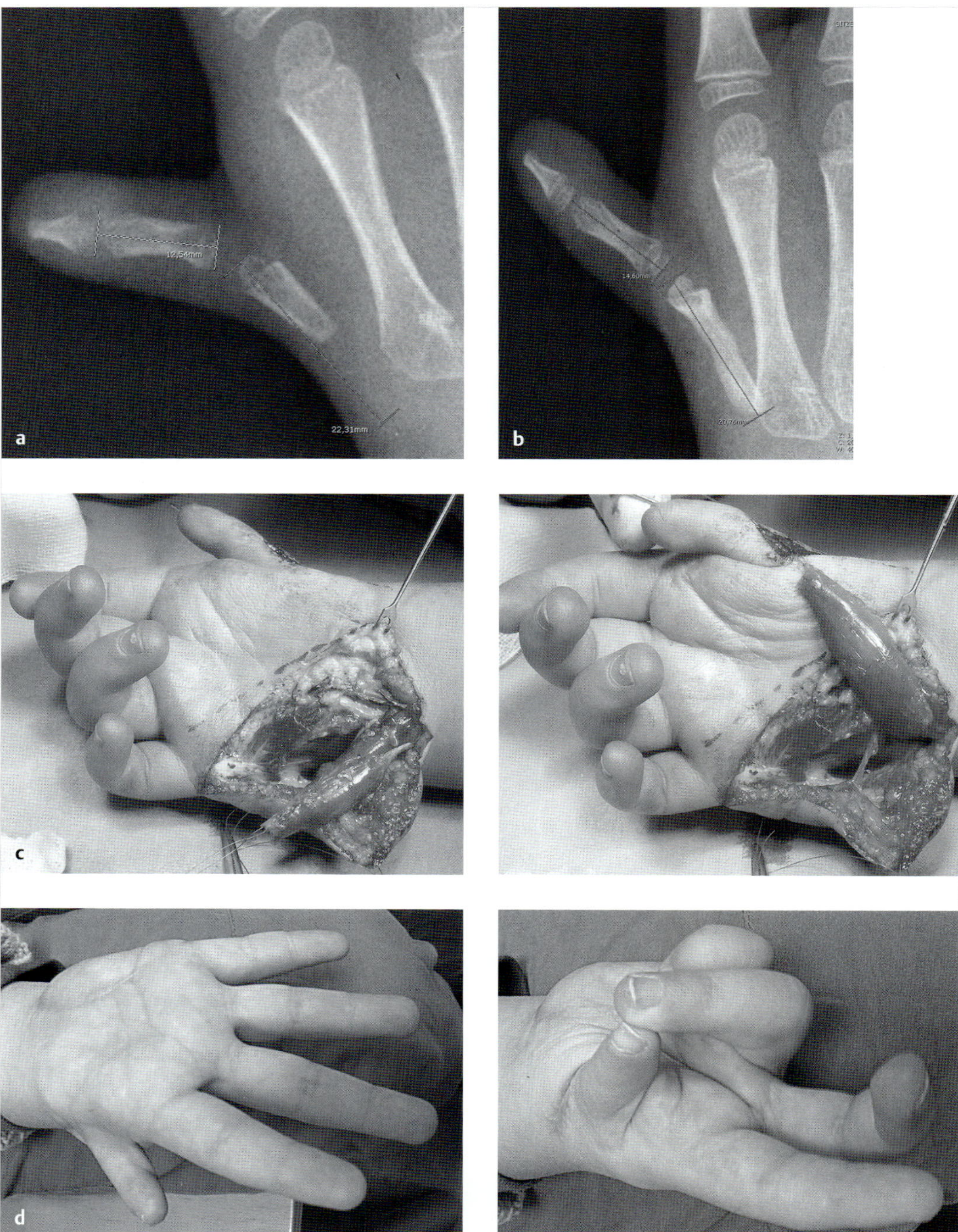

Abb. 22.7 Daumenhypoplasie. 5 Jahre altes Mädchen mit einer Daumenhypoplasie Grad III.
a Nur partiell angelegtes Metacarpale I.
b Mit Knochenspan rekonstruiertes Os metacarpale I.
c Opponensplastik mit dem M. abductor digiti minimi.
d Funktionelles Endergebnis 8 Mo. nach Spanplastik und zusätzlicher Opponensplastik mit Verlagerung eines Teiles der Hypothenarmuskulatur (Abbductor digiti minimi) (▶ Abb. 11.2b).

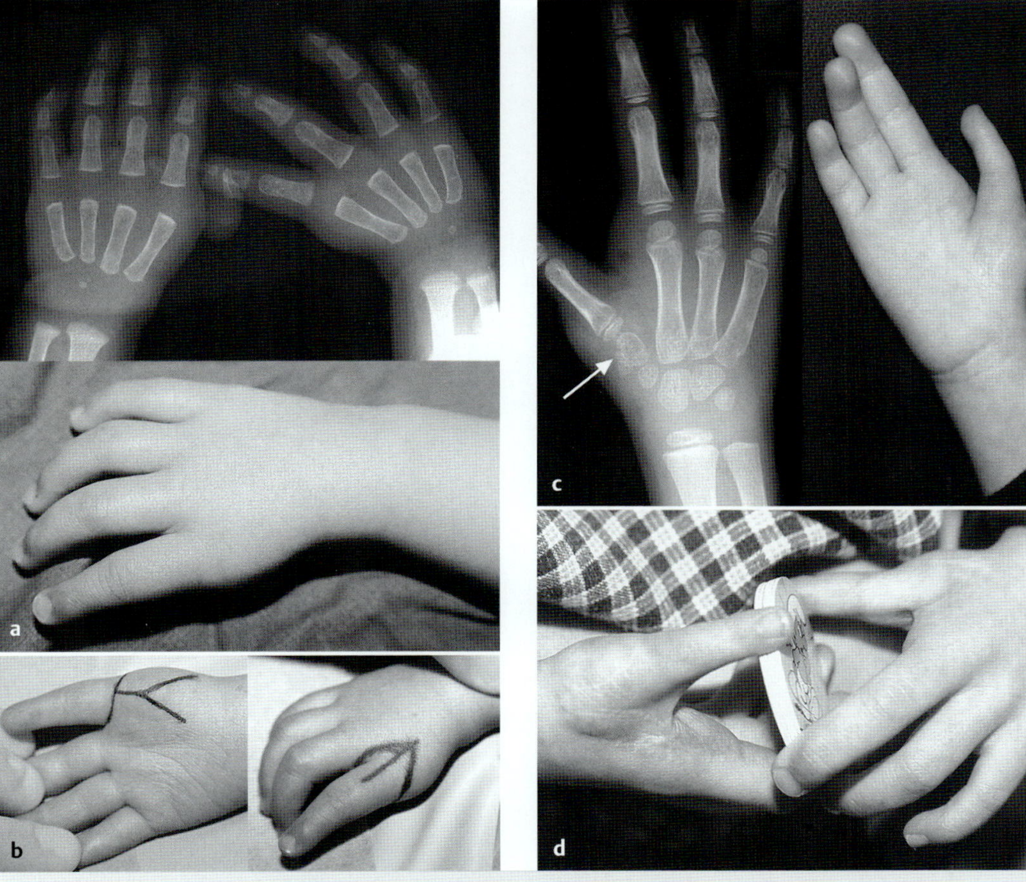

Abb. 22.8 Pollizisation des Zeigefingers bei beidseitiger Daumenaplasie (hier OP der rechten Seite).
a Ausgangssituation im Alter von 1 Jahr.
b Eingezeichnete palmare und dorsale Schnittführung.
c Ergebnis nach 5 Jahren (beachte das als Trapezium ausgebildete ehemalige Metakarpaleköpfchen (Pfeil).
d Einwandfreie Handfunktion nach bds.umgesetzten Daumen im Alter von 5 Jahren.

9. Muskuläre Stabilisierung durch Einnähen des ulnar abgespaltenen Seitenzügels in den 1. palmaren M. interosseus (Adduktorersatz) und des radialen Seitenzügels in den 1. dorsalen M. interosseus (Ersatz der Thenarmuskulatur).
10. Verkürzung der Extensor-indicis-proprius-Sehne (Ersatz des Extensor pollicis longus) und Fixierung der ebenfalls gekürzten radialen Extensor-digitorum-Sehne an den neuen Mittelhandknochen (Ersatz des M. abductor pollicis longus).
11. Einnähen in den entsprechend vorbereiteten Weichteilmantel in palmarer Abduktion von ca. 40° und in Opposition von > 100° mit Ausbilden einer lockeren 1. Interdigitalfalte.
12. Nach dem Verbinden Anlegen einer gut gepolsterten Oberarmgipsschiene für 3 Wochen.

Die Langzeitergebnisse sind sowohl vom kosmetischen als auch vom funktionellen Aspekt bei richtiger Durchführung ausgezeichnet (▶ Abb. 22.8c u. ▶ Abb. 22.8d). Bezüglich weiterer Einzelheiten wird auf die ausführlich vorhandene weiterführende Literatur verwiesen [2], [3], [5], [6], [7], [21].

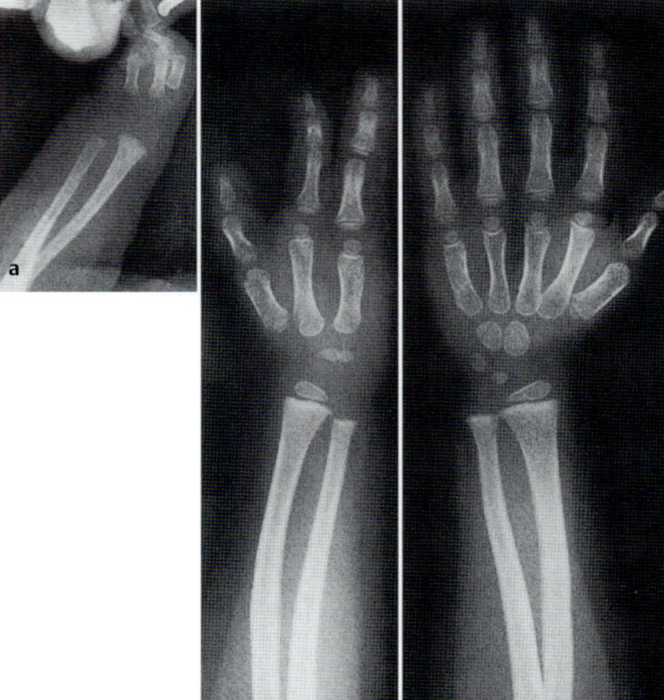

Abb. 22.9 Oligosyndaktylie mit Fehlen der beiden ulnaren Fingerstrahlen der rechten Hand.
a Handskelett zum Zeitpunkt der Syndaktyliekorrektur zwischen 2. und 3.Finger im Alter von ca. 1 Jahr.
b Rechte Hand im Alter von 4 Jahren.
c Gesunde linke Hand zum Vergleich.

22.4.3 Brachydaktylie und Symbrachydaktylie

Krankheitsbild

Die Reihe dieser Skelettfehlbildung reicht mit einer großen Variationsbreite von einfachen Verkürzungen sonst normal angelegter Finger- oder Mittelhandknochen (▶ Abb. 22.10) über das Fehlen einzelner Skelettteile (▶ Abb. 22.11) bis zum Extrem einer nur rudimentären Ausbildung von Fingern, Mittelhand und Handwurzel (▶ Abb. 22.12). Eine Kombination mit anderen Fehlbildungen wie Syndaktylie und Klinodaktylie kommt vor [7].

Operatives Vorgehen

Im Gegensatz zu vielen anderen Fehlbildungen sind mit Ausnahme der Syndaktylietrennung korrigierende Maßnahmen am Skelett häufig erst nach ausreichender knöcherner Ausbildung des Skeletts sinnvoll (3 Jahre oder später). Infrage kommen Korrekturosteotomien, ggf. in Form einer Kallusdistraktion (Kap. 14.3.2, ▶ Abb. 14.3), evtl. mit Einsetzen von autologen Knochenspänen zur Verlängerung und Ursprungsverlagerungen im Bereich der Handbinnenmuskeln [7] sowie beim Fehlen mehrerer Fingerabschnitte die Vertiefung der Zwischenfingerfalten, die Resektion einzelner Mittelhandstrahlen und ihr Umsetzen zur Verlängerung ulnarer Mittelhandanteile, welche dann als Gegenpartner für einen evtl. vorhandenen Daumen dienen sollen. Die operativen Maßnahmen entsprechen zum Teil denen nach traumatischen Fingerverlusten (Kap. 14).

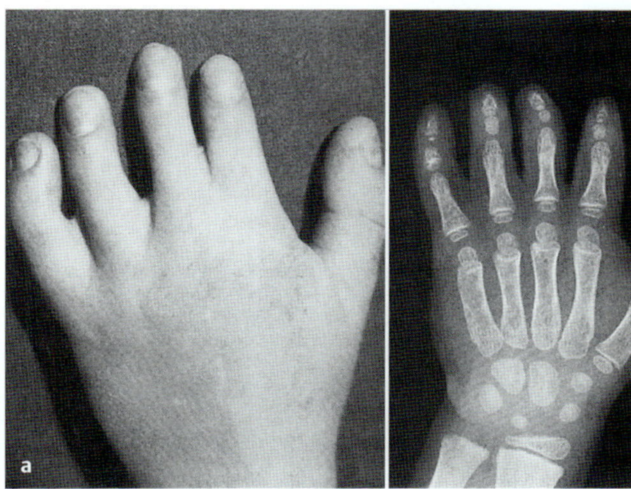

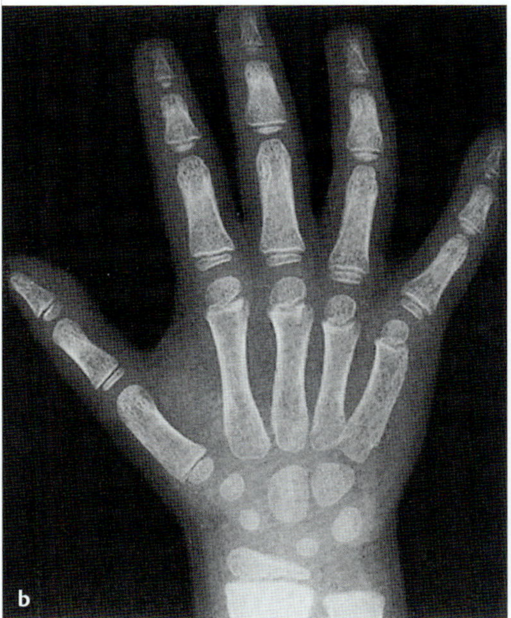

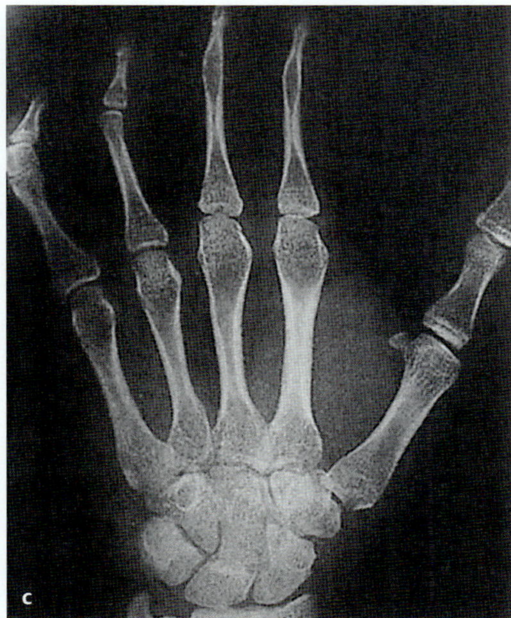

Abb. 22.10 Symbrachydaktylie (8-jähriger Junge).
a Ausgangssituation an der linken Hand.
b Gesunde rechte Seite zum Vergleich.
c Zustand nach Ende des Wachstums (17-jährig).

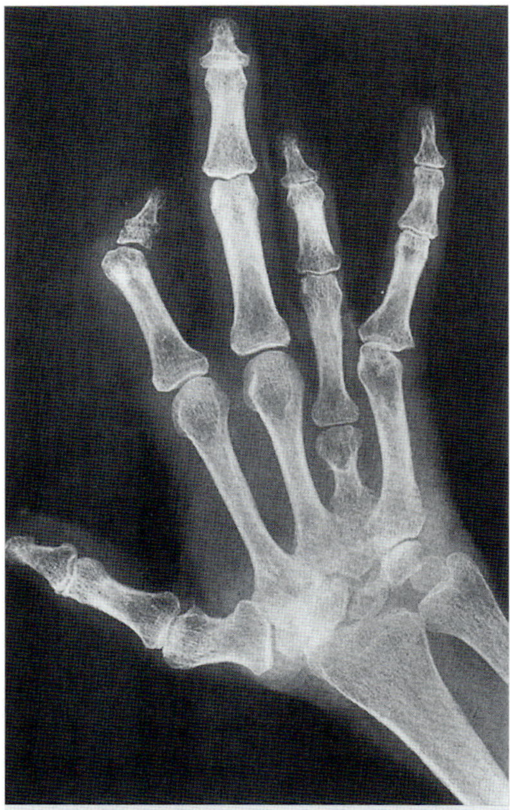

Abb. 22.11 Brachydaktylie.
Verkürzt sind die Metakarpalia I und IV sowie das Zeigefingermittelglied. Außerdem fehlt die proximale Handwurzelreihe.

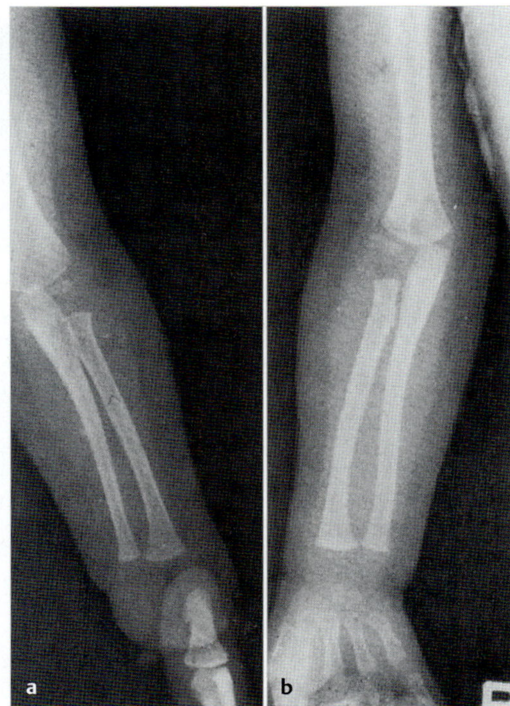

Abb. 22.12 Angeboren fehlendes Handskelett links mit 2 rudimentären, nur aus Weichteilen bestehenden Fingern.
a Betroffene linke Hand.
b Normale rechte Hand zum Vergleich.

22.4.4 Spalthand

Krankheitsbild

Als Ursache dieser Fehlbildung wird ein keilförmiger Defekt in der Weichteilanlage der Hand angesehen [15], [18]. Der Schweregrad dieser vorwiegend die zentrale Handachse betreffenden Fehlbildung reicht vom einfachen Fehlen des Mittelfingers im Grundgelenk über fehlende oder querliegende Knochen im Mittelhandbereich bis zur 2- oder 1-Finger-Hand (▶ Abb. 22.12,▶ Abb. 22.13). Zusätzlich können eine Syndaktylie oder andere Fehlbildungen vorliegen. Entsprechend werden verschiedene Spalthandtypen unterschieden [4].

Operatives Vorgehen

Je nach Schweregrad und zusätzlichen Fehlbildungen sind Syndaktylietrennungen, einfache Spaltverschmälerungen, Korrekturosteotomien, Entfernung sperrender Knochenrudimente oder auch eine Zeigefingertransposition kombiniert mit sorgfältiger plastischer Rekonstruktion der 1. Interdigitalfalte notwendig. ▶ Abb. 22.13 zeigt an der linken Hand einer beidseits betroffenen Patientin einen Großteil der möglichen Kosmetik und Funktion verbessernden Eingriffe. Bezüglich weitere operativer Möglichkeiten sei auf die zum Teil ebenfalls gute Darstellungen aufweisende weiterführende Literatur verwiesen [3], [7].

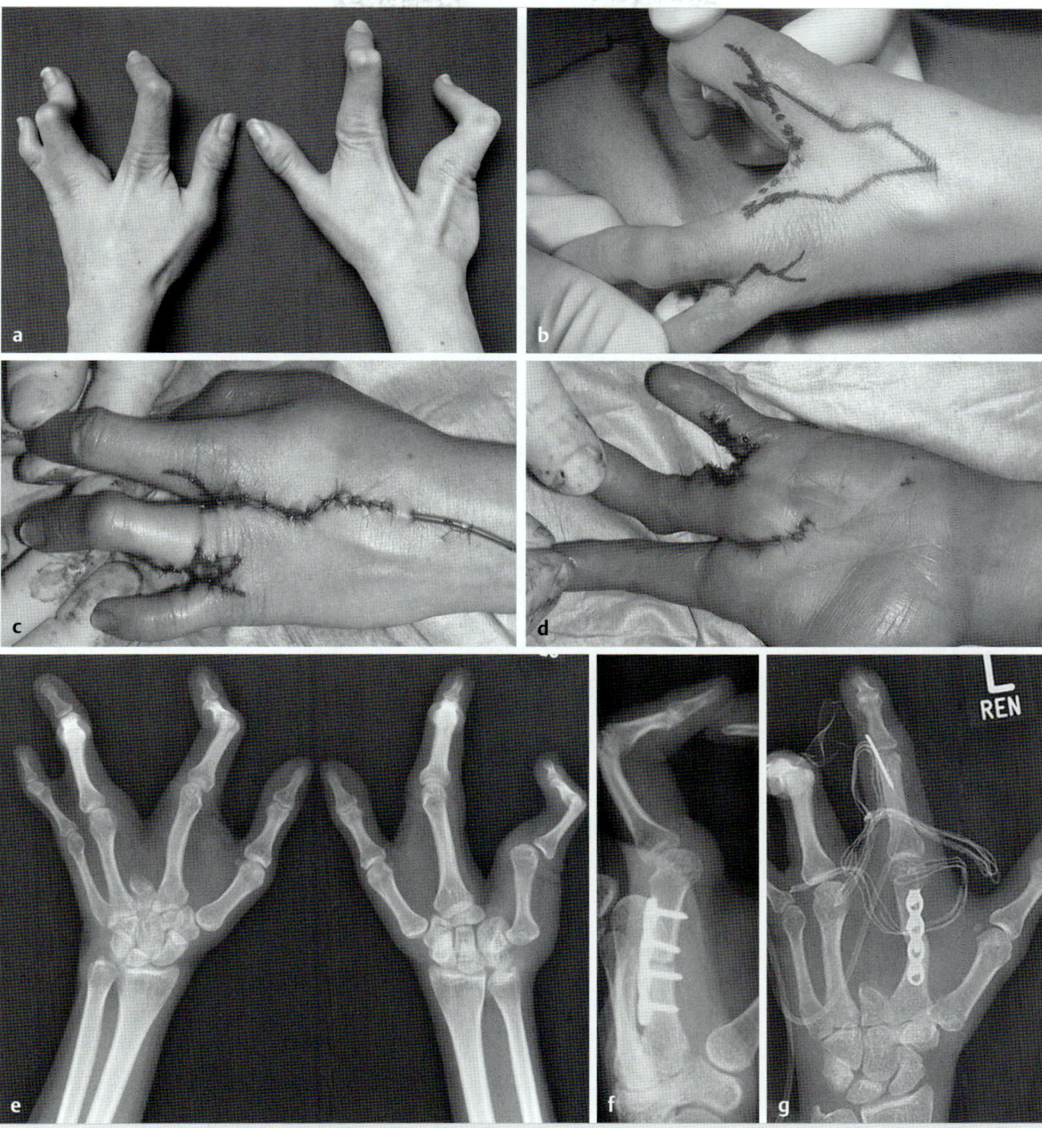

Abb. 22.13 Spalthände bei einer 25-jährigen Frau.

a Links Fehlen des mittleren Strahles, Drehfehlstellung des 2. Strahles und Syndaktylie zwischen D 4 und 5, rechts Fehlen des 3. und 4. Strahles.

b Eingezeichnete Schnittführung vor Korrektur des Spaltes, der Syndaktylie und Korrektur des Drehfehlers im 2. Strahl an der linken Hand. Rechts wurde aus funktionellen Gründen auf eine Korrektur verzichtet.

c Postoperatives Ergebnis dorsal.

d Postoperatives Ergebnis palmar.

e Präoperative Röntgenbilder beider Hände.

f Postoperatives Röntgenbild der linken Hand im seitlichen Strahlengang.

g Postoperatives Röntgenbild der linken Hand im a.-p. Strahlengang.

Die Teilabbildungen **c, d, f** und **g** zeigen den Befund nach Syndaktylietrennung zwischen Klein- und Ringfinger, Spaltkorrektur und Rotationsosteotomie des 2. Mittelhandknochens zum Daumen hin, sowie einer Mittelgelenkkapsulotomie und Verlagerung der gespaltenen oberflächlichen Beugesehne des Zeigefingers beidseits des Fingers auf die Streckaponeurose (▶ Abb. 11.4, Kap. 11.4).

22.5 Weitere Fehlbildungen

Ergänzend sollen hier einige weitere, in die obige Einteilung nicht einzuordnende sowie zum Teil seltene oder schwierig und mit unsicherem Erfolg behandelbare Fehlbildungen erwähnt werden. Hierzu gehören:

- Die *Kirner-Deformität* mit einer Verkrümmung einzelner Fingerendglieder [13],
- die *Makrodaktylie* (Synonyme: *partieller Riesenwuchs, Megalodaktylie, Elephantiasis*), bei der außer der Skelettvergrößerung auch eine Vermehrung des Fett- und Nervengewebes vorliegt [7], [18],
- *angeborene Beugekontrakturen* mit zusätzlichen seitlichen Achsenabweichungen,
- der *angeborene eingeschlagene Daumen* (Synonyme: *Clasped Thumb, Pollex adductus, angeborene Daumenkontraktur*), der eine Hypo- oder Aplasie der Daumenstrecksehne zugrunde liegen kann, sofern es sich nicht um eine einfache Tendovaginitis stenosans der Sehne des M. flexor pollicis longus (Kap. 20.4.2) handelt,
- die *Madelung-Deformität*,
- die *Klumphand* (Radiusaplasie),
- die *Arthrogryposis* in ihren verschiedenen Formen.

Im Handwurzelbereich kommen funktionell bedeutungslose *Synostosen*, zusätzliche Knochen oder das Fehlen von Handwurzelknochen vor.

22.5.1 Kirner-Deformität

Hierbei handelt es sich um eine allmählich zunehmende Verkrümmung eines, häufiger beider Kleinfingerendglieder nach palmar vor allem bei Mädchen im Alter zwischen 9 und 14 Jahren.

Radiologisch fallen eine scheinbare Abknickung in der Wachstumsfuge und eine Verkrümmung des im seitlichen Röntgenbild schmalen Endgliedschafts nach palmar auf. Fälschlich wird häufig eine Verletzung der Wachstumsfuge vermutet.

Klinisch steht der Bereich der Nagelwurzel nach dorsal hervor und der Fingernagel ist entsprechend der Knochenform gekrümmt (▸ Abb. 22.14).

Therapieempfehlungen reichen von Nichtbeachten über Umstellungsosteotomien mit anschließender K-Draht-Fixierung oder Kallusdistraktion bis zur distalen Ablösung der tiefen Beugesehne [2], [17].

Letzteres Vorgehen ist relativ wenig aufwendig und scheint eine weitere Progredienz sicher zu verhindern sowie Spontankorrekturen im Verlauf des weiteren Wachstums zu ermöglichen (▸ Abb. 22.14). Die Beugefähigkeit erfährt dabei keine Einbuße.

22.5.2 Madelung-Deformität

Diese oft doppelseitige epiphysenbedingte Fehlbildung (▸ Abb. 22.15) des gesamten Handgelenkbereichs kommt isoliert und auch im Rahmen eines Ulrich-Turner-Syndroms (X0) vor. Sie ist charakterisiert durch einen Ellenvorschub, ein Einsinken der ebenfalls deformierten proximalen Handwurzelreihe in das auseinander weichende distale Radioulnargelenk bei gleichzeitig übermäßig schräg verlaufender Radiusgelenkfläche und einer ungewöhnlichen Krümmung des Radiusschaftes.

Die technisch mögliche operative Korrektur dieser sich gegen Ende des Wachstums manifestierenden Fehlbildung ist in ihrem Wert umstritten. Belastungsabhängige Beschwerden konnten bei eigenen Patienten entweder mit einer Stellungskorrektur des distalen Radius oder mit einer Drehosteotomie der distalen Elle dauerhaft beseitigt werden (▸ Abb. 22.15c). Dieser letztere Eingriff zielt in erster Linie auf eine Normalisierung der Zugrichtung der Sehne des M. extensor carpi ulnaris, welche nach palmar abweicht.

Als weitere Möglichkeiten wird die Operation nach Sauvé-Kapandji (Kap. 7.4.4) oder neuerdings auch die Implantation einer Ulnakopfendoprothese angegeben (Kap. 7.5). Hierbei ist jedoch bei den häufig jugendlichen Patienten die Indikationsstellung zurückhaltend zu sehen.

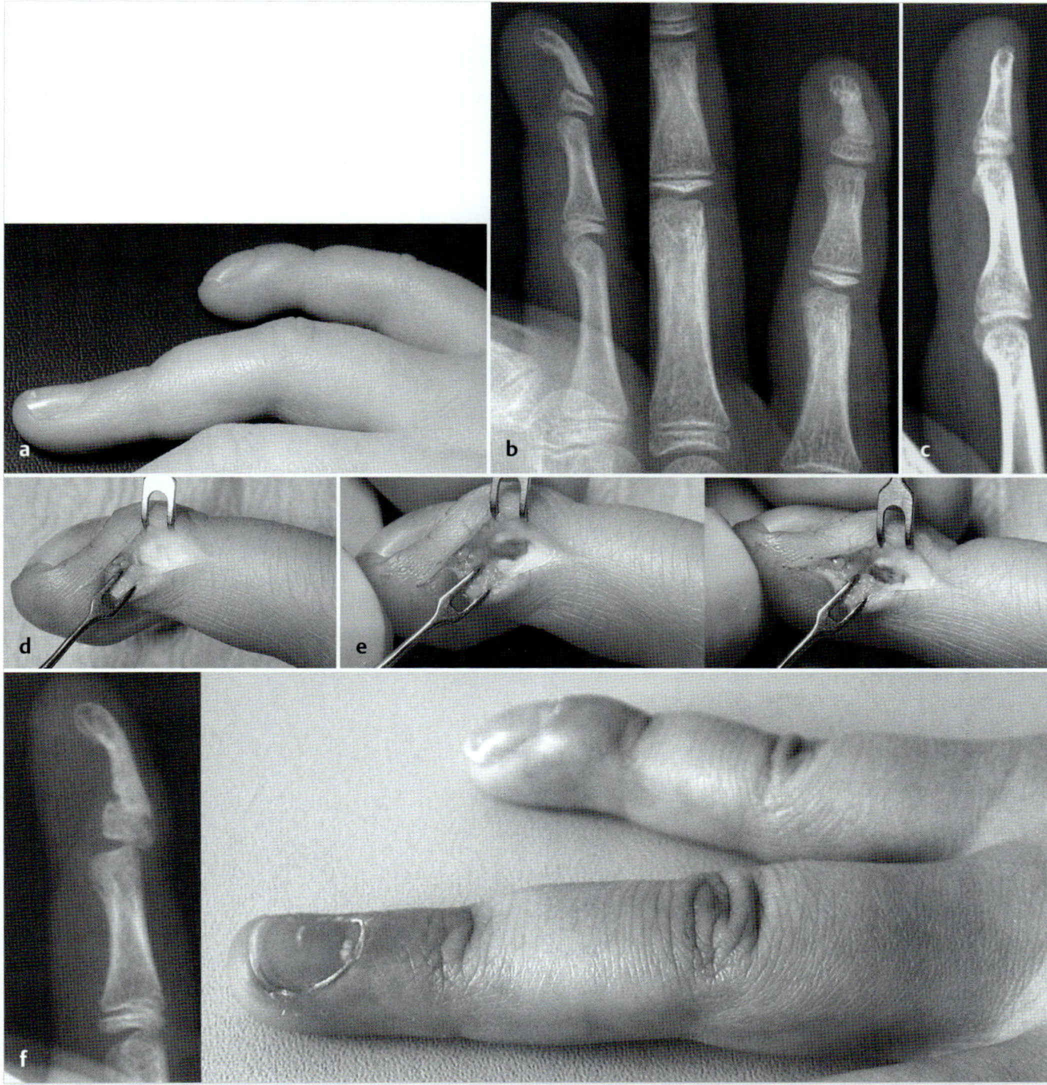

Abb. 22.14 Kirner-Deformität.
11-jähriges Mädchen; Befund nur an rechtem Kleinfinger (meist beidseitig!).
a Ausgangssituation, klinischer Befund.
b Ausgangsbefund Röntgenbild.
c Vergleichsbild der gesunden Seite.
d Beugesehnenansatz distal der Wachstumsfuge.
e Nach Ablösen des Ansatzes Beugung und Streckung.
f Kontrolle nach 6 Monaten mit leichter Besserung (bereits Achsenkorrektur von 35° auf 25°, freie Beugung und Streckung).

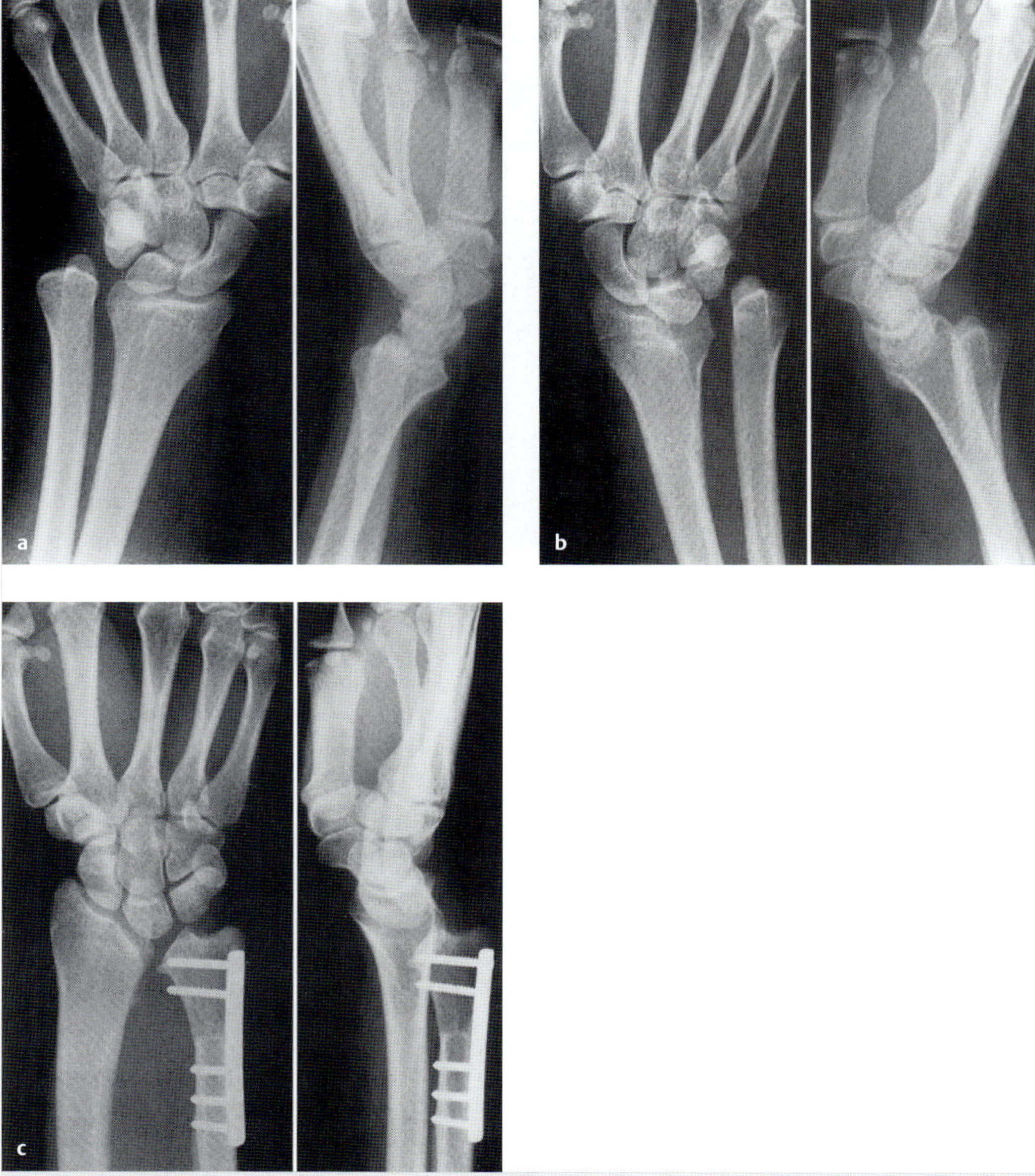

Abb. 22.15 Beidseitige Madelung-Deformität.

a Links schwächer ausgebildet.

b Rechts stärker ausgebildet.

c Nach Durchführen einer Drehosteotomie der distalen Elle der rechten Hand, um die nach seitlich und palmar infolge des Fehlwachstums am Ellenende abgewichene Extensor-carpi-ulnaris-Sehne in eine mehr dorsale Lage zum Ellenköpfchen zu bringen.

22.5.3 Klumphand (Radiusaplasie)

Fehlbildungen des Unterarmes mit Hypo- oder Aplasien des Radius (Klumphand) und seltener der Ulna mit ihren Abknickungen im Handgelenk sind fast regelmäßig kombiniert mit zusätzlichen Fehlbildungen im Hand- und Fingerbereich wie z. B. Daumenaplasie (▶ Abb. 22.16), Sehnenaplasien im radialen Bereich der Finger II–V, Störungen der Fingergelenkausbildung.

Die operative Korrektur wird möglichst früh durchgeführt (vor Ablauf des 2. Lebensjahres). Die

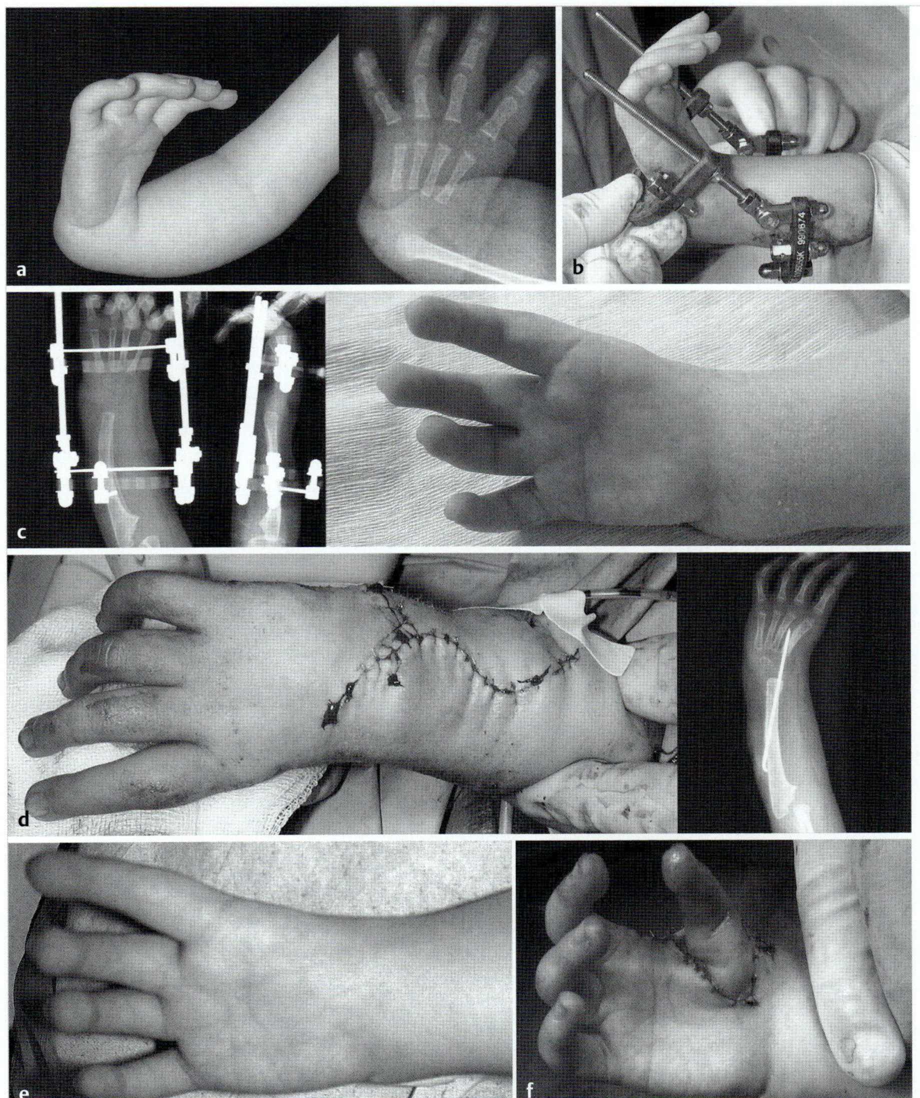

Abb. 22.16 Klumphand mit Radius- und Daumenaplasie bei einem neugeborenen Mädchen.
a Ausgangssituation.
b Anlegen des Fixateur externe zur Weichteilkorrektur und Vorbereitung der Einstellung der Elle in die Handwurzel (1 Jahr alt).
c Am Ende der Distraktion.
d Nach radialseitiger Elleneinstellung und Transfixierung zum 2. Mittelhandstrahl.
e Vor der Pollizisation des Zeigefingers.
f Nach der Pollizisation des Zeigefingers (1,5 Jahre alt).

Einstellung des peripheren Ellenendes in die teilresezierte Handwurzel wird gegenüber der früheren Vorgehensweise durch eine Weichteildistraktion mit einem speziell auf die Größe der Kleinkinder abgestimmten Fixateur externe vorbereitet und erleichtert (► Abb. 22.16). Die Einstellung wird kombiniert mit der Kürzung der Sehne des M. extensor carpi ulnaris und dem Umsetzen der radialen Handgelenkbeuger und -strecker nach ulnar. Die Korrekturen der übrigen Fehlbildungen (z. B. Pollizisation bei Daumenaplasie) schließen sich an. Die Frühergebnisse sind meist sehr gut, jedoch können im Verlauf oder am Ende des weiteren Wachstums erneute Achsenabweichungen Nachkorrekturen notwendig werden lassen (► Abb. 22.16) [7].

22.5.4 Arthrogryposis

Im Rahmen des Syndroms der Arthrogryposis multiplex congenita mit kongenitalen Gelenkanomalien sind distale Formen bekannt, bei denen in erster Linie Hände und Füße betroffen sind [10]. Bei diesen als distale Arthrogryposis (Typ I–II a–e) bezeichneten Formen findet man meist Finger II–V mit Beugekontrakturen und ulnarer Achsenabweichung sowie einen kontrakt in die Hohlhand eingeschlagenen Daumen. Verursacht werden die Kontrakturen im Allgemeinen durch zu kurz angelegte Muskeln, Sehnen und Bänder auf der Beugeseite, wobei zusätzlich auch die palmare Haut und die palmaren Nerven-Gefäß-Bündel zu kurz angelegt sein können.

Bei dieser Ausgangslage sind zur funktionsverbessernden Korrektur lediglich skelettverkürzende Osteotomien im Metakarpalbereich, kombiniert mit Raffungen der Strecksehnen, sinnvoll. Ergänzend können dabei auch Korrekturen der Längsachsen oder im Daumenbereich auch eine Grundgliedarthrodese durchgeführt werden [10].

22.5.5 Angeborener eingeschlagener Daumen (clasped thumb)

Synonyme: Clasped Thumb, Pollex adductus, angeborene Daumenkontraktur

Krankheitsbild

Es handelt sich um eine eher seltene angeborene Fixierung des Daumens in die Hohlhand hinein mit fixierter Beugung des End- und Grundgelenks, einseitig oder auch beidseitig. Sie kann leicht mit der relativ häufigen angeborenen Ringbandstenose des Kleinkinds verwechselt werden (Pollex flexus congenitus, fixierter schnellender Daumen), bei dem die einfache A1 Ringbandspaltung das Krankheitsbild beseitigt, verwechselt werden.

Daher ist es wichtig bei der Klinischen Untersuchung eines in Beugestellung fixierten Daumenendglieds auch dieses Krankheitsbild zu kennen!!!

Meist liegen eine Hypo- oder Aplasie der Daumenstrecksehnen, eventuell auch des Abduktor pollicis und ein übermäßiger Zug oder auch eine Verkürzung der langen Daumenbeugesehne zugrunde. Das männliche Geschlecht ist bevorzugt. Eine Kombination mit anderen Fehlbildungen insbesondere der Kamptodaktylie ist möglich.

Diagnostik

Vor allem in den ersten Lebensmonaten, in denen die Säuglinge den Daumen ohnehin in die Hohlhand eingeschlagen halten, ist die Diagnostik erschwert. Ob eine passive Korrektur möglich ist (Typ I) oder die Beugung im Grund- und Endgelenk fixiert ist (Typ II), kann man jedoch sehr früh feststellen.

Bei diesem Krankheitsbild ist im Gegensatz zum fixierten schnellenden Daumen (Pollex flexus congenitus) auch bei gebeugtem Handgelenk das Daumengrundgelenk aktiv und auch meist passiv nicht streckbar.

Konservative Therapie

Die Therapie erfolgt zunächst konservativ und sollte möglichst vor Ende des 6. Lebensmonats beginnen.

Sie besteht aus einer Serie von Schienenbehandlungen über einen Zeitraum von 6 Monaten. Diese sollen den Daumen in Abduktion und Extension halten und müssen je nach Fortschritt erneuert werden. Zusätzlich muss die Hand massiert und durchbewegt werden. In vielen Fällen kann hierdurch ein zufriedenstellendes Ergebnis erreicht werden.

Operative Therapie

Sollte kein zufriedenstellendes Ergebnis erreicht worden sein oder ist der Patient bereits älter als 2 Jahre, ist das operative Vorgehen indiziert. Hierbei kommt es auf die Erweiterung der 1. Zwischenfingerfalte mit Hilfe von Z- oder Schwenklappenplastiken und die Verlagerung der Ansätze des M.

adductor pollicis, des M. opponens, des M. flexor pollicis brevis und des M. interosseus dorsalis I an. Fehlt der M. extensor pollicis longus oder sind er und seine Sehne nur rudimentär angelegt, ist zusätzlich eine Extensor-indicis-Plastik Kap. 3.3 nötig. Die fallweise notwendige Verbesserung der Abduktion oder Opposition des Daumens kann durch eine Verlagerung der oberflächlichen Beugesehne des Ringfingers wie bei einer Opponensplastik (S. 338) erfolgen.

Nachbehandlung

Am Ende der Operation sollte eine Stellung in Opposition und gleichzeitiger Abduktion für ca. 6 Wochen mit 2 K-Drähten zwischen 1. und 2. MHK gesichert werden und ebenso lange eine Gipsfixierung erfolgen. Danach ist eine weitere 3 monatliche Schienenbehandlung, unterbrochen durch vorsichtige Dehn- und Greifübungen, wie sonst beim konservativen Vorgehen zu empfehlen [20].

Literatur

[1] Benatar N. Kirners-Deformity treated by distal detachment of the flexor digitorum profundus tendon. Handchir Mikrochir Plast Chir. 2004; 36: 166

[2] Blauth W. Prinzipien der Pollization unter besonderer Berücksichtigung einer neuen Schnittführung. Handchirurgie. 1970; 2: 117

[3] Blauth W, Scheider-Sickert E. Handfehlbildungen. Atlas ihrer operativen Behandlung. Berlin: Springer; 1976

[4] Blauth W, Falliner A. Zur Morphologie und Klassifikation von Spalthänden. Handchirurgie. 1986; 18: 161

[5] Buck-Gramcko D. Thumb reconstruction by digital transposition. Orthop Clin N Amer. 1977; 8: 329

[6] Buck-Gramcko D. Hand surgery in congenital malformations. In: Jackson T, ed. Recent Advances in Plastic Surgery 2. Edinburgh: Churchill Livingstone; 1981

[7] Buck-Gramcko D. Angeborene Fehlbildungen der Hand. In: Nigst H, Buck-Gramcko D, Millesi H, eds. Handchirurgie. Bd. 1. Stuttgart: Thieme; 1981

[8] Cronin TD. Syndactylism: Results of zig-zag incision to prevent postoperative contracture. Plastic Reconstr Surg. 1956; 18: 460

[9] Davis JS. Plastic Surgery. Philadelphia: Blakiston; 1919

[10] Degreif J, Rudigier J. Distale Arthrogryposis Typ 1 – operative Möglichkeiten im Bereich der Hand. Handchirurgie. 1987; 19: 226

[11] Flatt AE. The care of congenital hand anomalies. St. Louis: Mosby; 1977

[12] Jenes GB. Delta phalanx. J Bone Jt Surg. 1964; 46-B: 226

[13] Kirner J. Doppelseitige Verkrümmung des KleinfingerEndglieds als selbständiges Krankheitsbild. Fortschr Röntgenstr. 1927; 36: 804

[14] Lösch GM, Schrader M, Eckert P. Fehlbildungssyndrom mit Schnürfurchen, Pseudoligamenten, akralen Defekten und Syndaktylie: Diagnose u. Therapie. Z Kinderchir. 1980; 30 (Suppl.): 85

[15] Millesi H. Zur Pathogenese und operativen Korrektur der Kamptodaktylie. Chir Plast Reconstr. 1968; 5: 55

[16] Millesi H. Kritische Betrachtungen zur Syndaktylie-Operation. Chir Plast Reconstr. 1970; 7: 99

[17] Moser N, Rösslein R. Eine neue Behandlungsmethode der Kirnerdeformität mit dem SM-FIX-Phalangendistraktor. Handchir Mikrochir Plast Chir. 1996: 28: 34

[18] Müller W. Die angeborenen Fehlbildungen der menschlichen Hand. Leipzig: Thieme; 1937

[19] Patterson TJS. Congenital ring-constrictions. Brit J Plast Surg. 1961; 14: 1

[20] Pitza-Katzer H, Wenger A. Angeborene Fehlbildungen der Hand. In: Towfigh H, Hierner R, Langer M, Friedel R, eds. Handchirurgie. Bd. 1. Berlin, Heidelberg, New York: Springer; 2011

[21] Tsuge K. Atlas der Handchirurgie. Kap. 28: Angeborene Fehlbildungen. Übers. und bearb. v. Lanz U, Weisser C. Stuttgart: Hippokrates; 1990

[22] Werthemann A. Die Entwicklungsstörungen der Extremitäten. In: Lubarsch O, Henke F, Rössle R, eds. Handbuch der speziellen patholog. Anatomie und Histologie. Bd. IX, Teil 6. Berlin: Springer; 1952

[23] Wilhelm A, Kleinschmidt W. Neue ätiologische und therapeutische Gesichtspunkte bei der Kamptodaktylie und Tendovaginitis stenosans. Chir Plast Reconstr. 1968; 5: 62

[24] Zeller S. Abhandlung über die ersten Erscheinungen venerischer Lokal-Krankheits-Formen und der Behandlung samt einer kurzen Anzeige zweier neuer Operations-Methoden, nämlich: die angeborenen verwachsenen Finger und die Kastration betreffend. Wien: Binz; 1810

Kapitel 23

Komplexes regionales Schmerzsyndrom (CRPS)

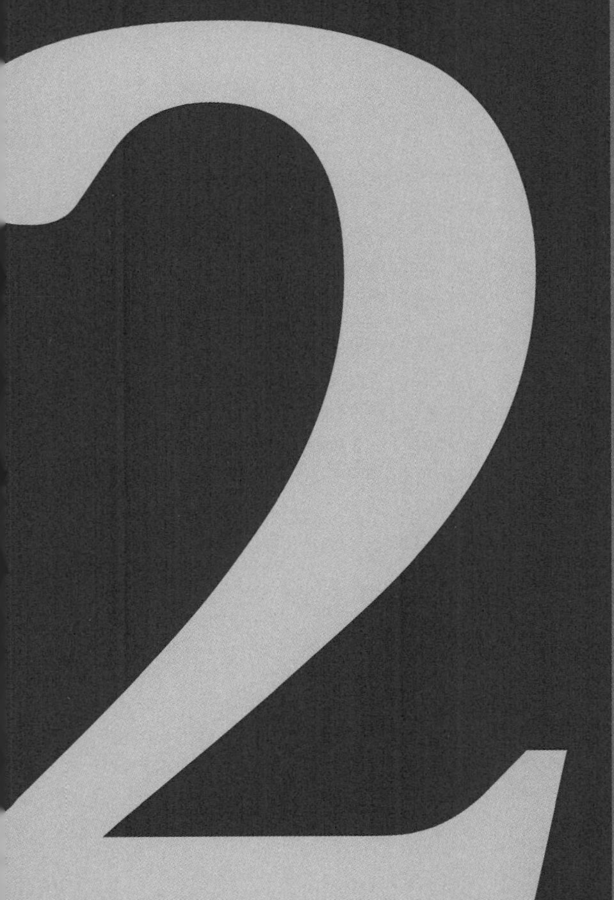

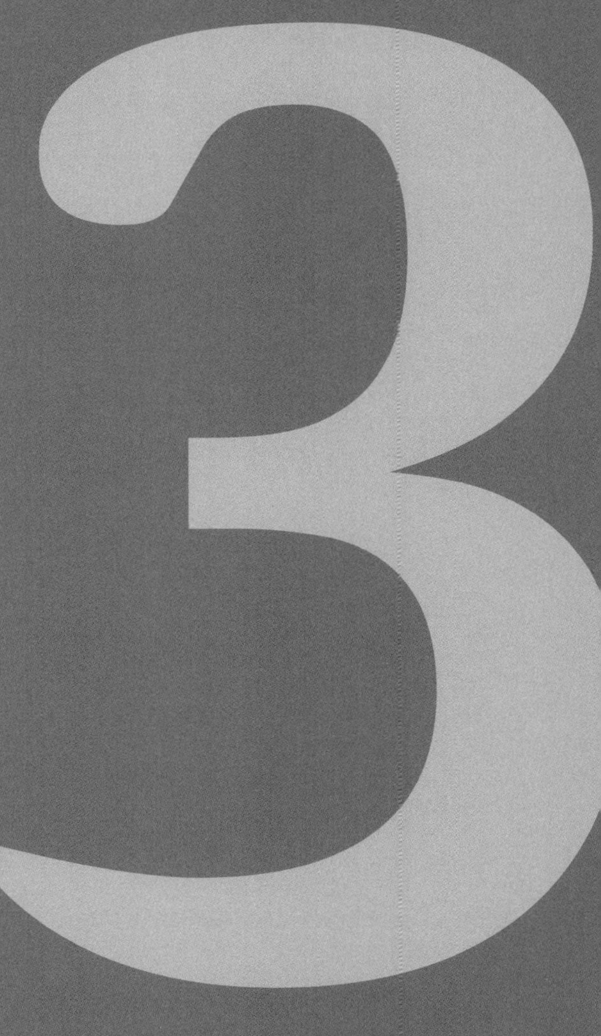

23 Komplexes regionales Schmerzsyndrom (CRPS)

Synonyme: Sudeck-Syndrom, Sudeck-Dystrophie, sympathische Reflexdystrophie, Kausalgie, Algodystrophie

23.1 Allgemeines

Krankheitsbild

Dieses 1900 von Sudeck beschriebene Krankheitsbild [8] tritt vor allem nach Frakturen, jedoch auch nach Weichteilverletzungen, abgelaufenen Infektionen, nach Operationen an den Extremitäten sowie gelegentlich auch ohne jede erkennbare Ursache auf. Der langwierige Verlauf (Wochen und Monate) kann in einem bleibenden Funktionsverlust der betroffenen Extremität enden.

Da die Krankheitserscheinungen sehr uneinheitlich verlaufen, was zu den verschiedenen synonymen Bezeichnungen geführt hat, ist man international auf die Bezeichnung CRPS (Complex regional Pain Syndrome) übergegangen. Man unterscheidet 2 Typen des CRPS:

- Typ I: Trauma ohne Nervenverletzung (früher Sudeck)
- Typ II: Trauma mit Nervenverletzung (früher Kausalgie)

Die im englischen Sprachraum bevorzugte Bezeichnung „Posttraumatic sympathetic Dystrophy" beschreibt bereits mögliche Ursachen und die Auswirkungen des Syndroms. Die genaue Pathogenese ist jedoch nach wie vor unklar.

Zumindest in Anfangsstadien bestehen Schwierigkeiten bei der exakten Definition und der genauen Abgrenzung gegenüber nichtkrankhaften posttraumatischen Muskel- und Skelettatrophien als Folge längerer Ruhigstellung und fehlender funktioneller Belastungen. Hierbei können ebenfalls Blutumlaufstörungen mit Hautzyanose, Schwellneigung und Störungen der Schweißsekretion sowie Einsteifungen von Gelenken auftreten. Allerdings fehlt die charakteristische Schmerzsymptomatik.

Eine genetische Disposition wird diskutiert, konnte jedoch noch nicht nachgewiesen werden.

Diagnostische Möglichkeiten

Die Diagnose wird aufgrund des klinischen Bildes gestellt, indem die betroffene Extremität (Hand, Arm oder Fuß, Bein) sorgfältig entsprechend den unten angegebenen Kriterien untersucht wird.

Als charakteristisch für das Krankheitsbild gelten:

- Brennende und ziehende Schmerzen, die länger, als von der Verletzung her zu erwarten ist, anhalten (sowohl bei Bewegung als auch in Ruhe),
- Ödeme mit späterer Bindegewebevermehrung und Gelenkeinsteifung,
- Skelettatrophie, die als fleckige Osteoporose, subchondrale Aufhellungen, Unregelmäßigkeiten der Knochenkortikalis und in späteren Stadien als deren Verschmälerung im Röntgenbild sichtbar wird,
- Muskelatrophien,
- Atrophien der Haut und ihrer Anhangsgebilde.

Das *Röntgenbild* gibt vor den technischen Untersuchungsmöglichkeiten durch den Nachweis fleckförmiger Entkalkungen im Verlauf von 5–8 Wochen am ehesten Hinweise auf die Krankheit.

Auch die *Szintigrafie* kann bereits relativ früh (nach ca. 6 Wochen) gelenknahe Mehrspeicherungen zeigen.

Weitere Untersuchungen sind am ehesten zur Differenzialdiagnostik sinnvoll:

- Das *Labor* ist beim CRPS unauffällig. Es dient zum Ausschluss anderer Erkrankungen z. B. von Infektionen.
- Im *MRT* werden Weichteilödeme, Gelenkergüsse sowie, nach längerem Verlauf, auch Fibrosierungen erkennbar, ohne dass es sich um sichere spezifische Veränderungen für ein CRPS handelt (Differenzialdiagnosen!).

Literaturangaben zur Häufigkeit des Syndroms nach Verletzungen der oberen Extremität schwanken zwischen 0,3 und 25% bei Verletzungen an der oberen Extremität [1], je nachdem, welcher Einteilung und Symptomatologie der Autor zuneigt.

Stadieneinteilung

Die zeitliche Einteilung des Krankheitsbilds in 3 Stadien, wie sie von *Sudeck* vorgenommen wurde, ist zwar nicht mehr unumstritten, da bei vielen Patienten der Krankheitsverlauf uneinheitlich ist und die Behandlung meist frühzeitig vor allem vor dem Endstadium einsetzt [1]. Jedoch ist sie aus didaktischen und praktischen therapeutischen Gründen durchaus weiterhin nützlich:

- **Stadium I:**. In dieser akuten Phase der Erkrankung findet man eine entzündungsähnliche Überwärmung und Schwellung der Weichteile mit zum Teil glänzender und geröteter Haut, anhaltend brennende Schmerzen in Ruhe und bei Bewegung, eine gesteigerte Schweißsekretion und nach einigen Wochen die ersten röntgenologischen Zeichen einer fleckigen Entkalkung.
- **Stadium II:** In dieser subakuten Phase (ca. 2 Monate nach Auftreten der ersten Symptome) überwiegen dystrophische Erscheinungen. Die Haut ist kühl und zyanotisch, sie erscheint zunehmend atrophisch mit vermehrter Behaarung und Schweißneigung. Die Schmerzsymptomatik geht zurück. Hingegen bestehen ausgeprägte Funktionseinbußen infolge zunehmender Kapselschrumpfungen an den mitbetroffenen Gelenken und eine Muskelatrophie. Im Röntgenbild haben die Zeichen der Osteoporose zugenommen.
- **Stadium III:** In dieser chronischen Endphase werden im Allgemeinen keine Schmerzen mehr angegeben. Alle Gebilde der betroffenen Extremität sind atrophiert. Die Beweglichkeit der in den Prozess einbezogenen Gelenke ist aufgehoben oder nur noch in geringem Umfang gegeben. Röntgenologisch fallen eine extrem verdünnte Kortikalis und eine verstärkte Zeichnung der in der Zahl verringerten Spongiosabälkchen auf.

Stadium I und II gelten bei geeigneter Behandlung gelegentlich auch spontan als rückbildungsfähig, Stadium III kann die vollständige Gebrauchsunfähigkeit der Hand darstellen, zumindest bleiben schwere Funktionseinbußen zurück.

Ätiologie und Pathogenese

Wie die große Zahl an Theorien zur Pathogenese zeigt, sind die Ansichten über das Zustandekommen des Krankheitsbilds sehr unterschiedlich.

Als entscheidende Faktoren bei der Entstehung werden vor allem der posttraumatische oder postoperative Schmerz, die schmerzbedingte Schonung und Entlastung sowie das durch die Schädigung ausgelöste Ödem angesehen. Hierdurch kommen offenbar neurovegetative Mechanismen in Gang. Eine individuelle Prädisposition für diese Reaktionsweise ist anzunehmen, sog. Sudeck-Typ [1]. Weiterhin diskutiert wurden neben neurogenen [4] und neurovaskulären [3] Abläufen auch abakterielle Entzündungen [8], [9], neurohormonale [2], biochemische [5] und vaskuläre (venöse und kapilläre Stase) [7] Vorgänge sowie mechanische Faktoren wie Instabilität und Inaktivität [6]. Für die Bedeutung der Stabilität spricht z. B. die klinische Beobachtung, dass die Zunahme der stabilen Osteosyntheseverfahren zur Behandlung der Radiusfrakturen zu einer erheblichen Reduktion dieser Erkrankung nach distalen Radiusfrakturen geführt hat.

Als Faktoren, die das Auftreten eines Sudeck-Syndroms begünstigen, sind in jedem Fall anzusehen [1]:

- Eine lang dauernde Inaktivität und übermäßige Schonung. Dieser kann die Ängstlichkeit des Patienten, aber auch eine lang dauernde ärztlich verordnete Ruhigstellung zugrunde liegen,
- wiederholte gewebetraumatisierende Repositionsmanöver bei Frakturen,
- unzureichende Frakturreposition.

Prophylaxe

Eine Reihe vorbeugender Maßnahmen sind geeignet, die Zahl posttraumatischer oder postoperativer Sudeck-Fälle gering zu halten. Vollständig vermeiden lässt sich die Erkrankung jedoch nicht in jedem Fall.

Wichtig sind vor allem der möglichst schonende Umgang mit dem traumatisierten Gewebe bei der Reposition einer Fraktur, ihre ausreichende Fixierung, die jedoch der posttraumatischen Schwellung Rechnung tragen muss und keinesfalls einschnüren darf, und der frühzeitige Entschluss zur übungsstabilen Osteosynthese bei zur Dislokation neigenden Frakturen.

Günstig sind weiterhin das Hochlagern der verletzten Extremität zur raschen Ödemableitung und die frühzeitige Anleitung zu aktiven Bewegungsübungen mit nichtfixierten Gelenken, ggf. ergänzt durch eine sinnvolle Handtherapie nach der Gipsabnahme (Kap. 1.3.3). Die Gipsfixierung benachbarter Gelenke oder von ganzen Nachbarfingern ist auf das gerade notwendige Maß zu begrenzen.

Bei ungewöhnlich heftigen Schmerzen nach einer Verletzung oder Operation, die nach sorgfältiger Untersuchung nicht auf eine anatomische Ursache oder operative Komplikation zurückgeführt werden können, ist auf eine frühzeitige und forcierte Schmerzbekämpfung zu achten.

Therapie

Durch einen möglichst frühen Therapiebeginn – bereits beim ersten Verdacht auf das Entstehen des Syndroms – lassen sich oftmals die schweren Veränderungen der Stadien II oder III, wie sie Sudeck beschrieben hat, verhindern.

Alle Therapiemaßnahmen zielen letztlich darauf ab, mithilfe einer wohldosierten funktionellen Beanspruchung ein Abklingen der Atrophie von Weichteilen und Knochen und eine Wiederkehr normal regulierter Durchblutungsverhältnisse zu erreichen. Zum Teil kann die hierzu notwendige physikalisch-krankengymnastische Behandlung medikamentös oder durch Nervenblockaden unterstützt werden.

Im Stadium I stehen folgende Maßnahmen im Vordergrund:

- Die Bekämpfung des Ödems durch Hochlagern, antiphlogistisch wirksame Medikamente und leichte aktive Bewegungsübungen in erhöhter Armhaltung. Dabei soll der Ruheschmerz medikamentös oder durch eine lokale Eisanwendung gedämpft sein.
- Die Ausschaltung von Schmerzen, die auf eine Frakturinstabilität zurückzuführen sind, durch entsprechende Ruhigstellung oder Stabilisierung des verletzten Knochens (Gips, Osteosynthese).
- Eine Schmerztherapie mit Ibuprofen oder Diclophenac, einschließlich Magenschutz oder Opioiden, eventuell auch eine vegetative Beeinflussung mit Hydergin und Valium. Zusätzlich ist der Versuch gerechtfertigt, mit Kalzitonin der Demineralisierung zu begegnen. Auch eine sachkundig durchgeführte Lymphdrainage kann in einigen Fällen zur raschen Rückbildung der Ödeme beitragen.
- Auch eine Sympatikolyse durch entsprechende Blockaden des Ganglion stellatum hat sich bewährt.

Ebenso wichtig wie physikalische und medikamentöse Maßnahmen ist eine geduldige psychologische Führung des Patienten. Bei eintretender Besserung (Abnahme der Schmerzen und der ödematösen Schwellung) werden die krankengymnastischen Übungen vorsichtig intensiviert und weitergeführt.

Beim Stadium II muss im Allgemeinen keine Rücksicht mehr auf eine Frakturheilung genommen werden und man kann die aktive Übungsbehandlung durch eine vorsichtige passive Gelenkdehnung ergänzen. Gleichzeitig kommen weiterhin Eisbehandlung, manuelle Therapie im Bereich eingesteifter Gelenke und eine gezielte Ergotherapie zur Anwendung. Eine Einleitung dieser Behandlung unter schmerzausschaltenden Armplexusblockaden oder wiederholt über einen liegenden Armplexuskatheter mit Lokalanästhesie (Kap. 2.6.4) ist meist angebracht. Wichtig ist es, in dieser Phase den Patienten dazu zu bringen, dass er beginnt, die Hand bei alltäglichen Verrichtungen zunehmend wieder einzusetzen. Medikamentöse Maßnahmen sind im Allgemeinen weniger geeignet als im Stadium I. Lediglich in schweren therapieresistenten Fällen wird eine stationäre Kortisonbehandlung mit hoher Anfangsdosis (1. Tag z. B. 100 mg Prednison i. m.) und allmählicher Rücknahme (12. Tag 10 mg) auf eine Erhaltungsdosis von 5 – 10 mg Prednison i. m. bis zum Ablauf der 3. Woche nach Therapiebeginn empfohlen [1]. Mit Einsetzen der Schmerzfreiheit wird wieder eine intensive Bewegungsbehandlung eingeleitet.

Im Stadium III sind nur noch bescheidene therapeutische Erfolge zu erwarten. Die Maßnahmen sind im Wesentlichen die gleichen wie in Stadium II.

Zwischen den einzelnen Stadien bestehen fließende Übergänge, daher sind die oben genannten Behandlungsmaßnahmen auf den Einzelfall abzustimmen. Ihr Erfolg muss regelmäßig durch den verordnenden Arzt kontrolliert werden. Dabei sind nach Rücksprache mit Krankengymnasten oder Ergotherapeuten Art und Intensität der Übungen immer wieder neu festzulegen.

Literatur

[1] Bircher JL. Schmerzsyndrome. In: Nigst H, Buck-Gramcko D, Millesi H, eds. Handchirurgie. Bd. 1. Stuttgart: Thieme; 1981

[2] Blumensaat C. Der heutige Stand der Lehre vom Sudeck-Syndrom. Hefte Unfallheilkunde. 1956; 51: 1

[3] Fontaine R, Mandel P, Müller JN, et al. Contribution È la physiopathologie de l'ostÅoporose posttraumatique. Acta Chir Belg. 1956; Suppl. L: 173

[4] Hackethal KH. Das Sudeck'sche Syndrom. Medizin. 1958; 1: 1

[5] Kirsch K. Zur Klinik, Röntgenologie und Histologie des Sudeck'schen Syndroms. Verh dtsch orthop Ges. 1958; 46: 376

[6] Nicole R. Über die Ursache der Sudeck'schen Atrophie bei Frakturen. Helv med Acta. 1944; 11: 533

[7] Scheibe G, Karitzky B. Das funktionelle Hautkapillarbild bei der Sudeck'schen Krankheit. Chirurg. 1954; 25: 202

[8] Sudeck P. Über die akute, entzündliche Knochentherapie. Langenbecks Arch klin Chir. 1900; 62: 148

[9] Sudeck P. Die sogenannte akute Knochenatrophie als Entzündungsvorgang. Chirurg. 1942; 14: 449

Kapitel 24

Anhang

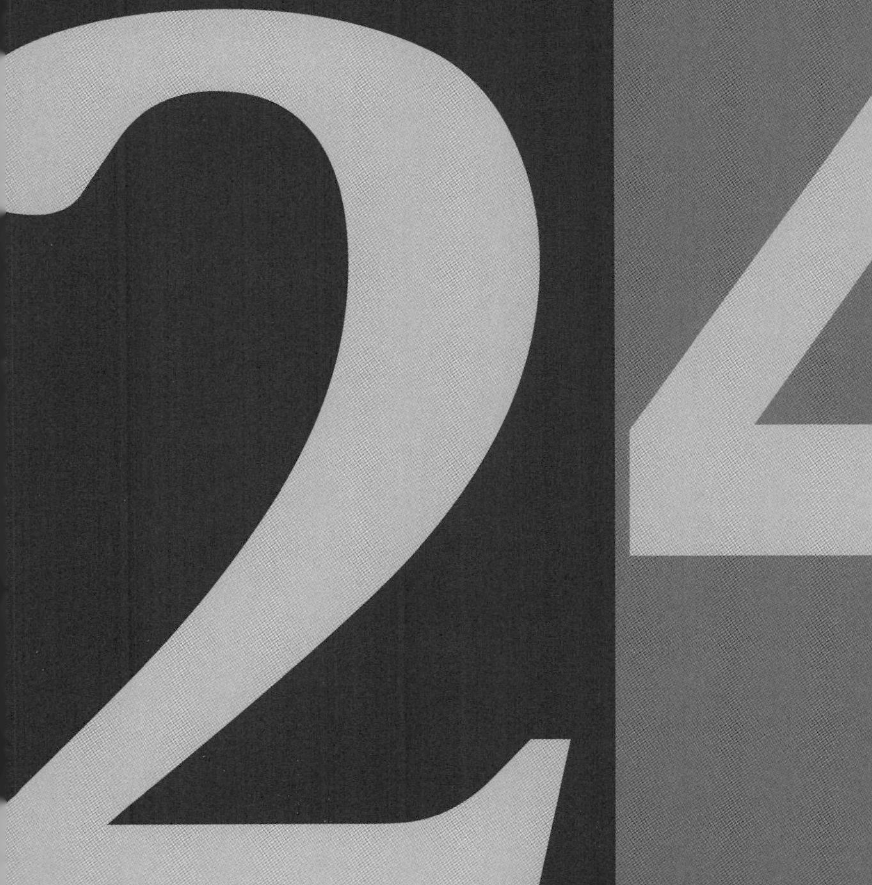

24 Anhang

24.1 Zur Differenzialdiagnose chronischer Schmerzen

Die Vielfalt der Schmerzzustände an der oberen Extremität mit teils objektiv greifbarer, teils nur schwer eruierbarer und subjektiv von der Persönlichkeit des Patienten beeinflusster Kausalität führt sehr leicht zu diagnostischen Fehlinterpretationen. Häufig werden dabei handchirurgisch gut zu therapierende Krankheitsbilder wie z. B. Nervenkompressionssyndrome, eine Tendovaginitis stenosans de Quervain und ähnliche Erkrankungen zunächst fehlinterpretiert und ihre adäquate Behandlung zum Schaden des Patienten hinausgezögert. Zur Erleichterung der diagnostischen und therapeutischen Entscheidungen sind in nachfolgender Tabelle handchirurgisch interessierende Erkrankungen, die mit chronischen Schmerzen einhergehen, zusammengestellt (ohne Anspruch auf Vollständigkeit).

Zur weiteren Differenzialdiagnose bei nichtlokalisierten, ausstrahlenden Schmerzen gehören außerdem zentral im Schulter-, Hals- oder Wirbelsäulenbereich lokalisierte Ursachen, deren eingehende Darstellung den Rahmen dieses Buches jedoch überschreiten würde: Periarthritis humeroscapularis, Irritation des Armplexus bei einem Hyperabduktionssyndrom, das Kostoklavikularsyndrom, das Skalenussyndrom, vertebragen ausgelöste Schmerzzustände, Nervenwurzelkompression bei einer Nucleus-pulposus-Hernie und allgemeine neurologische Erkrankungen, z. B. Polyneuritiden (alkoholtoxisch, diabetisch, viral).

Tab. 24.1 Differenzialdiagnose chronischer Schmerzsymptome an Ellenbogen, Unterarm und Hand.

Lokalisation	Schmerzcharakter	Zugrunde liegende Erkrankung
Ellenbogen	auf das Gelenk konzentrierte Symptomatik	Arthritiden, Arthrosen, Osteochondrosis dissecans und posttraumatische Veränderungen
	radial ausstrahlende Schmerzen an Ober- und Unterarm mit wechselnder Intensität	Epicondylitis humeri radialis, N.-radialis-Kompressionssyndrome (Kap. 19.6.1)
	ulnar ausstrahlende Schmerzen an Ober- und Unterarm mit wechselnder Intensität	Epicondylitis humeri ulnaris, Sulcus-nervus-ulnaris-Syndrom (Kap. 19.5.1)
proximaler Unterarm	ausstrahlende Schmerzen bis zum Handgelenk	Irritation des N. radialis im Bereich des M. supinator (Kap. 19.6.2), des N. medianus im Bereich des M. pronator teres (Kap. 19.4.2)
distaler Unterarm	unterschiedlicher Schmerzcharakter	Peritendinitiden, Reizungen von Sehnenansätzen, Verknöcherungen in Sehnen, Knochentumoren (z. B. Ewing-Sarkom, Osteoidosteom) (Kap. Osteoidosteom, Kap. Ewing-Sarkom), chronisch-entzündliche Prozesse mit Lymphangitis, Osteomyelitis
Unterarm und Hand	dumpfe Schmerzen, elektrisierende Schmerzen	maligne Knochentumoren (Kap. 21.8.2), Nerventumoren (z. B. Neurome, Neurofibrome) (Kap. 10.7, Kap. Metastasen)

Tab. 24.1 Fortsetzung

Lokalisation	Schmerzcharakter	Zugrunde liegende Erkrankung
Handgelenk	auf das Gelenk konzentrierte Symptomatik, z. T. bewegungsabhängig	Arthritiden (Kap. 20.1, Kap. 20.2), Arthrosen im Radio- und Mediokarpalgelenk und im distalen Radioulnargelenk (Kap. 7.4.7, Kap. 20.3), hier auch Diskusläsionen, posttraumatische Fehlstellungen (Kap. 5.6.2), Kahnbeinpseudarthrose (Kap. 5.5.2), aseptische Nekrosen (Lunatum, Kahnbein) (Kap. 7.8), zerstörte Bandverbindungen (z. B. SL-Band) (Kap. 6.6), chronisch-entzündliche Veränderungen der Handwurzel
	radial ausstrahlende Schmerzen	Tendovaginitis stenosans de Quervain (Kap. 20.4.1), Styloiditis radii (Kap. 20.4.1), radiales Handgelenkganglion (Kap. 21.4.1)
	ulnar ausstrahlende Schmerzen	Luxation oder Reizung der Extensor-carpi-ulnaris-Sehne über dem distalen Ellenende
	dorsal ausstrahlende Schmerzen	dorsales Handgelenkganglion mit Irritation des N. interosseus dorsalis (Kap. 21.4.1), Strecksehnensynovitiden (Kap. Handrücken und Handgelenk (Strecksehnen/Gelenk) , Kap. 20.2), knöcherne oder ligamentäre Veränderungen der Handwurzel (Kap. 6.6, Kap. 6.7)
	palmar ausstrahlende Schmerzen	Karpaltunnelsyndrome (Kap. 19.4.1), Beugesehnensynovitiden (Kap. Beugesehnen), Irritation des N. ulnaris in der Loge de Guyon (Kap. 19.5.1), isolierte Arthrose des Os pisiforme
Daumensattelgelenk	teils Ruheschmerz, teils bewegungsabhängiger Schmerz	Rhitzarthrose (Kap. 7.4.3, Kap. 20.3) (auch bei Arthritis (Kap. Daumensattelgelenk), nach Trauma oder bei Bandinsuffizienz mit Subluxation)
Mittelhand	unterschiedliche Schmerzsymptomatik	Knochentumoren, z. B. Osteoidosteom (Kap. Osteoidosteom), Weichteiltumoren und Fremdkörper in der Nähe von Nervensträngen, z. B. Ringbandganglion (Kap. 21.4.1), schnellender Finger (Kap. 20.4.3)
Finger und Fingergelenke	unterschiedliche Schmerzsymptomatik	Arthritiden (Kap. Fingergelenke), Arthrosen (Kap. 20.3), posttraumatische Fehlstellungen (Kap. 5.4.2)
Fingerendglied	heftige anfallsartige Schmerzen	Glomustumoren (Kap. 21.7.3)
in allen Bereichen der Hand	brennende Schmerzen	nach Nervenverletzungen = Kausalgie
	berührungsabhängige Schmerzen, lokalisiert oder ausstrahlend	Neurome nach Nervenverletzungen oder Amputationen (Kap. 10.7, Kap. 13.2)
	brennender ziehender Schmerz	CRPS, Sudeck-Syndrom (Reflexdystrophie) (Kap. 23)

Sachverzeichnis

A

B

F

G

H

I

K

L

M

N

O

P

Q

R

S

T

U

V

W

X

Z